U0745102

中国革命根据地教育史事日志

主编 姚宏杰 宋荐戈　　副主编 徐卫红 郭红霞

山东教育出版社

图书在版编目（CIP）数据

中国革命根据地教育史事日志 / 姚宏杰，宋荐戈主编．— 济南：山东教育出版社，2020. 12
ISBN 978-7-5701-1480-1

Ⅰ．①中…　Ⅱ．①姚…　②宋…　Ⅲ．①革命根据地－教育史－史料－中国　Ⅳ．①G529

中国版本图书馆CIP数据核字（2020）第221551号

责任编辑：孙　红　何欣竹　李晓琛
责任校对：任军芳　舒　心　赵一玮
整体设计：邢　丽

ZHONGGUO GEMING GENJUDI JIAOYU SHISHI RIZHI

中国革命根据地教育史事日志

姚宏杰　宋荐戈　主编

主管单位：山东出版传媒股份有限公司
出版发行：山东教育出版社
地址：济南市纬一路321号　邮编：250001
电话：（0531）82092660　网址：www.sjs.com.cn
印　　刷：山东临沂新华印刷物流集团有限责任公司
版　　次：2020年12月第1版
印　　次：2020年12月第1次印刷
开　　本：890毫米×1240毫米　1/16
印　　张：46.25
字　　数：892千
定　　价：198.00元

（如印装质量有问题，请与印刷厂联系调换）
电话：0539-2925659

目　录

上　编

1935年

1936年

1937年（上）

中 编

1937年（下）

1938年

1939年

1940年

1941年

1942年

1943年

1944年

1945年（上）

下 编

1945年（下）

1946年

1947年

1948年

1949年

序

中国共产党从创立之初，即重视教育工作，注重通过办学来宣传进步思想，组织发动群众。当时创办或参与创办的革命学校，举其著者，如湖南自修大学、广州农民运动讲习所、上海大学、平民女校等。而党所领导的人民教育事业，是从党领导建立革命政权，是从革命根据地真正开始的。革命根据地教育，也称为老解放区教育，包括苏区、抗日根据地和解放区的教育，是民族的、科学的、大众的教育，是我国新民主主义革命历程的重要组成部分。

在党的领导下，革命根据地教育以马克思主义为指导，坚持教育为革命战争和阶级斗争服务、教育与生产劳动相结合，注重思想政治教育，强调理论与实际结合，贯彻群众路线，在教育制度、教育内容、教育方法等方面，有许多新的创造，积累了宝贵经验，是开创性的。1949年12月，第一次全国教育工作会议召开，明确指出要以老解放区新教育经验为基础，吸收旧教育的某些有用经验，借助苏联经验，建设新民主主义教育。可以说，革命根据地教育是新中国教育的基础，是中国特色社会主义教育道路的起点。

对革命根据地教育的研究，中国教育科学研究院（原名中央教育科学研究所）是有传统的。20世纪50年代，中央教科所筹备成立伊始，就根据中共中央宣传部的指示，组织人力收集整理老解放区的教育资料。当时由陈元晖同志主持，由璩鑫圭等人分赴江西井冈山、陕西延安等老区搜集资料，编了一本《老解放区教育资料选编》。这是一项非常有价值的成果。新中国的教育从哪里来？中国共产党的教育是怎么走过来的？寻根就寻到老解放区。这个资料在国内外很受重视，为研究老解放区的教育奠定了基础。其后，陈元晖、璩鑫圭、邹光威编写了《老解放区教育简史》一书。这本书虽然是在1982年才正式出版的，但实际上在20世纪60年代初即已完稿，并且有打印本广泛流传。这应当说是第一本中国革命根据地教育史著作。

中央教科所于1978年重建后，仍把革命根据地教育研究作为一项重要的科研工作。除《老解放区教育简史》外，还出版了《老解放区教育资料》（一）、王铁《中国教育方针的研究——新民主主义教育方针的理论与实践（上册）》等。1984年7月，根据董纯才同志的提议，中央教科所召开了老解放区教育史编写工作座谈会。参加座谈会的有当年在革命根据地从事教育工作的林迪生、皇甫束玉、陈元晖等老同志，以及有关省、自治区教育科研单位的负责人。在这次会上，决定要在全国范围内继续广泛地征集革命根据地的资料（包括文献资料、口述资料、图片资料和教科书等），在此基础上，编辑出版全国的和地方的革命根据地教育资料选编、汇编及革命根据地教育史、革命根据地教育大事记，通称为革命根据地教育史的“三套书”。这次会议的召开，标志着中国革命根据地教育史编研工作的全面启动。

为了协调和指导这项工作，1985年6月又成立了专门的工作小组，由董纯才同志担任组长，皇甫束玉、滕纯任副组长，成员有林迪生、龚守静和宋荐戈。小组成员经常在董老家里开会，研究有关根据地教育史的编研事宜，并多次到有关省、自治区进行调研和收集资料。另外，还以中央教科所教育史研究室的名义，印发了《革命根据地教育史编写工作动态》，交流各地的编研情况，传达有关领导同志对编写工作的谈话精神，从而有力地推动了研究工作的开展。

1987年，受董老委托，在中国人民大学原党委书记张腾霄同志主持下，开始了《中国革命根据地教育史》的编写工作。到1989年，《中国革命根据地教育纪事》出版。1993年，三卷本《中国革命根据地教育史》终于出齐，邓小平同志为该书题写了书名。而此前《老解放区教育资料》（二）（三）也已出版，有关省、自治区或单独或协作，编辑出版了各革命根据地的教育资料、教育大事记和教育史，三套书至此全部告竣，革命根据地教育史编研任务圆满收官。正是由于这项工作的带动，当时学界出现了一个研究革命根据地教育的热潮。

作为曾经参与根据地教育研究工作的一员，我感到欣慰的是，在中国教育学术界，在中国教科院，对中国革命根据地、老解放区教育的研究，薪火相传，后继有人。姚宏杰、宋荐戈、徐卫红、郭红霞等同志编著的约百万字的《中国革命根据地教育史事日志》，记述系统全面，资料翔实准确，态度实事求是，文字简明扼要。在我看来，这既是一部革命根据地教育的基础性资料工具书，也是一部了解革命根据地教育的入门书，结合书后附录的索引和参考文献，在一定程度上还可以为相关专题研究起到提示线索的作用。革命根据地教育所涉及的范围相当广泛，将众多的史事有序排列叙述，不仅要尽可能地网罗史料，还要下一番剪裁和考订的功夫，虽然有前人的成果可资借鉴，但如果没有一点历史的担当和责任感，没有一点坐“冷板凳”的精神，不肯花大的气力，是做不出来的。这种扎实的基础性研究，在当下很值得提倡，其价值也是长久的。

在中华人民共和国成立70周年，中国共产党建党100周年即将到来之际，编著和出版《中国革命根据地教育史事日志》，是一件很有意义的事。一切向前走，都不能忘记走过的路；走得再远，走到再光辉的未来，也不能忘记走过的过去，不能忘记为什么出发。新时代中国教育的发展，肩负着加快推进教育现代化，建设教育强国，办好人民满意的教育这一重大使命和光荣任务，必须不忘初心，不断从历史中汲取智慧和力量。

我希望，这本书的出版，能够引起更多人对革命根据地教育的关注，有助于对革命根据地教育经验的进一步总结和研究。我也期待中国教育学术界、中国教科院年轻一代的学者，能够在这方面继续努力，不断取得新的成绩。

是为序。

滕纯

前言

中国革命根据地教育的历史与经验，是新中国教育创立和发展的重要基础和源泉。对根据地教育史料的整理编辑，自新中国成立初期即已开始。1957年中央教育科学研究所（现中国教育科学研究院）筹备处成立后，一项重要任务就是组织人力去各地搜集老解放区的教育资料，并于1959年编辑出版了《老解放区教育资料选编》，成为较早面世的关于中国革命根据地教育的一部重要资料书。

20世纪80年代初，在原教育部副部长、中央教育科学研究所所长董纯才主持下，组织各地科研力量，启动了“老解放区教育史”的编写工作。这项工作后来定名“中国革命根据地教育史研究”，被列为全国教育科学规划“七五”国家级重点项目。1989年出版的由皇甫束玉、宋荐戈、龚守静编著的《中国革命根据地教育纪事》一书，就是该项目的研究成果之一。该书以编年体的形式，记述从1927年8月南昌起义后至1949年10月中华人民共和国成立前革命根据地的教育大事（其中宋荐戈编写了1927年至1945年及1949年的史事条文，龚守静编写了1946年至1948年的史事条文，皇甫束玉编写了每年国内外基本形势初稿并校订了全书），其所取材，多来自各方征集、提供的原始材料，以及一些地方编印的内部出版物，资料颇为珍贵。作为一部较为系统而全面的基础资料书，该书的出版，不仅为中国革命根据地教育史的编写打下了良好基础，同时也为相关研究提供了重要的参考。

本书是在《中国革命根据地教育纪事》的基础上修订增补而成。修订工作的方针，是尽力做到忠实历史，客观准确，简明扼要而不乏充实。在修订过程中，我们一方面依据原书所据资料出处，重新校核原有条文，订正了文中错讹，并对部分条目适当进行了删改。另一方面则根据新刊布的史料，如档案文献、重要人物年谱等，并尽量吸收学界一些新的研究成果，增补了许多新的内容，因而篇幅也较原书多出1/3以上。在体例上，我们也稍做调整。全书分为上、中、下三编，去掉了每年国内基本形势介绍，改为每编下对不同时期革命根据地创立和发展情况的简介，以明相关史事的时空背景，书末除保留分类索引外，又编制了人名索引，并将书名改为《中国革命根据地教育史事日志》。

本书上编记述土地革命战争期间各苏区的教育史事，中编记述抗日战争时期各抗日根据地的教育史事，下编记述解放战争时期各解放区的教育史事。收录范围包括：各个历史时期革命根据地的宪法、施政纲领和法规、条例、布告中有关教育的内容；根据地的教育方针、政策和党政军负责人在讲话、发表的文章中有关教育的内容；根据地召开的重要会议中涉及教育的内容及有关教育的会议，教育部门负责人的重要讲话，报刊上关于教育问题的重要社论和文章；根据地各级各类教育的创建、发展和沿革情况，重要学校的创办、特色和经验；根据地教育战线上的典型人物、典型事例和典型经验；根据地的青年、妇女、儿童团体和其他民众团体与教育工作的有关情况；根据地教育行政机构和教育部门负责人的情况；根据地教科书的编撰、教育刊物情况及有关统计数字，等等。

本书编写本着“大事突出，要事不漏”的取材方针，把中国革命根据地教育历史发展过程中的大事、要事和具有特色的、有典型意义的、有代表性的教育史事收入书中。记述史事原则上一事一条，又对一些事件适当铺叙其来龙去脉，并注意前后照应，力求反映出中国革命根据地教育发展的脉络和轮廓。

本书条目逐年、逐月、逐日排列。如同一天有两件以上史事需要记述，则从第二件史事起，均标为“同日”。有的事件只知道发生的月份，则将其置于该月的末尾，依次分条记述，首条记述标为“本月”，其余标为“同月”。有的事件只知道发生的年份，则在每年末另列“本年”一项，除将知道其所发生大致季节的首先排列外，其余首条标为“本年”，余均标为“同年”。

本书条目均附以六位数字编码。其中前两位数字表示年代，中间两位数字表示月份，后两位数字表示该条的顺序。如“340104”，即该条为1934年1月记述的第4条事件；又如“480001”，即该条为1948年末“本年”下记述的第1条事件。书末附根据地教育史事分类与人名2个索引，与之配合使用，以便于读者检索。为避免全书篇幅过大，各条所据资料出处未一一注明，在书末附主要征引与参考文献书目，以备读者进一步查考。

上 编

1927.8—1937.7

"苏区"名称的由来和各苏区的创建

苏区是"苏维埃区域"的简称。"苏维埃"是由俄文音译过来的名词，意思是代表会议，是俄国十月革命后政权组织的名称。在我国，早在中共八七会议之后，就有毛泽东等同志提出建立工农兵苏维埃的建议。后来，在1927年11月中共中央临时政治局通过的《中国现状与共产党的任务决议案》中，正式提出了建立"苏维埃"的口号，并在广东海陆丰和广州等地首先建立了工农兵苏维埃革命政权。此后，各革命根据地就将各级政权组织称为"苏维埃"政府。至于"苏维埃区域"的提法，最早见于中共六大通过的《苏维埃政权组织问题决议案》。此后，土地革命战争时期的革命根据地就大都称为"苏区"。

当时主要的苏区有：中央苏区、湘赣苏区、湘鄂赣苏区、闽浙赣（赣东北）苏区、鄂豫皖苏区、湘鄂西苏区、川陕苏区、湘鄂川黔苏区、左右江革命根据地、西北革命根据地（含陕甘苏区和陕北苏区）和广东的东江苏区和琼崖苏区。

（一）湘赣苏区

湘赣苏区是在井冈山革命根据地的基础上发展起来的。井冈山革命根据地位于湘赣边界罗霄山脉的中段。1927年10月，毛泽东率领秋收起义部队上了井冈山，1928年4月，朱德率南昌起义部队和湘南工农革命军到井冈山与毛泽东会师，组成工农革命军第四军（后改称"中国工农红军第四军"），在湘赣边界实行"工农武装割据"。1928年6月，第四军获得龙源口大捷，使井冈山革命根据地进入全盛时期。此时，井冈山工农武装的割据区域拥有宁冈、永新、莲花三个县的全部，吉安、安福各一部和遂川北部、酃县东南部，面积7000多平方公里，有人口65万。1928年12月，彭德怀率平江起义后成立的红五军到达井冈山。

1929年1月，红四军主力出击闽西、赣南。此后井冈山虽一度失守，但红五军很快回师，建立了以永新为中心的湘赣苏区。当红五军离开湘赣苏区以后，当地共产党组织领导的地方武装先后组成红六军和红六军团，继续坚持对敌斗争。1931年10月，正式成立中共湘赣省委和湘赣省苏维埃政府。这时，湘赣苏区包括了赣西的永新、安福、吉安、宁冈、遂川；湘东南的茶陵、攸县、萍乡、莲花、醴陵、酃县；江西北路的分宜、新喻、峡江、宜春；江西南路的上犹、崇义、万安、信丰、大余，以及湘南游击工作区域耒阳、资兴、宜章、郴州等共计25县，面积1万多平方公里，有人口120多万。在这里战斗的红军，是彭德怀、滕代远等领导的红五军（后扩大为红三军团）及其后组建的由任弼时、萧克、王震等领导的红六军团。

（二）中央苏区

中央苏区最初是由红四军开创的赣南苏区和闽西苏区两块革命根据地组成的。1931年秋，红军粉碎国民党军队的第三次“围剿”后，赣南和闽西两块根据地已巩固地连成一片，形成了以瑞金为中心的中央苏区。拥有赣南的瑞金、会昌、寻乌、安远、信丰、于都、兴国、宁都、广昌、石城、黎川和闽西的建宁、泰宁、宁化、清流、归化、龙岩、长汀、连城、上杭、永定等21个县城及其广大农村。极盛时期设有江西、福建、闽赣、粤赣四个省级苏维埃政权，共60多个行政县，面积8.4万平方公里，有人口435万。

在这里战斗的红军，是由毛泽东、朱德领导的红四军。后来，红四军与红十二军、红三军合编为红一军团，以朱德为总指挥，毛泽东为总政委。1930年8月，红一军团与彭德怀领导的红三军团会师，组成红一方面军，也称“中央红军”。后来，红五军团、红八军团、红九军团也编入红一方面军。朱德任总司令，彭德怀任副总司令，毛泽东任总政委。

（三）湘鄂赣苏区

湘鄂赣苏区是由彭德怀、滕代远、黄公略领导的红五军（后扩充为红三军团）开辟的，位于湖南东部、湖北南部和江西西部的边远山区。包括湖南的平江、浏阳及岳阳、湘阳的一部分，湖北的通城、崇阳、通山、阳新、大冶及蒲圻、咸宁、鄂城的一部分，江西的修水、铜鼓、万载及武宁、宜丰、高安、奉新、萍乡、瑞昌的一部分，共20多个县的广大农村。其东西300余里，南北六七百里，有人口二三百万，其巩固区的人口有100多万。

1931年9月，在平江先后成立了湘鄂赣省苏维埃政府和中共湘鄂赣省委。红五军副军长黄公略率所部（后组建为红八军）长期在湘鄂赣苏区坚持战斗，故毛泽东诗词中讲：“赣水那边红一角，偏师借重黄公略。”

（四）闽浙赣（赣东北）苏区

闽浙赣苏区是在方志敏、邵式平等领导弋阳、横峰起义的基础上逐渐形成的。它以赣东北信江流域各县为中心，极盛时期除赣东北横峰、弋阳、德兴、贵溪、余江、万年、铅山、上饶、乐平等县外，还包括浙西的开化、江山、衢县，闽北的崇安、建阳、浦城等县，以及安徽的婺源（今属江西）、祁门、太平等县也归入这个苏区。它纵横五六百里，有人口200多万，连同游击区，有人口2000多万。

1930年11月，在这里成立了中共赣东北省省委和赣东北省苏维埃政府，后改称“闽浙赣省委和闽浙赣省苏维埃政府”。在这里战斗的红军，是由方志敏、周建屏、邵式平领导的红十军（后扩大为红十军团）。

湘赣苏区、湘鄂赣苏区、闽浙赣（赣东北）苏区后来也归入了中央苏区。

（五）鄂豫皖苏区

鄂豫皖苏区位于湖北、河南、安徽三省交界的大别山地区。早在1927年，鄂豫皖地区的中共党组织就发动了鄂东的黄麻起义，1929年又举行了豫东南的商城起义和皖西北的六霍起义（指以六安、霍山两县为中心发起的暴动），创建了鄂豫边、豫东南、皖西北三块革命根据地。1930年4月，这三块根据地连成一片。同年6月，在光县王家湾召开鄂豫皖边界第一次工农兵代表大会，选举产生了鄂豫皖特区工农兵苏维埃政府，标志着鄂豫皖苏区的正式形成。在鄂豫皖苏区的极盛时期，中心区域和游击区包括鄂东北的黄安、麻城、黄陂、黄冈等县，豫东南的商城、光山、潢川、信阳等县，以及皖西北的六安、霍山、霍邱等共计26个县中的广大地区，据有县城7座，面积4万余平方公里，有人口360多万。

在这里战斗的红军部队于1931年11月合编为红四方面军，由徐向前任总指挥。1932年10月，红四方面军主力在反“围剿”斗争中失利后实行战略转移，退出了鄂豫皖苏区。留在当地的红军部队相继组成红二十五军、红二十八军，继续坚持斗争。

（六）湘鄂西苏区

湘鄂西苏区位于长江、汉水之间及其附近地区。它南达洞庭湖和武陵山脉，西抵长江三峡和神农架一带，北至桐柏山南麓，东迄湖南、湖北两省西部交界地区。由几块大小不等的根据地组成。这些根据地是：洪湖苏区（以监利、沔阳为中心，下辖江陵、石首、潜江、天门等县）、湘鄂边苏区（以鹤峰、桑植为中心，下辖五峰、岳阳、松滋等县）、巴兴归苏区（以巴东北为中心，包括兴山、秭归县部分地区）、鄂西北苏区（以武当山为中心，包括房县、均县、保康等县的部分地区）和鄂北苏区（包括襄阳、枣阳等县的部分地区）。这几个苏区在地域上没有连成一片，但都是在中共湘鄂西中央分局的领导下互相配合、共同战斗的，构成了湘鄂西苏区的整体。

1927年大革命失败以后，湘鄂西地区的共产党组织就纷纷发动起义，扩大武装斗争，开始建立农村根据地。1928年，贺龙、周逸群等同志奉中共中央的指示返回湘西地区举行暴动，开创割据局面。他们组建的红军初称工农革命军第四军（红二军）和红六军，后合编为红二军团，以贺龙为总指挥，周逸群为政委，从此开始了湘鄂西苏区最重要的发展时期。1932年10月，因为没有打破国民党军队的第四次“围剿”，红三军（红二军团改编）退出了洪湖革命根据地。

（七）川陕苏区

川陕苏区是由退出鄂豫皖苏区的红四方面军主力创建的。它位于川陕边界的大巴山地区，以川北重镇通江为首府，包括川北的通江、巴中、南江、苍溪等县，川东的开县、梁平等县和陕南的宁强、南郑、西乡等县，极盛时期南北长400余里，东西长500余里，人口约700万。1935年4月，因没有打破敌人的“六路围攻”，红四方面军被迫退出川陕苏区，进行长征。

（八）湘鄂川黔苏区

湘鄂川黔苏区是由贺龙领导的红二军团和任弼时领导的红六军团在长江以南创建的一个苏区。它位于湖南、湖北、四川、贵州四省交界的群山之中，中心区域包括了湘西的永顺、桑植、大庸、龙山等县，游击区的范围更为广阔，包括了湖南的沅陵、桃源、常德、石门、津市、澧县、临澧等县，湖北的松滋、鹤峰、来凤、利川、恩施等县，四川的彭水、酉阳、黔江、石柱、秀山等县和贵州的沿河、印江、德江、松桃、江口、石阡、思南等县。1935年10月，蒋介石调集大军围剿，为了保存革命力量，红二、六军团开始了长征。

（九）左右江革命根据地

左右江革命根据地位于广西西部左江、右江以及红河流域的部分地区。早在第一次国内革命战争期间，共产党人韦拔群就在东兰地区组织了农民自卫团，先后三次攻打东兰县城，开始了反对地主恶霸和军阀官僚的斗争。1929年，邓小平、张云逸等发动百色起义，成立了右江工农苏维埃政府和红七军，建立了右江革命根据地。1930年，李明瑞、俞作豫等在龙州起义，成立了左江工农苏维埃政府和红八军，建立了左江革命根据地。至此，左右江革命根据地迅速扩张到包括广西西南部的20多个县份，拥有200多万人口的广大地区。1930年冬天，红七军、红八军会合后，主力部队北上进入中央苏区，留下的红军部队在韦拔群的领导下，在左右江地区坚持游击战争。

（十）西北革命根据地

西北革命根据地包括陕甘苏区和陕北苏区。1935年，这两个苏区连成一片，在北起长城，南至淳化、耀县，西接环江，东临黄河的20多个县里建立了工农民主政权，游击区域则扩大到陕北和陇东30多个县。刘志丹、谢子长等同志领导的红二十六军和红二十七军一直坚持革命斗争。后来从鄂豫皖苏区突围出来的红二十五军进入陕北，与红二十六军、二十七军合编为红十五军团，1935年10月与长征到达陕北的中央红军胜利会合。此后，陕甘宁苏区建立起来。抗日战争爆发后，改称“陕甘宁特区”，不久改称“陕甘宁边区”。

（十一）广东革命根据地

广东根据地包括东江苏区和海南岛上的琼崖苏区。其中，东江地区曾在1927年冬建立了海陆丰工农民主政权。1930年，这里的红军发展到5000余人，并成立了红十一军。后因敌强我弱，东江革命根据地丧失殆尽，到全面抗战爆发后才重新发展起来。至于琼崖苏区，由冯白驹领导的红军在母瑞山建立了根据地，苏区总人口曾达到100万人。后来虽然受挫，但红旗始终不倒，最后迎来了新中国的诞生。

此外，在江苏南通、如皋、泰兴地区和鄂豫陕地区，也建立过游击根据地。

据统计，当时中国共产党领导的革命武装前后建立了大小10多块革命根据地，分布在江西、福建、湖南、湖北、河南、安徽、广东、广西、浙江、四川、贵州、陕西、甘肃等10多个省份的边界地区或远离中心城市的偏远山区。在1931年11月中华苏维埃共和国成立前后，苏区曾划分为江西（赣南）、福建（闽西）、粤赣、闽赣、闽浙赣、湘赣、湘鄂赣、鄂豫皖、湘鄂西诸省，以后又成立了闽粤赣省、川陕省、湘鄂川黔省、陕北省和陕甘省。这些地区大多交通不便，经济文化落后，人民生活困难，阶级矛盾尖锐，且多数地区在大革命时期有过高涨的工农运动。这就有利于革命力量在这些地区的存在与发展，成了创建苏区的好地方。

1927年

8月 2708

1日 根据中共中央的决定，在以周恩来为书记的中共前敌委员会（简称“前委”）领导下，中国共产党所掌握和影响的国民革命军两万余人在南昌举行武装起义，占领了南昌。南昌起义打响了武装反抗国民党反动派的第一枪，开始了中国共产党独立领导武装斗争、创建人民军队和武装夺取政权的新时期。朱德率国民革命军第三军军官教育团参加了起义。这个军官教育团是朱德在1927年初亲手创办的一所军校，有学员1000余人，大部分是滇军中排以上的青年军官和一些刚出校门的青年学生。朱德十分重视对学员进行思想政治教育，经常向学员灌输革命思想。南昌起义后，这个军官教育团编入新组建的第九军，朱德任副军长。与此同时，有七八十名武汉农政训练班学员到达南昌后编入第二十军军官教育团，参加了南昌起义。（270801）

同日 徐特立、吴玉章等参加南昌起义。南昌起义前夕，徐特立经党组织批准来到南昌，参加这次起义，是起义队伍中年龄最长者，后担任了起义部队第二十军第三师政治部主任。吴玉章在南昌起义后成立的革命委员会中，被选为革命委员会委员兼秘书长。此外，在起义过程中，南昌学生联合会组织进步学生进行宣传工作，起义部队撤离南昌时，有六七百名进步学生随起义部队南征。（270802）

2日 据南昌各报报道，南昌起义胜利后立即成立了革命委员会。革命委员会中设宣传委员会，专管宣传教育工作。宣传委员会以郭沫若为主席。郭沫若到任前，由恽代英代理主席。同时，革命委员会设立了政治部，分管军队内部的宣传教育工作。郭沫若被任命为政治部主任，章伯钧为副主任。郭沫若到任前，由章伯钧代理主任职务。（270803）

3日 南昌起义部队开始撤离南昌，向广东进发。途经临川、宜黄、广昌、瑞金等地，所到之处贴布告、写标语、发传单、开大会，向群众宣传革命道理。宣传委员会代主任恽代英经常指导起义部队宣传队的工作。他对宣传队员们说："要善于向老百姓宣传革命的道理，使老百姓了解我们的政策。这样我们才能得到老百姓的拥护，使革命获得胜利。"还要求宣传队员在实际工作中锻炼自己，把自己培养成革命的宣传家。（270804）

7日 中共中央在汉口召开紧急会议（通称"八七会议"）。会议由瞿秋白主持，确立了实行土地革命和武装起义反抗国民党反动派的方针，决定调派有斗争经验的同志到各主要省区领导农民暴动。会议通过的《告全党党员书》中，号召全党同志坚决地奋斗，"使党走上正确的道路"。在《党的组织问题议决案》中，要求各级党部利用一切公开的可能，以扩大党的影响（如组织各式各种学生团体、小商人团体、妇女团体、俱乐部等组织，利用尚未被封的工会等。在这些组织之中组织党团，受党的严密的指导。各种伪国民党的下级党部之下，也是如此）。"中央临时政治局应当按期出版秘密的党的政治机关报，而传播之于全国。"毛泽东在这次会议上被选为中央政治局候补委员。他在发言中指出："须知政权是由枪杆子中取得的。"（270805）

12日 中共中央发出第一号通告。指出八七会议的重要意义在于纠正了党内指导机关的机会主义倾向，给了全党新的精神，并且制定出了新的政策。要求各级党部迅速翻印八七会议的重要文件，把这些文件极普遍地发到各支部之中，使党员群众和共青团员都能够研究和讨论八七会议文件，并实行八七会议提出的任务。此后，以八七会议文件为主要内容，在全党范围内普遍深入地进行了一次教育，从而统一了全党的思想，开展了土地革命和武装反抗国民党统治的革命斗争。（270806）

21日 中共中央发出第六号通告，公布了中共中央常委会议通过的《今后学生运动方针议决案》。指出：党应领导学生群众参加政治的、本身利益的和思想上的各种斗争。学生运动中的组织，首先，要保存学生会的秘密系统组织；其次，要发展左派学生团体的组织；第三，要注意破坏敌人的学生组织。（270807）

本月 蒋介石、汪精卫叛变革命后，湖北、河南、安徽的共产党员，如吴光浩、汪涤源、蔡济璜、汪梦霞等人，分别到鄂、豫、皖三省交界的大别山区开办农民夜校，宣传革命道理，讲解革命形势，开展秘密工作，为举行农民起义积极进行组织方面和思想方面的准备。与此同时，安徽潜山县的共产党员储余等人返回家乡汤池、莫愁等地，以教书为掩护，秘密建立共产党和共青团组织，并组织了农会，开展向当地地主豪绅的斗争。湖北麻城县共产党员王树声，在当地农民自卫军中进行武装起义前的思想政治教育工作。黄安县七里坪小学教师戴季英和紫云区小学教师曹学楷，以学校教育为掩护，白天教儿童，夜晚教农民自卫军骨干，积极从事武装起义前的革命宣传教育工作。与此同时，中共河南省信

阳县委在四望山举办了农民自卫军短期训练班，学习政治常识和军事技术，积极准备武装起义。（270808）

同月 国民革命军第四集团军第二方面军总指挥部警卫团和平江工农义勇队、崇阳农民自卫队会合后，以江西省防军暂编第一师的名义进驻江西修水县城，进行秋收起义准备工作。其间，军中的共产党组织抓紧时间对这支新组建的部队进行军事训练，并经常给战士们上政治课，讲革命道理，教唱革命歌曲，并在驻地向群众开展政治宣传工作。秋收起义时，这支部队被编为工农革命军第一团。与此同时，安源矿警队在安源，浏阳农民自卫军和工人纠察队在铜鼓，也对部队加紧军事训练和进行思想政治教育工作。秋收起义时，这两支部队分别被编为工农革命军第二团和第三团。（270809）

9月 2709

9日 湘赣边界秋收起义爆发。起义军从破坏粤汉铁路北段开始起事，准备得手后合兵一处进攻长沙，但是由于受到优势敌人的包围和袭击，各路起义军损失惨重。19日，毛泽东作为秋收起义部队的前委书记，在浏阳县文家市收集起义军余部，经过前委委员会议讨论，决定放弃攻打长沙的计划，向敌人力量比较薄弱的山区农村寻求落脚点，保存实力，再图发展。（270901）

20日 早晨，毛泽东在里仁学校操坪向工农革命军第一师全体人员讲话，宣布中共前敌委员会关于不打长沙转兵向南的决定。他说：中国革命没有枪杆子不行。这次秋收起义，虽然受了挫折，但算不了什么！胜败乃兵家常事。我们的武装斗争刚刚开始，万事开头难，干革命就不要怕困难。我们有千千万万的工人和农民群众的支持，只要我们团结一致，继续勇敢战斗，胜利是一定属于我们的。我们现在力量很小，好比是一块小石头，蒋介石好比是一口大水缸，总有一天，我们这块小石头，要打破蒋介石那口大水缸。大城市现在不是我们要去的地方。我们要到敌人统治比较薄弱的农村去，发动农民群众，实行土地革命。（270902）

23日 南昌起义部队进入广东潮州。次日开进汕头。为了宣传群众和教育群众，在汕头创办了《革命日报》，宣传起义军坚决反对帝国主义和反对封建势力的革命主张。该报前后出版了3期，因起义军失败退出潮汕而终刊。（270903）

29日 秋收起义部队在毛泽东率领下向山区农村进军，途中进驻永新县三湾村。当晚，毛泽东主持召开中共前敌委员会扩大会议，决定对部队进行改编。主要内容：（一）整顿组织，将一个师缩编为一个团，称“工农革命军第一军第一师第一团”，陈浩为团长，下辖一营、三营、特务连和军官队、卫生队。改编时，提出去留自愿，愿留则留，不愿留发给路费，希望他们继续革命。（二）建立党的各级组织和党代表制度，支部建在连上，班排设党小组，连以上设党代表，营、团建立党委，部队由毛泽东为书记的中共前敌委员会统一领导。（三）部队内部实行民主制度，官长不准打骂士兵，士兵有开会说话的自由，连、营、团三级建立士兵委员会。这次改编，称作“三湾改编”，奠定了建设新型人民军队的基础。（270904）

本月 中共江西省委以江西省革命委员会的名义公布《行动纲领》。提出实行普及教育，提高革命文化。具体措施：（一）实行免费的、强制的、普遍的和工艺的教育，以培养全体男女儿童。（二）建立一般未达到入学年龄儿童的教育机关（如儿童养育院、幼稚园等），以利于增进社会教育和解放妇女。（三）努力增进工人、农民及一切平民的知识和娱乐，开办校外的教育机关，如图书馆、平民学校、阅览室等。（270905）

同月 秋收起义后，中共浏阳县委在东乡举办第1次党务训练班。参加训练班的学员有140余人，县委委员张殿龙兼任训练班班主任。省委干部蒋长卿、潘心源、王首道等，曾在训练班授课。（270906）

同月 中共鄂中特委（指“特别委员会”）在监利县柳蚌湖开办党员干部训练班。参加训练班学习的各县党员干部有70余人，历时3个多月。这个训练班为在湘鄂西地区举行武装起义做了干部方面的准备。（270907）

同月 中共安徽省工委书记舒传贤在安徽省霍山县舒家庙地区组织“学术研究会”，开办农民夜校，广泛宣传革命道理。当时，皖西地区的共产党员以学校为掩护，开展教育群众、发动群众和组织群众的工作。有些地方的党组织还提出“以学校为机关，以党员教师为骨干，向农村发展党员”的工作方针，积极进行六霍起义准备工作。（270908）

10月 /2710

3日 工农革命军第一军第一师第一团离开三湾向宁冈古城前进。出发前，毛泽东在枫树坪向战士和干部讲话，并宣布行军纪律：说话要和气，买卖要公平，不拿群众一个红薯。工农革命军当天进驻宁冈县的古城。当晚，毛泽东在古城文昌宫主持召开前委扩大会议（即“古城会议”），宁冈县党的负责人参加会议。会议历时2天。传达了八七会议精神，初步总结了湘赣边界秋收起义以来的经验教训，着重讨论了“安家”和开展游击活动的问题。（271001）

16日 应袁文才要求，毛泽东在水口工农革命军团部，派游雪程、徐彦刚、陈伯钧等党员干部，到茅坪袁文才部，在步云山帮助练兵，进行政治训练和军事训练。袁文才分别委任他们为连长、副连长、排长等职。（271002）

24日 毛泽东在荆竹山做动员讲话，指出上井冈山要建立根据地，一定要和山上的群众及王佐部队搞好关系，做好群众工作。为此，宣布了工农革命军的三项纪律：（一）行动听指挥；（二）不拿群众的一个红薯；（三）打土豪要归公。（271003）

本月 秋收起义部队到井冈山后，毛泽东经常与王佐促膝谈心，给他讲形势，讲阶级观点，借古喻今对他进行教育。后又派何长工到王佐部队担任党代表，派宋任穷、康健、萧万侠等到王佐部队中工作，在其部队里建立了共产党的组织，施行“三讲两课”制度，既对部队进行军事训练，又进行政治教育。经过3个多月的军事训练和政治教育，大大地改变了王佐部队的面貌。而后，王佐和袁文才部队改编为工农革命军第二团，成了真正的红军。（271004）

同月 朱德、陈毅率领南昌起义保留下来的部队进抵江西省安远县天心圩时，召开了全体军人大会。朱德在大会上发表讲话指出：“我们这一次就等于俄国的1905年，我们只要留得一点人，在将来的革命中间就要起很大的作用。”他还说：“军阀不争地盘，是不可能的。争地盘就要打仗。他们一打，那个时候我们就可以发展了。”不久，在赣粤边境的大庾对这支部队进行整编和整顿，成立了党支部，发展了新党员，加强了党对部队的领导，宣布了革命纪律，开展了日常的思想政治教育，使部队的组织状况和精神面貌大有改观，形成了一个比较稳固的战斗集体。11月上旬，这支部队到了湘粤赣三省交界的崇义县上堡地区，进行了历时20多天的军事整训和思想政治教育，还向当地群众宣传共产党的主张和革命道理。（271005）

同月 中共豫南特委在确山县刘店开办训练班，有40余名学员。他们除学习中共河南省委通过的《河南目前政治与暴动大纲决议案》和特委通过的《小暴动工作大纲》外，还练习掌握枪法、投弹、攻坚战的技术，为即将举行的刘店秋收起义做准备。与此同时，桐柏县共产党员也在当地开办训练班，组织学员学习军事技术和政治常识，为桐柏县第一支农民武装“光大会总会”的建立，起到了教育和组织作用。（271006）

同月 叶剑英率国民革命军第二方面军第四军军官教导团进驻广州。这个教导团的前身，是1927年初在武汉开办的中央军事政治学校武汉分校。在该校1300余名学员中，有共产党员200余名。军官教导团到达广州后，按照共产党组织指示成立了“士兵训练委员会”和“工农兵革命同志会”，秘密进行军事训练和政治教育工作。后来，它成了广州起义的主力。（271007）

11月 2711

1日 广东海陆丰第三次武装起义胜利，并通过选举成立了海陆丰苏维埃政府。不久，中共中央政治局委员彭湃回到海陆丰，主持中共东江特委工作。他指示海丰和陆丰苏维埃政府要广泛地进行社会改革。在社会改革的措施中，关于文化教育方面的内容有：实行少年儿童免费入学，享受受教育的权利；提高军人的物质文化生活；举办党校和各种训练班；兴建医院和学校；组织宣传队和红色歌舞团；出版《红旗日报》和《布尔什维克》等。（271101）

9日 中共中央临时政治局在上海召开扩大会议。会议在瞿秋白主持下通过了《中国现状与共产党的任务决议案》，提出在现时革命阶段，党的主要口号就是苏维埃，它是无产阶级领导之下的工农民权独裁制性质的政权。当革命的胜利已有保证后，就可以并且应当组织苏维埃，以为革命的政权机关。（271102）

14日 在中共鄂东特委领导下，黄麻起义爆发。潘忠汝、戴克敏、吴光浩等领导的起义军一举攻克黄安县城，揭开了创建鄂豫皖苏区的序幕。在起义过程中，黄安箭河中山小学和七里坪第二高级小学年龄较大的学生直接参加了战斗。在70名敢死队员中，有20余名箭河中山小学的学生。黄麻起义胜利后，11月18日成立工农民主政府和鄂东军，原小学教师曹学楷担任工农民主政府主席，原小学教师戴克敏、刘文慰分别担任了工农革命军鄂东军正副党代表，许多原来从事教育工作的党团员分别担任当地党政军各部门领导工作。（271103）

25日 赣东北弋阳、横峰等五县共产党员在弋阳县窖头村举行联席会议。会议在方志敏主持下，制定了《宣传大纲》，要求参加会议的共产党员选择群众基础较好、有革命影响的地区迅速向群众进行广泛的宣传教育工作，为举行武装起义大造声势。窖头会议后，通过共产党员的宣传教育和组织，于12月10日首先在楼底兰家发动武装起义。在不到1个月的时间里，弋阳、横峰地区纵横数百里到处是革命的红旗，赣东北共产党领导的弋横起义胜利。（271104）

本月 中国共产主义青年团中央召开扩大会议。在这次会议公布的《经济斗争及工会工作决议案》《农村青年工作决议案》和《组织问题决议案》等文件。指出：政府及厂方应设立免费学校、职业学校及俱乐部等，使青年工人能读书学艺，但应在工作时间内，不得扣工资。没收一切反动教育机关，实现免费教育。要求革命学生“到民间去”“到工厂去”。（271105）

同月 为适应湘赣边界斗争发展的需要，毛泽东在宁冈砻市龙江书院创办了第一个工农革命军教导队，培训军队下级军官和地方武装干部，提高政治、军事素质。教导队下设4个区队，第1期学员约100名，学习一个半月。吕赤任教导队队长，陈伯钧、陈士榘、张令彬任区队长。毛泽东给学员讲政治课，组织学员做社会调查和参加群众斗争。（271106）

同月 根据中共中央指示，中共广东省委把分散在广州市的工人武装组编为工人赤卫队，并对其中7个主要的联队在秘密的条件下进行军事训练和政治训练，为发动广州起义进行准备。（271107）

12月 ╱2712

5日 中共广东省委向中共中央报告《广东政治状况及党的策略》。提到，广东省委训练班开过3班，已训练41人。其中，第1班11人，多派赴各地担任书记。第2班则因广州起义需要，均已派往。第3班只派出4~5人到云浮等地开展革命工作。（271201）

11日 广州起义爆发。在起义中，许多青年学生参加了政治宣传工作。他们组成宣传队，坐着汽车和缴获来的铁甲车，高举红旗和“苏维埃政府宣传队”的队旗，巡回全市街道，发传单，刷标语，进行街头演讲，做了大量的宣传鼓动工作，起了重要作用。（271202）

本月 毛泽东在砻市主持召开前敌委员会会议，会后召集工农革命军全体指战员大会，总结攻打茶陵的经验教训。规定和宣布工农革命军“三项任务”：（一）打仗消灭敌人。（二）打土豪，筹款子。（三）做群众工作。（271203）

同月 朱德和陈毅率领南昌起义保留下来的部队在韶关西北的犁铺头整训。他们制订教育计划，编写了新的军事教材。由朱德、陈毅亲自领导，指战员白天出操、上课，进行军事训练和政治教育，晚上以连、排为单位，分散到附近农村去宣传群众、发动群众，开始走上了把武装斗争和农民运动结合在一起的道路。（271204）

本年 ╱2700

冬季 琼崖工农革命军攻克陵水县城后，革命军东路总指挥徐成章决定在陵水开办工农革命军干部学校，委任黄埔军校毕业生游济为校长，并从部队中抽调一批排长、班长协助军事训练。该校初办时只训练陵水工农革命军骨干，后来扩大为训练全琼各地派来的军事干部，先后培训军事干部200多名。（270001）

冬季 共产党员袁任远等人在湘西开办临石（即临澧、石门）联立崇秀寺小学，把这个小学作为进行革命活动的据点和培养革命后代的阵地。该校招生100余名，其中20余名高年级学生一面学习文化知识，一面和党员教师一起从事革命活动。1928年7月，崇秀寺小学师生积极参加和领导了石门南乡的农民起义，10多位师生在起义中牺牲。（270002）

1928年

1月 2801

21日 中共东江特委为了培养和选拔领导农民起义的干部人才，在海丰县城创办中共东江党校。党校设校委会，下设教务处和经理处，招收学员100名，学习时间为1个月。规定入学条件：具有高小以上的文化程度，对土地革命比较坚决，年龄在18岁以上，身体强壮，来校学习不妨碍原岗位重要工作。这批学员都是从海丰附近几个县挑选出来的共产党员。开设的课程，有《列宁主义大要》《苏维埃建设》《第三国际与世界革命》《各国革命史中的重要经验》《中国共产党史》《中国共产党的组织及其政策》《农民与土地革命》《中国国民党史的批评》《红军及其组织》等。此外，党校设置的课程还有术科，如《侦察术》《暴动术》《宣传技术》等。同时，在课外开展文娱体育活动和清洁卫生活动。（280101）

22日 在中共湘南特委的协助下，朱德、陈毅率领南昌起义保留下来的部队利用湘南著名共产党员胡少海的名义，进入宜章县城，打响了湘南暴动的第一枪。在旧历年关以后，湘南各县工农群众纷纷揭竿而起，先后解放了永兴、资兴、耒阳等县城。桂阳、安仁、常宁、桂东、汝城、衡阳等地，也燃起了革命的烈火。解放后的城镇和农村建立了工农兵政府和各种群众组织，在广大工农群众中开展各种革命活动和宣传教育工作。（280102）

25日 毛泽东在遂川布置部队再次从遂川县城分兵下乡，并向部队进行纪律教育。根据部队第一次下乡的经验与教训，宣布工农革命军的“六项注意”：还门板，捆铺草，说话和气，买卖公平，不拉夫、请来夫子要给钱，不打人不骂人。要求部队每到一地，都要检查“六项注意”执行情况。（280103）

本月 在共产党组织和工农革命军的帮助和教育下，湘赣边界（即井冈山地区）各村乡纷纷创办夜校。农民在夜校里学文化、政治和《井冈山土地法》等革命道理。许多劳苦群众通过夜校学习，提高了思想政治觉悟，成了革命斗争的积极支持者和参加者，从而推动了湘赣边界地区革命斗争的开展。（280104）

同月 毛泽东率工农革命军占领遂川县城后，立即组织部队以班排为单位分散活动，向广大群众宣传共产党的主张，发动群众起来革命。不久建立了中共遂川县委，成立了遂川工农兵政府，制定了《遂川工农兵政府临时政纲》，开办了党员训练班。（280105）

2月 /2802

18日 工农革命军攻打宁冈新城的战斗结束后，数百名俘虏被押送到茅坪，有的战士和农民出于对敌人的愤恨而打骂俘虏。毛泽东在茅坪攀龙书院门前召开的军民大会上，宣布了宽待俘虏的政策：不打骂俘虏，受伤者给予治疗，愿留者收编入伍，要走的发给路费。许多俘虏兵经过教育，自愿留下加入了工农革命军；遣资回去的，也做了工农革命军政策的义务宣传员。赣军第九师的《九师旬刊》对工农革命军的这种做法有“毒矣哉”的惊叹。（280201）

26日 中共琼崖特委向广东省委报告中说：“在陵水办一干部学校，训练武装500人，以农民之勇敢强壮者充之。”在此前后，海南岛红军医院一面抢救伤员，一面培养医护人员，共计培养300多名医生和护士。（280202）

本月 中共湖北省麻城县委委员、县教育局局长王幼安，被国民党反动派杀害。1922年，他经董必武、陈潭秋介绍参加中国共产党，是麻城县第一个共产党员。1925年中共麻城县特支成立，他担任特支书记。1926年共产党掌握了县教育局领导权，他出任教育局局长和中共麻城县委委员。在任职县立高等小学教师时，他曾带头组织马克思主义研究小组，培养了蔡济璜、刘文蔚、王树声、徐其虚等进步青年，他们都积极投入革命斗争，成了发动“黄麻起义”和坚持鄂豫皖苏区革命斗争的重要领导干部。王幼安牺牲时，写下了“马列思潮沁脑核，军阀凶残攫我来。世界工农全秉政，甘心直上断头台”的壮烈诗篇。（280203）

同月 中共湘赣边界宁冈县乔林乡成立党支部。该党支部由毛泽覃亲手建立。他遵照毛泽东的指示，于1927年12月来到乔林乡，恢复了大革命时期当地农会开办的政治夜校。在夜校里，他用通俗易懂的语言宣传革命道理，不断提高农民群众的阶级觉悟，并带领农民群众开展土地革命斗争，在斗争中培养了一批工农积极分子，其中有10多名参加了共产党。乔林乡党支部成立后，经常开办党员训练班，采用讲课、开座谈会等形式，进行无产阶级的思想政治教育，提高思想觉悟。次月，毛泽东亲自建立了永新县秋溪乡党支部。在此前后，湘赣边界各县的党组织初步恢复和重建，并建立了共青团各级组织。（280204）

3 月 2803

20日　毛泽东在湖南酃县中村给工农革命军上政治课，讲述政治形势和中国革命的任务，阐明坚持井冈山斗争的重要性，指出无产阶级不是无产游民，批评危害革命的“左”倾盲动主义，对部队进行了1周左右的思想政治教育。讲课之外，还组织指战员讨论。通过思想政治教育，使指战员认清形势，提高觉悟，坚定了革命到底的决心。（280301）

本月　毛泽东在桂东沙田向参加群众大会的近千名劳苦大众发表演说，宣传革命道理，号召贫苦农民团结起来闹革命。（280302）

4 月 2804

3日　针对部队受“左”倾盲动主义影响出现的违犯纪律情况，毛泽东在桂东沙田集合部队进行纪律教育，颁布和解释工农革命军的“三大纪律，六项注意”。“三大纪律”：（一）行动听指挥；（二）不拿工人农民的一点东西；（三）打土豪要归公。“六项注意”：（一）上门板；（二）捆铺草；（三）说话和气；（四）买卖公平；（五）借东西要还；（六）损坏东西要赔。（280401）

5 月 2805

4日　毛泽东出席在宁冈砻市举行的庆祝朱毛两军会师并宣布工农革命军第四军成立大会。在这次大会上，他指出两军会合具有重要历史意义，分析了工农革命的光明前途，并代表第四军军委宣布了工农革命军的“三大任务”和“三大纪律，六项注意”。大会宣布工农革命军第四军正式成立，朱德任军长，毛泽东任党代表。本月25日，中共中央颁布《军事工作大纲》。指示“在割据区域所建立之军队，可正式定名为红军，取消以前工农革命军的名义”。工农革命军于6月上半月改称红军第四军（简称“红四军”）。（280501）

20日　根据中共江西省委关于组织湘赣边界特委的指示，召开中共湘赣边界第一次代表大会。出席大会的有宁冈、永新、莲花、遂川、酃县等5个县委和茶陵特别区委及军队代

表60余人。毛泽东主持会议并做报告，总结工农革命军建立井冈山根据地的经验，提出深入土地革命，加强根据地政权建设、军队建设和党组织建设的任务，阐明中国革命战争发展和胜利的必然性与可能性，初步回答了“红旗到底打得多久”的问题，批评右倾悲观思想，反对逃跑主义，重申创造罗霄山脉中段政权的方针。大会审查了各县工作，针对存在的错误，通过了《组织纪律决议案》。大会选举中共湘赣边界第一届特委委员23人，毛泽东为书记。特委统一领导工农革命军第四军军委和边界各县党的组织。随后，改选工农革命军第四军军委，陈毅为书记。同时，在宁冈茅坪指导成立湘赣边界工农兵苏维埃政府，袁文才任主席，设土地、军事、财政、司法4个部和工农运动、青年、妇女等3个委员会，统一领导边界各县工农兵政府。要求各县、区政府均设土地委员会，具体负责领导土地革命运动。在秋收起义时制定《土地纲领（草案）》的基础上，提出没收一切土地平均分给农民的实施办法。（280502）

本月　毛泽东带领部分红军指战员和地方干部深入永新县西乡塘边村进行土地革命试点工作。他在边塘村举办了厚幽城（厚指厚田；幽指幽夏，即塘边；城指城南）区党员训练班。训练班学员30多人，都是区、乡党组织的负责干部。他亲自给学员讲革命形势，教育他们要立场坚定，大公无私。指出：“耕者有其田”，土地回老家是合理的。（280503）

6月 ╱2806

4日　中共中央向毛泽东、朱德发出指示信，要求他们在井冈山地区的农村注意干部训练工作，经常开办训练班训练党的干部，使每个党支部都能训练出10~20个干部，成为群众运动的中心。（280601）

18日　中共六大在莫斯科召开，7月11日结束。大会通过了《政治决议案》。其中第14项《在党内工作方面的任务》指出，目前在党内工作方面的任务之一：“加紧党员群众的教育，增加他们的政治程度，系统地宣传马克思列宁主义，研究中国革命过去几年的经验。”提出，党在军事问题和士兵运动方面的任务之一，是“最大限度地加紧工人和党员的武装训练”“训练党的军事人才，造成最可靠的工人和党员军官”。这次代表大会还通过了《政权组织问题决议案》，指出：武装起义胜利后，应成立临时的政权机构“革命委员会”。革命委员会应立即设法开办短期军事训练班，以资提高革命工农的军事知识。当地方政权巩固时，便应组织苏维埃。苏维埃应分置各部。其中，市政部的职责之一是管理学校。（280602）

7月 2807

3日 中共福建临时省委扩大会议通过《军事活动决议案》，决定在有关县组织工农革命军，并设立短期军事训练班，在各县轮流训练，培养军事指挥人才。（280701）

22日 平江起义爆发。在平江起义中，彭德怀倡议创办的国民革命军独立第五师随营学校的学员起了重要作用。该校由黄公略担任校长，他和共产党组织派去的贺国中、黄纯一等人在学校中进行了许多革命工作。后黄公略、黄纯一调走，贺国中独立担负起学校中党的领导工作。这所学校为平江起义和红五军培养了一大批早期军政干部，并且成了红五军的骨干。（280702）

本月 共青团第五次全国代表大会通过了《政治任务决议案》《苏维埃区域内青年团工作大纲》《教育宣传工作决议案》《儿童运动决议案》和《中国共产青年团章程》等文件，对团内的教育工作以及对广大青年工农兵群众和学生的教育宣传工作都做了规定。《共青团工作大纲》提出：共青团在苏维埃区域应进行一般的政治教育工作；应推广宣传所、书报室、俱乐部一类的组织；应进行广大的识字运动，消灭团员中和一般工农群众中不识字的现象；应尽可能恢复学校和教育机关，首先应该创办一些模范性质的学校和团校；应根据革命的需要，编辑各种新剧本和新教材；应禁止一切反动书报，检查反动新闻报纸；各级苏维埃应设立教育委员会或教育委员；教育经费在全部的政府预算中应占相当成数；应尽可能实行免费强迫教育。《儿童运动决议案》提出：在儿童运动中须以积极启发式的、合乎儿童心理的各种方法教育儿童；对儿童施以共产主义的教育，灌输浅近的政治常识；打破一切旧社会的习惯，训练儿童的活动能力，养成儿童有团体生活之观念和习惯，使他们能够促进父兄的革命性和打破宗法社会的恶习惯。同时，还要举行讲演会，办平民学校，开展识字运动，出壁报、画报，并且要施以军事和体育教育。《教育宣传工作决议案》提出：苏维埃区域必须组织平民学校和夜校，教育一般青年劳动群众。这种学校又可以作为政治宣传工作的一种帮助。（280703）

8月 2808

1日 中国共产党中央执行委员会发表《告小商人学生自由职业者及国民党中的革命分子》。指出：现在是中小资产阶级徘徊于革命与反革命阶级血战的激流之中，呻吟而找不出适当的前途之革命的转变时期，中国共产党特竭诚向中国中小资产阶级之一切群众，指示他们之政治的、经济的出路。提出了26条口号，其中有关文化教育的口号是“减免学生学费，改良学校的课程与设备”“取消帝国主义在华的一切文化机关”“妇女在经济上政治上教育上与男子一切平等”。(280801)

本月 毛泽东率领红四军主力回师井冈山途中，得知红军战士因为饥饿，把农民一块地里的苞米吃光了，就通知部队休息，对指战员进行群众纪律教育，并亲自在一块竹牌子上写道：因为我军肚子饿了，为了充饥，把你的苞米吃光了，违反了纪律。现在把两元钱（光洋）埋在地里，请收下。(280802)

9月 2809

本月 鉴于湘赣边界共产党的组织在“八月失败”中受到严重破坏，毛泽东在茅坪召开永新、宁冈两县县委负责人会议，部署整党事宜，要求永新、宁冈两县的党组织全部解散，重新登记。(280901)

10月 2810

4日 中共湘赣边界各县第二次党代表大会在宁冈步云山召开。大会历时3天，通过了特委书记毛泽东起草的决议案。阐述了中国红色政权能够存在的原因，指出共产党是要左手拿传单，右手拿枪弹，才能打倒敌人的。过去各县的党之所以没有力量，就是因为党员没有训练。今后每个党员都须加以党的基本理论的训练。为此，特委要组织教宣委员会，制定训练材料，计划每周的训练工作。特委要办经常训练班，各县亦应尽量多地办短期训练班，造就干部人才。各级党部在实际工作当中应极力提拔工农分子，训练工农分子及干部人才。目前的基本训练工作，应竭力铲除一般同志的机会主义思想和封建小资产阶级思想，确定无产阶级革命的人生观。要提高同志的文化程度和政治觉悟，同时要做识字运动，以提高工农同志的“写”“看”能力。(281001)

15日 中共福建省龙岩县委召开扩大会议，通过《关于龙岩政治状况与党的任务的决议》。提出应该加紧党的教育训练工作，提高一般党员的政治水平和工作能力以及对革命工作的认识，使每个党员都能在群众中开展活动和起作用。(281002)

22日 《列宁青年》创刊号在上海正式出版。《列宁青年》是共青团中央的机关刊物，主编由华岗（后陆定一）担任。其办刊宗旨：为中国青年工农及一切被压迫青年的喉舌，以指导正确的共产主义路线为职志。它的主要任务是发表共青团的主张和团对于各种青年政治问题的态度和意见，宣传马克思列宁主义，经常刊登共青团中央的各项宣言和决议，报道各地青年运动的消息，介绍各地青年运动的经验。该刊于1932年停刊。（281003）

本月 毛泽东针对湘赣边界党组织受严重破坏的情况，着重指导边界各县党组织的整顿工作，除了在思想上对党员进行再教育外，还从组织上进行整顿：厉行洗党，对于党员成分加以严格的限制，把赌钱、打牌、贪污腐化、流氓成性的党员清洗出党组织；解散问题比较严重的党组织，用重新登记的方法进行整顿；发展和吸收思想进步、忠实、勇敢的工农优秀分子入党，并在党的各级领导机关中增加工人和贫农的成分。从边界党的工作实际出发，党的组织由原来的公开转为秘密，一方面反动派来时仍能领导群众坚持斗争，一方面便于党组织多方伸入白区和敌人营垒中去活动。至11月下旬，永新党员登记已完，宁冈即将就绪，党员数量虽然大为减少，战斗力反而增强。（281004）

同月 中共湘赣特委开办党团训练班。第1期在茅坪象山庵举办，又在茨坪办了第2期。学员都是井冈山地区各县党团员中的积极分子。学习期间实行军事编制，学习内容有阶级斗争史、革命发展史、党的基本知识、政治时事、群众工作等，还对学员进行军事训练。此外，中共湘赣特委和各县县委也经常举办各种训练班。这些训练班训练时间少则几天，多则几周，学员由乡党支部或县委选送。学习内容一般与中心工作紧密联系。通过训练，学员们提高了思想政治觉悟，工作能力和文化水平普遍提高。（281005）

同月 红四军在井冈山茨坪的龙江书院创办教导队。梁军任大队长，周子昆任副大队长，党代表为蔡会文。这是一所培养红军下级军官和地方赤卫队指挥官的学校，其前身是秋收起义部队（工农革命军）的教导队。教导队成立时有学员30~50名，发展为150多人。其中一部分学员是从红四军各连队选调来的班、排干部，一部分是从地方抽调来的工农干部。他们上午上课或学习，下午以班或组为单位开会、讨论，晚上多半是三五人讨论心得和体会。学习内容在政治方面主要是学习马列主义，学习十月革命经验，分析政治时事形势，学习中国革命、武装斗争和建立根据地的问题，同时也学习党的文件和教导队印发的材料。讲课中结合学员中存在的家庭观念、地方主义、农民意识、流寇思想等错误意识进行分析，帮助学员提高思想政治觉悟。在军事方面，主要是学习军事知识和军事技术，学习红军的战略战术等。此外，对于文盲学员，规定每天要认6个生字。教导队还注意建立新型军队的民主作风，实行政治民主、军事民主、经济民主，官兵一律平等。原计划每期学习时间为3个月，因为革命战争的需要，第1期只办两个半月就结业了。在红四军撤离井冈山前，教导队改名为“红军学校”。（281006）

11月 / 2811

11日　中共中央发布《告全体同志书》。其中第4部分指出，要坚决肃清党内一切非无产阶级的意识。这就需要：（一）强固党的无产阶级的基础，建立强固的工厂支部，增加党的工人成分；（二）发展党内的政治讨论，提高党员的政治水平线，同时要加紧党内的政治教育，提高党员的理论水平；（三）做到党员职业化，帮助党员去谋职业，无职业技术的还要学习，要使党员深入群众，把党的影响扩大到群众中去，同时能把群众的意见正确地反映到党里来，使党成为真正的群众的党；（四）改进支部生活。支部生活并不仅仅是开会、听政治报告、交纳党费，最要紧的是支部要讨论当地的政治问题、工作问题。正确地运用党的政策，使支部成为群众的核心，党员成为群众的领导者。（281101）

14日　红军第四军在宁冈新城召开第六次党代表大会。大会历时2天。在大会通过的《党务决议案》中，提出军委须经常成立政治训练班，陶铸党务工作人才。在《军事问题决议案》中，提出需加紧训练，对于下级干部的军事指挥更应注意，方足健壮红军的战斗力。还指出在红军的政治训练中，应注意：（一）健全士委会，使其全能代表士兵利益，参加军队管理，维持军队纪律，厉行士兵政治教育及对外做群众运动。（二）分期举行士兵识字运动。（三）启发士兵的阶级觉悟，使士兵了解革命中的各种主要问题，并具备政治常识。（四）筹备各种娱乐，引起士兵自动参加，得到艺术的享乐。（五）连上需组织3人以上的宣传队，战时平时不断地做宣传工作。（六）标语口号需由军委发出，以求统一，免致混乱。此外，参加代表大会的代表还提出，应该成立军事政治学校，训练党务干部。（281102）

25日　毛泽东代表中共红四军前委向中共中央写报告，全面总结井冈山工农武装割据的经验。报告指出：经过政治教育，红军士兵都有了阶级觉悟，都有了分配土地、建立政权和武装工农等项常识，都知道是为了自己和工农阶级而作战。因此，他们能在艰苦的斗争中不出怨言。并指出：党代表要督促士兵委员会进行政治训练，指导民运工作，同时要担任党的支部书记。事实证明，哪一个连的党代表较好，哪一个连就较健全。党代表伤亡太多，除自办训练班补充外，希望中央和两省省委派可担任党代表的同志至少30人来。为着训练下级军官，现在办了一个150人的教导队，准备经常办下去。（281103）

本月　根据红四军前委的决定，红四军在宁冈新城、砻市、茅坪等地进行冬季整训，整训时间为1个月。整训内容一是进行政治教育，二是开展军事训练。通过整训，部队的政治素质和军事素质进一步提高。其间，部队还开展了从宁冈挑粮上山运动。毛泽东、朱德、陈毅等红军领导人身先士卒，和战士一起运粮，并随时做思想政治教育工作。（281104）

12月 /2812

10日 彭德怀、滕代远率红五军四、五纵队和军部直属队七八百人到达宁冈砻市、新城，与红四军会合。毛泽东在新城主持召开中共红四军前委、边界特委、红四军和红五军军委联席会议，讨论粉碎敌人即将对井冈山革命根据地进行的第三次“会剿”问题。会议决定：红四军出发打游击，在外线作战；红五军防守井冈山，借以休息和训练。为了统一指挥，红五军编为红四军第三十团，彭德怀任红四军副军长兼第三十团团长，滕代远任红四军副党代表兼第三十团党代表。（281201）

本月 湘鄂边界在贺英领导的游击队中开办“游击队子女识字学校”。廖汉生任教员，学生大部分是游击队队员的孩子，也有驻地贫苦农民的子弟。该校学生以学文化识字为主，由于条件限制，教材采用《三字经》《百家姓》等旧书，教员结合形势编写“拿起枪，打敌人”之类的课文作为补充教材。此外，还开设了算术、唱歌、体育等课程。该校经常跟随游击队转移驻地，其中，在鹤峰县葛尔台村驻留时间长达3个月。（281202）

本年 /2800

本年 赣东北苏区领导人方志敏、邵式平等在弋阳县大溪头村创办了赣东北红军教导大队。第1期招收学员20名，都是从红军中挑选的政治条件较好、有一定军事素质的战士。该校旨在为红军部队培养班、排干部，学习时间为2个月。（280001）

同年 中共湘赣边界遂川县委编写《共产主义宣传提纲》。提纲用浅显通俗的语言，解释了什么是无产阶级专政；如何废除资本主义制度，达到共产主义和实行“各尽所能，按需分配”；提出共产主义者要积极投身阶级斗争，“绝对服从命令”，“执行钢铁纪律”。这个提纲在井冈山地区广泛流传，是对广大党员和干部进行思想政治教育的生动教材。（280002）

同年 湘鄂赣苏区平江县工农兵苏维埃政府发布政纲。其中文化教育方面的条文有：废除吃人旧礼教；封闭一切反革命学校；开办补习班、半日班、图书馆、俱乐部，进行革

命教育。（280003）

同年 井冈山革命根据地建立后，推翻了地主豪绅阶级的统治，当局势相对稳定以后，遂川、宁冈、永新等县工农兵苏维埃政府积极创造条件开办小学，招收劳动群众的子女入学读书。办学时没有课本，毛泽东就指示宁冈共青团县委立即组织人员编写小学识字课本。课本编写出来后，他在审阅时提出了具体的修改意见。编写人员按其意见进行了修改，定稿后，立即印发各地小学校使用。（280004）

1929年

1月 2901

10日　为了采取“围魏救赵”的办法粉碎国民党军队对井冈山革命根据地的第三次“会剿”，红四军主力组成出击部队，在茨坪和小行洲集结，毛泽东、朱德进行政治动员，组织军事训练，并准备了宣传中共六大决议精神的《共产党宣言》等。同时，抽调湘赣边界地方干部随军行动，准备到赣南后发动当地群众。（290101）

12日　中共江西省委发布赤字第一号通告《全省第二次党代表大会的总结与精神》。指出共产党的本身任务是创造布尔什维克的党，要求党在农村中应加紧对佃农和雇农党员的训练工作，提高共产党员的政治水平线。（290102）据《中国革命根据地教育纪事》

26日　共青团中央发出通告，提出了共青团建立教育宣传工作的具体方针和中心任务。要求各地团组织按照实际情形设法创办夜校、工厂小报、画报，召集各种青年群众会议，以进行识字运动，扩大宣传教育工作。还要求各地切实整顿基层团支部的宣传教育工作，尤其要加强政治讨论和实际斗争的训练。（290103）

2月 2902

本月　中共鄂东北特委创办鄂东北党务干部学校。这是鄂豫皖苏区创办的第一所干部学校，校址在黄安县七里坪。其任务是培养和训练基层党、团支部委员以上的党务干部。校长徐朋人，副校长徐宝珊，教员均由中共鄂东北特委和红三十一师党委以及中共黄安县委的负责同志兼任。学员都是黄安、麻城、光山、罗山、英山、孝感等县县委选送的，有工作能力、政治思想好、有文化的党务干部。学习内容密切结合政治斗争和工作实际，开设的课程有马列主义、社会进化史、共产主义和共产党、中国农村社会之分析、农民问题等。先后办了3期，每期20~30人。在校学习3个星期，毕业学员80多人。（290201）

3月 2903

17日 中共湘赣边界临时特委致信江西省委和湖南省委，指出过去特委对党内教育非常缺乏，对群众教育也很少注意，要求省委供给宣传训练材料，表示特委今后要加紧做好党内外的宣传教育工作。（290301）

本月 中共平江县委通过《关于区联会议决案》。提出要用学校的名义散发宣言，揭露反动派破坏教育之罪恶，要选择能够站住脚的同志充当教师，要派革命同志去秘密建立夜校，要厉行识字运动。（290302）

4月 2904

17日 红四军政治部发布标语口号134条。其中2条：保护学校；青年工农要有受教育的机会。（290401）

本月 毛泽东按照广州、武汉农民运动讲习所的办法，在兴国潋江书院举办了一期土地革命干部训练班。参加训练班的有陈奇涵、萧华等中共兴国县委和各区区委的主要干部和党团活动分子，共40余人。这个训练班共办7天。第1~5天，由毛泽东亲自讲课。他报告了目前的政治形势，传达了中共六大主要精神，讲了武装斗争、农民问题和土地问题。他说："只有打土豪分田地，推翻封建剥削制度，合理解决土地问题，广大贫苦农民才能翻身，才有出头之日。也只有这样，才能调动农民的积极性，发动农民参加革命斗争。"并详细地讲解了《兴国土地法》，指出："要没收地主阶级的土地和一切公共土地，分配给无地或少地的农民耕种。""分配土地的时候，要注意保护中农，不要侵犯中农的利益。要限制富农，不准他们进行经济剥削。"还讲解了中国共产党的"十大政纲"。在训练班里，他和学员打成一片，过着一样的艰苦生活。参加训练班的同志经过1星期学习，根据《兴国土地法》，发动和组织农民群众开展了轰轰烈烈的土地革命斗争。（290402）

同月 贺龙率所部红军路经鄂西鹤峰县杨家湾。他在参观该村小学时，对教师们说："我反对先生打学生。对学生要进行说服教育才行。"还对一个正在读书的学生说："你这书读起来不懂，当歌又唱不拢。我以后再来时给你画画书读，是个'人'字就画个人儿，是个'狗'字就画个狗儿。"（290403）

5月 2905

23日 红四军攻克闽西龙岩县城，入城后大力开展宣传活动。其间，毛泽东在龙岩省立第九中学向学生讲演，阐明共产党和红军的政策主张，号召青年学生参加革命队伍，担负起解放劳苦大众的责任。27日，他又在永定城关的祝捷大会上发表讲话，号召大家团结起来，打倒土豪劣绅，实行土地革命，建立人民的政权。（290501）

本月 豫东商城县六区一乡在泗道河瓦屋脊创办列宁小学。这是一所在识字班的基础上创办的列宁小学，校长由乡苏维埃主席兼任，有学生100余人。其中12岁以下的学生参加童子团，12岁以上的学生参加少先队。少先队员中思想好、有宣传鼓动能力的学生参加少年宣传队，利用课余时间向群众进行文娱宣传工作。它是鄂豫皖苏区创办最早的列宁小学之一。（290502）

同月 贺龙在所部红军中创办学生队和“童子团”学校。学生队有学员100余人，旨在为部队和地方培养有知识的干部。“童子团”学校的学生是红军干部的子女和烈士遗孤，旨在培养革命后代。（290503）

6月 2906

1日 中共湘赣边界特委向省委的报告中指出，边界党在宣传工作方面采取的办法有：（一）群众大会演讲；（二）化装演讲；（三）组织宣传队深入群众中演讲；（四）画报；（五）壁报；（六）歌咏；（七）标语；（八）浅显宣言。（290601）

9日 中共鄂东北特委召开的有黄安、麻城、黄陂、孝感四县县委和红三十一师负责同志参加的联席会议经过认真讨论，通过了《苏维埃问题决议案》等文件。在《苏维埃问题决议案》中，提出了苏维埃的《临时政纲》。规定：（一）普及农村小学教育；（二）设立农村夜校；（三）教材由苏维埃文化委员会编定；（四）各校教员须经区苏维埃文化委员会核准，并发给证书方为合格。同日，联席会议还通过了《关于农民问题决议案》。指出现在的苏维埃区域是开始由农民管理政权，必须抓紧对农民的政治训练，使农民对政治有进一步的认识和提高管理政权的能力。（290602）

本月 中共六届二中全会提出在目前形势下必须坚决执行的15项政治任务。其中第12项政治任务：“加强党的宣传教育工作，扩大党的政纲宣传。”第13项政治任务：“扩大党在城市贫民中的影响，要特别注意学生运动。”第14项政治任务：“注意青年妇女工作。”第15

项政治任务："加紧党员军事化与群众有武装训练的组织。"（290603）

同月 鄂东北黄安县箭河中山小学更名为"列宁小学"。1927年2月，吴焕先将吴氏宗祠所设家塾学馆命名为"中山小学"，董必武选派几个在武汉读书的共产党员来校任教，增加革命力量。其办学宗旨是从工农劳动群众的立场出发，服从革命战争的需要，将学校教育工作与革命战争紧密地结合起来，教育内容是向学生灌输反帝反封建的民主革命思想。1927年夏季，学生分为大班、中班、小班和成人班。学生从10~20几岁，在校近百人。1927年11月，该校全体教师和大班学生投入了著名的黄麻起义。这所列宁小学从更名到1932年秋结束，培养了许多优秀人才。据不完全统计，有80多人为革命牺牲，80多人参加了长征，60多人担任了红军团级以上职务。（290604）

同月 共产党员韦拔群在广西东兰县弄劳乡举办党政骨干训练班。训练班有200多名学员，集训45天。集训期间，学习《土地革命》《乡苏维埃的组织与工作》等课程和《中共广西省第二次代表大会决议》等文件。此外，进行军事训练，组织学员到附近农村进行革命宣传。结业后，一部分学员留在当地组织农民协会，大部分开赴右江地区参加百色起义。（290605）

同月 毛泽东率领红四军第二次入闽，在红四军军部驻地连城县新泉村了解到，当地妇女还没有从封建的"四权"（神权、政权、族权、夫权）的束缚下解放出来，便帮助当地干部张瑞明、张育文等人创办了一所工农妇女夜校，组织妇女学政治、学文化、学军事，能和男人一样接受革命道理，参加革命工作。这是闽西苏区开办的第一所工农妇女夜校。最初参加夜校学习有十五六个学员，经过做艰苦的动员工作，当地妇女踊跃入学读书。到1929年年底，工农妇女夜校学员已发展到100多人。夜校使用的课本，是红军干部和地方干部编写的《红色识字课本》。有的请区、乡干部轮流当义务教员，有的按"能者为师"的办法，由稍识文字的学员自己来教，称为"学员教师"。这些学员接受革命的政治教育和文化教育，参加各种训练，走上了革命道路。（290606）

7月 2907

6日 中共闽西永定县委召开第二次扩大会议。会议决定恢复赤色区域的学校，开办中学和农民、妇女补习学校。（290701）

20日 中共闽西第一次党代表大会在上杭县蛟洋文昌阁举行。会议历时9天。在毛泽东亲自指导下，大会制定和通过了一系列决议。其中，在《政治决议案》中指出，要建立党的理论基础，加强宣传教育工作，提高党员政治水平；要加紧（部队）政治训练以加强战斗力；要在赤色区域取消教会学校并没收其财产。在关于共青团问题的决议中指出，闽西共青团的一般同志因历史短的关系，没有工作经验，政治水平线极低，因此在斗争中应加紧教育训练工作，以提高政治水平；应注意在工作中和斗争中去学习，以充实团员的工作经验。在关于妇女问题的决议中指出，应加紧对妇女群众的宣传教育工作，开办的学校应使妇女得到求学的机会。（290702）

本月　中共鄂西特委在监利县刲口开办监利、沔阳、江陵、石首、汉川5县军政干部训练班。该训练班由中共鄂西特委书记周逸群领导，袁绍梅、孙子俦担任教员，学员有上述5县游击队干部共80余人。学习内容主要是总结和研究游击战争的原则和战术，贯彻中共六大精神。周逸群讲了共产党的性质，共产党和国民党的区别，《共产党宣言》的内容，为什么要武装工农推翻国民党反动派等问题。鄂西游击总队参谋长段德昌讲过“分散游击，集中指挥”“敌来我攻，敌去我归，人多则跑，人少则搞”等打游击战的办法。（290703）

8月 2908

7日　中共福建省委致信中共永定县委，指出：教育群众的工作是苏维埃很重要的一件工作，要经常利用各种机会（如八一赤色国际纪念日、追悼会、庆祝胜利会）召开群众大会来训练群众和教育群众，提高群众的政治水平，提高群众对阶级斗争的认识。此外，还可以组织俱乐部、体育会、拳术馆等来教育群众。（290801）

22日　中共闽西特委在给省委的报告中指出，目前闽西地区教育极差，干部人才极难培养。党的训练班，红四军入闽之前没有办，红四军入闽后得到前委的帮助，县委和区委才普遍办起党员干部训练班，训练区委和支部负责同志。但由于教员是外地人，言语不通，加上党员太幼稚无基础，收效甚微。为此，特委决定培养青年干部，经常开办高级短期训练班训练县区两级干部人才。同时，要督促党内按期开会，特别是支部要注意集体讨论，切实分配党员工作，使党员同志得到训练。这也是培养青年干部之一法。（290802）

本月　红四军政治部主任陈毅到上海向中共中央报告红四军的情况。在谈到教育训练工作时说，红四军的军事训练大致分为4种方式：第一种是日常操课，由参谋长或军官制定日常操课表，按日实施。所有科目课程均一仍国民革命军之旧，没有改变，只是把那些摆架子的与作战无大关系的烦冗虚文去掉。第二种是在作战之后作一次总结讲评，由军官报告作战经过并指出优缺点。第三种是实地训练，在放哨时由军官说明放哨守则，在守卫时说明守卫守则，使士兵照着去做。第四种是由各级负责军官召开军事会议讨论训练方法或讨论专门的问题。红四军的政治训练有：（一）讲演，由军官召集全体会议做政治报告，或做生活批评或做工农运动状况报告；（二）讲课，在军队如有3天休息时间，则每日必有1小时政治课，讲课人由党代表担任；（三）早晚点名、讲话与呼口号，每天对士兵进行生活批评或对今后的行动进行宣传鼓动；（四）在一次游击作战、一次战斗、一次行动经过以后的批评，要详细地向士兵讲出来；（五）军队里举行识字运动，简易的办法就是让红军战士认标语中的字，并把标语包含的意义告诉他们；（六）参加群众大会、各种纪念会及追悼会；（七）在士兵委员会内将士兵编为若干小组，在小组会上有各种报告，进行各种批评，亦为训练方法之一。（290803）

9月 2909

1日　中共江西省委发出赤字第二十七号通告。指出党员军事化的实现是一切军事工作的基本原则，因此，全体党员和团员要在一切斗争中学习军事，利用当兵，入军事学校、精武会、国术馆、体育会、踢球队以及打猎等机会来掌握军事技术和军事知识。要在红色区域对农民进行军事教育，在城市秘密地使工人得到军事训练的机会。（290901）

6日　中共湘赣边界特委通过《湘赣边界目前工作任务决议案》。指出在教育宣传工作方面，党的特委和县委应在可能的条件之下开办党务政治训练班和短期补习班。应设立夜班学校和成人学校。在妇运工作方面，提出苏维埃应注意妇女的教育及职业化工作，创办各种妇女学校。在青年运动方面，提出苏维埃应颁布法令保护青年的特殊利益，要奖励并提倡青年工农组织教育游艺文化的团体，通过各种文化教育团体启发青年对于革命更深的情绪。（290902）

10日　中共湘鄂西前敌委员会书记贺龙给中共中央的报告中说：目前红军中的缺点之一是政治的军事的训练均未抓紧。这一方面是因为工作人员缺乏，一方面是游击战争的影响。因红军军人缺乏政治军事教育，纪律不严，故不能完全按照党的策略去做。为了补救缺点，现已在农工会执行委员会中及红军军人中挑选学生120名，开办军事政治训练班，定期3个月毕业。适董朗同志来此，训练班有了专人负责，故成绩尚好。现在训练班已开学两个星期了。（290903）

28日　中共中央负责同志周恩来、李立三等根据陈毅的汇报，经过讨论和研究，给红四军前委发出指示信。指出：党的一切权力集中于前委指导机关，这是正确的，绝不能动摇。强调对于红四军中的种种错误观念，“前委应坚决以斗争的态度来肃清之”，毛泽东“仍应为前委书记”，红四军“只有加强无产阶级意识的领导，才可以使之减少农民意识”。在政治工作方面，军与纵队设立政治部，营、连设指导员。其任务是对内管理政治教育，对外做政治宣传以至管理地方政务、发动群众、扶助群众组织等工作。在军事训练方面，决不能附和不受严格训练与组织的农民意识。有了良好的军事纪律，有了严格的军事训练，才能加强战斗力。（290904）

29日 中共闽西特委在上杭县举办特委训练班。训练班历时半月，培训从事群众工作的干部。（290905）

本月 中共鄂豫皖苏区特委在斑竹园开办党务训练班，由特委干部李梯云负责。旨在培养党的基层干部。同时，特委还举办学兵团，训练参军不久的红军战士和赤卫队员。（290906）

10月 2910

1日 赣东北苏区在弋阳湖塘邵家村召开信江第二次工农兵代表大会，成立了以方志敏为主席的信江苏维埃政府。在代表大会通过的施政纲领中，关于教育方面的规定：苏维埃政府要“发展社会教育，提高群众文化程度”，“设立补习学校，救济失学的成年群众”，“发展普通教育”。信江苏维埃政府《临时组织法》规定：各级政府应设立教育委员会，负责文化教育工作。（291001）

2日 中共闽西上杭县委公布对上杭县第一次工农兵代表会议提案。其中有关文化教育建设问题的提案内容有：（一）各区乡应办高初级列宁小学，招收男女学生。学杂费豁免，并由政府给予书籍。（二）县政府应在最近开办列宁师范，制造教师人才，经费由政府筹备。（三）各区设讲演台1所，至少5天讲演1次。（四）各处尽量演白话剧。（五）组织文化建设委员会。（六）保护学校、邮局。（七）开办成年补习夜学。（291002）

6日 中共福建省委给闽西特委并转红四军前委信，要求闽西特委抓好干部训练工作，应立即在上杭办一教导队，有计划地调各地的工农干部来受一个时期的训练，并要求红四军前委提供教官和供给材料。（291003）

10日 《苏维埃区域共青团工作大纲》发布。其中对教育文化建设工作提出了具体的规定和要求。要求各级苏维埃政府应设立教育委员会或教育委员，教育经费在政府预算中应占相当成数，应尽可能施行免费义务教育，尽可能恢复学校和教育机关。首先应当创办模范性质的学校和团校。在革命初期应当着重开展社会教育工作，进行识字运动，消灭工农群众不识字现象，注意革命的需要，编辑各种新教材。还要求苏区团的组织开办团校和各种训练班，地方团部和团支部负责同志及政治工作人员，应该带领下级干部进行训练。（291004）

15日 中共琼崖特委创办的红军军事政治学校举行开学典礼。该校旨在培养红军基层干部，学员由红军各连队，各县赤卫队、少年先锋队队部选送，每期3个月一期。学习内容分军事和政治两个方面。军事方面有游击战术、步兵操典、野外勤务等，政治方面有中共六大决议案和政治常识读本等。（291005）

25日 巡视员谢运康给中共福建省委写报告，反映闽西由于工作区域扩大，旧的干部应付不来，而且不够分配，处处感觉人少，训练干部成了迫不及待的重要问题。特委进上杭后办了一期训练班，最近决定再办一班，注意训练上杭西区、南区及武平的干部。（291006）

本月 毛泽东在上杭县苏家坡养病期间，具体指导闽西特委开办地方干部培训班。闽西特委在苏家坡鸿玉堂举办了两期干部训练班，一期是有闽、粤、赣三省干部参加的“政治、军事训练班”，一期是“农运训练班”，为闽、粤、赣三省培养了一批既能从事政治工作和群众工作，又能带兵打仗的干部。毛泽东带病给学员讲课，用“我们是革命者，要推翻封建统治；要发动群众，打土豪分田地；要用革命的武装打破反革命的武装”等简明的道理，启发干部提高觉悟，积极参加革命斗争。教育干部树立群众观点，紧密联系群众，走群众路线，才能夺取革命的胜利。他还教育干部注重社会调查，每到一地要召开调查会，多问群众，不耻下问，才能掌握真实情况，有专针对性地把工作做好。鼓励干部树立革命信心，革命不可能一蹴而就，总是由小到大，由山区到平原，由乡村到城市，由秘密到公开的。与此同时，他还指导地方干部在“树槐堂”办起了一所平民小学。这所平民小学的开办，彻底改变了“苏家坡，三代盲，石头烧了变灰团”的文化落后面貌，使全村16个适龄儿童都入学读书。平民小学设置国语、算术、唱歌、劳动4门功课。他指导特委干部为小学编印教材，并亲自给学生上国语课、算术课，对贫苦农民的子弟进行阶级教育和识字教育，学习实物计算方法。此事传开后，极大地鼓舞了闽西苏区劳动群众的办学热情，很多村庄跟着办起了平民小学。（291007）

同月 广西东兰县革命委员会公布《最低政纲（草案）》。其中在文化教育方面提出的任务有：免收工人子弟一切教育费用，免收佃雇子弟一切教育费用，免收劳动青年一切教育费用，提高瑶民的知识教育，提高士兵的知识教育，男女教育、经济、政治、工资一律平等，教育劳动化，创设劳动人民通俗阅报室，创设劳动人民通俗图书室，创设劳动人民文化讲习所，创设劳动人民夜课学校，提高劳动儿童教育（设立幼稚院），创设劳动人民免费学校，实行男女共同教育。（291008）

同月 鄂东南苏区通山县创办白泥模范列宁学校。学生由本县苏区各村选送，年龄在14~20岁，大部分住校。除交伙食（大米）外，其余开支如副食、课本、灯油等费用，由县苏维埃政府支付。学生入学前读过几年私塾，入学后分甲、乙、丙3班上课。课目有国文、体操、音乐等，不学数学，没有固定考试，不过星期日。由于国民党军队进攻，该校于

1932年停办。（291009）

同月 湘鄂赣边革命委员会发布《革命政纲》共27条。其中第16条规定：提倡平民教育，创办红色学校、成人补习学校，允许失业工农及贫民子弟免费入学。第22条规定：男女教育平等。（291010）

11月 2911

2日 中共闽西特委召开第一次扩大会议，对目前的任务做出决议。强调加紧培养干部，要从斗争中、从支部生活中选拔积极分子进行训练，经常开办训练班，由上而下一批一批地培养党和群众工作干部，以应付日益发展的斗争局面。（291101）

28日 毛泽东致信中共中央。说：党员理论常识太低，须赶紧进行教育。除请中央将党内出版物（布报、《红旗》、《列宁主义概论》、《俄国革命运动史》等，我们一点都未得到）寄来外，另请购书一批（价约百元，书名另寄来）。并说："我们望得书报如饥如渴，务请勿以事小弃置。"（291102）

本月 中共鄂豫边第一次党代表大会在河南省光山县胡子石村召开。大会通过了《关于开展干部教育的决议》，指出：生长在农村中的党员自然存在着农民意识，这就减弱了党的领导作用，解决这个问题的唯一办法就是加强对农民党员的无产阶级思想教育。各级党组织要设立宣教委员会，其任务是：规定本地区党的代表大会的会期，决定教育、宣传计划的执行，检查、督促各单位干部教育工作进展情况。并决定开办中共鄂豫边特委党务干部训练班，定期对支部委员以上干部进行培训。大会还通过了关于军事问题、群众运动、青年运动、救济问题等决议案。在关于军事问题的决议案中，规定红军的主要任务：（一）发动和帮助白区的民众斗争。（二）坚决实行土地革命。（三）夺取反动武装。（四）保障和扩大苏维埃区域。规定红军士兵的教育，在政治方面，主要是要加紧对土地革命和阶级意识的养成和认识，加紧对群众组织的能力，加强政治讨论，加强识字运动。在军事方面，要养成严格的军纪，加强游击战争的战术训练，加强军事技术，加强连排班长的指挥能力。（291103）

12月 2912

3日 红四军进驻连城县新泉村。毛泽东、朱德、陈毅领导红四军指战员在这里进行了为期10天左右的政治和军事整训。其间召开了由支队、大队的干部和士兵代表参加的各种

调查会，对红四军存在的各种错误思想及其表现进行了调查，为中共红四军第九次党代表大会召开做了初步准备。（291201）

10日 中共湘鄂赣边界特委召开第二次全体执委会议。会议通过的决议指出："要继续开办五军随营学校和各级训练班，并注意选择教材，力求统一。""目前兵运中最大的困难就是兵运人才的缺乏，党应以最大的决心在训练班中、随营学校中及红军、赤卫队中去尽量栽培。"不久，红五军创办了军政学校。第1期培训军队干部和湘鄂赣边界各县干部600余人，学习时间为3个月。（291202）

11日 在邓小平、张云逸领导下，广西右江爆发百色起义。参加起义的部队是在共产党掌握和影响下的广西警备第四大队、教导队和广西工农革命军。这些部队组成红七军，由张云逸任军长，邓小平任前敌委员会书记兼政治委员。起义胜利后，在平马召开了右江工农兵代表大会，成立了右江工农民主政府（亦称右江苏维埃政府）。政府机构中设有文化委员会，杨柳溪任主任。并规定区乡文化委员会的职责：统计全区学龄儿童及失学群众，编辑壁报，组织并训练宣传队，指导白话戏社及一切游艺团体。乡文化委员会的职责：调查学龄儿童及失学群众；办理群众学校，强制儿童接受教育；实行识字运动；建立群众书报社、讲演所、体育场及俱乐部；制止反革命宣传；编辑壁报；分发上级苏维埃政府的宣传品；写画壁报及标语；组织宣传队；组织白话剧社及一切革命团体；打破封建迷信，毁弃偶像。（291203）

12日 广西右江工农民主政府决定将原广西省立第五中学改为"广西第一劳动中学"，杨柳溪任校长。劳动中学成立后，取消了"党义"课，加强了革命教育和体育课。同日，百色中区小学改称"百色县劳动小学"。在此前后，东兰县也成立了一所劳动小学，吸收贫苦农民子弟入学读书。（291204）

13日 共青团闽西特委召开第一次执委会议。会议通过了《关于文化建设的决议》。其中对开办学校的具体规定和要求：一乡办1所平民学校，一区办1所列宁学校，一县办1所列宁师范。平民学校以识字为标准，列宁学校以懂得普通知识、浅显的革命理论为标准，列宁师范以能担任列宁学校教授、懂得一点儿革命根本理论为标准。教材要统一，由宣传联席会议做详细规定。学校的布置、教授人才、学生、经济，各级团部要详细讨论。（291205）

20日 红七军前委发布第二号通告。指出："目前红军所到区域，革命空气高涨，群众工作发展，已成为毫无疑义的事实。在这样的客观环境中，党能否加强红军的领导，并在群众中建立巩固的基础，则与红军的前途及右江各县群众工作均有莫大的关系。因此，怎样使红军中及地方党的组织工作健全起来，实为目前严重的问题。为了解决这个问题，就必须创造干部分子。”为此，红七军前委决定：（一）在平马、百色、东兰开办中坚同志训练班，在短期内进行基本理论的训练。（二）指导机关需要经常与中坚同志谈话，分配工作，特别注意检查。（三）多提拔中坚同志加入各种公开团体，如苏维埃、工会、农会、兵委会工作，并告以工作方法，使其在工作中得到训练。（四）多召集活动分子会议，报告各种重要问题。（五）每周召集常委、支部书记、干事联席会议。（291206）

26日　共青团闽西特委各县宣传科科长第一次联席会议召开。会议历时3天。提出：（一）教材问题：要编辑平民学校的教材。在教材编好前，可暂用龙岩出版的《平民课本》。新的《平民课本》由永定宣传科负责编写，共编4册。《平民课本》要编得通俗，句子不可太长，字要普通用得着的，太偏僻的字不要，内容要浅白。课本要有插图，使学生看图会意。第1册注意名词的编辑，全册约30课，每课不能超过20字。第2册注意名词的解释，全册约30课，每课不能超过60字。第3册注意革命的常识，全册约25课，每课不能超过100字。第4册注意革命的故事、歌谣等的编辑，全册约25课，每课不能超过200字。自1930年1月起，每20天编成一册。课本内生字要特别提出，并加注音。（二）共青团在平民学校的工作：每个平民学校都要有团员同志在内负责，督促不识字的团员到平民学校上课，负责同志随时到平民学校巡视和讲演。经常派人到平民学校和学生谈话，很热情地向学生宣传，绝不可摆出教员架子。特委应印发学校调查表，调查学校情形。（三）怎样开办训练班：事前要有充分准备。课程要实际，不要太多。讲演一定要用讨论式，决不可和学校教授学生一样。讲授时，要时常联系本地实际工作，使学员更容易地将训练所得运用到工作中去。（四）要为训练班编写3集训练材料。其中第1集从介绍同志起到如何开会、如何批评止。第2集解释支部的意义和工作，以及负责同志的任务。第3集介绍如何做群众工作。（291207）

28日　红四军在福建上杭古田召开党的第九次全军代表大会。大会历时2天。根据中共中央九月来信精神，总结了南昌起义以来红军的建设经验，批评了各种错误思想，坚持以无产阶级思想来建设党和人民军队。大会通过了毛泽东起草的《中国共产党红军第四军第九次代表大会决议案》，即《古田会议决议》。在第3部分《党内教育问题》中提出：红军党内最迫切的问题，要算是教育的问题。有计划地进行党内教育，纠正过去无计划的听其自然的状态，是党的重要任务之一。在第5部分《士兵政治训练问题》中提出：应很艺术地编制课本，作为士兵训练的材料。政治训练的方法有：上政治课、早晚点名说话、集合讲话、个别谈话、游艺、改良待遇（如废止肉刑、废止打骂等）以及对新兵和俘虏兵进行特殊教育等。上政治课的时候，提出“十大教授法”：（一）启发式（废止注入式）；（二）由近及远；（三）由浅入深；（四）说话通俗化（新名词要释俗）；（五）说话要明白；（六）说话要有趣味；（七）以姿势助说话；（八）后次复习前次的概念；（九）要提纲；

（十）干部班要用讨论式。在第6部分《青年士兵的特种训练》中提出：各纵队政治部以商务印书馆出版的小学课本、平民千字课本和龙岩文化社教本等做参考，负责编制青年识字课本，并要求每个纵队设置青年士兵学校1所。（291208）

本年 2900

春季 湘鄂西红四军成立学生队，亦称“特务队”。队长廖卓然，党代表张一鸣。8月下旬，红四军在桑植从农工会执委会和红军中挑选学员120余名，进行军事政治训练，3个月毕业。随着学员人数增加，9月，特务队扩充为特务营。（290001）

春季 信江特区红军军事政治学校在弋阳县吴家墩成立。学校以1928年冬成立的赣东北红军教导大队为基础，校长由黄埔军校出身的红军指挥员邹琦担任，特区军事委员会主席邵式平兼任政委。第1期招收学员100多名。学员由地方党组织和苏维埃政府推荐，经考试和体检合格后录取。1931年初，信江军政学校迁址横峰县葛源镇。不久改称“赣东北彭杨军政学校”。从红军中选调200多名有实战经验的优秀战士作为学员，分为2个区队进行培养，学习期限定为1年。学习科目：（一）文化课，每天1节课，主要是识字、算术，扫除文盲，提高文化水平。（二）政治课，学习《共产党宣言》、《社会发展史》、中共党史和苏维埃运动、国内外形势、土地革命政策等。（三）军事课，每天上午和下午各1节，学习内容有步兵操典、战斗条令、野外勤务、进攻与防御等。（四）军事操练。从单兵基本动作做起，到操练技术、战斗动作，从散兵到班排连营的进攻和防御等，还要进行军事演习。1933年初，该校改称“中国工农红军军事政治学校第五分校”。从创办到1934年7月方志敏率领红十军团以抗日先遣队的名义北上抗日，该校先后开办8期，培养了1600多名学员。（290002）

冬季 中共东江特委开办军事学校。学校最初的名称是“彭杨军校”，校址在梅县水尾村星拱楼，校长王涛。第1期学员近100人，学习时间4个月。第2期约80人，另招收一个女兵连，约30人。由于敌人骚扰，开学2个月后，疏散了第2期学员。（290003）

冬季 商南、金家寨、燕子河等苏区村县，普遍设立了农村小学，讲授新编的革命课本和红军政治部下发的宣传材料，同时停办私塾，停授四书五经。以后各校逐渐统一名称：区以下为“列宁小学”，区以上及大的集镇为“列宁模范小学”。列宁模范小学相当于完全小学或中心小学。（290004）

本年 红四军发布《告商人及知识分子》的文告。指出：知识分子的出路，也只有参加工农革命。知识分子若肯参加革命，工农阶级均可收容他们。依照才干的大小，分派他们相应的工作。红军政治部还须招收大批政治工作人员。那些能够刻苦耐劳勇敢奋斗的革

命的学生、教职员，均可加入红军来做政治工作。号召学生帮助工农阶级，号召革命的知识分子加入工农革命队伍。（290005）

同年 红四军前委宣传科编辑出版《训练材料》第1集。这本小册子本是供军内训练干部作为教材使用的，但地方上普遍用作训练班教材和干部读物。（290006）

同年 闽西上杭县才溪乡创办列宁小学。该校属区苏维埃政府领导，有教员3人，学生70~80人，全部享受免费教育，教员伙食由当地群众募集。1930年6月，毛泽东来到才溪乡进行社会调查。他对当地的文化教育工作十分关心，在一次乡苏维政府举行的调查会上指示说："用文化教育工作提高群众的政治文化水平，这对于发展国民经济同样有极大的重要性。""学校可以扩大些，要提倡学文化。""白天忙，晚上可以上夜校。"又教导赤卫队员们说：你们站岗要查路条，不学几个字怎么去查？怎么辨别真假？你们要学几个字，才能起到查路条的作用，不然假的也看不出来。不识字光站岗，只能起到部分作用。这次座谈会后，当地政府对文化教育工作进行了专门的讨论，并将学校扩大，学生增加至190多人，教员增加至6人。与此同时，列宁小学从招生制度、教材、课程设置、教学方针、教学方法等方面进行了改革。开设课程有国语、自然常识、园艺、社会进化史、政治、速记、演讲会、讨论会、周会等。除了采用上级下发的课本外，还发动教员编写教材。这些教材结合当地实际，学生易于接受，学习文化的情绪高涨。如每周开设演讲会，让学生上台讲话，教员辅导，以培养演讲能力和胆量为目的。在讨论会的课堂上，教员和学生一起讨论和分析课文，交流体会。有时还在讨论会上谈形势，讲革命，引导学生从小关心国家前途和命运，激发其革命热情。学校还开展了各种体育活动，组织新戏团，开展文艺宣传活动。同时，学生组织起来，配合赤卫军站岗放哨、查路条当"小先生"，教群众学文化。当苏区第五次反"围剿"失利开始长征后，才溪乡列宁小学许多学生参加了红军游击队，走上了革命的战场。据不完全统计，列宁小学学生有70多人牺牲，被评为烈士。从才溪乡走出来的老干部，当年都在列宁小学学习过。（290007）

1930年

1月 3001

5日 毛泽东在福建上杭县古田村给林彪写回信，以党内通信的形式印发给部队干部，对广大指战员进行形势与任务教育。信中对国际国内的基本矛盾做了科学的分析，说明了中国革命高潮快要到来、星星之火可以燎原的道理，总结了2年多来的革命实践经验，发展了“工农武装割据”思想，基本上形成了农村包围城市，武装夺取政权的思想。（300101）

20日 共青团闽西上杭县第二次代表大会决定，各区每月应有计划地开办群众干部训练班、政治训练班、宣传训练班、少先队工作人员训练班，尤其要开办团的基层干部训练班，加紧训练干部人才。团县委要办一所列宁师范学校，培养小学教员。大会还决定，在全县范围内开展识字运动，在各乡交通要道处设置黑板，使群众通过看图识字学习文化。（300102）

23日 中共广西省东兰县委开办党员训练班。招收学员200余人，训练时间为7天，学习内容主要是党的知识和政治常识。它为左右江革命根据地新成立的各区党组织和基层党支部培训了一批干部人才。（300103）

本月 中共福建省委以原红四军随营学校为基础在龙岩创办闽西红军学校，简称“红校”。谭希林为校长，邓子恢为政委。第1期招收学员200人，由各区乡苏维埃政府派送，学习4个月毕业，旨在造就军事人才。不久，该校改名为“福建红军学校”。5月，又改称“中国红军军官学校第一分校”，后又改称“中国红军中央军事政治学校第一分校”，以校长蔡升熙、政委邓子恢的名义发出《招生通告》，宣称该校办学的目的是造就连、排级干部人才。第1期招生140人，修业4个月。招收的学员须是“忠实勇敢者；无反动行为，对革命有深切认识者；18~24岁；身体强健者，无传染病者；有活动能力者；粗识文字者”。凡报名者须参加考试，考试合格，方可录取。考试科目：身体检查，革命常识，口试。8月1日，红校举行开学典礼并正式开课。对学员提出：（一）要有政治头脑，纠正单纯军事观点；（二）要有牺牲精神；（三）要养成吃苦耐劳的精神；（四）要有自觉学习和遵守纪律的精神；（五）要克服一切不正确的思想，从斗争中提高政治思想觉悟。学员在校接受军事教育和政治教育。军事课主要内容为射击教练、投弹教练、野外演习以及野战巷战等战术训练。政治课主要内容为马克思主义政治经济学、中国革命运动史、目前中国革命的形势及策略、土地革命、红军与中国革命、红军中的政治工作、苏维埃建设等。要求教员理论联系实际，处处从实际出发。讲得慢点儿，解释得浅白些，尽可能直观教学。第1期学员毕业后，全部分配红十二军担任下级军官，他们作战勇敢，遵守军纪，有一定的指挥能力，在士兵中建立了较高的威信，提高了红十二军的战斗力。（300104）

2月 3002

1日 广西左江龙州起义胜利后，成立了红八军和左江军事革命委员会。军事革命委员会设立文化教育委员会，涂育之担任主任。同日，红八军发布《目前实施政纲》。其中第14条指出：“实行平民教育，发展识字运动。”（300201）

4日 曾任安徽岳西县崇新小学校长的王效亭在岳西请水寨领导千余农会会员举行武装起义，崇新小学多数师生参加了这次起义。起义胜利后，请水寨一带建立了革命政权和红三十四师。王效亭任红三十四师师长。（300202）

7日 闽西苏区永定县召开第二次工农兵代表大会。会议历时4天。在大会通过的《文化建设问题决议案》中，要求迅速组织县文化建设委员会，领导全县文化教育工作和建设工作。各区乡初级高级列宁小学，均改为某区某乡劳动小学校。县区乡各级政府应急速开办下列学校：每区至少开办高级劳动小学1所，经费由区政府供给；每乡或城市至少办1所初级劳动小学，并附设工农补习学校1所，经费由乡政府供给；城市设工人、贫民补习学校1所；县政府须于最短期间开办政治训练班、宣传训练班及政府工作人员训练班，造就革命干部人才。学校课目和课本由县文化建设委员会速即编定颁发。小学教员月薪6~8元，高于政府工作人员，以示优待。全县要举行识字运动。各区乡要组织各种研究会，备案后县区文化建设委员会须随时给予指导。各区设讲演台1所，至少每5天演说1次；各区组织新剧团1个；每个乡苏维埃要办1个俱乐部，内附设书报社1所。各区乡政府应保护学校和邮局。（300203）

18日 鄂豫皖苏区黄安县七里区召开第一次工农兵苏维埃代表大会。大会决定成立七里区苏维埃政府，改七里坪为列宁市，并将七里坪小学正式命名为列宁小学。这所学校的前身是黄安县第二国民高等小学校，早在大革命时期，就是共产党人的秘密活动中心，后被国民党和当地地主恶霸付之一炬，摧残殆尽。苏维埃政府成立后，1929年5月在原址重建校舍。命名为列宁小学后，以戴雪舫为校长，办学宗旨是培养红色接班人。设两个高小班，招收学生120多名。课程有政治、国文、算术、常识、唱歌、体育以及军事课。课本除上级印发外，还有教师自编教材。采用启发式教学法，因材施教，提倡尊师爱生，严禁体罚学生。同时实行教育与生产劳动相结合，并组织学生学习军事，随时准备参军参战。当鄂豫皖苏区领导机关迁驻七里坪后，徐向前、戴季英、郑位三等领导同志经常来学校上课或讲演。1932年夏，该校迁址郭家河，同年秋停办。先后为革命培养各种干部人才300多名。（300204）

22日　中共闽西特委机关报《红旗》载文介绍闽西工农兵政府领导下的群众生活。文中说，闽西苏区各县都开办了列宁师范，有十分之六七的区乡开办了小学。各乡各村兴办成人补习夜校，闽西苏区男女老少都有了受教育的机会。（300205）

28日　中共闽西特委第二次扩大会议通过妇女运动问题决议案和组织问题决议案。在妇女运动问题上，规定了妇女的要求纲领，普遍发动妇女参加斗争，提出妇女要读书，16岁以下者入日学，16岁以上者入夜学。在组织问题上，决定开办专门人才训练班，培养创造新的干部。（300206）

本月　闽西苏区龙岩县召开第二次工农兵代表大会。在大会通过的《文化教育问题的决议案》中提出：（一）要健全县区苏维埃政府文化教育委员会的组织。文化教育委员会设主任教育股、宣传股、文化股。（二）要恢复并建立一切学校。全县要设立列宁师范1所；县苏维埃要经常开办各种训练班；各区要设立高级小学1所；各乡要设立初级小学和平民补习夜校各1所；城市圩场设立小学校及工人补习学校若干所。各类学校一律免费，多收妇女和失学儿童入学。（三）确定教育经费。各区乡设立的学校，由各区乡确定教育经费供给，县立学校由县苏维埃政府确定经费供给。（四）统一教员薪金。约定全县教员薪金每年100元大洋。（五）编辑良好课本。一是农村小学课本及补习课本，二是工人学校的课本和补习课本。（六）建设俱乐部、书报社、新剧团等各种文化团体。（七）各级苏维埃、工会、少先队、赤卫队和红军，都需组织宣传队，扩大口头宣传。（八）多出版画报及工农小册子、白话剧本。（九）各种纪念活动和各种运动都要编发宣传大纲。（十）各级苏维埃经费中要规定宣传经费。（十一）各区乡要设立通俗演讲团，经常派出去做革命理论演讲和政治报告。（十二）要进行识字运动，组织十人识字团和农民问字所等。各县区委员会要经常召集各学校教职员和各文化团体讨论教育文化工作。（300207）

同月　红八军在广西龙州县城开办军政学校。红八军政治部主任何世昌兼任校长，宛旦平任教育长。招收学员采用选送与考试相结合的办法（红军战士入学经过政治部门选送，社会青年入学经过考试），第1期招生180多人。学员入学后，发给被服，分班学习。学校开设政治、军事训练两门课程。政治课内容有《共产党宣言》和关于农民运动、土地革命等方面的知识。军事训练课包括徒手操练、长途跑步、夜间演习、步枪应用、实弹射击等。后因龙州失守，学校被迫停办。（300208）

同月 红六军在监利县汪家桥宣布成立红六军教导队。学员都是选送的基层优秀干部和战士，第一批学员230多人。教导队下分两个中队，在中队之下设有分队。训练时间为1个月。学习科目有政治训练、战术原则、步兵操练、武器使用，平时按三操两讲安排作息。学习结束后，原则上回原部队，按照升级制充任基层军政干部。4月，根据中央军委关于扩大红军的指示精神，中共湘鄂西特委决定把教导队扩编为教导大队。（300209）

同月 闽西苏区龙岩县开始设立农民问字所。农民问字所，按照农村每10户1所，街道每10铺1所来设立。在10户人家里，选择比较识文字者负责经常的教育工作。如果这10户人家中没有识文字者，则由当地苏维埃政府调查全村识字者的数量，分配比较识字的人去担任教育工作。当地的文化委员会和学校教员必须经常指导问字所，以期使识字运动普遍深入地在群众中进行。有的乡村在初、高级劳动小学里附设了问字所。（300210）

3月 3003

2日 中共福建省委致信中共中央，报告福建红军学校情况并建议将该校改为中央办理。信中说：闽西于2月前开办一军事学校，名为“闽西红军学校”。第1期招生200人，由各乡区苏维埃派送，定期4个月毕业。现改名为福建红军学校。自第2期起，由各县派送学员。各县共200人，闽西再送200人，共400人。这样既可为各县造就军事人才，也可以扩大红军的影响。目前革命正在复兴，各地对军事人才非常需要，所以建议中央把福建红军学校改为“中国红军学校”，由中央负责办理，由各省派送人来，尤其东南各省要多送，并多派军事政治教育人来，把这个红军学校扩大。4月10日，中共中央复信中共福建省委，同意将福建红军学校改名为中国红军军官学校第一分校，由中央办理。（300301）

18日 红四军前委发出《分兵争取群众的意义及工作路线》的通告。指出，红军党的指挥机关，无疑要担负起新发展区域地方干部人才训练的责任。要开办短期党内训练班和群众领袖训练班，大力培养地方干部。（300302）

21日 鄂豫皖苏区中共六安县委和红三十三师召开联席会议。在会议通过的《宣传教育工作决议案》中，提出要发展无产阶级的文化教育事业，积极培养革命斗争所需要的干

部人才。会后，中共六安县委开办了师资训练班，参加人员经过短期培训后，分配到各地学校担任教师。（300303）

25日 闽西在龙岩召开第一次工农兵代表大会。大会通过了宣言和《文化问题决议案》等重要决议案。宣言指出，闽西的革命任务之一是“实行免费教育，编制教材，开办报馆及各种训练班，举行识字运动，以提高群众的文化程度”。《文化问题决议案》规定，区政府、县政府、闽西政府应组织文化委员会，计划各种文化工作之进行。闽西政府应开办各种高级学校和各种训练班以造就干部人才。应出版日报，经常登载各处生活状况及斗争情形。各县应开办全县最高级的学校1所，招收男女学生，免收学杂费及书籍费。各区乡应普遍开办初级高级劳动学校，招收男女学生，除膳费外一律免费。6~14岁男女应入学读书，父母不得阻止。各区乡应普遍开设补习学校或夜学，使失学男女有求学机会。各区乡应尽可能开办阅报社、俱乐部。各县应组织新剧团，经常表演新剧。新剧本须经区以上政府审查方得表演。县以上政府有检查邮政权。如区乡政府所在地有邮局须检查时，可由县政府委任检查。各县教育经费至少要占全县收入的20%。废止国民党党化课本，另由闽西文化委员会编制新课本。县政府要规定教员最低限度薪金。对于腐败教员，有多数学生反对者即应撤换。各地教员要经过区政府审查批准。学生会须派代表参加校务会议，管理校务。闽西政府应开设书店，采办各种革命书籍。各区乡政府要切实开展识字运动。（300304）

本月 中共鄂西特委在石首调关正式成立鄂西赤色俱乐部。俱乐部组织专业歌舞团，其编导组负责走访红军战士与工人、农民、机关干部，收集材料，自编自演形式多样、内容丰富的文艺节目，配合苏区的中心工作开展宣传活动。共青团湘鄂西特委书记温云清常来俱乐部指导工作，中共石首县委书记屈阳春常抽空来俱乐部进行表演艺术辅导。俱乐部曾多次公演《活捉张辉瓒》话剧，深受群众欢迎。（300305）

同月 中共鄂西特委和红六军在监利县创办洪湖军事政治学校，简称“洪湖军校”。第1期招收学员1000多名，是从红六军中抽调出来的班长、排长和地方游击队骨干，以及基层政治工作干部。在校学习6个月毕业。1930年7月红二军团成立后，红二军团参谋长孙德清兼任该校校长，后来由从苏联学习归来的刘鸣先任校长。第2期招收学员500名，大部分来自湘鄂西苏区各县，小部分来自武汉、上海等大城市，编为3个大队。1931年3月，国民党军队向洪湖地区进行第二次“围剿”，洪湖军校学员改编为教导营，随主力红军行动，就此结束学业。1931年5月和12月，该校招收第3、4期学员，并将校名改为“逸群军事政治学校”，以此纪念在战斗中牺牲的红二军团政委周逸群同志。不久，根据中革军委的决定，中共湘鄂西省委在洪湖军校的基础上成立中国工农红军中央军事政治学校第二分校，校长唐赤英，第1期招生600余名。国民党军队对湘鄂西苏区进行第四次“围剿”后，这期学员被编入湘鄂西军委警卫师，校部改为师部。（300306）

同月 红七军在广西思林县开办训练班，邓小平亲自讲课。有学员20余名，都是红军和当地政府工作人员。（300307）

4月 3004

5日 中共江西省委巡视员张怀万向中共中央报告，赣南红军学校有600名学员，都是各群众团体派送的。学校组织为校长制，校长下设教育长，教育长下设军事主任教官和政治主任教官。学员方面的组织有大队、中队、小队。党内组织为校委会，校委会下设支部，支部下设小组。校委会受特委直接领导。4月已开学，并参战2次。（300401）

10日 湘鄂赣苏区浏阳县召开第一次工农兵代表大会。在大会通过的《浏阳政纲》中，第8条规定：“没收反动学校财产，开办各种红色学校，实行免费入学。”第13条规定：“不论男女，在政治上、经济上、教育上一律平等。”（300402）

17日 鄂豫皖苏区中共六安中心县委在第五号报告中说：县委于3~4月间在闻家店开办了2期党训班。第1期训练六区的干部，参加训练者14人，时间为1周。第2期训练各区的干部，参加训练者18人，时间为半个月。（300403）

26日 红四军政治部发布贯彻古田会议精神的《宣传员工作纲要》。规定：宣传员出发工作时，要注意当地的社会调查。随时调查土豪及一切反动分子的情况，迅速报告保卫科设法处置。《宣传员工作纲要》中对宣传员的职责做了明确的规定。（300404）

27日 红五军政委滕代远向中共中央报告说：红五军每到一地，只要有半天或一两天休息时间，就开始操课。除每天2小时政治课、1小时技术课、3小时操练外，早晨有晨操，晚上有游戏和娱乐。训练的材料是根据中共六大决议摘编的80多个问题和马克思主义浅说、共产主义ABC、红军内务规则、步兵操典摘要、兵器学以及反对国民党军阀战争、武装拥护苏维埃等。常用的政治鼓动和早晚点名齐呼的标语、口号用作士兵识字教材。较深的教材大多数用于军官课程和随营学校。（300405）

本月 红七军前委、中共右江特委在东兰县武篆区旧州屯开办党务训练班，任务是为在右江地区开展土地革命斗争培养干部。右江各县50多名干部参加了训练。训练期间，红七军前委书记邓小平、中共右江特委书记雷经天、红七军第三纵队队长韦拔群分别给学员讲课。邓小平亲自动手编写了《苏维埃的组织与工作》《土地革命的政策与口号》《党的问题》等教材，发给学员认真学习。（300406）

同月 湘鄂西第一次工农兵贫民代表大会在石首弦口召开，成立了江、石、监、沔、潜5县联县政府，选举周逸群为主席团主席。在联县政府内，设立文化教育委员会。（300407）

同月 湘赣苏区莲花县开办列宁学校。该校有学生300余人。少共中央巡视员冯文彬曾来此视察和指导工作。中共湘赣省委每年要从该校选调20多名毕业生，分配到区县做少年儿童工作，也有分配到部队工作的。（300408）

同月 中共赣西南特委开办红军学校。陈中日为校长。学员300余人，从红军和游击队班排长和地方优秀干部中选拔。1931年4月，以此校为基础，成立河西教导队，招收了第1期学员。中共湘赣省委成立后，1931年11月将河西教导队改为“湘赣红军学校”。（300409）

5月 3005

15日 右江苏维埃政府颁布《共耕条例》。规定乡苏维埃政府负责计划全乡的建设事业，其中教育机关的工作被列为第3项。（300501）

25日 《列宁青年》发表题为《在红军中的宣传教育工作》一文。文章指出，红军中宣传教育的主要方式有：（一）办青年赤兵小报；（二）编辑歌曲集、绘画故事集之类的东西；（三）组织俱乐部、读书班、唱歌队、讲故事队；（四）演剧；（五）讲演与化装讲演；（六）让青年士兵参加政治部工作；（七）发挥士兵委员会的教育机关作用；（八）开联欢会；（九）开展体育运动；（十）对白军（国民党军队）进行宣传。（300502）

30日 湘鄂赣边境暴动委员会出版《红孩儿读本》第1册。编者撰写了一篇《见面话》。《见面话》中说：《红孩儿读本》是专门供给贫苦的劳动小朋友看的，但是有“赤子之心”的大朋友也可以看看。我们的劳动小朋友，是现在斗争的红潮中的襁褓，是未来红色世界的主人。为了培养他们学得像《西游记》中红孩儿那样的本领——革命的本领，使能肩负起未来的红色世界主人的责任，必得在他们洁白的心田之中，时常播撒一些红色的革命种子。这就是“红孩儿”命名的用意和出版旨趣。这册《红孩儿读本》共有20课。内容由浅入深，政治观点鲜明，通俗易懂。（300503）

本月 毛泽东利用分兵发动群众的机会，在中共寻乌县委书记古柏陪同下进行了十多天的社会调查，接连开了十多次调查会，做了他当时最大规模的一次调查。后来他将调查所得写出《寻乌调查》一文。在8万余字的《寻乌调查》中，他指出：寻乌女子可以说全部不识字，全县女子识字的不过300人。男子文化程度并不很低，南半县文化因交通与广东的影响比北半县更加发达。依全县人口说，不识字者占60%，识字者占40%。在识字者中，识200字的占20%，能记账的15%，能看《三国》的占5%，能写信的占3.5%，能做文章的占1%。初小学生占5%（5000人），高小学生占8%（8000人），中学生500人，大学生30人，出洋生6人，秀才400人，举人1人。全县初小每区不出10个，7区共70个。每个以50人计，共3500人。此外，半新不旧的初小，有其名无其实或者连招牌也没有挂的有80个，学生约1500人。两项合计共5000人上下。高小学生多于初小学生，因为进高小的多由读蒙馆后直接进去的。在土地革命斗争胜利后，南半县每个乡的苏维埃政府至少办了1个列宁小学。普通是每乡办了2所列宁小学，特别地方有办4所列宁小学的。每校学生四五十人，学校及学生数比旧时国民小学增多1倍。小孩子们说："若不是土地革命，我们没有书读。"（300504）

同月　红四军召开会议总结贯彻古田会议决议的经验，参加会议的有红四军一、二、四纵队大队长以上干部。会议提出了革命军队管理教育的7条原则：（一）干部要处处以身作则，做战士的表率；（二）干部要深入群众，要群众化；（三）干部要时刻关心战士，体贴战士；（四）干部要学会发动战士自己教育自己、管理自己；（五）说服教育重于惩罚；（六）宣传鼓动重于指派命令；（七）赏罚要分明。（300505）

同月　毛泽东在寻乌撰写了《调查工作》一文。这篇文章是他多年从事调查研究工作的经验总结。文中提出了"没有调查，就没有发言权"的著名口号，倡导到社会群众中去开调查会，指明"一切结论产生于调查情况的末尾，而不是在它的先头"；批评了党内和红军中存在的从"本本"出发的教条主义思想，提倡马克思主义理论必须同中国的实际情况相结合；指出"我们的斗争需要马克思主义"，"我们需要'本本'，但是一定要纠正脱离实际的本本主义"。强调必须把上级所做的决议、指示同本地区、本单位实际情况结合起来，批评了理论脱离实际的作风，提出了"中国革命斗争的胜利要靠中国同志了解中国情况"的科学论断。这篇文章初步形成了毛泽东思想活的灵魂的3个基本点：实事求是、群众路线、独立自主的思想。（300506）

同月　赣南革命委员会在于都县城创办赣南工农学校，邱会培任校长。学员都是赣南各地的工农干部和积极分子，学习期限为3个月。学习内容有为什么要革命，革什么人的命，如何解放劳苦群众，如何分田等。学习结束后，分配赣南各地工作。（300507）

同月　湘鄂赣边境委员会颁发《苏维埃政府组织法》。第1章规定："消灭反动教育并没收教育经费，创办各种红色的儿童学校、成人互助学校、妇女职业学校，实行免费教育。"第2章第4条规定："政府创办各种免费学校，人人都有入学的权利。政府创办各种免费报纸和印刷机关，供给群众自由阅览和使用，以保证劳苦群众真正的言论自由。"第5条规定："政府创办公共利益及教育事业，得按照人民之经济地位征收统一的累进税。人民有

依照自己生活状况向政府缴纳正当捐税之义务。”（300508）

同月 监利县召开第一次工农兵贫民代表大会。大会通过的《文化问题决议案》指出，应该加强革命文化的教育，尤其是布尔什维克的教育。只有在革命教育之下的群众，才能担负起革命的任务。明确规定：“取缔封建私塾，建设各种学校。”此后，在监利县开办了许多平民学校、农村学校、半日学校和各种形式的训练班以及干部学校。据不完全统计，截至1932年9月，监利县共开办各种学校和训练班187所，先后在各种学校学习的学生有1万多名，培养革命干部2300余名。（300509）

同月 海南岛“红五月武装起义”胜利后，在苏区环境比较稳定的地区，少先队和儿童团发展很快。苏区人口近100万，少先队员近万人，儿童团员6000多人。少先队员和儿童团员经常集中上课，集队操练，并站岗、放哨、查路条，积极参加巩固苏区的各项活动。（300510）

同月 鄂豫皖苏区六安县第六区发布《苏维埃条例》。规定：“以生产的和对社会有益的劳动事业以维持生计的小学教员、医生、自由职业者”，“均有苏维埃选举权和被选举权”。（300511）

6月 ╱3006

1日 闽西龙岩县龙池区第六乡召开第一次文化委员会会议。会议通过的决议案决定，文化委员会要先出一个通告，规定日学夜学的男女学生仍要继续入学。日学生7~14岁男女生倘若1次不到校，警告；2次不到校，示众；3次不到校，罚大洋10元。夜学生1次不到校，警告；2次不到校，示众；3次不到校，罚洋油3斤。倘若父兄或翁姑阻止学生入学，即将父兄翁姑处分。本身如有特别事故，仍须请假。（300601）

10日 《列宁青年》刊登《全国苏维埃代表大会告青年书》。指出在全国苏维埃政权胜利的开始，并且在目前苏维埃区域中将谋取青年在政治上、经济上、教育上的解放。为此，在第11项最低限度的目标规定：“政府举办学校，不参加生产的劳动青年均应受免费教育，青年劳动者应受补习教育。政府更应设置各种（工业、农业等）学校，教授青年生产技术。同时，政府应举办高级学校及专门学校，以培养专门人才。”还说：“对革命的青年学生，在苏维埃政府的法律下，亦将获得政治上之自由。”（300602）

12日 中共赣西南特委发出列字第十三号通告。提出特委要做的重要工作中，有“扩大干部学校的范围，加强军事干部的训练”“继续开办党校，首先从西北两路各办一期外，继续不断的办理，特别注意造就中级干部”的内容。（300603）

20日 闽西苏维埃政府发出由苏维埃政府主席邓子恢和文化部部长林一株共同签署的《关于目前文化建设的任务和工作》的布告。指出，闽西文化建设的任务：站在无产阶级立场上，向封建思想及一切不正确的思想意识做斗争，以保障在土地革命胜利后，民权革命能很顺利地转变到社会主义革命的前途。具体工作：（一）扩大闽西斗争的政治影响，将我们所有的经验教训、工作计划以及实际问题尽量地传达出去，以影响各地的工农斗争。（二）各县区乡俱乐部，必须健全地建立起来，使其成为群众的革命教育机关，发挥提高群众政治水平的功效。（三）识字运动要有革命的意义。从前画图识字是没有革命意义的，以后识字运动要与革命意义联系起来。如画一人旁写一“人”字，再画一工人和农民，旁写“这是工人”“这是农民”等字，或再绘图和书写“压迫人的人”和“被压迫的人”等。（四）健全各级文化建设委员会的工作。每一时期都要有具体工作计划，并使之实现。（300604）

25日 闽西苏维埃政府文化建设委员会召开第五次常务会议，讨论有关文化教育问题。决定由陈俊昌、陈真、林丹川、施松林等作为巡视员到各县巡视。巡视员的任务：传达上级工作方针，检阅过去的文化工作，帮助计划下期的文化工作，考取暑期学校学生，健全各级文化建设委员会的组织，调查该县教育状况。巡视时间为两个星期。巡视期间，要召集各区文委会主任的联席会议，出席县文委会议，巡视2个以上的中心区域，巡视学校，建立上下级密切联系。巡视时应注意的问题：少先队教育，劳动学校建设，俱乐部设备和工作。次日，巡视员分赴各县。关于考取暑期学校学生问题，决定由各区选派，到县文委会考试，录取学生以各区需要程度为原则。关于妇女训练班问题，确定了教职员和教材教科书负责人。（300605）

26日 《红报》报道，闽西龙岩县苏维埃政府拟在暑期开设教员训练班。训练班以苏景生等5人为校务委员，招生60名。7月15日开课，训练4个星期，训练完毕，即发给证书。从下学期起，无证书者不得充当教师。（300606）

30日 《团中央通讯》第6期公布《少年先锋队工作大纲》。指出：少年先锋队是农村青年为了推翻封建地主阶级和帝国主义的剥削与压迫而产生的斗争组织。少先队的总任务是为争取全国苏维埃政权的胜利而斗争。为了执行这一总任务，加强文化工作是主要工作之一。在苏维埃区域，要建立列宁学校，反对封建思想的束缚。这些工作应当使宣传教育和行动相联系，运用各种宣传形式。此外，建立赤色体育运动，以强健革命战斗员的体力。（300607）

本月 红四军政治部发布《红军第四军各级政治工作纲领》。规定军政治部的工作之一，是计划、督促并检阅全军官兵的政治训练。如：（一）新兵及俘虏兵的特别训练；（二）青年士兵的特别训练（青年士兵学校）；（三）一般士兵的训练（普通班）；

（四）下级干部的训练（特别班）；（五）供给政治训练材料；（六）规定早晚点名口号；（七）各种集会讲话等。此外，军政治部还要计划、督促并检阅全军的宣传工作，计划并督促宣传群众和组织群众团体。纵队政治部的工作之一，是计划、督促并检阅全纵队官兵的政治训练和计划，督促与检阅全纵队的宣传工作，计划并督促宣传群众和组织群众团体，计划并指导各部队办理群众领袖训练班，指导并督促各部队帮助地方政权机关做深入群众的各种建设工作，如开办学校、合作社、看病所等。支队政治委员的工作之一，是计划开办青年士兵学校，计划并实施士兵特别班的政治训练及扩大政治宣传和组织群众团体。大队政治委员的工作之一，是计划并实施官兵的政治训练，注意对新兵和俘虏兵的特别教育，扩大政治宣传，指挥官兵和宣传队随时随地对群众做口头宣传及文字宣传、化装宣传。（300608）

同月 红三军团将红五军随营学校和红八军教导队合并，组建为红三军团随营学校。邓萍任校长，李志民任政委。（300609）

7月 /3007

10日 闽西龙岩县龙池区召开第六次文委联席会议。会议决定：各乡文委会有未组织全者，务须组织健全，文委会各科须有专人负责。各乡文委须经常开会，开会时须有教师学生及乡苏代表参加。小学教员月薪最低定为大洋7元以上，最高定为大洋12元。暑期应开办夜学，专任夜学教员月薪定为大洋1元。各乡都应组织宣传队，利用群众集会向群众进行宣传。各乡应尽可能建立俱乐部、新剧团、问字所、识字团，并在通街要道做好贴报牌。（300701）

15日 闽西苏维埃政府文化部在龙岩创办列宁师范学校。该校初办时称“列宁暑期师范学校”，由闽西苏维埃政府文化部委派施松林、陈真等人组成校务委员会，负责管理学校。学生入校须有一定的文化程度，由闽西各县通过考试录取。第1期招生80名，开班后与龙岩县苏维埃政府文化建设委员会开办的暑期教员训练班合并训练。列宁师范学校办学宗旨：培养小学教师，造就干部人才。课程设置由校务委员会和教师联席会议决定。主要课程有：小学各科教材教法、小学组织与设备、社会教育问题、教授方法总论、教育行政概论、政治常识、自然科学常识等。第1期学习1个月毕业，其中有4名学生参加了红军，其余学生由校务委员会将成绩交给闽西苏维埃政府文化部，由文化部与各县商定工作分配问题。此后，列宁师范学校继续招生，招生人数仍以80人为限。其中，一种学员学习1个月，训练班性质；另一种在校学习3个月，毕业后胜任小学教师工作。（300702）

16日 赣西南共青团第一次代表大会通过《赣西南青年的迫切要求纲领》。提出：学生要接受免费教育，参加工农民权革命，反对反革命的饭桶教员，组织学生会参加学校行政。并提出反对打骂儿童。（300703）

23日 闽西苏维埃政府文化部教育委员会第二次会议通过决议案。确定闽西苏区的教育任务是在文化部的总任务之下，进行有关教育方面的工作。教育方针：（一）培养在革命环境中所需要的革命工作的干部人才。（二）社会教育，应普遍而深入地提高群众的阶级觉悟、政治水平、文化程度。（三）儿童教育，应采取强迫性教育。凡6~11岁的儿童，有必须接受小学教育的权利和义务。施教方针以养成智力与劳力均衡发展为原则，使教育与劳动相统一。关于教育经费问题，各地苏维埃政府要照闽西工农兵代表大会的决定，将土地税收入的20%充作教育经费。各级文委从下学期起，将所有学校重新编制，根据当地儿童数量、地方距离及经济情况等决定分开或合并。（四）各乡应普遍设立问字所，每若干家成立一个，由当地苏维埃政府分配比较识字的人担任问字所工作人员。（300704）

本月 红二十二军在江西信丰创办干部学校。军长陈毅兼任校长，张扬任政委。该校有学员100余人，都是信丰、南康等地苏维埃政府选送来的青年骨干。学员在校学习20天，开设政治课、军事课、娱乐课。每天坚持“三操四讲”，即早晨、中午、下午操练，吃过早饭后讲4堂课。政治课由陈毅亲自讲，每天1堂。张扬讲党团知识课，每天2堂。毛泽覃也在该校讲过课。学员毕业时，发给毕业证书，成绩好的留在部队工作，成绩差的介绍回地方工作。（300705）

同月 湘鄂西苏区沔阳县苏维埃政府文教委员会为了培养师资，创办了沔阳师范讲习所。县文教委员会委员长邓旭担任所长，韩彦廷和刘自然分别担任教务长和教员。其办学宗旨是学习新的教育思想，培养列宁小学新型教师。讲习所办了2期，每期110多人。在校学习时间为3个月。开设的课程有国语、数学、共产主义、苏维埃政策概论、教育理论与政策。学习结束时，由讲习所举行毕业考试。考试成绩及格者，由县文教委员会发给“准教证”，分配到各村列宁小学担任教师。（300706）

同月 湘赣苏区茶陵县苏维埃政府在小田寨下坪开办列宁高级小学，校长陈国清。学生大多是工农子女。开始有学生70多人，后来增加为100多人。学校实行免费教育，供给学生伙食费。（300707）

8月 3008

2日 闽西苏维埃政府文委会召开第八次会议，制定了《目前文化工作总计划》。提出，各地小学的名称，概改为“劳动小学”。办理劳动小学的总原则：劳动小学的先生须绝对与学生共同生活，这样才能密切师生间的联系，收到教育的真正效果。劳动小学的教员称“指导员”。指出过去先生多称为“教员”，但根据教学做主张而言，先生不但要教，同时也要学。先生可教学生，学生亦可教先生。此即所谓教学相长。如此，师生关系就不是纵的而是横的，所以要改去教员的名称。再者，做学问全靠学生的主动，注入式教法有碍于儿童心理发展，故现时要先生立于从旁指导的地位，所以此处就不称“教员”，而称“指导员”。(300801)

6日 闽西苏维埃政府文化部教育委员会召开第三次会议。决定：要完成编审各科课本和各种在教学上必需书籍的任务，要出版教育理论书籍和定期刊物，要进行各种调查工作，要创办一批中等程度的学校。关于学校组织法，决定所有学校一律采取委员制，教员名称改为“指导员”，训育改为“训导”。校务委员会由指导员、职员、学生代表组成。设校务主席1人，教务、训导、总务3科。会议决定继续开办列宁师范。列宁师范招生分为2种：一种为3个月，一种为1个月。前者目的是培养小学师资，后者是训练班性质。人数均以80人为限，由各县保送，再由文化部复试。(300802)

10日 中共鄂西特委向中共中央报告洪湖军校情况，指出洪湖军校已有3个大队，几百个学生，然而缺乏教学人员，要求中央设法解决这一问题。同日，红六军军长旷继勋向中共中央长江局写信，指出红二军和红六军缺乏干部人才，必须由洪湖军校供给，因此决定把军校继续办下去，要求长江局和中共中央至少送来150名学员或干部。(300803)

25日 《红报》报道，闽西苏维埃政府为提高本府伙夫公差等勤杂人员的政治水平及文化程度，决定开办长期夜学。推定杨伯轩为该校主任，教员由各部门10位工作人员轮流担任，夜学地点设在总办公厅。上课时间定在每晚7点30分至8点30分。(300804)

本月 鄂豫皖苏区红四军在河南省潢川县南正区连老湾创办培养小学校。校长刘本孝。有学员130余人，由南正区所辖9个乡苏维埃政府选送。开设课程：(一)政治常识，主要是讲红军革命史和苏维埃政权机关的性质等。(二)文化知识，主要是教识字，学文化。(三)军体课，教操法、如托枪、正齐步、左右转等。(四)音乐课。课本由部队文化教员编写。学生全部在校食宿，实行供给制。这所学校主要是为红军培养人才。根据学生年龄分为3个队：16~18岁者编入手枪队，14~15岁编入司号员队，10~13岁编入童子团。毕业后，多数毕业生参加了红军。1931年春，红四军移防，学校停办。(300805)

同月 闽西龙岩印刷厂印发《教育学讲义》。这本讲义根据杨贤江《新教育大纲》一书改编和节选。此后，杨贤江教育理论著作就成了革命根据地师范学校主要教学参考书。(300806)

9月 3009

1日 闽西永定县苏维埃政府文化建设委员会发布第五十三号通告。指出：目前永定县的学校教育，表面上看来算是教育普及了。但因教师的政治水平太低，阶级认识尚浅，以致领导力量薄弱，不能鼓动儿童斗争的勇气。当此工农斗争极度开展的时候，必须把学校教育大加整理，同时需要设立一个比较完备的学校做模范。为此，文建委员会第13次会议决定设立一所模范高级劳动小学。该校以培养革命青年干部人才和初级劳动小学指导员为宗旨，学额男女生共50名。凡高级劳动小学肄业及有相当程度者皆可报考。学生入学后，学费全免，书籍由本校发给，伙食费自理。报名日期为9月10~13日。考试课目有国语、常识、口试。9月15日开学，16日上课。校址在下湖雷文馆。要求各区文化建设委员会在本区内高级劳动小学挑选学识优良及富有革命性的学生保送报考。（300901）

5日 闽西龙岩县龙池区文化委员会召开第二次联席会议。会议决定：在新土地税取用前，区校经费由区苏维埃政府负责，乡校经费由乡苏维埃政府负责。乡校教师薪金参照县文委会所决定的最低限度发给（每月大洋7元）。关于俱乐部问题，区俱乐部指定专人为筹备员，限一个星期内成立区俱乐部。乡俱乐部由区筹备员督促组织，并限一星期内成立一个新剧团。各村问字所亦应在一星期内组织好。（300902）

7日 闽西总行委（即“总行动委员会”）发出通知说，闽西总行委决定开办巡视员训练班。开办训练班的目的是供给各县从事巡视工作的干部。训练班人数为20名。要求各县派来受训的人员必须是共产党员，做过区委书记或能做区委书记；能做报告及传达上级决定，粗通文字，对党忠实，知识分子入党1年，工农分子入党半年。11日，闽西总行委又发出关于开办少先队干部训练班的通知。说，闽西农村少先队军事政治教育人才异常缺乏，使青年军事化难以进行。鉴于这种情况，总行委依照青委（即“青年工作委员会”）提出来的意见，决定开办少先队干部训练班。训练班人数为45名，须是贫农雇农出身，担任过少先大队长（至少是中队长），吃苦耐劳，参加过斗争，稍有军事常识者。训练班附设于红军学校，参加红校的特别班。可另编一队。（300903）

13日 湘赣苏区中共莲花县委召开第六次扩大会议，通过了关于文化问题的决议。指出：经过两三年来的革命斗争与改造，旧文化习俗逐渐扫除，新的革命文化还没有建立起来，群众的文化程度还非常低。因此，党在目前要特别注意文化工作，要有计划地普遍组织平民学校，尤宜建立红色小学，开办工人夜校和进行妇女识字运动。教育工作人员要革命化，教材课本要改善其内容，应包括相关革命知识和革命工作经验。要创办俱乐部和通俗讲演所，设立各种游艺项目，注意化装表演。要设立图书馆、阅览室，各处要设立纪念碑。要彻底废除一切封建书籍，尤其要焚烧各种契约和婚约等。还提出，尽可能开办工人夜校，提高工人的受教育程度，造就工人干部。加紧进行妇女识字运动，提高妇女的文化程度，要用宣传鼓动的方法吸引妇女参加赤卫队和接受军事训练。（300904）

19日　闽西共青团召开第一次代表大会。这次代表大会通过的《关于宣传教育问题决议案》提出，目前闽西文化工作的主要任务：彻底肃清封建思想，提高群众的思想觉悟，开展识字运动，创办平民学校、报社、俱乐部等文化机构。各级团组织应经常地计划和推动社会文化教育事业发展。《关于儿童运动决议案》提出，共青团应加紧对儿童进行革命的教育训练，运用适合儿童心理的方式去教育儿童，鼓动儿童普遍地进入劳动学校读书，领导儿童参加社会文化建设工作。《关于军事问题决议》提出，要输出一半以上的共青团活动分子到红军学校学习，以造就红军干部。加紧少先队军事训练，经常练习夜战、野战、巷战、守备战等战术动作和学习军事常识。《农村青年工作问题决议案》提出，要建设俱乐部和新剧团，加紧对农村青年进行共产主义教育。（300905）

20日　瑞金县苏维埃政府文化建设委员会召开第一次会议。会议制定了《目前文化工作总计划》。规定目前的教育方针：（一）培养在革命环境中所需要的干部人才。（二）开展社会教育，普遍而深入地提高群众的阶级觉悟、政治水平、文化程度。（三）对儿童采取强制性教育。凡6~11岁儿童，必须受小学教育。（四）施教方针以养成智力与劳力均衡发展为原则，并与劳动统一的教育之前途。（五）各地小学名称一律改为“劳动小学”。（六）从1931年下半年起，所有学校重新编制，根据当地儿童的数量、地方距离及经济情况等决定分开或合并。（七）各级学校经费暂由当地苏维埃政府负责。（八）催促编审委员会于最短时间内将闽西及赣东南文委会的初高级教材翻印过来。（九）各区乡应开展减少文盲运动。学校应定一周为减少文盲运动周。在这一周里，应张贴标语、演讲、组织十人识字团及其他一切方法减少文盲。（300906）

29日　闽西苏区永定县第七区第一次文化委员联席会议通过决议案。要求各学校书籍暂由学生自行抄读（印刷器不健全，买不到书），各学校应附设夜校1所。有学生20人以上者，得另外设校。各乡要尽量设立工农夜校。各学校应组织儿童宣传队，经常出发宣传。各学校应订阅《红报》一份，普遍把《红报》张贴处和俱乐部建立起来。（300907）

本月　鄂豫皖苏区红一军创办随营学校，为红一军培养连排级军政干部。许继慎为校长，李开达为政委。讲授政治课和军事课。军事课学习中共鄂豫边第一次党代会通过的《军事问题决议案》，懂得红军的组织领导和根本宗旨，学习游击战争7条原则。政治课学习鄂豫边第一次工农兵代表大会制定的《鄂豫边革命委员会政纲》《鄂豫边革命委员会土地政纲实施细则》及《告边区民众书》等文件，了解共产党的政治主张、土地改革的方针政策以及如何做群众工作等问题。（300908）

同月 中共湘鄂西特委第一次紧急会议通过《政治任务决议案大纲》。提出各类教育应尽可能地推行劳动的文化教育，在城乡普遍地设立劳动学校。各类学校的具体任务：（一）发展干部教育，包括培养红军干部，教育训练党的干部，培植苏维埃工作人员，开展“共产主义星期六”劳动日教育。（二）发展各种社会教育，提高工农贫民教育程度，提高群众对革命的认识和信仰，来执行苏维埃政纲。（三）普遍建立列宁学校，实行义务教育，以共产主义精神教育儿童，为革命培养新一代。并明确提出：苏维埃教育以政治化、军事化、科学化为原则。（300909）

同月 闽西苏区上杭县第二届工农兵代表大会通过《文化建设问题决议案》。规定区县政府应组织文化委员会，研究各种文化建设事项；县政府应开办各种学校和各种工作人员训练班；县政府应出版日报；县政府应开办全县最高级学校1所，招收男女学生读书，除膳费外其余各费免收；各区乡应普遍开办初级、高级劳动学校；6~14岁男女应入学读书，父母不得阻止；各区乡应普遍设立补习学校或夜校，使失学男女有求学机会；各区乡应尽可能开办阅报社及俱乐部；各区乡应组织新剧团，经常演出新剧；经县文委审查批准后，各级政府和各级机关要出版宣传刊物；要进行识字运动；县教育经费至少要占全县收入的20%；要由县文委编写新课本，交闽西政府审查批准；教员薪金最低限度照政府办事人员发给；腐败教员应立即撤换；各地教员要经区政府批准；学生会得派代表参加校务会议，管理校务；县政府应开办书店，采集各种革命书籍。（300910）

同月 闽西苏维埃政府文化部教材编审委员会编辑出版《群众课本》第1册。课本由教材编审委员会委员施松林、苏庆云、涂觉凡合编，共有24课。编者在此书的“编辑大意”中指出，本书“以含有阶级性、革命性、鼓动性为编辑标准，并力求适合于闽西当前政治路线与群众学习的心理过程”。同年11月，教材编审委员会再次开会，重新确定张丹川、施松林、涂觉凡、兰维仁、曾寿春、少华、江秋、庆光、柏光、张冰崖等10人为编审委员，分配了各种课本的编写人员，要求在年底以前完成小学各科教材编写工作。（300911）

同月 湘鄂西苏区石首县苏维埃政府创办列宁学校。该校是一所两年制初级中学，由石首县苏维埃政府领导。校长由余建生担任。学生近百人，编为两个班。开设课程有共产主义、国语、数学、自然科学知识、社会科学知识、军事知识、音乐等。学习期间，膳食费和衣服、文具、书籍等，均由苏维埃政府供给。学生在课余时间参加校内生产劳动，年龄较大的学生协助苏维埃政府进行土地改革。在女生中建立了“拥护红军委员会”，做服务工作。（300912）

10月 3010

4日 闽西苏维埃政府召开第五次常委会议。会议通过的决议指出，学校太冷静，与政治上似乎没有关系，应督促各级文委会淘汰封建思想及饭桶教员，并严防富农子弟混入学校做反动宣传，注意学生运动。督促各县将失去时间性的标语擦掉，重新写过新标语。切实并多举行讲演会和研究会等，注意社会运动。决议中分配各县名额，以完成红军学校第3期招收300名学员的任务。（301001）

7日 中共赣西南特委书记刘士奇向中共中央做综合报告中说：赣西南地区在1929年上半年开始斗争的最初时期，由于有些小学教师被反革命吓跑了，有些小学教师虽是共产党的干部，但要领导斗争，参加工作，不能继续教书，所以许多小学停办。斗争局面稳定，许多地方先后开办列宁学校和训练班。特委和苏维埃政府还办了红军学校、看护学校、干部学校和各种适宜于斗争需要的教育机关，发行了各种革命的课本。这些课本中都是革命的名词理论等材料，有些材料与安源工人读本相仿。（301002）

10日 闽西苏区永定县文委会召开第二次文委主任联席会议。会议决定：各区必须组织宣传教育委员会，在委员会之下再组织有系统的宣传队，经常赴各地进行宣传活动；各乡至少要设立一个俱乐部；各区要组织新剧团；县区乡政府必须设立书报社、《红报》张贴处、群众意见箱。全县要设立模范高小1所，各区要设立高级劳动小学。各乡必须开设初级劳动小学和工农补习学校各1所，龙冈等三大市镇必须开办工人学校，以提高工人的政治水平。学校的教科书由县文化委员会负责印刷。县区文化委员会应经常派人出发巡视，区文化委员会要把巡视结果报告县文化委员会，乡文化委员须经常督促学校指导员积极讲授功课，指导员腐化怠工者，必须马上撤职。（301003）

13日 中共赣西南特委开会决定，要有计划地培养工人干部，要尽量多办训练班，要多注意从实际工作中教育和训练干部。（301004）

22日 闽西苏区上杭县召开各区文化建设委员会主任第三次联席会议。会议决定，全县应设立一所劳动模范学校，学生至少要有50名，由县文委聘请富有知识经验者为指导员，以创造青年干部人才。高级和初级学校每月应开一次恳亲会，区乡文委会干部参加。各区教学研究会改为共产主义教育研究会，每半月开会一次。各区乡教育经费按月照规定数额直接向区苏政府支领（有灾荒的区，直接向县苏支领）。学校指导员的多少及办公费的规定，须以学生数量为标准。各区乡学校应用闽西文化部审定的暂编课本，不得沿用旧书及中华课本与各种不适用的书籍。各区学龄儿童应切实劝导入学。家长阻止儿童入学时，文委委员和学校指导员要向其宣传解释。如仍阻止儿童入学，应发动儿童团向该家长交涉，或由政府处分。问字所每10家设立1所。各区乡政府应尽量地建立图书馆，采办或翻印各种革命书籍。（301005）

25日 闽西苏区龙岩县苏维埃政府文委会发出通知，根据闽西政府文化部指示，要求各区文委会随时召集小学指导员开会，报告政治形势及讨论教育问题，以提高指导员的政治水平和改良教学方法。并指出，随着土地革命日益彻底深入，反对富农成为目前中心工作之一，要求各学校对所有担任小学教员的富农子弟随时加以周密考察，发现有封建思想和反动行为，要无情地予以撤职。（301006）

26日 闽西苏区永定县苏维埃政府文委会召开会议，检查过去工作并讨论今后工作。会议认为，教育和政治有紧密的联系，才能根据当前政治的转变训练革命过程中需要的人才，并取得教育的效果。学校的指导员负有正确指导学生的责任，对于目前政治形势及教育问题，都应当有相当的了解和研究，才能负起他们的使命。为此，决定由县区政府组织政治讨论会。政治讨论会成员，有县或区政府文化委员会工作人员和高级小学指导员。县文化委员会每10天发出政治讨论题目一次（题目至少3个），各地须召集会议进行讨论。讨论时，必须联系对该区的政治分析、群众生活要求与实际情形。各区应将讨论结果报告县文化建设委员会，县文化建设委员会对各区讨论的结果应有具体的指示。（301007）

本月 湘鄂西苏区在监利县城召开第二次工农兵贫民代表大会，通过了《关于文化教育决议案》。指出，文化教育工作在目前苏维埃区域日益扩大的情形之下，已成为苏维埃政府的主要任务之一。只有加强文化教育工作，才能稳固苏维埃的社会基础，消灭苏维埃政权之下的一切危机，争取广大工农群众，特别是青年群众以生死存亡的决心来拥护苏维埃。因此，文化教育工作不是狭隘的识字运动，而是整个苏维埃运动中最重要的一部分。《关于文化教育决议案》要求健全各级文化委员会，培养文化教育工作人员，划定教育经费，编写教材，开办师范学校、师范讲习所、高级小学、列宁小学和平民夜校、识字处、图书馆、通俗讲习所、俱乐部等各种学校和教育组织。还规定，6~13岁为学龄儿童，采取强迫教育制度，优待贫苦子弟。要彻底肃清孔孟思想，严厉取缔私塾。文化方面的各种团体，在政府立案批准后才能活动。（301008）

同月 湘赣苏区茶陵县开办女子职业学校。学员最多时有40多人，编为3个班。最初设在东首，由于局势紧张，多次迁址，最后搬到三都书院。这所学校开办了两期，1932年冬被迫停办。（301009）

11月 /3011

1日 共青团闽西上杭县第一区区委制订《半月工作计划》。规定从11月1~15日，在文化教育工作方面，要求开展一次广泛的宣传运动，动员妇女、少先队员和儿童到校读书。各乡的夜学、识字班必须建立、恢复和健全起来。为了反对迷信，各支部必须组织宣传队到墟上进行宣传。各乡建立《列宁青年》代售处，并筹划出版壁报。识字运动和读报团也要恢复和健全起来。（301101）

17日 闽西苏维埃政府文化部召开教材编审委员会会议，重新分配和落实了国语、常识、社会进化史、地理、生理卫生、政治、自然、共产主义浅说、劳动、算术、合作社、唱歌、看图识字等小学课本编写人员。要求12月10日完成生理卫生、唱歌、合作社课本编写工作，12月20日完成地理、看图识字、算术、政治、常识课本编写工作，12月30日完成其他小学课本编写工作。关于日历，应迅速编好，审查后付印。关于歌谣问题，应审查收集来的材料，先编一本歌谣集，12月10日前付印。（301102）

18日 闽西苏维埃政府文化部制定《工作大纲》。提出：要用集体主义和国际主义精神进行有关教育和训练的工作，培养革命过程中需要的干部人才，特别注意成年工农的教育。要重新编审小学教材和儿童读物，编审群众教育读本，编辑短训班和夜校教材以及看图识字读物，尽可能地翻印关于政治和教育的实际教材。要指导各县教育工作，指导和督促健全书报社、俱乐部和新剧团，开办各种训练班，推进各县组织共产主义教育研究会。要督促各县经常举行识字运动，督促各机关、各工会经常开办夜校，使不识字的人有补习机会。（301103）

24日 江西省行动委员会发出第十一号通告。要求：（一）在各地普遍设立农村夜校及识字班，使失学的男女青年群众有识字的机会。同时应督促政府在各地多开办劳动小学，但要注意绝不能只讲办学校的事情妨碍斗争。当前主要的是加紧对群众进行深入的宣传教育工作。（二）现在苏区内还有求神拜佛信鬼靠天的迷信。这些封建残余确实是革命斗争中的障碍。今后必须做广泛的宣传，加紧反封建的斗争，肃清封建残余和破除迷信观念。（301104）

本月 少共五届三中全会通过《组织问题决议案》，提出苏维埃区域的共产主义儿童运动要把儿童全部组织起来。各级团部应立即成立儿童团部，作为儿童组织的地方总部。儿童运动应有单独的指导系统。应在中央政府所在地成立全国中央总团部。（301105）

同月 闽西儿童团第一次代表大会在龙岩召开。这次代表大会的任务：（一）检阅过去的工作成果。（二）确定今后工作的任务和路线。（三）给年轻的小战友更多的教育。（四）选举产生全闽西的儿童团指挥机关。会议期间，中共闽西特委、闽西苏维埃政府负责同志张鼎丞、郭滴人等到会看望了全体代表，并发表重要讲话。大会选举产生了闽西共产主义儿童团总团部，郭友兴任总团部主任。后来担任总团部主任的，有严昔祥、赖大超。（301106）

同月　鄂豫皖苏区罗山县苏维埃政府创办列宁模范学校。学校设在罗山县宣化店西南一座寺庙内，李博安为校长。这所学校旨在培养党政军干部，师资力量比较雄厚，有学生130人左右，大部分是由各地列宁小学选拔出来的模范学生和由区乡政府选送来的童子团干部。修业年限以革命需要决定。最初没有统一的教材，1931年7月以后，开始编辑课本。开设课程有国语、列宁主义知识、革命史、算术、军事知识、自然科学知识、体育、图画、音乐等。课余时间，学生参加军事训练和生产劳动。学校教育注重实际锻炼。学生遵守严格的纪律。每周一次军事演习。这所学校从创办到1932年10月，共培养学生260余名。其中有60多人参加红军，40多人参加赤卫队，30多人参加各级苏维埃政府工作，13人分配到兵工厂、印刷厂和医药厂，还有一些升入高一级干部学校深造。（301107）

同月　湘鄂赣苏区平江县苏维埃政府发出《关于加强教育工作的训令》。指出教育为革命的基础，要求各区在训令到后3日内未开学的学校一律开学。根据训令，平江县各区乡政府纷纷恢复和开办学校。本年年底，全县已有学校300余所，学生1万余名。（301108）

12月 3012

1日　湘鄂西联县政府干部大队在监利县周老咀开学。该干部大队从实际出发，以使用土炮、梭镖、大刀等为主要训练内容。其中，大刀、梭镖聘请武术师傅来训练。“土炮则用科学方法改造之”，提高了土炮对敌斗争的杀伤力，使学员在最短时间内掌握其使用技术。学习时间为2个月，毕业后回本县工作。（301201）

20日　中共闽西上杭县委召开扩大会议并通过决议案。决定：（一）县区政府应组织文化建设委员会，经常研究各种文化事项。（二）县政府应聘请富有斗争经验者经常开办工作人员训练班，造就各种干部人才。（三）县政府至少应设立1所以上的模范学校，以进行无产阶级的教育。（四）全县初高级学校应执行闽西文化部决议案，对6~11岁男女儿童实行强迫教育。（五）各乡学校指导员应经过区政府审查、登记，并将情况报告县政府。（六）全县教育经费要占全县税收的30%，由县文委统一计划使用。（七）学校指导员生活费最低限度照政府办事人员发给。（八）乡村每10户、街道每10铺须设立一个平民问字处及识字牌。（九）县文委会应经常编写富有阶级性且适合工农使用的看图识字课本，及富有政治鼓动性的、浅白的、趣味浓厚的社会教育小册子，翻印各种社会科学丛书等革命书籍，发给各区乡。（十）各区乡文委会应随时考察学校指导员和学生的思想和行动。（十一）各区乡文委会应经常督促各学校成立和开展共产主义教育研究会的活动。（十二）县政府应设立书店，采办各种革命书籍，县及各区乡应尽量建立图书馆，搜集、采办及翻印各种革命书籍。（十三）全县学校应采用闽西文化部审定的课本，不得采用旧书及各种不适用的课本。（十四）各级政府须联系当地学校及各种革命团体，组织经常宣传演讲队开展工作。（十五）县政府及各级政府与革命团体应出版刊物，开展宣传工作。（十六）遇有纪念日和运动事件，各级文委会应召集各单位宣传工作人员开会讨论宣传工作的原则和方法，进行各种活动。（十七）县文委会应经常地有计划地具体地对白色区域进行宣传工作。（十八）各区应组织新剧团和俱乐部，经常进行社会教育。（十九）各级工作人员应组织政治讨论会，经常讨论当前的政治问题，并进行详细的分析与研究。（二十）县政府有检阅邮政权，各级政府所在地有邮局时，由县政府委托检查。（301202）

30日 徐特立从莫斯科中山大学特别班毕业回国后，根据党组织安排，经地下秘密交通线，克服种种困难，抵达中央红军驻地宁都。（301203）

本月 湘鄂赣苏区中共通山县委和少共县委在大畈白泥开办军政干部训练班。训练班由县保卫局局长谭英夫和军事部部长许金门负责。训练班有学员80名，学习军事、政治各40名，学习期限为4个月。（301204）

同月 中国工农红军中央军事政治学校第一分校原在龙岩，因敌人侵扰迁驻大池，改称“彭杨军事政治学校第三分校”。以萧劲光为校长，张鼎丞为政委。该校开设军事课和政治课。军事课内容有射击教练、野外演习、野战、巷战等战术训练。政治课内容有政治经济学、中国革命运动史、红军与中国革命、红军中的政治工作、苏维埃建设等。教学中力求理论联系实际，处处从实际出发，培养了一大批红军干部。1931年春，该校迁到永定县虎岗。（301205）

本年 3000

春季 中共潜山县委在干部教育方面做出了突出成绩，成为鄂豫皖苏区干部教育的一面旗帜。采取4条措施：（一）向党员、干部进行党的基本知识教育。县委组织人员参考党章、党纲，结合党员的思想实际和革命斗争的需要，编写了一本通俗易懂的《党员须知》，作为教材发给各支部，向广大党员进行党的基本知识教育。（二）定期举办党员干部训练班，分期分批训练农民出身的县、区、乡各级党员干部。（三）整顿各级党组织，在全县范围内开展评选优秀党员活动。（四）设立整理委员会，专管党员干部思想教育工作。其根本任务是保证《党员须知》的贯彻和学习，并负有监察同级党组织领导干部工作的职责。中共皖西特委对潜山经验给予很高的评价，本年6月举办了有50人参加的党团骨干干部学习班，以潜山为榜样，进行党内教育工作。（300001）

春季　红七军教导队在恩隆县平马镇成立。7月，红七军前委决定从各纵队选派优秀战士和基层干部到教导队学习，旨在加强革命理论和军事技术训练，提高基层干部素质。教导队开学后，邓小平曾亲自为学员讲课，内容有土地革命、武装斗争、帝国主义等。张云逸军长经常来教导队看望学员。与此同时，红七军还在平马镇开办了党政训练班，由陈豪人、陈洪涛主持。每期学员80多人，都是来自各县的农运干部。每期学习2星期，学习内容有中国农民的痛苦、土地革命的意义、土地革命的策略等。邓小平多次做政治形势报告，还介绍了东兰地区开展土地革命试点的经验。学员结业后返回本县，开展土地革命运动。（300002）

冬季　中共皖西北特委在麻埠创办干部学校。该校初称“向忠发学校”。校长袁心一，教员桂伯炎。学校开设的课程有政治课，主要是学习社会发展史，国内外形势及鄂豫皖苏区政治、经济形势；文化课学习国文、史地、笔算和珠算。学校面向皖西各县招生，共办两期，在校学习时间为半年，毕业学员280多人。（300003）

冬季　鄂豫皖苏区固始县苏维埃政府创办王楼中学。因该校设在蔡家庙祠堂，故又称“蔡家庙中学”。有3间教室，1个游戏场，4名教师，100多名学生。学生都在16岁以上，一律住校，不交伙食费。开设的课程有国文、数学、形势教育、军体、唱歌等。这是鄂豫皖苏区成立较早的普通中学，由固始县苏维埃政府领导，为苏区培养区乡级干部。（300004）

冬季　中共鄂东南特委在阳新龙港创办彭杨学校。这是彭德怀率红五军主力到达鄂东南后，建议中共鄂东南特委创办的一所红军军事干部学校。为了纪念彭湃、杨殷两烈士，故名“彭杨学校”。校长张涛。每期招生300~500人。学员多是排级以上干部，还招收优秀战士和赤卫队、游击队干部。按军事编制，分为军事、机炮、步兵3个大队。有政治课、军事课和文化课。编有《红军步兵新教程》《野外勤务》等讲义，供学员学习。学习期限根据革命战争需要和当时的环境决定，3个月、6个月或10个月均可。1933年，敌人进攻龙港，彭杨学校改称“随营学校”，鲁连担任校长，学员达600多人。1934年冬，敌人进攻苏区，随营学校改称“教导队”。（300005）

本年　红三十二师在安徽金寨县南溪村火神庙创办妇女职业改进社，又称“红军纺织学校”。它是鄂豫皖苏区创办最早的工读结合的纺织技术学校。校长由师军需处处长王绍怀兼任。学员年龄在16~22岁之间。入学条件：家庭出身贫雇农（即贫农、雇农）、中农或工人；粗通文字，在初小或私塾受过教育；思想好，作风正派，未婚女青年。最初只有10多名学员，后来发展到50多名。每天参加生产5小时，学习政治、文化和军体各1小时。开设政治、文化、生产、算术、唱歌、军体等课程。政治课由师政工干部讲党团知识、红军性质与任务、苏区革命形势等内容。文化课由师文化教员讲国文、中国革命史、苏联革命史、鄂豫皖苏区地理概况、中国地理、世界地理等。生产课由技术熟练的工人师傅传授纺纱、织布、织袜，缝制军衣、军裤等生产技术。算术课结合生产实际讲解，如计算多少纱能织多少布，一匹布能缝几件衣服，几床被褥，军体课按照对红军战士的基本要求进行队列操练、投弹、射击、行军等训练。早晨上操，晚上教唱革命歌曲。备有纺纱机、织布机、缝纫机，供学员边学边干。既在实践中学习了纺织技术，又解决了红军衣被供应问题。鄂豫皖苏区各县都办有被服厂，女子职业改进社为各县被服厂培养了许多技术干部。（300006）

同年 赣东北省开办苏维埃妇女训练班，又称“卢森堡训练团”。这是赣东北苏区为了纪念德国共产党的女政治活动家卢森堡而开办的妇女干部训练班，其任务是培养共产党的妇女干部。每期学习两个月。学习期间，由方志敏上政治课，邵式平上军事课，缪敏上文化课。1931年迁到横峰葛源镇，改名“赣东北省三八女子学校”，胡德兰担任校长。此时它已改为职业学校性质，实行半工半读，组织学员学习针织技术、缝纫技术和伤病员护理，培养了一批有一定政治觉悟和专业技能的党的妇女干部。（300007）

同年 中共东江特委鉴于东江地区军事干部缺乏，红军又在继续扩充，故决定在秋收斗争时创办军事政治学校，称“红军第六军第十六师军事政治学校”，任务是培养连长、排长、班长下级军政干部。该校共办两期，第1期毕业学员约40人，第2期开学初有学员80多人（内有女学员10多名）。1931年初，东江军委在工作计划中对军校提出6点要求：（一）校务方面，提拔好的同志充实军校领导；确定教育计划；每星期召开一次校务会议，解决校内行政问题，召开一次教育会议，检查教育训练工作；订出具体计划来征调学生；每月须向军委做一次详细的报告；每星期开一次学生大会；经常分配学生去做群众工作；用竞赛的方法鼓励学生加紧学习和做好社会工作。（二）教育方面，规定识字是学校的一门课程。（三）尽可能组织学员参加军事行动。（四）尽可能做好教材工作和设备工作。（五）在3个月内有30个干部供给红军和赤卫队，50个干部供给少先队。（六）党团生活特别注意，使学生成为党的干部人才。（300008）

同年 闽西苏维埃政府文化部教育委员会公布《小学组织法》等教育法规。《小学组织法》于7月开始起草，数月后公布试行。该法共9章69节，具体规定了小学设备、儿童、学级组织、课程、日课表、成绩考查及记分法、学籍、卫生、训育等事项。在此前后，闽西苏区制定了小学《教授法》和《教学法》。《教授法》规定了教育教授大纲、教授的目的、教授法的提要、教授的方式方法、教授的阶段等。《教学法》规定了教学的教式、教态、教案、教具和发问法。教育法规的制定和实施，使闽西苏区小学中有章可循，教育教学工作有了统一的标准与要求。（300009）

同年 江西省苏维埃政府成立，曾山任主席，陈正人任教育部部长。省苏维埃政府公布了政纲。其中第11条：在城市和农村中普遍设立劳动学校，儿童、青年工农和失学的工农群众一律免费入学。（300010）

同年 中共广西东兰县委和县工农民主政府在武篆开办瑶族干部训练班。训练班共办两期，每期招收学员50余名。学员来自本县东院、西山、中和、东山、坡豪等乡。学员在训练期间学习共产党的民族政策、土地革命政策和口号、革命宣传方法和军事常识等。训练结束，学员返回家乡，领导当地群众投入轰轰烈烈的土地革命斗争。（300011）

1931年

1月 3101

1日 毛泽东与朱德在宁都南林签发命令，要求在粉碎国民党军队的第一次“围剿”时，注意收缴敌人的无线电机，不许破坏，还应收集无线电机务员、话务员等。4日，毛泽东在返回小布途中接见被解放的无线电台人员，表示欢迎他们参加红军，为建立红军电台努力工作。本月中旬，红一方面军无线电队已初步建立。（310101）

9日 共青团中央通过《苏维埃区域少年先锋队工作决议》。指出少年先锋队是苏区广大青年群众的半军事性组织，在团的领导之下工作。苏区少先队的任务是巩固和保卫苏维埃政权，参加苏维埃政府经济政策的实施，参加红军和巩固红军，争取青年的特殊利益。其组织原则是民主集中制。在少先队内，应该有经常的组织生活和日常工作；有经常的军事的、政治的、文化的、青年运动的训练；要有经常的会议和操练；要进行教育工作，组织短期的列宁学校、青年俱乐部、干部学校等；要加紧在青年群众中开展文化运动，创设识字班、平民学校，成立俱乐部、阅报室、读书室，组织体育游艺等。（310102）

本月 毛泽东写成《兴国调查》。这份调查记述，兴国县永丰区各乡都有人民学校。第一乡5个，第二乡3个，第三乡7个，第四乡1个，共16个。区政府规定每乡3个人民学校，出3个教员的伙食费，每天大洋1角，每月零用钱大洋2元，每月共计大洋5元。因第一乡地宽，准办5个。第三乡山多，3个不够，自己加办4个，共7个，但费用仍只15元，平均每校分得2元多一点儿。人民学校学生少的20多人，多的120人，普通40多人。如第一乡洋坊、凌源、梨坋三村合立的人民学校，8~15岁儿童有120多人，房子住不下，一个教员教不了，因此许多人尚未读书，120人中只有60人左右在读。本来三村想办3个人民学校的，但因本村无教员，请外村的又无给养，故不能办3个。第三乡竹兆安村的学校，学生只有21人。平民夜学村村都有。每校有一教员，村中稍识文字者充之，不给给养，教员白天在家做自己的事情，夜间去平民夜学上课。平民夜学的学生多少不一，年龄不定，老少都有。多数夜学有女子参加，占总额的1/3。也有无女子的。儿童团每个星期下3次操，都在人民学校的指导下进行。（310103）

同月 红一方面军组成无线电队，以王诤为队长，冯文彬为政委。28日，毛泽东与朱德发布命令，抽调青年到总部无线电队学习。由此在无线电队中创办了红一方面军无线电（报务员）训练班，选调胡立教、温净、曹丹辉等10余人参加第1期学习。这期训练班学员学习期限为4个月，课程有报务和机务，毛泽东亲自讲授政治课。第1期学员在国民党第二次“围剿”开始前毕业。接着又选调学员参加无线电训练班第2期学习。以后无线电训练班发展为红军通信学校。（310104）

2月 3102

1日 中国工农红军中央军事政治学校第四分校开学。学校设在鄂豫皖苏区黄安县七里坪大斛乡。校长由曾中生兼任，政委刘杞，副校长郑行瑞。本年5月改称“彭杨军政学校”，校长改由蔡升熙担任，李特任教育长，张琴秋任政治部主任。同年7月迁新集。任务是为红军及地方部队培养排、连、营级军政干部和专业技术人才，以适应红军各部队及地方武装建设和革命战争的需要。该校先后办了5期，培养学员880余人。1932年10月，红四方面军撤离鄂豫皖苏区，学校停办。（310201）

同日 江西省苏维埃政府发出《选派活泼青年女子入看护学校的通告》。通告称，赣西南红色医院为使负伤的革命同志有人照料和安慰，使其平心静气地医治，决定开办一所女子看护学校，专门学习看护技术，以资将来做看护工作。学员名额为100名，要求各级苏维埃政府选派15~22岁忠实、活泼、可靠的女青年入校学习。2月15日，女子看护学校在兴国开学。（310202）

19日 共青团苏区中央局通过《关于团在苏区中的任务的决议》。指出：团是党和红军的第一个助手和后备军。团在苏区中的任务之一是以共产主义精神教育广大的劳动青年群众，应当经常将最好的、最勇敢的和最忠实的分子充实党和红军的队伍，动员团的积极分子充实红军军事政治学校。要求团在巩固红军方面和参加苏维埃政权的组织方面以及在创立和发展团的附属组织方面发挥作用，要与苏维埃教育机关一起组织列宁学校、读书室、各种青年小组以及进行体育军事教育。要尽量发展童子团组织，采用适合儿童心理的方法，对儿童进行共产主义教育，并要求在两个月内开办苏维埃区域的团校，同时各级团部

要通过开办短期训练班来培养干部。（310203）

本月 闽西苏维埃政府文化部通过总结两年来开展群众教育工作的经验，重新确定了社会教育方针：（一）提高群众的政治水平，使每一个群众都能了解政治形势，努力扩大斗争，巩固并发展苏维埃；（二）提高群众的文化水平，使每一个群众都具有阅读各种宣传品的能力；（三）普遍深入地施以共产主义教育，在阶级团结之下，争取一省或几省的胜利。闽西苏维埃政府还决定，各县至少要建立1所模范劳动学校，为全县提供榜样。至本月底，凡没有学校的乡村，一定要把小学建立起来。区乡文委必须兼任学校教员，对乡村中的私塾要实行取缔，禁止使用未经审定的教科书。应尽可能开办教员训练班，积极培养教员。校内应组织共产主义教育研究会，学习讨论教育方法。（310204）

同月 中共鄂豫皖省委创办鄂豫皖苏区列宁高级学校，又称“鄂豫皖苏区工农干部学校”。校址原在河南省光山县郭家河，1年后迁至新集。校长陈定侯（后为戴雪舫），教务主任方乾寿。学校面向湖北、河南、安徽三省招生。招生对象为：立场坚定，斗争积极性高，富有革命献身精神，在地方苏维埃政府或红军部队中工作积极、表现良好的青年干部，有一定文化水平的红军战士、烈属和军属子女，以及各县列宁模范小学毕业的贫苦工农群众的子女。学员年龄一般在16~26岁之间。招生办法主要是由红军部队和县、区苏维埃政府选送和推荐。第一届招收学员73人，其中90%以上是共青团员。入学后，学校组织了一次入学摸底考试，尔后根据考试成绩，按好、中、差三等分别编为甲、乙、丙3班。学习期间随时根据工作需要和学习成绩分配到部队和政权部门工作，并陆续补充新学员入校学习。学员最多时有200余人。该校是鄂豫皖苏区培养干部的最高学府。红四方面军总指挥徐向前、省委书记沈泽民、省苏维埃政府主席高敬亭和省文化教育委员会主席成仿吾，经常到校讲课和做报告。该校在新集办学期间，为地方政府和红军部队培养了300多名干部。（310205）

同月 为了推动部队和地方群众团体的识字运动，中革军委编辑出版了《识字课本》。《识字课本》共有32课，从教数字写法，字的写法开始，讲到一年四季、昼夜长短、二十四节气，进而讲政治常识和阶级斗争常识。书后附录《识字运动的办法》。（310206）

同月 琼崖苏维埃政府在乐会县创办高级列宁学校。在此前后，创办了10多所初级列宁学校，还创办识字班、平民学校和夜校，学校教育和社会教育都有了很大的发展。（310207）

同月 中共皖西北特委从本月起到6月止，共办6期干部训练班，培养干部158名。经过培训的干部，2人担任特委委员，6人分配到县委工作，30人分配到区委工作，57人担任党支部书记，43人担任党支部干事，其余的人担任党小组长。（310208）

3月 3103

6日 赣东北苏区在弋阳召开苏维埃代表大会。大会历时3天。通过的《施政大纲》规定：创办职业学校，发展社会教育，设立成年补习学校，举行识字运动。（310301）

10日 闽西苏维埃政府文化部印发《劳动小学校训导材料》。指出：本书专供初高级劳动小学使用，旨在养成苏维埃公民。编印《训导材料》的目的，是使学生自觉遵守纪律与制度，达到加强学校管理的目的。《训导材料》中，规定学生在校应遵守规则共23条，即：（一）不饮酒。（二）不赌博。（三）不抽烟。（四）不买零食。（五）痰吐盂内，屎拉缸内（浴室内不拉屎）。（六）字纸废物不乱丢。（七）不偷拆别人信件。（八）不乱进别人房间。（九）不乱拿别人物件。（十）爱护公物。（十一）严守时间，不差分秒。（十二）参加会议不迟到，不早退。（十三）参加会议踊跃发表意见，但已决议则绝对遵守。（十四）严守学校各种公约。（十五）对于工作不怕难，不躲避，不敷衍，不怠工。（十六）严守会场秩序（不高声谈笑，不耳语）。（十七）保持整洁。（十八）对同学友爱、互助。（十九）对同学有意见，需公开批评，不可暗中谈闲话。（二十）工作的时间工作，游戏的时间游戏。（二十一）不出恶言骂同学。同学有不对行为，只有劝告。（二十二）不拖鞋。（二十三）不打赤膊。（310302）

12日 毛泽东为中革军委总政治部起草关于怎样办《时事简报》的小册子，论述了举办《时事简报》的意义、《时事简报》的内容和编写方法。小册子中说："《时事简报》不做文章，只登消息。""也不是完全不发议论，要在消息中插句把两句议论进去，使看的人明白这件事的意义。但不可发得太多"。"文字和材料都要是有鼓动性的"，"但严禁扯谎"。"《时事简报》的新闻，特别是本地的和近地的新闻，一定要是与群众生活紧密地关联着的。""《时事简报》是极大黑墨字，稀松七八条，看上去明明朗朗，看完了爽爽快快，是真正群众的读物。"14日，以总政治部主任名义，发出在红色区域普遍举办《时事简报》的通令，指出："《时事简报》是苏维埃区域中提高群众斗争情绪、打破群众保守观念的重要武器，在新争取的区域对于推动群众斗争更有伟大的作用。"（310303）

15日 湘赣苏区莲花县第三次妇女代表大会通过决议案。指出今后在文化教育工作方面应该做到：（一）以乡为单位建立半日学校。妇女代表须领导妇女群众到女子半日学校去读书，鼓励妇女到列宁学校和县女子职业学校读书，以提高妇女的政治文化水平和业务技能。（二）要注意阶级教育。要把国民党和帝国主义的罪恶揭露出来，同时通过宣传使妇女了解苏维埃政府实行男女平等自由，鼓励妇女执行苏维埃一切法令、政纲，还要宣传目前敌人进攻中央苏区的情况和红军取得胜利的消息，鼓励妇女参加白区工作团，自动报名送郎送哥送弟去当红军，积极一致起来参加查田运动。（三）在各种会议上加紧宣传教育。要破除封建迷信，使妇女自动起来不信神，不信菩萨，不穿耳环手圈等迷信饰物，鼓励妇女自动将这些装饰品（如银子）送给苏维埃，转送湘赣银行去造花边（货币）。发动妇女起来耻笑敬神拜佛的封建残余分子，使妇女自愿不迷信和彻底铲除封建残余现象。（四）反对买卖包办婚姻及童养媳。反对打骂虐待妇女，加紧《婚姻条例》的解释，使妇女都遵守《婚姻条例》。要发动妇女与曲解婚姻法和打骂虐待妇女的坏分子做斗争，将那些毒死妇女的人交给苏维埃政府处理。要在各种大会上宣布这些事实，以提高妇女的斗争性。（310304）

17日　少共赣西南特委发出第十三号通告。要求各级团委立即成立贫农团、青年贫农小组或贫雇农小组。这个组织务必要特别注意青年贫雇农的特殊利益，切实争取青年群众及牧童的免费教育、婚姻娱乐、言论行动及一切自由权。（310305）

28日　湘赣苏区永新四区苏维埃政府发出第三号通令。要求全区设立中心学校5所；中心学校的形式应特别庄严；区文教委员会应加紧中心学校巡视工作；各乡应以办事处为单位设立平民夜校1所，夜校教员由当地知识分子担任，在没有知识分子的地方由日校教员兼任；夜校教员须尽义务，学生纸笔概归自备，灯油费由乡政府负担；列宁初小学生须单独组织童子团分团，但须受乡团部指挥；各校朝晚会时，应全体高呼政治口号；星期六举行列宁纪念周活动；各校应组织讲演团，星期日专门练习讲演。（310306）

本月　湘鄂西联县苏维埃政府文化委员会颁布《列宁学校条例》，共16条。规定：（一）苏维埃教育完全实行强迫制，6岁以上为学龄儿童。（二）实行奖励政策。凡办学有成绩者，给予发榜和赠物品的奖励。（三）普遍建立列宁学校。（四）规定教育经费。各县政府应从全县整个收入中抽出20%作为教育经费。（五）教育行政，学校绝对要统一。（六）列宁学校实行“四二制”，前期4年，后期2年。（七）列宁学校实行校长制，由校务委员会处理一切校务。（八）各列宁学校必须优待红军死难烈士的子弟，学生待遇决不一律平等。（九）列宁学校的教材，除自然科学采用旧的外，其余共产主义教材均由联县政府及各县政府文委会编辑发给，四书五经及反动教科书禁止讲授。（十）严厉取缔私塾，凡未经政府批准者禁止开办。（十一）教员每人每月发给生活费7元，每年按12个月发给。（十二）提高女子教育。凡满学龄之女子，必须进列宁学校读书。（十三）列宁学校要彻底肃清封建思想，禁止缠足、穿耳、敬神。（十四）苏维埃教育以政治化、革命化和科学化为原则。（十五）以上各条，各级政府须切实遵照执行。（十六）本条例自公布之日起，即发生效力。（310307）

4月 3104

1日 共青团中央通过《关于红军中青年工作的决议》。指出：团在红军中应加紧进行的工作之一，就是建立并参加红军俱乐部和列宁室。团应在党的领导下，把俱乐部、列宁室的大部分工作任务担负起来，并进行士兵中的文化工作（识字运动，出版青年读物、画报，组织研究会、讲演大会）和游戏、娱乐工作。要求有计划地进行红军中团员的教育工作，如出版团的小报、画报和其他刊物，保证团员在余闲时间学习。同时，经常举行团员代表大会和小组会讨论政治问题。应成立训练班培训干部，成立研究组，鼓励和分配团员参加活动，还应组织理论学习竞赛，号召团员在小报上投稿，以及组织部队团员和地方团员之间理论学习竞赛。（310401）

同日 中共闽粤赣特委召开各县宣传教育工作联席会议。会议确定学校应施行共产主义教育，并要与当前斗争密切联系。学生不要死读课本，应了解斗争形势，参加实际斗争。（310402）

8日 共青团闽西特委（简称“青委”）通过《关于儿童运动决议案》。指出：我们的儿童运动，是共产主义的儿童运动。共产儿童团是工农革命群众广泛的、儿童的共产主义的组织。它在共产青年团的领导之下，吸收广大的工农儿童进行充分的共产主义教育。同时组织儿童参加各种革命工作，培养他们能够担负起建设共产主义社会的任务。共产儿童团与共青团的关系，是共产儿童团在政治上受共青团的直接领导，在组织上，有它单独的组织和各级组织系统。各级共产儿童团团部就是各级共产青年团团部的儿童局。因此，共青团闽西特委要求全团同志彻底明白共青团与共产儿童团的关系，坚决纠正团对儿童运动的忽视和错误的观念，积极地、经常地指导和帮助同级共产主义儿童团的工作。（310403）

17日 中革军委发出通令，决定在军委参谋部成立编辑委员会，以叶剑英为总编辑。工作内容是，搜集中国红军英勇斗争的历史材料，介绍国际尤其是苏联军事作家的著述，发行不定期出版的杂志等。（310404）

21日 闽西苏维埃政府文化建设委员会举行补选委员后的第一次会议。会议通过的决议案中，规定共产主义教育与目前实际斗争的教育两者要紧密联系起来，要使受教育者明了马克思列宁主义的理论基础，能够为实现共产主义社会而斗争。要禁止强迫教育，通过宣传教育要使儿童的父母都明了教育的重要，能够送他们的子弟到学校来，使儿童能自愿地来学校读书。要培养革命的教员，在教员中排除不革命的豪绅地主的子弟，吸收工农分子中比较识字的人充当教员。在教材中除详细规定儿童所需的基本知识的课程外，一切课程都要采取实际教材。必须做到由土地税中抽取20%做学校的教育基金。校舍和设备要力求完善。决议案还根据政府常会关于红五月工作的决议，确定在红五月中，“五四”这天要在群众中举行识字运动，要把建立读报团当作一项中心工作来抓，要建立和健全如俱乐部、书报社、新剧团等农村中的文化团体，要建立壁报，组织宣传队，整理标语和做好文化部本身的工作。（310405）

28日 少共苏区中央局通过《目前苏维埃区域少年先锋队工作大纲》。指出：少先队要以坚韧的宣传与鼓动，动员并组织队员与劳动青年到红军中去，要加强少先队本身及劳动青年的政治教育，提高政治认识，要加紧给少先队员以一般的军事训练、普遍的操法、武器的训练及一切军事知识、军事生活的练习，如作战演习、军事常识研究、露营、军用电话、军事游戏等。并指出：文化娱乐同样是少先队主要工作之一。文化娱乐要用识字、阅书报、唱歌、戏剧、音乐、文字、游戏等方法进行，应经常举行游艺会、晚会和做具体的卫生工作。（310406）

本月 中共皖西北特委通过《妇女工作决议案》。要求把广大劳动妇女领导到正确的道路上去，能为土地革命而斗争，要加紧宣传教育工作，提高一般妇女的政治水平。必须做到：（一）向妇女群众宣传只有在苏维埃政权之下才能解除妇女的痛苦，只有拥护苏维埃并扩大苏区，妇女才能得到彻底的解放。（二）要解释妇女只有努力参加生产工作，才能帮助苏维埃建设。（三）要从宣传教育中纠正一切错误，如浪漫腐化、吃纸烟、不切实工作等。（四）各乡苏维埃在5月4日前要成立妇女识字班。识字班的教员由苏维埃政府的工作人员、小学教员或在当地工作的党员担任，上课时间依照多数妇女的意见决定。（五）在每一个纪念节日都要多吸收妇女群众参加宣传工作。（六）注意禁止妇女缠足、穿耳、送童养媳等。（310407）

同月 湘赣苏区中共莲花县第三次代表大会通过决议案。指出文化工作是改造社会的主要动力之一。今后文化工作的任务：（一）加紧文化教育工作。在各区要普遍地继续开办平民学校和初级小学，建立图书馆、阅览室及提倡识字运动。（二）彻底打破迷信和封建制度，努力建设新文化。（三）干净烧毁文约契据。（四）实行婚姻自由，加紧宣传和实现自由结婚、离婚。（五）严厉禁绝烟赌。（六）普遍建立拳术庄俱乐部。（七）彻底打破旧礼教。（八）普遍组织新剧团。（九）建立通俗讲演所和露天讲演所。（十）加紧文化建设工作。各区要建立平民学校、通俗讲演所、俱乐部和各种消费合作社。开展清洁运动，修建桥路等都要有步骤地进行。（310408）

同月 鄂豫皖苏区麻城县苏维埃政府通过《政治任务决议案》。提出要把普及工农教育作为县苏维埃政府目前工作的主要内容之一，要求各地普遍地加强工农群众的政治教育，设置、健全列宁小学和平民夜校。（310409）

5月 3105

1日 琼崖女子特务连在海南省乐会县成立。琼崖女子特务连即红色娘子军。它既是一支红军部队，又是一所革命的妇女学校。全连队100余人，都来自农村，大多数人没有文化，军事素质比较差。但是，她们学习非常认真，每天的生活安排很紧张，一般是上午和下午进行军事训练，中午在树荫底下或其他地方学习文化，夜晚站岗放哨，有时演习军事紧急集合，过着军事化的战斗生活。（310501）

7日 闽西苏维埃政府文化部发出《关于组织读报团的通知》。指出读报团的最大任务，就是要把一切宣传品，尤其是《红旗》《红报》等报纸、刊物、传单的文字宣读给不识字的工农群众听，使政府的政治主张、斗争策略以及目前的政治消息能深入到群众中去。不只是使他们明了，而且要求他们去行动。组织读报团之前，要做好宣传工作，使群众自动地参加读报团。读报团以乡为单位组织。设主任一人，其任务是负责分配宣传品及推动各读报组的工作。读报组以居住邻近的5人或10人组成，每组选举组长一人，负责召集会议读报及保存宣传品。县区各机关也要建立读报团，把公差、伙夫等不识字的工作人员集合起来，指定专人给他们读报。读报要安排在群众空闲的时间。读报后要征求群众的意见，让他们把感想和疑问说出来，再讨论和解释，使群众深刻地了解报纸上讲的内容。（310502）

8日 闽西儿童团第二次代表大会通过决议。指出，目前共产儿童团的任务：（一）拥护保障土地革命胜利的红军和为儿童争利益的苏维埃。（二）把儿童团组织加强并扩大起来。（三）要争取儿童自己的利益，包括使其充分接受共产主义教育；要有充分的游戏和娱乐时间；反对打骂儿童；反对国民党的党化教育和童子军教育；不做有害儿童身体的工作；反对资本家、豪绅地主、富农压迫、屠杀儿童。儿童是将来建设共产主义社会的人，因此身心要健全，不应受到任何伤害，所以绝对要做到：（一）不吃烟酒及一切有害身体的东西；（二）不打手心；（三）不赌博；（四）不互相打骂；（五）注意日常卫生——漱口、刷牙、洗脸、洗身、换衣、剪指甲等。（310503）

15日 闽西苏维埃政府文化部翻印中革军委总政治部撰写的《识字运动》一文。指出：从各方面看，识字运动都有非常重要的政治意义，不能把它看作是一般的文化工作。识字运动的目的是使青年或成年男女都识字。为了完成这一任务，就要建立识字班和成立识字运动委员会，开展群众性的识字运动。识字的教材和教法有：（一）识字要和说话联系起来。要使人们在识字以后，能做到心里想的口能说出来，口里说的手能写出来。（二）教单句。教单字枯燥乏味，要教一句完整的话。开始教单句，不必用什么课本，只需把日常口语写出来就行。（三）教短文。不仅学了文字，而且要结合学过的革命道理。（四）编课本。课本是经过编审的，文字和内容都经过了一番研究和安排，但其内容只注意一般性和普遍性。因此必须在课本之外，编写补充教材。（五）复习和练习。学习过的课文一定要复习，而后才能教新的。练习就是依照已经学过的句子和文章格式，仿造新的句子、新的文章。要做到能读、能写、能用，就要多练习。（六）教写字。要教写字的方法。（七）每次要教得少。材料不可太多，时间不可太长。既不影响学习者的工作时间，又能达到了解深透，练习成熟的目的。（八）要随时随地教，随时随地开展活动是最有效的方法。（310504）

17日 共青团闽西苏区汀连县第一次代表大会通过决议案。指出文化建设方面要做的工作：一是设立劳动学校，发动青年与儿童入学读书。二是设立俱乐部、书报社、新剧团和开展识字运动。要帮助各乡普遍设立俱乐部，在俱乐部和劳动学校中设立书报社。要纠正把俱乐部当作单纯的娱乐机关，而不趁此机会宣传教育群众的错误。要帮助每个区建立一个新剧团，帮助和督促苏维埃开展识字运动。（310505）

20日 广西右江上游各县召开革命代表大会，通过了《右江上游各县革命代表大会决议案》。在教育方面，要求各县开办短期训练班，经常召开各种会议，研究革命书籍，多看新闻报纸，要多向有正确经验的革命同志提出各种问题，互相讨论。在军事方面，要求建立强有力的武装，受相当的教育，进行军事的训练、政治的训练、文化的训练等。（310506）

21日 闽西苏维埃政府第三次执委扩大会议制定《两个月冲锋计划》。提出在两个月内开办50所列宁高级小学和工农学校，在夏收之前上课一个月。由文化部编写教材，并着手进行教师登记、审查和训练工作。同时，提出开办工农宣传员讲习所和建立俱乐部。（310507）

本月 鄂豫皖苏区在新集创办列宁师范学校。郑位三兼任政委，徐宝珊任校长。该校旨在培养用革命方法从事实际的儿童教育和社会教育的文化教育干部。开设课程有教育行政论略、政治常识、社会发展史、国语、算术、地理、历史和文体课。学员由各县苏维埃政府保送来校，入学条件是必须具备高小毕业文化程度，历史清白，拥护苏维埃政府的各项政策。在校学习时间为6个月。学校重视教育实习，曾多次组织学员到新集各列宁小学去试讲，并对每个人的试讲情况进行评议。学员毕业后，由鄂豫皖省文化委员会分配到各县列宁模范小学担任校长或教员。（310508）

同月 中共鄂豫皖中央分局在新集举办党员干部训练班。任务是训练区委和支部书记。连续办了6期，学习时间为3个星期。学习课目有政治理论、党的建设、苏维埃建设等。在此前后，中共皖西北特委在金寨连续举办了6期党员训练班，为各县县委和区委、支部训练党员158人。其中男党员126人，女党员32人。学习的内容是中共皖西北特委宣传部编印的小册子，其中有《各级党部组织及工作方法》《党团工作》等资料。（310509）

6月 /3106

5日 中共闽西苏区汀连县委第三次执委扩大会议通过决议案。提出：每个乡村、机关、学校、军队、作坊普遍地建立读报班或读报小组，阅读《红旗》与《红报》，提高群众对党的认识。各区乡要建立《红旗》推销处。要领导和督促各级苏维埃政府实现文化教育计划。各学校应于1个月内举行全县教师登记，对教师加以审查。县苏维埃政府已计划开办指导员训练班，各区应派可靠的工农同志接受训练。各地要普遍举行识字运动，组织农村壁报社、新剧团等文化教育团体，提高群众的政治水平。（310601）

6日 闽西苏维埃政府文化部发出《关于开办教育巡视员训练班的通知》。指出，为了调查各地的教育状况，整理学校教育，故决定开办短期的教育巡视员训练班。巡视员数额为30名，每县要派3~5人。巡视员的条件：有教学经验的，对于革命忠实的，背景好的知识分子，或进步的稍识文字的工农分子。各县和直属区都需要派人参加训练。训练时间为两个星期。拟在6月15日开班上课。（310602）

7日 闽西苏维埃政府文化部发出《关于开办列宁短期学校的通知》。指出，目前苏维埃的教育需要大加整顿。为了适应目前对指导员的急需，苏维埃政府文化部决定开办列宁短期师范学校。短期师范学校设在虎岗，拟招收学员100名。明确规定各县选送学员的数额。提出招收学员的条件：家庭背景好，对于革命忠实，无反动政治派别嫌疑，知识分子中不要豪绅地主富农的子弟，进步的稍识文字的工农分子也可入学。年龄应在18~35岁。学员入学后，由政府供给伙食。在校训练期限为1个月，从7月1日起，至7月底结束。（310603）

13日 闽西苏区汀连县苏维埃政府文化建设委员会第一次联席会议通过决议案。要求每区建1所高级劳动小学，每乡最低限度建1所初级劳动小学。每村都要建立夜学。高级劳动小学的指导员在本区范围内无法解决时，可由县文委会分配。初级劳动小学的指导员由各区提选。各区应将知识分子的情况在7日内调查出来，报到县文委会，由县文委会详细审查，将文化程度高的提选出来，分配到各区担任高级劳动小学的指导员。学校的各种课本应尽可能翻印，如各种课本都教完了，由文委会建议再发给新课本。在发给新课本前，可用《红报》《红旗》《列宁青年》及各种决议等来做教材。各地应将读书的好处向群众广泛宣传，使他们自动督促子弟去学校读书，也要使读书的儿童邀请不读书的儿童读书。学校指导员要转变教授方式，经常接近学生，用各种办法激发学生的学习兴趣。各级文委会要马上健全起来，要经常派人到下级巡视。县区均可出版画报、壁报。每个乡村都要建立读报团、俱乐部、新剧团和宣传队，各个圩场要经常派人去做宣传工作。各地可根据闽西苏维埃政府的决议，以土地税收入的20%作为教育经费。（310604）

17日 共青团苏区中央局通过《关于儿童运动决议案》。指出苏区儿童运动的任务：用儿童所了解的方法，教育劳动儿童拥护苏维埃和红军，拥护土地革命，参加反对地主富农的斗争。改善儿童的生活状况和教育状况。在苏维埃区域内，应组织统一的"共产主义儿童团"，工农出身的儿童皆可加入。儿童团的标志是红领带，儿童团的口号是"准备着，时刻准备着"，儿童团的仪节是举手礼。共青团各级团部之下应设立儿童局，其任务是经常检查儿童团的工作，按照党的政策领导儿童运动。儿童团的组织，可以村为单位，每村一队，人数过多的地方可以分为数队。儿童团的下级领导者必须是共青团员。（310605）

19日 湘赣省安福一区工农兵第三次代表大会通过决议案。规定：高级小学应组织校务委员会计划和管理学校一切事务；学生应按照年级组织少年先锋队和共产主义儿童团；初级小学应推定校长一人管理学校事务；每个乡政府应酌量地方远近开办初级小学1所或数所，以普及共产主义教育到青少年中间；应推广平民夜校和识字班、阅报处等，以救济失学青年和成年男女；苏维埃治下的男女青年，政府应强制其入日校，成年失学男女应强制其入夜校；各级学校应组织俱乐部，以供学生在休息时间有娱乐之所；各级学校应有宣传队、新剧团、化装宣传队、化装讲演团的组织，于每星期日或各种纪念日到各地宣传，宣传的材料和剧本由区文化委员会编制发给；各级学校每星期一上午应举行列宁纪念周，由教员做政治报告和校务报告，学生应有政治讲演；要动员广大群众参加识字运动，使每一个劳动群众有识字的机会；在每个乡政府，应以5~7人组织识字运动委员会，计划识字工作；在每个乡村，应以生活接近的10人组织一个识字小组；每月末，要以乡为单位举行识字竞赛；识字运动的教材教法可照中革军委总政治部编辑的《识字运动》执行。（310606）

20日 中共红一方面军临时总前委在南丰县康都圩举行扩大会议。会议历时3天。讨论了办红军学校的问题，决定为办大规模的红军学校准备学生、教材和人才，还要办地方教导队。毛泽东在讨论中指出，红军学校仍要办，必须抽调高明的负责人，学生也要由红军中抽出，教材必须切合实际，少讲理论。（310607）

本月 中共皖西北特委向中共鄂豫皖中央分局的报告中说，红十二师经常办有一个随营学校，培养连排干部，每期约百人。还办了列宁小学，专门训练勤务马夫队中的一般青年。在战斗部队中，以班为单位，普遍成立了士兵识字组，选举识字者充任组长。除识字外，也向战士解释目前的政治口号，灌输共产主义思想。特委还办了一个教导队，训练各县赤卫队连以下的干部人才。训练时间规定为5周。训练内容多是一般的军事知识和游击战术。也有政治课程，讲解怎样分配土地，怎样加强苏维埃政权等亟待了解的问题。此外，红十二师还办了1个党务训练班，训练一般工农下级干部来做党的工作。（310608）

7月 3107

1日 鄂豫皖苏区举行第二次工农兵苏维埃代表大会并发表宣言。明确提出，苏区的教育方针："苏维埃政府创办免费的学校，专门教育工农子弟，养成为工农谋利益，建设苏维埃，去推翻地主、资产阶级的统治。"这次代表大会通过了《关于文化教育政策的决议》，提出对于工农分子实行免费的教育，对于地主、商人及一切剥削别人的分子，征收特定额的学费。苏维埃政府按照自己的财政状况做出教育经费预算，各群众团体亦划出相当经费，创办文化教育事业。设立各级普通学校，造成苏维埃政府需要的人才。要严格反对三民主义的、孔孟之道的、耶稣教会的以及一切反映地主资产阶级思想的材料，统一教材内容，严格以马克思列宁主义为根据，编定各种模范读本，供学校使用。要重新审查教育干部，广泛吸收非苏维埃的教育工作人员到苏区工作。广泛组织识字班、读书班等，努力消灭文盲。（310701）

同日 共青团苏区中央局机关刊物《青年实话》创刊。陆定一、魏挺群先后担任主编。刊物宗旨是不但要解释青年运动的一般理论，解释青年政策的实际运用，解释共青团当前的口号和任务，而且要指示各方面的实际工作，汇集和整理各种斗争的经验，讨论团内的工作。1934年9月停刊，共发行141期。（310702）

8日 闽西苏维埃政府常委会批准《闽西各县区文委联席会议决议案》。在谈到学校问题时指出，要加紧向群众宣传文化教育的重要性，使父母自动督促其子女入学。儿童团、少先队也要加紧做"到学校去"的宣传工作。同时学校要改良教育方法，改良设备，用学生组织的力量来推动儿童读书。教材要与当前斗争、群众实际生活、地方实际情形联系起来。关于教育经费问题，重申了以土地税收入的20% 作为教育经费，不足时由县苏维埃政府补助。同时富农豪绅的子弟来读书要收学费。并指出，进行社会教育的最好办法就是夜学，夜学用费少而收效大，要求有初级小学的村庄都要建立夜学。此外，还要建立和健全俱乐部、《红报》通讯网。并规定了健全各级文化建设委员会和加强上下级联系的几项具体办法，要求各地订出工作计划，搞好文化教育工作。（310703）

13日 鄂豫皖苏区英山县召开第一次工农兵苏维埃代表大会，选举产生了县苏维埃政府主要领导干部。县苏维埃政府中设文化委员会，具体领导全县的文化教育工作。不久，县文化委员会做出决定：停办私塾，废除四书五经，代之以列宁小学新编的课本。贫雇农子弟免费入学。由乡苏维埃文化委员领导列宁小学，经常检查学校工作。8月，英山县北门列宁小学成立，这是该县第一所列宁小学。据统计，到1932年，英山县开办列宁小学48所，有教员61人，学生1780余人。（310704）

20日 《闽西列宁青年》第9期报道，闽西苏维埃政府文化部为了系统地阐明苏维埃的教育方针，以供给劳动小学指导员实际的材料和意见，决定7月份出版《苏维埃教育》月刊。闽西各机关根据文化部的建议，已设法添购书籍和搜集私人藏书，以成立大众读书室。（310705）

31日 中共皖西北特委第二次扩大会议通过决议案指出：皖西北苏维埃政府过去对于文化教育工作始终是忽视的（如各地小学读三字经、百家姓、四书五经、三民主义的课本等）。今后各级苏维埃政府应将文化委员会切实建立起来，要办教师训练班，培养教师人才，要撤换不良教师，编印课本，废除旧的书籍，建立俱乐部、图书馆、阅报室、通俗讲演所和工余学校。（310706）

本月 鄂豫皖省在新集召开工农兵苏维埃第二次代表大会。大会选举高敬亭为鄂豫皖省苏维埃政府主席。省苏维埃政府设文化委员会（内分学校教育科、社会文化科、国家出版科），张克斌为主席，负责苏区文化教育工作。大会发表的宣言提出：苏维埃政府创办免费的学校，专门教育工农子弟，为工农谋利益，建设苏维埃，去推翻地主、资产阶级的统治。大会还通过了《关于文化教育政策的决议》，提出要在革命战争的枪弹烟火中，去创造鄂豫皖苏区的文化教育工作。其主要办法：（一）苏维埃政府在共产党领导下，发展无产阶级的文化教育，对于工农分子实行免费的教育，对于地主商人及一切依靠剥削别人的劳动去生存的分子征收特定额的学费。（二）苏维埃政府应按照财政状况，划出一定款项来做文化教育工作，各群众团体亦需划分相当经费，创办文化教育事业。（三）苏维埃政府应订出整个教育计划，设立各级普通学校，造成苏维埃政府所需要的各方面的人才。（四）审查教材，统一教材内容，严格以马克思列宁主义为依据，编订各种模范课本，供给学生使用。实行生产化的教育，每个学生都要参加生产。（五）重新审查文化教育干部，广泛地吸收非苏维埃的文化教育工作人员到苏区来工作。（六）广泛发展和建立俱乐部、游艺会、美术、戏剧、化装、讲演等工作。（七）建立公共图书馆、博物馆、革命博物馆、公共阅报所、通俗讲演场等群众教育组织。（八）努力开展消灭文盲运动，除扩大和发展学校教育外，还要广泛组织识字班、读报班、读书班等组织。（九）奖励书籍著作。非苏维埃公民创作的有价值的著作，苏维埃文化教育机关审查并许可发行者，予以独立出版发行的便利。不经政府批准，私人不得出版刊物。（十）利用文化教育机关向广大群众进行反迷信宣传教育工作，提倡卫生运动。（310707）

8月 /3108

6日 鄂豫皖省苏维埃政府文化委员会发布第二号通知。要求各地做好以下工作：（一）建立文委会。如已建立了文委会，必须整顿起来，并制订具体工作计划。（二）以区为单位召集各校教员联合会。开会时，必须请党的和苏维埃机关的负责人做目前政治形势的报告，并讨论学校管理以及教育方法方面的实际问题。（三）自下而上建立教员联合会和学生联合会。（四）依照各地实际情况，确定教员的薪水和伙食费。（五）各校校舍若有破坏倒塌者，从速修理和整顿。（310801）

7日 鄂豫皖省苏维埃政府文化委员会发出第三号通知。说：鄂豫皖苏维埃政府文化委员会决定开办短期教员训练班，招收学员60名。各县须派年龄较轻、工作积极的分子参加培训。须将行李及笔墨纸等带来，并须有县区文委会的介绍信。训练班地址在郭家河列宁高小。（310802）

9日 共青团鄂豫皖中央分局召开第一次扩大会议。会议通过决议，要求各地共青团组织用很大力量来做文化教育工作。主要工作：（一）有小学的地方团部要加紧在日常工作中领导学校中的团支部，必须派出同志到小学及其他文化教育机关工作。（二）利用各种群众的集合大会来唱歌、游戏和进行一般的政治宣传。（三）把各地的俱乐部、识字班、游戏场切实建立和整顿起来，动员群众积极参加。（310803）

10日 鄂豫皖省苏维埃政府文化委员会发出第四号通知。要求各县文化委员会和教联会、学联会做好以下工作：（一）切实建立各级文化委员会。（二）每个列宁初级小学应在附近地方建立1所贫民夜校和通俗讲演所、读报班。各机关在驻扎地方亦应尽可能地建立这些组织。县文化委员会应按期制定通俗讲演大纲，供给讲演人做材料。（三）省文化委员会准备在秋后开办比较长期的教员训练班。（四）各级教联会、学联会要在2周内建立起来，并要切实领导工作。（五）应尽可能地在暑期开办短期教员训练班，训练列宁初级小学的教员。并应选择比较进步、懂得教授法的教师充当流通教师，以改进教授与管理。（六）列宁小学应按文化程度高低编班。（310804）

13日 鄂豫皖省苏维埃政府文化委员会发布《巡视纲要》。规定巡视员巡视时，在学校教育方面：（一）对教员资格的考查：无反动嫌疑及富农思想者；无封建思想及宗教迷信者；无恶劣嗜好者；有劳动能力者；有阶级觉悟，信仰共产主义者；通晓语体文者；吃苦耐劳者；略知儿童心理者；明白学校管理者。（二）对学校布置的考查：校址必须是中心地点；教室须多开窗户；桌椅须适合儿童的体格；室内必须粉白；空气必须流畅；标语图书必须适合儿童的要求，能启发儿童的阶级意识；必须有游戏场，稍为设备体育器具；大小便所必须安置在适当的地方，男女隔开。（三）对学生的考查：有无反动分子的子女在校读书；是否认识共产主义；是否晓得劳动意义及将来的责任；授课程度如何；身体发育如何；是否有传染病；进步如何；有无不良习惯；服从学校纪律否；精神是否活泼；是否参加生产。（四）对教授课程的考查：是否免去了背诵方法；教师懂得设计教授法否；教过的书，学生是否都懂得；是否依照儿童的程度去教；教授语言是否通俗；教授材料是否丰富；教授时，学生精神是否振作。（五）对教材选择的考查：无产阶级化的文章；有趣的诗歌；有趣的游戏；有趣的劳动；无产阶级的趣史；儿童界的故事。（六）对训练程度的考查：有无朝会；每星期是否有政治演讲；每日有游戏否；训练时，是否避去命令式；学生知道开会与否；学生加入学生公社与否；对学生公社信仰如何；有无劳动童子团、学生会组织。（七）对学校与社会联系的考查：一般民众对学校有何意见与批评；学校知道学生家庭情况否；是否开过恳亲会、同乐会；学生家庭对新教育注意否。社会教育方面，主要考查：（一）是否普遍设立读书班、识字班、列宁室、俱乐部等文化团体的组织；（二）在各种文化组织中是否吸收了广大工农群众；（三）用什么办法引导群众注意这些文化组织；（四）这些文化组织布置如何；（五）文化组织负责人情况。学校经费方面，应考查：（一）校务委员会及当地文化委员会对学校是否负责任；（二）教师薪资、伙食费大概共计多少，出于何处；（三）教学用费是否困难。巡视结束后，了解各地的教育情况，发扬好的，纠正错的，促进无产阶级文化教育的实现。（310805）

20日　少共闽粤赣省委扩大会议通过《团的目前任务决议案》。指出：目前团组织应积极进行的工作之一是“开展读书运动”。团省委应配合党的省委，在1个月内开办一所党校，选派团员到党校学习，培养和训练工农干部。（310806）

27日　中共中央通过《关于干部问题的决议》。要求各级党部在日常工作中加紧锻炼和教育干部，建立列宁读书室、研究小组、学习会议，并进行广泛的个别教育，用一切方法去提高干部的政治水平。指出：省委与地方党部应有计划地进行各种训练班的工作。地方党部与中心支部应随时举办流动训练班和临时小组讨论会。在苏维埃区域，应大规模地进行各种人才的训练，如办党校和军事政治学校等。要把这一工作看作最重要的任务之一。（310807）

29日　少共湘鄂西省委通过《儿童工作决议案》。指出，过去许多地方组织对儿童工作有不正确的理解，其表现：（一）把儿童组织看成是单独纯粹的文化组织，和政治上没有关系。（二）取消了儿童工作。（三）把儿童工作看成是做侦探、剥树皮、搞宣传等，除这些外就没有别的事了。（四）把儿童工作看成是仅仅搞游街、打土豪等。（五）把儿童组织看成是狭小的组织，只有农民、工人的子弟可以加入，其他成分的孩子都不要。这是关门主义的表现。要求，儿童工作要转变，要加强对儿童工作的领导。儿童团的组织系统，从省委到大的乡，一律改为儿童局。省委要责成各县委、各区委派一个常委专门指导儿童工作，经常讨论儿童工作，要把儿童运动和儿童工作的中心转变到以无产阶级斗争的精神去教育儿童方面，坚决反对把儿童工作看成只是文化工作或者只是做侦探工作。儿童团的工作内容要大大改变，要从儿童的特殊性质进行工作，团结广大的儿童。（310808）

本月 中共赣东北省委在横峰县葛源区枫树坞开办共产主义学校。由方志敏兼任校长，教务工作由省委宣传部部长涂振农负责。学校宗旨是培养和造就各级领导骨干，提高政治理论水平和领导艺术，以适应革命战争形势不断发展的需要。学员都是县、区领导骨干和省委机关干部。在校过着严格的军事生活。学习的课程有马列主义概论、土地问题、青年工作、婚姻法、白区工作等。学习时间为3~4个月。该校共办了3期，1934年停办。（310809）

同月 鄂豫皖省召开赤色教师学生代表大会。大会通过的《赤色教师学生代表大会决议案》指出：苏维埃的文化教育必须建筑在广大工农群众的基础上，培养革命的工农干部，尽量提高文化知识，使他们的伟大创造能力和新的思想尽量发展，以完成整个革命的任务。要求苏区教师加紧对政治问题的研究，提高政治觉悟，把教育与生产联系起来，进行“生产化”的教育。教师除担负学校教育外，还要自动地热心教授读报班、识字班、讲学所等，积极完成培养工农干部的任务。要求苏区学生积极参加反对封建残余思想和宗教迷信思想的斗争，参加学校管理，对于应设置什么课程，应采用什么方式教学，都可以发表意见，免得毕业后不能担负革命工作。大会通过的补充决议提出，各县应设立公共图书馆、公共体育场、政治理论研究会、通俗讲演所等社会教育组织。各县教联会应帮助文委会调查和统计学龄儿童，完成教师学生联合会的各种统计。各县苏维埃政府应设立印刷科，印刷应用课本，翻印革命书籍，以充足教材。各县应开办职业学校，培养专门人才。各县应设立教师训练班，培训新教师以洗刷那些封建的老学究。（310810）

同月 鄂豫皖省公布《赤色学生联合会简章》和《教师联合会简章》。这两个简章是在赤色教师学生代表大会上通过的。《赤色学生联合会简章》共5章23条。规定本会宗旨：助理学校行政；实现学生利益；练习集体生活；提高青年斗争情绪，推动社会进化的一切准备工作。凡在校学生，无不良嗜好、无反动言论与行动者，经2名会员介绍和执委会的批准，即可入会。会员有发言权、表决权、选举权、被选举权及会中他人所享受的权利，都有服从并执行本会一切决议和工作的义务。本会执行会务机关为各级执委会，最高机关为全区学生代表大会。《教师联合会简章》共4章19条。规定本会宗旨：实行苏维埃文化教育政策；研究学术以充实教材和良好的教学法、管理法；锻炼集体生活，实现教师、学生的特殊利益；促进社会教育的建立；厉行文化斗争，建设无产阶级新文化。入会手续除已组织之乡、区、县教联会外，会员入会须得2名会员介绍。本会执行机关为各级执行委员会，其最高机关为全区教师代表大会。1932年7月，鄂豫皖省文化部重新印发这两个章程，并把《教师联合会简章》改为《赤色教师联合会简章》。(310811)

同月 中共皖西北特委创办党员干部学校，又称“皖西北党务干部学校”。校址在安徽省六安县金家寨，后迁麻埠。校长由特委书记兼任。学员都是来自六安、霍山、霍邱、英山等县党的区委干部和共青团干部。经常有学员80多人，最多时达100多人。开设马列主义概论、党的基础知识和中国革命问题3门主课。每期学习2个月左右，结业回原所在县工作。(310812)

同月 湘赣苏区酃县苏维埃政府在石州安坑开办红军学校。学员是县警卫连和区乡游击队班排干部。此前，中共酃县县委还在西州里开办党团训练班。训练班由张平化主持，有学员40多名，都是党团员中的积极分子。训练班结束，学员分配县、区、乡党政机关工作。(310813)

9月 3109

3日 欧阳钦向中共中央所做《中央苏维埃区域的报告》中指出，红军一、三军团各军、各师中都有直属教导队或随营学校。红军中的一般政治教育，平时每日都有政治课，由政治委员负责。士兵会经常有文化工作，如识字运动、壁报、娱乐会等。壁报是士兵投稿的多，从政治到日常生活上的文章都有。军事教育每日都要上课，最注重散兵抢山头和瞄准等练习。军事技术已比过去有所进步。报告中还说：在苏区平时放哨、查路条等工作，多数由少先队担负，儿童团也可以做些文化教育工作。(310901)

5日 湘赣省安福县少年先锋队第二次代表大会通过的决议案提出：目前少先队的中心工作之一是争取青年群众的一切特殊利益。在学生方面，应反对奴隶教育，反对昏庸老朽的教师。学生应有研究共产主义的完全自由，应享受劳动阶级的免费教育。学校要有相当的卫生及娱乐等设备。学生有参加管理学校之权。学生应参加各种革命运动和革命斗争。应废除国民党党化教育的书籍及其他一切腐朽的反动书籍。学生要有言论、集会、结社、出版的自由。(310902)

6日 中共赣东北省党代表大会通过了《苏维埃工作决议案》。规定了赣东北省今后的中心任务，指出最近赣东北省文化教育委员会的工作计划颇适合于工农劳苦群众的利益，应努力求其完全实现。党应促进文化委员会不断地订出新的切实可行的文教工作计划，以提高贫苦儿童、成年群众和妇女的文化程度和政治认识。为使党的一切策略马上深入支部并正确地执行起来，必须加紧党员的教育训练。为此需要：（一）凡属中央和省委重要决议和指示，必须动员全党用各种会议形式来讨论，每个同志必须参加讨论和热烈发言，并要根据讨论结果做出决议，报告上级党部。（二）加紧巡视工作。在巡视中要传达党的路线，帮助同志了解党的一切策略，就地指示一切实际工作。（三）实行各级党委和支部、小组的工作检查，发展同志间的批评和自我批评，指出工作中的错误、缺点和经验教训，并要联系实际进行阶级教育和共产主义教育。（四）即使对同志执行纪律处分，亦必须带有教育的意义，要绝对避免命令主义和惩罚主义的工作方式。（五）省委要办一所固定的党校，训练和造就党的干部。（六）省委文件务要短浅，以便识字的同志都能看懂和执行。（七）要在支部之下设立读报小组，责成识字的同志经常按期向不识字的同志和革命群众讲解党报及苏维埃机关报文章内容。（310903）

10日 湘赣省各县妇委联席会议通过了《妇女工作决议案》。指出农村中妇女的文化程度特别较男子落后，因此加紧妇女群众的教育训练，提高妇女的政治水平线非常迫切。对妇女不但要施以政治教育，还要教劳动妇女识字、算术、看护、革命知识和搞家庭卫生等与日常生活有关事项。各地应领导妇女去列宁学校读书，还要组织识字班，设立妇女补习学校、女子职业学校等，以提高妇女参加政权和群众团体的工作能力。提倡妇女学习生产技能，以提高生活能力。（310904）

18日 日本关东军炮轰沈阳北大营，制造了震惊中外的九一八事变。中国抗日战争爆发。（310905）

23日 湘鄂赣省工农兵苏维埃第一次代表大会通过《文化问题决议案》。指出，在苏区进行文化工作，就是要尽量向群众灌输马克思列宁主义及一切无产阶级革命的教育与理论，提高群众的政治认识，加强群众的阶级意识，深入阶级斗争，发动工农劳动群众起来进行反军阀、反国民党的剧烈运动。湘鄂赣苏区文化工作的方针和具体实施计划：（一）学校教育方面，反对帝国主义基督教教育，反对国民党的文化教育，反对军阀主义的教育，实施马克思列宁主义的阶级教育，重视工农阶级的军事教育，提倡职业教育，普遍建立各级赤色学校。学校的编制，一律采用四二制。要确定教育经费，实施免费教育。要统一教材，改良教材内容。要采用启发式与会议式教学方法，废止注入式、压人式的教学方法。要注意学校卫生，注意培养教师人才。（二）社会教育方面，要动员群众参加识字运动，大力扫除文盲。要反对宗教，破除迷信。（三）铲除封建习俗，根本肃清“三从四德”、男尊女卑、守贞节等旧礼教和旧道德观念。（四）实行婚姻自由。反对包办婚姻、买卖婚姻、秘密卖淫。（五）提倡社会娱乐事业。各级政府机关、革命团体得自由设立俱乐部。俱乐部应切实建立各种娱乐事业。（六）倡办农村小报和工厂小报。小报内容包括社论、斗争消息、反动派消息、农村或工厂生活、来信。（七）建立赤色图书馆，并在农村设立移动性图书馆，于各乡流动阅读。（八）设立公共娱乐场所及公共体育场。（九）注意文化讲演。讲演题材须由县苏维埃文化部或省苏维埃文化部审查。（十）注意公共卫生，举行清洁灭蝇工作和卫生宣传运动。（十一）注意学龄前儿童教育。（十二）自由结社，经区苏以上政府登记，得自由进行马克思列宁主义研究，可成立社会科学研究社以及赤色文学社等。（310906）

29日　少共鄂豫皖中央分局给皖西北团特委发出指示信。指出团应把文化教育工作看作主要工作之一，各级苏维埃文化委员会建立起来后，应随时随地考察其成绩。列宁小学应普遍建立，最低限度设立一所模范小学校。共青团应成为学校的主要领导者，应看作第二个团校。各级共青团组织应在群众中设立识字班、读报班、青年儿童游戏场和列宁室。（310907）

本月　鄂北红色军政干部学校在房县成立。红三军政治部主任柳克明（柳直荀）兼任校长。其任务是培养军事政治干部，以供充实、扩大红军及地方武装之急需。学校采用军事编制，全校编为一个大队。学员来源主要是红军基层干部、赤卫队骨干和地方干部。学习时间为3个月。学习课程包括军事、政治、文化、经济方面。采用教材有《工农专政》《苏维埃问答》《步兵操练》《红军千字课》等。教学采用"军事与政治并举，课内与课外并举"的方针。这个学校共办2期，多数学员分配到红军和赤卫队工作，一部分分配到县、区、乡苏维埃政府。（310908）

同月　毛泽东在宁都小布找何长工和邓萍谈办军校的事。他说：我们决心下点儿本钱，调你们两个军长和四个师长，还有十几个团长和政委来办个学校。北伐时有个"黄埔"，我们要办个"红埔"，办个培养干部的基地。根据蒋介石其人的本性，估计战争会越打越大。培养红军干部是一项极其重要的任务。我们必须向部队源源不断地输送经过学校培养的军政素质好的红色指挥员。他还说：新旧军阀都懂得有权必有军，有军必治校的道理。我们是人民的军队，为了战胜反动派，也要学会办校、治军，培养自己的治军人才。此次谈话后，何长工和邓萍等到瑞金参加红军学校筹建工作。（310909）

同月　应毛泽东之邀，徐特立起草适合苏区实际情况的教育方案。他在兴国、于都等地进行了深入的调查研究，与群众商议和总结实践经验，起草了扫盲教育方案，其中提出"老公教老婆，儿子教父亲，秘书教主席，马夫教马夫，伙夫教伙夫，识字的教不识字的"一整套扫盲教育的方法。毛泽东对这个方法很是赞赏，并做了补充和修改。（310910）

10月 3110

1日　共青团湘赣省委通过《关于青工工作的决议》。指出，共青团应该在青工中进行阶级教育。需要在城市里建立工人子弟夜校，在乡村普遍地领导青工参加贫农夜校及识字班，使青年工人享受共产主义的免费教育。青工小组要定期召开会议，加强阶级教育。要领导青工看党报、团报及革命团体的各种宣传品，并要识字的人解释给不识字的人听。要大力宣传青工学徒艺徒与整个工人一样的不分田地的政策。他们应该参加工人监督资本家及向剥削阶级要求增加工资。（311001）

5日　六安县第三区苏维埃政府文化委员会给某乡苏维埃政府的信中，抄录了关于小学教师的条件，共7条：（一）社会关系不复杂；（二）无反动嫌疑；（三）对革命有相当认识；（四）年龄在40岁以上者，不能充当教师；（五）有流氓行为者，不能充当教师；（六）充当绅界或混过小差事的，不能充当教师；（七）信仰宗教的，不能充当教师。（311002）

6日　中共湘赣边临时省委颁布《湘赣边苏区赤色工会暂行组织法》。规定：工会应开办工人补习夜学、工人子弟学校和俱乐部、娱乐会等，教育成年工人及工人子弟，引导工人参加正当的游艺，清除一切陈旧腐败的习惯和恶劣的娱乐。（311003）

同日　中共鄂豫皖中央分局发出第三十六号通告。要求各县下万分的决心，大胆地提拔工农干部，培养干部分子，并执行以下决定：（一）各县要在10月以内按分配数目把提拔的工农分子（绝大部分是雇农和工人）送到工会、苏维埃政府和中央分局。（二）送来的工农分子不论是否党员同志，必须符合能够学习、政治上比较坚定、年纪较轻、身体强健的条件。（三）送来的人必须有各县的介绍信和填写好的登记表。（四）要把这个工作视为政治上的动员，要在党内和工会内做深入的教育工作，绝不允许有丝毫勉强的情形。（五）各县县委接到这个通知后，立即召开工会、苏维埃、党团负责同志会议，根据分配的选拔数目，研究和决定选拔和动员的方法。（311004）

10日　中共湘赣省第一次代表大会通过《苏维埃问题决议案》。指出，目前列宁学校需要普遍的建立与彻底的改造，教材需要立即编订，教职员需要审查，富农、豪绅、地主、反动分子的子弟绝对不准入列宁学校，防止破坏共产主义的文化教育工作。农村要普遍设立读书班、识字班、工农夜校，指定识字的工农教不识字的工农。要组织工农兵俱乐部，普遍地设立体育场、游艺场、新戏团、图书馆、阅报处等。这样才能提高工农的文化程度，加强工农的政治认识和培养工农干部。对于各种迷信和四书五经等，必须经过群众路线实行毁除焚烧。各级苏维埃的文化部需要健全起来，经常有计划地开展文化工作。（311005）

20日 刘志丹领导的南梁游击队和阎红彦等领导的晋西游击队在陇东华池县灵锦庙会师。1932年1月，成立了西北反帝同盟军。2月12日，改编为中国工农红军陕甘游击队。为了加强党内教育，组织全体党员干部深入学习古田会议决议和关于开展游击战争的党内文件。开办军政干部训练队，组织班排干部学习游击战术和政治工作，训练和培养创建革命根据地的军政干部。(311006)

同日 湘鄂赣省通山县第二次工农兵代表大会通过决议案。要求各地继续建设列宁学校，培养真正的工农干部。办学经费由县政府担任。各村列宁初级小学一律继续开办贫苦男女群众读书班，经费由村政府负责。开办工农训练班，授以共产主义初步教育，及目前苏维埃运动的形势与各种实际的工作方法。各矿山、工厂要建立工余学校，须有识字的工友教不识字的工友认字，并由工厂负责人给工人讲共产主义的目标和工人阶级的革命任务。各列宁初级学校的教师不必一定要知识分子担任，凡识字的有革命常识的贫苦工农，亦可充当教师。(311007)

23日 中共闽西杭武县第一区党员大会通过决议案。提出：(一)要揭破社会上的谣言(如讲工农分子子弟读了书，就会变知识分子，现政府不要知识分子，来恐吓群众不敢送子弟去读书等)，使群众踊跃帮助设立学校，送子弟到学校读书。(二)各乡劳动学校、夜学、阅报室、识字牌、俱乐部，要非常迅速地建立起来。(三)从实际工作上、斗争经验上，经常教育工农群众。(四)新同志(如候补党员)，应经常开办短期训练班。(五)加紧宣传反对迷信，使群众明了拜菩萨不是解除痛苦的出路，只有革命才是出路。(311008)

28日 鄂豫皖苏维埃政府根据鄂豫皖苏区第二次代表大会通过的《苏维埃政府临时组织大纲》，拟定关于各种委员会工作概要的说明。规定：文化委员会下设学校教育科、社会文化科、国家出版科。学校教育科的职责是整理和创办列宁小学，开办医学班、农业学校、苏维埃学校、财政经济学校、教师养成所，审查学校教师等。社会文化科的职责是办理读报班、识字班、音乐队、俱乐部、新剧团、化装演讲及一切社会文化事业。国家出版科下分编辑委员会、审察委员会、印刷股、发行股。凡私人要出版的作品，经过国家出版科审查后，交给国家印刷机关付印。(311009)

30日 共青团琼崖特委组织工作会议通过决议案。要求各地团的组织对团员和干部进行马克思主义教育和实际工作的教育，组织训练班和各种工作研究会，以及列宁读书班等，以提高共青团员和干部的政治水平。(311010)

本月 红一军团随营学校、红三军团随营学校和福建红军学校合并，在瑞金成立了红军中央军事政治学校。开始称“总队”，由何长工任总队长。建立校部后，萧劲光、叶剑英、何长工、刘伯承先后担任校长，邓萍任教育长。学校领导干部，既是领导，也是教员，还是学员，一身三任。该校第1期招生700人。在反“围剿”紧张形势下，在猛烈“扩红”过程中，学校进入全盛时期。学员最初都是从红军中抽调来的有实践经验的工农分子，百分之六七十是共产党员或共青团员，后来从地方赤卫军和少年先锋队中选拔骨干分子入校学习。它既是培养红军连、排基层干部的综合学校，也是红军总预备队，随时参加反“围剿”战斗，编制保持战斗序列。1932年夏，学校改名为“中国工农红军学校”。（311011）

同月　湘赣省共产儿童团召开全省第一次代表大会。大会通过的《共产儿童团的组织和编制决议案》规定：共产主义儿童团是一个阶级教育性质的组织。它要适合儿童的好奇心理，进行各种文化娱乐工作。它是共产主义青年团的后备军，是造就将来革命健将的学校。共产主义儿童团的组织原则是民主集中制，委员和团长均需选举产生，团员要绝对服从组织，下级要服从上级，在工作上、行动上只可执行组织纪律。共产儿童团从乡团部起，到省团部，各级委员都由代表大会选举产生。各级委员会的主任，即是各级团部的团长。上级团部委员会有改组下级团部委员会之权。共产主义儿童团团员的年龄应该是7~16岁。凡满16岁的，应该编到少先队中。共产主义儿童团直接受共产青年团的政治领导，它的政治活动及组织上、工作上要与共青团团部委员会之儿童局建立关系。共青团的儿童局要经常指示儿童团的工作，要派员出席儿童团会议。儿童团要经常将工作经过、组织情形、活动情形向儿童局做报告，请求指示。同时，与政治有关的问题需要解决时，儿童团应报儿童局转报共青团的委员会出席或指示解决。大会通过的《文化教育工作决议案》提出：儿童团要建议苏维埃政府以乡村为单位建立列宁学校、农民夜校和识字班等，实现贫苦儿童免费教育。要反对昏庸老朽的八股先生和有反革命嫌疑的分子当教员。要求苏维埃政府编制革命课本，禁止使用四书五经及国民党与基督教的书籍做课本。要领导儿童以乡为单位普遍建立游艺场和娱乐所，领导儿童群众组织讲演组，定期轮流讲演，使每个儿童团员都能做宣传鼓动工作。（311012）

同月　熊瑾玎到达湘鄂西苏区，担任中共湘鄂西省委宣传部部长。在监利县开办简易师范学校（简称“简师”），亲自讲课。编制12册小学课本，2册成人补习课本，为发展湘鄂西苏区的教育事业做了大量工作。（311013）

11月 ╱3111

3日　湘鄂赣省万载县工农兵苏维埃政府发布政纲。第23条规定：消灭反动教育并没收其教育经费，进行打破土客籍界限的教育，创办各种红色学校、成年补习学校、妇女职业学校。确定教育经费，实行免费教育和男女同校。成立工农俱乐部，破除迷信，开展识字

运动，提高工农群众文化水平。（311101）

7日　中华苏维埃共和国在瑞金召开第一次全国工农兵代表大会。大会历时13天。在通过的宣言中指出，工农劳苦群众，不论男子或女子，在社会、经济、政治和教育上，完全享有同等的权利和义务。一切工农劳苦群众及其子弟，有享受国家免费教育之权，教育事业之权归苏维埃掌管，取消一切麻醉人民的、封建的、宗教的和国民党三民主义的教育。在苏维埃政权之下，政权组织、教育机关与宗教事业绝对分离，但人民有信仰宗教和反对宗教的自由。大会通过了《中华苏维埃共和国宪法大纲》，其中第12条规定：中华苏维埃政权以保证工农劳苦民众有受教育的权利为目的，在进行革命战争许可的范围内，应开始施行完全免费的普及教育。首先应在青年劳动群众中施行，应该保证青年劳动群众的一切权利，积极地引导他们参加政治的和文化的革命生活，以发展新的社会力量。在大会通过的《关于中国境内少数民族问题的决议案》中，规定必须为国内少数民族设立完全应用民族语言文字的学校、编辑馆与印刷局，允许在一切政府的机关使用本民族的语言文字，尽量引进当地民族的工农干部担任国家管理工作，坚决反对一切大汉族主义倾向。大会通过的《中国工农红军优待条例》，第11条规定："红军在服务期间，子女读书免收一切费用。"第17条规定："凡红军死亡或残废者，其子女弟妹幼小的，由国家设立革命纪念学校专门教育他们，并由国家维持其生活，直到年满18岁，由国家介绍工作。"（311102）

同日　根据中共中央的决定，成仿吾离开上海到达鄂豫皖苏区首府新集，担任中共鄂豫皖省委宣传部部长、省苏维埃文化委员会主席、省教育委员会主任，兼中共红安中心县委书记。（311103）

8日　闽西苏区各县为纪念苏联十月革命节14周年和庆祝中华苏维埃共和国成立，在杭武县举行少先队和共产儿童团大检阅活动。活动历时3天。第1天除举行各种仪式外，还进行操练和防空演习；第2天上午作战演习，下午政治测验；第3天上午游艺比赛，下午扩大红军竞赛，晚上中共杭武县委举行欢送会，同时公布检阅结果和发奖。在欢送会上，县委和县级各机关代表依次讲话，号召大家加紧学习，准备当红军，到前方去杀敌立功。（311104）

13日　少共鄂豫皖省英山中心县委召开第一次活动分子会议。会议通过的决议案指出：改造与巩固苏维埃是目前共青团的紧迫任务。为此，共青团要进行的工作之一，就是用很大的力量来做文化教育工作。在有列宁小学的地方，共青团支部应加紧对学生的领导，建立学校中的团组织，并派得力同志到学校去工作。在没有建立学校的地方，要马上建立列宁小学。利用各种群众大会来做政治宣传。要在人口稠密的地方建立俱乐部、识字班，发动广大劳动群众参加各种文化教育活动。各级共青团团部要推动苏维埃坚决执行鄂皖边各县苏维埃第一次联席会议关于文化教育工作的决议案。（311105）

20日 万载县苏维埃政府文化部发出《关于纠正各红色学校学生无故旷课的指示》。说：各级文化委员会须切实担负起整顿红色小学的责任，经常向群众进行宣传，并督促、劝导儿童家长遣使子弟入学读书。各校教职员须以全副精神进行教育工作，注意儿童心理，改进教学方法，加强与乡苏文委及学生父兄的联系。学生父兄须经常督促子弟入校读书。（311106）

27日 中华苏维埃共和国中央政府执行委员会举行第一次会议。会议选举毛泽东为中华苏维埃共和国中央执行委员会主席。在中央执行委员会之下设立人民委员会，为中华苏维埃共和国中央行政机关，选举毛泽东为主席，瞿秋白为教育人民委员。因瞿秋白尚未到达苏区，不久决定由徐特立代理教育人民委员。会议通过了《地方苏维埃政府的暂行组织条例》，规定在地方苏维埃政府（由乡苏维埃、城市苏维埃到省执行委员会）具体工作中，"应进行该苏维埃境域内的文化教育事业"。（311107）

本月 中革军委在瑞金坪山岗创办红军通信学校。学校前身是红军无线电报务训练班，升格为通讯学校后，以刘兴甫为校长，曾三为政委。学员最多时有1000多人，分为8个队。其中六七百人学司号，100多人学电话，100多人学旗语，还有几十人学无线电。电话队有些年龄较大的学员，其余都是十四五岁到十八九岁。教职员工也不过20多岁。红军通讯学校学员大多是从前方部队挑选出来的战士，也有少数地方自愿参军的同志。学员的文化程度，以无线电队为最高。该校为党和红军培养了最早一代的通信战士。（311108）

同月 中国共产党在瑞金召开苏区第一次代表大会（赣南会议）。代表大会通过的《党的建设问题决议案》中，指出党委应注意马克思主义基本理论教育。为此，各级党组织应采取下列办法：（一）组织读报班，读党报、小册子和决议案，提出问题进行讨论。（二）在支部大会或特别召开的干部会议上做浅显的政治报告或理论问题报告。（三）组织各种问题研究会。（四）出版各种内容的小册子，搜集和编写其他材料，供党员做研究参考。（五）各种训练班要按照训练同志的政治理论水平定出课目。（六）能识字和理论水平较高的同志，应自己看读基本的理论书籍。党应搜集和翻印这些书籍。（311109）

14日 鄂皖边召开各县苏维埃联席会议。会议讨论并通过了《关于文化教育问题草案》。主要内容：（一）为加紧苏区内的文化教育运动，必须健全各级文委会。（二）确定教育经费，以便顺利地进行文化教育工作。（三）迅速翻印各种课本及采办课本（可采用商务印书馆出版的书籍），发到各地，限令早日开学。（四）应用鼓动的方式使儿童自动入学，并与顽固的家长做无情的斗争。（五）特别要加紧妇女教育。（六）切实建立俱乐部、游艺室、读报班、识字班、赤色体育会、平民学校、农村半日学校、工余学校、通俗演讲所、唱歌队，提高苏区人民的文化程度和政治水平。（七）组织反宗教大同盟，彻底破除迷信活动。（八）规定教师的伙食薪资，提高生活水平。（九）多设木牌于路口或粉白墙上，多写政治口号或各种政纲及各种斗争纲领，以扩大政治影响和发动群众。（十）建立教师联合会和学生联合会，帮助文化教育工作进行。（十一）注重卫生运动，健全人民身体。（十二）统一宣传材料，按照政治形势和实际情形，制定标语口号和宣传大纲，发给各级苏维埃文委会。（311110）

同月 河西教导队改称“湘赣红军学校”。校址在永新城内。杨茂、冯达飞、龙云先后任校长。此时，湘赣红军学校招收第2期学员200多人，都是红军各部队和地方武装部队选派的班排干部以及地方优秀青年干部。学校设军事队和政治队，每队设队长和政委。主要课目有军事课和政治课，按正规要求进行训练。军事教员大多是从广西来的红七军干部和投诚起义的国民党军官。政治课程主要学习马克思主义理论、法律条例、土地法、三大纪律、八项注意和时事政策等。1932年春，湘赣红军学校改名“中国工农红军学校第四分校”，招收第3期学员共260多人，设特科队（机枪和迫击炮）、步兵队、政治队。在湘赣苏区，该校共招收5期学员。湘赣红军组成红六军团，长征到湘鄂川黔地区，又招收2期学员。（311111）

12月 3112

1日 中华苏维埃共和国中央执行委员会颁布《劳动法》和《土地法》。《劳动法》明确规定苏维埃政府要保护女工、童工、青工的权益。第41条规定：14岁以下之男女，严格禁止雇佣。14~16岁童工，经过劳动机关许可才能雇佣。第43条规定：设立工厂或商埠学校，以提高青年工人的熟练程度，并给他们以补充教育，经费由厂方供给。严格禁止旧式学徒制和养成工制。各种形式的学徒制，凡比本《劳动法》条文所规定的条件（工资、工作时间、待遇等）恶劣者，宣告无效。《土地法》第8条规定：没收一切封建主、军阀、地主、豪绅的房屋。“经过当地苏维埃，根据贫农、中农的利益，将没收的房屋分配给没有住所的贫农、中农居住，一部分作为学校、俱乐部、地方苏维埃、党及青年团委员会、赤色职工会、贫农团和各机关使用。”（311201）

同日 共青团中央发出《关于目前学生运动的形势与团的任务的通告》。高度赞扬“九一八”事变以来全国范围内的学生运动，要求各地团的组织加紧领导学生日常经济的和政治的斗争。为此，各级团部应设立学生运动委员会，吸收学生运动积极分子，专门研究学生运动的策略和方法。（311202）

10日 中共鄂豫皖省六安中心县委在一份报告中指出，所属苏区内每个乡设立了3~4

所农村小学，有些农村小学还附设夜校，专收男女青年来读书（在七邻湾夜校，有40多岁的农妇来读书）。六区曾办师资训练所及女子识字速成班各1所，县苏维埃政府也办过师资训练班和女子识字所。学校所用课本完全是新编的。此外，县苏维埃政府建立政治讨论会1所。（311203）

11日　《红色中华》在瑞金创刊。它是苏区创办的第一份中央级报纸，为中央工农民主政府机关报（曾一度成为苏区政府、工会、共青团中央一级机构合办的机关报）。初为周刊，后改为双日刊。参加编辑的工作人员先后有周以栗、王观澜、沙可夫、李一氓、任质斌等。在瑞金出版240期，发行4万余份。1934年10月3日，因准备长征暂停出版。长征到达陕北后，1935年11月25日在瓦窑堡复刊。西安事变后，根据中共中央的决定，1937年1月29日改名为《新中华报》。（311204）

15日　博古（秦邦宪）写成《论学生运动目前的形势》一文。指出，目前学生运动已经转变到反对帝国主义斗争上面，转变到直接地坚决地向反动统治堡垒做总的进攻上面。在这种形势下，党必须深刻抓住日益革命化的学生群众，积极努力地在学生中间工作，强烈地开展学生群众的反帝斗争，组织他们的罢工和示威。同时，必须以最大的力量巩固党在学生中的领导。（311205）

19日　湘赣省第一次少先队代表大会通过《少年先锋队组织和编制决议案》。指出，少年先锋队是劳动青年群众半军事性的组织，是工农劳动青年群众的武装自卫组织，是争取青年特殊利益的斗争组织。少先队领导劳动青年的单独斗争和参加一般的斗争，特别是要为巩固苏维埃政权而斗争。同时，少先队也是文化教育的组织，是军事训练的组织，是红军的后备军。少年先锋队完全接受苏维埃的政治领导，它应该有自己的单独组织和工作，不能将少先队与赤卫队、红军合并起来。它与儿童团是互相帮助的兄弟团体，但少先队应加紧对儿童团的帮助。少先队的组织原则应是民主集中制，在工作上行动上应当队员服从组织，下级服从上级。在作战和参加军事行动时，则需服从红军、赤卫军的指挥与调遣。少先队从乡队部起至省总队部，都由代表会选举3~5人组成队部委员会。各级队部委员会设主任1人，下设军事教育科、宣传鼓动科、组织科。各级委员会主任即是各队部队长。上级队部委员会有改组下级队部委员会之权。少先队队员的年龄应该是16~23岁。少先队的实际工作：根据《组织法》重新编制少先队，以便统一少先队的组织。在红白交界地区，少先队应该随时准备转入秘密状态。在苏区边邻的白色区域，少先队不要公开，但要恢复组织、发展组织和开展工作。已被敌人占领的县城，应在县城青年工人中组织少先队，建立队部委员会和开展工作。要以区为单位选择中心的农村建立模范少年先锋队，以简明的信件、命令来代替通告、布告制度的指导方式。特别是要建立经常的巡视制度，密切上下级的联系。各级队部委员会要经常向上级报告工作情况，重视调查统计工作，坚决反对忽视调查统计和马马虎虎了事的不好倾向。（311206）

20日　共青团苏区中央局通过《团的建设问题决议》。指出：加紧共青团内的教育工作是目前团的主要任务。只有充分执行这一任务，才能提高团内的政治水平和理论水平，才能使全团团员坚定地在正确路线下奋斗。在团的教育工作进行中，应引导到马克思列宁主义理论教育方面。团应创办各种读书班、政治问题研究会及出版各种小册子来进行此种工作。（311207）

25日　共青团湘鄂赣省委在给团中央的报告中介绍本省教育情况。指出：（一）赤色小学和列宁高级小学去年成立的不少，目前拟开办一所初级中学。（二）识字运动正在进行，工人夜校开始筹备。（三）青年俱乐部工作一般来说还是做得不好，还不能成为教育青年的娱乐机关。（四）运动场以乡或村为单位大部分建立起来了。（五）在破除迷信和反对旧礼教方面，苏区大部分地方不信神不用古礼，可是必要的教育工作还不充分，反对封建思想的斗争也不充分。（311208）

28日　《红色中华》报道，为了建立坚强有力的地方苏维埃政府，中华苏维埃临时中央政府决定开办县一级苏维埃工作人员训练班，班主任为何叔衡，定于1932年1月24日开课，学员50名。学生的条件：稍识文字，现在和过去是县苏维埃委员或充任过重要工作，且有斗争历史和有坚强革命意识、有工作能力者为合格。由江西、福建两省和瑞金县苏维埃政府按照规定名额和资格选送学员。1932年1月24日，训练班按时开学。（311209）

本月　湘鄂赣省万载县苏维埃政府第一次执委扩大会议通过的《文化决议案》规定：在教育方面，要健全文化部和各级文委，并确定其经常工作。要确定教育经费和实行免费教育。学龄儿童从7岁起，实行四二制普通教育。要积极整顿红色学校和列宁学校，注意成年失学教育问题，调查失学工农和妇女的情况，有计划地开办成年补习夜校和妇女职业学校。要审定和培养小学教育人才，统一编制教材。要实行男女教育平等，男女同校，号召学生群众坚决反对复古教育和国民党的党化教育。要实行上早操和星期六做工的办法，推广识字运动，创办各种娱乐事业，积极提倡工农群众有集会、结社、言论、出版等自由权。（311210）

本年 ∕3100

春季　赣东北省在省苏维埃政府所在地横峰葛源镇创办列宁师范学校。校长由方志敏兼任。该校旨在为列宁小学培养教师，主要是招收工农劳动群众的子女入学，学制为1年。学习的课程，除政治、国文、算术、自然科学外，还要学习教育学和教育行政学等。

要求学生努力提高思想政治觉悟，努力学好功课，并掌握不同年龄儿童的特点和施教方法。学生在毕业前要到附近的列宁小学实习一段时间，以便切实掌握教学工作的实际本领。（310001）

春季 中共湘鄂西省委党校在原中共湘鄂西特委党校的基础上创办。校址在瞿家湾，是湘鄂西省委、中央分局、湘鄂西省苏维埃政府所在地。侯蔚文、谢觉哉先后担任校长，熊经武为教务主任。该校的任务是培训开展政权建设和土地革命运动的干部。第1期学员50名，湘鄂西各县委和苏维埃政府选送。学习内容有《乡村苏维埃的组织决议案》《关于苏维埃组织问题决议案》《土地问题决议案大纲》等。学员在校学习2个多月，毕业后奔赴洪湖苏区各地，投入土地革命和建设苏维埃政权工作之中。1932年2月，招收第2期学员160余名，其中有女学员50名。学习内容仍以政治课程和军事课程为主，兼学文化课程。同年夏，国民党军队向洪湖苏区进行"围剿"，大部分学员回地方工作，少部分学员随军转移，党校就此结束。（310002）

春季 湘鄂西省苏维埃政府在洪湖峰口创办青年模范学校。先后办了2期，学员100多人。其中大部分是湘鄂西苏区各县选调的青年骨干，小部分是从白区来的地下工作者。每期学习时间为3个月，分为甲乙两班。来自白区的学员编为甲班，又称"白区班"；来自苏区的学员编为乙班，又称"苏区班"。白区班以学习政治理论为主，兼学军事技术与秘密工作、游击战争、共产党历史、红军和白军的区别、苏维埃政权的优越性等课程。苏区班以军事教育训练为主，兼学政治理论和文化课程。政治理论教育包括苏维埃政权、土地革命、党团组织、群众工作；军事教育训练包括部队组织管理、军事训练、政治工作及战略战术；文化教育包括文章阅读、浅显应用文写作。在3类课程中，军事课时数约占总课时的一半。（310003）

夏季 鄂豫皖省在新集街南郊创办农业技术学校。任务是为鄂豫皖苏区培养农业生产方面的技术人才。学校强调生产化教学，半天劳动，半天学习。学员一部分是列宁初级小学毕业的学生，一部分是略识文字的苏维埃地方干部和红军子弟。课程设置为：政治课，讲授基本政治常识和苏维埃政策；基础课，讲授国文和简单的数学。专业课讲授植物知识、农作物栽培、病虫害防治、优良品种、农业肥料、气象知识、土壤改良等。农业学校设有农业试验场，既为师生提供实习基地，又提供向苏区农民推广农业生产新技术的场地。（310004）

夏季 鄂豫皖省财政经济委员会在新集创办财经学校。旨在培养新干部和提高在职财经干部的业务水平。先后设置财政、银行、税收、粮食4个专业，时间均为6个月。课程设置分专业课和公修课。专业课因专业不同而有所区别，其中财政班设苏区财经政策、财政收入和支出、财政管理与监督等，银行班设金融机构与管理、财政金融政策、簿记方式、货币流通和货币斗争，税务班设工商业政策、新型税制、税收方法等，粮食班设农业经济、粮食生产与政策、粮食贮备与供应等。专业课由有关部门负责干部和专业干部讲授，对口实习，举行疑难问题讨论会、政策解答会以及专题总结等活动。公修课有政治经济学常识、国文、数学。学员通过学习，达到胜任各县、区有关经济部门领导职务的水平。（310005）

秋季 湘鄂西省苏维埃政府文教部成立教科书编委会，任务是编写列宁小学教科书。文教部部长熊瑾玎、副部长谢觉哉分别兼任正副主任，委员有洪湖列宁小学校长何玉麟、副校长朱端绥和简易师范的几位教师。经过编委们的努力，共编出12册国语课本（列宁初级小学国语8册，列宁高级小学国语4册），供列宁小学采用。此外，还编写成人课本2册，革命歌谣2本，供成人夜校使用。（310006）

本年 红四方面军后方总医院在河南新县箭河乡创办附属红色医务学校。教员是本院干部和医生，学员是本院卫生队和看护队男女战士。根据学员的文化程度和医务技术程度编班，文化程度差的上文化班，医务技术差的上技术班，两者均差的先学文化，后学技术。文化课教识字，学英语；技术课根据学员分担的业务，干什么学什么。开设政治、国文、史地、英语、医学、药学、战地救护等课程。学习期限不定，根据实际情况和工作需要可长可短。这所红色医务学校办了2年时间，培养60多名医务人员。（310007）

同年 中央儿童局在瑞金成立。中央儿童局受共青团中央领导，曾镜冰、陈丕显、赖大超先后担任书记，另有五六名专职干部负责日常工作。中央儿童局1933年10月创办机关刊物《时刻准备着》，每期发行4000余份。（310008）

1932年

1月 3201

1日 鄂豫皖省总工会做出《关于开展识字运动周的决定》。规定每年的1月21日（列宁纪念节）至1月28日为工人识字运动周，要求各地工会在识字运动周做好以下工作：（一）普遍设立工人识字班和工余学校。经费问题由各级工会做出预算交上级批准，教员问题由各级工会要求各级苏维埃文化委员会帮助解决。（二）立刻进行工人识字竞赛，将“优胜红旗”和“好不害羞”的粗劣红旗分别授予成绩最好和成绩最差的单位，并发给优胜个人以奖品。（三）由各级工会组织宣传队，在群众中广泛地宣传识字运动。宣传活动由1月21日上午10时开始，到28日零时为止。（四）1月21日下午1时，各级工会组织要开会报告识字运动的意义，用宣传鼓动的方法，使每一个工人及其家属都来参加识字班或工余学校。（五）在各通衢要道以及各乡各村广设有专人负责的识字牌，每天上午调换一个字。（六）各县总工会应广泛散发工人识字运动周宣言。宣言由各县总工会起草、印刷和散发，并将宣言寄交鄂豫皖省总工会。（七）普遍地粘贴工人识字运动周的宣言和口号。（八）由鄂豫皖省总工会和省文化委员会编写工余读本，各地工会要尽可能地翻印。（九）在工人识字运动中，要引导广大农民积极参加。（十）各县总工会要在本年1月底前把开展识字运动的经过报告省总工会，以后每月报告一次工人识字情况。（320101）

6日 湘鄂赣省大冶县苏维埃政府召开各部委员联席会议。会议通过的决议案规定：在学校教育方面，要普及列宁小学。每村须建初级列宁小学1所，每区办模范列宁小学1所，县设立列宁完全小学1所。凡儿童7~14岁者，其家庭应送往学校读书，乡村政府负有督促之责。凡红军及烈士子弟可优先免费入学，家庭确有困难者，由区乡政府酌情给予照顾或补贴生活费。贫苦工农子弟可免交学费，一般费用自理。富农、商人和经济富裕的学生一切费用自理，并斟酌情形缴纳学费。初级小学学制暂定4年，高级小学学制暂定3年。高小班的课程设有国语、算术、艺术、音乐、共产主义、集会；初小班设国语、算术、习字、游戏、艺术、集会；三、四年级加共产主义1节。劳动课在课外进行，每周1节。凡四书五经、国民党书籍、封建歌曲，一律停止教授。各校教材由县文化委员会编印发行。不经县苏维埃审查批准的教材不得讲授，教员由各村聘请。初小低年级教师不一定要是知识分子，识字的有一定革命经验的工农，都可充当教员。各区文化部应每月召开一次教员联席会议，旨在共同研究教育教学有关问题。在社会教育方面，各村乡要开办工农夜校、识字班，建设俱乐部、新剧团、讲演所、图书馆，开展卫生运动和宣传运动，在战争的环境中把教育工作开展起来。（320102）

8日 苏区少年先锋队中央总队部机关报《少年先锋》在瑞金创刊。它的任务：（一）加强对各地少先队的政治领导与工作指示；（二）实际地领导与指导少先队员参加革命战争；（三）供给各地少先队政治军事训练材料；（四）提高少先队员政治水平、文化水平和政治积极性；（五）传播各地少先队工作和斗争的方法与经验。（320103）

13日 中华苏维埃共和国临时中央政府执行委员会颁布《中国工农红军优待条例》，由第一次全国苏维埃代表大会通过。第11条规定："红军在服务期间，子弟读书，免纳一切费用。"第17条规定：凡红军死亡或残废者，"其子女弟妹幼小的，由国家设立革命纪念学校专门教育他们，并由国家维持其生活，直到年满18岁，由国家介绍工作为止。"2月3日，中华苏维埃共和国颁布第九号训令《执行红军优待条例的实施办法》。其中第15条规定："凡设立学校的地方，红军子女有免费入学的权利，由乡区政府负责执行。"（320104）

14日 为了指导和帮助负责教育工作的同志和列宁学校教员懂得做好学校工作的方法，规范列宁小学的办学模式，有计划、有制度地办好学校，永新县苏维埃政府文化部印发《办学指南》一书。《办学指南》包括《小学校教职员服务细则》《教务会议规程》《列宁学校简章》《学生通则》《教室通则》《小学校课程简表》《学校教材一览表》《教室日志》等35个规约、制度、章程和表册。这些规约、制度、章程和表册，在综合办列宁学校实际经验的基础上制定。（320105）

15日 苏区共青团在瑞金举行第一次代表大会。代表有200余人，来自各个苏区和红军各部队。苏区中央局代表毛泽东，中央政府代表项英，红军总司令朱德，苏区少先队代表，各机关单位代表，参加开幕典礼并热烈致辞。大会历时6天，于20日闭幕。大会通过的《政治决议案》提出：（一）共青团必须在群众中解释无知识的害处，发动群众帮助政府进行识字读书运动。团员要成为各地俱乐部、识字班、读报团、读书班、歌舞团、演剧团等等的组织者与积极分子。（二）共青团要努力开展清洁防疫竞赛与卫生宣传。（三）共青团要向群众宣传吸食鸦片和饮酒的害处，进行铲除鸦片烟和反对饮酒的工作。（四）共青团要经常进行反对宗教迷信的运动，其方法就是在俱乐部内组织“不信神教同盟”，经常进行反宗教的宣传与解释工作，但必须防止不得群众同意而打菩萨、拆庙宇等的盲动行为与强迫行为。大会还通过了《儿童运动决议案》，提出目前苏区儿童运动的任务之一是领导儿童入学读书。共青团要负责做到每个学龄儿童不论男女都要入列宁小学读书。为了达到这个目的，必须在儿童中进行有力的鼓动，向儿童父母经常地不倦地做解释工作，同时努力使列宁小学普遍地建立起来。（320106）

同日　中央军事政治学校编印《红军教育与管理》。这本书是红军学校主要教材之一。内容包括教育与管理的意义、教育管理的目的、教育管理基本观念、教育管理主要内容、教育管理要领、教育计划实施、管理法，共7个目次。编写这本教材的目的，是为教育管理提供标本。（320107）

16日　鄂豫皖省苏维埃政府文化委员会和省总工会发表《识字运动周宣言》。指出：苏区的工农群众在得到了经济政治的解放之后，就不能不努力实现文化上的完全解放。我们不能停留在奴隶的文化水平，要从地主、资本家的奴隶文化中解放出来，在新的基础上建设起新的社会。首先，我们要学习识字，加强斗争的力量，担负起伟大的任务。宣言说：当敌人进攻的时候，我们认识一个字就和多了一颗子弹一样。鄂豫皖省总工会和省苏文化委员会决定从1月21日至1月28日举行识字运动周。号召：“工农弟兄们全来参加并扩大识字运动。”“打倒工农群众不识字的现象！”“工农每天至少学习一字。”（320108）

同日　成仿吾在《识字运动周特刊》发表《工农干部与识字运动》。文章指出：工农干部缺乏，是中国革命的一个极大的障碍。许多重要的工作完全建立不起来，造成非常严重的状态。缺少工农干部的原因，是几千年来工农所过奴隶生活的必然结果。它使工农缺少管理生产和行政机关的能力，连文字这个工具也没有拿在手里。文字堆积整理起来就成了知识，它是培养能力的伟大工具。工农认识了字，就是提高了知识，也就是加强了战斗力。因此，脱离了奴隶生活的工农就不能不拿起文字这个工具。中国的工农得到政治经济的解放之后，要马上拿起文字这个工具来培养管理各种机关的能力。苏区要提拔和培养工农干部，就要督促他们识字，就要开展和扩大识字运动。这样才能加强每个工农的战斗力，才能培养出工农干部。（320109）

21日　苏区少先队在瑞金召开第一次代表大会。大会历时5天。参会代表100余人。中革军委主席朱德，中央政府主席毛泽东，中共中央负责同志任弼时，少共中央局陆定一，各团体代表先后讲话。大会通过了《关于目前少先队政治任务的决议》和少先队章程。大会指出，少先队要诚恳接受共青团的政治指导，在苏维埃运动中是共产党的重要助手，是苏维埃强有力的保卫者。少先队要帮助红军作战，要帮助红军及其家属耕田，坚决执行苏维埃政府颁布的一切法令。大会选举少先队中央总队部执行委员，有王盛荣、邱会谅、欧阳兴、陈丕显、罗华民、邱时江等13人。（320110）

26日 中央军事政治学校第1期学员举行毕业典礼。本期学员在校学习3个多月，其间曾调出数十名学员到红五军团担任连队政治指导员。因革命形势的发展急需军政干部，故本期学员700余人均提前毕业。除调10余人到湘赣军区工作外，大部分学员返回原部队。（320111）

29日 共产儿童团湘赣省总团部委员会发出通知，要求全省各地共产儿童团组织应领导全体团员在纪念“二七”活动中做好以下工作：（一）帮助苏维埃切实执行《劳动法》。（二）号召全体团员反对国民党创办的童子军，注意从口头上、文字上揭破童子军的欺骗政策。（三）要切实派人去进行敌兵运动，实际地去做慰劳红军工作。（四）制定简短通俗的宣传品，用各种办法使我们的宣传品输送到白区腹地和敌人营垒中。（五）要进行特别严密的教育，注意检查行人，实行全体动员帮助赤色清乡、赤色戒严等工作。（六）联系改造共产儿童团的工作，发展儿童团的组织，扩大儿童团的政治影响，切实地提拔牧童、艺徒以及贫苦的团员到团的指导机关担任主要的工作。（七）2月7日，以乡为单位举行群众示威大会。乡团部要切实动员所有共产儿童团团员参加大会。（320112）

本月 湘赣省召开共青团第一次代表大会。大会通过的《儿童团工作决议案》，要求改造并发展儿童团组织，大胆地吸收劳动儿童都来参加儿童团，大胆地提拔积极的雇农、贫农子弟及学徒、艺徒、牧童担任儿童团领导机关的工作。同时各县应根据实际情况，发动儿童进行争取实现他们特殊要求的斗争，要取得青年及成年的拥护，要与整个的斗争形势联系起来，要争取儿童生活的改善和免费教育、娱乐自由，特别是要争取实现《劳动法》保护童工学徒的条款。在儿童工作中，要进行阶级教育和军事训练。省儿童团团部委员会要经常编写适合儿童教育的材料。各地要召开儿童参加的各种会议，讨论每一时期的实际工作，也要开讲演会、游艺会和出墙报。在加强儿童教育时，反对呆板的教授，要用启发式、问答式提出问题，使每个儿童都来发言。识字的儿童须将党报、团报及各革命团体的宣传品解释给不识字的儿童听。还须办一个短期训练班，训练大批儿童干部，担任各级儿童团的工作和做儿童运动。各地儿童要定期上政治课和定期下操。要以乡村为单位经常召开儿童群众大会，对儿童进行实际的教育和开展宣传鼓动工作。在苏区要建立儿童日常的文化娱乐生活，普遍开办列宁学校，设立识字班和识字小组，以村为单位设立游戏场、俱乐部和新剧团，扩大破坏一切迷信和封建文化的宣传鼓动工作。要组织儿童去打球、做游戏和参加俱乐部活动，进行巩固苏维埃政权和拥护红军的工作。（320113）

同月 湘鄂赣省鄂东南第二次各县区苏维埃联席会议通过《文化问题决议案》。提出建立工农俱乐部，开展识字运动，组织新剧团，对群众进行共产主义教育。同时，健全列宁学校的教育，每乡以人口多少规定设1所或几所列宁小学，小学教员的资格由各县苏维埃政府文化部审定，使用省苏维埃政府颁发的教材。废除奴隶式教授法，实行启发式教授法。禁止教师打骂学生。对贫苦儿童实行强制性免费教育。每个学校由公田1石作为教育经费，不足部分由苏维埃政府津贴或抽地方费补充，也可以收富农子弟的学费。（320114）

2 月 3202

1日 中华苏维埃共和国临时中央政府内务人民委员部在闽西长汀城内创办的中央红色看护学校正式开学。第1期招收学员60名，江西和闽西各派送30名。学员的条件：（一）愿为社会服务，工作积极。（二）身体强健，无暗病或传染病。（三）思想活泼，性情不急躁，能识文字。（四）17~24岁。（五）男女生不限定。前期以学习基础科为主，开设课程有普通内外科诊断、治疗、绑带、急救、看护常识、卫生常识等。后期以临床实习为主，开设课程有解剖学、生理学、药物学、处方学等。这期学员半年后毕业，大部分到前方部队担负医护工作，一部分学习成绩好的进入中央红色医务学校继续学习。（320201）

10日 共青团中央通过《关于苏区少年先锋队的决议》。指出：苏区少年先锋队是广大青年群众的军事化的团的附属组织，它必须进行的工作之一是提高少先队员的文化水平。这就需要组织各种研究组织，研究无产阶级的科学常识，发展识字运动，组织读书班、识字组，开办各种学校和夜校、半日班等。还要发展少先队的俱乐部，组织少先队的晚会、报告会、讲演会，出版少先队的墙报、画报、壁报，组织少先队的新剧团、音乐会、体育会、旅行团、参观团，教他们唱革命的歌曲，组织清洁运动等。少先队还应进行反对迷信、宗教、封建思想的斗争。同时，少先队必须特别加强军事训练，要教他们使用新武器，教他们普通的军事知识和作战的特别技术，组织野外演习和野外宿营。为了鼓励少先队员的斗争情绪，区、乡可以举行全体少先队员的检阅，县以上可以举行少先队长的检阅。（320202）

15日 湘赣省总工会筹委会印发《赤色工会暂行组织法》。规定：工会应开办工人夜校和工人子弟学校，教育成年工人及其子弟，应开办俱乐部、娱乐会等，引导工人参加正当的游艺活动，免除一切陈旧腐败的习惯和恶劣的娱乐。（320203）

29日 临时中央政府开办的苏维埃工作人员训练班第1期举行毕业典礼。临时中央政府副主席项英和训练班班主任何叔衡详细地指示苏维埃政权工作的方针和实际工作的办法。随后，瑞金县苏维埃政府将毕业学员介绍到各区实习，实习完毕仍回原县工作。此前，第2期学员已入训练班学习。他们系瑞金各区苏维埃政府的主席、部长或委员，1个月毕业后回原单位工作。第3期学员共47名，大部分出身雇农，且为中央苏区各县苏维埃政府的主席、部长、委员。这期学员于6月中旬毕业，仍派回各县工作。（320204）

本月 中共湘鄂西中央分局和省苏维埃政府在洪湖地区瞿家湾创办列宁学校。中共湘鄂西中央分局组织部部长侯蔚文兼任校长，后谢觉哉任校长。该校学生由湘鄂西各县苏维埃政府和红军游击队选派，其中区级干部居多数，也有一部分乡级干部和群众团体的干部，共160余人。开设课程有马列主义、国际形势、社会主义财政制度、帝国主义和战争、俄国革命史、中国近代史、农民和地主问题、妇女运动及国文、算术和军事课。9月，学校停办，学生回本县从事革命工作。（320205）

同月 中共琼崖特委通过《关于今后三个月共青团工作的决议》。批评了过去工作中的形式主义错误，决定在今后的三个月中，琼东设立一所师范速成学校，专门培养列宁小学教师。特委设立一所中级列宁学校。乐会、万宁、琼东开办1~2次短期训练班，培养各种干部。因为国民党军队大举“围剿”苏区，该决议未能全部贯彻执行。（320206）

同月 中共鄂西北特委在麻埠召开赤色教师、学生联合会第一次代表大会。发表的大会宣言中指出：“我们的文化教育完全是为了广大工农群众的需要，建筑在广大工农群众身上，把过去陈腐的资产阶级专制教育完全废除，实现苏维埃的文化教育，使工农群众都有识字的机会，把文化教育工作运用到工农实际生活上去。”“用马克思列宁主义的武器，来武装广大工农群众，作为阶级斗争的武器。”大会还提出，实行免费入学教育，工农子女可以优先入学，免交学杂费。富农、商人以及一切依靠剥削别人劳动去生存的分子的子女入学，征收特定额的学费。（320207）

同月 湘赣省儿童局在永新县举行全省军事、政治、文化比赛运动会，数千名少年儿童参加这次运动会。（320208）

同月 中国工农红军军医学校在兴国县茶岭村成立。贺诚兼任校长。最初有学生20余人，年底已有甲级军医班学生20名，乙级军医班学生39名，甲班看护生68名，乙班看护生89名。招呼兵训练班学生50名。其中，军医班学习期限为1年。学习外科、内科、急救、处方、药物学、绷带学等医务知识，还在物质困难环境下做了尸体解剖、动物实验、病理标本、细菌、显微镜检查、临床实习等各种实验。学生毕业，由中央革命军事委员会总卫生部分配工作。（320209）

同月 红军陕甘游击队创办军政干部训练队，留苏学生苏从担任队长。其前身是西北工农反帝同盟军的军政训练班。军政训练队成立后，学员分为2个班，高级班训练排以上干部，普通班训练班长和优秀战士。12月，军政干部训练队改组为红二十六军随营学校，吴岱峰为校长。学习的课程有《古田会议决议》、游击战争的战略战术，刘志丹编写的《政治工作训令》《纪律条例》等。这所学校连续办了多期，培养军政干部200多人。1933年5月，因部队南下渭华失败，学校被迫解散。（320210）

3月 3203

2日 中华苏维埃共和国人民委员会发布《政府工作人员要加紧学习》的命令。指出，有许多地方的政府，往往因为负责人的文化程度太低，了解问题太差，以及不能把政府的经常工作好好地建立起来，以致对于上级的命令和文件多半不能了解，也不能执行，政府本身的工作，大抵不能有计划地推动和进行。这绝对不能继续下去了。每一个在政府工作的人都应当加紧学习。尤其是不识字的工农同志，更要努力识字，尽量提高文化程度和工作能力，以便造成真正的工农干部。为了提高工农同志的文化程度和加强文化教育，决定区、县、省级机关都要设立识字班。所有的委员和工作人员，都要强迫他们努力识字。初学识字，每人每天至少要记5个生字。每个识字的人要教不识字的人。文化程度稍高的，就要成立读书班，可用中央所发文件和《红色中华》作为教材。强调凡是不积极学习的，就是对革命的怠工，对苏维埃政府工作不努力。如若屡戒不改，那就不让他负责苏维埃的工作。（320301）

6日 中共湘赣省委全省组织工作会议决定，运用工作竞赛的方法提高共产党员的积极性。工作竞赛从3月15日至6月15日，为期3个月。为此制定《革命竞赛条约》，要求在竞赛期间普遍地建立列宁学校，每乡建立一个列宁初小，中心县和大的县份设立列宁高小和女子职业学校。要求普遍设立识字班，每村至少设立一个识字班。苏维埃政府和各群众团体机关必须设立列宁室，建立墙报和读报班。（320302）

17日 中共闽粤赣省委召开第二次全省代表大会。大会决定：为了对党员加强教育和培养工农干部，应经常开办训练班。县委应注意培养支部书记和干事；省委应注意培养县委、区委人才，特别训练到红军中担任政治工作的人才。（320303）

18日 《湘赣红旗》第7期刊登中共湘赣省委第1期党务训练班的总结。总结说，省委第1期训练班在6周时间里取得一些经验教训。这些经验教训：（一）教学原则采用启发式与问答式。但是也有缺点，没有系统地指导学生预习，也没有完善的计划，学生还有许多不了解的地方。（二）学生生活完全集体化、纪律化、军事化。这对养成艰苦耐劳与有纪律生活的干部是一个重要的条件。（三）各种群众大会、纪念大会都参加了，做了宣传调查等许多方面的工作。缺点是没有深入农村支部与下层群众组织中，没有参加实际工作。（四）党的组织成立特支，直属省委组织部总管。成立几个研究组，每个学生参加一个或几个研究组活动。（五）这期训练班开展党内斗争，洗刷一批动摇消极与不能艰苦工作的分子。（320304）

19日 湘赣省永新县第一次全县儿童局书记会议通过了决议。要求，各区乡应鼓励广大劳动儿童特别是童养媳到列宁学校读书，享受免费教育的权利。各区乡应马上成立识字班、讲演组、识字牌、墙报委员会、俱乐部等。识字班由9~11人组成，内推班长1人，每人每天要识5个字，每半月或10天班与班比赛一次，将比赛结果登在墙报上。讲演组以乡或小队为单位组织，人数不限，每3天或5天轮流讲演一次。开展慰劳红军活动，动员家人参加红军。各区乡应建立轻骑队的组织，经常检查苏维埃的工作。各区乡应建立列宁室和各种研究小组，并开展经常性活动。精壮的儿童应参加共青团组织的礼拜六的工作，举行清洁运动等工作的竞赛。识字牌要建立在通衢大道上，由识字班长负责，2天或3天调换一次。墙报要选择最热闹的地方张贴，每7天出版一次。各区乡应组成竞赛委员会，开展各种竞赛。（320305）

25日 共青团赣东北省委通过《关于儿童团工作的决议》。要求各级共青团组织十百倍地注意文化工作，应在每一项工作中多制作歌曲、故事、革命的新戏、游戏，使儿童在活泼的游艺中接受政治教育。应把反对封建迷信作为儿童工作的中心。发动广大儿童群众读书，改善劳动小学的教授方法和课程。打破一切困难进行文化教育工作。（320306）

本月 为了解决苏区师资缺乏的困难，由徐特立主持，在瑞金后天宫创办了闽瑞师范。该校招收由各地选送来的旧式小学教员200余人，学习1个多月。学习课程有政治、理化、数学、常识、体操、劳作、游戏等。徐特立用上大课的办法讲授主要课程，讲教育理论和教学方法，带领学员到附近列宁小学实习。在实习过程中，先听课，让大家记好听课笔记，然后每个学员上讲台讲几节课。返校后，召开“实习批评会”，分析讲课的优点和缺点，提出改进意见。学员既学了理论，又接触实际，对于提高业务水平起了很好的作用。（320307）

同月 中共湘鄂赣省委、省军区根据中革军委的指示，以原军事学校为基础，创办中央红军学校湘鄂赣第五分校，校长高咏生。学校设有教育处、政治处、管理处。学员是红十六军和各县独立团以及游击队的班、排干部，分为3个大队：一大队是政治队，主要培养政工干部；二大队是步兵队，主要培养军事干部；三大队是炮兵队。课程设置坚持从实际出发，既学理论，又联系实际。在学习方法上，采用先阅读材料，再组织讨论，讨论中各抒己见，由教员归纳讲解。第1期学员毕业前，到新区发动群众，打土豪分田地，建立农会，组织赤卫队

和建立苏维埃政权，袭击万载大桥驻敌，以实战考核学习成绩。（320308）

4月 3204

1日 湘鄂赣省万载县苏维埃政府文化部召开各区文化委员联席会议，讨论整理列宁学校问题。本月20日发出关于整理列宁学校的指示。其要点：（一）文委与教员的关系要密切起来，文委须经常巡视学校，务须尽到维持学校的重大责任。（二）文委应尽可能地给学校找寻或购置一些器具，如讲桌、黑板等。教员特别注意学校的布置，如用艺术字书写标语等，以引起儿童来校读书的兴趣。（三）教学法须从速改良。今后要用设计教学法和启发式教学法，利用儿童的心理，发展儿童的本能，尤须注意引起儿童的兴趣，使儿童自动地喜欢来学校读书。（四）文委须督促各校教员建立运动场，尤应注意课外活动，如各种游戏等，以便活泼儿童的精神。（320401）

3日 湘鄂西省召开共青团第三次代表大会。大会通过了《对宣传文化工作的决议》，要求各地共青团组织普遍在农村建立青年俱乐部，并加强团内的教育工作，建立读报班、识字班和发展学校。采取新的教育方式，消灭孔孟之道，反对国民党三民主义对青年群众的毒害，要拿共产主义精神教育青年群众。此外，还要加强对共产儿童团的教育训练工作，把共产主义思想传播到广大儿童的脑海中，坚决反对资产阶级的军国主义教育。要求，共青团和教育部在工作上发生很密切的联系，共同把文化革命的任务担负起来。（320402）

19日 少共鄂豫皖军区团委会印发由少共鄂豫皖省委制定的《共产青年团支部训练大纲》。列出组织共产党、组织共产青年团、发展团的组织、团的支部组织、支部书记、支部干事会、小组、团组织的阶级基础、支部生活、党团关系、支部的会议、民主集中、自我批评、团的纪律、培养干部、核心作用、秘密工作、缴纳团费共18课的提纲。（320403）

20日 万载县苏维埃政府文化部发出第十三号《限期成立识字运动委员会进行识字运动的通知》。要求各乡必须在两星期内成立识字运动委员会，识字运动委员会以5~7人组织之。委员会之下编成识字小组，每组不超过10人。设组长一人，负责计划全盘工作。每逢一、三、六，由组长召集全体组员识字一次，并可运用识字竞赛的方法以促进识字工作，收到实际上的效果。同日，万载县苏维埃政府文化部发出《关于整理各级列宁学校的通知》。要求各区文委必须经常巡视列宁学校，加强对列宁学校的管理，尽可能完善列宁学校的设备，注意教学法改良。要求各级列宁学校迅速建立运动场，积极开展课外活动。（320404）

本月 闽粤赣军区编印《红军识字课本》。共20课，有介绍中国、中国共产党、“三项纪律”、“八项注意”，以及有关政治、地理、生活等方面内容的课文。课文比较简短，但难字较多。这是一本供已经脱盲仍需继续提高文化程度和扩大识字量的红军战士使用的教材。（320405）

同月 湘赣省苏维埃政府文化部在全省发动识字运动。湘赣省苏维埃政府文化部在关于发动识字运动的指示中说：“广大工农劳苦群众，因过去没钱读书，以致一字不识。这是多么伤心痛苦的一回事！苏维埃为了使广大工农群众都能看报、看宣言传单，来做苏维埃的实际工作，那么，识字运动就成为目前一项最迫切的任务了。”要求在这个为期3个月的识字运动中，全省各县40%的男子能识300个字，30%的女子能识200个字。省苏文化部还向各县推荐了吉安县开展识字运动的经验。在吉安县，由县苏文化部拟定识字组每天要讲授的教材，五六户邻舍组成一个识字小组。以这五六家中识字的人来教不识字的人，就在这五六家中选一家的厅面做识字处，就家用方桌，家中日常点的灯，大家围坐桌前认字，不用半点儿公费。每村组织一个识字运动委员会，委员2~5人，其任务是到识字小组给指定教识字的人指导教法。识字小组设一个组长、一个副组长，经常召集多人来识字处识字。识字的时间，天晴有事时夜间学，落雨没事时日间也可以学。（320406）

同月 江西省军区决定创办军事教导队和政治教导队。这两个教导队学员由各地方党部征调，旨在培养地方武装的新干部。（320407）

5月 3205

1日 江西省召开工农兵苏维埃第一次代表大会。大会通过了《文化教育工作决议》，指出今后各级政府和群众团体应以十二万分的努力发展群众的和儿童的文化教育工作，使文化教育与目前的革命斗争联系起来，使文化教育与工农群众的实际生活联系起来，使劳动与知识联系起来。简单说来，就是要使文化教育社会化、政治化、实际化、劳动化。在文化工作方面，各区乡要普遍建立俱乐部，扩大少先队和儿童团的文化工作，妥善保管和处理新旧图书、标本仪器、古物和革命遗迹。在教育工作方面，要培养教员，编印课本，规定经费，整理和改造学校。对于儿童厉行免费的强迫教育。对于不识字的青年和成年工农，要通过俱乐部、识字班、夜学校及普遍的识字运动施以教育。（320501）

5日 共青团中央在给少共湘赣省委的信中指出，在苏区内应该广大发展学校，在学校中必须废除还存在着的三民主义教育和旧教育，开始共产主义的教育。要训练一些同情革命的知识分子来担任教员，编辑各种新的教材和课本。在苏维埃政府文化部内，应当派团

的同志去工作。（320502）

7日　湘鄂赣省苏维埃政府发出文字第一号训令《确定教育原则，为今后实施教育方针》。提出要以教育为阶级斗争的武器，造就政治、经济、技术等专门人才，培养儿童集体的思想，革命的热情，科学的头脑，艺术的兴趣，健康的体魄，劳动的身手，投身阶级斗争，以推翻反动统治，巩固苏维埃政权。要求培养的学生应成为"有科学知识、热爱劳动又会革命的劳动者"。要做到"教育与工业生活农业生活结合，劳心与劳力结合，理论与实际结合，达到消灭精神劳动与肉体劳动的对立"。而目前的教育原则，应确定为"反对国民党党化教育、复古教育……实施无产阶级教育"。（320503）

同日　湘鄂赣省苏维埃政府发布文字第二号训令《颁布学制与实施目前最低限度的普通教育》。指出苏维埃最终目的的学制，是要"适应人人自生至死都受到适当的最快乐的教育生活"。目前过渡时期的学制：（一）普通学制，分为3类：幼稚园、列宁小学校、特别学校（为残疾等特别儿童而设）。3~7岁儿童入幼稚园，7~14岁儿童入列宁小学校。列宁小学校分为两阶段，前期4年，后期3年。（二）专门学校。适应实际需要而分别设立，如工厂学校、农场学校、教员养成学校等。凡列宁小学校毕业生，以及在工厂、农村工作的失学少年都可入专门学校。学习年度暂不呆板规定，以当时学生的能力和需要为转移。（三）研究院。适应各种需要，设立各种专门研究院。凡专门学校毕业生，具有必要的资格和志愿，都可适应其能力而分别入院。（四）保育院。为着使3岁以前的婴儿能在有专门知识的保姆保护下生活，为着代替劳动妇女白天看护婴儿，应结合实际情形设立保育院。要求各县普遍设立前期列宁小学校，按能力和需要设立后期列宁小学校、模范列宁小学校。以模范列宁小学校为基础，办理小学教员研究所。（320504）

同日　闽西苏区上杭县召开各区文化委员联席会议。会议通过的决议，要求马上成立乡文化委员会，并经常进行文化教育工作。以村为单位成立识字班，并在交通便利处设立识字牌，将字贴在该处，使群众认识。各乡文化委员应做广泛的宣传工作，从政治上鼓励群众订阅报纸，成立阅报团，经常检查阅报的成绩。每区建立一个模范俱乐部。俱乐部地点须适中，要合于卫生。俱乐部内设游艺部、书报部、研究部。各部要有专人负责，并推选一人负总责。俱乐部用具和经费，应尽量发动群众踊跃募捐。儿童读书的学校应扫除资产阶级的教育，彻底肃清封建残余思想，肃清滥读死书，不合实际的空洞教育。要灌输革命的无产阶级文化，增进理论与实际相符合的实用学识。各乡学校的最高职权为乡代表大会，学校事务由主任、教员、校长解决。不能解决时，须开代表大会解决。学生的组织为学生公社。学制以6年为基本教育，分为3个阶段，每读2年可告一段落。学校教师由区文委聘定后分配各校。招收学生时，应向群众宣传文化教育的重要性。要使群众知道：只有工农建立了自己的文化教育，才能提高政治水平，加强工作能力，保卫自己的政权。教授方法应该改良，教授儿童一定要用启发式、表演式，有的课程应在实地学习。学校现时所教授的课本，由才溪区每课寄一本来，由县苏审查是否适用，再行通知。（320505）

10日 鄂豫皖省苏维埃政府文化委员会召开各县文委主任联席会议，通过了由成仿吾起草的《鄂豫皖省文化委员会决议案》。指出文化教育是一种有力的武器，工农劳苦群众要拿起这个武器来加强我们的战斗力。提出社会教育工作今后的任务：（一）加紧对基本群众施行更普遍的社会教育，特别要更广泛地发展工农劳苦群众的识字运动。（二）加紧识字运动的宣传工作，使每一个工农分子自动参加识字运动。要一村一村地建立识字班。（三）加紧工农演讲所的工作，用通俗的讲演改变广大群众的思想。（四）要把读报班更好地建立起来。（五）要将识字较多的识字班学员转入工余学校。（六）发展工农群众的艺术教育。（七）加紧办好俱乐部。（八）切实发展赤色体育会的工作。（九）要建立书报流通社。要求做好以上工作，完成文化工作的转变和任务。学校教育工作的任务：（一）普遍地发展乡学，每乡至少建立一两个乡学，每村至少建立一两个工余学校，每县应设立1所大规模的列宁模范学校，把成分好的十四五岁以上的学生吸收进来，做初步培养。省应设立列宁高小和各种医药学校、职业学校和美术学校等培养目前最需要的干部。（二）省文化委员会必须领导各县学，有计划地把各种课程的教材编好。（三）切实解决学校缺少教师问题。（四）教师生活费，可通过征收部分学费解决，苏维埃政府可以补助一部分。（五）在学校组织和管理方面，列宁小学必须建立校务委员会，使学生参加学校行政，以培养学生管理政权的能力。同时要铲除封建的管理方法。（六）在各级学校实行教育的生产化和军事化。（七）实行学校与社会文化教育的结合，把学校建设成为推动社会文化教育工作最有力的支柱。各级文化委员会必须加强对教学联的领导。（320506）

同日 湘鄂赣省苏维埃政府发出文字第三号训令《建立和健全工农俱乐部》。指出实施社会教育为苏维埃文化的主要工作。工农俱乐部为实施社会教育之中心。要建立俱乐部，把俱乐部深入群众中去，把所有的群众都吸收到俱乐部来，过着文娱和教育的生活，以实施社会主义教育。规定最低限度各乡要建立一个俱乐部，组织各种娱乐活动，发挥群众的娱乐技能，使娱乐教育化。（320507）

11日 湘鄂赣省苏维埃政府颁布文字第四号训令《学生公社组织法原则》。指出学生公社是各种列宁小学校学生共同生活的一种组织。它的任务：管理学生共同生活的一切事务，参加与学生有关的学校行政，以及在学校行政机关帮助下计划进行的各种社会活动。它的宗旨：养成学生集体生活的思想和道德，养成学生管理共同生活的能力，养成学生公共的事，要共同发表意见、共同决议、共同服从的习惯，培养集体意识，造成苏维埃掌握

政权的公民。还对学生公社的组织、各种委员会活动的内容、会议制度等提出了具体的要求。（320508）

14日 湘鄂赣省万载县苏维埃政府发出《建立和完善列宁室的通知》。要求各区文化部和各乡苏维埃政府应迅速将列宁室建立和完善起来，将各种革命书籍和游艺物品集中在列宁室，做研究和娱乐的器具，并号召工农群众来列宁室读书、识字、阅报，使列宁室成为公共研究革命理论和娱乐的场所。3天后，万载县苏维埃政府通知各区乡在该月月底前依照湘鄂赣省苏维埃政府文化部颁布的《工农兵俱乐部组织法》，把工农兵俱乐部成立起来。（320509）

15日 中央军事政治学校第2期学员举行毕业典礼。本期学员在校学习了7个多月，受到了"国际化""苏维埃化""军事化"的政治教育，在军事方面学习了新的战术和技术。毕业前夕，举行了第四次大规模军事演习。在毕业典礼上，举行了盛大的阅兵式。本期毕业的有步科和机关枪科学员共600余人，炮兵和工兵两科学员则需留校加深训练，再学习1个多月才可以毕业。学员离校时，学校领导和留校学员、教职员以及瑞金许多干部群众列队欢送，场面热烈。（320510）

同日 瑞金县召开工农兵苏维埃第四次代表大会。大会历时4天。通过了《关于县苏维埃政府工作报告的决议案》。指出，本县教育事业已有相当的发展，小学校差不多每乡都有，成年教育也有几处建立了补习学校。今后各级政府应极力注重文化教育工作，尤其是识字运动。每乡须设立一个识字班，由小学教师兼任教课。由文化经费项中给以相当的经费，学校用费由政府负担，使工农得到免费的补习教育。俱乐部、公共阅览室等需酌情设立。各级文化部须提倡墙报工作，使各机关、各团体都出墙报。整顿小学教育，使小学教育按照教育计划进行。挂空名的小学校，不能发给经费。（320511）

23日 湘鄂赣省万载县苏维埃政府为纠正各校学生的不良习惯发出通知。说：查最近各列宁学校学生，大多数不了解自由平等的真义，以为有了自由平等的口号，就可以无原则地放荡不羁，抛弃正课，专事游戏。这种错误如不纠正，是很危险的。县苏文化部为了纠正各校学生的不良习惯，要求各学校教职员应尽量提倡打球、跳绳、竞走、唱歌、演新剧、捉迷藏、弹风琴等运动和娱乐项目。要以这些运动和娱乐项目代替野蛮游戏，使他们不至于打架、掷石头损害身体。对于学生的课外活动，必须加强指导和督促。倘若学生发生错误，更须随时纠正。教员不能呆坐校中，任凭学生在运动场上打架掷石。有原则、有秩序地领导学生游戏，才能纠正他们的不良习惯。（320512）

25日 中共湘鄂西分局在向中共中央的报告中指出，湘鄂西省苏维埃政府和各县苏维埃政府都有独立的文化教育工作机构，各乡都有俱乐部、识字班、演讲所、新剧团、工农

夜校以及列宁小学。但群众识字读书者不多。各县有不定期的教师训练班。省、县编有工农读本。（320513）

本月 中共湘赣省委开办党校，旨在培养党政干部。第1期学员120名由各县选送，学习期限为2个月。学习的课程有政治、党的建设、苏维埃实际工作、群众工作等。学员毕业后，大部分分配担任区委工作，也有10多人担任了县委工作，有少数人担任了支部书记。此后，湘赣省委党校又办了第2期和第3期。其中，第3期招收学员119名，各县选送82名，职工会和雇农工会选送37名。在校学习4个星期，即分配工作。（320514）

6月 /3206

1日 湘鄂赣省万载县苏维埃政府发布《厉行识字运动的训令》。指出识字运动是目前苏维埃社会教育的主要工作，各级识字运动委员会务必立即建立和健全起来。要开办工农夜校，组织识字小组，印发识字材料。要开展宣传鼓动工作，并且要组织检阅和竞赛，推广识字运动模范乡的经验，切实进行识字运动。（320601）

3日 湘赣省永新县召开第四次工农兵代表大会。大会通过了《文化教育问题决议案》，要求各级苏维埃政府无条件地执行省苏无论男女学龄儿童都要受到高初两级六年义务教育的决议。各地要以乡为单位普遍地把列宁学校、工农夜校建立起来，并尽可能地注意在学校设置运动用具和娱乐器具，以启发儿童和群众的读书兴趣。要鼓励大批劳动青年到县列宁高小读书，严格督促该校加紧学生的科学教育和政治训练，以造就大批革命干部人才。要加紧学校巡视工作。巡视员必须切实注意精细调查各地文化教育的情况，用竞赛的方法推动各地进行文化教育工作的积极性。要健全各地列宁学校学生在列宁室等社会教育活动中的组织和工作，造就学生群众的自治能力和将来管理国家的本事。要执行省文化部关于在苏维埃土地累进税项下抽取30%为教育经费的决议，抽出之款项绝不能拿作别项开支。要加紧进行反封建习俗和破除迷信的宣传工作，并且在破坏旧文化的工作中，注意新文化的建设。要将神坛、社庙等封建遗物加以很好的技术改良，做各种革命纪念场、先烈亭等革命标志。要广泛地动员群众参加识字运动，普遍建立列宁室、工农图书馆和书报阅览处，扩大和多办女子职业学校。要反对“三从四德”、男尊女卑、守贞节的旧礼教，禁止买卖婚姻、包办婚姻及童养媳等不良制度，实行婚姻自主。普遍以村为单位发动群众建立卫生运动委员会，加紧进行清洁卫生运动，并经常有计划地发动群众进行修桥补路等建筑工作。（320602）

5日 中国工农红军学校第3期在瑞金天后宫举行开学典礼。第3期学员1000多人，分为

2个步兵营、1个政治营、1个政治军事上级班和1个团政委训练班。在开学典礼上，首先由刘伯承校长做报告，接着由中央政府代表报告当前的政治形势。会议正式部分结束后，举行了唱歌、演新剧等联欢活动。（320603）

7日 湘鄂赣省万载县苏维埃政府发出通知，要求各区文化部、各乡苏维埃政府、各级学校教员注意以下问题：（一）应以更大的努力积极进行各级列宁学校的军事教育。（二）要尽力开办工农夜校，号召当地群众都来夜校读书。（三）识字运动加紧深入到群众中去，迅速地建立和健全各区乡、各机关、各工厂、各地方武装的识字运动委员会和识字小组。（320604）

13日 中华苏维埃临时中央政府人民委员会召开第十六次会议。会议决定，中央教育人民委员部内设立教材编审委员会，以徐特立为主任，关蕴秋、施红亮、蔡乾为委员。并决定创办中央列宁师范学校，任命徐特立为校长。（320605）

16日 中华苏维埃临时中央政府开办的苏维埃工作人员训练班第3期举行毕业典礼。本期毕业学员47人，都返回原单位工作，担任县一级苏维埃政府主席、部长或委员。（320606）

20日 中华苏维埃临时中央政府发出《关于保护妇女权利和建立妇女生活改善委员会的组织和工作的训令》。要求各级苏维埃政府设立妇女生活改善委员会，以保障妇女的权利。为了提高妇女的政治文化水平，各级苏维埃政府文化部应设立妇女半日学校，组织妇女识字班，或举办家庭识字班、田间流动识字班。由政府干部、群众团体干部和各地学校教员担任教学工作。要求各级政府文化部与妇女生活改善委员会共同计划，实施妇女的文化教育工作，有计划地培养妇女干部。在劳动妇女代表会议或妇女学校及俱乐部中，要实行政治教育，动员妇女积极参加苏维埃运动，参加革命斗争。（320607）

21日 闽粤赣省共青团第一次代表大会通过《目前政治形势与闽粤赣省团的任务的决议》。规定：团应选派团员担任列宁小学的工作，以改进列宁小学的教育。（320608）

22日 中华苏维埃临时中央政府人民委员会发出第十五号命令。指出：目前要发动广大的工农劳苦群众都来参加革命战争，同时要提高他们的政治水平和文化水平，以加强战斗力。因此政府要在百端节省经济和艰苦创造的情况之下开办各种学校，各级政府、各群众团体及直接办学的人员应当深刻了解教育的重大意义。据最近各方面的报告，有的乡苏维埃政府和群众团体借小学校开会，有经过的红军部队驻扎在小学校，有借小学校桌椅而用的，致使学校停课。尤其是在新的赤色区域，一部分教师更借此偷闲，甚至导致学校长期停课，这对于教育前途有很大的损失。为此命令各级政府、各群众团体、各红军部队，及各学校教职员，非在特殊情形临时须用的情形之下，不得占据学校房屋及搬移学校器具，以免妨碍学校工作进行。（320609）

同日　湘鄂赣省鄂东南苏维埃第一次工农兵代表大会通过《苏维埃工作决议》。要求加紧文化运动与学校建设，以最大速度提高工农群众的政治文化水平。在小学教育方面，要切实建立学校的教育基础，对8~14岁的贫苦学龄儿童实行强迫入学。小学的教材和功课表由鄂东南文化部确定。小学教员的薪水最高每人每年不得超过70元（银圆），最低不得少于50元。在社会教育方面，要建立俱乐部，广泛开展识字运动，还要建立列宁室和工农演讲所、新剧团，加紧进行剪发放足运动，反对宗教迷信，反对三民主义，反对改良欺骗的宣传教育。要加强对群众的马克思主义宣传教育，并把经常性的宣传教育建立起来。（320610）

23日　苏区反帝总同盟举行第一次代表大会。大会通过了《反帝斗争纲领》，第8条规定："反对帝国主义文化侵略，没收帝国主义在华教堂、学校和一切文化机关及其财产。"指出帝国主义办理教育的目的，在于培养奴隶式人才，帝国主义的教堂，遍布在中国的穷乡僻邑，更尽其帝国主义间谍和侦探的作用。中国工农群众一致反对帝国主义传布的宗教，反对其文化侵略。主张没收剥削工农血汗所得的教会和文化机关及其财产，以最大的积极性，在无产阶级领导下，进行苏维埃的文化教育工作。（320611）

30日　《红色中华》报道，全总苏区执行局开办的职工运动高级训练班，第1期学员共25人（都是从各地工会选调的积极分子）举行毕业典礼。第2期定于7月8日开课，约有学员40余人。（320612）

本月　湘赣军区总指挥部开办看护学校。学校设在永新县城内，其任务是为部队培养医护人员。有学员40多名，都是头脑灵活、稍识文字、能脱离家庭、身体健康、16~24岁的劳动妇女。在校学习的内容主要是中西医科和药科知识。学习期间，伙食由学校负担，生活用品由学员自备。（320613）

同月　经赣东北省苏维埃政府文化委员会审查后，赣东北省苏印刷局出版《工农读本》。其中第1册有生字182个，编者为黄道，校订者为邵式平和江明。全书4册（后3册由闽浙赣省苏文化部编辑组编订），共120课，每课生字最多的有18个。此后，赣东北（闽浙赣）苏区曾多次翻印《工农读本》。这是赣东北（闽浙赣）苏区工农群众进行政治文化学习使用的比较系统的教材。（320614）

同月　湘鄂西省洪湖军校在主力部队远征襄北、中心苏区空虚的情况下，以3个学员大队（约1营人）的力量，在监利县陈陀子口与一团国民党军队顽强拚搏10余天。"敌人用非常强大的火力日夜强渡，结果死伤几百而不成。"后来红军主力回师，洪湖军校师生又配合主力部队在新咀口全歼敌军1个师，取得了反"围剿"斗争的胜利。不久，洪湖军校学生和原湘北警卫团合编为湘鄂西军委会警卫师，校部改为师部，学校停办。（320615）

同月 共产党员滕国栋等在广西左右江地区思林、果德一带的密林里创办名为“团体”的军政训练班，参加人数多达300余人。他们以开荒生产做掩护，早晨操练军事，上午和下午种植桐树、玉米、南瓜等作物，晚上到附近农村去宣传革命道理。同时，在“团体”内部经常进行“团结起来，打土豪，分田地”的政治思想教育，提高全体成员的政治思想觉悟。后来由于遭到国民党军队袭击，“团体”化整为零，分散隐蔽，继续坚持革命斗争。（320616）

7月 3207

4日 鄂豫皖省苏维埃政府文化委员会颁布《赤色教师联合会简章》。共4章18条。规定联合会的宗旨：（一）实行苏维埃文化教育政策，辅助各级文化委员会进行一切文化教育工作；（二）研究学术，以充实教材和改良教学法、管理法；（三）促进社会教育建设；（四）厉行文化斗争，铲除地主阶级骗人的旧文化，建设无产阶级新文化。规定了会员的资格、入会手续和会员的权利义务，联合会的组织系统和各级执行委员会所属各部的工作任务以及下级机关对上级机关的报告制度，各级代表大会的会期和各级执行委员会的会议制度以及任期。（320701）

同日 鄂豫皖省苏维埃政府文化委员会颁布《赤色学生联合会简章》。共5章23条。规定本会的宗旨：（一）实现苏维埃文化教育政策，执行文委会的通告、通知，推动社会文化教育工作；（二）帮助学校行政加紧学校教育；（三）锻炼集体生活，培养共产主义观念；（四）开展学习竞赛，提高学生的学习精神。并规定了会员资格、入会手续和会员的权利义务，组织系统、各级执行委员会人数及所属各部门的工作任务，各级代表大会会期和各级执行委员会任期。（320702）

同日 鄂豫皖省文化委员会发布《怎样组织工农演讲所》。指出，过去举办演讲所没有取得相当的成绩，其原因有三：（一）没有发动群众来听演讲；（二）演讲方式呆板；（三）演讲材料不实际和不充分。要求扩大演讲所规模，配置报纸等必要设备，建立固定的演讲员队伍，开展经常性演讲活动。演讲内容主要是目前的政治问题及苏维埃各方面的实际工作。在演讲时应注意：对于某一个问题如有疑问时，可不说，不能囫囵吞枣地敷衍过去；每次演讲时，要联系当地实际问题；演讲员的态度要诚恳、活跃、机敏；语言要通俗化；演讲结束后，要留一点时间让群众提问和讨论；演讲要注意群众的情绪和接受程度；每次演讲时间最好不要超过2小时。（320703）

6日 闽西上杭县才溪区举行各校文化教育工作总检阅。历时2天。首先对2个高级学校学生进行检阅，出席者共101人，检阅的课目有政治、地理、政党与派别、社会进化史、共产主义、名词释义等。继而对全区初级学校进行检阅，出席者共144人。最后对妇女夜校学生进行检阅，出席者有女学生123人。检阅结束时，评选高级、初级和妇女夜校的优等学生各10名，分别发给奖品。(320704)

17日 中共湘赣省委向苏区中央局报送《三个月工作的总结报告》。指出：目前全省已开办700多所列宁初级小学，5所列宁高级小学，3所女子职业学校，800多所工农夜校，30多所妇女半日学校，30多个新剧团。在列宁学校读书的学生，贫苦工农子弟经苏维埃政府证明切实不能自行津贴伙食费者，得发给特别津贴。红军家属子弟、烈士子弟、雇农子弟，均由学校津贴伙食费。富农子弟除伙食费自备外，酌情收缴学费。(320705)

19日 湘鄂赣省鄂东南苏维埃政府文化部发出《开办小学教育研究所的通知》。说：鄂东南苏维埃政府文化部决定开办小学教育研究所，附设于列宁模范小学，以模范小学的教育去训练小学教员。同时，小学教员要在模范小学内练习教学，以便得到丰富的收获。要求各县选送20岁以下，家庭成分中农以下的60名现任小学教员去学习。(320706)

同日 鄂东南苏维埃政府文化部发出开办模范列宁小学的通知。鄂东南苏维埃政府文化部为了改良学校教育，提高工农阶级的文化，培养新的干部，拟在龙港开办一所模范列宁小学。凡中农以下及工人子弟，年龄在16岁以下，身体强健，共招收60名学生，考试科目为作文、口试、体格3项。招收学生的手续：先由区乡苏维埃政府通知各校教员，每1个教员可推选本校6名学生，自带笔墨到指定地点参加考试，成绩合格予以录取。入学后，膳食费基本自备，极贫者免收学费，其他同学只交极少学费。模范列宁小学附设小学教育研究所，以模范列宁小学的教育来训练小学教员。(320707)

20日 《红旗周报》发表凯丰《目前学生运动的状况与团的任务》一文。指出，共青团在学生运动中的任务：(一)保证无产阶级对学生运动的领导。(二)把学生的斗争与工人的斗争联系起来。(三)执行明确的阶级路线。(四)领导学生进行日常的、政治的、经济的斗争。(五)反对学生中的清谈主义。(六)加紧拥护红军、拥护苏维埃和拥护苏联的宣传工作，加紧解释党的革命口号。(七)建立革命学生的统一领导。(320708)

28日 共青团苏区中央局通过《关于争取和完成江西及其邻近省区革命首先胜利中团的任务的决议》。指出，应该训练一批团员担任列宁小学教员，帮助苏维埃政府驱逐那些怠工的反动教员。(320709)

30日 中华苏维埃临时中央政府人民委员会召开第二十次常会，通过《对于赤卫军及政府工作人员勇敢参战而受伤残废及死亡的抚恤问题的决议案》。规定：凡赤卫军和政府工作人员，因作战而残废不能劳动及死亡者，如其家人确无生活能力，应设法帮助。对其

子女弟妹之幼小者，由国家送入学校读书，并帮助交纳费用，至满16岁为止。（320710）

本月 瑞金县工农兵苏维埃第四次代表大会通过《苏维埃工作人员学习问题决议案》。称，为了执行中央政府人民委员会《政府工作人员都应当加紧学习的命令》，特通过以下决议：（一）本县各级政府必须在大会闭幕后立即开办识字班。政府的委员、代表及工作人员中不识字者必须加入识字班。谁若不愿意学习，就是对革命怠工。（二）以识字者教不识字者，识字多的工作人员有帮助不识字者学习的义务。（三）每人每日最少须记5个生字。这个最低限度的规定必须完全实现，最好是用竞赛的方法来鼓动学习，超过最低限度的规定。（四）识字少的同志每人要写识字日记簿，每日要有识字的总计算，绝对禁止无事闲跑、无事闲谈的恶习惯。（五）县对区须每月检查一次识字班的成绩和每人学习的成绩。如有怠工不学习者，可用违反革命纪律来处罚。这一检查和指导工作主要责成各级文化部和文化科负责。（六）可用各种法令和条例、决议案来做教材。识字班的油灯纸笔用费，可按照预算，由文化经费项中开支。（七）识字较多、文化水平较高而工作较好的工作人员，可另设一班，研究比较深的条例、法令及各种政治刊物，互相帮助，共同学习。有不了解的地方，可以写信问上级政府，要他解释。（320711）

8月 /3208

1日 少先队中央总队部总训练部部长张爱萍在《少年先锋》第1期发表《苏区少年先锋队的性质与组织构造》一文。文章中说，苏区的少先队是中国反帝运动和土地革命斗争中的战斗队伍，是广大青年工农群众的军事化的共产青年团的附属组织。在共产党和共青团的领导下，苏区少先队应积极拥护与扩大红军和苏维埃，坚决进行反帝斗争与土地革命。凡16~23岁的青年都应参加少先队，但是在广泛发展少先队时，必须防止一切敌对分子混进来。为了使苏区少先队能够适应目前国内战争的环境，能够担负起国内战争的责任，它的军事性质更应加重。它的组织原则应是集权制，应完全接受共青团的领导。苏区少先队的各级队部，应由党、团和红军各派一人组成，由团的代表做队长。在组织上，下级服从上级，队员服从组织；在军事上，完全听红军指挥，服从红军纪律。少先队的各级队部，在队长领导下工作。乡组织大队，设大队长；乡以下组织小队，设小队长。区队部设队长、副队长、军事训练员；县队部设队长、组织、宣传、参谋；省队部与中央总队部由总队长、组织部部长、宣传部部长、参谋长组成。为保证少先队在政治上完全接受共产党的领导，并在行动上与红军、地方武装配合一致，所以在县、省、中央总队部都由同级党部经常派代表参加会议。文章强调，全苏区的少先队，都应深刻认识苏区少先队的性

质与组织，并且立即改变各级队部的组织，才可以使少先队担负起争取国内战争胜利的重担。（320801）

15日 湘鄂赣省鄂东南彭杨学校校本部发布《学生须知》。指出纪律是维系军队的先决条件，也就是军队的命脉。要有钢铁般的纪律，须先从各个规则去执行。因为各个规则当中无一件不是纪律的化身。进一步来说，有了钢铁的纪律，同时众心一致，任何顽强劲敌、坚固堡垒等都不难一鼓荡平。《学生须知》中，包含寝室规则、课堂规则、食堂规则、卫兵规则、卫生规则共5项，要求学生必须深刻研究和无条件遵守执行。（320802）

16日 《少年先锋》杂志第2期发表张爱萍《努力啊！准备全苏区少先队大检阅》一文。文章说，目前举行的全苏区少年先锋队大检阅具有重大意义。这次总检阅以参加革命斗争为中心，在检阅政治军事以外，体育、运动、文化、娱乐、游戏等少先队的日常生活也列在检阅项目之中。其中，“文化教育的积极进行”是一个重要的检阅项目，要求各地加紧在队员中进行识字运动，组织读报班、识字班，每个队员能认识500个字。文章号召全苏区少先队员付出千百倍地努力，准备参加“国际青年节”苏区少先队的总检阅。（320803）

9月 3209

4日 在少共苏区中央局领导下，中央苏区少年先锋队举行第一次总检阅。历时5天。参加检阅的有赣南、闽西的瑞金、兴国、赣县、宁都、长汀、汀州等19个县和中央政府青工少先队队员共692人。在检阅过程中，首先参加中国工农红军学校的运动会和国际青年节大游行，听取中国工农红军学校校长刘伯承做的军事报告。接着举行政治测验、演讲比赛、军事检阅和野外演习。8日下午宣布比赛结果，兴国县获得第1名，赣县第2名，上杭第3名。检阅大会号召广大队员踊跃加入红军，加强军事政治训练和文化教育工作，积极参加革命战争。检阅结束后，有24名队员自动报名参加红军，受到全体队员的称赞和欢送。（320901）

同日 中国工农红军学校在瑞金举行盛大的运动会。举行这次运动会的目的，是用革命竞赛的方法，提高学员的政治水平和加强革命的战斗力，检阅学员的学习成绩，促进教育计划全部实现。红军学校校长刘伯承致开幕词。比赛项目有：军事方面的刺枪、基本教练、战斗动作；政治方面的讲演竞赛、墙报、政治问答竞赛、共青团测验竞赛、募捐购买“少共国际号”飞机的竞赛；体育方面的跳远、跳高、单双杠等。比赛之后，即与各地来瑞金参加赤卫队总检阅的同志以及瑞金群众一起举行了“九四”国际青年节大游行。（320902）

6日 湘赣省工农兵苏维埃第二次代表大会通过决议案。规定今后的教育原则：反对帝国主义教育，反对国民党党化教育，反对复古教育，实施共产主义教育。提出在学校教育方面普遍设立各种学校，让儿童从7岁起入学读书，在小学6年学习期间实行强迫教育和免费教育。社会教育方面，厉行识字运动，铲除文盲，反对宗教，铲除迷信，铲除封建习俗，实行婚姻自由，建立俱乐部，组织新剧团、列宁室，出版农村小报和开办列宁室、图书室。同时，有力地扩大宣传工作，启发群众的斗争情绪，动员群众参加革命战争，扩大苏维埃的影响，创造健全而有工作能力的苏维埃政府。（320903）

8日 永新县璐江区苏维埃政府第五次执行委员会通过决议案，要求各乡在9月10日前把7~15岁的小孩重新登记一次，催促各乡迅速选派两人去县列宁学校就读。各乡应对尽到责任的小学教员给以特别的奖励。区文化部应尽快到各列宁小学巡视1次。本区5个模范学校要尽快配齐设备，以便其他学校参观学习。各乡要办好工农夜校和女子半日学校。各乡有贞节坊者，应改为死难烈士纪念坊。各乡所组织的识字运动委员会和识字小组，应迅速建立其日常工作。（320904）

13日 临时中央政府财政人民委员部发布训令。指出，造就财政干部、财政人才，是各级财政部的中心工作之一。要求除中央经常开办财政训练班外，各省县苏维埃政府也须自己训练人才。（320905）

15日 少共湘赣省委儿童局书记胡耀邦在《列宁青年》第14期发表《目前团在儿童运动中的一件中心工作》一文。指出，现在团应领导广大学龄儿童到列宁学校去读书。首先要向儿童群众做广泛的宣传，启发儿童的求学热情。一方面要向阻止儿女读书的父母做解释工作，另一方面要发动儿童群众（特别是童养媳）自动起来反对家庭的阻止，做到每一个儿童都到列宁学校去读书，实行普遍的儿童教育。经过再三宣传解释不听的，团要帮助苏维埃政府实行强迫教育。团要经常派人到列宁学校巡视，检查教员的教授法是不是好，学校卫生及一切设备是不是好。如遇复古教育和惩办学生的教员，团要发动儿童群众撤换他。建议苏维埃政府尽可能地改善学校设备。在没有学校的地方，团要负责启发和组织读书班，并指派团员同志去教授，使儿童不致失学。（320906）

17日 上杭县才溪区第二次工农兵代表大会通过决议案。其中在加紧文化教育方面，决定健全区乡两级文化建设委员会，建立巡视工作，动员儿童入学读书。对于高级小学和初级小学教员的伙食费，决定在教育经费仍有困难的条件下，从9月15日起，每天比工作人员增加1角4分，由各乡苏维埃政府供给。在社会教育方面，决定由各乡指定专人负责健全列宁室、读报团、识字班，以提高群众的文化水平和政治觉悟。（320907）

30日 湘赣省永新县苏维埃政府发出《关于学校经费与扩大列宁学校的通令》。指出：可根据此间分配土地中所没收豪绅地主的土地、祠堂、庙宇及富农的果园、松山、森林、鱼池等，暂时抽一部分为学校经费。在各地所分配的土地中，除留红军公田外，剩余的田地，也可抽出一部分归学校做开支费用。关于扩大列宁学校问题，指出：各地列宁学校有因学生数量太多，或路途过远为山林、江河、池塘隔离，恐学生到校艰难，有20名学生以上者，可自备教育经费，在群众自愿的条件下，呈报区文化部，并转报县文化部批准备案，即可开办本村的学校。各地列宁学校须按照学生数量分配教员。40名学生以内者，得聘请教员1人；60名学生以内者，得聘请教员2人；100名学生以内者，得聘请教员3人;学生100名以上者，则按照实际情形添聘教员。（320908）

本月 中共湘赣省委开办妇女干部训练班。学员50多人，都是阶级成分好，工作积极，担任妇女工作1年以上，稍有工作经验，努力学习的女共产党员和女共青团员。经过训练和学习，她们的思想觉悟和工作能力有了显著提高。（320909）

10月／3210

10日 中国工农红军学校第3期学员举行毕业典礼。本期学员在学习期满后，举行了野外演习。从会昌归来后，在红校大操场举行了毕业典礼。参加毕业典礼的，除第3期学员外，还有来校参观的党校学员和列宁师范学校的师生。首先由刘伯承校长致辞。他说：第3期学员以自己的努力学习和教职员的亲切训导，已经取得了很好的成绩。希望毕业学员把在校所学的东西带到红军中去，转变红军中的工作，创造铁的红军，以英勇斗争的精神，领导红军战士去消灭敌人。临时中央政府副主席项英在会上讲话，勉励毕业学员为建设铁的红军做出贡献。（321001）

22日 江西省少共乐安中心县委儿童局举行全县各区儿童局书记联席会议，通过了《关于举行全县儿童总检阅的决议》。说：在十月革命纪念节这一天，要求各区举行儿童总检阅。同时，各区选派20~30名儿童参加全县儿童总检阅。检阅项目包括：（一）军事训练。有野外操练的掩护和计划，竹箭射击，下操与武装的齐整。（二）体育运动。有做游戏，唱歌，跳绳。（三）政治训练。有儿童的口号是什么，儿童的见面礼是怎样的，为什么要加入共产儿童团。在总检阅时，成绩优胜者发给奖品。（321002）

本月 中央列宁师范学校在瑞金成立。由中央教育人民委员部领导，首任校长徐特立，后由罗欣然担任校长，校址在瑞金城外的钟家祠堂。培养急需的发展各类教育事业的师资。学生须是由中央苏区各县苏维埃政府选送，经考试入学的贫苦农民子女。学制1年，也可按战争环境的需要适当压缩，最低不得少于4个月。开设课程有国文、算术、历史、图画、唱歌、体操、游戏、劳作以及教育学、各科教学法等。第1期招生400名（内女生100

名），除按照文化程度分成12个班在校上课外，还用1/3的时间参加教育实习和社会活动，如宣传扩大红军、慰劳红军家属等。在战争环境里，全校师生都参加了赤卫军，实行军事化编制，经常开展军事训练活动。为了解决学校的经济困难，师生自己开荒种菜、种棉花，既改善了生活，也使教育同生产劳动结合起来。（321003）

同月 兴国县儿童发起节省运动，决定在运动中不买果子和别的零星东西吃，把零用钱节省下来，帮助红军充实战费。据统计，在全县11个区中，共节省677吊钱。中央教育人民委员部把这件事编进《共产儿童读本》，号召全苏区儿童向兴国儿童学习。（321004）

11月 /3211

2日 湘赣省共青团省委召开区以上宣传科科长第二次联席会议。在会议通过的决议中指出：目前，首先要注意一切体育游戏和团结广大青年工农进行马克思列宁主义的阶级教育。为了适应目前战争的需要，对少先队的教育是夜校和列宁室、俱乐部的工作。夜校可以强迫，但特别要发扬比赛的精神以提高青年的学习积极性。共青团须注意培养教育人才，要反对以无教员为借口而停学的政府，反对认为儿童不愿意到校的消极观点。要通过发动儿童斗争来实行强迫教育。在村里要建立列宁室，乡里要建立俱乐部。团县委宣传部要在短期内参加建立工农剧社的工作。各级宣传部须与教育部取得密切联系，必要时可以召开联席会议讨论教育工作。（321101）

7日 在中华苏维埃共和国临时中央政府成立1周年纪念之时，临时中央政府向全体选民发出《工作报告书》。指出：一年来，在教育行政建立，规定小学校制度，创办各乡小学校，积极进行小学教员培训，创立列宁师范等方面，都有相当的成绩。但对于成年教育识字运动还未集中大的力量来进行，还未普遍地开展起来，这是一个很大的缺点。（321102）

12日 红四方面军离开鄂豫皖苏区后，新成立的中共鄂豫皖省委第一次扩大会议通过了《关于反对国民党第四次“围剿”下的总任务的决议案》。要求厉行全体党员军事化，实施普遍的党内军事训练，特别强调要提高一般干部的军事知识；要加强党内的军事共产主义教育，提高一般党员的文化政治水平和培养大批的新的工农干部；要改造青年团的工作，厉行全体青年团员军事化，发展青年与儿童的文化政治军事教育，健全少先队的工作，建立青年团与青年群众的健全领导；要用很大的教育精神培养一般干部，提高一般党员与群众的积极性。（321103）

14日 中共湘赣省第二次党代表大会通过《青年团问题决议案》。指出：共青团必须用最高的限度帮助苏维埃政府开办列宁学校，普遍建立识字班、读报班、读书班、半日学校、夜校、俱乐部等。要领导十分之八九的劳苦工农的子弟入学读书，要反对国民党党化教育和帝国主义文化侵略，要实现阶级的强迫教育，消灭不识字现象。共青团要加紧反对封建迷信和求神烧香等现象，要在俱乐部内组织不信神同盟。要动员群众帮助苏维埃政府进行修桥补路禁烟赌等工作。这次会议还通过了《苏维埃问题决议案》，要求加紧识字运动，以减少不识字群众的数目；普遍设立列宁学校，实施免费教育，使学龄儿童得以入学读书；开办工农夜校、女子半日制学校和工人学校，同时必须注意培养师资，在可能的范围内设立短期师范学校。责成各级党部，特别是宣传部，特别注意抓紧苏维埃文化教育工作。（321104）

28日　鄂东南苏维埃政府文化部致函大冶县苏维埃政府文化部。信中说，经鄂东南苏维埃政府讨论批准，对于“避白”学生（即家在国民党统治区而来苏区读书的学生），如其父母确实经济困难者，可由苏维埃政府酌情借给或补贴一部分现款，并代为买粮，以鼓励这些学生求学的热忱。对于女生，更应加倍注意，不要使她们失学。（321105）

本月　江西省苏维埃政府在工作报告中指出，胜利、会昌、寻乌、万泰、兴国、永丰、宁都、公略、赣县、安远、雩都、乐安、南广、宜黄等14县，在8、9月两个月，以及公略、赣县、乐安、南广、宜黄5县10月份新增加的数字，已有列宁小学2277所，列宁小学教员2535人，学生82342人；夜学3298校，学生52292人；识字小组19812个，组员87916人；俱乐部712个，识字委员会2744个。另外，胜利等14县共有失学成年205883人，失学儿童93677人。（321106）

12月 3212

15日　江西《省委通讯》登载《江西省女工农妇代表大会决议》。提出：青年、成年妇女在每村建立一个夜校，可聘请识字的男女来当教员。所用灯油、笔墨，发动妇女群众节省自备。要求苏维埃政府在每县设立一个女子高等小学。要求苏维埃、工会办训练班时多吸收妇女干部，或专门开办妇女干部训练班。还提出：要发动妇女参加俱乐部、列宁室、蓝衫团的工作。（321201）

20日　万载县苏维埃政府发出关于实行强迫教育指示的通知。指出，过去各级文委对于义务教育的宣传鼓动不够深入，致使失学儿童还有2/3以上。若不加以整理，教育如何普及？现在坚决遵照湘鄂赣省苏维埃政府的决议，实行强迫教育。其办法：（一）切实保护儿童的读书自由权。儿童在义务教育期间，非有特殊情况，任何人不得限制其入学读书。（二）青年失学妇女，在可能条件下必须到妇女半日学校读书，丈夫姑婆不得任意阻挠。

（三）各级文委会必须切实负起宣传责任，使劳苦群众对义务教育有深刻认识。（四）父兄如纵容子女不去读书者，即是维持封建势力的不良分子，除发动儿童的家庭斗争外，当地乡苏维埃政府应给予相当的纠正和处分。（321202）

本月 共青团苏区中央局在瑞金县洋溪村创办中央列宁团校。校长由共青团苏区中央局书记顾作霖兼任，副校长杨岳彬，其任务是为苏区训练和培养青年团的干部。第1期招生124人，14~25岁，其中女学员35名。任弼时、徐特立、陆定一等，都在团校兼课，毛泽东、周恩来、朱德做过报告。（321203）

同月 为了培养无线电技术人才，湘赣军区在无线队内开办无线电训练班。第1期招收8名学员。首批学员1933年7月结业，接着招收第2期学员。第2期1934年春季结业。红六军团西征，1935年又在湘西永顺县招收第3期学员共6名。结业后经过短期见习，就可以独立工作。（321204）

本年 3200

春季 为了培训党务工作干部，中共湘赣省委开办了党务训练班。学员过军事化生活，学习时间为6个星期。教学完全采用讨论式和问答式，即先发学习资料，由学员自己阅读，上课时教员提出中心问题，组织学员讨论，其间教员提出问题让学员回答，最后由教员做结论性讲解。这样做就调动了学员的学习积极性。课外组织各种研究组，学员可按照兴趣参加1组或几组，统一安排时间开展活动，进行专题研究。（320001）

秋季 闽浙赣省第一次苏维埃代表大会通过《文化工作决议案》。提出今后文化教育总的方针，应该是加紧群众的政治教育，提高群众对革命战争的热情及战争胜利的信心与决心，发展识字运动，扫除文盲，着重青年儿童的文化教育，发展新的社会力量。反对把文化与斗争割离，与工农群众的实际生活割离，以及把劳动与知识割离起来。实行政治化、社会化、劳动化的文化教育。要做的文化教育工作：（一）各级政府与各级群众组织要密切联系起来，在各乡把俱乐部普遍地建立起来。（二）本年内，要使参加工农补习夜校学习的群众达到2万人，参加识字班学习的群众达到8万人，要10万人参加识字运动。应鼓励识字的人教不识字的人，实行识字教学互助。（三）壁报应在各工厂、各农村、各学校都建立起来。（四）读报工作应在各村普遍建立起来。同时，县区村的读报员应经常到工农报社反映群众的实际情形，要建立工农通讯网。（五）鼓动群众对革命战争的热情，加强群众的阶级教育，揭发反动派的反动宣传，肃清封建迷信。（六）尽量开展马克思列宁主义初步知识的传播运动。（七）彻底肃清反动统治阶级利用麻醉工农群众的封建思想和迷信观念。

（八）应在工农群众中开展体育运动，发动群众经常做各种运动，特别要做关于战争需要的运动。（九）要搜集斗争中的纪念品，建立革命纪念馆，使群众观览。（十）增加列宁小学，培养和训练小学教员，设立夜校，改造现有学校，改革教育方法。（十一）省文化部继续编印列宁小学和列宁师范教科书。（十二）多多吸收青年工农群众参加文化教育工作。（十三）各级文化部专人负责日常工作。充实与健全省文化部，加强对文化工作的领导。（320002）

秋季 根据毛泽东的建议，傅连暲以中央红色看护学校为基础，在汀州开办了中央红色医务学校，为红军培养军医。从中央红色看护学校第1期学员中留下部分成绩最好的学员，又招收了一批新学员。学习时间定为1年。为了帮助学员学习，傅连暲白天给学员上课，晚上编写讲义。共编成内科、外科、急救、处方、药物学等5种讲义，由汀州印刷厂石印，发给学员学习，从而保证了教学质量。（320003）

冬季 中共鄂东南道委在通山县万家乡开办政治学校。杨悟民任校长。学员200多人，都是由各县区选送的党团员。学习的课程分政治和军事两项。政治课有马列主义理论和时事政策，每天上课2小时；军事课学习战略战术和练习射击，每天3小时。每期学习时间为3个月。毕业时举行考试，合格者发给毕业证书，分配到地方或部队当干部。（320004）

1933年

1月 3301

1日 为了检阅对战争紧急动员令及开学以来教育实施的成绩，中国工农红军学校举行年节革命竞赛大会。竞赛内容：军事方面的攻防战斗、实弹射击等；政治方面的讲演、问答等；体育方面的球类、田径赛等。（330101）

7日 在红军的帮助下，通江县广约区三溪乡金碑村创办川陕苏区第1所列宁小学——土龙坝列宁小学。该校教师蒲占滨文化程度较低，但对学校工作非常负责。教师报酬由乡里筹集，一般是一年500斤左右稻谷，家里的土地由村里帮忙耕种。学校设置政治、军体、识字、唱歌4门课程。早晨上军体课，内容是列队训练。上午上识字课，暂时使用《百家姓》《三字经》等旧书作为教材。下午上唱歌课，教唱红军歌曲。政治课每10天上一次，主要是邀请红军政工干部讲课，讲红军是穷人的队伍，讲劳苦人要团结起来争取翻身求解放的革命道理。这个学校只有1个班，31个学生。学生白天学文化，晚上站岗放哨，盘查过路行人。（330102）

8日 永新县苏维埃政府文化部翻印出版由湘赣省苏维埃政府文化部编制的《教学法》。这本《教学法》是供县寒假教师讲习所使用的教材。开篇指出教学法的要旨：（一）适合儿童的要求，坚定儿童的阶级意识；（二）彻底肃清国民党党化教育和其他一切反动派别的理论；（三）培养儿童生活团体化和行动纪律化；（四）适合某一时期的政治情势与我们的任务；（五）明确教师本身所担负的任务。要求教学法必须适合儿童心理，能引起儿童的学习兴趣，要利用儿童的好奇心和天真烂漫的特点，培养活泼的小孩子。书中介绍国语、算术、常识、工艺、美术、音乐、体育和劳动实习科的教学法，最后讲了单级教学（即分组教学）方法，并列举了单级教学班的课程表。（330103）

14日 中央列宁师范学校出版的《学校生活》第12期刊登《学校公社组织大纲》。指出学校公社是本校学生的自治组织，其主要任务：（一）加强同志们集体生活的练习，使大家能学习和认识苏维埃公民的职责；（二）经常代表全体同学，帮助学校计划和进行一切教育工作；（三）推动全体同学积极参加课外群众活动和革命实际工作；（四）提高同学们的各种科学及政治学习水平；（五）开展同学间的互相讨论和互相帮助。规定在公社里要设置全体社员会、执行委员会、审判委员会、卫生委员会、文化活动委员会、经济审查委员会、课外活动指导委员会、反帝大同盟、互济会等组织，凡是公社社员，均有选举权和被选举权。社员之间不得起冲突，违者由审判委员会分清是非曲直和轻重进行处理。社员违反校规者，即是违反社规，应受学校及公社双方处理。（330104）

26日 湘赣省苏维埃政府发出抚字第十九号训令。指出目前一切工作应以革命战争为中心，在充实和筹足战费、积极发展革命战争的总形势下，有节省教育开支的必要。决定：（一）以后列宁学校学生的伙食、书籍、零用等费一律由学生自备，初小应尽可能动员学生拿钱来买粉笔。（二）各县创办的列宁高小一律停办。只在永新、莲花办两个列宁高小，收容目前各县高小的学生。（三）列宁初小以乡为单位开办一个。如学生过多，可开办两个列宁初小。（四）女子职业学校由各县酌量开办。日用物由学生自备，尽可能使女子职业学校为苏维埃政府增加一些收入。（五）各级文化部和各种赤色学校，不是单纯的读书机关，应成为省苏维埃和共产党的宣传者。（六）俱乐部、列宁室、识字运动应实际建立起来，其经费由群众自己供给。（七）教员生活费与苏维埃工作人员同等待遇。每人每月另发给零用钱5角。（八）省文化部根据这些原则订出具体计划，开展文化教育工作。（330105）

本月 红军西北军区政治部印发《新兵训练纲要》。其中要目：为什么参加红军，红军的政治任务，红军的纪律，红四方面军伟大胜利的史略和川陕苏区红军的发展，全国红军和全国苏区的发展，共产党、苏维埃、红军三者的关系。规定了新兵训练方法：（一）事先有准备；（二）要用启发式，如问答法、讨论法、故设疑问，以引起思考，然后做扼要而清楚的解释；（三）材料不要过繁，问题不要过于复杂；（四）要有实习和补充讨论的时间。（330106）

2月 /3302

5日 湘赣省苏维埃政府文化部发布第十四号通令。要求各地将旧有的列宁高级小学一律停办，原有学生一律转学到省立各列宁高级小学继续读书。各县苏维埃政府文化部应迅速办理老生转校、新生报名事宜，在考试日前应直接将学生送到学校，并须将各县列宁高

级小学原有校具、表册送到省立各校使用，以免重复开支。（330201）

16日 中国工农红军学校第4期学员举行毕业典礼。本期学员毕业前夕进行了野外军事演习，把学员编为东、西军两个师，由上级干部队学员充当上级指挥员和政治工作人员，政治营和军事营学员充当中下级指挥员和政治工作人员。演习的主要课目行军、宿营、进攻、防御、街市战和遭遇战，政治宣传鼓动工作是演习课目之一，同时沿途领导地方武装配合红军作战。本月4日，东军由瑞金出发，5日到达汀州，布置防御工作，西军则于5日由瑞金出发，6日向防御汀州的东军进攻，并在汀州城内进行了巷战。7日，全校驻在汀州举行“二七”纪念大会。8日，继续演习防城战和街市战，下午东军因战况不利，退守河田。9日，西军由汀州攻河田，下午3时，东军完全放弃警戒地区，退回阵地，配合增援军向西军反击。击败一连后，绕向西军右前方高山主力所在地冲锋，两军都以刺刀拟顽强对抗。到此由号兵吹号，停止演习。10日，两军由河田整队同回汀州。12日，在任田举行遭遇战，整个演习计划遂告结束。毕业典礼于次日清晨举行，在爆竹声与欢呼声中，毕业学员英勇地踏上了奔赴前方的征途。（330202）

25日 《红色中华》报道，为了转变红军的文化教育工作，红军各部队开始组织随军剧社、新剧团、歌舞团，经常练习与排演各种新剧、活报及歌舞，举行晚会，从而增进了红军战士的活泼精神和愉快情绪，提高了作战的勇气，加强了部队的阶级教育。（330203）

本月 红四方面军在川北通江县五里公所开始筹办川陕苏区彭杨军政干部学校。7月，彭杨军政干部学校正式成立，属西北革命军政委员会领导。倪志亮、李特先后担任校长，傅钟担任政委，吴展担任教育长。该校办学宗旨是培养红军和地方武装中的基层骨干和军事政治人才，学制为半年到1年。招收了两期学员共400余人，多是18~25岁青年，出身贫苦农民或手工业者家庭，也有一部分出生在忠实可靠的中农家庭。学员分为军事队和政治队，分别教学和训练。1934年红四方面军西征时，该校并入红四方面军红军大学。（330204）

同月 中共川陕省委开办党校。党校设在通江县城内考棚。校长何桂成。7月下旬，学校随省委迁到巴中，改由陈开担任校长。1934年3月，迁回通江县考棚。党校的任务是培养党务工作干部。学员由各县县委保送，入学后按班、排、连编制，每期招收学员200~300人。分设高级班、初级班和专业班，高级班培养县委和区委干部，初级班培养支部干部，专业班培养一般政治工作人员。教学内容有革命理论、共产党方针政策、军事技术、文化知识。共办了5期，培养1000多名党务工作干部。在此前后，川陕苏区还开办了经济训练班、医学班、农事学校、教师养成所等专门学校，为川陕苏区培养各方面的建设人才。（330205）

同月 川陕省在川北通江县城召开第一次全省工农兵苏维埃代表大会。大会通过了《川陕省临时政府组织法大纲》，正式成立了川北省工农兵苏维埃政府，选举熊国炳为省政府主席。省政府下设文化教育委员会，主管文化教育工作，先后由张逸民、向思爵、罗克文担任文化教育委员会主任。省文化教育委员会内设学校教育局、社会教育局和国家出版局。其中，学校教育局的职能是举办苏维埃学校，举办专门学校，审查教师和教材，指导各地列宁学校等。社会教育局的职能是领导俱乐部，领导新剧团和音乐队，指导各地识字班、读报组，组织通俗宣传讲演等。国家出版局的职能是出版马列主义书籍和各种政治读物，出版报纸、杂志，出版工农战士读本，出版私人著作等。同时，各县苏维埃政府内设立了文化教育委员会，区苏维埃政府内设置文化教育委员，乡和村设置文教委员。（330206）

3月 3303

1日 中国工农红军学校第五期开学典礼。恰好传来前方红军取得重大胜利的消息，故上级干部队的宣传队立即出动，在瑞金街头进行口头宣传，把红军胜利的消息传达到全城和近郊的工农劳动群众。下午举行开学典礼，本校教职学员及武装工农有数千人参加。大会号召全体学员加紧学习军事知识，以便迅速到前方作战，鼓励全体劳动群众和红色战士加紧战争动员工作，争取战争完全胜利。本年8月1日，第5期学员毕业。（330301）

8日 苏区中央儿童局召开闽赣两省各县儿童局书记联席会议。会议提出了“严厉打击儿童工作不儿童化”的口号，决定在中央儿童局领导下，由瑞金、兴国、博生、汀州、长汀、上杭等县派出儿童和学生到瑞金，于“四一”儿童节时举行规模盛大的检阅，号召广大儿童加紧参加革命战争，争取本身利益，加紧学习共产主义。“四一”儿童节，各地儿童要举行检阅。会议还决定，举行广泛的募捐运动，购买共产儿童号飞机及高射炮送给红军，争取儿童生活和教育状况以及儿童团组织的改善。（330302）

10日 为了开办女子职业中学，永新县苏维埃政府通知各乡政府将没收的缝衣机器、洋袜机器、织脸巾机器、织布高级机器等一律送到区政府。如有私人机器无人使用时，亦可卖给政府。如愿来学校学习的，可将本人机器带来，或作为入股金。各乡政府没收的洋纱、丝纱、麻纱、土纱等，限期一律送到区政府集中。如群众个人有生产的好土纱，可由乡苏政府动员群众买给政府。如有女子来女子职业中学工作，可在本月25日前报名参加学习。学习期间自备衣被及日常用品。女子职业中学实行半工半读，旨在造就女子职业人才，发展苏维埃经济，并使每个女子有一种职业，达到经济与职业独立。（330303）

13日 中华苏维埃临时中央政府人民委员会举行第三十七次常会。议题之一是检查中央教育人民委员部的近期工作，讨论今后的教育工作方针，并责成中央教育人民委员部健全整

个教育行政系统的组织与工作，发布各种教育实施办法，供给各地教育的材料。（330304）

同日 中共苏区中央局创办马克思共产主义学校。初设瑞金洋溪，后因敌机频繁轰炸，于同年4月迁入下肖区黄竹坑。校长原为任弼时，后由张闻天接任，副校长为董必武、杨尚昆，教务主任为罗明。学校属于党校性质。中共苏区中央局纪念马克思逝世50周年，为了系统地研究和学习马克思创立的共产主义学说，培养忠诚于党和革命事业的党务干部和政治工作干部而创办。学校的宗旨有三：（一）培养无限忠诚于党、忠诚于工农大众的干部；（二）学习马列主义，总结亲身革命经验，提高政治思想水平；（三）锻炼思想意识，洗掉旧社会带来的脏东西，使大家能适应土地革命战争的需要，为彻底粉碎国民党反革命“围剿”做贡献。学校设新苏区工作人员训练班，造就新苏区与白区工作人员，学习时间两个月；党、团、苏维埃、工会工作人员训练班，共4个班，每班50人，学习时间4个月；高级训练班，学员40人，各省委、省苏维埃、省工会选送县级以上主要领导干部，学习时间为6个月。学习课目各班不同，公共课目以中共党史和中国苏维埃运动史为主，还有马克思主义基本原理、党的建设、苏维埃建设、职工运动史、少共史、历史、地理和自然科学常识等。教员多为中共中央和临时中央政府主要负责人。经常组织学术讲演，请中央领导同志做学术报告，活跃学术空气，培养学生的钻研精神和独立思考能力。1934年10月，中央红军开始长征，师生编入第二纵队干部团（也称“工作队”）。1935年11月，随中央红军到达陕北瓦窑堡，举办了两期抗日民族统一战线训练班。（330305）

16日 湘鄂赣省苏维埃政府文化部颁布《女子职业学校暂行简章》。规定女子职业学校的任务是造就女子职业专门人才，发展苏维埃经济，达到女子的经济与职业独立。女子职业学校学习年限为2年。凡16~25岁、稍识文字、身体强健的工农女子，均可入学。学习期间免收学膳费，其他费用自备。该《简章》还对女子职业学校的学习科目、授课时间、教员待遇和入学手续等做了具体规定。（330306）

18日 马克思共产主义学校举行第一次学术讲演。董必武做了《纪念巴黎公社》的讲演。（330307）

19日 少先队中央总队部训练部部长张爱萍在《青年实话》第2卷第8号发表《提高少先队员的文化水平》一文。指出，苏区少先队队员的文化水平是很低的。以去年“九四”少先队总检阅为例，出席总检阅的少先队员80%不能写字。在江西省，不识字的队员，赣县7409人，胜利县9300人，公略县6374人，模范的兴国县比较好些——不识字的队员为89人。文章说，现在应加紧少先队的文化教育工作，提高队员的文化水平。为此，要开展识字运动，组织识字组和识字班，建立看图识字的黑板，建立读书班，开办学校，设立俱乐部，组织各种研究会。文章要求各地区运用革命竞赛的办法，提高队员的学习精神。（330308）

23日 闽浙赣省第二次全省工农兵代表大会通过《文化教育决议案》。指出，反对把文化教育工作与战争分开的不正确观念，反对忽视文化教育工作的严重错误，要积极开展苏维埃文化教育运动，提高工农群众的文化政治水平，以加强苏维埃政权的战斗力量。列宁小学要增加到300所，凡7~16岁儿童，应实行免费强迫教育；应继续开办师范班，培养训练列宁小学教员；应成立革命烈士子弟学校；应积极进行扫除文盲运动，识字人数要增加到10万人。要努力提高工农群众的文化政治水平。（330309）

27日 少共苏区中央局通过《关于少先队工作的决议》。回顾了过去少先队工作的成绩和缺点，责成各级团组织在最短期内做好以下工作：（一）向广大少先队员宣传和解释“创造一百万铁的红军”的紧急任务，动员少先队员踊跃参加红军。倡导少先队员开展拥护红军的运动，积极参加交通运输等工作。训练和动员女队员到红军医院做看护工作和做草鞋、套鞋送给红军，使少先队成为拥护红军运动的提倡者和中坚力量。（二）在少先队中组织热烈的春耕运动，广泛地运用竞赛的方法，激发最大的劳动热情。从各方面开展经济战线上的突击运动，节省和储蓄谷子、现金供给红军。同时，少先队员要参加镇压反革命的活动和政治保卫局工作。（三）提出“每个劳苦青年武装起来，加入少先队”的口号，把少先队员扩大到150万人。其中，中央苏区少先队员在“八一”以前要扩大到50万人。（四）以无产阶级精神对少先队员进行政治教育和文化教育。少先队中央总队部应供给各级队部以政治教育和文化体育运动的实际教材。各级团组织要派最强的干部到同级少先队部担任政治训练工作和文化教育工作。同时，必须按照现时战斗的需要，应用适合于青年的教材，加紧少先队的军事训练。（330310）

28日 中华苏维埃临时中央政府人民委员会召开第三十八次常委会。会议责成中央教育人民委员部尽快颁布各级教育部组织纲要，健全教育行政系统，指示各级文化部关于教育的任务及具体实施方法。并通过徐特立、杨尚昆、沙可夫、魏挺群、曾镜冰、张欣等为教育委员会委员。（330311）

本月 红四方面军创办红军大学。该校设在川北通江县城文庙，初称“红军高级军事学校”，属西北革命军事委员会领导，校长倪志亮。后迁赤北县得汉城，改称“红军大学”。招生1000余名，分设高级班（学员是师、团、营级干部）、初级班、政治班、特种兵器班。学习期限为1年。另有教导队，学习期限1年。学习科目因各班教育目的和教育对象不同而有所区别，但总的来说，学习政治课和军事课。红四方面军总指挥徐向前、省苏维埃政府主席熊国炳在该校讲过课。国民党川军开始对苏区进行“六路围攻”时，红军大学随红四方面军总指挥部转战各地，后与彭杨军事政治学校合并，仍称“红军大学”。（330312）

4月 3304

1日 中央苏区共产儿童团在瑞金举行第一次大检阅。参加这次检阅的有兴国、上杭、博生、瑞金、汀州等各地儿童团的代表300多人。检阅开始，首先进行列队、操练等军事项目，接着用答卷的方式进行政治测验，最后是唱歌比赛和做游戏。才溪乡儿童团36名团员军事操练动作敏捷，干净利索；政治答卷又快又好；唱歌比赛中，他们高唱《国际歌》，边唱边表演，动作优美整齐；做游戏时，表演了“叠罗汉”，妙趣横生，夺得了大检阅第一名。（330401）

同日 湘赣省永新县赤色女子职业学校开学。该校设在永新城内北街王家祠。学员80名，都是出生在贫雇农和苦力工人家庭，年龄在16~26岁的年轻女子。在校期间实行半工半读，一边学习缝衣、织布、织袜、织毛巾技术，一面读书学文化。开设课程有国语、常识、音乐、体操、妇女工作等。学费、膳费免收。学校基金来源是群众自愿入的股金，规定每股5角钱，股票由县苏维埃政府文化部制定。教学器材是集中各乡打土豪没收的缝纫机、织袜机、织布机，以及洋纱、丝纱、麻纱、土纱等，供职业学校使用。私人机器以及群众生产的土纱也可卖给学校或作为入股金。职业学校的日用品如剪刀、尺子等，均由学员自备。（330402）

4日 中央工农剧社创办的蓝衫团学校举行开学典礼。“蓝衫团”是苏联工农群众在不脱离生产的原则下组织的剧团，因其成员仍穿工农日常服装蓝衫，故称为“蓝衫团”。本年3月6日，《红色中华》报道少共中央局已征调共青团员40名，加入工农剧社接受训练，准备组织“蓝衫团”。该校为开展苏区文化运动培养戏剧干部，造就工农大众的艺术人才。李伯钊任蓝衫团团长兼蓝衫团学校校长，聘请石联星、施英等为专职教员。学习科目有识字、读书以及歌舞、游艺、音乐、新剧、活报剧、文化娱乐等。（330403）

6日 中国农业工人工会召开第一次全国代表大会。大会通过的决议案中，要求各地农业工人工会广泛地进行文化教育工作，提高农业工人的文化水平和政治水平。吸收农业工人参加乡村文化教育活动与组织，创办农业工人补习学校、读报班、读书班、识字运动及流动教员，出版工会报纸，尤其是画报、标语、小册子、墙报，组织通讯员，研究农业技术，建立农业工人的娱乐组织，尤其是流动剧团、化装表演等。在白区秘密环境下，广泛吸引农业工人加入一切教育的、娱乐的、体育的团体，使这些组织团结在工会秘密小组周围。（330404）

同日 中共中央宣传部编定《怎样办支部流动训练班》的材料。指出办支部流动训练班的目的，是利用党员的空闲时间，不脱离生产地给党员必要的教育，使一般党员了解共产党是什么，共产党要做些什么，怎样做支部工作，共产党员怎样在群众中工作，怎样领导群众等内容。同时要讨论一些眼前的实际工作，尽可能把全国的和世界的革命形势告诉党员。支部流动训练班的教员由区委选派，选举学习精神好、工作积极的党员担任训练班正副班长。每3天或5天上一次课，每次上课2小时，原则上以晚上为好。教育材料有《党员须知》《支部工作》《查田运动》《扩大红军》《苏维埃工作》等。讲课方法要适合一般政治文化水平较低的党员，有时可用问答式，有时可以先做简短的报告，然后提出问题，让大家发言。教员说话要通俗、明白、具体，不必要的名词可少用，最好先用大字把名词写在纸上，使大家多一个识字的机会。上课时要用各种方法发挥党员的发言精神，还要准备几个问题，让党员下课后讨论。讨论结果要报告教员，由教员做最后结论。支部教育干事是流动训练班的实际领导者，要经常检查流动训练班工作。区委宣传科也要经常检查各乡流动训练班工作。每个科目讲完后，要组织测验，公布成绩，奖励学习好的党员。所选科目全部讲完，就算1期。每期结束时，区委宣传科要开会进行检查，总结本期成绩与教训。利用这些经验与教训推动工作，开展广大的开办支部流动训练班运动。（330405）

9日　马克思共产主义学校举行第二次学术演讲会。在这次讲演会上，张闻天做了题为《中国苏维埃政权的现在与未来》的讲演，并提议组织马克思主义研究会。这一提议得到与会同志的一致赞同。（330406）

15日　中华苏维埃临时中央政府教育人民委员部发出第一号训令——《目前的教育任务的训令》。指出苏区当前文化教育的任务，是要用教育与学习的方法，启发群众的阶级觉悟，提高群众的文化水平与政治水平，打破旧社会思想习惯的传统，以深入思想斗争，使群众能更有力地动员起来，加入战争，深入阶级斗争和参加苏维埃各方面的建设。要求各级政府和教育部迅速做好以下4项工作：（一）按照中央教育人民委员部所发《教育部组织纲要》（各级文化部均改为教育部）的规定，立即健全教育委员会的组织。各级教育部要有集体的领导、系统的领导和科学的分工。（二）发展俱乐部、识字运动和小学。特别要加紧青年、成年教育和社会教育，同时不能放松对小学教育的注意。（三）积极编辑和供应文化教育上的材料，以及革命的歌谣，油印的地方报纸。编写这些材料的原则，一是要适合目前斗争的需要，二是要有地方性，三是简明通俗。（四）为了发展文化运动，供给好的领导干部仍然是需要的，要从群众中挑选积极分子进行训练。各级教育部或教育科要开办短期训练班和在工作中培养。（330407）

同日　中华苏维埃人民委员会公布《省、县、市、区教育部及各级教育委员会的暂行组织纲要》。规定：（一）省、县、区教育部及乡教育委员会的任务，是正确地执行中央政府及中央教育人民委员部关于文化教育的政策、计划、命令、训令，领导广大工农群众用教育与学习的方法，提高群众的阶级觉悟、文化水平与政治水平，打破旧社会的传统，使工农群众能有力地动员起来，加入战争，深入阶级斗争，参加苏维埃各方面的建设，以争取苏维埃运动在全国的胜利。（二）省县区教育部和乡教育委员会在行政系统上直接隶属于上级教育部及中央教育人民委员部，同时受同级执行委员会及主席团的领导与监督。城市则受市苏维埃政府的领导，称“教育科”。乡苏维埃之下设教育委员会。（三）各级教育部部长、市教育科科长经各级执行委员会及主席团选任，必须开具履历送上级教育部批准。非经上级许可，不得撤换调动或兼任其他职务。（四）省县区教育部部长、市教育科科长及乡苏维埃之下均须建立教育委员会。其任务是讨论、计划、建议并检查关于发展该管理范围内文化教育运动的一切问题。市、乡教育委员会兼有帮助市教育科、乡苏维埃政府直接动员群众进行教育工作的任务。教育部部长和教育科科长为教育委员会当然主席。（五）各级教育部（科）之职员及分工：省教育部在部长、副部长之下设普通教育科、社会教育科、总务科及编审出版委员会，另设指导员5~10人。县教育部在部长、副部长之下设普通教育科、社会教育科以及指导员1~3人，文书1人。区教育部和市教育科在部长或科长之下设普通教育兼文书1人，社会教育兼统计1人。（六）由乡苏维埃指定代表协同群众团体组成乡教育委员会，其任务是在乡苏维埃之下发展该乡文化教育运动。（330408）

26日　川陕省召开第一次工人代表大会。大会通过的组织决议案提出，在革命斗争中应大力培养工人干部，健全工人生活，加紧共产主义教育，创办工人干部训练班、工余学校、识字班、读报班、讨论会，创办工会机关报等，提高工人的政治文化水平。（330409）

本月　红四方面军在川北旺苍开办无线电训练班。共办了3期。在此前后，红四方面军还在通江开办了司号员训练班。两个训练班学员结业后，都分配到主力部队担任通讯联络工作。（330410）

5月 3305

1日　在粉碎国民党军队第四次“围剿”之后，红一方面军在江西省永丰县藤田村举行全军体育运动大会。毛泽东和朱德参加了开幕式，并观看了比赛。同日，为发展赤色体育运动，江西苏区红军部队在瑞金举行球类大比赛。在足球比赛中，省军区队和红三军团队不分胜负；在篮球比赛中，红三军团教导队获得冠军。（330501）

10日　中国店员手艺青工第一次代表大会通过决议。提出为改善青年工人的文化条件，提高青工文化政治水平，各级工会和青工部必须进行下列工作：（一）各地俱乐部及其他体育的娱乐的组织应该健全起来，建立许多新的此类组织，吸收青年参加这些组织的工作，并在组织中教育青工。（二）创办工人学校、补习学校和识字班、读报组等，吸收大多数青年工人去学校读书。对于教员和教材，应尽最大努力来解决。教授的方法，应青年化。（三）吸收青年工人加入工农剧社和音乐队等，举行各种化装演讲，演出新剧。（四）在可能的条件下创办工厂的与街道的青工小组及墙报等。（330502）

11日　福建省工联召开第四次执委扩大会议。会议通过的决议案指出，为了建立文化教育工作，提高工人的政治水平，在工人集中的城市和市场要建立工人夜校及俱乐部，吸收广大工人群众参加。在俱乐部中要建立读报组、唱歌组、娱乐组、足球队、篮球队、墙报组及识字运动等。在学校中，要编定课程和适合工人心理的课目。举行课目问答，采用试验、给奖、出榜竞赛方式，提高学习积极性。6月份开办短期训练班，加紧对工人干部的训练和培养。（330503）

20日　共青团中央局召开专门会议讨论通过《关于创立“少共国际师”的决定》。为了贯彻这个《决定》，少先队总队部于6月下旬召开江西、福建、湘赣、粤赣等省少先队队长会议，号召共青团和少先队干部、共青团员、少先队员踊跃参加少共国际师。会后，在中央苏区掀起了创建少共国际师的扩军运动。（330504）

24日　中国店员手艺工人工会第一次代表大会通过《店员手艺工人工会在苏区内的组织任务决议案》。指出，苏区店员手艺工人工会已经有了大批的工人干部。但已有的干部还不能满足工作需要，应该教育旧有的干部，适当分配干部工作，提高干部工作能力，同时必须提拔大批新干部。各级机关应该联合其他工会，创办干部补习学校，提高文化水平与政治水平，用竞赛的办法奖励干部学习。中央及省委员会应创办各种训练班，同时应登记干部和积极的工人，大批地准备干部供给苏维埃红军及一切国家机关的需要。各级组织应用极大的努力进行文化教育工作，为提高苏区一般工人的文化与政治水平而斗争。应联合其他工会及苏维埃创办各种工人学校，使俱乐部的工作转变，组织识字运动，广泛地制作墙报、图画、传单、标语等。各级组织应该帮助工农剧社，并与它们保持关系，在各县组织分社，征求工人加入。（330505）

30日　红都瑞金举行“五卅赤色运动大会”。大会历时3天。是中华苏维埃境内第一次盛大的运动会。参加运动会的，除中央一级机关、团体、学校，还有江西省、前方红军、瑞金以及各地少先队选手。比赛的球类项目有篮球、足球、排球、网球、乒乓球等。田径项目有跳高、跳远、撑竿跳、三级跳远、铁球、铁饼、标枪、跨越障碍物及50米、100米、200米、400米赛跑。在运动会总结会上，产生了苏区体育运动最高领导机关——中华苏维埃共和国赤色体育委员会，其任务是组织和领导全苏区赤色体育运动。同时，全体运动员

一致通过了参加赤色体育国际的决定。（330506）

同日 江西省召开全省各县儿童局书记联席会议。会议检阅两个月来的工作，认为从总的方面来讲，江西苏区的儿童工作是有成绩的。主要表现：（一）开展募捐飞机运动，全省统计募捐光洋944元，单永丰一县，就有200余元。（二）全省建立儿童菜园413个，瑞金最好。（三）全省建立肥料所1191个，儿童能经常地捡肥料，兴国最好。（四）全省共退回二期公债票4483元，胜利最好。（五）节省运动，胜利第一（184.65元），兴国第二（128.2元）。工作方式转变，兴国最好。中央蓝衫团到兴国后，兴国儿童学会了不少活报剧。对于今后的工作，各县儿童局书记充分发表了意见，自动提出竞赛，讨论动员青年工农参加少共国际师及慰劳国际师的问题，决定做4000双布草鞋，买4000条面巾，慰劳少共国际师。（330507）

本月 中华苏维埃共和国中央教育人民委员部组织人力编写的《儿童唱歌集》正式出版。《唱歌集》收入了《优待红军》《当红军》《帮助红军》《共产儿童团歌》和《防毒气》《戒吸烟》《开会》《墙报》《吃了饭》等20多首歌曲，特别适合少年儿童学唱。（330508）

6月 3306

1日 中华苏维埃共和国临时中央政府发出《关于查田运动的训令》。责成中央教育人民委员部指导各级教育部为开展查田运动，供给查田干部和群众各种简明通俗的课本与小册子，并应跟着查田运动的发展去发展群众的文化教育工作。（330601）

5日 中央教育人民委员部发出第二号训令——《关于建立和健全俱乐部的组织和工作》。指出俱乐部是广泛地进行文化教育的主要机关，要求各级教育部应通过各级教育委员会，经常讨论和领导俱乐部的工作，检查俱乐部的工作，切实执行《俱乐部组织与工作纲要》。（330602）

8日 中央教育人民委员部发出第三号训令——《关于新调来的教育干部训练问题》。指出，各级教育部已陆续调工作人员来部工作，但因没有经过训练，所以仍然不会工作，致使教育部成了一个很大的官僚机关。要求各级教育部对于新调来的干部进行训练。训练的办法：（一）在工作中训练。新调来的干部一到机关就要分配工作，不应该闲居，把教育部变为消闲机关。（二）在斗争中锻炼。要经常不断地、不怕麻烦地发动斗争，从群众的火焰中识破阶级异己分子和消极怠工分子破坏教育的行为，教育干部，教育自己。（三）用行政纪律来教育。对于经过群众批评，行为还不改变的分子，必须有纪律上的制裁。纪律制裁是教育方法中不可或缺的一部分。（四）开办短期训练班。应该连续不断地开办从1星期到1个月的训练班。训练班教材，以中央教育人民委员部编写的《教育干部训练大纲》做基础，酌量当时当地实际情况去活用。（330603）

12日 中共闽粤赣省委扩大会议通过《组织工作决议》。指出要加强党内教育，培养工农干部，经常调党员参加流动训练班，发给训练材料。开办新党员训练班，教育新党员。（330604）

13日 少先队中央总队部发出《加紧队员的文化教育工作的训令》。要求少先队各级队部在各级苏维埃政府教育部的帮助下，以革命竞赛的方式开展文化教育工作。其办法：（一）组织识字组和识字班；（二）推行看图识字；（三）建立俱乐部。强调过去一切忽视提高队员文化水平的观念与现象，再也不允许存在下去。（330605）

14日 马克思共产主义学校新苏区班举行毕业典礼。参加典礼的有瑞金各机关代表和毕业学员等数百人。在典礼上，主席团负责同志致辞：虽然新苏区班学员只在校学习两个多月，但他们已经了解了马克思主义的基本理论。相信他们将会把战斗的马克思主义理论应用到实际斗争中去，领导千百万工农劳动群众去为苏维埃政权奋斗到底。学员代表表示：我们会坚决地团结在党的周围，用学到的知识去武装新苏区的工农群众，开展深入的阶级斗争，巩固新苏区，开辟新苏区，为争取战争的全部胜利而斗争。我们要学习兴国、博生、胜利、瑞金等扩大红军的模范，领导苏区的赤卫队、少先队，整连、整团以至整师地参加红军。最后，由工农剧社演出了新编反帝剧本。（330606）

17日 《红色中华》第86期载文批评汀州市教育科维护封建教育。他们把《共产儿童课本》发给教老书的先生，让教老书的先生在有人参观时把儿童课本拿出来，把老书藏起，参观的人走了，又让学生读老书。他们办了一个列宁小学，只有两三个学生，但是教老书的学校有31所，学生有373人之多。他们说没有钱多办小学，但是教老书的学校却向每个学生收10毛至40毛的款子。这样大的款子，教育科却不愿去拿。今年4月份教育部部长联席会议决定让他们竭力多办几个小学收纳儿童，还规定了4条办法，但到现在一条也没有执行。（330607）

20日 毛泽东在《红色中华》上发表《查田运动的第一步，组织上的动员》一文。指出，在查田运动中，“教育部不是没有工作的，它应当为着开展查田运动供给一些简明通俗的课本与小册子，给予一切查田的干部与群众。他应当跟着查田运动的发展，去发展群众的文化教育”。关于教育干部的问题，指出，“第一，须召集下级负责人开会，给他们以关于查田运动中几个主要问题的充分说明。过去各级苏维埃人员多，不了解查田运动是一个紧急任务，不懂得实际去区分阶级成分，不懂得争取群众发动斗争的路线与方法，所以没有法子去开展这个运动。第二，这样的教育还应该施之于从当地的下级调来、从一切先进的区域调来的干部。要为他们开办短期查田运动训练班。省县两级政府要为查田运动多次开办这种训练班。一星期至两星期毕业，专门讲授查田运动几个主要的问题。省、县、区三级政府的土地部、工农检察部、政治保卫局，每部应有他们一组工作人员（区一级的多不脱离生产）。每部对于自己的这一组人应给以充分的关于查田运动的教育。第三，一种教育是应当施之于行动之中的。这就是省、县两级的派人出去巡视，与区一级的每5天至7天召集自己派出的工作人员及乡苏主席、贫农团主任开会，检阅他们的工作经过。有前两种方法而没有后一种方法，是不能争取工作的最大成效的”。（330608）

23日　中共川陕省第二次代表大会在川北通江县杨场坝举行。大会通过了多项决议案。在《关于目前形势与党的任务决议案》第4部分“健全苏维埃政权”中指出：必须经过苏维埃学校、训练班、读报会、识字班、会议讲演、文字宣传、戏剧画报等形式，向广大群众宣传苏维埃的理论与实际。要有计划地训练和提拔干部。要系统地通俗地进行马克思列宁主义的教育工作。要经常与各种非无产阶级的理论进行斗争。在《党的斗争纲领》中，提出开展群众的普遍教育，扩大彭杨学校，恢复苏维埃学校，各县要设立列宁学校、小学和工农教育所。在《组织问题决议案》中，要求各级党部召开各种学习性质的会议。省委要开办比较完善的学校，县委要办短期训练班。苏维埃政府和工会也应开办各种训练班，培养干部人才。大会还决定创办理论读物《干部必读》。（330609）

同日　江西省苏维埃政府教育部发布第十一号训令。号召全省教育机关和团体、各级教育部和教育委员会、俱乐部、列宁室、书报阅览室、文化展览室、列宁小学、夜校、识字总会以及识字小组等都要开展赤色体育运动，派遣选手参加“八一”全省运动大会，更应有计划地领导及参加“八一”以前次第举行的各区运动大会。特别是列宁小学、夜校，应发动学生开展体育运动，以此活泼儿童、青年的精神，锻炼他们的身体。尤其是各级教育部，应切实领导体育运动，使赤色体育运动广泛地开展起来。（330610）

28日　中共兴国县委宣传部根据省委《关于党的教育工作及扩大两个工人师和少共国际师的宣传鼓动工作的决议》的通信发出第三号通信。指出：党的教育是加强和巩固党的领导力量与完成党的一切战斗任务的基本问题。为了迅速开展党内教育工作，提高党员的政治水平，做出以下决定：（一）县委要开办短期训练班。训练各区宣传科科长和模范中心支部书记，并宣传鼓动干部。开办时间定为7月5日，学习时间为5天。（二）各区区委要立即开办流动训练班，对乡村党支部书记及党支部宣传干事、党小组长进行训练。每7天开办1次，每次训练时间以3点钟为原则。授课教员由区委常委担任。每月最低限度要开办3次。流动训练班结束后，区委要经常派人到各支部指导和帮助工作。（330611）

30日　福建省上杭县太拔区举行各学校竞赛大会。大会历时4天。参加竞赛大会的男女学生有486人，评选出集体奖3名，个人优秀奖分一、二、三等授给获奖学生。奖品有列宁青年的横彩、国际旗、布五星、银牌、铜牌等，由区乡各机关工作人员捐赠。（330612）

本月 中央苏区在瑞金召开查田运动大会。毛泽东出席大会并发表讲话。指出查田运动是目前工作中最主要的一环，只有党、苏维埃、工会都以全力加入，才能发动、开展、完成这个运动。在大会通过的结论中，明确指出文化教育运动的广大发展，也只有在查田运动的胜利中才能实现。（330613）

同月 中华苏维埃共和国临时中央政府教育人民委员部编印出版《俱乐部的组织和工作纲要》。指出：俱乐部是进行社会教育的机关，在教育中占着很重要的地位。纲要旨在指导各地俱乐部工作的开展，主要内容有：俱乐部的工作，俱乐部的管理组织，俱乐部各部门工作方法，利用群众集会进行教育，俱乐部日常工作和俱乐部的经费、干部等。此外，文件还附有儿童俱乐部的组织与工作等。（330614）

同月 闽浙赣省苏维埃政府文化部发出《关于识字班工作的通告》。指出识字班应分为3个阶段进行，第1阶段识1000字，第2阶段识2000字，第3阶段识3000字。每个识字班应设班主任1人，负责组织识字班各项工作。其中还对识字班的教学和工作方针做了具体规定。（330615）

7月 3307

5日 少共中央儿童局书记陈丕显在《红色中华》发表《共产儿童团红五月工作的总结》一文，赞扬儿童团在文化教育工作方面做出的成绩。（330701）

7日 中华苏维埃共和国临时中央政府教育人民委员部发出第四号训令——《文化教育工作在查田运动中的任务》。指出应在文化教育工作中运用一切有效的办法，帮助查田运动顺利进行。为了实现文化教育工作在查田运动中应负的重大任务，各级教育部必须完成下列工作：（一）各级教育部应与查田委员会发生密切关系，搜集实际材料，编成各种查田运动的宣传品。（二）各级俱乐部应立即组织化装宣传队、标语口号队、唱歌队，并在晚会上表演新剧、活报等，进行查田运动宣传。（三）各地列宁小学教员应在教课中给学生讲关于查田运动的知识。并指出，苏区的文化教育不应是和平的建设事业，它应成为战争动员一个不可缺少的力量。提高广大群众的政治文化水平，吸引广大群众积极参加一切战争动员工作，这是目前文化教育建设的战斗任务，各级教育部必须以最大的努力，来完成这一战斗任务。（330702）

12日 马克思共产主义学校高级班学员赴会昌县筠门岭实习。主要任务是协助地方和前线的工作。临行之前，副校长董必武做了动员报告。指出：实习的目的是理论联系实际，虚心向地方同志和红军指战员学习，亲自参与各项工作。高级班学员到达会昌县城后，中心县委书记邓小平介绍了当地情况。在筠门岭实习时，他们深入到群众中了解各种人的经济情况、政治倾向，发动群众开展查田运动，帮助群众解决生活中的实际困难，使广大工农群众更加拥护共产党，积极参加保卫苏维埃政权的斗争。他们还在红军部队中进行政治教育工作，与红军部队一起作战。实习结束，高级班学员于8月6日返回学校。董必武副校长听取汇报后指出，此次实习有3点收获：一是帮助了边区对敌斗争，二是锻炼了独立工作能力，三是密切加深了和工农群众的感情。（330703）

17日 中共川陕省委宣传部印发《“八一”反对战争日和中国工农红军成立纪念日的标语大纲》。其中有关教育的标语有“各县成立列宁高级小学”“各区成立列宁小学”“发展工农俱乐部、读报班、识字班等组织”“普遍进行识字运动”等。（330704）

18日 中华苏维埃共和国临时中央政府教育人民委员部发出《关于开办教育干部学校的通知》。指出：为了训练县区两级教育干部，决定开办教育干部学校。学生由各县教育部选送，以现任县和区的教育部部长、教育科科长、教育科科员和指导员中工作积极分子为合格，由县教育部负责审查。各县区名额均以1人为限。开学日期为8月15日，学习2个月。自备碗筷，面巾、被毯及秋天衣服。（330705）

22日 中华苏维埃共和国临时中央政府人民委员会举行第四十六次会议，决定派出工作团去新区大规模地开办苏维埃训练班。第1期征调学员350人，9月1日开学。同时，委任陈丕显、潘汉年为教育人民委员部教育委员会委员。沙可夫继上次会议后，继续担任中央教育人民委员部副部长。（330706）

28日 江西、福建两省苏维埃政府联合召开各县及中心区教育部部长联席会议。在会议通过的决议案指出：目前教育工作的战斗任务应该是为革命战争的需要，为加紧粉碎敌人第五次“围剿”的战争动员来提高广大群众的政治文化水平。为了完成这一任务，必须与对教育在革命战争中的重要性认识不足、把教育与战争分开，因而忽视教育工作的机会主义做无情的斗争。规定，各地必须达到1000人中建一个俱乐部，500人中建一个小学，100人中建一个夜学，16岁以上的青年、成年进识字班。经过这些组织，动员千百万工农群众积极加入红军和参加苏维埃各项建设工作。要求清除教育机关中的阶级异己分子、贪污腐化分子、消极怠工分子，坚决地提拔大批积极进步的工农干部，充实省、县、区、乡教育部门以及列宁小学、俱乐部、识字班等各级教育组织，并要开办各级训练班，有计划、有组织地训练干部。各级教育部要经常检查教育机关参与战争动员的成绩，并要与儿童局、少先队队部保持密切关系，经常互相参加会议，讨论青年和儿童的问题。（330707）

29日 江西省苏维埃政府教育部召开全省教育工作总结会议。会议通过了全省1933年下半年《教育工作计划大纲》，其中规定了全省列宁小学、夜校、俱乐部、识字小组应扩大的数量与应达到的质量要求，还决定以区为单位开办10天1期的夜校教员训练班，迅速地健全各级教育部和教育委员会，建立严格的分工和检查、巡视、报告制度，号召各教育组织广泛地开展革命竞赛，以便百分之百地实现下半年教育计划。（330708）

30日 中华苏维埃共和国临时中央革命军事委员会颁布《关于红军供给标准的规定》。在“办公费”项目中说，红军学校中，政治部每月大洋25元（训练部同），上级干部队每月大洋6元，团8元，连队3元（高级训练班、教员训练班同）；随营学校每月大洋20元（政治部等在内）；通讯学校每月大洋10元，所属连队8元。在“杂费”项目中说，红军学校每月大洋2500元，通讯学校每月大洋200元。1934年1月1日，中央革命军事委员会又规定各校办公费为：红军大学每月大洋400元，步兵学校每月大洋1000元，特科学校每月大洋1000元，地方部队学校每月大洋300元，通讯学校每月大洋200元，供给学校每月大洋150元。此外，还规定各校杂费：红军大学每月200元，步兵学校每月400元，特科学校每月500元，地方部队学校每月80元，通讯学校每月130元，卫生学校每月100元，供给学校两队每月大洋共50元。（330709）

本月 少共川陕省委创办《少年先锋》报。该报为不定期刊物，正文是钢板刻写，版面4开或8开。刊登的文章采用地方语言，通俗易懂，突出了川陕苏区的特色。（330710）

同月 《共产儿童读本》1~6册出版发行，供各地列宁小学作为临时教材。这套课本由中央教育人民委员部组织人力编写，完成4册初稿后，送请徐特立审阅。徐特立审阅后提出：“本书的缺点，太偏重政治，日常事项太少，且内容深浅，几册都没有什么分别。用一、二学期后或再编或改正，当更加完善。目下可不用中央教育部审定的名义。”编者接受了徐特立的意见。（330711）

8月 3308

1日 中国工农红军学校第五期第一届学员毕业。这届学员全部分配到前方红军各部队和少共国际师以及工人师中工作。另有五期第二届学员编为五期团，继续留在红军学校深造。同日，红校六期团正式开学。六期学员包括五期团、六期团和教导团。其中教导团学习时间定为2年，计划培养一批工农青年军事知识分子干部。10月，第六期团毕业。此后，红军学校根据中革军委的决定进行了改组。（330801）

同日 江西省苏维埃政府在瑞金举行运动大会。在运动大会上进行了各种项目的比

赛。它对于开展赤色体育运动起了促进作用。（330802）

4日 福建省苏维埃政府召开第四届执委扩大会议。会议通过的决议案指出，要粉碎敌人的第五次“围剿”，必须加强宣传鼓动工作。俱乐部、工农剧社、读报班、识字班、列宁小学、工农补习学校、宣传鼓动队等宣传教育机关的组织，已建立的要立即健全和扩大起来，未建立的要普遍建立起来。（330803）

5日 少共国际师在江西博生县成立。师长陈光，政委冯文彬（后萧华）。全师指战员1万余人，平均年龄18岁，其中共青团员占90%。少共国际师成立后，经过2个多月的军事训练和政治教育，就投入第五次反“围剿”作战，取得许多战绩。遵义会议后，少共国际师并入红一军团。（330804）

6日 中央教育人民委员部颁发《夜校办法大纲》。共6条，规定夜校的任务是在不妨碍群众的生产和工作的条件下，于短期内扫除文盲，提高群众的政治文化水平。夜校应设在人口比较集中的地方，务使学生到校的路程不致太远。最好每村设立一个或几个夜校。夜校必须由校长负专责，同时要在学生中选班长一人，组长若干人，帮助校长工作。夜校中除识字外，还要教政治和科学常识。同时要注意写字和作文。夜校教材可用中央编的3册成人课本，也可自编一些补充材料。夜校的教法注重讨论和问答。夜校教员除由区开办短期夜校教员训练班培养外，应在乡村培养不脱离生产、晚间上课的夜校教员，还可以在工作中训练夜校教员。夜校学生中成绩较好的，可兼任识字小组的教员。夜校经费，在较老苏区一切经费应发动群众解决，在新苏区如粉笔、公共用的灯火及教员用的课本及参考图书均属办公费，由公家支付。学生用的文具、书籍、灯火自备。（330805）

10日 中共中央组织局发出《关于党内教育计划致各级党部的信》。指出，为了保证党在目前巨大历史事变中能够完成它的任务，必须加紧对党员群众的教育，增加他们的政治程度，系统地宣传马克思列宁主义，研究中国革命过去几年的经验。目前最迫切的教育任务：（一）训练支部的新党员。对新党员必须普遍地教育他们懂得“什么叫共产党”“共产党应该做什么”的基本问题。现在必须立即组织新党员的流动训练班，加强对他们的教育。（二）训练一般支部同志。教育他们懂得支部工作应该怎么做，不要空讲原则，而是要联系目前支部工作的几个工作来讲授。（三）省县应该开办培养干部的训练班。（四）为深造中央一级和省一级工作同志的思想与理论，各机关内应成立马克思主义研究分会，在马克思主义研究总会领导下，经常系统地研究马克思主义，讨论中国革命的基本问题。（330806）

同日 中共中央宣传部发布《苏维埃第二次全国代表大会宣传大纲》。说：苏维埃区域已经在战争的艰苦条件之中开展了文化建设，绝大多数工农民众的儿童以前是没有可能识字读书的，现在苏区里却到处开办了很多的小学校，贫苦人民的儿童都可以免费入学，还办了许多成人的识字班、夜学校、俱乐部。苏维埃政府在极困难的条件下，奖励学术文化发展，提倡科学、医学等，用宣传和劝告的方法，破除迷信和宗教的成见。苏维埃教育和文化政策的目的，是使大多数人成为新社会的建设者，成为肃清一切旧社会残余和实现无产阶级社会主义理想的战士。凡是愿意为民众服务，愿意为社会主义的前途而奋斗的知识分子，各种专家、技师等，都受苏维埃政府的优待。（330807）

12日 毛泽东在中央苏区南部十七县经济建设大会上做题为《粉碎五次“围剿”与苏维埃经济建设任务》的报告。报告从根据地的实际出发，着重说明经济建设对支持革命战争、发展红色区域的重大作用，指出在现阶段，经济建设必须围绕革命战争这个中心任务进行。并强调，用文化教育工作提高群众的政治和文化水平，对于发展国民经济同样有极大的重要性。（330808）

同日 川陕省召开第二次全省工农兵苏维埃代表大会。大会通过的《关于目前形势与川陕省苏维埃的任务的决议案》指出，巩固与扩大川陕苏区是目前川陕省各级苏维埃政府一切工作的中心。为此，提出了7项战斗任务。其中第6项指出：广泛发展苏区的文化教育，中心工作应当是发展社会教育，各处都要办工余学校、俱乐部、识字班、读报班，加紧识字运动，使苏区工农大众都能识字。有计划地建立各地的列宁小学，建立出版工作，大批出版共产主义书籍。同时，为了适应苏维埃的需要，大会决定由省苏维埃政府文化委员会马上成立苏维埃学校，培养文化和其他专门人才。（330809）

13日 马克思共产主义学校举行第二次毕业典礼。这次毕业4月班150余名学生。董必武副校长首先致辞说，粉碎国民党军队的第五次军事“围剿”，争取中国苏维埃的出路，是放在每一个学员肩上最光荣的任务。少共中央、全国总工会和中央政府的代表在致辞中表示，4月班毕业的学员同志应该成为党的坚强干部，领导千百万工农群众，为粉碎国民党军队的第五次“围剿”，争取苏维埃在全中国的胜利而奋斗到底。会上宣读了红一方面军政治部主任、该校原副校长杨尚昆发来的电报。他表示热烈欢迎4月班的毕业同志大批地到红军中来，加强红军中党的骨干，彻底粉碎国民党军队的第五次“围剿”。（330810）

15日 中央教育干部学校第1期在瑞金开学。该校属中央教育人民委员部领导，任务是培训和提高各级教育行政干部。学员都是县、区教育部部长、教育科科长、科员和学校指导员中的积极分子。按照中央教育人民委员部通知，这个训练班将上课2个月，10月15日毕业。许多省、县苏维埃政府教育部创办了培养教育干部的师范学校和训练班。如江西省苏维埃政府教育部在博生县和兴国县分别创办了江西省第一短期师范学校和第二短期师范学校。此外，江西省还开办了几期教育干部训练班，培训普通教育科科长和各区教育部部长。（330811）

16日　中华苏维埃共和国临时中央政府举行第48次会议，决定以中央各部开办的干部训练班为基础，开办苏维埃大学，以毛泽东、沙可夫、林伯渠、梁柏台、潘汉年为苏维埃大学委员会委员，毛泽东为校长，沙可夫为副校长。21日，大学委员会召开第一次会议，决定招生1500名，暂设普通班和特别班（土地、国民经济、财政、工农检察、教育、内务、劳动、司法等8班），在瑞金沙州坝建设新校舍。创设这所大学的目的是吸收和争取新的力量，造就大批新的工农干部，完成粉碎敌人第五次“围剿”的新任务。1934年初，该校定名为“国立沈泽民苏维埃大学”，增设外交、粮食2个特别班。瞿秋白为校长，徐特立为副校长。（330812）

24日　中共川陕省委发布《对新发展赤区的宣传大纲》。一方面揭露统治四川的军阀是“四川人民的公敌”，另一方面宣传只有红军才是穷人自己的军队，只有在苏维埃政权下穷人才有好日子过。“我们现在的章程”中提出：欢迎穷苦革命学生到苏区做文化工作。（330813）

29日　毛泽东在《斗争》杂志第24期发表《查田运动的初步总结》一文。文章说：在查田有成绩的区域，扩大红军与扩大地方武装，推销地方公债与发展合作社，秋收秋耕与发展劳动互助社，以及俱乐部夜学小学等文化建设事业，都得到了极大的成绩。一切工作进行更加顺利了。同时指出：许多地方当经过了查田运动，群众斗争热情蓬勃发展起来的时候，不知道把这种热情组织到别的战线上去，不当群众得了东西得了土地的时候，即在那时的群众大会上或在其他一切有利时机，鼓动群众去当红军，买公债票，进合作社，鼓动群众加紧秋收秋耕，建立俱乐部、识字班，发展夜学与小学，把这种最好的时机放过去，另等上级对于这些工作的督促来了，才重新开头去做。这种落在群众斗争热情之后的尾巴主义领导乃是最有害于革命工作的。（330814）

30日　少共中央局和中央教育人民委员部联席会议通过《关于目前教育工作的任务与团对教育部工作的协助的决议》。指出目前苏区教育工作的方针，就是用教育工作满足战争的需要和帮助战争的动员。为此：（一）要给予劳苦人民以言论、集会、结社的自由，进行广泛的马克思共产主义教育。（二）要把教育的中心工作放到社会教育和普通教育上面去，要极大地发展社会教育，要建立普通教育的系统，在普通教育中要尽可能地把政治教育和职业教育联系起来，把教育与劳动联系起来，使校内学习和校外活动很好地配合起来。（三）采用一切手段与方法培养无产阶级知识分子，这是我们忠实可靠的基础。同时要成功地去利用旧的知识分子，使他们为苏维埃工作。（四）共青团从支部到区委、县委一直到中央局，都必须担负对于教育工作与各级教育部的协助，各级团部应当与各级教育委员会联席会议，共同讨论这一协议，订出协助的项目与条件，每个团员都要参加协助运动。协助运动成功与否，责任在团的身上。（330815）

31日 江西省苏维埃政府发布《创办江西省苏维埃干部学校计划书》，决定在博生县创办江西省苏维埃干部学校。学校设土地干部、国民经济干部、财政干部各1班，以造就边区、新苏区县区两级有关方面干部。设文化教育班，以造就列宁小学教员、训练班教员和高级列宁小学教员。设内务干部、劳动干部、工农检查干部及裁判干部共2班，以造就内务、劳动、工农检查及裁判方面的干部。每班招收学员60名，共计360名。学员由各县选送，条件：年龄在18~35岁，政治坚定，身体健康，有相当文化程度，能够打破家庭观念服从政府调动，对革命有功绩的人员。要求土地班学员在区、乡查田委员中挑选；国民经济班学员在县、区合作社指导委员会、合作社管理委员会以及各生产部门中挑选；文化教育班学员在教育部及教育委员会与列宁小学、俱乐部等教育组织中挑选；内务、劳动、工农检查、裁判班学员分别在各自的组织系统中挑选。此外，亦可在区乡代表及群众团体领导机关中挑选。选送人员中，女生应占1/3。学校设置的课程有政治课、专修课和常识课，实行学分制。学员毕业后由省苏维埃政府各部按各县需要分配。(330816)

本月 川陕省苏维埃政府文化委员会在通江和巴中两地分别开办苏维埃学校，任务都是为了培养苏维埃政权的地方工作干部。通江苏维埃学校有学生130多人，由各乡苏维埃政府选送。入学后按连、排、班编制，学习内容主要是政治常识、政策法令、识字，女生还要学习医学常识。学习时间为半年，毕业后由学校分配工作。巴中苏维埃学校有学员数百人，毕业后全部分配了工作。(330817)

9月 /3309

3日 中共中央组织局局长罗迈（李维汉）在《红星报》第5期发表《工农红军学校政治部的工作需要极大的转变》一文。文章说，工农红军学校的政治部在政治上的领导是薄弱的，领导方式上犯了官僚主义的错误，摆在红校政治工作面前的任务是运用自我批评的方法切实检查红校整个的政治工作。要努力提高红校学生的政治水平，要开展反命令主义和反官僚主义的斗争，对于红校的出版物和教材要进行彻底的检查，彻底检查教材课本和教育方法，执行教育工作的重大转变。(330901)

6日 少共中央局书记凯丰在《红色中华》发表《团对教育部工作的协助运动》一文。指出，教育部是目前苏维埃政府工作中最薄弱的一个部门，然而教育工作却与青年有着特别的关系，所以需要组织运动，对教育部的工作进行协助。教育部有“资产阶级教育的倾向，没有把共产主义的教育明显的提出，把我们的教育仅仅限制在反对封建迷信的范围”。认为共产主义教育应该是苏区教育的中心任务，当时已经有可能进行“广泛的共产主义教育”。虽然我们今天还没有可能实施完全的义务教育，但是应当在教育工作上开始初步的建设，建立将来实施完全的义务教育的基础。我们还要极大地发展社会教育，经过俱乐部、列宁室、读书班、识字班等形式提高群众的文化政治水平。为了执行这些任务，培养教育干部和利用旧的知识分子就成了教育部目前工作中的一个重要问题。解决这一问题，要坚决执行阶级路线，还需要利用旧知识分子为苏维埃工作。（330902）

8日　中华苏维埃共和国临时中央政府教育人民委员部发出第五号训令。要求各级教育部根据中央教育部与少共中央局联席会议通过的决议，纠正过去教育工作中的一切错误和缺点。少共中央局发起的“协助运动”，是今后开展苏区文化教育工作最有力的推动力量。各级教育部应与各级团的领导机关保持最密切的联系，并在一切教育工作中求得广大团员的积极参加和协助，这样才能完成当前的教育任务。（330903）

同日　川陕省苍溪县第一次工农兵代表大会通过决议案。指出在文化教育方面，要竭力帮助每区成立1所列宁小学，每乡成立1所工余小学。每村要成立读报班、识字班，提高工农的文化水平。（330904）

9日　中共中央宣传部部长张闻天写成《论苏维埃政权的文化教育政策》一文。指出，以共产主义的教育去广泛地教育苏区成千上万的工农劳苦群众，是革命战争的胜利、苏维埃政权发展与巩固的必要保障，同时必须在这种普通教育的基础上培养工人阶级较高水平的专门人才，以供给革命战争以及苏维埃各方面建设的需要。同时，利用旧的知识分子是绝对必要的。苏区在革命以前是一个文化落后的区域，然而旧的知识分子还有一部分隐藏不出，他们或者做些体力劳动，或者摆小摊头过活。对于这些知识分子，我们应该拿来利用，必须纠正“吃知识分子”现象。应该招收一些旧知识分子，给他们以新的训练，使他们为我们工作。文章发表在9月15日出版的《斗争》第26期。（330905）

13日　闽浙赣革命委员会发出第三十二号训令《关于开办训练班的问题》。指出为了创造大批干部供给战争的需要，除在实际工作中训练和培养干部外，各县仍需不断地开办训练班。过去办训练班的经验是宝贵的，需要各县在实际工作中贯彻执行。这些经验总结为以下几点：（一）在学员未来时做好充分的准备。如制定好课目和时间表，决定训练的材料，决定授课教师和管理人员等。（二）学员到来时，需要详细考察学生的成分和履历，并简单扼要地测验学生的工作能力。要清除混进来的不好分子。（三）学员经过考察后，要把他们组织起来，分成小组，选派小组长。每天晚上要开小组会，讨论本日所学功课。（四）反对官僚式教育，要用问答和讨论的方式启发学生热烈的讨论。最后由授课人做总结。授课人说话要有技术，声音要洪亮，词句要通俗，要能提起听者的精神。（五）学员要遵守规则，很有秩序的生活。要讲究个人和公共卫生，使学员身体健康和精神愉快。（六）为了团结，必须开展思想斗争，从斗争中用群众的力量反对一切不良倾向。9月份各县都要开办训练班，根据训令和当地实际情况定出具体的执行办法。(330906)

同日 中国工农红军学校地方干部教导队在红校俱乐部举行开学典礼。根据中共中央组织部的决定，学员从地方党团员、赤卫队员、少先队员中选调。每期1000人左右，学习时间为3个月。不久，地方干部教导队改称“游击队干部学校”，刘海云为校长，其任务是负责培养地方武装和地方游击队干部。红军长征前夕停办。(330907)

15日 中华苏维埃临时中央政府人民委员会召开第四十九次会议。根据这次会议精神，中央人民委员会发布第十七号训令。指出：目前的教育工作落在了其他苏维埃工作的后面。在过去教育部工作与文件中表现出对于建立普及义务教育的忽视，没有把普及教育和社会教育很好地联系起来，没有把广泛地实行共产主义教育的任务提到面前来，而把教育束缚在仅仅是反迷信、反封建的资产阶级民主任务的范畴里面。同时应该指出，对于扫除文盲这一极为重要的文化教育工作，还没有有计划地进行，以及在利用资产阶级知识分子问题上犯了“左”的机会主义错误等，都是教育部工作中的极大弱点。最近团中央局发起对教育工作的协助运动，人民委员会相信这将成为苏区文化教育战线上有力的突击，能迅速地消除教育工作中的落后现象，使教育工作极大地开展起来。为了顺利地完成目前教育的中心任务，必须无情地与忽视教育以及教育工作中一切不正确的观点与倾向做斗争。只有在这一思想斗争开展下，才能真正为战争的需要，刻不容缓地发展苏区文化教育工作。共青团中央局也在同一天向下属团组织发出了内容基本相同的通知。(330908)

27日 中华苏维埃临时中央政府教育人民委员部发出第一号通告。说，中央教育人民委员部决定与少共中央局于10月20日联合召开教育大会。这次大会将要检查过去的工作，确定以后的教育政策和教育任务。参加大会的代表：(一)少共代表；(二)教育部的代表：省、县、区教育部部长或副部长；(三)全总执行局及各省工会文化教育部代表；(四)马克思共产主义学校和苏维埃大学代表；(五)工农剧社总社代表；(六)少先队中央总队部和中央儿童局代表。(330909)

同日 《红色中华》第113期报道，中共中央组织局决定每3个月征调党团员800人到红军学校入伍。中革军委发出训令，决定每隔3个月从赤卫军中选送450人入红校受训，并另函少先队总部，同时选送少先队员350人到红校入伍。(330910)

30日 湘赣省永新县苏维埃政府发布《关于学校经费与扩大列宁学校的决定》。要求各地在分配土地时暂时抽出一部分作为学校教育费，其所剩余土地同样抽一部分归学校做开支费用。在扩大学校问题上，提出各地列宁学校有因学生数量太多，或路途过远，为山林、江河等隔离，恐学生到校艰难时，在群众自愿的条件下自备教育经费，有20名以上学生时，可由县文化部批准备案开办列宁学校。各列宁学校需按照学生数量分配教员。学生在40人以内者，可聘请教员1人；学生在60人以内者，可聘请教员2人；学生在100人以内者，可聘请教员3人；学生在100人以上者，可按照实际情况添请教员。（330911）

本月 苏区中央儿童局召开儿童干部会议。会议要求各地开展“十月儿童入学运动”。各地应采用举办“儿童周”“突击日”等种种形式宣传儿童入学读书的好处，使儿童团员都想去读书，儿童团员的父母都能督促儿童去读书。同时，儿童团要开展对教育部工作的“协助运动”，以便使儿童团员都能入学读书，消灭儿童中的文盲。（330912）

同月 湘赣省苏维埃政府教育部编印了列宁小学《国语常识教学法》《算术教学法概要》和《实习教学和批评的规则》3本小册子。这些是列宁小学教师进行学习和改进教学工作的重要参考书。（330913）

同月 在区教育部帮助下，瑞金县云集区下罗乡和松山乡各自办了1个半日学校，学员都是青年妇女。她们自己自愿捐钱买粉笔、置黑板，自己请教员。两三个月后，这2个半日学校学员都由不满20人增加到30~40人，一些入学时一字不识的妇女，已能认识100多个字了。（330914）

10月 3310

4日 中华苏维埃共和国临时中央政府教育人民委员部颁布《小学教育制度草案》和《小学课程与教则草案》。在《小学教育制度草案》中指出，工农民主专政下的小学教育，是训练参加民主革命斗争的后代。同时，在这基础上准备将来民主革命的建设者。现在和将来绝对不能分离。小学教育不分性别和社会差别，一律施以免费的强迫教育。《小学课程与教则草案》中指出，小学教育应达到的程度：（一）政治水平要达到了解马克思列宁主义的基础；（二）知识、技能、身体要达到满足目前斗争和一般生活最低限度的需要，同时要准备将来学习专门知识和技能最低限度的基础。在颁布上述两个草案的同时，中央教育人民委员部还发出征集意见的公函，要求各级教育部吸收有教育经验的专家来开会讨论两个草案，逐条提出意见，送交中央教育人民委员部。1934年4月，中央教育人民委员部对草案修改以后，正式颁布了《小学教育制度》和《小学课程教则大纲》。（331001）

5日 苏区中央儿童局机关刊物《时刻准备着》出版创刊号。此后，每半月出1期。32开，每期20页。最初是石印，印刷4000份。后改为铅印，发行近8000份。该刊行销中央苏区各地，是我国中央一级革命儿童组织的第一个指导性刊物。刊物办得很有特色，胡耀邦、陈丕显、张爱萍、凯丰、李伯钊等经常为它写稿。长征前夕停刊。（331002）

10日 少共中央局书记凯丰写成《在全苏区教育大会的前面》一文。指出中国苏维埃政府在文化教育领域，就是根据苏联的光荣经验来建设文化教育事业。根据《共产党宣言》中十大政纲第十条，提出实行免费义务教育和完全实行统一的劳动学校制度的主张。指出苏维埃政府教育的基本原则是以共产主义教育群众，苏维埃的教育政策和教育制度应当依照下列几点进行：（一）施行免费的义务教育，用普通的工艺的教育培养全体男女儿童直到17岁。（二）完全实行统一的劳动学校制度，用同等的教育培养全体男女儿童，消灭小学与中学间的隔离，把教育与社会生产劳动相联系，以期准备共产主义社会的健全人类。（三）为17岁以上的成年广泛地进行职工教育，并辅以普通工艺知识，推广社会教育，进行消灭文盲的运动。（四）建设一般未达入学年龄的托儿所、幼稚园和公用厨房、饭堂等等，以达到增进社会教育和解放妇女的目的。（五）罗致劳动人民积极参加教育事业，吸收一切为苏维埃教育服务的人才，准备具有共产主义思想的教育团体。（六）为有志求学的人开一条升入大学专门学校的宽广的门径，首先吸收工人入学。罗致全体能在大学教授的人士担任教务。（七）苏维埃政府用物质上的帮助以期达到推广共产主义思想广泛传播。文章强调，苏维埃所采取的统一劳动学校制度是一种最优良的学习制度，不但使一切男女儿童受同等的教育，把教育与劳动统一，而且能消灭资本主义社会内小学与中学隔离，消灭存在着的旧学校制度中的等级。在当前战争的环境下，义务教育的年限应当缩短到5年。这篇文章发表在10月21日出版的《斗争》杂志第31期，为中央文化教育建设大会通过的各项决议定下了基调。（331003）

同日 中华苏维埃临时中央政府公布《关于土地斗争中一些问题的决定》。第十条指出：（一）知识分子，不能看作一种阶级成分。知识分子的阶级成分，依其所属的阶级决定。（二）一切地主资产阶级出身的知识分子，在服从苏维埃法令的条件下，应当充分利用他们为苏维埃服务。（三）知识分子在他们从事非剥削别人的工作，如当教员，当编辑员，当新闻记者，当事务员及著作家、艺术家时，是一种使用脑力的劳动者。此种脑力劳动者，应受到苏维埃法律保护。这一条加有附注：1. 近来许多地方，无条件排斥知识分子，这是不对的。利用地主资产阶级出身的知识分子为苏维埃服务，是有利于苏维埃革命的政策。在他们为苏维埃服务期间，应设法解决他们的生活问题。2. 所谓知识分子的阶级成分，依其所属阶级决定。把知识分子看作一种单独的成分是不对的。把农民子弟在学校读过书的分子（所谓毕业生），当作一种坏的成分，更是不对的。3. 把当教员等工作看作不是劳动，也是不对的。（331004）

11日 毛泽东在瑞金、于都、会昌、门岭、长胜、西江六县农业工会查田运动大会上做报告。指出查田运动是最后肃清苏区封建残余势力，粉碎敌人第五次“围剿”的重要工

作。与查田运动不能分开的任务，是战争动员、扩大红军、经济建设、文化教育、开展反官僚主义斗争等。（331005）

18日 中华苏维埃共和国临时中央政府发布《为争取粉碎五次“围剿”紧急动员令》。指出：在粉碎敌人第五次“围剿”的大规模决战已经开始时，许多地方还不能在一切工作中，在查田运动、经济建设、文化教育以及苏维埃的各种工作中，与革命战争的动员密切联系起来，实际动员群众、领导群众为争取粉碎第五次“围剿”全部胜利而斗争。《动员令》要求各级政府必须立即执行的八项工作中，有关文化教育方面的工作：各级劳动部、教育部在执行劳动法及进行文化教育工作中，应该最密切地时刻联系到战争动员工作。一切苏维埃工作，应该服从战争。（331006）

20日 中央文化教育建设大会（亦称“苏区教育大会”）在瑞金举行。大会历时4天。参加大会的有教育部门代表、共青团代表和其他革命组织及文化教育团体代表，共100余人。大会总结了苏区教育实践的经验，检阅了苏区教育的成绩，讨论了苏区教育制度、扫除文盲工作和共青团协助教育部运动等问题，通过了多项决议案。（331007）

同日 中央文化教育建设大会通过《目前教育工作的任务的决议案》。规定苏维埃的教育应当是共产主义的教育。苏维埃教育工作发展的前提：需要吸收工人、农民、红色战士以及一切劳动者，积极参加教育事业，特别是参加一切国民教育和社会教育事业建设。苏维埃教育制度的基本原则是为实现一切男女儿童的免费教育，直至17岁。但是因在战争情况下，特别是实际环境对于我们的限制，大会同意把义务教育暂时缩短为5年。为了在义务教育实现之前使失学儿童以及超过义务教育年限的青年和成年能接受教育，应当创办补习学校、职业学校、中等学校和专门学校。指出：摆在目前的重要任务是系统地培养工农干部，准备熟悉教育工作的人才，提拔妇女参加教育工作，首先是担任列宁小学教员。必须系统地领导和发展消灭文盲运动、俱乐部、列宁室、工农剧团、蓝衫团学校等。为团结苏维埃领导下的教育人才，建议由教育部领导，组织红色教员联合会，团结和吸收知识分子。要求健全各级教育部，同意少共中央局和中央教育人民委员部订立的《协助条约》，并要求少共中央和中央教育人民委员部监督条约执行。（331008）

同日 中央文化教育建设大会通过《苏维埃学校建设决议案》。指出苏维埃学校制是统一的学校制，没有等级，对于一切人民，施以平等的教育，所以需要普遍地消灭文盲，普遍地进行义务教育。考虑到目前革命形势和实际需要，所以在学校种类上，科目增减上，修业期限上，课程标准上，以至教材选择上，均须有极大的伸缩，逐渐达到统一的目标。依照上述原则，应建立以下学校：第一类学校属于青年和成年的教育，任务主要是消灭文盲，同时进一步提高青年和成年的文化水平和政治水平，包括夜学校、星期学校、短期职业学校、短期政治学校和短期教员训练班。第二类学校是劳动小学校，其任务是培养共产主义新后代。修业期限5年，前期3年，后期2年。一切儿童在7~13岁施以免费的强迫教育，包括劳动学校和儿童补习学校。第三类学校是劳动小学校和大学中间的学校，包括列宁师范学校、职业学校、政治学校和蓝衫团学校。第四类学校即大学，其任务是培养高等专门人才。（331009）

同日 中央文化教育建设大会通过《消灭文盲决议案》。提出扫盲仍以乡为基本组织，每乡设一个消灭文盲协会。夜学和识字小组、短期训练班、半日学校等旧有的组织系统属于乡协会，旧有的识字运动委员会和分会取消。从乡到中央，均组织消灭文盲协会。它应成为独立系统的广泛的群众组织，在行政上受各级教育部指挥、监督，并帮助其进行工作。（331010）

同日 《红星报》刊登《红校组织重新变更》的报道。报道中说，中革军委为了加紧培养红军各级干部与专门人才，将红军学校的原有组织改为“红军大学校”“红军第一步兵学校”“红军第二步兵学校”“红军特科学校”“游击队干部学校”等5校，并成立4个红军教导团，均直属中革军委指挥。为了纪念革命烈士，将红军大学校命名为“工农红军郝西史大学校”，将第一步兵学校命名为“工农红军彭杨步兵学校”，将第二步兵学校命名为“工农红军公略步兵学校”。郝西史曾任苏联驻广州领事馆副领事，广州暴动失败后被广东军阀枪杀。彭湃是东江农民运动和海陆丰苏维埃领导者，杨殷领导了省港大罢工和广州暴动，1929年在上海被国民党军阀逮捕杀害。黄公略是红三军团创始人之一，第三次反“围剿”胜利后在行军中被敌人的飞机炸伤而死。（331011）

同日 中央教育人民委员部和中央儿童局发出《关于举行列宁小学校学生大检阅联合决定》。指出进行学生大检阅的目的，是提高儿童的读书热情，使每个儿童都到学校读书。健全各地列宁小学的生活，检阅儿童秋季读书的成绩。检阅日期定在12月。检阅的主要项目是学生到校情况与平时学生成绩的优良，还要进行政治测验、功课比赛、体育比赛和拥护苏维埃、拥护红军等各项工作的比赛。要求各地在检阅以后，给优胜者以精神、物质的奖励，评定出模范学校。（331012）

22日 凯丰在中央文化教育建设大会上做了题为《苏维埃的教育政策》的报告。指出中国的苏维埃政府在文化教育领域，就是根据苏联的光荣经验来建设文化教育事业。苏维埃教育的基本原则，是以共产主义教育群众，为此必须提高广大群众的文化水平，从自己的队伍里造就出熟知建设新的社会文化、科学、技术与艺术的人才。必须把学习与劳动相联系，理论与实际相联系，把宗教与教育和学校分离，把数千年统治于教育和学校的孔教废止。报告中强调，苏维埃教育政策的基本原则应当是共产主义的教育。批评教育部的工作中存在着资产阶级思想的倾向，把教育工作限在反封建迷信的范围，没有提出共产主义的教育。主张苏区的学校制度是统一的劳动学校，受普通教育和技术教育年限应当缩短为5年。社会教育的中心任务是消灭文盲，要开展消灭文盲运动。苏维埃政府应当纠正反对知识分子的情绪，吸引愿意为苏维埃工作的一切人才。共青团要动员一定数量的干部去做教育工作或做教育部的干部，担负起消灭文盲的任务，并协助教育工作。要求共青团首先要消灭团内和少先队内的文盲，每个团员应当担负消灭10个文盲的任务。（331013）

23日 中央文化教育建设大会通过《关于团与教育部的协助条约的决定》。表示完全同意团提出的《协助条约》，要求团中央局和中央教育部监督条约执行。《协助条约》由共青团代表凯丰等和教育部代表徐特立等签订，主要内容：（一）在二次全苏大会前，共青团动员120名团的干部到地方的和中央的教育部工作。（二）共青团担任着消灭团内和少先队内的文盲，并实现每个团员消灭10个文盲的任务，同时在工厂和农村帮助建立和发展消灭文盲协会的组织。（三）动员学龄儿童全部入校读书，到1934年十月革命节为止，实现每500居民1个小学，每100居民1个夜学。此外，协助教育部在兴国和瑞金各办1所中等学校，在中央教育部之下创办1所列宁师范。（331014）

同日 中央文化教育建设大会闭幕，凯丰在闭幕会上做总结报告。报告肯定了苏区教育工作的伟大成绩，但又认为，教育部的工作是落后的。这次大会成功地解决了教育部工作中的许多基本问题，应将这些问题拿到实际工作中去实现，相信就会很快地克服教育部工作的落后性，使教育部成为苏维埃各部工作的模范。（331015）

24日 中华苏维埃临时中央政府发布《中华苏维埃临时中央政府成立两周年纪念对全体选民的工作报告书》。指出：苏维埃对于文化教育事业已在着力进行。小学、夜学、识字运动与俱乐部运动，已经在各地广泛地发展起来了。马克思共产主义大学、苏维埃大学与红军大学的建立，工农剧社与蓝衫团运动的发展，所有这些，都表明苏维埃文化建设事业已进入发展阶段。中央政府正在制定小学教育制度，颁布社会教育的具体办法，要使所有苏区的劳动者都受到教育。开展文化教育战，已成为苏维埃建设任务的重要部分。（331016）

27日 《红色中华》报道，红军消费合作总社管理委员会发出通知说，管委会决定开办一个合作运动训练班，训练一批经济干部。开办训练班经费为200元，妇女及残疾同志都可报名。（331017）

本月 根据中革军委的决定，红军第一步兵学校和第二步兵学校成立。红军第一步兵学校又名“工农红军彭杨步兵学校”，以澎湃、杨殷两烈士的姓名命名，简称“彭杨步校”，由工农红军学校第一步兵营扩编而成。校址在瑞金九堡。校长陈赓，政委刘西平。下设两个军事营，一个政治营，一个参谋营。学员主要是从红军中选调的班以上干部，每期学习3个月左右。学习内容包括军事和政治两个方面。军事课从步伐学起，到班、排、连、营指挥。要求学员毕业后能回到部队，胜任基层工作。红军第二步兵学校又名“工农红军公略步兵学校”，以纪念黄公略烈士，简称“公略步校”，由工农红军第二步兵营扩编而成。校址在于都县城。校长林野，政委张际春。学员1000多人。训练对象、学习内容、培养目标与第一步兵学校相同。(331018)

同月 根据中革军委的决定，红军特科学校由工农红军学校特科大队的机关枪连、炮兵连、工兵连合并成立，设在瑞金武阳。校长武亭，政委袁雪祖。下设机关枪营、炮兵营、工兵营。(331019)

同月 中共满洲省委通过《关于哈尔滨“九一八”工作的总结》。指出加强党的教育工作，特别是对于新同志的教育训练十分重要。离开了教育，就无法巩固部队，使他们在极端艰苦的环境中坚持抗日斗争。要求省委编辑各种新同志必须阅读的小册子，用开办干部训练班与帮助区委办活动训练班等方法执行任务。(331020)

11月 3311

2日 为了执行中央文化教育建设大会的决议，使决议广泛地深入到农村中，瑞金城市区和下肖区分别召开文化教育运动大会。出席大会的有党团支委、妇女指导员、儿童局书记、少先队队长和教育部各级干部。主要讨论了目前的教育任务和团对教育工作协助的问题，同时特别强调了妇女教育的重要性。参会同志赞同两区教育部、团区委、妇委、儿童局订立的革命竞赛条约，要求共青团帮助教育部开展半个月的竞赛。竞赛内容：在半个月内动员200名共青团员、500名少先队员入夜校，动员500名儿童入列宁小学，动员一般青年加入俱乐部，动员5个青年到区教员训练班（经过15天训练，能做教育工作），帮助教育部把区俱乐部建立起来，帮助列宁小学普遍建立儿童俱乐部。下肖区竞赛内容：动员200名共青团员、400名少先队员入夜校，动员400名儿童入列宁小学，动员200团员加入俱乐部，动员400名少先队员加入俱乐部，动员5个团员到区教育训练班训练，帮助列宁小学普遍建立儿童俱乐部，帮助健全3个乡的俱乐部。(331101)

同日 共青团湘赣省委宣传部召开全省区以上宣传科科长联席会议。会议通过的决议指出：文化教育是宣传工作的一部分，在目前急剧的战争中，文化教育工作特别重要。团首先需要注意一切体育游戏和团结广大青年工农进行马克思列宁主义的阶级教育，要求各级宣传部与教育部取得密切联系，抓好夜校、列宁室、俱乐部等工作，特别要发扬比赛的精神，提高青年的学习积极性。团要注意培养教育人才，反对以没有教员为借口停了学校

的政府。要发动儿童斗争，实行强迫教育。（331102）

7日 中国工农红军大学正式开学。简称“红军大学”或“红大”，又名“工农红军郝西史大学”。红军大学以红军学校的上级干部队为基础成立，校址在瑞金西郊大树下。何长工任校长兼政委，钟维健任训练部部长，徐梦秋任政治部主任，杨至成任校务部主任，李德任总顾问。下设高级指挥科、上级政治科、指挥科、参谋科，附设教导队、高射炮队、测绘队。有专职教员16人。除由专职教员讲课外，还请中共中央和中央各部门负责同志以及从前线回瑞金的红军将领讲课和做报告。红军大学的大部分学员由中革军委和总政治部从红军中抽调，在反“围剿”战争中立过战功，有实战经验和一定文化科学知识的营、团以上中高级干部。第1期学员有600多人。红军大学继承和发扬了红军学校的优良传统，坚持注重阶级教育和党性锻炼，以及国际主义教育。教育方针是理论联系实际，前方和后方相结合。教育训练从实际出发，少而精，理论与实际并重，注重提高学员的军政素质。教育训练包括政治教育、军事教育与军事训练和文化教育。红军大学在中央苏区共办3期，为红军各部队培养了大批德才兼备的中高级领导干部。（331103）

11日 中共川陕省委召开第三次党代表大会。大会通过《对青年团工作决议案》，要求各县选送1/3的团员到党校接受训练，同时要求每个共青团员都要进行文化教育工作，在各乡各村要多组织识字班、读报班，成立青年俱乐部和列宁小学，提倡创作和表演革命的戏剧、歌舞组织蓝衫团，进行广泛的宣传工作。（331104）

13日 《青年实话》第三卷第一号发表共青团中央儿童局书记陈丕显《儿童工作的初步检查》一文。文章说，“九一五”儿童干部会议以来，各地普遍召集了会议，以革命竞赛的形式执行中心工作。许多地方儿童局和教育部的关系比过去密切了，各地儿童团进行了热烈地拥护苏维埃和红军的工作。但在工作中还有缺点，没有集中力量完成中心工作，儿童局建立和领导不健全，用种种使儿童有兴趣的方法来团结儿童的工作做得不够。（331105）

19日 共青团福建省代英县第一次代表大会通过决议案。指出，文化教育工作是丝毫不能放松的。为了执行共青团中央局和中央教育部订定的《协助条约》，决定在第二次全国苏维埃代表大会前抽调团内的一批干部到教育部工作，要迅速消灭团内和少先队内的文盲，实现每个团员消灭10个文盲，帮助教育部建立消灭文盲协会组织，动员全体儿童加入学校读书。到1934年10月，实现每500居民一个小学，每100居民一个夜校的目标。为了学校中工作的开展，在学校中要建立团的支部，学校团支部由团区委直接领导。（331106）

20日 为了充分发掘红军卫生学校的潜力，普及医药卫生知识，提高医疗技术，培养更多的医务人才，红军卫生学校决定设立医科函授班。26日，《红色中华》刊登了《医科函授班招生简章》，称凡在职医生、司药、医助及其他有志于医学，文化程度能看懂红色报纸者，无论男女，都可报名参加医科函授班学习。学习期间限定1年，毕业考试及格者发给毕业证书。医科函授班定于1934年1月正式上课。由此开创了人民医学教育事业采用函授形式教学的先例。（331107）

23日　《红色中华》报道，马克思主义研究会中国革命问题组定于25日下午在马克思共产主义学校举行第一次讨论大会，聘请张闻天出席指导。12月3日下午，张闻天做了题为《广州公社》的讲演。（331108）

26日　《斗争》杂志第36期发表阿伪《论消灭文盲运动》。阿伪即魏挺群，时任共青团中央宣传部副部长、《青年实话》主编。文章指出，目前社会教育的中心目标，应该是为消灭文盲而斗争。文盲像瞎了眼的人似的，有黑暗在他们的面前，他们自己却摸索不到。共产青年团应该以除去他们眼睛上的翳膜为己任。在消灭文盲的运动中必须获得普通教育的帮助，利用学校的教员和学生来开展消灭文盲运动。还必须克服以为“识了字就是知识分子，而知识分子都不好”的错误观点。实际上，革命是要创造大批的工农出身的知识分子。这种知识分子和旧知识分子截然不同。而且，就是对旧知识分子，那种观点也是完全错误的。我们应该改变那种错误观点，营造不让一个工农分子是文盲的空气。我们要用戏剧、海报、晚会、宣传队等宣传工具，宣传每个青年儿童都要入校读书，每个成年都要接受补习教育。要使每个人都能听到消灭文盲的号召，参加到消灭文盲的运动中。消灭文盲的形式，可以组织识字班、识字组、读书组之类的组织，可以用捷报、标语、传单做教材，最好用故事体的记述和歌谣来教他们，这种方法往往比黑板上的说教要强得多。还应该编些与日常生活有关的课本，专门给文盲阅读。用看图识字的木板，也能引起群众学习的兴趣。再者，我们要进行反宗教的斗争，也必须从给群众灌输科学知识入手。我们还可举办各种补习学校，如夜校、半日学校、露天学校、星期学校等，吸引广大群众参加学习。可以经过俱乐部、列宁室、读报室、巡回图书馆、研究会等来进行消灭文盲运动。在消灭文盲运动中，可以发动革命的竞赛和突击运动。消灭文盲是一项艰苦的工作，我们应该用最大的努力进行这项工作。（331109）

本月　毛泽东根据在江西省兴国县长冈乡调查所得，写成《长冈乡调查》一文（原标题是《乡苏工作的模范（一）——长冈乡》）。在这个调查报告中，专门有“文化运动”一节，其中扼要地记述了长冈乡小学、夜校、识字班、俱乐部等文化教育的情况，号召“每个乡苏维埃都要学习长冈乡的文化教育工作”。结束了长冈乡调查，他随即率临时中央政府检查团到福建省上杭县才溪乡进行社会调查。调查结束后，又撰写了《才溪乡调查》一文（原标题是《乡苏工作的模范（二）——才溪乡》）。他在这篇文章中说，上下才溪共有9个日学，日学中各有1个校长，1个教员。教员的伙食由群众募集的款子中开支。学生近300人，多是6~10岁儿童。11~14岁儿童多进区苏办的义务劳动学校。有夜学12个，教员中有9个由日学教员兼任，另3个是另找的。办公费每月每校5角，由群众募集。上才溪的夜学学生共120人，都是女子，下才溪的夜学学生共240人。上下才溪各有1个俱乐部，任俱乐部工作的各有50多人。另外，还有识字班、读报团、识字牌、墙报等社会教育组织和社会教育的形式。（331110）

同月　以陇东南梁堡为中心的陕甘革命根据地已初具规模。在根据地，建立了列宁室，大力开展识字运动和学唱革命歌曲的活动，活跃了群众的文化生活，提高了群众的文化水平和政治觉悟。开展“六劝”活动，即劝破除迷信、劝禁赌博、劝戒鸦片烟、劝妇女放足、劝禁买卖婚姻、劝剪辫子，收到了移风易俗的效果。（331111）

12月 3312

1日　福建省长汀县苏维埃政府教育部和共青团县委共同召开各区教育部部长、列宁小学教员、共青团区委宣传部部长、儿童局书记联席会议，签订了共青团与教育部的《协助条约》。规定：（一）到本年年底，共青团要输送20名干部到教育部。（二）共青团要担负消灭团内文盲与每个团员担任消灭少先队内10个文盲的任务外，还要帮助消灭文盲协会的工作，教育部应尽可能给予共青团物质上的帮助。（三）共青团要动员学龄儿童入学读书。近期要在河田、三州、蔡坊、四都、水口、红坊、赤田创造1个大规模的学校。1934年十月革命节前，完成500居民建立1个列宁小学，100居民建立1个夜学的目标。此后，各区教育部和共青团组织共同召开会议，讨论教育工作和签订《协助条约》，开展竞赛活动。（331201）

6日　湘赣省永新县苏维埃第六次代表大会通过《文化建设决议案》。规定永新县文化建设的具体任务：（一）实行严格的教育工作检查。这一检查以是否适合目前革命战争的环境和阶级斗争的需要为标准，反对脱离革命战争的和平建设，或认为目前战争紧张而放弃文化建设的错误。（二）施行免费的义务教育及统一劳动学校制度。要依照中央教育人民委员部的规定，采用义务教育制度，使全县一半的失学儿童受到免费教育。（三）在目前斗争环境中，加紧成年青年教育和社会教育有特别重要的意义。政府应经过工会、贫农团特别是青年团等群众组织，领导群众的文化运动。要发动群众用自己的经济力量办教育，提拔群众中的教育干部，以群众的积极性和创造性进行社会教育工作，使列宁室、俱乐部、识字小组、夜校等普遍推广起来。（四）提倡群众的赤色体育运动与卫生防疫运动，这与发展文化教育有密切的关系。政府应迅速建立公共体育场和体育器具，举行体育比赛，开展群众的集体娱乐。同时领导群众注意公共卫生，建立药业合作社和公共看病所，消灭各种病疫现象。（五）县教育部要在省教育部直接指导下重新布置今后的工作，彻底转变永新县的文化教育工作。（六）要在群众中选拔和培养大批新干部，改善小学教员的生活。（七）各区苏维埃政府主席团必须加强对教育部的领导，健全教育部行政组织系统。（331202）

12日 马克思共产主义学校高级班35名学员毕业。他们都是红军团以上干部和地方少共县委领导干部，在校学习了中共党史、苏维埃运动史、职工运动史、革命史、地理等课程和多种军事课程，还进行了实习，胜利地完成了学习任务。在毕业典礼大会上，董必武副校长发表讲话，肯定了同学们在校努力学习、苦心钻研的积极表现，既学习了理论，又联系了实际，还到前线实习，得到了实际锻炼。在设备简陋、办学条件困难的情况下完成了学习任务，要求毕业学生回到各地后，要在不同的岗位上为苏维埃革命贡献力量。（331203）

同日 中华苏维埃共和国中央执行委员会颁布《中华苏维埃共和国地方苏维埃暂行组织法（草案）》。规定省县区市各级苏维埃均设教育委员会，作为讨论和建议关于各种文化教育问题的机关。各级教育委员会由教育部部长、副部长、普通教育科科长、社会教育科科长、编审出版科科长和共产青年团、少先队、儿童团、工会等群众团体的代表，政府机关报主笔，当地学校校长1~2人，各种文化团体的代表，以及所在地下级教育部部长组织成立。以本级教育部部长为教育委员会主任。在执行委员会之下设立教育部。省教育部设普通科、社会教育科、编审出版科。县区市教育部设普通教育科和社会教育科。省县区市教育部部长管理本部全部工作，副部长协助部长工作。省县区市各级教育部的普通教育科管理青年和成年的补习教育，儿童教育及中等教育。社会教育科管理俱乐部、电影、戏团、地方报纸、书报阅览所、图书馆、革命博物馆、巡回讲演等。编审出版科管理普通教育与社会教育材料的编辑，审查下级教育部及私人编辑之材料，并管理出版事业。（331204）

14日 湘赣省第三次全省苏维埃代表大会通过《湘赣省文化教育建设决议草案》。规定：苏维埃文化教育必须适应目前反帝国主义的民族革命战争和阶级斗争的需要，采取阶级的文化教育原则，使革命的文化教育，从旧社会建立在少数地主资产阶级的利益上，根本转变到建立在绝大多数的工农劳苦群众的利益上来。用阶级的文化教育做斗争的工具，动员和组织群众尽可能加入革命战争，深入阶级斗争，参加苏维埃政治经济文化的建设工作。启发群众的阶级觉悟，提高政治文化水平，反对封建迷信及基督教、孔教等一切宗教恶习，开展思想斗争，以马克思列宁的共产主义教育武装群众的头脑。湘赣苏区文化教育建设的具体任务：实行严格的文化教育检查，施行免费的义务教育和统一的劳动学校制度。在目前斗争的环境中加紧青年、成年教育和社会教育，提倡群众的赤色体育运动与卫生防疫运动。重新审查各种文化教育的教材，在广大群众中提拔与培养大批新的文化教育工作干部。健全各级教育部和乡教育委员会的工作。各级政府必须加强对教育部的领导。（331205）

15日 中共江西省委机关刊物《省委通讯》登载《江西省女工农妇代表大会的决议》。提出：每村要为青年、成年妇女建立1所夜校，每县设立1所女子高等学校。苏维埃政府和工会办训练班时，要多吸收妇女干部，或专门开办妇女干部训练班。此外，还要发动妇女参加俱乐部、列宁室、蓝衫团的工作。（331206）

17日 《青年实话》刊登《赤色体育运动与青年》一文。文章指出，苏维埃的体育竞赛，是使落后的达到先进的水平线，而不是锦标主义的互相排挤。加紧赤色体育运动，是为着把苏区青年培养成工农的健康活泼的后代，能够使苏维埃国家的能力发挥到应有的高度。共青团在体育组织中的工作，是要不断地提高工农青年群众的阶级觉悟，使体育运动和军事训练密切地联系起来，并使赤色体育协会成为广大群众的组织。提倡群众的与军事化相联系的赤色体育运动。（331207）

22日 江西省兴国县召开文化教育建设大会。大会历时3天。总结了兴国县过去几年的文化教育工作，讨论了文化教育建设问题，订立了共青团兴国县委对县教育部的《协助条约》。大会进行过程中，各区教育部部长提出开展教育工作竞赛活动的倡议，大家决心推动兴国县教育事业发展。当时，兴国县是中央苏区教育工作的模范。据1933年9月份统计，全县有组织的不脱离生产做教育工作的人员有13000多人，包括教育委员会、俱乐部委员会、识字运动委员会的委员以及夜校校长、教员，识字小组组长，教育行政组织自上而下一直到群众形成一个组织网。在成人教育方面，全县成立130个识字运动委员会总会，平均每个乡1个，560个分会，3287个识字小组，有组员22519人，其中妇女组员占60%。在学校教育方面，全县学龄儿童20969人，入列宁小学读书的儿童有12806人，失学学龄儿童为8163人。（331208）

27日 湘赣军区政治部印发《青年队的组织与工作方法》。指出青年队是对士兵的一种特殊教育方式，它特别适合用青年心理的方法教育青年士兵，是提高青年士兵文化程度和政治水平的一种方式。青年队在政治机关直接领导下开展工作。凡年龄在23岁以下富有青年情绪的士兵，都要编入青年队。连里要成立青年队的小队，团成立中队，师成立大队。在部队集中的时候，青年队要以大队或中队为单位上课；部队分散的时候，就以中队或小队为单位上课。小队和中队各设队长一名。队长最好由青年干事或青年工作科科员兼任。其任务是通知队员上课时间和集合上课；经常向政委和政治机关报告上课的情形，队员对上课的兴趣及程度；经常向政委和政治机关提出关于青年队教授工作的意见和计划；队长最好能担任教授工作；参加队长会议，讨论青年队教育计划和教育方法。青年队上课次序以5天1次最为适宜，最少可一星期1次。每次上课一个半小时。课程以政治课题目为基础而密切联系到青年本身问题，做到课程内容青年化。课程安排应由浅入深。教育方法最忌灌注式长篇大论式的讲演，而应采用讨论式，问答式。为了提高队员的学习兴趣，应在上课前后及休息时间用唱歌、游戏、讲故事等辅助方法进行调剂。青年队工作应多采用竞赛的方法，以提高队员的学习积极性。应每月测验一次，并公开发表测验成绩，以鼓励队员的学习精神。(331209)

30日　川陕省苏维埃政府和西北军区政治部发出《布告》。说明：对于医生、军人、技师、熟练工人、科学家、文学家等专门人才，知识分子和学生，不但不杀害，而且如果这些人才愿意忠诚在苏维埃政权下服务，政府予以特别优待。对于革命学生，只要他们反对日本和一切帝国主义以及妄加评论走狗国民党军阀，共产党苏维埃和红军对他们特别爱敬。(331210)

本月　江西省召开第二次工农兵代表大会。大会通过的决议案提出：加紧进行工农群众的共产主义的文化教育工作，发展学校俱乐部，特别要用各种有效的方法取得共青团密切的协助，进行消灭文盲运动。只有这样，才能使苏维埃与广大群众密切联系起来，更能发扬和组织群众革命的积极性。(331211)

本年 /3300

春季　《川北穷人》报在通江县创办。该报油印，4开，最初是通江县苏维埃政府机关报，改为川陕省苏维埃政府机关报。主要内容是宣传共产党和苏维埃政府在川陕苏区的方针政策与政治主张，动员和发动广大劳动群众打土豪、分田地，组织和扩大红军，报道红军消灭敌人保卫苏区的胜利消息。当时，川陕苏区还创办了《共产党》《苏维埃》《红军》《战场日报》《战斗周报》《经济建设》《战士》《南江报》等油印报刊。(330001)

春季　川陕省苏维埃政府创办工农中学。该校设在通江县苦草坝，招收15~18岁的红军、机关干部、工厂工人、当地贫雇农及中农子女入学，经常有80多名学生坚持上课。食宿、衣服、书籍、学杂费用，由学校供给。他们一律头戴军帽，穿黑色制服，佩戴红领巾，脚穿草鞋。因为学生的文化程度悬殊，故编为甲乙两班。学习课程分政治、军事、文化3类。政治课以《革命三字经》和《红色战士丛书》为教材。学生生活实行军事化。每天天刚亮就起床、跑步，出操，早饭后上课，下午练习步战、夜战、野战等，晚上还要上讲堂听课。平时，学生要站岗、巡查，使用木枪、马刀、刺刀等武器。全校只有两位教师，一位教政治课和军事课，一位教文化课。学生每半年考核1次，合格者毕业，不合格者再读半年。学生毕业后，挑选学习好、成分好的学员到红军大学学习。多数学生分配回地方工作。(330002)

夏季　红四方面军总医院将医护人员训练班扩建为红色卫生学校，旨在培养红色医务干部。苏井观兼任校长。招收学员应是雇农、贫农，社会关系清白，没有反动嫌疑，身体健康，没有嗜好，粗识文字，有学习精神者。学员自带衣被，其余费用均由学校负责。分设西医班、中医班、看护班，每班40人，共有学员120人。学习期限为3个月。课程分为：（一）政治、军事、文化等基础课。全校学员都要学习。（二）西医班业务课，如解剖学、病理学、急救学和传染病预防法等。（三）中医班专业课，如药性概论、伤寒浅论、六经定法、瘟病条辨、金匮要略、脉诀归正、时方妙用、妇科要旨等。中医班学员多是初步学过中医的青年或乡村医生。该校一直办到红四方面军离开川陕苏区开始长征为止。（330003）

本年 临时中央政府在瑞金叶坪乡东井村东山寺创办中央农业学校，徐特立兼任校长。该校任务：（一）培养农业建设的中下级干部；（二）搜集苏区农民群众的农作经验和农事试验的经验，加以科学整理，广泛进行一般农业技术传播；（三）与土地人民委员部建设局建立亲密的联系，计划苏区的农业建设。第1期招生200名，分本科、预科及教员研究班。该校还附设农事试验场和产品展览所。徐特立亲自编写了《农业常识》课本、《植棉经验说明》，指导教师制成轧棉机，提高了轧棉的数量和质量。（330004）

同年 中华苏维埃临时中央政府发出《征求专门技术人才启事》。凡白区的医师、无线电人才、军事技术人员同情革命，愿意来苏区者，请向各地共产党组织及革命团体接洽，并填写履历，转询中华苏维埃中央政府内务人民委员部，即可答复并谈判条件，订立合同后，即护送入苏区。（330005）

同年 为了解决各类学校教材困难问题，中央教育人民委员部组织人力编写教材。本年相继编辑出版的教材，有《共产党共产青年团儿童团讲授大纲》《苏维埃政权》《土地问题》《算术常识》《自然常识》《理化常识》《地理常识》。次年，编辑出版《生物常识》《农业常识》（上、下册）。（330006）

同年 中国工农红军军医学校更名为“中国工农红军卫生学校”，迁驻瑞金县下罗乡朱坊村，与从闽西迁来的中央红色医务学校合并，着手招收第4期学员。陈仪厚任校长，王斌任教务主任，周月华任政治部主任，专业教员大都是从国民党军队中俘虏过来的军医。学校设有军医、护士、药剂、卫生保健等专业，有学员1000多人。该校在苏区共办8期，1934年10月随中央红军长征。（330007）

1934年

1月 3401

4日 中共闽浙赣省委妇女部发出《加强训练干部工作的通知》。指出，为了培养出大批妇女干部，在乡一级开办支部流动训练班时，每个妇女党员必须参加，并要启发她们积极发言。同时要开好妇女代表会议，在会上要经常讨论政治问题。在区一级以区为单位每月办1期为期3~5天的妇女训练班，选拔成分好、工作积极、文化程度较高的妇女党员受训。训练班必须请党团苏维埃代表讲演有关政治问题、党团工作、苏维埃工作、妇女工作等方面的内容。各区训练班结束后，县委妇女部应立即选拔区训练班中成绩较好的妇女党员调到县里开1次会，测验她们的学习程度，选拔其中最好的女党员到各区各乡去搞突击工作，从中选拔坚强有力的妇女干部参加工作。同时，要把最强的妇女干部介绍到省委妇女部接受高级训练。（340101）

同日 《红色中华》报道，中央苏区各地列宁小学大检阅成绩显著。其中胜利县的仙霞区、桥头区和兴国县的崇贤区、社富区、文溪区通过检阅提高了学生的读书热情。桥头区已有80%的学龄儿童到校读书。社富区在检阅中提出了工作竞赛条约，要求每人每天认1个字，节约1个铜圆，供给前方战费，每逢星期日进行一次普遍的帮助红军家属的活动。（340102）

7日 中共闽浙赣省委宣传部发出《党内教育问题的通知》。要求各级党部用布尔什维克精神领导与学习共产主义，具体办法：（一）有计划地领导支部同志系统学习和讨论党的文件。（二）党内要开展1个学习理论运动周。运动周内要批评不学理论的倾向，唤起同志们对学习理论的重视。（三）运动周结束后，要经常进行学习，尤其是对党报要经常学习、讨论与测验。（四）各县要建立马克思主义研究分会，把这个组织当作党员与群众学习和了解革命理论的学校。负责宣传工作的同志和每个党员都应成为马克思主义研究会的骨干。（五）要经常开办支部流动训练班，共产党员都要接受训练。（六）在党内要扫除文盲。不识字的党员，要组成1个识字班，同时一律要加入1个群众识字班。在识字班里要起领导作用，切实做好识字、读报、写信等工作。（七）要为支部流动训练班培养教员。（八）在马克思主义研究会工作，要采取革命竞赛的方法提高会员的学习精神，反对出现任何找借口和自甘落后的现象。（340103）

8日　中共中央和中华苏维埃共和国中央人民委员会颁布《关于优待红军家属的决定》。指出，为了使前线战士安心作战，不顾虑他们的家属，必须建立普遍的、经常的、更好的优待红军家属的工作。为此决定：要严格地、普遍地实行优待红军家属的礼拜六，从中央到地方所有工作人员必须全体参加此项活动，并且成为优待红军家属的模范。党的各级妇女部和工会妇女部必须把优待红军家属当作首要的工作，经常在红军家属中进行文化教育工作。经常召开红军家属会议，指导和帮助红军家属给红军战士写信，鼓励和增加红军战士作战的勇气。凡设立学校的地方，红军子女有免费入学的权利，由乡区政府负责执行。成年红军家属愿意入补习学校或其他训练班的，应尽可能招收。凡优待红军家属的模范，应当受到党和政府的奖励。（340104）

10日　兴国县苏维埃政府教育部公布本县农村教育统计材料。其中：（一）乡村教育行政方面，发动了广大群众参加教育工作。有组织地做教育工作而不脱离生产的人员（包括教育委员会、俱乐部委员会、识字委员会、日学和夜校的校长教员、识字组长）13000多人。（二）成人教育方面，全县有识字小组3387个，组员22519人，夜校学生15740人。（三）小学教育方面，全县有列宁小学学生12806人，失学学龄儿童8163人。（四）兴国教育工作的特点：教育组织成为网形，分工具体、细密而简单；青年妇女参加学习特别积极，妇女占参加学习总人数的60%以上；党加强了对教育工作的领导；工会、贫农等群众团体关心教育工作；学习组织比较齐全，教员随缺随补。（340105）

13日　中华苏维埃共和国临时中央政府教育人民委员部以红军攻克漳州时缴获的图书杂志为基础，在瑞金建立了中央图书馆。同时决定在瑞金东郊建立中央博物馆。（340106）

14日　湘赣省少共省委、教育部、儿童局召开联席会议，发布《关于儿童入校与消灭文盲运动的指示》。指出：以马克思共产主义教育的精神培养革命新后代，及以教育与学习的方法启发群众的阶级觉悟，提高其政治文化水平，使他们更积极地参加革命战争，是国内战争中不可分离的一个最主要的战斗任务。因此，儿童入校、普及义务教育与消灭文盲运动，成为当前的紧急任务。要求，根据中央文化教育建设大会关于消灭文盲运动的决议，把识字总会与分会取消，从村、乡直到省，各生产部门都要组织消灭文盲协会，进行组织并整顿夜学、识字小组、短期训练班、半日校等工作。区、乡、村消灭文盲协会还要附设动员入学委员会，经常检查各小学学生到校情况，并以有效的方法动员和督促儿童入学。还要求各小学在3月1日一律开学，除2月23日至3月1日举行入学运动周外，进行调查与登记工作时应广泛宣传儿童入学与消灭文盲运动，营造热烈的入校运动气氛。要每个学童都进小学读书，假期可到夜校读书；青年、成年男女都要进夜校，加入识字组，参加俱乐部、列宁室的工作。提出，各级教育部和乡教育委员会要检查小学教员的工作。在检查中，注意提高小学教员的工作积极性与教学程度。各地可用在查田运动中没收豪绅地主的器具、木料来增加小学的设施，学校附近的土地可划为运动场、游戏场和校园。（340107）

16日 湘赣军区政治部发出第二十号通知，要求各主力红军部队及地方武装在本年“三一八”举行全军赤色体育运动大会。参加运动会的选手来自少年先锋队、红军部队和赤卫军，有1050人。运动大会地点定在永新县城，竞赛项目分政治、军事、体育、文化4个方面。运动会时间为3月18~21日，共5天。要求各有关部门接到通知后，立即开会讨论，组织筹备处，进行动员工作，营造浓厚的氛围，使每个红军战士和赤少队员都积极地锻炼身体，争取运动会的胜利。（340108）

20日 湘赣省苏维埃政府教育部编制《俱乐部列宁室的组织与工作纲要》。指出：俱乐部和列宁室是进行文化教育和推广政治教育的机关，是整个政治教育工作的一环。俱乐部和列宁室由各革命团体、各生产部门、各乡村、各居民推定筹备员、组织筹备处和征求会员，定期召开会员大会选举产生俱乐部管理委员会和列宁室干事会。俱乐部管理委员会、列宁室干事会均推选1人为主任，分设文化、墙报、晚会、体育、艺术5个部门开展工作。俱乐部、列宁室可召开会员大会和管理委员会会议、干事会会议以及下属各部门会议，开展各项工作，并接受同级教育部的指示，但在政治上受同级党委领导。俱乐部应设在人口集中或交通便利的地方。可利用祠堂、庙宇、公共场所或豪绅地主的房屋布置俱乐部和列宁室。在俱乐部和列宁室内，可设立读书班、阅报室和图书室。（340109）

22日 中华苏维埃第二次全国代表大会在瑞金召开。正式代表693人，候补代表83人。在大会上，毛泽东做中华苏维埃共和国中央执行委员会2年来的工作报告，朱德做红军建设的报告，林伯渠做经济建设的报告。大会通过了《中华苏维埃共和国宪法大纲》等文件，选举毛泽东、瞿秋白、徐特立、成仿吾等175人为中华苏维埃共和国第二届中央执行委员会委员和36名候补委员。2月1日，大会结束。（340110）

24日 毛泽东在中华苏维埃第二次全国苏维埃代表大会上做工作报告。报告分析了中国和世界革命发展的形势，总结了苏区临时中央政府成立以来苏维埃运动的经验，阐述了苏维埃文教方面的方针政策，提出了当前的具体战斗任务。在报告第4部分中，毛泽东讲了苏区的文化教育问题。指出：苏区是一个“自由光明的新天地”。因为在这里一切文化教育机关掌握在工农劳苦群众手里，工农及其子女有享受教育的优先权。现在苏区处在残酷的国内战争环境，但是已经在加速度地进行革命文化建设。毛泽东列举了苏区文化教育情况之后，指出为了造就革命的知识分子，为了发展文化教育，应该利用地主资产阶级出身的知识分子为苏维埃服务，“这是苏维埃文化政策中不能忽视的一点”。他特别指出：“苏维埃文化教育的总方针在什么地方呢？在于以共产主义的精神来教育广大的劳苦民众，在于使文化教育为革命战争与阶级斗争服务，在于使教育与劳动联系起来，在于使广大中国民众都成为享受文明幸福的人。苏维埃文化建设的中心任务是什么？是厉行全部的义务教育，是发展广泛的社会教育，是努力扫除文盲，是创造大批领导斗争的高级干部。”（340111）

同日 中共川陕省委第三次党员代表大会通过《对青年团工作决议案》。要求共青团立刻完成下列任务：（一）每个共青团员都要武装起来，实行军事化，迅速组建全省的少年先锋师，加以很好的训练，作为红军的后补军和有力的继续斗争者；（二）各乡村要设立红场，开展跳高、跳远等运动，号召青年、儿童去红场玩耍，锻炼身体，准备上前方；（三）加紧对共青团员进行政治教育，使他们在政治上首先坚定起来；（四）培养青年工农干部，提拔积极勇敢的分子到领导机关学习和工作；（五）每个共青团员都要进行文化教育工作，在乡村要多组织读报组、识字班及成立青年俱乐部和列宁小学，提倡革命的戏剧、歌舞和话剧团员要做广泛的宣传工作；（六）选择工作积极、政治坚定的模范分子成立突击队，用各种方法检查各部门和每个干部的工作成绩和对团是否忠诚。（340112）

27日 毛泽东在中华苏维埃第二次全国苏维埃代表大会做《关于中央执行委员会的总结》报告。指出：我们应该深刻地注意群众生活的问题，从土地、劳动问题，到柴米油盐问题。妇女群众要学习犁耙，找什么人去教她们呢？小孩子要求读书，小学办起来了没有呢？对面的木桥太小，行人会跌倒，要不要修理一下呢？许多人生疮害病，想个什么办法呢？一切群众生活上的问题，都应提到自己的议事日程上。应该讨论，应该决定，应该实行，应该检查。要使广大群众认识到我们是代表他们的利益的，是和他们呼吸相通的。要使他们从这些事情出发，了解我们提出来的更高的任务，革命战争的任务，拥护革命，把革命推到全国去，接受我们的政治号召，为革命的胜利斗争到底。（340113）

28日 《青年实话》第三卷第八号报道了才溪、通贤两个模范区在消灭文盲运动中的成绩。报道说：上杭县才溪区消灭文盲的进度很快。至1934年1月，全区人口8782人中，除小孩外，有6400余人。其中能看《斗争》者约占8%；能看懂《红色中华》与能写浅白信者约占6%；能看路票与打条子者约占8%；能识50~100字者，约占30%；能查普通路票的妇女占30%；不识字者占10%。通贤区（原属才溪区，后单独设区）有人口7248人，减少了65%

的文盲。现在能看《斗争》的占4%，200人左右；能看《红色中华》和能写信的占7%，240人左右；能看路票和能写便条者占40%。识50~100字的占50%。(340114)

本月 中华苏维埃第二次全国苏维埃代表大会通过《关于红军问题决议》。指出：为着提高红军的战斗力，必须使红军的政治自觉与军事技术及战术同时并进。在现代战争中，军队若不具有军事科学的素养，是不能胜利的。因此，中革军委要用最大限度的努力，克服红军中军事教育的落后，以现代战术教育我们的指挥干部，吸取实际战斗的经验与教训，学会更正确地进行战斗的方法。要求加强对军事教育机关及学校的领导，适当地利用白军的军事人才培养质量更高的红军军事指挥员。此外，要加强赤少队的军事教育，实行苏维埃及其他机关的军事化，进行公民的军事教育。(340115)

同月 中华苏维埃第二次全国苏维埃代表大会通过《关于苏维埃建设决议案》。指出：为了保证苏维埃工作的猛烈开展，必须用力巩固苏维埃中的无产阶级领导。必须加紧开展苏维埃系统中以及对广大群众的共产主义教育，使之不但在组织上，而且在思想上巩固无产阶级领导。(340116)

同月 湘赣省苏维埃政府发布《关于教育工作的决定》。依照少共中央局所发起的对教育工作协助运动的办法，湘赣省苏维埃政府责成各级政府应以百倍的努力，切实完成下列各项任务：(一)建立劳动小学教育制度，普及义务教育。在乡村满500人建立1所小学，满100人建立1所夜校，广泛地动员失学的青年、成年和妇女踊跃入学读书。(二)动员广大工农劳动群众参加俱乐部、列宁室、读书、阅报、政治讲演、墙报、新剧等工作，组织消灭文盲协会。(三)各级政府主席团和城乡代表，应加强对教育部和教育委员会工作的领导，健全教育部的组织。各级教育部人员和小学教员，未经上级同意，不得随便调动。教育经费须尽量设法解决，至少要做到发给教员伙食费和粉笔费。(340117)

同月 中央教育人民委员部编辑出版了《列宁小学心算教授书》第1册。此后又陆续出版了《国语教学法》《列宁小学算术教学法》等教学参考书，供列宁小学教员使用。此外，湘赣苏区和其他革命根据地也编辑出版了多种有关国语、算术、常识等各科教学法的书籍，作为列宁小学的教师教学用书。(340118)

2月 3402

3日 中华苏维埃第二届中央执行委员在瑞金举行第一次会议。会议选举毛泽东为中央执行委员会主席，张闻天为中央人民委员会主席。在中央人民委员会之下，设立教育人民委员部等11个人民委员部。其中，教育人民委员部以瞿秋白为部长，徐特立为副部长。成

仿吾参加教育人民委员部工作。（340201）

10日 湘赣军区政治部印发《独立团营游击队的政治工作》。这个文件由湘赣军区第二次首长会议通过，其中谈到文化教育工作时说：俱乐部、列宁室不单是文化教育机关，而且在政治工作方面，占有极重要的位置。今春首先应该把俱乐部、列宁室一律健全起来，经常进行各项工作。应该抓紧“三一八”全军区体育运动大会，动员全体红色战士加紧学习政治军事文化，准备运动大会，争取竞赛胜利。（340202）

14日 《红色中华》公布中华苏维埃第二次全国代表大会通过的《中华苏维埃共和国宪法大纲》。第12条规定：中华苏维埃共和国以保证工农劳苦群众有受教育的权利为目的，在进行革命战争许可的范围内，应开始施行完全免费的普及教育。首先应在青年劳动群众中施行。应该保证青年劳动群众的一切权利，积极地引导他们参加政治的和文化的革命生活，以发展新的社会力量。（340203）

16日 中华苏维埃共和国临时中央政府人民委员会颁布《小学制度暂行条例》，分7章，共21条。规定苏区小学要对一切儿童不分性别与成分，施行免费的义务教育，但在目前国内战争环境，首先应该保证劳动工农的子弟得受免费的义务教育。小学应该训练参加苏维埃革命斗争的新后代，并在苏维埃革命斗争中训练共产主义建设者。小学应使教育与斗争联系起来，使教育与劳动统一起来。小学修业年限以5年为标准，分前后2期。以8~12岁为学龄。失学儿童在15岁以内，仍须施以学龄儿童的教育。小学课程的设置，前3年科目为国语、算术、游艺（包括唱歌、运动、手工、图画）。国语应包含乡土地理、革命历史、自然和政治等。后2年科学和政治等科目须带系统性讲授。小学教科书凡经教育人民委员部审查过的，教员可自由选用。并应随时采用带地方性的具体材料，以及儿童劳动所需要的教材加以补充。小学教员生活费标准，比照当地苏维埃工作人员发给。（340204）

同日 中华苏维埃共和国临时中央政府人民委员会颁布《小学教员优待条例》，共9条。规定小学教员的生活费依照当地政府工作人员的生活费发给。乡苏维埃应发动群众帮助小学教员耕田。小学教员任职半年以上者，应减纳土地税。在城市没有分田的小学教员，市苏维埃应发动群众帮助教员家属工作，或给予物质方面的帮助。小学教员任课期间有疾病，照苏维埃工作人员一样，有权到国家医院免费医治，不收诊断费和药费。小学教员每半年给奖1次，奖分3等，1个教员连续取得1等奖2次者，可按年增加原有奖金的1/10~3/10。小学教员应该给奖的，由区教育部会同乡政府将该教员成绩查明登记，经过县和省教育部报告中央教育人民委员部审查给奖，同时在报纸发表。获得奖励的教员，学校和区教育局须发动群众团体给予名誉奖励。（340205）

19日 少共川陕省委提出“大胆提拔工农干部，加强团的领导工作”的口号。要求各

县共青团组织至少要办1所30人的流动训练班，还要输送大批共青团员到党校和彭杨学校学习。（340206）

21日 中华苏维埃共和国临时中央政府内务人民委员部颁布《托儿所组织条例》，共13条。指出组织托儿所的目的是改善家庭生活，使托儿所代替妇女担负的教养婴儿的一部分责任，使每个劳动妇女尽可能地参加生产和苏维埃各方面工作，并且使小孩子能够得到更好的教育与照顾，在集体生活中养成共产儿童生活习惯。小孩进托儿所的条件：凡是有选举权的人生下来的，过1个月至5岁的小孩，都可以进托儿所。但是有传染病的小孩不收。托儿所指定能脱离家庭生活的妇女专门来做看护，负责管理小孩。托儿所要选择清洁、光线充足、空气好的地方。托儿所只能在白天寄托小孩，饭食由父母供给。当地政府和妇女代表须经常检查托儿所工作，卫生机关应经常派人检查托儿所卫生和小孩身体健康状况。（340207）

23日 中华苏维埃共和国临时中央政府内务人民委员部和中央教育人民委员部发出《联合通知》，要求各地百分之百地执行《优待红军条例》。凡在服务期间红军子弟读书，免收一切费用。红军子弟入校读书，由乡优待红军家属委员会于优待红军家属的基金中抽取一部分，补贴纸张、笔墨、书籍等费。每人每学期津贴2角5分至3角，交由乡教育委员会代购书籍纸笔等文具发给红军子弟，以鼓励他们的读书兴趣，免去红军对子弟教育费的负担。（340208）

25日 《青年实话》第三卷第一、二号发表《文化战线上的总攻击中怎样来进行开学运动呢》一文。指出，进行开学运动应当采取以下办法：（一）把入学运动深入到广大儿童中去。（二）各乡各村都要在各种文化教育团体的会议上讨论入学运动，并要组织宣传队、突击队鼓动与突击不来读书的儿童及其家长。（三）把“消灭文盲”和“不识字的是瞎子”的口号广泛宣传，使每个儿童都能了解。（四）各乡各村俱乐部通过开晚会、演活报剧以及各种游艺，引起每个儿童到校读书的兴趣。（340209）

27日 《红色中华》报道，瑞金城市区南郊乡正在组织托儿所。托儿所设主任1人，负责全面工作。选定了7个乳母（经医生检查身体是健康的），已有21个孩子报名入托，屋子也打扫干净了，“三八”节前可正式成立。瑞金县下州区下州村也开始试办托儿所。这个村准备开办2个托儿所。每个托儿所设1个主任，4个看护人。看护人选择，要注意她们在群众中的信誉，要年纪大一些的。不被人信任或者年纪轻的看护人，群众就不肯把孩子送来。关于优待看护人的条件，根据中央内务人民委员部颁布的条例实行。托儿所的房子，光线还好，里面的设备有孩子睡的床等，并有群众募集的许多玩具。已有许多孩子报名入托。（340210）

本月 瞿秋白从上海辗转进入中央苏区。进入苏区后，他直接领导中央教育人民委员部，兼任苏维埃大学校长。他以极大的热情和精力主持苏维埃教育法规的制定，经常到中央苏区各个革命干部学校讲课。（340211）

同月 中华苏维埃共和国临时中央政府教育人民委员部批准颁布《红色教员联合会暂行章程》。规定红色教员联合会是在教育部领导之下的组织，其任务：团结小学教员研究教授和管理儿童的方法，有组织有计划地领导儿童参加革命工作；发展苏维埃小学教育事业；改良教员本身的生活，实行教员群众互助。现任列宁小学校长和教员，积极而努力发展并改良小学教育，皆要加入红色教员联合会。红色教员联合会是以区为单位的单独组织，由会员大会选举正副主任各一人开展工作。每月由主任召集会员大会一次，检查和推动会员工作及决议执行情况。检查会员的工作成绩和管理教授学生的经验、缺点，讨论今后的工作。（340212）

同月 方志敏在闽浙赣省《斗争》杂志发表《建设我们铁的红军》。指出：为了建设铁的红军，第一要加强政治工作，要有计划有步骤地对红军战士进行政治教育和训练。要求每日教战士一个简单的问题和3个生字，要把列宁室各项工作确实建立起来。第二要提高战士的军事技术，以政治工作保证军事技术的提高。要教育战士认识到："只有学会现代的军事技术和军事知识，才能保证我们每战必胜和每攻必克。"（340213）

3月 3403

15日 江西省在第二次工农兵代表大会之后，召开第一次全省各县教育部部长联席会议。会议听取了中央教育人民委员部部长瞿秋白所做《新的教育政策》的报告，以及江西省苏维埃政府原教育部代理部长肖峰云与省教育部现任部长甘立成所做报告。会议通过了《江西省第一次教育会议的决议案》。第一部分《关于省教育部报告的决议》，其中除检查了过去工作中的成绩与缺点外，还提出转变带有浓厚官僚主义成分的工作方法，加强教育工作与群众及学生的联系，认真实行优待红军子弟的办法和准备地方教育基金的办法，提出要健全各级教育部组织和注意新区、边区的工作。第二部分《关于最近突击任务的决定》提出，目前苏区有收集粮食、整理和扩大赤少队、春耕运动等突击任务，这些任务应当在开展和改善教育工作中进行。应当切实地把进行教育工作和执行突击任务互相联系起来，不能因为进行突击运动而放弃教育部本身的工作。第三部分《普通教育问题的决议案》提出，要做好划分学区和对现有列宁小学的统计，调查工作，整顿原有的列宁小学，开办新的列宁小学，严格审查不合格的小学。要发动合作社、工会开办列宁小学和试办短期职业中学，规划开办短期师范和初级师范，切实进行组织红色教员联合会的工作，加强普通教育和政治斗争的联系，使一切学校都成为苏区的文化教育中心。第四部分《社会教育问题的决议案》提出，积极准备5月开展消灭文盲运动周的工作，做好成立消灭文盲协会的工作，开办各种补习学校，整顿和发展俱乐部、工农剧社和临时苏维埃剧团，使社会教育与革命斗争联系起来，经常进行反对反动思想的斗争。注意妇女教育和妇女干部培养，吸收广大妇女参加夜学、识字班及俱乐部。（340301）

16日 湘赣省苏维埃政府文化部发布第十六号通令，颁布《女子职业学校暂行简章》，共10条，规定女子职业学校的任务是造就女子职业专门人才，发展苏维埃经济，使每个女子都有一种职业，以达到经济独立与职业独立。职业学校由校长主持全校事务，在校长之下设校务委员会，依照办学指南的规定进行全校的工作。学校分为缝纫科、纺织科、染色科，学员可根据本人志愿编入各科。学习期限定为2年。入学条件：16~25岁之间，稍识字，身体强健，工农女子。设国语、算术及政治、职业、艺术等课程。学员入学时，需有县或区苏维埃政府的证明书。在校学习，学膳费全免。如借故中途退学，追还津贴费。（340302）

21日 川陕省总工会发出《为动员广大群众参加省苏维埃代表大会选举运动的通告》。号召青年工人都来开会，讨论青年工人要做些什么事情，如加工钱，改良牧童与学徒待遇，缩短出师年限，反对打骂，反对看不起青年，组织俱乐部，读书，识字，参加红军，组织少年先锋队，到苏维埃和其他革命机关做革命工作等，并选出积极勇敢的青年工人当代表、当苏维埃委员，号召群众都来选举他们。（340303）

24日 湘赣省军区训练部发出《致各部队关于教育管理的一封指示信》。指出红军是苏维埃制度的保护者，其教育管理是根据红军的制度与任务以及阶级利益来决定的。不但要在驻军时对部队进行教育，行军时和战斗时也要对部队进行教育。行军时的管理包括：（一）行军前，严格检查各战士与驻地是否有违反“三大纪律八项注意”行为。队伍集合时，检查武器及用具是否有损失。（二）在行军中有掉队的队员，应督促他赶上。禁止吃不卫生的东西，禁止喝不洁净的冷水，以免发生疾病。战士有病不能行走，可送到后方休养。（三）到了宿营地，督促战士洗澡洗脚，检查弹药和武器是否丢失。（四）如战士生病，应照实际情况免去其勤务。指挥员对其安慰与鼓励，经上级批准，可送往后方。驻军时的管理包括：（一）每个指战员要上课出操，深刻了解学习军事技术的重要性。（二）整理内务，洗晒服装，清洁卫生。（三）尽一切可能每星期检查一次枪械，检查武器零件与弹药是否丢失。（四）哨棚应设在隐蔽地点，特别注意伪装。战斗时的管理包括：（一）随指挥员的人员，应令他们在隐蔽地伪装起来。（二）无论进攻或防御，指战员都要利用地形地物伪装。（三）战斗结束，迅速打扫战场，收集胜利品，管理俘虏，照护伤病人员。指示信对新战士管理及机密管理，提出具体的规定。（340304）

27日　《红色中华》报道，在中央教育人民委员部建议下，江西省召开各县教育部部长联席会议，决定在群众中宣传并且切实准备教育基金，兴国、博生等18县代表订立了《竞赛条约》。规定最近期间减少由中央负担的教育经费，到下学期要做到教育经费完全由当地自给。中央教育人民委员部号召各地向江西学习，开展节约教育经费运动。这一运动，主要是依靠发动群众，例如发动教员自备伙食，不能自备的可轮流到学生家里吃饭，或是学生家庭自愿量力按月捐款，供给列宁小学教员的生活。各群众团体也可按月募集一定数量的经费，供给列宁小学的办公费及其他费用。据中央教育人民委员部估计，列宁小学教员生活费停发，每月给中央节省经费1万元左右。（340305）

29日　《红色中华》报道，红军通信学校决定早晨提前起床，把温习时间提前到早上，会议和讨论放在晚上，并利用月光开会，以节省灯油。利用废纸写字，以节省纸张。注意保护公物，进行补衣运动。伙食方面，除节省粮食外，还应加强对经济委员会的领导，坚决杜绝贪污浪费和偷窃现象。要种菜种粮，节省伙食开支，热烈地开展节省运动。（340306）

30日　川陕省共青团第二次代表大会印发《标语大纲》。其中第10条："加强青年群众的文化教育，提高青年的政治水平线，学习马克思列宁主义。"（340307）

31日　《红色中华》报道，瑞金县苏维埃政府教育部召开各区教育部部长联席会议。会议确定从本年4月起，教育经费由本县自给。为了实现教育经费自给，采取的具体办法：（一）发动群众募捐菜、油、谷、钱等。（二）发动教员自备伙食，义务教授。（三）租种公共事业田，发动耕田队耕种，将交租所余谷产拨做教育经费。（四）教员与学生开荒种田。（五）发动群众轮流供给教员伙食。（六）在合作社教育基金中抽出一部分充作教育经费。（七）发动群众团体开办学校，经费由群众团体负担。（八）在查田运动中没收的土地，经群众同意，可将分剩的土地拨出作为学田。会议要求各区根据上述办法和实际情况，试行解决教育经费自给的问题。（340308）

本月　中华苏维埃共和国消灭文盲协会临时中央干事总会重订的《消灭文盲协会章程》，共4章10条，经中华苏维埃临时中央政府教育人民委员部批准后颁布。规定消灭文盲协会的任务是，在广大群众迫切要求和教育人民委员部领导下，组织广大群众消灭文盲。凡是赞成本会宗旨，愿为本会工作，执行本会决议的苏维埃公民，皆可加入本会。会员的任务是负责教育或学习文字和常识。非文盲会员应当帮助识字班、夜校等工作。不能担任教员者，至少负责宣传消灭文盲运动，入会时正式认定消灭文盲协会的某种工作。文盲会员入会后，必须加入某种补习学校或识字班学习。对于不肯执行上述规定的会员，须发动全体会员群众同他斗争。消灭文盲协会以村协会为基本组织。村协会之下，分为若干消灭文盲小组，每个小组同时应当是一个识字班或夜学校或半日学校。村协会设干事会，干事由识字班、夜学校、半日学校负责人充任，并推选一人为主任。乡协会干事会，由村协会主任联合组成。区、县、省的协会机关由下一级主任联席会议选举的干事会组成，县协会要有常驻人员办公。当时，在中央苏区从上而下都建立了消灭文盲协会。通过消灭文盲协会，发动广大群众投入消灭文盲运动。（340309）

4月 /3404

1日 国立沈泽民苏维埃大学在瑞金举行开学典礼。瞿秋白校长在讲话中指出，苏维埃大学的任务是发展中国的苏维埃革命，供给苏维埃运动的干部人才。他要求学生努力学习，努力参加实际的社会工作，遵守纪律，为中国的苏维埃革命运动而斗争。中央人民委员会主席张闻天在讲话中指出，苏维埃大学在国内战争的环境中开学，每个学生都应当了解自己的伟大使命，努力学习，努力参加实际的社会工作，遵守纪律，学习领导广大工农劳苦群众进行一切战斗动员工作来帮助战争。《沈泽民苏维埃大学简章》规定：苏维埃大学以造就苏维埃建设所需的各项高级干部为任务。定名为沈泽民大学，是为了纪念中国苏维埃革命运动的领袖、中共鄂豫皖省委书记沈泽民同志。当时，苏维埃大学有学生1500余人。不分民族、性别，年龄在16岁以上，在县、区苏维埃政府或党、团、工会机关工作半年以上，积极参加革命斗争，有阅读普通文件的文化程度者，均可入学。入学后根据具体情况，分别编入土地、国民经济、财政、工农检察、教育、内务、劳动、司法、外交、粮食等班学习。学习内容主要是政治、文化以及与政府各部门有关的业务知识。毛泽东和中央其他领导同志如张闻天等经常到校讲课。苏维埃大学整个教学过程贯彻教育为革命战争与阶级斗争服务，教育与生产劳动相结合的方针，以及理论联系实际的原则。每期在校学习6个月。毕业后，大部分学员回原单位工作。由于第五次反“围剿”失利，苏区缩小，局势紧张，经中央政府人民委员会决定，本年7月将该校并入马克思共产主义学校。（340401）

7日 少先队中央总队长张爱萍、党代表周恩来签署发布第三号《命令》。宣布：（一）中央总队部批准总训练部编写的《少队读本》第一、二、三册。（二）《少队读本》中涵盖每个队员应该具备的基本知识，每个队员都应熟读和应用到实际工作中去。（三）《少队读本》是队员进行训练的重要政治材料，各级队部应以此加紧对队员的政治教育，用马克思主义武装每个队员的头脑。次日，少先队中央总队部发布第四号命令，称中央总队部批准总训练部编写的《少队游戏》和《少队体操》，是少队游戏、体操活动的基本训练教材，各级队部都应依此加紧对队员的教育，活泼与锻炼每个队员的体力，以适合于革命战争。中央教育人民委员部认为，《少队游戏》不仅可作为少队游戏教材，对于儿童团

和列宁小学的学生同样适用。（340402）

14日 中共川陕省委制定《红五月工作计划》。规定省委在“五五”前要检查县一级机关工作人员的军事学习，“五九”以前检查到区一级，“五卅”以前检查各支部每一个党员学习程度。县、区一级工作人员必须学会瞄准、测量距离、保存枪支、擦枪、装退子弹、使用标尺、利用地形等。要以区为单位建立军事训练班，分批抽调党员、团员接受训练，期限为一星期。同时，要普遍深入地进行宣传鼓动工作，组织读报班、识字班，把党的传单、报纸读给群众听，要组织有威信的同志向群众演说。（340403）

15日 少共中央局书记凯丰在《青年实话选辑》上发表《团的教育问题》一文。指出，在苏区共青团面前放着一个共产主义教育的任务。要求在每个共青团员所到的地方，应能听到他们的学习和他们的工作是联系着的。不把实际工作和理论学习联系起来，就不会有一种合理的工作；不把实际工作与理论学习相联系，就只能在黑暗中前进。团的领导机关应当经常帮助每个团员学习。应当使每个团员都能获得普通的政治常识以及马克思列宁主义的基础。在团的组织中要为干部设立专门的研究组，要有计划地确定一定的科目和材料。要在全体团员中设立流动训练班，还要为新团员设立特别的流动训练班。这种团内的教育系统网应当很快建立起来。（340404）

17日 《红色中华》报道，瑞金工人为纪念“五一”节，建立了一所瑞金城市工人学校。这所工人学校内设工人补习班（在业工人晚上上课）、工人子弟班和半日班（学员为12岁以上的工人子弟及学徒女工等），并附设一所列宁小学，学生已达200人以上。（340405）

19日 《红色中华》第177期发表由中共中央宣传部编定的《怎样办支部流动训练班》材料。指出，支部流动训练班是训练一般党员的学校，目的是使党员受党的基本知识的教育，同时讨论当前的实际工作（如扩大红军、查田运动等）。材料还对支部流动训练班的组织准备工作、教课与讨论、检查总结等工作做了具体规定。（340406）

本月 中华苏维埃临时中央政府教育人民委员部修正公布《教育行政纲要》。规定了各级教育部的编制和职能，指出教育部的基层组织为乡教育委员会。乡教育委员以不脱产为原则，乡苏维埃政府必须有一人负责管理教育事宜，领导乡教育委员会。区教育部设部长及副部长为常驻，其余教育委员以不脱离生产为原则。区教育部不分科，但必须兼顾普通教育及社会教育。县和省的教育部分设普通教育科和社会教育科。其教育委员会须包括党、团、工会、儿童团的文化教育工作人员，并需设置巡视员，了解各地教育工作的一般情况。中央教育人民委员部分设初等教育局和高等教育局协同管理普通教育，社会教育局和艺术局协同管理社会教育。另设编审局，领导编审教材事宜。巡视委员会计划并领导巡视工作。中央教育人民委员部在教育方针政策方面领导全苏区的学校教育（即普通教育）

和社会教育。各级教育部除直接指导所办学校外，必须负责协助或领导各种社会教育及一般文化教育的团体。小学教育必须与儿童团取得最密切的联系，中等以上教育必须与马克思主义研究会等学术团体建立必要的联系。社会教育方面，尤须依靠群众的俱乐部、工农剧社及消灭文盲协会。教育部必须取得共产党及共青团在政治方面的领导与协助，担负文化战线上动员一切群众及儿童参加政治斗争及革命战争的责任。教育部要反对文化战线的错误倾向，巡视各地教育工作。建立各级教育部会议制度，下级教育部每月向上级教育部报告1次工作。（340407）

同月　中华苏维埃临时中央政府教育人民委员部颁布《小学管理法大纲》。分《小学的组织》《小学的教务》《小学的设备》《小学与群众的关系》，4章。规定列宁小学校长由乡苏维埃主席团委任，区教育部核准，教员由校长征求乡教育委员会主任同意后聘任。小学校内组织学生会，在校长领导下进行学生自治及参加政治活动。小学每学期开学前应组织招生委员会，号召全学区的群众送学龄儿童入学，尤其要使超过8岁的儿童插班读书。小学按照文化程度分为初级小学（1~3年级）和高级小学（4年级和5年级）。每一年级以组织1班为原则，每年级须有1个专门课堂，此为单式编制。在物质条件不允许时，可使几个年级同在一个课堂上课，此为复式编制。学生应选出班长或级长，由其在教员领导下维持课堂秩序和注意学生纪律。小学必须有一套明确简单的规则。凡是学生家长不愿叫儿童入学的，必须发动儿童群众的“归队运动”，向他们进行斗争。小学应制定课程表，定期举行考试。因学年考试不及格而降级的学生，教员应特别帮助他们学习和补习。小学对学生应有赏罚办法，绝对不应有惩办主义和锦标主义现象，应当使用发展革命的竞赛和集体批评的办法。小学的房屋尽可能容纳全学区儿童。小学的俱乐部最好有单独一间房屋。小学的课堂至少要有黑板和擦黑板的湿布，桌椅要适合儿童的身量，便于写字读书。小学要有运动场，依照当地情形设置工场或园地。小学必须与学生家长密切联系，与工会或贫农团、合作社等建立经常的联系。儿童团在共青团和共产党领导下应成为列宁小学的核心，与小学校长必须有最密切的联系。小学与其他群众团体也要有密切的联系。列宁小学应当成为当地的文化中心，学生、教员、校长应当参加政府的一切战斗动员，更热烈地拥护革命战争。（340408）

同月　中华苏维埃临时中央政府教育人民委员部订定《高级师范学校简章》，共11条。规定高级师范学校的任务：（一）培养目前急需的初级小学教员、短期师范学校教员，训练班教员及社会教育与普通教育的高级干部；（二）用马克思主义唯物辩证法的教育方法，来批评传统的教育理论与实际，培养中小学教员，以建立苏维埃教育的真实基础；（三）利用附属小学与成人补习学校进行实习，以实验苏维埃新的教育方法。学生修业期限以1年为标准，不得少于6个月。招收学生以能看普通文件的工农劳动群众为原则；劳动妇女不限定识字，可另设预科教育之。旧知识分子确有相当知识技能，只要愿为苏维埃服务，可另设教员班训练之，并得同时任本校副教员。学习的功课有教育学、教育行政、社会政治科学、自然科学及国文文法。同时，政治工作、教育实习和科学实验在任何条件下都不能放松。学校设校长和管理委员会，管委会为学校最高领导机关，校长为主任。学生为了自己管理自己，可在校长和管理委员会监督之下设立“学生公社”，由全体学生大会选举干事会进行领导。为了实行学生军事化，全体学生和学校全体工作人员均得参加赤卫军，进行经常的军事训练。学生不收学膳书籍等费，被服及其他日用品自备。（340409）

同月 中华苏维埃临时中央政府教育人民委员部订定《初级师范学校简章》，共9条。规定初级师范学校的任务是养成能用新的方法，从事实际的儿童教育及社会教育的干部。学生资格以能看普通文件的工农劳动者，在政治上积极为原则。招收劳动妇女，不限文化程度。《简章》招收旧知识分子，必须有相当的文化程度，并愿为苏维埃服务。修业期限以6个月为标准，不得少于3个月。在校学习课程有小学5年课程教授法、小学组织与设备、社会教育问题、教授方法总论、教育行政概论、政治常识与自然科学常识，均以实际问题为中心。并以30%的时间从事实际问题的讨论、教学实习和社会工作。学校设校长和管理委员会，校长为管委会主任。在管理委员会和校长监督下，设立学生公社。由学生大会选举干事会领导，实行学生自己管理自己。为着实行军事化，学生和学校全体工作人员均得参加赤卫军，进行经常的军事训练。不收学膳费与书籍等费，被服及其他日用品自备。（340410）

同月 中华苏维埃临时中央政府教育人民委员部订定公布《短期师范学校简章》，共9条，规定短期师范学校的任务是迅速培养教育干部和小学教员。学生资格以了解小学前3年全部教科书，政治上积极为原则，但劳动妇女不限制文化程度，旧知识分子愿为苏维埃服务者方得接纳。学习课程以小学5年课程的教授原则、小学管理法、社会教育等为主，此外学习教育行政概论、政治常识及科学常识。应以30%的学习时间从事小学教育的实习及社会工作。修业期限以3个月为标准，不得少于2个月。学校设校长一人及管理委员会，校长为管委会主任。在校长监督下，设立学生公社，由学生大会选举干事会领导。为了实行军事化，全校教职员及学生均需加入赤卫军，进行军事训练。不收学膳费与书籍费，被服及其他日用品自备。（340411）

同月 中华苏维埃临时中央政府教育人民委员部订定公布《小学教员训练班简章》，共5条。规定小学教员训练班以在寒暑假期间举办为原则，专收现任或将任列宁小学教员者为学生。学生文化程度以能看前3册小学教科书为原则，男女兼收，首先当收工农分子，但忠于苏维埃的旧知识分子也得收纳。学习科目以小学管理法及小学五年级教科书为主，注重小学教育的实习批评会的工作，并须讨论社会教育问题及政治问题。训练班设校长1人。在校长指导之下，由学生组织学生公社，选举干事会管理学生日常生活。不收学费，伙食以自备为原则，日常用品概由学生自备。（340412）

同月 中华苏维埃临时中央政府教育人民委员部订定公布《短期职业中学试办章程》，共10条。规定职业中学以完成青年的义务教育，了解马克思列宁主义最简单的知识，及学习一种实际的生产劳动为任务。学生应在13~16岁之间。学习课程分为社会科学、自然科学、某种技术和文字课，其中生产技术学习时间必须占课目40%以上。职业中学的设备必须适应生产技术的需要。职业中学设校长和副校长各1人，并设校务、教务2处，由正副校长分别兼任。经费归县教育部负责。学生在校长及管理委员会监督下选举学生公社干事会管理学生事务。学生一律免收学费，但对地主富农子弟得酌收学费。学生膳费及一切用具均需自备。全校工作人员及学生均得参加赤卫军、少先队进行经常的军事训练。（340413）

同月 中华苏维埃临时中央政府教育人民委员部正式颁布《小学课程教则大纲》，共5章。规定初级列宁小学（前期3年）设置课程为国语、算术、游艺（唱歌、图画、游戏、体育）；高级列宁小学（后期2年）设置课程为国语、社会常识、科学常识、算术、游艺。小学一切课目应当使学习与生产劳动、政治斗争密切联系，并在课外组织劳作实习及社会工作。小学教授方法必须采取启发式，充分发展儿童自动的能力和创造性。初级小学每星期上课时间为18小时，课外教学（劳作及社会工作）至少12小时。高级小学第1学年为24小时，第2学年为26小时。小学课目分配，应使每学期有2星期以上的空余时间，以便组织长途旅行、参观及农忙时休业、纪念节日放假等。列宁小学概以秋季为第1学期，春季为第2学期，最重要的学年考试及毕业考试都在上半年末举行。小学教授方法的原则：（一）小学教育要与政治斗争相联系；（二）小学教育要与生产劳动相联系；（三）小学教育要有利于儿童创造性的发展。（340414）

同月 中华苏维埃临时中央政府教育人民委员部公布《列宁小学校学生组织大纲》。规定列宁小学学生组织应称为某列宁小学学生会。学生会主要任务：（一）使教育与实际工作不相分离，发扬学生的创造性，加强学习与工作的积极性，巩固入学儿童，使全体学生有集体的生活、互助的精神和革命斗争的组织能力。（二）学生会组织自己的生活，发展自治能力，参加学校行政管理，并动员学生参加校外社会工作，培养社会主义建设者。学生会在校长领导下工作，一切决议必须经校长审查。学生会最高组织为全校学生大会，由学生大会选举委员会为执行机关。40人以下的学校，学生委员会由3人组成；40人以上的学校，学生委员会由5人组成。在执行委员会之下，设学生检查委员会和干事会（内有裁判委员、军事委员、文化委员）。学生委员会7天开1次会，检查和指导各委员的工作。（340415）

同月 中华苏维埃临时中央政府教育人民委员部公布《夜学校及半日学校办法》，共7条。规定凡政府机关、群众团体、俱乐部、工厂等，皆得出资创办夜校或半日学校，其校址必须设在人数比较集中的地方，每个夜校至少须有1个校长和两三个教员。除采用中央教育人民委员部编印的各种课本外，还必须采用带地方性的、时间性的材料做辅助教材，尤其要注意写墙报、记录、写信、做报告决议等的练习。区教育部要开办夜校教员短期训练班，乡一级可以开办夜校教员经常训练班（不脱离生产）培养夜校教员。夜校学生成绩好的应兼任识字班教员。夜校经费由主办团体或机关负责津贴，也可发动群众或群众团体捐献一部分。夜校学生毕业，以能写信、做报告、看《红色中华》为标准。半日学校开办办法与夜校相同。凡是夜间不便而白天有闲暇的人，可在半日学校就读。（340416）

同月 中华苏维埃临时中央政府教育人民委员部重新审定公布《业余补习学校办法》，亦称《工人补习学校简章》。规定此种学校的目的是提高工人的政治文化水平，扫除工人中的文盲，加强工业技术进步。除吸收一切工人及其家属参加学习外，还应吸收附近群众来校学习。按文化程度和职业分班。政治文化课教员由教育部供给，工业技术教员由国家经济机关和职工会供给。教员和校长概由工会聘请。此类学校的教材按照各种工业的需要随时选择教材，文化政治课教材必须与工业生产情形及技术有密切的联系。技术课教材与教法，由各业工会文化部规定。同时必须加入苏维埃基本常识和当时的中心口号做教材，使学生了解一般的政治问题。要求在不妨碍工人做工的前提下安排上课时间，每天至少需受1个小时教育。办学经费由工会供给，不足者由教育部津贴。学校需设校长1人，主管校务和教务。校长和教员在任期内以不领生活费为原则。学生设班长和小组长若干人，帮助校长和教员工作。（340417）

同月 中华苏维埃临时中央政府教育人民委员部重新颁布《识字班办法》。规定凡是政府机关、群众团体的基本单位，均得在自己的列宁室办识字班。凡一切不能加入夜校或半日学校的完全文盲，均得编入识字班。识字班的编制以少则3人、多至10人为一班，每班各自经过列宁室或消灭文盲协会找识字的人充当教员。教法应该灵活多样，随时随地，不论人数都可以教识字。每月识的字按规定数天或一星期由消灭文盲小组长收齐送交教员。识字班工作及成绩检查，归消灭文盲协会负责。（340418）

同月 中华苏维埃临时中央政府教育人民委员部订定《俱乐部纲要》，共10条。规定：（一）俱乐部是广大工农群众“自我教育”的组织。俱乐部的一切工作，都应当是为动员群众来响应共产党和苏维埃政府的每一个号召，都应当是为革命战争，为反对封建及资产阶级意识而战斗。（二）俱乐部是工厂、地方工会、合作社之内的组织，乡苏维埃的俱乐部同时是该乡一切农民基本群众的俱乐部。俱乐部之下应依照伙食单位（或村庄）成立列宁室，每一个列宁室至少需有识字班、图书室、墙报，以及运动场、游艺室等设备。凡是苏维埃公民，都可加入所在地方的俱乐部为部员。俱乐部经费由部员大会决定筹集方法，不足时得请求各该机关或团体津贴。（三）俱乐部执行机关和部员之间应该有最密切的关系。执行机关应定期向部员群众报告工作，部员大会或代表会议的决议必须切实执行。（四）俱乐部机关必须每星期规定工作日程，按照计划工作。在这些工作中，应当以政治动员为中心。（五）俱乐部的组织形式应当适合当时当地的条件，适应当地一般群众的需要。（六）最简单的俱乐部，除各种政治动员由主任及管理委员会负领导责任外，其组织可以分为演讲、游艺、文化3个股。（七）俱乐部工作必须深入群众，尽量利用最通俗的、广大群众了解的形式和内容表现和发扬革命的、阶级斗争的精神。（八）随着当地群众文化水平的提高，俱乐部可以发展比较复杂的组织，例如把演讲股分为政治演讲和科学演讲，游艺股分为体育和各种新式游戏，以及音乐、图画等。（九）俱乐部的戏剧股发展扩大以后，要成立工农剧社支社。工农剧社支社在地域关系上隶属某一个俱乐部，在戏剧运动的组织上应隶属全苏区的工农剧社系统。（十）俱乐部与消灭文盲协会、工农通讯协会、各种学术研究会或体育文艺研究会的关系，应当和俱乐部与工农剧社的关系同样办理。（340419）

同月　中华苏维埃临时中央政府教育人民委员部订定《苏维埃剧团组织法》。规定苏维埃剧团分为中央苏维埃剧团、省立苏维埃剧团、县立临时苏维埃剧团3类。中央苏维埃剧团由中央教育人民委员部根据工农剧社中央总社的推荐，挑选国立戏剧学校（前称“蓝衫团学校”）毕业生及其他戏剧干部负责组织。其任务：（一）研究并发展苏维埃的革命戏剧运动，争取戏剧运动中的领导权。（二）在戏剧的技巧和内容等方面，帮助广大群众的工农剧社运动的发展。（三）用表演戏剧等艺术宣传及参加一般的革命斗争，赞助工农红军的革命战争。（四）发扬革命和斗争精神，有计划、系统地进行肃清封建思想、宗教迷信以及帝国主义资产阶级文艺意识的坚决斗争。省立苏维埃剧团由省教育部推选中央高尔基戏剧学校毕业生及当地其他戏剧干部负责组织。其任务、组织及工作方式与中央剧团相同，不过巡回的地方和表演的规模较小。县立临时苏维埃剧团，由县教育部推选当地各区乡及机关的一切俱乐部戏剧组或工农剧社及分社的干部组成。其任务只在本县各区巡回表演，不必演繁重的分幕戏剧，可以大量采用轻巧而灵活的方式，唱歌、化装说故事、演独幕剧等。巡回表演结束，工作人员各自回到自己的机关或照旧从事工农业生产。对于戏剧指导，可由中央及省立剧团经过工农剧社及教育部系统去执行。（340420）

同月　中华苏维埃临时中央政府教育人民委员部批准公布《工农剧社简章》，共15条。规定工农剧社以发展戏剧战线上的文化革命斗争，赞助苏维埃革命战争的艺术运动为宗旨。凡是不脱离生产或工作，对于苏维埃艺术运动尤其是戏剧有特殊兴趣、愿意研究者，都可以加入工农剧社为社员。社员必须遵守本社规约，按时交纳社费，并执行本社分配的工作。本社的基本组织为工厂、工会、合作社、学校、部队及各级苏维埃机关和革命团体内的“工农剧社支社”。在一县范围内已经建立3个支社者，须联合组成该县的工农剧社分社。在一省范围内已经建立5个分社以上者，可联合组成省分社。各工农剧社支社在所属俱乐部筹备并举行演戏晚会或表演活报，组织音乐队唱歌队以及其他更简易的化装表演、双簧、说故事等游艺，平时可系统地、有计划地研究戏剧理论及剧本，搜集材料，练习各种游艺，并按时将工作情形及所收集的材料报告分社。（340421）

同月 中华苏维埃临时中央政府教育人民委员部颁布《苏维埃教育法规》，汇集25项中央人民委员会颁布和中央教育人民委员部制定或批准的有关教育规章。这些法规内容广泛，形式多样，涉及文化教育的许多方面，是苏区创办各级各类教育的经验总结。（340422）

同月 红军总政治部颁布《红军中俱乐部列宁室的组织与工作》。指出为了培养红军战斗员活泼的生活兴趣，消灭不良习惯，提高文化水平以补助政治教育的不足，所以要组织俱乐部、列宁室。红军中以师为单位设立俱乐部，以连为单位设立列宁室。俱乐部是各单位开展文化教育娱乐的领导机关，它经常有计划地进行娱乐工作和指导推动各列宁室的工作。列宁室是各单位进行政治教育、文化教育、体育、娱乐等各项工作最基本的一个组织。俱乐部管理委员会在主任之下设文化、体育、墙报、艺术、晚会等委员会。列宁室下设识字、体育、游艺、墙报、青年等组。（340423）

同月 江西省苏维埃政府创办第一列宁师范学校和第二列宁师范学校。江西省第一列宁师范学校设在博生县城李家祠堂，由省苏维埃政府教育部部长甘立成兼任校长。第二列宁师范学校设在兴国县城内，后迁凤凰庄，由兴国县苏维埃政府教育部副部长李庭华兼任校长。该校有教职员9人，学生40多人，都是兴国、杨殷、于都、赣县选送来的工农子女。学生按文化程度分为本科和预科。本科生学习半年，开设的课程有国文、政治、数学、自然、教学法、教育法规、音乐、美术、唱歌等，每天上6堂课，星期天组织师生到学校附近的村庄里帮助红军家属劳动。学生免收学费，伙食费由政府供给。每月除吃饭外，学生还可以分点“伙食尾子”，毕业后大部分分配到学校工作。（340424）

5月 3405

5日 中共中央和共青团中央发表《告中国劳动群众书》，号召学生青年和知识劳动者参加工农群众反对帝国主义国民党的共同的民族革命战争，举行示威，加入义勇军，从大学、中学及一切文化机关中驱逐法西斯刽子手，反对法西斯的、奴隶的“文化专制”，

为言论、出版、集会、结社、求学的自由而斗争，为中国劳动群众驱逐日本侵略者而斗争。（340501）

11日 红二军团进入川黔边境，改编为红三军。为使广大群众对红军有更多的了解，所到之处广泛张贴《中国工农红军的纪律与任务》的布告，广泛宣传红军的宗旨与任务。其中第7条要求："保护学校教员、学生、一切文化机关及祠堂庙宇。"（340502）

20日 瞿秋白写成《阶级战争中的教育——论教育系统的检举运动》一文。文章指出，教育也是阶级斗争的武器，只有无产阶级领导的苏维埃教育，才能真正赞助革命战争。战争时代的教育，特别要注意学生集体的社会工作——就是一切参加战争的工作，要在学生的社会活动中进行教育，要在一切日常功课中培养他们阶级的战斗精神。在阶级斗争极端尖锐化的时候，那些利用教育机关的松懈，利用经常监督和检查的缺乏，混在学校里和教育部里的阶级异己分子和消极分子立刻就显露了他们的本相。在这种形势下，必须开展群众的检举运动，肃清教育机关里的坏蛋和阶级异己分子。我们在教育文化方面是可以利用旧知识分子的，即使他们是地主资产阶级出身，也是可以利用的。然而，第一，小学教员或是单纯的学术工作（自然科学之类）可以叫他们担任，而教育机关的领导工作，绝对不允许由暗藏的阶级异己分子把持。第二，真正有知识的分子，我们需要；而没有什么知识的地主富农，根本就不应当允许他们混进教育机关和学校。在这次检举运动中，应当暴露那些埋伏在教育系统里的阶级敌人和两面派的机会主义者。在这次检举运动中，还要提拔和训练新的干部，尤其是妇女干部。要养成大批教育方面的"群众之中的实际工作者"。要建立经常的监督和检查制度的基础，每一乡的贫农团、工会支部、女工农妇代表会议、儿童团，以及学生家长联席会议，都要活跃起来，检举一切反动分子和怠工分子，检举教育系统里的坏蛋。这篇文章发表在《斗争》第62期。（340503）

本月 在东北反日联合军第五军（后称"抗联第五军"）所属的宁安游击队、工农义勇队等部队中，普遍成立了识字班、识字组和政治研究班、政治研究小组等。在此前后，抗联第二军、第七军、第八军等部队也经常利用训练和战斗间隙，组织广大指战员进行政治文化学习。许多战士在沙地上、桦树皮上练习写字。行军路上，在前面战士的背包上写字，后面的战士即可识字。（340504）

同月 中央教育人民委员部编辑出版《苏维埃文化》月刊。该刊在《征稿启事》中说：这个刊物要反映苏区文化教育的实际情况和群众的文化生活，要表扬模范工作以推进落后区域发展，要给小学、夜校、俱乐部、剧社等以切实而具体的指导。（340505）

6月 /3406

5日 《红色中华》报道，苏区广大少先队员热烈响应中央总队部关于开展“节约3升米”的号召，中央总队部干部带头每人每天少吃2两米。本月16日，《红色中华》报道，据不完全统计，苏区各县在“红五月”中已节省大米158000余升，谷子53296升，大洋913.5元。其中，瑞金少先队首先完成和超过每个少先队员节省3升米的任务。号召广大少先队员紧急动员起来，7月10日前完成和超过完成收集粮食24万担的任务。（340601）

30日 《教育通讯》第1期发表《区教育委员会怎样工作》一文。指出，区教育委员会的工作：（一）抓紧每一时期内工作的中心，自己的一切组织都需要围绕这个中心来开展工作。（二）切实检查每个乡和乡教委的工作。（三）每月开2次区教委会议。（四）要创造乡的模范教委工作，建立模范小学、模范协会、模范俱乐部。（五）团结全区的积极分子，耐心地培养干部。在同期发表的《乡教育委员会怎样工作》一文中，指出乡教育委员会的会议应定期召开，每次开会最好不要超过1小时。讨论的问题应有一个中心，要简单、明了、切实。乡教育委员会应有一种经常的报告制度。遇有突击运动，各委员可以互相竞赛，并请乡苏维埃政府代表担任评判。《教育通讯》由中央教育人民委员部主办。本期还刊登《俱乐部的组织与工作》以及《赤坑的夜校》《周屋的识字班》。另外有两篇批评稿，一篇批评江西省消盲干部写报告不负责任，一篇批评于都县教育部乱送学生。这个杂志内容充实，指导性和战斗性都很强，但因战争形势日趋紧张，只出1期就停刊了。（340602）

本月 徐特立编写的《农业常识》由中华苏维埃临时中央政府教育人民委员部编审局印刷出版，分为上下2册。上册有26课。书中标注了讲授每课书需要的时间。讲授内容有当地种植的主要农作物水稻的形态、适宜的气候、土壤、肥料以及防治病虫害等常识，还有甘薯、甘蔗、豇豆、小麦、棉花等农作物的形态、使用肥料和种植法，养猪、养牛、养鸡的方法。下册有18课，讲了土壤、育种、肥料，禾壳类、豆荚类、根菜类、果菜类、叶菜类、油料类农作物适宜土壤、适宜肥料和种植方法。每课后面附有讨论题。这是供农业学校使用的主要专业课课本。在此前后，中革军委总卫生部编印发行《看护教科书》，供卫生学校教学和医院卫生部门医护人员学习使用。（340603）

7月 /3407

1日 中华苏维埃国家企业工人代表大会在瑞金开幕。刘少奇做《政治形势与我们的任务》的报告。指出，必须改善工人的经济生活和文化教育，要使工人的衣食住行等都安心，同时要使工人有学习文化技术的学校和娱乐场所，以调剂工人的精神生活。必须提高学徒的技术训练，加紧学徒教育，使他们能够在最短时间内成为熟练的技术工人。他还提出应建立工人学校，从工人中培养大批的革命人才。（340701）

19日　《红色中华》刊登《马克思主义研究会的组织和工作大纲》。规定成立马克思主义研究会的目的，是加强一般干部马克思列宁主义理论的准备，打好必不可少的理论基础，同时运用列宁室、俱乐部等机关提高一般群众的政治水平。凡是党团员、苏维埃和各种群众团体的工作同志，有最低程度的文化水平，愿意在理论上深造，并有时间参加者，经一名本会会员介绍，均可成为本会会员。研究会的最高领导机关是"苏区马克思主义研究会总会"。马克思主义研究会研究的方法：（一）得到上级交来的大纲和材料后，由会员推定，或由小组长指定一人准备报告，每个会员必须在开会讨论前认真研究材料。（二）研究会的学习与研究，以讨论的方式为原则开展。当报告人在讨论会上做一简单的报告后，就开展讨论，最后由报告人做结论。研究会理事会负责指导小组活动，可请当地党的领导机关推荐1个指导员。（三）小组讨论时间长短，可按人数多少和问题性质决定，最好每次不要超过2小时。（四）小组要有定期的开会，每10天开一次会是适宜的。列宁室应当是马克思主义研究会分会的一个附属组织，分会理事会应经常讨论和帮助列宁室的工作。（340702）

21日　《红色中华》载文介绍中央劳动部红属夜校。文章说，中央劳动部红属夜校规定每天晚上上课1小时，谈话半小时，学习文具由夜校供给。有的学员通过1个月的学习，已能认识丈夫来信中一半的字了。（340703）

本月　湘赣省苏维埃政府文化部召开全省教育工作总结会议。会议检查了本年2~6月的工作，制定了7~9月的工作计划。决定，各县教育部应利用暑假举办列宁小学教员训练班，训练时间为3个星期，还要以区或乡为单位举办1~7天的流动训练班，训练夜校教员、识字组长和在俱乐部、列宁室工作的干部。7月底，应完成划分学区、调查学龄儿童以及小学教员登记的工作，并选择得力干部健全教育部及教育委员会的组织与工作，建立分工巡视与报告制度。（340704）

同月　黔东苏区在沿河县铅厂坝召开第一次工农兵苏维埃代表大会。大会通过的决议中指出：乡苏维埃要坚决发展革命文化工作，创办乡村革命俱乐部和苏维埃学校。大会通过的《优待红军及其家属的条例》中规定：红军的儿子，应该优先给以教育，有进列宁小学的优先权利。对于阵亡的红军家属，必须永久替他代耕，必须募捐救济，他的儿子完全接受免费教育。（340705）

8月 3408

4日 红二军团退出湘鄂西苏区，在贵州印江地区建立根据地后，中共湘鄂西中央分局召开会议，通过了《接受中央指示及五中全会决议的决议》。指出，培养大批政治军事干部是组织革命战争的重要工作之一。文化教育必须开始，这对苏维埃的政治影响和训练工农群众的干部有莫大的意义。苏维埃机关群众化和培养大批干部，是一切工作的先决条件。提出建立党内马克思主义的教育，建立教育小组，提高党员的政治水平，创立党的各种训练班和党校，大批地培养干部，培养多为党的路线坚决斗争到底的干部。（340801）

13日 《红色中华》报道，江西省兴国县江背区召开全区红色教员联合会会议。决定，今年不但不减土地税，还要用很大的力量领导群众的借谷运动。编者指出，盼望全苏区红色教员都行动起来，和江背区的教员展开竞赛。（340802）

24日 中共川北省委发布《对新发展苏区的宣传大纲》。其中第7条：欢迎穷苦学生到苏区做文化工作。（340803）

本月 红三军在四川省酉阳县南腰界开办政治干部训练班，关向应兼任主任。训练班的任务是对红军连、排、班基层干部和游击队中的骨干分子分批轮训。关向应、贺龙、夏曦，都为训练班学员讲过课。训练班共办了5期，培训学员150多人。学员结业，后仍回部队担任基层干部。（340804）

同月 中共满洲省委印发《怎样训练干部》的文件。提出：在不同的环境中，要采取不同的教育与训练形式训练干部。有计划地进行各种训练班的工作，是一个好方法，特别是在巩固统一的游击区域里，利用公开半公开的活动环境进行这一工作非常重要。各地要按期挑选从事各种专门工作的人员及下层积极分子去训练班接受训练。训练班每期学员人数不必过多。训练过程中，要运用马列主义理论去充实干部思想。训练材料必须适合于受训练者的要求与程度。废止学院式教育，纠正那些脱离实际生活、专讲空洞原理的学院式研究，反对忽视学习研究革命理论的事务主义。（340805）

9月 3409

6日 《红色中华》报道，福建上杭县红色教员联合会全体教员一致通过决议，提出今年既不减土地税，还要借谷给红军。他们已经把粮食全部交到仓库，并要求和长汀、兆征两县订定竞赛条约。不久，长汀、兆征两县给予了响亮的回答。（340901）

11日 中共川陕省委拟定《关于反五次"围剿"中党的任务的决议草案》。提出普遍组织赤卫军、少先队、童子团，有计划地进行军事训练和政治教育，使这些组织成为真正的红军后备队。要巩固党的基础，有系统地培养大批工农干部，加强党校的作用。开展对广大青年的文化教育工作，全力帮助建设红场、俱乐部、剧团等，要和四川省委及全川的武装斗争游击队建立关系。(340902)

15日 中共湘鄂西中央分局给中共中央的报告中指出，红三军开辟黔东苏区后，为了培养干部，军委办了一个政治训练班，学生150人。训练班学员都是苏区本地人，已训练1个多月，可派40人出去工作。(340903)

28日 中华苏维埃共和国临时中央政府教育人民委员部发布《儿童俱乐部的组织和工作》。规定儿童俱乐部以列宁小学为单位组织，它是儿童的一个社会工作与娱乐的练习所，全体列宁小学的儿童都应当参加它的组织与工作。儿童俱乐部除学生会文化委员为主任外，应召开学生大会，选出墙报组、游艺组、讲演组、运动组各组的组长，并由主任和各组组长组成俱乐部管理委员会。管理委员会制定工作计划、分别讨论各组工作，检查各组工作执行情况，发动与组织工作竞赛，各组组长分别负责开展墙报、游艺、讲演、运动等各方面工作。(340904)

29日 《红色中华》发表特约通讯员王昌期撰写的《苏区教育的发展》一文。文章罗列了苏区教育各方面的新成就。指出据不完全统计，到本年3月，在中央苏区江西、福建、粤赣、瑞金等地，已有列宁小学3199所，学生约10万人；补习学校4562个，学生约88000人；识字组23286个，仅江西一省就有识字组组员12万人；俱乐部1917个，参加俱乐部文化生活的固定会员93000余人。在各种机关团体中，文化生活成了工作人员日常生活的重要部分，每个组织都附设有列宁室，进行群众的文化教育工作。苏区教育工作在剧烈的国内战争中进行。苏区的教育工作，又推动了许多新的力量涌上战斗的前线。如本年5月扩大红军的突击，瑞金3900多名新战士中，经过列小儿童动员的，就有1500多名。在生产战线，列宁小学的肥料所、捕虫队以及儿童菜园，收到了很大的效果。苏区创办许多大学和专科学校，生活在这些学校里面的，是工农出身的学生，他们在很短时间内，带着学到的知识走向实际工作。除专科学校外，苏区还办了许多干部训练班，仅教育训练班，去年就由9个发展到50个。在苏区，妇女和男子受着同样的教育。在许多专门学校里，妇女占绝大多数，银行专修学校有1期全部招收女生。在兴国县，1000多个夜校，16000多名学员中，妇女占11000人。妇女识字组有15300多人，占兴国全县识字组员的60%。在许多学校中，妇女充当教员、教务主任直至校长。(340905)

本月 川陕省第二次全省地方武装干部会议通过决议案。要求男女游击队员到处打游击，消灭敌人。24~40岁的男人要普遍参加赤卫军，赤卫军不脱离生产，10天或20天操练1次，主要任务是担任苏区戒严工作。16~23岁男子参加少先队，平时不脱离生产，随时配合正规军行动。童子团要加紧站岗、放哨、捉侦探，要参加读书识字的文化工作。同时，特别加强地方武装训练。游击队员要学会各种武艺，多爬山跑路，学射击，学掷手榴弹，练习轻装，学习破坏交通电线和各种游击动作。赤卫军、少先队要学会劈刀、刺枪、打土铳、架土炮、修碉堡、做工事等。游击队员的子女读书，要发给书籍和笔墨纸张。（340906）

10月 3410

28日 红四方面军拟定《政治与党务工作决议草案》。要求各级政治部与政治处必须根据上级指示和政治委员的意见，制定政治教育计划，准备与指定教育材料，综合当前的主要政治文件及各部实况，分别采取不同的讨论方式、讨论题目、讨论大纲，经常组织战士进行讨论，提高他们的政治水平。还要组织讲演比赛、学习讨论比赛，普遍进行识字运动。各种通报、捷报、消息，要及时传达。政治处要派出得力干部领导文化娱乐工作。要普遍建立俱乐部、新剧团。文化娱乐和新剧的内容，必须是从日常生活的描写，联系到消灭敌人的鼓动与教育，废止一切无意识非政治化的死板的新剧活动。文化娱乐的主要目的，是活泼战士的生活，健全战士的智力与体力，发扬战士的阶级意识与战斗决心。在党的工作方面，团党委会应派出得力干部直接巡视与整顿支部工作，一面建立模范支部，一面加强落后支部的工作。党支部之间要签订竞赛条约，组织党员之间的比赛，扩大党在战士群众中的影响。要积极吸收勇敢的战士入党，对新党员要经常训练和教育。支部生活要非常活跃，党支部要成为党员的家庭和学校。支部会可以研究战役中的经验，可对某些干部提出批评，但是必须反对极端民主化倾向。目前，健全支部工作是党的中心任务之一。（341001）

本月 中央红军（红一方面军）开始长征。在长征前夕，为了适应战争环境的需要，中革军委除把红军大学、步兵学校、特科学校部分教职员和学员分配到各军团充实干部缺额外，大部分人员编入中革军委第一纵队干部团，陈赓为团长，宋任穷为政委。下设第一步兵营（原第一步兵学校）、第二步兵营（原第二步兵学校）、第三步兵营（政治营）、特科营和上干队（原红军大学），随军委机关行动。在长征途中，干部团保持随营学校性质，不仅配合主力部队取得多次重要战斗的胜利，并且结合作战、行军、宿营、警戒、侦察等军事行动进行教育训练。马克思共产主义学校（即中央党校）留校学员和成仿吾、冯雪峰等教职员被编为中央军委第二纵队干部连，准备随军做沿途所经地方的群众工作。红军卫生学校第8期学员跟随中央机关，边上课，边参加部队的医护工作。徐特立、董必武、林伯渠、蔡畅、邓颖超等100多位同志组成休养连，随军行动。10月10日晚，中央红军开始战略转移，中共中央和中央红军总部离开瑞金，向集结地开进。10月16日，各部队在雩都河以北地区集结完毕。从10月17日开始，中央红军主力及中共中央、中革军委各直属单位共8万余人踏上战略转移的征程，离开了中央苏区。（341002）

11月 3411

7日　在长征途中，中华苏维埃共和国临时中央政府主席毛泽东和中国工农红军总司令朱德联名发出传单《出路在哪里？》。揭露国民党军阀出卖中国，压迫工农的罪恶，宣传共产党的革命主张，并向工人、农民、兵士以及一切劳苦民众指出，他们的出路就是大家要团结起来，武装起来，暴动起来，打倒帝国主义，推翻国民党统治，实现共产党的主张，建立工农自己的红军和工农自己的苏维埃政府。（341101）

同日　陕甘边苏维埃政府在南梁荔园堡成立，习仲勋任主席。苏维埃政府下设文教委员会，蔡子伟为苏维埃政府文教委员会委员长。陕甘边苏维埃政府成立后，很快颁布《十大政策》，其中有“文化教育政策”和“知识分子政策”。规定“从分划的土豪的财产中拿出一部分作为教育经费”，“按情况给每所学校分配土地若干亩作为校田，产品补充学校经费”，“对政治历史清楚的知识分子予以信任，分配适当工作”。（341102）

13日　西北军区（红四方面军）政治部发布《军师政治部工作暂行细则》。规定政治部宣传科设科长1人，其职责：根据政委和主任的指示，负责指挥政治处和党委的一般宣传工作；领导战前、战时和战后保障工作；按期发出平时教育计划及材料；领导和督促各团党务委员会的党内教育工作；领导和督促各团政治处的文化娱乐工作；搜集反动宣传材料，拟定揭破方法及计划。在宣传科之下设宣传煽动股、党政教育股、编辑文化股。宣传煽动股的职责为组织各种群众大会及会议，以及各纪念节之纪念大会，散发捷报，在战士中进行活泼的政治教育工作，组织士兵讲演比赛，检查宣传队工作等。党政教育股的职责为经常发出党政文件及讨论大纲，制定党政教育工作方针，搜集教育材料，检查各团政治教育的成绩及效果。编辑文化股的职责为搜集敌军宣传材料，草拟红色战士课本及战士小报，搜集并草拟赤白区宣传材料，开展文化娱乐活动、体育活动及识字运动、唱歌、演戏等。（341103）

18日　西北军区党务委员会第一次常委会议通过决议。要求红军各级党委要加强青年工作，除尽量吸收团员参加一般党的文化教育工作和群众工作外，还必须开展俱乐部、新剧团、体育运动等娱乐游戏工作。党要抓住每一时期的政治生活环境与政治任务来教育党团员，组织党团员学习，按期讨论日常政治文件。（341104）

26日 红三军（即红二军团）和红六军团会师后发动湘西攻势，取得十万坪大捷后，中共湘鄂川黔省委、湘鄂川黔省革命委员会及湘鄂川黔省军区在大庸成立。任弼时任省委书记兼军区政委，贺龙任省革命委员会主任兼军区司令员。省革命委员会设文化教育部，领导文化宣传工作、教育工作和儿童工作。县、区、乡政府设有文化教育部或文化教育委员会，管理文化教育方面的工作。（341105）

本月 陕甘边苏维埃政府在陇东华池县白马庙转咀子创办南梁列宁小学。霍建德任校长，有学生40多人，均免费入学。学生按年龄分为2班，开设课程有国文、算术、唱歌、体育等。教材由教员编写，教学内容与生活、生产以及革命斗争形势结合在一起。例如，国文课有“马克思、恩格斯，世界革命二导师”，“南梁来了刘志丹，领导咱们把身翻”，“我爸爸是农民，在地里种田；我哥哥比我大，拿刀杀敌人”。1935年10月，该校迁址荔园堡，学生60多人。1937年初，并入马庙小学。（341106）

同月 中央红军在长征中相继冲破国民党军队设置的3道封锁线后，占领了宜章县城。在宜章，红军召开了几千人参加的群众大会，向到会群众讲目前的形势和共产党的各项主张。与此同时，政治宣传人员全体出动，在大街上和棚子里向群众讲话，宣传共产党和红军是为劳动群众谋利益的，讲各种革命道理，并且把没收豪绅地主的财物分给当地劳苦群众。劳动群众热烈拥护红军，要求参加红军。不到2天时间，红军就扩充了几百名新战士。（341107）

12月 /3412

30日 川陕省苏维埃政府和西北军区政治部发出《布告》。称对于革命学生，只要他们反对日本和一切帝国主义的走狗国民党军阀，共产党、苏维埃和红军对他们应特别爱敬，并表示欢迎革命学生和同情苏维埃的人们来苏区共图革命大业。（341201）

本月 中国工农红军学校第四分校在湘鄂川黔省永顺县塔卧村成立。该校由红二军团教导大队和红六军团随营学校合并组建，校长由红六军团政委、湘鄂川黔军区副司令员王震兼任，谭家述为副校长。办学宗旨是“提高战术素质，巩固思想一致”。学校设立“两班两队”：高级班、普通班，地方武装干部训练大队和特科大队，有学员800多人。开设政治和军事2类课程。教学人员中有红军有关部门干部，也有被俘的国民党军官中有一技之长又愿意站在人民立场上的人员。在教学中，采用互教互学、取长补短的办法。（341202）

同月 中共湘鄂川黔省委党校在永顺县塔卧村成立。张子意兼任校长，王恩茂负责教务工作。根据省委“关于新区党的组织应保存着秘密状态或半秘密状态”的精神，这个学校没有对外公开。先后有数百名干部在这个学校学习。学习内容：中共湘鄂川黔省委《关于创造湘鄂川黔边苏维埃根据地任务的决议》《新党员训练大纲》《没收和分配土地的条例》《分田工作大纲》《优待红军及其家属的条例》以及劳动法、怎样划分农村阶级等。任弼时、张子意、王恩茂、吴德峰等，经常给学员讲课。上课时，常常采用提出问题进行讨论和解答问题的办法。（341203）

同月 陕北省苏维埃政府在安定县白庙岔村成立，马明方任主席。下设教育部，陈蓬飞为部长。（341204）

本年 3400

春季 陕甘苏区创始人刘志丹亲自主持，在合水县罗家洼利用当地一座古庙为校址，创办了陕甘苏区第1所列宁小学。该校有学生20多名，主要是对儿童进行识字教育。1935年春，因国民党军队向苏区发动大规模的军事“围剿”，该校被迫停办。（340001）

春季 中央苏区创办高尔基戏剧学校。该校以中央工农剧社创办的蓝衫团学校为基础，设在瑞金叶坪一座古庙里，李伯钊任校长。这是苏区为培养戏剧运动与俱乐部、剧社、剧团的干部，发展苏维埃文艺事业的一所文艺专门学校。学员大都是16~27岁，对戏剧运动及文艺运动确有兴趣，并在红军各部队和各革命机关及群众团体中积极工作的青年骨干。在校学习时间为4个月，实习时间可适当增加。前4个星期开设科目：唱歌（发音、音符）、舞蹈（动作、姿势、跳舞）、活报（排演、解说）、文字（讲解、写字）、政治（政治问答）。后12个星期开设科目：俱乐部问题（剧社工作、剧团工作、俱乐部组织）、政治常识、戏剧理论（舞台、剧本、排演）。学员每天早晚练习跳舞、唱歌和做军事操，还要学习乐器（中乐和西乐）和文艺（故事、诗歌、歌谣、朗诵）。组织学员到各地俱乐部、剧团、剧社实习。该校先后培养1000多名学员。长征前夕，学校停办。（340002）

秋季 中共陕北特委开办陕北特委训练班。训练班最初设在清涧县二郎山，王士英担任训练班主任。训练班机构十分简单，只设“党的建设”“党的宣传工作”两门课程，学员20多人。因战事紧张，训练班地址经常变动。（340003）

秋季 陕甘苏区红二十六军创办陕甘边军政干部学校。该校以红二十六军随营学校为基础创办，设在南梁地区，刘志丹兼校长，习仲勋兼政委，吴岱峰任副校长，主持日常工作，马文瑞、蔡子伟等兼任教员。该校培养对象是红二十六军和游击队的连排级干部以及地方赤卫队干部，设有政治、军事和文化方面的课程，坚持学以致用、理论联系实际的原则。到1935年春，已招收3届学员，培训军政干部300多人。1935年7月，该校迁到延川县永平镇，改名为"陕甘宁晋红军军政学校"，吴岱峰为校长，张秀山为政委。同年10月，该校从永坪镇迁至瓦窑堡，改名为"陕甘宁红军军政学校"，以吴岱峰为校长，有学员400多人。（340004）

冬季　川陕省在巴中开办妇女干部学校。学员从恩阳、巴中、江口、南江、通江、绥定等县选送，以县为单位编为1个排，吃住在一起，用具和被服由各县苏维埃政府承担。学员必须执行3条规定：（一）每天上课前，听哨声整队集合，不许迟到。（二）学习期间不准上街，没有星期日。（三）学习内容不许向别人讲。开设了文化课和政治课。文化课主要学《消灭刘湘三字经》；政治课主要学怎样做群众工作，争取更多的人参加红军，争取战争的胜利。学员毕业后，有的从事宣传工作，有的编入妇女独立团。（340005）

本年　湘鄂川黔省军区在永顺县塔卧村开办医务训练班。设看护排和军医排，有学员60多人，课程有军事常识课、文化课和医务专业课。学校根据学员文化程度和实际需要，自编了识字课本，由专人向学员进行文化教育。医务专业课由红二军团卫生部部长何彪讲授。与此同时，红二、六军团总医院也办了一个医务训练班，共办8期，培养30多名西医和10多名护士与药剂师，分配在红二、六军团总医院工作，成为红二、六军团总医院的骨干力量。（340006）

1935年

1月 3501

7日 中央红军袭占黔北重镇遵义。中央红军攻占遵义之前，当地进步青年已经组织了“红军之友协会”的秘密团体，开展支援红军活动。红军入城后，派出李坚真等红军干部领导“红军之友协会”的工作，并将它改名为“红军之友社”，组织宣传队，手执红旗在街头宣传演讲。“红军之友社”社员很快发展到1000多人。红军撤离遵义时，许多“红军之友社”社员自动参加了红军，进行长征。(350101)

12日 为了宣传红军的政策主张，中央红军在遵义县贵州省立第三中学操场召开遵义全县民众大会。毛泽东在会上发表演说，讲述共产党和红军的各项政策，指出共产党愿意联合国内各界人民、各方军队一致抗日，强调只有苏维埃才能救中国。大会宣布成立遵义县革命委员会。(350102)

15日 为了解决红军长征以来的军事路线问题，中共中央政治局在遵义召开扩大会议（通称“遵义会议”）。会议历时3天。通过了《中央关于反对敌人五次“围剿”的总结的决议》。会议增选毛泽东为政治局常委，重新肯定了他根据战争实践总结出来的一系列正确的战略战术的基本原则，取消秦邦宪、李德的最高军事指挥权，确定由朱德、周恩来指挥军事，周恩来为党内委托的对于指挥军事下最后决心的负责者。会后中央常委分工，毛泽东为周恩来在军事指挥上的帮助者。不久，决定由毛泽东、周恩来、王稼祥组成新的三人团，指挥红军作战行动，张闻天接替秦邦宪在党内负总的责任。2月8日，中共中央书记处发布《中央政治局扩大会议总结粉碎五次“围剿”战争中经验教训决议大纲》。(350103)

31日 中共湘鄂川黔省委宣传部印发《怎样开办支部流动训练班》的文件。该文件指出：支部流动训练班是支部教育党员和培养干部最主要的方法。它是由区委宣传科领导的不脱离生产的学习组织，要设在训练班内同志集中的中心地方。每期训练班上课15~20次。上课时间应在晚上，每次讲课时间最多2小时。教材应采用省委翻印的《新党员训练大纲》、苏维埃各种法令以及党在每一时期发出的各种决议、决定和工作指示。教员在上课前要有很好的准备。通过讲授要使教学内容深入学员的脑海，并能在实际工作中运用。在教学过程中，要用问答的方式。（350104）

本月　北满珠河游击队派人在蜜蜂园子开办小学校，在老区街上和双城九区板子房南沟开办贫民学校，接受贫民子弟入学。学校以“抗日反满”为宗旨，教学过程中注重政治教育，并让学生学文化、学军事，目的是提高少年儿童的政治觉悟和民族觉悟，教育少年儿童积极参加抗日斗争。（350105）

同月　根据中共陕北特委的决定，将特委训练班改为“中共陕北特委党校”，王士英担任校长。每期学员100多人，在校学习时间延长为2个月。学习内容增加了苏维埃建设、游击战争、赤卫队工作、苏区政策法令等课程。同年8月，特委党校改为“中共陕北省委党校”，校址迁到瓦窑堡，高长直担任校长。1935年10月，该校并入中共中央党校。1936年4月，又从中央党校分出，仍称“陕北省委党校”，继续办学。同年10月，唐洪澄在安塞接任校长。这时有学员80多人，大部分是区县级干部。1937年，陕北省委党校迁址蟠龙镇，白耀民接任校长。陕北省委党校在这一年共办5期，有250多名区县干部参加了学习。（350106）

2月 ／3502

16日　中共中央、中革军委发布《告全体红色指战员书》，号召全体同志鼓起百倍的勇气，提高作战的决心，为消灭万恶的敌人，创造新的云贵川新苏区而斗争。（350201）

18日　红一军团直属队召开排以上干部会议。毛泽东发表讲话，指出第五次反“围剿”中的单纯防御路线，短促突击，分兵把口，不让敌人进占苏区的一寸土地等，都是错误的。“反攻”以来这个错误还有发展，变成退却逃跑，叫作“叫花子打狗——边打边跑”，这也是错误的。（350202）

20日　毛泽东出席红三军团干部会议。他号召红军指战员要提高消灭敌人的勇气：敌人就像手上的五个指头，我们要一个指头一个指头地把它割掉。（350203）

3月 ／3503

4日　中央红军二占遵义后，在遵义老城天主堂红军总政治部驻地召开连以上干部会议。毛泽东出席会议并发表讲话，分析了这次遵义附近战斗获得胜利的原因及其意义，讲了一般的形势和目前的紧急任务。同日，中革军委发布命令，为加强和统一作战，委托朱德为前敌司令员，毛泽东为前敌政治委员。(350301)

4月 /3504

23日　红六军团政治部发出《关于改造支部突击工作运动的决定》。指出在突击工作运动中，必须加强党内和干部中的共产主义教育，提高政治文化水平，改善支部会议生活，组织政治常识班和新党员训练班，并加强对列宁室工作的领导。25日，红六军团政治部发出《关于红五月工作的训令》。指出，应该提高军事技术和战术，使每个红军战斗员，特别是新战士学会使用刺刀、手榴弹及一切新式武器，使每个干部都熟悉战斗条令的基本战术动作。(350401)

本月　红二、六军团转移到桑植后，湘鄂川黔苏区以中国工农红军学校第四分校为基础筹办红军大学。该校设在桑植县城，萧克兼任校长，张子意、王震、苏鳌先后担任政治委员，谭家述为教育长。同年8月红军大学正式开学，有学员800人，分高级班和上级班（团级干部）。开设政治、军事、文化3类课程。政治课主要讲社会发展史、中国革命和中国共产党、红军读本，并结合实际讲阶级斗争、党的领导和革命形势、红军的任务和纪律等。军事课，除讲授战术概则、射击学、筑城学、"军事问题一百条"外，还常到城外利用地形、地物实地练习。本期学员在校学习3个月。1935年10月，红二、六军团继续长征，该校学员分别编为红二军团教导营和红六军团教导团。1936年9月，红军三大主力会合前夕，红二军团教导营和红六军团教导团重新合并为红军大学。(350402)

5月 /3505

本月　中央红军渡过金沙江进入少数民族聚居区，毛泽东指示红军先遣队司令刘伯承：先遣队的任务不是去打仗，而是宣传党的民族政策，用政策的感召力与彝族人民达到友好。只要全军模范地执行纪律和党的民族政策，取得彝族人民的信任和同情，彝族人民不会打我们，还会帮助我们通过该区，抢先渡过大渡河。先遣队指战员根据指示，广泛地宣传红军的政治主张，严格执行红军纪律和党的民族政策，刘伯承还和彝族首领小叶丹歃血为盟，帮助彝族人民组织了游击队，反对国民党和四川军阀的统治。红军由此顺利地控制了安顺场渡口，抢占泸定桥，粉碎了蒋介石使中央红军成为"石达开第二"的企图。(350501)

6月 3506

12日 中央红军先头部队与红四方面军先头部队在懋功会合。两军会合后，召开了干部联欢会。中央红军在联欢会上演出了《红军的烂草鞋》等文艺节目。（350601）

18日 中华苏维埃临时中央政府教育人民委员部部长瞿秋白在福建长汀被国民党军队杀害。他被捕后，曾在狱中对《国闻周报》记者发表谈话称："苏区各地列宁小学甚多，教科书亦已编成。此外，有识字班之设置，后又改为流动识字班。师范生极为缺乏，故设立列宁师范，造就列宁小学教师甚多……去年计划设立职业中学多处，尚未实现。"（350602）

本月 中央红军干部团与红四方面军红军学校在毛儿盖、卓克基一带合并为红军大学。刘伯承任校长，何畏为政委，李特为教育长，下设高干科、上干科和特科团。新成立的红军大学随中共中央和红军右路军继续长征。（350603）

7月 3507

本月 中共皖南特委和红军独立师开办党训班。共办2期，每期学员20余人，学习期限为10天左右。学习内容有中国共产党的任务和性质、党支部的作用等。学员结业后，分配到乡区党组织担任主要负责人。同时，中共皖南特委还举办了5期干训班，每期10~20人。学员在干训班学军事、学文化、学唱歌。（350701）

同月 中共湘鄂川黔省龙山县委开办青少年干部学校，校址在龙山县茨岩塘龙家大屋对面堡上。中共龙山县委书记方汉英任校长。全县各级少共书记、少先队队长、儿童团团长轮流入校参加学习。学习内容包括军事、政治、文化和革命歌曲等。（350702）

8月 3508

1日 驻共产国际的中共代表团以中国苏维埃政府、中共中央的名义发表《为抗日救国告全体同胞书》（通称"八一宣言"）。号召全国同胞团结起来，停止内战，抗日救国。提出建立全国统一的国防政府和抗日联军的主张，也就是要建立抗日民族统一战线。在所列10项行政方针中，第8项是"实行免费教育，安置失业青年"。（350801）

5日 中共中央政治局在沙窝会议上通过了《中央关于一、四方面军会合后的政治形势与任务的决议》。提出了目前的中心工作，其中包括：利用并争取时间整顿部队，进行军事政治的教育训练，以加强部队战斗力。为了加强红军党的领导，必须使政治委员制度更加确立，加强红军中党的组织及政治部的工作，把政治工作重心深入到连队与支部中去。加紧对于全体党员与红色指战员间的基本的阶级教育，使他们能够在各种复杂与变化的环境下坚决不动摇地为苏维埃革命斗争到底。设立红军大学与高级党校，大批地培养军事干部与政治干部。（350802）

19日　中共中央在沙窝召开政治局常委会议。决定，毛泽东负责军事工作，张闻天负责组织部工作，秦邦宪负责宣传部工作，王稼祥负责政治部工作，何凯丰负责少数民族委员会工作。（350803）

29日　中共中央政治局召开常委会议，讨论宣传教育问题。决定：（一）最近期内出一二期《干部必读》、一期《斗争》和两期《前进》。（二）分配审查宣传材料：战略战术方面由毛泽东负责，红军建设方面由王稼祥负责，党的建设方面由李维汉负责，地方工作方面由秦邦宪负责，民族问题方面由何凯丰负责。（三）由何凯丰、杨尚昆、李维汉组成宣传委员会。毛泽东在会上提出，宣传教育的内容应增加战略战术问题，建议以后常委会要讨论青年团的问题。（350804）

9月 3509

2日　中共中央在若尔盖县巴西召开中共中央政治局扩大会议。毛泽东在会上做报告，提出：现在红一方面军需要相当时间的休息，很重要的任务是整理部队。红一方面军整理的方针，要从头做起，重新开始。军长、师长要亲自给排以上干部上课，可参考在中央苏区的制度，并学习红四方面军的优良制度。到甘肃后主要的问题是要加强领导，仔细地建立与群众的关系，重新进行三大纪律、八项注意的教育。（350901）

20日　中共中央在宕昌县哈达铺召开政治局常委会议。毛泽东在会上指出，组织部应该调查了解干部，要了解连以上干部。组织部需要了解下层情况，这是组织部的主要工作。要把教育工作包括在组织工作之内。现在的干部是精华，应该注意保护。在哈达铺期间，他从国民党报纸了解到陕北有相当大的一片苏区和一支相当数量的红军部队，决定陕甘支队先要到陕北去，号召大家振奋精神，继续北上。（350902）

本月　红一、四方面军会合后成立的红军大学通过草地后，由于张国焘拒绝中央北上命令，红军大学中红四方面军学员随右路军中的红四方面军部队重过草地向南撤退。此后，红军大学红一方面军学员恢复干部团的名称，随中共中央和红军北上抗日先遣队向陕甘挺进。（350903）

10月 / 3510

10日 陶行知创办的江苏省淮安县新安小学师生组成的新安旅行团成立。全团15人，在该校校长、旅行团顾问汪达之带领下宣誓，表示要“为生活教育努力，为民族生存奋斗”。他们登上淮安西门外的运河小轮船，到全国去宣传抗日救亡，在社会实践中接受教育。（351001）

19日 由中央红军组成的陕甘支队到达陕北保安县吴起镇。在吴起镇，中央红军与在陕北的红十五军团胜利会师。至此，中央红军经过1年多时间，穿过11个省，历程两万五千里，胜利地到达陕北，完成了战略转移的长征任务。1936年10月，红四方面军和红二方面军与中央红军在甘肃会宁会师，标志着万里长征胜利结束。毛泽东指出，长征是历史纪录的第一次。长征是宣言书，长征是宣传队，长征是播种机。（351002）

本月 红二、六军团举行党的积极分子会议。任弼时在会上做了《关于冲破敌人“围剿”的经验教训与粉碎敌人新的大举“围剿”》的报告。他在报告中说，应以最紧张的精神和努力在部队中开展提高军事技术的运动，要保证每个战士在短期内熟悉射击、刺杀、投手榴弹及利用地形、地物等动作，保证每个干部都有相当的军事素养。应进一步开展部队中的政治教育，提高干部和战士中的阶级觉悟，坚定其胜利信心，应迅速健全列宁室、十人团、政治战士等组织，还应吸收战士中的积极分子入党，健全党的支部生活，使之成为坚强的堡垒。（351003）

11月 / 3511

1日 中共中央通过《关于青年工作的决定》。指出：由于中国国内形势剧烈变动，最广大的青年已经参加到救亡运动与民主自由的斗争中来，所以党提出要根本改造青年团及其组织形式，使青年团变为广大青年群众的非党的青年组织形式，去吸收广大青年参加到抗日救国的民族统一战线中来。为此，中共中央决定：（一）国民党区域内原有的共青团员，应依照各地的具体环境与需要，去参加一切现在青年群众的合法的与公开的组织，使各种青年组织在抗日救国、民主与自由的共同目标之下，实现合作、联合与统一。（二）苏区和红军中的青年团，必须把教育、训练青年作为基本任务。青年团的组织必须全部改造，使之成为全苏区青年的各种文化教育、体育、军事等团体的联合组织。（三）必须以马克思列宁主义对于每一具体环境的认识来教育青年群众。要善于采取一切适合于青年心理的方法，提高青年群众的觉悟程度，引导他们走向共产主义道路。（四）必须大批地吸收过去的青年团员加入共产党。没有加入共产党的过去的青年团员，应当成为共产党支部周围的积极分子，共产党应当是青年运动唯一的领导者。（五）应该彻底改变青年运动的工作方式，抛弃关门主义的工作方式，采取青年的、群众的、民主的、公开的工作方式。应该培养大批的青年积极分子，担负青年运动各方面的工作。（351101）

19日 中华苏维埃共和国中央执行委员会决定，在陕甘宁晋苏区成立中华苏维埃政府西北办事处。西北办事处以秦邦宪为主席兼外交部部长。下设教育部，徐特立任部长。西北办事处下辖陕北省、陕甘省、神府特区、关中特区。陕北省教育部部长为陈蓬飞（后郭青亭），陕甘省教育部部长为王志匀（后李之钦），神府特区、关中特区教育部部长暂缺。西北办事处教育部的工作，主要是编写识字课本，开展扫盲工作和开办列宁小学。（351102）

28日 毛泽东和朱德分别以中华苏维埃共和国中央政府主席和中国工农红军革命委员会主席的名义，联名发布《中华苏维埃共和国中央政府、中国工农红军革命军事委员会抗日救国宣言》。指出："在亡国灭种的面前，中国人民决不能束手待毙。""现在正是要求我们全国人民有力出力，有钱出钱，有枪出枪，有知识出知识，大家团结，大家奋斗，以誓死的决心对付中国人民公敌的时候。"宣言要求组成全国的抗日联军和国防政府，这个国防政府应该制定一个"十大纲领"。"十大政纲"第5项："加薪加饷，改良工人、士兵及教职员的生活。"第6项："发展教育，救济失学的学生。"第8项："发展生产技术，救济失业的知识分子。"（351103）

30日 红一方面军在陕北富县东村召开营以上干部大会。毛泽东在会上做了题为《直罗战役同目前的形势与任务》的报告。指出目前红一方面军新任务之一：切实训练自己，提高方面军的战斗力到很高的程度。一方面要注重射击教育与战术教育，一方面要注重基本的政治教育与识字教育。他要求红军指战员的文化水平和政治水平应该努力提高一步，指挥员要做到能写能看，战斗员要做到认得300字，要懂得许多革命问题的普通道理。报告中说：教育首先是干部教育，只有提高了干部的军事政治程度，才能使战斗员的军事政治程度真正提高。提高老干部的程度，培养许多的新干部，这是摆在红军面前的迫切任务。（351104）

本月 中共中央在瓦窑堡恢复党校，归中央组织部管理。校长董必武，教务主任成仿吾。最初设3个班，班主任分别由成仿吾（兼）、习仲勋、冯雪峰担任。先后办了2期。第1期主要是训练陕北干部，学习党的抗日民族统一战线的方针；第2期主要是传达学习中共中央瓦窑堡会议的决议和毛泽东《论反对日本帝国主义的策略》的报告。1936年2月，成仿吾和冯雪峰带领中央党校学员随东征红军到山西做宣传教育工作和群众工作，党校暂时停止招生。（351105）

同月 陕北省教育部在瓦窑堡开办教员训练班。第1期学员有30~40人。他们在1个多月的时间里，学习了社会发展史和政治常识等课程。徐特立和陈蓬飞经常给学员做政治

报告并讲课。训练班为陕甘宁苏区培养出了红军长征到达陕北后第1批当地的教育工作骨干。（351106）

12月 3512

6日 中共中央颁布《关于改变对付富农策略的决定》。指出：对于那些积极参加苏维埃革命的地主富农出身的知识分子，我们是欢迎的。他们应该受到苏维埃工作人员的同等待遇，取得选举权和被选举权。要告诉他们，只有为了苏维埃政权的最后胜利而奋斗，才是他们的出路；在国民党统治下，是没有出路的。（351201）

9日 在民族危机日益加深的形势下，北平爱国学生数千人，在中共北平临时工作委员会领导下，冲破国民党政府的恐怖统治，举行了声势浩大的抗日爱国游行示威，提出"反对华北自治运动""打倒日本帝国主义""停止内战，一致对外"等口号，"一二・九"运动爆发。毛泽东对于这次学生爱国运动给予了高度评价，他在向《红色中华》发表的谈话中说："我国学生在爱国运动的历史上，素著光荣。这次伟大救国运动尤为难能可贵。这些青年，是全国人民的子弟，是中华民族的希望。我们对于他们的大无畏精神，表示无限敬爱；对于他们的横被迫害，表示异常痛愤。中国苏维埃政府对于学生救国运动，决尽力援助。刻已鼓励苏区内大、中、小学生齐起声援，并号召全国工农市民各界一致行动，帮助学生达到其讨逆救国的目的。这次学生运动，实在是全国人民救国运动的反映，学生所提'停止内战''一致救亡'的口号，实在是全国人民一致的要求。"（351202）

17日 中共中央在安定县瓦窑堡举行政治局会议（通称"瓦窑堡会议"），讨论了红军的军事战略问题和建立抗日民族统一战线问题。25日，会议通过了《中共中央关于目前政治形势与党的任务的决议》，确定了建立抗日民族统一战线的策略方针。其中，关于知识分子的政策提出：一切同情于反日反卖国贼的知识分子，不问他们过去是否是国民党员，或在国民党政府工作，都能享受苏维埃政府的优待。苏维埃给予他们以工作，救济他们的失业，给予他们以发展文化、教育、艺术、科学及技术天赋的机会。一切受日本帝国主义和卖国贼国民党所驱逐、轻视、与虐待的知识分子、文学家、艺术家、科学家、技术人员与新闻记者，苏维埃都给予托庇的权利（这些人都可以到苏区来）。一切革命的知识分子、文学家、艺术家、科学家、技术人员与新闻记者（不问他们的出身为地主、富农或资本家），苏维埃都给予选举权与被选举权。并提出，必须大量地培养干部。党要有成千成万的新干部，一批又一批地送到各方面的战线上去。不是把领导才能每条都教好了才给干部以工作，而是放这些干部到斗争中去，使他们从斗争中学习。（351203）

同日 西北革命军事委员会发布《关于办公费、津贴费之规定的命令》。规定无线电

技术人员、医务人员、电话技术人员、红校军事教育专家，均列为技术人员，发给特殊津贴。（351204）

25日 陕甘宁苏区学生联合会宣告成立，发表通电声援平、津、沪等国民党统治区爆发的爱国学生运动。誓以全部力量，在精神上、经济上、实力上声援各地抗日反蒋斗争。为了给国民党统治区的抗日斗争以经济上的援助，决定在苏区广泛开展募捐活动。（351205）

27日 共青团中央发出《关于学生爱国运动宣言》。号召爱国学生团结知识界的反日力量，组织学生反日会，组织学生抗日义勇军，要求学生有反日的言论、出版、结社、集会的自由，要救济日占区学生。要求学生本着大中华民族的精神，坚决奋斗，誓死不当亡国奴，高举中华民族解放的旗帜，一定要战胜日本强盗，一定要战胜卖国贼汉奸。指出，爱国学生要把爱国运动坚持下去并取得胜利，就必须与国内广大民众的斗争相结合，帮助他们，唤醒他们，到工人中去，到农村中去，到士兵中去，到游击战争中去，到民间去。只要是不愿做亡国奴的，都团结起来，驱逐日本出中国。宣言强调，要救中国，必须全国人民总动员，武装起来，驱逐日本出中国。（351206）

同日 毛泽东在瓦窑堡党的活动分子会议上做《论反对日本帝国主义的策略》的报告。谈到学生运动时，指出："学生运动已有极大的发展，将来一定还要有更大的发展。但学生运动要得到持久性，要冲破卖国贼的戒严令，警察、侦探、学棍、法西斯主义成员的破坏和屠杀政策，只有和工人、农民、兵士的斗争配合起来，才有可能。"（351207）

本年 3500

本年 红军长征离开中央苏区后，项英、陈毅等率领留在原中央苏区的红军游击队继续坚持革命斗争。他们在极端困难的环境中十分重视对红军游击队和党员干部的政治教育、军事教育和文化教育。在国民党军队不"剿"时，他们就组织大家学习。为此，项英、陈毅亲自动手编写教材，组织其他同志编写教材。在这些教材中，既有《红色指挥员必读》《红色战士必读》《群众工作者必读》《步哨手册》等进行政治教育和军事教育使用的教材，也有历史、地理、算术等教学课本和识字课本。红军游击队指战员通过学习提高了政治素质、军事素质和文化素质，为坚持艰苦的革命斗争奠定了坚实的思想基础。（350001）

同年 湘鄂川黔省永保、郭亮、桑植、龙山四县克服各种困难努力发展教育事业。据统计，上列4县共办列宁小学和红军小学13所，有教师19人，学生830多人，其中贫雇农子弟占70%。许多受过小学教育的学生参加了革命。如1935年7月，仅桑植县红军小学学生就有40多人参加了革命工作。（350002）

1936年

1月 3601

4日 毛泽东、周恩来致电彭德怀并告左权、聂荣臻，指出：3个月后红军大量扩充，必须现在就要准备，抽出老兵入教导营。有了红校就不需要教导营的理由是不对的，红校是训练连长的，教导营是训练排长的。“陕甘支队和红二十五军经过远征的战士，原则上每人都要使之成为干部，不应该使之当作一个兵去消耗掉。这是很重要的一点。”（360101）

16日 红二军团在长征途中命令各师抽调部分干部组成教导队。参加教导队学习的干部要进行军事训练和接受政治教育。（360102）

本月 中华苏维埃共和国临时中央政府西北办事处教育部在瓦窑堡开办苏区小学教员训练班。有90多名苏区小学教员利用寒假时间参加训练，训练时间为1个月。其间，学习了《共产党宣言》和中共中央瓦窑堡会议文件。教育部部长徐特立经常到训练班和小学教员谈话，勉励大家在中国共产党正确路线指导下，搞好苏区小学教育。据统计，到1936年5月，陕北苏区已经建立了430所列宁小学。（360103）

2月 3602

13日 在红军东征前夕，毛泽东与彭德怀致电林彪、聂荣臻等，谈提拔干部问题。要求红一军团东征前利用几天的时间，切实解决下列问题：（一）清查降级使用人员，把他们提升起来。（二）提拔老战士，开办教导营。（三）此次红校毕业生原则上应保存，继续训练。（360201）

16日 中华民族解放先锋队发表《成立宣言》。说：现在中华民族的危机已经到达最后关头。处在国防第一线的平津学生发动“一二·九”“一二·一六”两次示威斗争后不到1个星期，便掀起了全国各地的抗日怒潮。我们认为抗日救亡的伟大任务绝不是单独的学生所能胜任，因此平津学联发动徒步南下扩大宣传团，使民众知道当前中华民族危机的严重和救亡的策略。这样才能使80%以上农民大众充分地觉悟到只有自动地武装起来，共同抗日，才是活路。于是步行7000里，历时3星期，博得民众的同情，撒下了抗日的种子。我们明白救亡工作是繁难的，只有在反汉奸、反日本帝国主义的前提下长期抗战，才能争取到中华民族的解放。因此第一团和第二团在保定结束时，便议决要永远保存并扩大这个组织，改名为“中华民族解放先锋队”。经过全部南下宣传同学的同意，回平后便着手组织起来了。根据目前的危急局面，首要任务：（一）揭破汉奸及其走狗的阴谋，并打击其种种阴谋的破坏手段；（二）联合一切抗日反帝的力量，不分党派地在抗日救亡的旗帜下一致团结起来。具体的斗争纲领：（一）动员全国武力，驱逐日本帝国主义者出境；（二）成立各地民众武装自卫组织；（三）成立各界抗日救国会；（四）铲除汉奸卖国贼；（五）没收日本帝国主义在华财产及汉奸卖国贼的产业，充作抗日军费；（六）联合世界上平等待我之民族共同抗日；（七）联合全世界弱小民族及被压迫民众共谋解放。（360202）

本月 中央红军干部团部分教职学员和陕甘宁红军军政学校教职学员合并，在安定县瓦窑堡成立新的中央红军学校。周昆为校长，袁国平为政委，莫文骅为政治部主任，郭化若为训练处长。中央红军学校是成立抗日红军大学的基础。中央红军干部团另一部分教职学员则与红军直属队组建为红二十八军，作为红军抗日先锋军第三支队，由军长刘志丹、政委宋任穷率领突破黄河天险，进行东征。（360203）

同月 西北革命军事委员会及西北抗日红军大学发布《中华苏维埃人民共和国西北抗日红军大学招生布告》。说：本校为适应抗日民族革命战争之开展，供给各个抗日战线上的领导人才，特决定招揽各地革命青年、爱国志士来本校学习，以期培养和造就大批军事政治的民族抗日干部，领导民族革命战争，为打倒日本帝国主义，收复失地，争取中国民族独立、自由与彻底解放而努力。本校分为4科，即军事指挥科、政治工作科、游击战争科、特科，附设医科和无线电科，以造就专门人才。招收学员条件：（一）凡愿牺牲一切，坚决抗日而投身民族革命的爱国志士，不论阶级成分和社会出身，以及过去参加过何种党派而志愿学习者。（二）不分性别而年龄在16~28岁者。（三）身体强健而无传染疾病及不良嗜好者。（四）文化程度最低限度以高小毕业及具有相当程度者为合格。中学生、大学生、失业教职员及其他知识分子、退伍军人，特别是曾在抗日义勇军抗日游击队当过干部的，不论程度，均受欢迎。（五）稍识文字与参加过斗争的工人与农民，本校均同样欢迎。学员入学后，免收膳费、书费，并发给衣服毯子鞋袜，享受在职红军待遇和优待。毕业后，志愿由本校分配工作者，则由本校分配适当的抗日工作；愿意到别处工作者，由本校发给路费，送其前往目的地，并给介绍。（360204）

3月 3603

1日 中国人民红军抗日先锋军总司令彭德怀、总政委毛泽东发布《中国人民红军抗日先锋军布告》。提出："一切爱国人士、革命仁人，不分新旧，不分派别，不分出身，凡属同情于反抗日本帝国主义者，本军均愿与之联合，共同进行民族革命之伟大事业。本军所到之处，保护爱国运动，保护革命人民，保护工农利益，保护知识分子，保护工商业。本军主张停止一切内战，红军、白军联合起来，一致对日。"（360301）

17日 毛泽东、彭德怀等致电林彪、聂荣臻等，通报驻大麦郊一带部队没收富农中农财产、破坏学校用具、乱向商人捐款等严重现象，要他们立即纠正并严格检查纪律。（360302）

本月 驻在岳西大岗岭下的中共皖西特委便衣队第一分队，在驻地附近的磨刀坪创办了一所红军小学。当时，红军主力已经长征，留在原地坚持游击战争的共产党组织和红军游击队，仍然把兴办教育、培养革命后代作为大事来抓。这所红军小学开办后，办学经费由红军秘密开办的一个商店供给，教师由粗通文字的查瑞林担任。该校有学生30多人，都是本村穷苦人家的子弟。教材先用《三字经》和《百家姓》等。后来便衣队的一位同志和查瑞林合作，编写了《先苦后甜三字经》，作为教学课本。此外，组织学生进行军事训练和军事游戏。1937年6月12日，在国民党军队秘密"清剿"中，校舍被毁，教师被捕，学校被迫停办。它是鄂豫皖苏区最后存在的一所小学。（360303）

4月 3604

本月 东北抗日联军政治军事学校（初称"东北民众反日联合军政治军事学校"）在密林深处的伊春河畔老钱柜成立。赵尚志兼任校长，李兆麟兼任教务长，政治主任教员侯启刚代理教务长，主持学校工作。该校以适合于伟大动荡时代新的政治知识、军事战斗技术，为创造大批军政干部，以形成系统的政治领导与军事领导为宗旨，其任务是为抗联三军、六军、九军、十一军培养军事干部和政治干部。分为长期班（6个月）和短期班（3个月）。学员分军官班和学生班，学员年龄18~40岁。凡在民族革命战争中有相当战斗历史，真正为抗日救国者，不论文化程度高低，经各抗日部队领导机关派送，并经本校批准，即可入军官班。具有中等学历，经本校或抗日救国会考试合格者，可入学生班。开设课程主要有政治课、军事课和文化课。政治课主要讲马列主义、中国近代史、社会发展史和《资本论》，介绍苏联十月革命和中国抗日民族统一战线，特别强调革命纪律的教育。军事课多是结合东北抗日游击战争和讲授者亲身经历的战斗实例来讲坚持游击战争的战略战术。讲武器的分类与保养，进行瞄准、刺杀、射击、投掷、搏斗训练。文化课主要讲授国文、算术等基本知识。该校在艰苦的环境中办学，在1年多的时间里三迁校址，连续办了3期。学员毕业时参加考试，颁发毕业证书。当时，北满抗日联军师团级干部和各地党组织主要负责干部，大部分都在这所学校学习过。1937年6月，学校停办。（360401）

5月 3605

7日 共青团中央发出给全国学生的信。信中号召，全国学生要继续到民间去，扩大宣传工作和组织工作，注意把抗日的宣传与当地民众的生活联系起来，解决他们目前最迫切的痛苦，使他们更容易接受抗日宣传，更容易武装起来、组织起来。欢迎爱国学生派代表团或个人来苏区参观或帮助工作。（360501）

14日 毛泽东率领东征红军返回陕北后，在延川县大相寺召开团以上干部会议。他强调指出：应利用全面抗战开始之前的时机，抽调大批干部，从军团领导到连排基层干部，进红军大学学习。要求各部队党委必须把选送干部入学作为一项战略任务，保质保量地把优秀干部选送到学校培养训练。会后，各军团立即行动，只用了几天时间就把一大批军团首长、连长、排长选送进红军大学学习。（360502）

20日 中共中央政治局常委会议讨论建立红军大学问题。毛泽东在报告中提出：（一）学习时间为6个月，部分9个月到1年。（二）教育方针：高级及上级科，前3个月偏重政治，占2/3，后3个月政治、军事并重，军事上战役战术与战略各占一半，主要是战略高深原则的学习，联系到常识，部分地联系文化学习；普通科前3个月文化、政治、军事各1/3，后3个月文化、政治与军事各半，着重于军事，军事着重于战术问题，战役战略授以基本概念，从具体的学习到原则的了解。（三）教育内容：高级及上级科，政治——世界、中国革命基本问题，时事问题，材料——列宁主义概论及各种重要书籍；军事——中国革命战争中基本问题，时事问题；其他重要书籍。（四）教育方法：高级及上级科，指导自动研究为主，讲授为辅。普通科，政治，教授与讨论结合；军事，讲授与演习结合。并提出，红军大学校长由林彪担任，罗瑞卿任教育长，教育委员会由林彪、罗瑞卿、毛泽东、周恩来、杨尚昆、周昆组成，教员由张闻天、秦邦宪、周恩来、毛泽东、林育英、何凯丰、李维汉、杨尚昆、叶剑英、林彪、罗瑞卿、罗荣桓、张如心、袁国平、董必武担任。（360503）

25日 中华苏维埃中央政府发布《对回族人民的宣言》。重申中国共产党和中华苏维埃共和国关于民族不分大小，一律平等和尊重少数民族兄弟的各项政策。第5点明确提出："保护回文，发展回族人民的文化教育，举办回族人民的报纸，提高回族人民的政治文化水平。"（360504）

6月 3606

1日 中国人民抗日红军大学在瓦窑堡成立。该校简称"红大"，在成立之际举行第1期开学典礼。中共中央负责同志毛泽东、周恩来、张闻天等出席了典礼。毛泽东发表讲话，指出：我党创办抗日红军大学，是为准备迎接民族革命战争的到来。为了适应新情况，解决新问题，需要培训干部，提高干部。因此我们的干部需要重新学习，重新训练，以便将来出校后能够独当一面地去工作。他鼓励大家说："第一次大革命时有一个黄埔。它的学生成为当时革命的主导力量，领导了北伐成功，但到现在它的革命任务还未完成。我们的红大就要继承着黄埔的精神，要完成黄埔未完成的任务，要在第二次大革命中也成为主导的力量，即是要争取中华民族的独立解放。"红大第1期学员编为3个科。第一科科长陈光，政委罗荣桓，主要训练红军团以上高级干部；第二科科长周士第，主要训练营连干部；第三科科长周昆，政委袁国平，主要训练连排干部和部分老战士。总计有9个队，学员1063人，全部来源于中央红军和红十五军团。（360601）

本月 红军主力东征归来后，中共中央党校在保安继续办学，李维汉任校长，并把从山西带回来的一批青年学生送进党校培养。原来的教员班改称"高级班"，由成仿吾担任班主任，白栋材任班长。另设8个普通班，班主任和教员大都由高级班学员兼任。还增设了白区（即国民党统治区）工作班和白军（即国民党军队）工作班，专门训练到白区和白军中做秘密工作和统战工作的干部。同年9月，中央党校迁驻定边，不久红四方面军的党校也并入中央党校。（360602）

7月 3607

13日 美国记者埃德加·斯诺进入陕北苏区。他当时在燕京大学任教，是第一个进入苏区采访的外国人。进入陕北苏区后，他在保安和陕北苏区参观和访问了机关、部队和学校，会见了共产党、苏维埃政府和红军的许多领导同志与一般干部，以及当地群众与文化人。毛泽东多次会见斯诺，回答了他提出的许多关于中国革命和抗日救国方面的问题，讲

了本人的革命经历。后来，斯诺根据访问参观所得，写成《西行漫记》一书。（360701）

本月 东北抗联第三军在依兰县巴浪河沟里创办第三军司令部电信学校。于保合担任校长兼教官。有学员9人，都是十七八岁的青少年，教具只有一台缴获来的无线电及电池、附属零件。设置的课程除少量的军事课、政治课外，主要是技术课，其中有1/3的时间学习电工原理和使用无线电机常识；2/3的时间练习收发报和国际电语。1936年12月，该校并入抗日联军政治军事学校。（360702）

8月 3608

1日 毛泽东就红军整训问题致电彭德怀。指出：在目前情况下，野战军似宜以休养生息为主。如无充分有利的作战条件，不妨以8月全月为整训时间。从政治的、军事的、党的各方面进行有计划的教育，务必达到一定的进度。团以上高级干部宜有特别的教育计划。为将来计，高级干部教育占了特别重要的地位。高级干部教育主要是学习政治。（360801）

5日 毛泽东和杨尚昆向参加长征的同志发出信函，指出：为进行国际宣传及在国际国内进行大规模募捐运动，需要出版《长征记》。要求各位同志就自己所经历的战斗、行军及地方工作，择其精彩有趣的写上若干片断。“文字只求清通达意，不求钻研深奥，写上一段即是为红军做了募捐宣传，为红军扩大了国际影响。”同时，又向各部队发出电报，要求各位首长动员和组织师团干部，就自己在长征中所经历的战斗、民情风俗、奇闻轶事，写成许多片断，于9月5日前汇总交红军总政治部。（360802）

26日 毛泽东就红军大学教学计划致信校长林彪。信中说，红大第三科的文化教育（识字、作文、看书报等能力的养成），是整个教育计划中最重要、最根本的部分之一。如果学生一切课都学好了，但不能看书作文，那他们出校后的发展仍然是很有限的。学会看书、作文，他们出校后的发展就有了一种常常用得着的基础工具了。提出红大二科、三科在以后4个月中，要把文化课（识字、看书、作文）增加到全学时的1/4或1/3。在定期检查时，要把文化作为重要的检查标准之一。（360803）

本月 徐特立在陕北保安创办扫盲师范。扫盲师范学员以红军中不识字的病残人员为主体。这些学员利用新文字突击识字，经过3个月的刻苦学习，摘掉了文盲帽子，毕业后分配到陕北苏区各县区从事地方教育工作。（360804）

9月 ╱3609

7日 毛泽东就购买书籍一事致电刘鼎：前电请你买军事书，已经去买否？现红校需用甚急，请你快点写信，经南京、北平两处发行军事书的书店索得书目，择要买来，并把书目附来。（360901）

11日 毛泽东、周恩来等致电彭德怀等，表示同意李富春关于组织流通图书馆的办法。决定立即开始寄第1次书10本，先交李富春，停3天转寄彭德怀、刘晓，停一星期。要求各同志务必按时寄回，以免散失。并称以后将一星期或10天寄书1次。（360902）

18日 毛泽东致信陶行知、邹韬奋等爱国民主人士。提出：先生们抗日救国的言论和英勇行动已经引起全国广大民众的同情，但要达到实际的停止国民党军队对红军进攻，实行停止内战一致抗日，先生们与我们还必须在各方面做更广大的努力和更亲密的合作。信中还说："我相信我们最近提出的民主共和国口号，必为诸位先生所赞同，因为这是团结一切民主分子真正实行抗日救国的最好方策。"（360903）

22日 毛泽东致信蔡元培，希望他持抗日救国大义，起而率先，"以光复会同盟会之民族伟人，北京大学中央研究院之学术领袖，当民族危亡之顷，作狂澜逆挽之谋，不但坐言，而且起行，不但同情，而且倡导，痛责南京当局立即停止内战，放弃其对外退让、对内苛求之错误政策，撤废其爱国有罪、卖国有赏之亡国方针，发动全国海陆空军，实行真正之抗日作战，恢复孙中山先生革命的三民主义与三大政策精神，拯救四万万五千万同胞于水深火热之境，召集各党各派各界各军之抗日救国代表大会，召集人民选举之全国国会，建立统一对外之国防政府，建立真正之民主共和国，致国家于富强隆盛之域，置民族于自由解放之林"。（360904）

29日 毛泽东、周恩来、彭德怀致电红二方面军贺龙、任弼时等负责人。电报中说："随营学校非常必要，你们所需干部主要靠此供给。我们从前线部队抽出大批高级干部，开办红大训练，储为将来之用。"红大"前4个月专学政治理论，后4个月政治军事并重。此外尚有造就连排长的普通科600人，均长征中之优秀下级干部与战士。因此暂时不能供给你们。但准备于毕业后分配你们一部分。"（360905）

10月 ╱3610

11日 中共中央召开政治局会议，讨论红军政治工作问题。会议历时2天。毛泽东在会上发言指出：红军的政治工作，在克服长征中的疲劳现象、提高政治情绪上有成绩。应特别注意干部教育，在这方面过去有成绩，也有很多经验。主要经验：军事与政治并重，理论与实际并重，理论与实际相联系，教育课少而精。政治工作方式要有计划性、纲领性和灵活性，既要集中统一，又要有伸缩性，注意各地方、各时期、各部队的差别，要适应游击战争的特点。整个红军教育，包括军事教育、政治教育、纪律教育和文化教育，目的是提高红军的战斗力。他还着重谈了干部政策问题。指出我们的干部政策：（一）信任干部，对干部应用之不疑；（二）对个别干部的错误，不应扩大化，应帮助他彻底解决问题；（三）尊重地方干部，他们与群众有密切的联系；（四）注意对干部进行政治教育。我们的干部标准：（一）执行党的路线；（二）能与群众联系；（三）有独立工作能力；第四，遵守党的纪律。（361001）

19日 鲁迅在上海病逝。中共中央和中华苏维埃共和国中央政府于次日向鲁迅夫人许广平发出唁电："鲁迅先生逝世，噩耗传来，全国哀悼。本党与苏维埃政府及全苏区人民，尤为我中华民族失去最伟大的文学家，热忱追求光明的导师，献身于抗日救国非凡的领袖，共产主义运动之亲爱战友，而同声哀悼。""深信全国人民及优秀之文学家，必赓续鲁迅先生之事业，与一切侵略者，压迫势力做殊死的斗争，以达到中国及其被压迫的阶级之民族和社会的彻底解放。"中共中央和中华苏维埃共和国中央政府于22日以电报形式发布《为追悼鲁迅先生告全国同胞和全世界人士书》，指出鲁迅"在中国革命运动中立下了超人一等的功绩"。（361002）

22日 毛泽东致信叶剑英、刘鼎。在信中，嘱他们在西安购买一批社会科学、自然科学及哲学书，"要经过选择真正是通俗的而有价值的（例如艾思奇的《大众哲学》，柳湜的《街头讲话》之类），每种买50部""作为学校与部队提高干部政治文化水平之用"。还向他们提出："在外面的人，一面工作，一面要提倡看书报。"（361003）

27日 毛泽东开始为抗日红军大学一科（上干队）讲授《中国革命战争的战略问题》。他讲了5个问题，即：如何研究战争，中国共产党与中国革命战争，中国革命战争的特点，"围剿"与反"围剿"——中国内战的主要形式，战略防御。本来还要讲战略进攻、政治工作和其他问题，但因西安事变发生，就没有讲下去。他在讲课中特别指出："一个军事学校，最重要的问题，是选择校长教员和规定教育方针。""读书是学习，使用也是学习，而且是更重要的学习。从战争学习战争——这是我们的主要方法。没有进学校机会的人，仍然可以学习战争，就是从战争中学习。革命战争是民众的事，常常不是先学好了再干，而是干起来再学习，干就是学习。"（361004）

11月 3611

1日 中共中央政治局召开会议讨论青年团工作。会议历时2天。通过了《中央关于青年工作的决定》。指出苏区和红军中的青年团，必须把教育训练青年，当作自己的基本任务，使全苏区的青年，成为全中国广大青年群众的模范。青年团的组织必须全部改造以适于这一任务，使之成为全苏区青年的各种文化、教育、体育、军事等团体的联合组织。在组织内实行广泛的民主，并用一切办法与国民党区域的青年团体取得联系。并指出，必须用马克思列宁主义对每一具体环境的认识来教育青年群众。在目前阶段，即是以仇恨日本帝国主义和忠实本国人民解放事业的教育来教育他们。要善于根据青年群众自身的经验，善于采取一切适合于青年心理的方法，来提高青年群众的觉悟程度，引导他们走向共产主义的道路。在苏区与红军中，马克思列宁主义教育应该公开进行。（361101）

7日 共青团中央在陕北创办鲁迅青年学校。该校的任务是培养从事青年工作的干部。第1期有学员80余人。次年1月，第1期学员毕业，编为6个工作队，分赴陕北各地开展青年工作。（361102）

9日 《红色中华》报道，为了适应形势的发展，陕甘省抓紧干部培养教育工作。为此，在县、区、乡成立了马克思主义研究会，联系实际学习革命理论，提高干部的政治水平。（361103）

22日 中国文艺工作者协会在陕北保安举行成立大会。毛泽东在会上提议，把这个团体定名为“中国文艺协会”（简称“文协”），获得一致通过。他在讲话中指出：中国文艺协会的成立是近十年来苏维埃运动的创举。当前要抗日，首先就要停止内战。怎样才能停止内战呢？要文武两方面都来。要从文的方面去说服那些不愿意停止内战者，从文的方面去宣传教育全国民众团结抗日。如果文的方面说服不了那些不愿意停止内战者，那我们就要用武的迫他停止内战。你们文学家也要到前线去鼓励战士，打败那些不愿意停止内战者。所以在促成停止内战，一致抗日的运动中，文艺协会都有很大的任务。发扬苏维埃的工农大众文艺，这是你们伟大的光荣任务。不久，该协会改称“苏区文艺协会”。（361104）

29日 红军大学第三科与红二、四方面军两个随营学校合并组成抗日红军大学第二校，校址在甘肃省环县木钵寺。1937年3月，该校改称“抗大步兵学校”（1937年1月中旬，“中国抗日红军大学”改称“中国人民抗日军事政治大学”，简称“抗大”），校址由甘肃省环县迁至合水县庆阳镇。步校校长为周昆，政委袁国平，教育长郭化若，政治部主任罗贵波。学员分为4个营，12个队，有1400人，都是红军中的班排干部。抗日战争爆发后，学员相继毕业，分赴敌后战场。抗大步兵学校建制撤销，以其中一部分师生为基础，成立八路军随营学校，开赴山西八路军总部驻地继续办学。（361105）

本月 陕甘省教育部创办新文字教员训练班。训练班分甲乙两组，甲组学员学得快，成绩好，经过短时间的学习即毕业，分配到各县学校做新文字教员；乙组学员学习时间长一些，毕业后分配到各区乡做新文字教育工作。当时，陕北省先后开办了10个新文字教员训练班，毕业学员146人，有力推动了新文字扫盲教育的开展。（361106）

12月 3612

8日 据《红色中华》报道，陕北首次进行了教育大检查。子长县成绩较好，列宁小学从上半年的1所增加到8所。尤以子长县一区列宁小学成绩突出，该校教员李瑞亭获中央教育部和省苏维埃政府奖励。同时，靖边县教育工作也有较大进步。（361201）

9日 西安各界救国联合会组织15 000多名青年学生在西安举行爱国请愿运动，要求蒋介石答应抗日。为避免爱国学生遭受蒋介石派出的宪兵镇压，张学良劝阻学生不要去蒋介石临时行辕所在地临潼，并向学生保证：一星期内准有满足你们心愿的事实答复你们。12月12日，西安事变发生。（361202）

13日 《红色中华》报道，中华苏维埃中央政府教育部和共青团中央发出《关于冬学运动的指示》。要求各级教育部和各级共青团组织抓紧冬季时间，开展冬学运动和新文字扫盲运动。指示：（一）各级教育部与各级团组织应有计划地开办冬学师资训练班，以解决冬学教员问题。（二）建立小先生制。（三）冬学以《看图识字》《儿童读本》《政治课本》《简易字的写法》为教材。（四）冬学的形式根据各地的具体情况而定。（六）要开展冬学竞赛运动。本年冬季，在陕甘宁苏区首次开展冬学运动。从此，冬学作为革命根据地社会教育的主要组织形式之一被确定下来。（361203）

20日 中共中央发布《关于不同地区的地方工作指示》。在对国民党军队撤退区域内的地方工作指示第8条中，提出对该区域文化机关和文化事业一律保护，对原有学校要帮助复课，加强学校中的抗日教育。在第7条，提出要特别注意对城市中公共机关文化教育机关的爱护。（361204）

28日 毛泽东在抗日红军大学做关于和平解决西安事变的报告。指出：现在蒋介石出于无奈，已经接受了停止内战、一致抗日的条件。他究竟执行不执行呢？这就要全国人民进一步努力，逼迫蒋介石执行。世界上很多事情不可能都是顺利的，都要有一定的压力才能成功。（361205）

本月 西安事变和平解决，全国进入准备全面抗战的新阶段。根据中央军委命令，红军大学第1期学员在月底毕业，分赴红军主力部队和全国各地，担负起“巩固国内和平，争取民主政治，实现对日抗战”的新任务。（361206）

本年 3600

本年 由于日军对东北抗联部队进行“围剿”，东北抗联第一军军长杨靖宇命令所属部队避开日军的“大讨伐”，潜入深山密林，进行文化政治学习和军事训练。为了提高战士的文化水平和政治水平，他主持编写了《抗日救国千字文》和《抗日课本》，要求部队指战员抓紧时间学习文化和政治。（360001）

同年 红二、六军团离开湘西桑植开始长征后，奉命留在当地领导革命斗争的干部贺文慈在四门岩创办自治小学。他派两名红军地下工作人员担任教员，一面教书，一面以此为地下工作联络点。（360002）

1937年（上）

1月 /3701

21日 中国人民抗日军事政治大学举行开学典礼。毛泽东出席并讲话。他说：抗大像一块磨刀石，把那些小资产阶级意识——感情冲动、粗暴浮躁、没有耐心等磨个精光，把自己变成一把雪亮的利刃，去打倒日本，去创造新社会。本月中旬，“中国抗日红军大学”改称“中国人民抗日军事政治大学”，简称“抗大”，仍由林彪任校长，刘伯承任副校长，罗瑞卿任教育长。本期抗大仍分为大学部和步兵学校2部分。大学部有学员1362人，分为14个队。全面抗战爆发后，本期学员相继毕业，分赴抗日战场。（370101）

27日 延安青年救国会正式成立，简称“青救会”。在青救会召开的第一次会议上，讨论了实行国难教育的问题。（370102）

29日 为了适应国共合作抗日和建立抗日民族统一战线的新形势，中共中央决定将《红色中华》改名《新中华报》。版面为4开4版，每5日出版1期。1939年2月7日，作为中共中央的机关报的刷新版《新中华报》出版，并由5日刊改为3日刊。1941年5月15日，《新中华报》停刊，刷新版共出版230号。（370103）

30日 毛泽东致信徐特立，祝贺他60寿辰。信中说：“你是我二十年前的先生，你现在仍然是我的先生，你将来必定还是我的先生。”称赞徐特立是“革命第一、工作第一、他人第一”，总是拣难事做，从来不躲避责任，并祝愿他长寿，“成为一切革命党人与全体人民的模范”。同日，《新中华报》发表祝词，并刊发徐特立《六十自传》和《我的答词》。（370104）

31日 延安各界举行徐特立60寿辰庆祝会。毛泽东等中央领导出席祝寿大会。（370105）

2月 3702

2日 鲁迅师范在延安成立。该校是陕甘宁革命根据地建立的第一所中等师范学校，在西北办事处教育部举办的第2期新文字扫盲班（即扫盲师范）的基础上创办，校长和教师只有王志匀一人。最初学员23人，学习课程主要是扫盲识字和时事政治。4月，鲁迅师范迁址延长县城。（370201）

6日 中华民族解放先锋队第一次代表大会通过《政治及工作决议案》。明确指出：救亡运动必须有广泛的各阶层人民参加。为此，必须积极参加各种社会团体，扩大工作的领域，以此作为救亡运动向前开展的基础。目前工农劳苦大众正在日益显现其民族解放斗争中主力军的雄壮姿态，劳苦大众的训练与组织，自然是开展救亡联合战线的基本工作。现在大规模武装抗战的日子已一天天迫近，我们要加强对各种已有武装力量的抗日宣传，加紧学习各种军事知识，并用各种方式建立民众的武装力量。同时，开展国防文化运动（如救亡理论、国防文艺、新文字等），也是目前救亡运动的主要内容。目前的救亡运动应该加紧组织工作。一切宣传工作应该密切地与组织工作配合起来，并加紧干部人才培养与训练，以此作为开展工作的基础。（370202）

3月 3703

6日 毛泽东与张闻天致电任弼时，谈国内和平实现后的形势与红军的任务。指出：西安事变和平解决，已成为在全国停止内战，一致抗日与和平团结御侮的新阶段，也走到全国统一抗战、统一战线的实际建立，举国抗战开始一个过渡时期。在这个时期，党的工作仍然是积极参加抗日救国运动，成为这一运动中心领导的力量。红军应利用时机，加强内部政治上的与军事上的训练，加紧党在红军中的堡垒作用，重新教育干部，使他们能够担负新形势下的新任务，严整军风纪，学习群众工作，使红军成为抗日军队的模范。（370301）

21日 在延安干部群众开展的“延安城市卫生运动周”中，毛泽东等中央领导同志参加了大扫除劳动。他对参加大扫除的群众说：“注意卫生，健康身体，就是增强国防力量！”“卫生运动不是一个人的事，要大家来做。”（370302）

23日 中共中央在延安召开政治局扩大会议。会议历时9天。讨论了国内政治形势和党的任务，着重批评了张国焘的错误。3月31日，中共政治局做出《关于张国焘错误的决

定》。此后抗大等干部学校师生和全党同志一起，根据中共中央政治局决定精神，开展了对张国焘错误的批判。(370303)

29日 《新中华报》发表《目前教育的几个根本问题》一文。指出：目前在民族统一战线的条件下，要继续进行马克思列宁主义教育。儿童教育不分男女、成分、阶级。职业技术教育和劳动教育应与谋求中国独立与统一的政治任务联系着。新生活教育应与民族解放的口号联系着。根据这些原则决定的教育方针：以民族解放运动为教育的根本内容；消灭文盲，提高大众文化政治水平，是教育的中心标准；小学校免收学费和书籍费。(370304)

本月 根据徐特立的提议，鲁迅师范附设了一个小学班，收容30多名七八岁到十多岁的小学生。这些学生中，有的是父母已为革命牺牲的遗孤，有的是父母在外地做革命工作的，有的是长征途中收留的“红小鬼”，有的是留养农村找到父母后被送到学校的。这个小学班成为干部子弟小学的雏形。(370305)

4月 3704

9日 《新中华报》报道，延安桥儿沟列宁小学成立，校址在中央党校附近。这所列宁小学的教职员由中央党校学员义务担任。(370401)

12日 西北青年第一次救国代表大会在延安召开。会议历时6天。决定建立西北青年救国联合会，以冯文彬为主任。在全国青年救国联合会成立前，以西北青年救国联合会作为现有全国各地青年救国团体的最高领导机关。代表大会还决定，从1937年5月1日至12月底为“普及教育突击年”。在8个月中，陕甘宁苏区有6万青年参加了各种文化教育组织的学习。(370402)

16日 西北青年第一次救国代表大会通过《全国青年救国纲领草案》等文件。指出：青年是中华民族的儿女，我们爱护我们的祖国，要用热血与头颅保卫祖国，战到最后一滴血。青年参加民族解放斗争，应当在斗争中学习。学习的目标，应当是国防教育。即：（一）国防政治教育。即学习民族解放的理论与实际，正确把握理论武器及实际工作方针。（二）国防军事教育。即学习抗战必要的军事理论与技术，受军事训练，以便随时参加抗日战争。（三）国防技术教育。即学习有关国防建设的科学（经济的、工业的、化学的）。并指出：在民族解放斗争中，学生是一支巨大的力量，他们在民族解放中起了发动者的作用。现在学生的一个中心任务，是全国学生统一起来，应以建立全国学生救国联合会为统一的目标。代表大会还通过了《目前政治形势与青年救亡运动任务的决议》。指出：教育是各青年团体的基本任务，我们学习的目标，应当是国防教育。要求用活的例子，实际的经验，民族革命的精神来教育青年，在民族解放斗争中学习知识。要求政府应该做的工作：（一）实行普及教育，免费教育，使一切青年都有受教育的机会。（二）选拔一定数量的学生，免费选入中学、大学、专门学校及出洋留学，以便造就许多有用人才。（三）增加教育经费，多办学校，优待小学教员。（370403）

19日 《新中华报》报道，中共陕北省委宣传部召开了各县宣传部部长联席会议。会议指出，要大力发展苏区教育，提高人民群众的文化政治水平，多设学校。在城市应设立图书馆、阅览室，在农村应多设夜校或采用巡回教授法，使农民得到学习机会。提倡新文字，大力消灭文盲。（370404）

23日 《新中华报》报道，陕北省苏维埃政府召开教育工作会议，讨论目前国难时期教育工作的方针。会议决定增加学校，扩大招生，课程拟设新文字、汉字、算术、唱歌、体育、卫生、游艺等，决定组织识字组与读报组，在各县中心市镇建立一所模范学校。（370405）

29日 《新中华报》刊登中华苏维埃共和国临时中央政府西北办事处教育部拟定的《小学教育制度暂行条例草案》。规定小学学制为5年。提出在苏区办理小学教育的原则：（一）小学教育要从中国的（即国难时期的破产农村）、历史的（即儿童或迟或早是无产阶级社会的主人）、生理的（智力、体力发育未完成）观点来看今天的儿童。儿童不分男女、成分，都要施以同等的免费教育。（二）小学教育要从民主的具体的生活中发展儿童的天才。要把读书和工作、校内和校外密切联系起来。（三）个人信仰自由，但学校不得将宗教科目和孔子的经学引入课程。《小学教育制度暂行条例草案》是陕甘宁根据地第一个小学教育成文法规。（370406）

同日 《新中华报》载文记述陕北革命根据地克服困难，艰苦办教育的情况。文章说，陕北在战争中受着经济封锁，学生买不到纸、笔、墨，就用木盘装着泥土，用木棒和手指在土中写字。没有书籍，教员就把课文抄写在黑板上，学生则在木盘中练习。桌椅一概没有。在这样的环境中，还建立了30多所小学。鲁迅师范学生有300多人，没有花费一分钱的开办费。教室和自习室的桌椅，是学生从河沟里弄来的石板做的。（370407）

本月 为克服党内教条主义思想的影响，毛泽东开始在抗大讲授马克思主义哲学，撰写《辩证法唯物论（讲授提纲）》。从本月起一直讲到七七事变以后，长达3个多月。每星期二、星期四上午讲课，每次讲4小时，下午还参加学员讨论，共讲课110多个小时。他在讲课中用通俗易懂的语言，系统阐述了马克思主义哲学的一些基本内容，并且运用马克思主义辩证法，总结中国共产党的历史经验与教训，揭露和批判了党内的左右倾错误，为中国共产党规定了正确的思想路线与工作方法，丰富和发展了马克思主义哲学思想。（370408）

5月 3705

2日 中国共产党在延安召开苏区党代表会议。会议历时12天。参加会议的有苏区、白区和红军各部队的代表。毛泽东在会上做了《中国共产党在抗日时期的任务》的报告和《为争取千百万群众进入抗日民族统一战线而斗争》的结论。其中指出，教育上的国防准备，也是救亡抗战的必要条件之一。强调要完成党在新时期的中心任务，就要有许多最好的干部。我们党的组织要向全国发展，要自觉地造就成万数的干部，要有几百个最好的群众领袖。这些干部和领袖必须懂得马克思列宁主义，有政治远见，有工作能力，富于牺牲精神，能独立解决问题，在困难中不动摇，忠心耿耿地为民族、为阶级、为党而工作。（370501）

8日 西北青年救国联合会文教部制定《普及教育年标语口号》。在这些标语口号中，关于文化教育的有“提高苏区青年儿童的文化水平”“克服苏区人民的文化落后”“实行国难教育”等。（370502）

10日 陕甘宁苏区体育运动委员会成立。朱德为名誉会长，冯文彬为会长。（370503）

16日 《新中华报》发布《纪念“五四”标语口号》。其中一条标语口号是“提高苏区文化教育工作”。（370504）

本月 《新中华报》从本月起至8月，陆续报道陕甘宁苏区教育工作发展情况。其中主要的报道有《蟠龙列宁小学学生增多》《安定列宁小学猛烈扩大》《志丹县文化教育的开展》《延安县学生大增加》《红宜县学校扩大，识字组也很活跃》《延水县注意群众教育》《延长县普及教育的工作开展起来了》《子长列宁学校有进步》《蟠龙市青年夜校成立，正筹备成立妇女夜校》《志丹县识字组变为小学》《淳耀县学生积极参加普及教育运动》《模范学校在旬邑》《子长建立了三百个识字组》等。（370505）

同月 刘少奇在白区党代表会议上做《关于白区的党和群众工作》的报告。指出，小学教员在乡村的作用极大，党要组织小学教员的团体。并提出：党在山西要利用牺牲救国同盟会去组织农民，并为农民的切身要求去斗争。党在山东要与乡村建设运动合作，参加进去帮助他们，使他们真能教育农民，并改良农民的生活。但同时还应批评他们的理论。对于平民教育促进运动，党要参加进去帮助他们。（370506）

同月 红四方面军西路军余部400余人抵达新疆迪化（乌鲁木齐），整编为西路军总支队，对外称“新兵营”。在中共中央驻新疆代表陈云的领导下，利用军阀盛世才标榜“联共抗日”的有利条件，组织全体指战员学习各种现代化的军事科学技术，为建立一支特种兵部队培养军事科技人才。（370507）

同月 援西军（由红四方面军第四军、第三十一军组成）在刘伯承领导下，由陕西云阳镇进至甘肃省原县屯子镇，开办随营学校一所。由欧致富（后张才千）担任校长，为部队培养军事干部。（370508）

同月 延安新文字促进会成立，徐特立等当选理事。6月13日，理事会召开会议，通报延安开展新文字运动情况：原有新文字识字班15处，近日增加3处。现有新文字高级补习班1处，新文字讲习班1处。抗大四队有1个新文字识字班。财政部有1个新文字识字班，1个读书会。此外，延安已成立新文字促进会分会3个，还有2个正在组织。新文字出版工作，也有了很大进展。目前正在编辑新文字课本，有关故事书和政治军事常识等教材。（370509）

6月 3706

12日 为了总结国内革命战争的经验，提高红军的军事知识，迎接即将到来的民族革命战争，中革军委成立军事研究委员会，毛泽东、朱德、林彪、萧劲光和李德为委员。（370601）

13日 《新中华报》报道，中华苏维埃西北办事处决定举办妇女儿童学校，专收各机关和红军部队中暂无工作岗位的妇女和儿童。预计招收学员500余人，可在本月内正式开学。（370602）

16日 《新中华报》开始连载谢觉哉《边区政府的组织与建设》一文。指出，边区教育的精神：（一）一切教育的中心是抗战救亡，即国难教育；（二）教育与生活结合；（三）依靠大众在生活过程中要求教育的热忱，教育方法不限于学校；（四）实行儿童免费教育（包括幼稚园在内）；（五）中等以上学校供给衣食，并给津贴；（六）文化出版完全自由，并给予物质帮助；（七）完全文盲的先教新文字，逐渐改革中国的文字工具。该文至6月29日连载完毕。（370603）

20日 苏区文艺协会在延安举行高尔基逝世一周年纪念会。毛泽东出席纪念会并发表讲话，指出：高尔基具有实际斗争精神和远大的政治眼光。他不但是一位革命的文学家，并且是一位很好的政治家。（370604）

本月 徐特立亲赴延安鲁迅师范，帮助学校整顿工作达3个月之久。此后，鲁迅师范扩大招生，由1个班增至8个班，学生由23人增至360人。学校将具有高小以上文化程度的学生编为师范班，高小肄业程度的学生编为简师班，培养目标均为小学教师。（370605）

7月 3707

6日　《新中华报》发表中共陕甘宁边区委员会在民主普选运动中提出的《民主政府施政纲领》。是根据《抗日救国十大纲领》提出，共19条。第14条规定："实行国难教育，推广免费义务教育，普遍设立日校、夜校及补习学校，进行消灭文盲运动，改善教职员待遇。"（370701）

中 编

1937.7—1945.8

抗战时期各抗日根据地的形成和发展

日本侵略者继1931年制造“九一八事变”，侵占中国东三省后，在1937年又发动卢沟桥事变，抗日战争由此全面爆发。此后，国共两党实行第二次合作。长征到达陕北的红军三大主力改编为国民革命军第八路军，下辖一一五师、一二〇师、一二九师，留在南方老苏区的红军游击队改编为国民革命军新编第四军，这两支由共产党领导的人民军队相继开赴华北和华中抗日前线。在华南，也有共产党领导的华南抗日纵队（包括东江抗日纵队和琼崖抗日纵队）对日作战。在东北，共产党领导的东北抗日联军在极其艰苦的条件下抗击着日本侵略者。在陕甘宁边区，则设置了八路军留守处，保卫延安和陕甘宁边区的安全。

最初，八路军、新四军是以游击战和游击战性质的运动战配合国民党军队在正面战场作战的。后来八路军和新四军以及华南抗日纵队就在华北、华中和华南地区分兵发动群众，以山地为支点，逐步向平原发展，开展独立自主的游击战争，收复了被国民党军队丢失的大片国土。在这些地区整顿社会秩序，恢复和发展共产党的组织，壮大人民武装力量，建立抗日民主政权。包括陕甘宁边区在内，开辟了19个抗日根据地。

（一）陕甘宁边区

抗日战争时期的陕甘宁边区是在土地革命战争时期陕甘苏区和陕北苏区的基础上发展起来的。实行国共合作后，1937年9月，陕甘宁边区政府成立，政权性质由苏维埃工农民主制变为抗日民主制。陕甘宁边区位于陕北、陇东和宁夏西南部，北起长城，南临泾水至宜川、金锁关而达富县，东临黄河，西接六盘山脉，管辖陕西、甘肃、宁夏相接壤地区的23个县，辖区面积约13万平方公里，人口约150万。

在陕甘宁边区，最初存在着性质不同的两种地区：一种是由边区政府直接管辖的地区，另一种是双重政权并存的统一战线地区。直到国民党发动的第一次反共高潮结束以后，陕甘宁边区政府电呈国民政府，要求将统一战线地区的行政隶属边区，责令国民党在边区的地方行政机关自动撤离，并随即向这些地区派出了自己的县长，建立了抗日民主政府。从此，陕甘宁边区在行政上完全统一，双重政权的局面结束。

1941年11月，陕甘宁边区政府对本区行政进行调整，将原23县划为29个县市，分属陇东、三边、绥德、关中4个分区，后来又成立了延属分区，各个分区设置地委和专署。直至抗战胜利，陕甘宁边区的区划基本如此。

（二）晋察冀边区

1937年10月，八路军一一五师取得平型关大捷后，主力南下。副师长聂荣臻率领留下的一部分部队，以山西五台和河北阜平为活动中心，在晋东北、察南和冀西地区广泛发动群众，武装群众，开展游击战争，收复多座县城。11月，成立晋察冀军区。1938年1月，在河北阜平召开军政民代表大会，成立了晋察冀边区行政委员会（初称“临时行政委员会”）。不久，共产党员吕正操率领东北军一部，会同当地共产党游击队统一整编为八路军第三纵队，成立了冀中军区和冀中行署，并归入晋察冀边区管辖。

晋察冀边区是中国共产党在华北敌后建立的第一个抗日根据地。其管辖的区域最初仅限于正太、同蒲、平汉、平绥四条铁路之间的山西东北部、察哈尔南部和河北西部与冀中平原地区。后来，八路军第四纵队和冀东人民大起义时组建的冀东抗日联军保留下来的部队开辟的抗日根据地也成为晋察冀边区的一部分。于是，晋察冀边区的管辖范围扩展到包括山西东北部，察哈尔南部，河北北部、中部和东部，绥远东部，热河和辽宁西部的广大地区。它西迄山西省同蒲铁路与晋绥边区相连，东至河北省津浦铁路与山东抗日根据地相邻，南至正太铁路、沧石铁路与太行、冀南根据地接壤，北跨外长城直达沽源、宁城、锦州一线，下辖北岳区（冀晋区）、冀察区、冀中区和冀东区（冀热辽区）。管辖着包括100多个县的广大农村，人口2000余万。

（三）晋冀鲁豫边区

1937年10月，八路军一二九师开赴晋东南的太行山、太岳山地区，与当地由共产党员薄一波等领导的牺盟会、决死队等配合，创建了晋冀豫抗日根据地。其后，一二九师一部东进，创建了涵盖51个县的冀南抗日根据地，并将其归入中共晋冀豫省委的领导之下。在此前后，八路军一一五师一部由萧华等率领挺进鲁西、鲁西南，建立了鲁西抗日根据地。

后来八路军冀鲁豫支队进入清丰、南乐一带，开创冀鲁豫抗日根据地。

1941年7月，中共中央决定将鲁西区与冀鲁豫区合并为冀鲁豫区，并划入即将成立的晋冀鲁豫边区。8月，召开晋冀鲁豫边区临时参议会，选举产生了晋冀鲁豫边区政府。这样，晋冀鲁豫边区就在黄河和陇海铁路以北、正太铁路和沧石铁路以南、汾河和同蒲路以东、津浦铁路以西这一纵横千里的地区分设了太行、太岳、冀南、冀鲁豫4个行政区，到1946年1月，共辖170多个县（其中完整县有111个），有人口2800万。

（四）晋绥边区

1937年9月，八路军一二〇师在贺龙师长和关向应政委率领下挺进晋西北抗日前线，打击日军，创建根据地。1938年9月，李井泉率一二〇师大青山支队和动委会四支队（即成成中学游击队）进入绥远，在当地共产党领导的蒙汉游击队的配合下进行游击战争，开辟了包括绥西、绥中和绥南的大青山游击根据地，并与晋西北根据地逐渐连成了辽阔的晋绥抗日根据地。它包括山西省西北部和绥远省（今属内蒙古自治区）东南部。

最初，这个地区是两种政权、两种军队并存的局面。1939年晋西事变以后，通过谈判划界，阎锡山的军队和政权全部退出了晋西北地区。与此同时，绥远大青山地区的八路军也在自卫反击中赶走了国民党军队，从此晋绥边区就完全成了共产党领导的抗日根据地。

晋绥抗日根据地管辖范围，北越平绥铁路，远达绥远省的百灵庙、武川等地，与蒙古大草原接壤；东起同蒲铁路和平绥铁路（大同至集宁段），与铁路东面的晋察冀边区紧相毗连；西靠黄河，与陕甘宁边区隔河相望；南到汾离（汾阳至离石）公路，与太岳抗日根据地为邻。晋绥边区境内吕梁山、大青山等山脉绵亘千里，管辖50多个县，有人口320多万。

（五）山东抗日根据地

1937年10月，日军入侵山东。不到半年时间，山东大部分地区被日军占领。当此之际，中共山东省委指示各地的党组织广泛发动群众，发动抗日武装起义，组建了山东人民抗日游击队，开辟了鲁中、胶东、清河等抗日根据地。不久，各地抗日武装统一组成八路军山东纵队，奋起抗日。

1938年9月和1939年3月，八路军一一五师主力在罗荣桓政委和师政治部副主任萧华率领下，先后南下挺进山东，与八路军山东纵队一起，开辟和扩大了多块抗日根据地，并于1939年8月组成山东军政委员会，统一领导山东抗日根据地的工作。

1940年8月，在山东沂南召开了山东各界代表联合大会，选举产生了山东省临时参议会和山东省战时工作推行委员会（简称“战工会”），建立了省级政权机构。1941年4月，根据中共山东分局的决定，全省划分为胶东、清河、冀鲁边、鲁中、鲁南和鲁西6个行政区，拥有人口1200万，在95个县建立了抗日民主政权。1941年9月，鲁西区和冀鲁豫区合并，划归中共北方局领导，后划入晋冀鲁豫边区。

1943年3月，山东省军区成立。8月，山东省战工会改称为山东省行政委员会，下辖胶东、清河、冀鲁边、鲁中、鲁南5个行政主任公署区和一个滨海直属专员公署。1944年1月，冀鲁边区和清河区合并为渤海区，后滨海区专署升格为行政公署。1945年8月，山东省行政委员会改为山东省政府。此时，山东抗日根据地包括津浦铁路以东的山东大部分地区和江苏、安徽、河南三省边界的部分地区，东临渤海、黄海，西临津浦铁路与冀鲁豫区毗连，北迄天津，与冀中、冀东两区相连，南至陇海铁路与苏北区相连，成为联系华北与华中两大敌后战场的枢纽，是准备战略大反攻的一支重要力量。

（六）华中苏皖边区

新四军军部成立后，迅速完成了集中整训，进入长江南北，开展游击战争，建立抗日根据地。在江南，1938年春由粟裕、陈毅率领新四军部分主力先后挺进敌后，创建了以茅山为中心的苏南抗日根据地。在江北，高敬亭率领新四军第四支队奉命到淮南坚持抗日游击战争。1939年2月，中共中央军委副主席周恩来到皖南云岭新四军军部，传达了中共中央关于新四军要向北、向敌后发展的方针，提出了“向南巩固，向东作战，向北发展”的战略任务。1939年春，陈毅率部渡江北上，在八路军一一五师一部的配合下，创建了苏北抗日根据地。而新四军彭雪枫、罗炳辉部从河南和安徽进入淮河南北之津浦铁路两侧的广大地区对日作战，创建了淮南和淮北抗日根据地。1942年，新四军的另一部创建了皖中抗日根据地。

1941年皖南事变后，中共中央和中央军委决定在苏北盐城成立中共中央华中局和重建新四军军部，刘少奇任华中局书记和新四军政委，统一领导华中苏皖地区的苏北、苏中、苏南、淮北、淮南、皖中等抗日根据地的党政军民开展抗日斗争。在上列根据地中，苏北区包括淮海（淮阴、海州）和盐阜（盐城、阜宁）2个地区，面积2.3万平方公里，人口360万。苏中区位于江苏中部，东临东海，西至运河，北至盐城、宝应一线，南临长江，面积2.3万平方公里，人口800万。苏南区位于南京、上海、杭州的长江三角洲，西起宣芜（宣城至芜湖）公路，东至淞沪，北濒长江，南抵天目山麓，苏浙皖边界，面积2.5万平方公里，人口600万。淮南区包括安徽东部和江苏西部地区，津浦铁路穿越其间，将根据地分为路东和路西两部分，到抗日战争结束时，面积2.5万平方公里，人口330万。淮北区的管辖范围东起运河，西至新黄河，北自陇海铁路，南抵淮河，面积3万多平方公里，人口超过600万。皖中区位于安徽中部，长江沿岸两侧，1942年正式形成，抗日战争结束时，拥有面积3.7万平方公里，人口约300万。

（七）鄂豫边区

抗战全面爆发后，鄂豫地区各县迅速恢复或重建了共产党的各级组织，为在敌后开展游击战争，创建抗日根据地准备了必要的条件。在武汉失守后，豫南、鄂中、鄂东、鄂南等地的共产党组织领导当地群众建立了30多支抗日武装，开展游击战争。

1939年初，李先念率新四军鄂豫独立游击大队与陈少敏等同志领导的抗日游击队会合，组成由中共鄂中区党委领导的新四军豫鄂独立游击支队，开展抗日斗争。11月，在豫南召开的四望山会议上决定成立中共鄂豫边区党委和新四军鄂豫挺进纵队。1940年10月，鄂豫边区成立了统一的政权机构——鄂豫边区军政联合办事处。这样，以鄂中大洪山为中心的鄂豫边抗日根据地初步形成。

皖南事变后，根据中共中央军委的命令，鄂豫挺进纵队整编为新四军第五师。此后，新五师在襄河两岸，大江南北，大力向敌后发展，不断地扩大鄂豫边抗日根据地。1941年4月，鄂豫边区召开第二次军政代表大会，成立边区的最高行政领导机关——鄂豫边区行政公署。鄂豫边区管辖范围，东起安徽宿松、太湖和江西的彭泽，西至湖北宜昌，北起河南舞阳、叶县，南至湖南南县和湖北通城，跨豫、鄂、皖、湘、赣五省，面积9万多平方公里，人口1300余万。

（八）浙东抗日根据地

1941年5月，根据中共中央华中局的部署，新四军浙东游击队进入余姚、慈溪、镇海三县的姚江以北地区开辟根据地。1942年8月，经中共中央华中局批准，成立了以谭启龙为书记的中共浙东区党委和浙东军政委员会，领导当地军民开展了与日、伪、顽的斗争。

1944年1月，在四明山茭湖村成立了浙东敌后临时行政委员会。这是浙东抗日根据地的最高行政机构。1945年1月，在四明山梁弄村召开浙东敌后各界人民代表会议，选举产生了浙东行政公署，进一步健全了各级政权机构。此时，浙东抗日根据地已经开辟了四明山抗日根据地、会稽山抗日根据地和三北（余姚、慈溪、镇海三县姚江以北）、浦东4个地区的抗日工作。它位于杭州湾两岸，沪杭甬三角洲之间，东濒东海，西跨浙赣路金萧线两侧，北达黄浦江两岸地区，南迄东阳至宁波的公路，是一个战略要地。

（九）华南抗日根据地

华南抗日根据地包括东江和琼崖两块根据地。1938年10月日军占领广州后，共产党领导的抗日武装一直在广九（广州至九龙）铁路两侧坚持抗日斗争。这支部队后来组建为东江抗日纵队，以曾生为司令员，林平为政委，并在东江地区开辟了大岭山、阳台山抗日根据地。1944年先后建立了东宝行政督察处和惠东行政督察处，作为东江抗日根据地的行政机关。

琼崖抗日根据地是土地革命战争时期创建的老苏区。1938年10月，在琼崖坚持革命斗争的红军部队经过与国民党谈判，改编为广东民众抗日自卫团第十四独立队，其后扩编为独立总队，进而升编为琼崖抗日纵队，以冯白驹为司令员。这支抗日部队不仅在琼东巩固了琼文抗日根据地，而且在琼西开辟了琼山、临高、澄迈三县边界的美合抗日根据地。后来又开辟了绿现山（六芹山）抗日根据地和白沙抗日根据地，形成了东、中、西三路和南区四大块抗日根据地。

（十）东北抗日游击根据地

1931年“九一八”事变以后，东北地区很快成立了多股抗日义勇军。这些抗日部队是在中国共产党的领导或影响下发展起来的。1937年“七七”事变前，东北抗日游击战争达到高潮时期，抗日联军发展到4万多人，建立了南满、东满、吉（吉林）东、北满四大块抗日游击根据地，活动范围遍布东北70多个县。

从1938年起，由于日军的残酷“讨伐”，抗日游击根据地大部丧失。抗日联军各部队在深山老林建立了许多带有根据地性质的密营，继续坚持抗日斗争。1940年，抗日联军的大部分主力进入苏联境内，建立野营，组成教导旅，进行军政训练，并派出小部队进入东北地区进行军事侦察活动和寻机歼敌，同时也向广大群众宣传抗日的形势和任务。1945年日本无条件投降时，进入苏联的东北抗日联军将士配合苏联红军进入东北，参加了对日作战。他们后来在建立和巩固东北解放区的斗争中发挥了重要作用。

1937年（下）

7月 3707

7日 侵华日军发动卢沟桥事变，全面抗战爆发。次日，中共中央通电全国，呼吁全国同胞、政府和军队团结起来，筑成民族统一战线的坚固长城，抵抗日寇侵略。北平、天津地区共产党领导的群众团体如中华民族解放先锋队等纷纷行动起来，支援抗战。广大人民群众包括大中学校师生组织起来，参加慰劳、募捐、救护、运输等各种战地服务工作。（370702）

15日 西北青年救国联合会发出致全国青年的通电和给全体青救会会员的紧急通告。号召实现全国青年大联合，誓死不让日本侵占中国的一寸土地。同时，号召各地青年动员起来，组织战地服务团、抗战后援会、战地看护队等，援助前线战士；扩大抗战宣传活动；在"全体青年武装起来"的口号下，组织学生的军事训练，动员千百万青年到抗日部队中去；组织青年缉私队、监察队，协助政府打击日本间谍、特务和汉奸亲日分子的活动。（370703）

22日 陕北省暑期教员训练班正式开学。旨在提高小学教师的政治文化水平，纠正教学方法中的错误，研究新的教学方法。有学员120多人，课程有政治、算术、常识、新文字等。学习期限为1个月。（370704）

23日 毛泽东撰写了《反对日本进攻的方针、办法和前途》。文章提出，在坚决抗战的方针之下，必须有一整套的办法，才能达到目的。其一就是实行国防教育，根本改革过去的教育方针和教育制度。不急之务和不合理的办法，一概废弃。新闻纸、出版事业、电影、戏剧、文艺，一切使合于国防的利益。禁止汉奸的宣传。（370705）

本月 为了开展全民抗战，最快地培养抗战人才，中共中央决定创办陕北公学，调派中央党校教务主任成仿吾担任校长。9月9日，延安《新中华报》发表林伯渠、吴玉章、董必武、徐特立、张云逸等发起筹办陕北公学的特讯，9月11日，发表陕北公学和抗大联合招生启事，其后在国民党统治区一些报刊上也刊登了陕北公学的《招生广告》。规定凡是18岁以上，有志参加抗战的青年，身体健康，不拘文化程度，不分性别、出身、信仰和党派，皆可报名。该校边筹建、边招生、边编班上课，原拟设立政治经济、师范速成、医学、国防工程、日本研究等系，后根据抗战形势的发展，为了加速培养干部以应急需，采取队的编制，以政治教育为主。9月1日，第一批学员编队上课，校址在延安东门外，延河之滨。10月，已编了5个队，共有学员600余人。这些学员来自全国25个省和北平、天津、南京、上海等地，还有从南洋、越南、朝鲜等地归国的华侨爱国青年，其中大部分是15～25岁大中学生，也有工人、职员和公务人员。（370706）

同月　毛泽东撰写《辩证唯物论（讲授提纲）》第2章第21节“实践论”，并以此为讲稿在抗大讲演。文章以认识和实践的辩证关系为核心，全面阐明实践作为认识的来源、动力、标准对于认识的基础地位和主导作用，并从哲学的高度，指出教条主义和经验主义的本质，都是以主观和客观相分离，以认识和实践相脱离为特征。此文和次月写出的《矛盾论》，为形成中国共产党人的思想路线和思想方法提供了重要的理论依据。（370707）

同月　中共中央发布《关于红军中党及政治机关在新阶段的组织的决定》。规定在目前抗日准备时期，部队的中心工作是教育训练，政治机关应以政治训练为中心，故其组织主要应分：教育训练部门，专司部队政治文化教育；宣传部门负责部队娱乐体育及居民友军一般宣传工作；组织部门专门负责党内组织教育等工作及保卫部门的工作。连指导员应保留，专门负责连队政治教育并依靠支部进行一般的政治工作。（370708）

同月　中共陕甘宁边区党委通过《关于妇女组织的决定》。指出，为了使广大的妇女群众参加抗日战争的工作，为了便于团结广大的力量和教育妇女群众，改善妇女群众的生活，在老苏区内仍要建立妇女抗日救国会的组织。该组织目前最迫切的工作是大量地提拔干部，教育干部；发动妇女参加政治工作和生产工作，学习新文字，提高文化水平，并要讨论妇女的日常斗争。并强调，这些是妇女工作目前最迫切的工作。（370709）

8月 ╱3708

1日　红军总政治部发出《关于新阶段部队政治工作的决定》。指出部队政治教育工作的方针：教育战士与干部忠实于民族解放事业，忠实于劳苦人民的利益，忠实于共产党路线与主张，并依靠军事政治教育的加强，培养大批的新干部，适应抗日战争的需要。为此，必须：（一）依据马克思列宁主义的立场进行民族的与阶级的教育，编定各种必需的教材，保证这些教材和课本以及课外读物的供应；（二）确定统一的政治教育制度，分期推行；（三）除基本的系统教育外，特别着重时事问题与具体策略的讨论；（四）提高文化水准是提高政治军事水准的钥匙；（五）干部教育应以轮换训练为基本方式，并加紧日常工作的学习；（六）教育方式应采取“不求多而求深入”与“有计划的逐步提高”原则，反对一般的条文化公式化与呆板的死记的方法。（370801）

同日 中共中央组织部发出《关于改编后党及政治机关的组织的决定》。规定红军改编以后，各级政治机关在上级政治机关和同级军政委员会指导之下工作，其职务之一是实施部队的政治文化教育，巩固与提高部队的战斗情绪。在政治部（处）主任指导之下，设宣传教育部（股），专门负责部队内的宣传教育文化娱乐之责，并在其下设青年干事，指导青年工作。营设政治教导员，连队设政治指导员，负责政治教育并依靠支部进行一般的政治工作。团设俱乐部，连亦设俱乐部（列宁室改名），组织与进行部队的文化娱乐及各种课外活动。（370802）

同日 抗日军政大学第3期在延安开学。学员1272人，编为3个大队。第一大队为军事大队，第二大队为政治大队，第三大队为知识青年大队。学员和教职工一起在凤凰山挖窑洞，对全体学员尤其是知识分子学员进行了一次艰苦奋斗、克服困难的传统教育和实际的劳动锻炼。本期抗大在搞好政治教育的同时，特别重视加强军事教育和严格军事生活。教学方法有了许多改进，如采用“集体研究”“自动学习”“互相帮助”的方法，提高了教学质量。学校把学员私人的书籍收集起来，成立流动图书馆，解决了学习参考资料不足问题。从1938年3月开始，学员陆续毕业分配工作，至5月份分配完毕。其中一半以上奔赴全国各个抗日战场，近一半学员留校工作，为抗大迅猛发展准备必要的干部和教员。（370803）

同日 山西青年抗敌决死队在山西太原成立。在建制上属于阎锡山军队系统，实际上是中国共产党人起领导作用的人民抗日武装力量。政委是最高首长，由共产党员薄一波担任。该支部队的干部战士最初大部分是参加牺盟会组建的军政训练班和其他训练班学习的青年知识分子和大、中学生。决死队成立后，进行了紧张的军事训练和政治训练。9月下旬，离开太原，开赴晋北前线。后来，以决死队为基础成立了山西新军，含4个决死纵队及1个工卫旅、2个政卫旅和暂一师。在八路军开辟华北各敌后抗日根据地的过程中，山西新军起了重要的作用。（370804）

同日 陕甘宁边区在延安举行第一届抗战动员体育运动大会。毛泽东在开幕式发表演说，号召同志们准备出发到河北去，到抗日的最前线去，把我们这里的方针与办法带到全国各地去，把我们的决心带到抗日最前线去。6日，抗战动员体育运动大会闭幕。

毛泽东在闭幕词中提出，要努力学习军事体育来武装我们的手足，学习政治来武装我们的头脑。（370805）

7日 毛泽东写完《辩证法唯物论（讲授提纲）》第3章第1节“矛盾统一法则”，并以此为讲稿在抗日军政大学做过讲演。这一节经过修订，最终定名为《矛盾论》。文章指出，事物的矛盾法则，即对立统一的法则，是唯物辩证法最根本的法则。事物发展最根本的原因，不是在事物的外部，而是在事物的内部，在于事物内部的矛盾性，一事物和他事物的相互联系和相互影响是事物发展第二位的原因。文章论述了矛盾的普遍性和特殊性，主要矛盾和矛盾的主要方面，矛盾的同一性和斗争性等问题。《矛盾论》和《实践论》同为毛泽东最重要的哲学著作。（370806）

25日 在陕北洛川召开的中共中央政治局扩大会议通过了《中央关于目前形势与党的任务的决定》和《中国共产党抗日救国十大纲领》。指出：“今天争取抗战胜利的中心关键，是在使已经发动的抗战发展为全面全民族的抗战。只有这种全面的全民族的抗战，才能使抗战得到最后胜利。本党今天所提出的抗日救国的十大纲领，即是争取抗战最后胜利的具体的道路。”抗日救国十大纲领第八条为“抗日的教育政策”，提出“改变教育的旧制度旧课程，实行以抗日救国为目标的新制度新课程。实施普及的义务的免费的教育方案，提高人民民族觉悟的程度。实行全国学生的武装训练”。（370807）

30日 延安县召开议员大会。大会决议规定了县政府工作方针和措施。其中在“文化教育建设”部分提出，一是在兴办学校方面：（一）整顿原有的各级学校，提高教学效能，充实学校的教学设备和教学内容；（二）一年内吸收全县青年三分之一入学；（三）将原有之延安师范学校、县立高小巩固起来。二是在社会教育方面：（一）整顿补习学校、夜校、成人识字学校，使之名副其实；（二）增加社会教育的范围，扩大各种补助教育的设备；（三）限定夜校学生每人每天至少识1个字；（四）提高教育的生产意义；（五）采用“小先生”制。（370808）

本月 毛泽东接见抗日军政大学全体教职工，称赞抗大的艰苦创业精神，勉励全体教员为党的教育事业做出贡献。并为该校教员杨兰史题词：“忠诚党的教育事业。”（370809）

同月 北平沦陷后，一些爱国学生在中国共产党领导下深入北平西部山区农村，和当地民众相结合，组成平西抗日游击队。到11月，这支部队发展到2000余人。1938年3月，八路军邓华支队挺进平西，创建抗日根据地，这支部队被改编为晋察冀军区第一军分区第五支队，活跃在万寿山、香山、门头沟一带，不断地打击敌人。（370810）

同月 受中共中央派遣，张经武等到济南开展统战工作。通过协商，确定在韩复榘第三路军成立政训处，并举办政治工作人员训练班，培训抗日干部。训练班实际由共产党人领导，共产党员张友渔、黄松龄等担任政治教员，左派文化人士齐燕铭等主持教务工作，学员也多是共产党员、民先队员和以平津流亡学生为主体的爱国青年。（370811）

同月　彭真在太原接见中华民族解放先锋队总队负责人，指示动员和组织一部分青年到延安抗大、陕北公学和八路军随营学校学习。中华民族解放先锋队于1936年2月1日在北平成立，成员多是平津地区参加“一二·九”运动的爱国学生，简称“民先”，在全国各地和海外均有活动。1937年2月，成立总队部。同年8月，民先总队部迁到太原。周恩来、彭德怀多次向在太原的民先队员讲话，号召他们拿起武器，投身到抗日斗争中去。（370812）

同月　兰家坪托儿所在延安成立。是陕甘宁边区第一个托儿所，收托延安各机关工作人员的子女。最初入托儿童24名，工作人员15人。（370813）

同月　共产党员朱伯庸、戴纪亢受上海党组织派遣，到皖东北开展抗日救亡活动。他们利用担任泗县政训处正副主任身份的便利，于年底开办青年干部训练班。招收在校中学生和社会进步青年。训练后，分配到共产党控制的县大队和其他部门，还输送一些毕业生到皖东北共产党领导的武装部队中去。共办2期，训练青年干部200多人。（370814）

同月　中国工农红军卫生学校改称“八路军卫生学校”。一度开赴前线，既是学校，又是医院。不久，返回延安。（370815）

同月　抗日军政大学第2期学员毕业，奔赴抗日前线。毛泽东在学员毕业证上题词：“勇敢、坚定、沉着，向斗争中学习，为民族解放事业，随时准备牺牲自己的一切。”与此同时，驻在甘肃合水县庆阳镇的抗大步兵学校宣布停办，1400名学员相继毕业，分赴抗日战场。步兵学校一部分师生被改组为八路军随营学校，开赴山西八路军总部继续办学。（370816）

9月 3709

6日　国共两党第二次合作后，根据国共双方的协议，中国共产党将陕甘宁根据地的苏维埃政府正式改称“陕甘宁边区政府”（曾一度称“特区政府”），林伯渠任主席。边区政府设教育厅，负责管理各级学校，管理社会教育，管理图书教材之编审，指导教育文化及学术团体，管理图书馆、博物馆、科学馆及公共体育娱乐场所。首任厅长徐特立，副厅长陈正人。继任厅长先后有周扬、周文、柳湜、贺连城，副厅长为丁浩川、贺连城、赵伯平、江隆基。教育厅下设学校教育科、社会教育科、干部教育科、编审科（一度称“编审室”“编审委员会”），后增设秘书处、巡视团等。1939年成立边区教育委员会，各分区设主管教育工作的特派员（后设教育科），各县抗日民主政府设置第三

科，专管文化教育工作。（370901）

7日　毛泽东听取抗大政治部副主任胡耀邦汇报，并为抗大政治部办的《思想战线》写了《反对自由主义》发刊词。文中说："我们主张积极的思想斗争，因为它是达到党内和革命团体内的团结使之利于战斗的武器。每个共产党员和革命分子，应该拿起这个武器。""但是自由主义取消思想斗争，主张无原则的和平。"文中列举11种自由主义的主要表现，指出它是一种严重的恶劣倾向，对革命十分有害，强调反对和克服自由主义是思想战线任务之一。（370902）

9日　延安《新中华报》刊登陕甘宁边区政府教育厅《关于推行新文字的指示信》。信中要求：（一）用艰苦的动员工作争取一切不识字的人先来学习新文字；（二）现在各机关、团体、学校应继续开展新文字运动；（三）已经学会新文字的人，一面要利用新文字学习汉字，一面要利用新文字给予政治文化教育。在物质条件非常困难的条件下，边区开展了新文字扫盲工作，编印出版30多种新文字通俗读物，出版4种新文字报刊，即《老百姓报》《抗战到底》《新文字联合报》《新文字画报》。其中，《抗战到底》每期印六七百份，受到新文字学习者欢迎。（370903）

10日　中共中央政治局常委会议讨论宣传教育工作。毛泽东就教材和教学法等发表了意见，强调教学要理论联系实际，军事理论应讲战略思想、战术原则。指出有的高级军事干部对战略问题毫无兴趣，上不联系战略，下不联系红军实际，变成外国教条主义。教学法要研究，旧的考试方法要改变，现在的教学法多是注入式，要注意启发式。（370904）

14日　延安《新中华报》报道，陕甘宁边区在定边创办回族、蒙古族学校。办学宗旨是使汉族、回族、蒙古族更加亲密团结，提高其文化政治水平。第1期分回族班和蒙古族班，在校学习期限为1个月。第2期学员在校学习3个月后毕业。开设回族、蒙古族问题以及统一战线等课程。其后，在靖边和哈拉西里、巴勒葛素办了蒙古族小学，吸收当地蒙古族、汉族儿童入学读书。（370905）

29日　中华民族解放先锋队总队部扩大干部会议通过《政治工作决议案》。要求国民党政府动员失业的青年知识分子参加抗战，并实施抗战教育。指出当前中心工作之一是促成全国青年抗日统一战线的建立（首先建立学生、中小学教员的统一战线），并推进国防文化教育的开展。（370906）

本月　北平师范大学教授杨秀峰，在北平、天津沦陷后，带领平津爱国学生到河北西部山区，组建河北民军冀西游击队，被称为"师生游击队"。杨秀峰任司令员。年底，冀西游击队与八路军一二九师骑兵团会合，参加开辟冀南抗日根据地的斗争。（370907）

同月　中共中央北方局代表朱瑞以八路军驻国民党第一战区司令长官部联络处主任的

身份，通过统战关系和第一战区豫北师管区司令张轸合作，在豫北新乡（后迁河南辉县）开办豫北师管区军政干部训练班（也称“抗日游击训练班”）。内设学员队和军官队。学员队多是平津地区流亡学生和河南各地爱国学生和小学教师，军官队为招收来的军事干部。该训练班由朱瑞亲自领导，刘子超为训练班主任，庄林为大队长。开设课程有军队政治工作、抗日游击战争、抗日民族统一战线等。11月，第1期学员毕业，军官队和学员队部分学员分配到张轸部队做政治工作，学员队大部分学员组成7个队，分配到豫北各县做发动群众参加抗战的民运工作。（370908）

同月 中共陕甘宁边区党校成立。由中共陕北省委党校和关中、陇东、神府3个分区党校合并组建，主要任务是根据抗日民族统一战线的方针和政策，重新教育边区县、区、乡党员干部，提高他们的理论水平和文化水平。主要课程有党的建设、政治常识、统一战线、中国问题、边区问题、国际问题、联共（布）党史、工青妇工作、科学常识、游击战术、国语。教学原则：少而精，现实、活泼，理论与实际联系。开设国语课的目的是扫除文盲，要求学员认得1200个常用汉字，能写简单的书信、报告和计划。1941年5月，中共中央西北局成立，将边区党校改称“西北党校”，习仲勋兼任校长，李景膺为副校长。1944年2月，西北党校并入中央党校。（370909）

同月 中共中央北方局在太原开办党员训练班，即北方局太原党校，由王一夫主持工作。在训练班学习的党员有100多人。刘少奇、周恩来、薄一波等都在训练班讲过课。讲课内容主要有：华北和山西目前战局分析，中国共产党和阎锡山的关系，在华北和山西坚持独立自主游击战争的重要性，如何在敌后发动群众、组织群众、武装群众，建党、建军、建政与建立根据地。（370910）

10月 3710

10日 毛泽东就判处黄克功死刑问题致信陕甘宁边区高等法院院长雷经天。5日，抗日军政大学第六队队长黄克功因逼婚未遂，开枪打死陕北公学女学员刘茜，事发后被逮捕审讯。信中说：黄克功过去斗争历史是光荣的，但他犯了不容赦免的大罪，“如为赦免，便无以教育党，无以教育红军，无以教育革命者，并无以教育做一个普通的人。因此中央与军委便不得不根据他的罪恶行为，根据党与红军的纪律，处他以极刑”。次日，陕甘宁边区高等法院判处黄克功死刑。（371001）

同日 太原成成中学师生在清源县北关成立“成中抗日义勇队”。不久改称“成成中学师生抗日游击队”。在中共中央北方局和八路军驻晋办事处帮助下，很快发展到380多人。11月，改编为山西省战总会游击第四支队，校长刘墉如担任支队长兼政委，下辖1个直属队，4个连队。1938年3月，四支队配合八路军一二〇师参加收复晋西北保德、五寨等7县城的战斗。（371002）

11日 西北青年救国联合会在陕西三原县斗口镇创办战时青年短期训练班。朱德为青训班名誉主任，冯文彬任主任，胡乔木为副主任。后迁址泾阳县安吴堡，又称“安吴堡战时青年训练班”，简称“安吴青训班”。其任务：在最短期间授予青年各种最低限度的战时军事政治知识，使能在中央政府领导之下，依据革命的三民主义与抗日民族统一战线之精神，开展抗敌救亡工作。其课程包括抗战基本理论和军事课程两部分，学习期限最长3个月。安吴青训班共办14期，培训12000多名学员，1940年4月宣告结束。（371003）

13日 陕甘宁边区政府教育部发布《关于冬学的通令》。指出，冬学是特区的经常学制之一，是成年补习教育的一种形式，也是普及教育、消灭文盲的办法之一。规定冬学在本年11月底开学，下年2月初结束，共办80天。设置军事、政治、文化3个方面的课程，每天上午上军事课和国语课，下午有政治课和唱歌、珠算、抗战常识等，星期日上午开会，下午军事演习或其他自由活动。教材有新文字和汉字两种，由特区政府教育部发给。学员生活费由群众自己解决。要求冬学办学地点在群众容易集中的地方，学员应大部分留宿校内。冬学开办前要用艰苦的宣传工作组织推动冬学运动，避免采用教育机关强迫命令的方式，并组织冬学委员会管理冬学。（371004）

16日 刘少奇撰写《抗日游击战争中各种基本政策问题》。其中第5部分“抗日政府的各种政策”提出，抗日政府的教育政策，以培养抗日战争中急需的干部、提高人民的民族觉悟和文化水准为原则。因此，必须彻底改革旧的教育制度和旧的课程。提出：（一）改组大学成为各种军事政治及技术干部的训练班，缩短修业期限至数个月或1年以下；（二）广泛发展免费的小学教育；（三）广泛发展补习教育、民众社会教育，组织识字运动等；（四）提倡简易的文字，改造旧的戏剧歌曲等；（五）建立各种文化团体、研究会、读书会等，发展新闻纸及印刷事业；（六）改善教职员生活待遇，承认教职员联合会及学生会的法律地位。（371005）

18日 中共中央书记处发出《关于民先队工作的决定》。要求凡有群众基础的地方，不应解散民先队，而应使之发展成为广大青年的抗日群众团体，并力争公开。散布到各地去的个别民先队员，应参加到当地各种青年群众团体中去，成为其中的积极分子。平津流亡学生中的民先队员，首先应在各地平津流亡学生会中努力工作，成为其中的积极分子。优秀的民先队员应吸收入党。（371006）

19日 毛泽东在陕北公学纪念鲁迅逝世1周年大会上发表讲话。指出鲁迅具有政治远见、斗争精神和牺牲精神，这3个特点形成了伟大的“鲁迅精神”。我们纪念鲁迅，就是要学习鲁迅的精神，把它带到全国各地的抗战队伍中去，为中华民族的解放而奋斗。并提出，陕北公学主要的任务是培养抗日先锋队。（371007）

23日 毛泽东为陕北公学题词：“要造就一大批人，这些人是革命的先锋队。这些人具有政治远见。这些人充满着斗争精神和牺牲精神。这些人是胸怀坦白的，忠诚的，积极的，与正直的。这些人不谋私利，唯一的为着民族与社会的解放。这些人不怕困难，在困难面前总是坚定的，勇敢向前的。这些人不是狂妄分子，也不是风头主义者，而是脚踏实地富于实际精神的人们。中国要有一大群这样的先锋分子，中国革命的任务就能够顺利的解决。”（371008）

25日 毛泽东会见英国记者贝特兰并发表谈话。指出八路军政治工作的基本原则有3个：第一，官兵一致的原则。这就是在军队中肃清封建主义，废除打骂制度，建立自觉纪律，实行同甘共苦的生活。因此全军是团结一致的。第二，军民一致的原则。这就是秋毫无犯的民众纪律，宣传、组织和武装民众，减轻民众的经济负担，打击危害军民的汉奸卖国贼。因此军民团结一致，到处得到人民的欢迎。第三，瓦解敌军和宽待俘虏的原则。我们的胜利不但是依靠我军的作战，而且依靠敌军的瓦解。瓦解敌军和宽待俘虏的办法虽然现在收效尚未显著，但在将来必定会有成效的。此外，从第二个原则出发，八路军的补充不采取强迫人民的方式，而采取鼓动人民上前线的方式。这个办法较之强迫的办法收效大得多。（371009）

本月 山西省第一区政治主任公署在五台县门限石村开办军政干部学校。校长由主任公署主任宋劭文兼任，戴新民任教务长。招收学员100余名，大部分是五台及周边各县中学生，也有部分大学生和旧军人。开设的课程分军事和政治两大类。军事课主要讲射击、投弹、队列教练、班排连教练和游击战术，政治课讲抗日战争的战地动员、统一战线和抗日政策。12月，该校并入设在河北阜平的晋察冀军区抗日军政干部学校。（371010）

同月 中共湖北临时省委以新四军第四支队留守处做掩护，由省委民运部部长方毅主持，在黄安县七里坪开办抗日军政训练班。第1、2期学员是集中起来的红色便衣队队员和地方干部，第3、4期学员主要是从武汉等地来的进步青年，后来又办了一期党员训练班。训练班学习课程有党的建设、军事理论、群众工作、党员修养等，教学方法比较灵活，重在理论联系实际，从实际出发，从适用出发。学制是短期性的，有的是两个月一期，有的长一些。这5期训练班共训练干部600多人。（371011）

同月 东北抗日联军第五军创办下江教导队。为部队培养中下级干部，负责人季青。有学员100多人。学习课程有政治、军事和文化课，每天上课8小时。1938年，教导队解散。学

员回到原部队，多数人担任了连排长，有的担任了团长。（371012）

11月 3711

1日 陕北公学在延安举行开学典礼。毛泽东在会上做关于目前时局的讲话，号召造就大批的有革命理论、富于牺牲精神的民族革命干部，他们是革命的先锋队。陕北公学的教育方针：坚持抗战，坚持持久战，坚持统一战线，实现国防教育，培养抗战干部。在短期内给青年学员以抗战的必要知识，教育的实施以理论和实践的统一为基本原则。在教学方法上，注重自学辅导和集体讨论，做到“少而精”，教员与学生一致。（371101）

14日 抗日军政大学举行新校舍落成典礼。抗大第3期学员入学后，人多房少。为了解决住房问题，全校1000多名师生从10月22日开始，在凤凰山同心协力挖窑洞。经过半个月突击，挖成175个新式窑洞，修建了一条3000多米长的盘山“抗大公路”，完成建设新校舍任务。毛泽东手书横匾“我们的伟大事业”，参加大会并讲话，指出：“在这次伟大的事业中获得成功的原因，把它总结起来说，就是能够克服困难和联系群众。”他还鼓励大家说：“你们现在已经有克服困难与联系群众的精神，只要在这个基础上，经你们的天才把它继续发扬和发挥起来，驱逐日本出中国是完全可能的。”（371102）

24日 《新中华报》刊登中共陕甘宁特区党委提出的《陕甘宁特区施政纲领》。其中第13条规定：实行国防教育，实施普及的义务的免费的教育，提高人民民族觉悟的程度，实行学生的武装训练，普遍设立日校夜校及补习学校，实行消灭文盲运动，改善教员职员待遇。（371103）

本月 中共河南省委在河南大学举办200多人参加的抗敌训练班。由嵇文甫、范文澜两位教授和共产党员刘子厚、娄光琦、李协民担任训练工作。次月，训练班结束。受训人员组成以嵇文甫、范文澜为正副团长的河南大学抗敌训练班农村工作服务团，沿平汉铁路徒步南下，沿途广泛开展抗日救国教育。1938年3月，更名为“河南省战时教育工作促进团”，在广大群众中开展抗日救国教育，并在许昌、遂平、信阳等地举办训练班，培养抗日干部。（371104）

同月 中共定襄县委创办抗日干部训练班，定名为“定襄学院”。院长由地委组织部部长张连奎兼任，秘书由定襄县委书记丰隆德兼任。共招收4期学员，培养干部200多人。学员全部供给制，组织军事化，毕业后大部分充实定襄县区机关，有的分到主力部队或其他县，成为抗日骨干。1939年6月，由于战事紧张，该院停办。（371105）

同月 八路军一二九师和中共冀豫晋省委在山西辽县开办游击训练班。由一二九师参谋长李达主持，主要训练地方干部和一二九师干部。训练内容包括如何进行游击战争和如何建立抗日根据地。每期半个月至1个月。学员结业后，军队干部回原部队工作，地方干部各回本地，以区、村为单位组织和领导群众性抗日自卫队，开展对敌斗争。（371106）

同月 山西民族革命大学在临汾成立。校长由阎锡山兼任，共产党员杜任之任教务处主任，杜心源任政治处主任。除设有1个分院外，还设有4个分校。设置课程有辩证唯物主义与历史唯物主义、政治经济学、抗日民族统一战线、军队政治工作、群众工作、抗日游击战争、日本帝国主义侵华史、阎锡山的"物产证券"和"按劳分配"等。第1期学员5000多人，大部分分配到敌后抗日根据地参加抗战工作。1938年2月临汾沦陷，学校迁到陕西宜川，在共产党影响下继续办学。1939年"十二月事变"后，共产党员和牺盟会主要领导离开该校。（371107）

12月 3712

4日 《解放》杂志发表《特区抗战动员工作经验介绍》。文章讲到开展国防教育的经验时，指出特区（即陕甘宁边区）决定本年冬季要办400个冬学。冬学教育的中心是实施国防教育，旨在使大家了解抗战形势与共产党的十大纲领，了解怎样创造特区为抗战与民主模范区的问题。在文化方面，要使冬学学员在3个月内识500个字。为了完成本年冬学任务，要求做到：第一，动员大多数劳苦人民和失学青年、成年在秋收、秋耕完毕后加入冬学；第二，把冬学的进行和目前的抗战动员联系起来；第三，冬学的课程应包括抗战内容，但必须完成消灭文盲和提高人民文化水平这个基本任务；第四，各地共产党员和各地政府必须领导冬学工作，配备适当的干部，切实解决教员以及各种困难问题。（371201）

同日 陕北公学部分师生发起组织国防教育研究会。成仿吾为主任，吕骥为副主任。其宗旨是研究抗战教育方针、政策和实施情况，帮助政府开展国防教育。国防教育研究会成立后，曾在延安举行冬学学生大检阅。后来，改属陕甘宁边区政府领导。（371202）

15日 毛泽东致信抗日军政大学第九队。信中说："庆祝你们成立了救亡室，这救亡二字就是你们及全国人民在现阶段上唯一的总目标。达到这个目标的道路是抗日民族统一战线，希望你们学习这个统一战线的理论和方法，唯有统一战线才能达到救亡之目的。"（371203）

20日 湖北省农村合作事业指导员训练班在湖北应县汤池村成立，又称"汤池训练班”。名义上由国民党湖北省实业厅农村合作委员会领导，实际主持人为共产党人陶铸。设立了共产党支部。在训练班任教和工作过的共产党员，还有曾志、雍文涛、刘季平、刘顺元等人。学员多是从全国各地流亡到湖北的爱国学生，也有当地知识青年。训练班办了4期，培养600多名干部。每期学习时间1个月。开设课程有抗日民族统一战线、群众运动、游击战争、社会发展史、合作社业务以及军事训练等。学员结业后，以农村合作指导员名义赴鄂中、鄂南、鄂西北等地工作。后国民党湖北省政府实业厅停发经费，不许再办。训练班中的共产党员把训练班换成“汤池临时学校”的牌子，由杨学诚主持，继续办班，武汉失守前夕被迫停办。（371204）

31日　周恩来在武汉大学发表《现阶段青年运动的性质和任务》讲话。指出中国的青年不仅要在救亡的事业中复兴民族，而且要担负起将来建国的责任。今天青年应该努力的方向是到军队中去，到战地服务去，到乡村中去，到被敌人占领了的地方去。中国的青年运动有着光荣的传统。青年朋友们，努力去争取抗战的最后胜利，努力去争取独立的自由的幸福的新中国的来临。（371205）

本月　为了适应抗战形势，培养更多的军政干部，中共中央北方局代表朱瑞从豫北师管区军政干部训练班中抽调部分教学力量，在山西晋城创办华北军政干部学校（简称“华干”）。刘子超为校长，杜毓沄为教务长。1938年2月，华干由晋城迁址陵川，在陵川举办了100多人的干部训练班（又称“小华干”），由顾大川负责。同年4月，日军“九路围攻”被粉碎后，八路军总部和北方局决定将“华干”改名“八路军晋南军政干部学校”（简称“晋南干校”），朱瑞为校长。这所学校培训近1000名学员，连同豫北、晋城、陵川时期培训的学员，共2000多人。在开辟太行山南部和晋豫、豫北抗日根据地过程中，他们中的多数人担任了各县党政负责人和军政首长，为根据地创建与发展做出重要贡献。（371206）

同月　山东省长山中学校长马耀南在共产党员姚仲明、廖容标等人协助下，在黑铁山举行武装起义。以长山中学进步学生为骨干，组成长山抗日游击队。以廖容标为队长，坚持敌后抗日斗争。（371207）

同月　国民党第五战区在徐州成立抗敌青年军团。学员3000多人，大部分是苏鲁豫皖流亡学生、中小学教师和教育行政人员。训练结束，组成许多实习队（后改称“政治队”）到苏鲁豫皖各地做抗日政治工作，多数政治队的实际领导权由共产党员和民先队员掌握。1940年春，各政治队陆续进入华中抗日根据地，参加抗日根据地建设工作。（371208）

本年 3700

春季及夏季　共产党员薄一波实际负责的山西省牺盟会大力培训抗日干部。通过开办军政训练班、民训干部团、村政协助员训练班、牺盟会特派员训练班、国民兵军士训练团和国民兵军官教导团，培养训练出2万多名抗日军政干部，为中国共产党在山西创建抗日根据地准备了干部条件。（370001）

夏季　中华苏维埃共和国临时中央政府西北办事处群众文化教育委员会公布《关于群众的文化教育建设草案》。指出目前党的中心任务是争取全国一致抗日战争和全国一致民主政治，首先在自己直接领导的陕甘宁特区建立民主抗日的模范。主要工作之一是把广大群众从文盲中解放出来，普遍地进行普及教育，使每个特区人民都有受教育的机会，扫除一切教育上的垄断和畸形发展。普及教育是目前的中心口号之一。实施民族解放和民主政治，为民众教育的中心内容。在一定时期（大约若干年）普及最低限度（规定课程标准）的教育于40岁以下成年及青年男女及14岁以下7岁以上的男女儿童。为此，小学校应免收教育费、书籍费，中等以上学校免收学膳费，使学生不致因生活问题妨碍学习。同时使已在社会上服务的人员得以暂时抛弃谋生职业，学习更高的学问。还提出补习教育实施方案，指出补习教育的组织有夜校、冬学、巡回训练班、识字促进会和识字组，基本课程有文化课、政治课、自然课和社会课。（370002）

冬季　陕甘宁边区教育厅印发《冬学须知》。分为5个部分：为什么要办冬学，怎样办冬学，各级教育科的工作，本年冬学须知，总结。指出在抗战动员中，应使冬学成为开展社会教育、消灭文盲、普及教育的有力工具之一。冬学的对象应是失学的青年和成年。要运用民主的方法，发动群众来组织冬学，避免使用包办或强迫命令的方式办冬学。本年冬天，陕甘宁根据地再次进行了冬学运动，共计开办冬学382处，有1万人参加冬学学习。（370003）

冬季　延安新文字研究会成立。毛泽东出席成立大会并发表讲话，表示赞成新文字：汉字太难，不容易大众化。古人说，十八般兵器样样都会……会汉字的人如果再会拉丁化新文字，岂不多了种兵器，又多了一种本领吗？（370004）

冬季　延安国防科学社成立。参加国防科学社的是在延安的科学家和科普工作者，其中有高士其、董纯才、陈康白、周建南、华寿俊等十多人。主要活动是学习恩格斯撰写的《自然辩证法》，研究国防科学和进行科学普及工作，试验自己制造肥皂，旨在为陕甘宁边区解决一些物资困难的问题。（370005）

本年　中共中央党校开办民族班。是中国共产党比较正规地培养少数民族干部的开端。参加这个民族班学习的有天宝、扎喜旺徐、孟特尔等同志。1939年7月，中央党校成立回族班，学员51人，马青年担任班主任。（370006）

同年　陕甘宁边区政府教育厅开始编写小学教材。为了使教育和政治、抗战联系起来，为抗战服务，提出教材“抗日化”口号，一方面增加抗日内容的比重，另一方面编排上适应战时环境。到1940年上半年，编印初小教材9种（国语、算术、常识各2种，劳作、图画、唱歌各1种）共29册，每册印制数量最多1万本；高小教材和补充读物9种（国语、历史、地理、自然、政治各1种，算术2种，国语补充教材2种）共20册，每册印1000～1500本，基本满足边区小学教学需要。（370007）

1938年

1月 3801

1日　对部分抗大同学反映的在校学习时间太短等问题，毛泽东答复说，我们应该“学习一个方向，学习一个作风”。抗大现设科目是针对目前需要的，这是把理论具体地配合于实践的结晶，时间不许可我们去学习高深的理论，虽然那些理论也是重要的。（380101）

同日　毛泽东参加延安供给工作训练班第1期开学典礼并发表讲话，要求学员克服困难，努力学习，特别是要学好政治，提高思想觉悟。其后，他在该班毕业典礼上讲话指出：供给工作一定要勤俭。供给干部是部队的当家人，一针一线，一分一文都要用之得当。供给干部每天和钱打交道，一切手续都要清清楚楚，不能有丝毫马虎。（380102）

5日　中共闽浙边临时省委创办闽浙边抗日救亡干部学校。设在平阳山门，其任务是培养抗日救国的军事政治干部人才。校长由闽浙军区司令员粟裕兼任，副校长何畏，教务长黄耕夫。有学员200多人，多数是温州一带中学生。集体听大课，组织讨论和分散自学。粟裕主讲游击战争，孙克定、林国挺主讲哲学，何畏主讲抗日民族统一战线，张忍之主讲政治经济学，宿士平主讲农村经济，陈雨立主讲工人运动，连珍讲民族先锋队工作。还设置了军事课，进行军事训练。由于经费困难，只办了1期，3月停办。学员多数参加新四军，部分学员参加地方抗日救国工作。（380103）

10日　晋察冀边区军政民代表大会在河北阜平县城第一完全小学召开。历时6天，到会代表146人，选举产生晋察冀边区临时行政委员会，宋劭文为主任委员，正式成立晋察冀边区政府。不久，晋察冀边区临时行政委员会取消“临时”二字，下设教育处，刘奠基任处长，设秘书、学校教育、社会教育、编审等科。大会通过《文化教育决议案》，规定边区文化教育基本原则：（一）发挥高度的民族精神，加强抗战力量；（二）培养健全的军事政治干部，领导抗战；（三）造就专门技术人才，建立抗战时期各项事业；（四）培养热烈的新青年，扩大民族革命的基础势力；（五）提高一般民众的文化水准，并增进健康。还对各项教育工作提出具体的要求：在学校教育方面，要恢复乡（村）镇的初级小学和高级小学，编订各种救亡读物和教材，检定小学教师，筹划教育经费，改变学生生活及课程编制；在民众教育方面，要普遍设立民众教育机关，加紧民众宣传，提高民众娱乐及健康，扩大干部教育，举办特种技术人才训练等。（380104）

同日 上海出版的《抗战政治工作纲领》收入周恩来《抗战军队的政治工作》一文。文章指出，革命的政治工作是民族革命的生命线。改造军队最重要的一环，就是建立革命的政治工作制度。军队内部方面，目前需要做的：向每个部队的全体官兵实施革命的政治教育；努力注意改善士兵的待遇与生活；建立革命军队自觉的革命风纪；保障军事指挥员在军事行政上命令的贯彻执行；全体政治工作人员以身作则的模范作用。地方居民方面，目前迫切需要做的：保护人民利益，使军民打成一片；组织人民，武装人民；发动人民肃清汉奸。强调全国一切抗战的武装部队，迫切需要以最大决心迅速实行革命的政治工作，才能争取抗战的最后胜利。（380105）

12日 八路军总政治部副主任邓小平撰写《动员新兵及新兵政治工作》。指出在征兵工作中，应着眼于宣传、教育、组织、影响等动员民众的方式。在军队中，固然严格纪律与合理的统御是必需的，但是不够的，还要求政治工作的配合。不仅要武装战士的手足，尤其重要的是武装战士的头脑。政治工作在巩固新战士与提高其战斗力上，是应该而且能够发挥其极大作用的。该文后来发表在国民革命军十八集团军总政治部出版的《前线周刊》第3、4期合刊上。（380106）

13日 毛泽东在陕北公学做关于时局的几个问题讲话。指出中国抵抗日本侵略者的办法，应以运动战为主，游击战、阵地战为辅。应该普遍地发展游击战，游击战使敌人灭亡不了中国。和是没有出路的。困难虽然多得很，但进步是会到来的，因为战争能够改变一切，改变人，改变全国不良状况。世界上没有比战争更大的能够改变人的力量。（380107）

15日 陕甘宁边区政府教育厅创办延安干部子弟小学。设在延安孤魂沟，校务主任吴燕生。不久，鲁迅师范附小10多个干部子弟转入该校学习。4月，边区政府教育厅将该校与延安市完全小学合并，校名改为“鲁迅小学”，李飘萍任校长，学生100多人。8、9月间，因日本飞机经常侵扰延安，鲁迅小学与陕甘宁边区中学合并，成为边中小学部。10月随陕甘宁边区中学撤离延安，到安塞县吊儿沟办学。不久，并入陕甘宁边区儿童保育院，成为该院小学部。1939年2月，搬迁到安塞县白家坪单独建校，称“保育小学”，简称“保小”，郭青为校务主任，学生300多人。解放战争时期，保小与抗小合并，改称“第一保育小学”。不久，第一保育小学分为两路。一路迁到绥德，过黄河再迁山西。1949年西安解放后，此路师生进入西安，改名为“西北保育小学”（后改称“西安市第一保育小学”）。另一路在解放战争时期过黄河进入晋察冀边区，与光明小学合并，成立华北育才小学。1950年进入北京，改称“北京育才小学”。（380108）

29日 陕甘宁边区各界抗敌后援会在延安举行成立大会。推举毛齐华、成仿吾、艾思奇、沙可夫、谭政等21人为执行委员，一致通过并公布抗敌后援会的章程和宣言。不久，抗敌后援会召开第一次执行委员会，推选毛齐华为抗敌后援会主任。1943年，边区抗敌后援会更名为“陕甘宁边区抗敌救国联合会”。（380109）

30日 陕北公学第2期举行毕业典礼。毛泽东给毕业生题词：“勇敢向前，牺牲一切，为着驱逐日寇，解放中国而斗争！”（380110）

本月 新四军教导队在南昌成立。赵希仲任队长。设军事队和政治队。4月扩充为教导营，随军部进驻皖南岩寺。营长由刘世湘担任，下辖3个学员队。9月，扩充为教导总队，新四军副参谋长周子昆兼任总队长，新四军政治部主任袁国平兼任政委，冯达飞任教育长，余立金任政治处主任，移驻皖南泾县中村。教导总队是抗大性质的学校，旨在为新四军培养抗日军政干部。在皖南事变中，教导总队（当时改编为教导团）师生英勇战斗，大部分同志壮烈牺牲，一部分人被俘，只有余立金等少数人突出重围，到达苏北抗日根据地。（380111）

同月 晋察冀军区军政干部学校在河北省阜平县东庄举行开学典礼。校长孙毅。其任务是为部队培养连级干部。晋察冀军区司令员聂荣臻勉励学员们要刻苦学习，苦练杀敌本领，胜利完成学习任务。课程分政治、军事两大类。军事课从实际出发，课堂联系战场，学用结合，从单人教练、射击、投弹、刺杀到连以下基本战术、战斗动作、游击战术和夜间战斗，最后是综合性练习。每期临毕业进行1周左右的野营、实战演习。政治课讲授与讨论紧密结合，强调理论联系实际，主要讲战时政治工作、群运工作、政治经济学、社会发展史、哲学以及各项基本政策。该校和军区机关相距较近，主要政治学科均由军区机关首长兼任。如中共中央北方分局书记彭真讲中国近代史，边区政府党委书记黄敬讲政治经济学，《抗战报》主编邓拓讲哲学，军区政治部主任舒同、宣传部部长潘自力讲群众运动和各种基本政策。共办3期，每期约4个月。（380112）

同月 晋察冀军区卫生部在山西省五台县河北村开办卫生训练队。由军区卫生部领导。最初护士班30名，调剂班15名，学习时间分别是3个月和6个月。7月招收军医班学员37名，学习期限为10个月。（380113）

同月 从事乡村改造工作的著名教育家梁漱溟来延安访问。毛泽东多次与他谈话，指出中国的前途大可不必悲观，应该非常乐观。最终中国必胜，日本必败，只能是这个结局，别的可能性不存在。还指出，梁漱溟在《乡村建设理论》一书中提出的解决中国问题的政治主张，是走改良主义的道路，不是革命的道路。改良主义解决不了中国的问题，中国的社会需要彻底的革命。（380114）

2月 3802

5日 延安《新中华报》发表《青年是文教战线上的尖兵，普及教育突击年总结》。文章指出，在西北青年救国会倡议下，从1937年5月到12月进行的普及教育突击年中，动员了6万以上的青年儿童加入文化战线，边区青年文化水平大大地提高了，为消灭青年文盲打下了扎实的基础。（380201）

14日 晋察冀边区临时行政委员会发出通令，规定本区域内小学开学办法数条。规定凡不直接遭受敌人炮火威胁地域的小学校，应在2月21日以前开学上课。小学学生不分性别，男女兼收，一律免除学费。教师由各校自行选聘，教职员薪金以能维持最低生活费为准，暂定每年自60元起，最多不超过120元。学校经费均以合理负担办法自筹为原则。学校经费，县立由县负责，乡立由乡负责。（380202）

18日 刘少奇拟定《工会工作大纲》。指出，教育工人群众是工会主要任务之一。为了培养大批工会干部，开办各种训练班是必要的。工会应选择最好的工人参加各种军政学校训练班。工会要在工人多的地方及城市中创办工人学校、补习班、夜校、俱乐部及体育会等，在农村中成立工人、雇农的识字组、训练班，或附属在民众学校中，提高工人的文化水平及开展娱乐活动。应该出版工人的报纸、书籍、小册子和印传单等来教育工人，鼓励工人。工人子弟学校在工人多的地方应该创办。这一切宣传教育工作的目的，在于提高工人参战的积极性，以及使工人了解自己的地位、责任与出路。（380203）

22日 毛泽东为陕北公学第六、七、八、九、十队学员毕业题词："为战胜日本解放中国而奋斗到底。"（380204）

25日 《新中华报》发表成仿吾《中国教育的危机与出路》。文章指出，在中国教育面临危机的时候，只有少数地区用了短期训练班等新的教育形式发展了抗战教育。号召边区的教育工作同志加倍努力，争取做抗战教育的模范，并在抗战中建立起革命的三民主义教育。（380205）

本月 毛泽东、周恩来、林伯渠、徐特立、成仿吾、艾思奇、周扬等联名发出《鲁迅艺术学院创立缘起》。指出，艺术是宣传、鼓动与组织群众的最有力的武器，艺术工作者对于目前抗战是不可缺少的力量，培养抗战的文艺工作干部，在目前已是不容稍缓的工作。因此决定创立这所艺术学院，并且以已故的中国最大的文豪鲁迅先生为名。这不仅为了纪念这位伟大的导师，并且表示要向着他所开辟的道路大踏步前进。鲁迅艺术学院开始筹建。(380206)

同月 山西辽县创办国难教育联合学校。辽县抗日县长欧阳景荣兼任校长，李棣华任副校长。学生100余名，分编为师范、中学、高小3部，开设政治课、军事课、文化课。5月，师范部和中学部学生全部毕业，分配各种抗日工作。不久，该校停办。(380207)

3月 /3803

1日 成仿吾撰写《半年来的陕北公学》。文章说，陕北公学半年来把1000多个热情的青年在思想上武装起来，分发到各个方面工作去了。他们初来时，入学测验的政治问答许多人是不及格的，毕业时多数人得90多分。在培养民主精神与锻炼集体生活习惯方面，很多"少爷"与"小姐"是带着浓厚的小资产阶级的习气来的。一两个月中间过惯了集体生活，紧张起来了，能够吃苦了。没有劳动过的肯劳动了，能够在风雨中学习与劳动，能够上山下岭，能够很愉快地进厨房服务了。总之，在很短时间内，陕北公学给了学员充分的革命理论与精神，加强了他们的工作能力，养成了吃苦耐劳的作风，提高了他们的民族自信心。希望大家明白地认识：战时教育是可能的，战时教育是特别重要的，战时教育是可以这样实施的。(380301)

5日 抗大第3期学员成立"抗大同学会"，选举蒋进图、柏克等为负责人。毛泽东为抗大同学会题词："坚定不移的政治方向，艰苦奋斗的工作作风，加上机动灵活的战略战术，便一定能够驱逐日本帝国主义，建立自由解放的新中国。"这段话后来写入《抗大组织条令》，被确定为抗大的教育方针。与此同时，抗大学员还成立"抗大同学劝募会"，为帮助抗大发展慷慨解囊。(380302)

6日 陕甘宁边区政府教育厅发布《抗战时期小学应该注意的几个工作》通告。要求各地小学配合抗战动员，适应战时的环境和需要，更具体更紧张地把应教的课、应做的工作推动起来。提出：(一)学校军事化。除加强日常游戏体操外，要实习游击战术，行动军事化，锻炼爬山野战，加强团体纪律，教学劳动化。(二)实行课程重心转移。应注意到统一战线和抗战政治的教育，及防空防毒、反汉奸等目前迫切需要的常识。(三)在课外活动方面，动员学生参加抗战动员工作。除要求学生参加当地少先队外，还要求教员做自卫军、少先队的文化政治教员，学生在群众教育中要当"小先生"。每星期六全体学生要

实行优待抗属，学校应负动员春耕配备的责任。同时可以种些瓜菜，解决教师和学生的生活问题。（380303）

10日 毛泽东为陕北公学出版的《援助陕公》题词："陕北公学是属于中华民族的，因为他为着抗日救亡而设，因为他收纳了全国乃至海外华侨的优秀儿女。维持这个学校的责任，我以为也应是全国乃至海外华侨和一切爱国人士的。因为这个学校并无任何公私财政基础，教员学生们都只吃小米饭，而且不能经常吃。"（380304）

15日 中共中央发出《关于大量发展党员的决议》。提出要大胆地向积极的工人、雇农、城市中与乡村中革命的青年学生、知识分子，以及坚决的勇敢的下级官兵开门，把发展党的注意力放在吸收抗战中新的积极分子与扩大党的无产阶级基础之上。要特别注意在战区、在前线上大量地吸收新党员。（380305）

19日 毛泽东在抗大第4期第五大队开学典礼发表讲话。指出在抗大要学习打仗，也要学习政治，更着重于军事。政治是管着军事的，二者又要统一地配合起来。在抗大要学到正确的政治方向、艰苦奋斗的革命作风和灵活机动的战略战术。（380306）

27日 安吴青训班学员进行野营演习。演习为期1周。演习路线，从安吴堡出发到淳化，再从淳化到耀县，然后回到安吴堡。第1阶段演习与敌人打遭遇战，第2阶段演习做民运工作。这是青训班教育计划的一部分，目的是在实践中学习深入农村做宣传群众、组织群众、武装群众的工作。许多学员表示，这次演习要比课堂学习半年强。（380307）

本月 中共河南省委军事部部长、新四军留守处主任彭雪枫在河南省确山县竹沟村创办军政教导队。共办2期，每期学员400人左右。设军事课和政治课，专职教员都是从延安抗大分配来的，给教导队带来了延安抗大的优良作风。1938年6月，中共河南省委迁到竹沟后，又在此地开办了1个党员干部训练班（对外称新兵队），训练河南全省党支部书记以上的县区干部。这个党训班共办3期，每期3个月，共训练了1000多名党员干部。还办了2期青年训练班，每期1个月，训练了200余名干部。此外，还开办了电台、机要、卫生、司号、供给等各种训练班。到1939年，党在竹沟通过各种形式培训了3000多名抗日干部。（380308）

同月 安吴青训班设立职工队。招收有志抗日的青年工作者进行训练，训练目标是在最短期内给予学员各种最低程度的战时军事政治训练，使学员结业后能够从事抗日救亡工作。年底，职工队改属抗大二大队领导。（380309）

4月 3804

1日 毛泽东出席陕北公学第2期开学典礼并发表讲话。指出共产党之所以被人们信仰，是因为它的政治方向代表了全中国绝大多数人的意愿，它的工作作风继承了中华民族的光荣传统。他在讲话中表示要送给陕北公学同学两件礼物，第一件是坚定不移的政治方向，第二件是艰苦奋斗的工作作风，并表扬成仿吾就是有艰苦奋斗作风的人。（380401）

10日 鲁迅艺术学院（简称“鲁艺”）在延安隆重举行成立典礼大会。沙可夫报告了学校创建的经过。毛泽东发表讲话指出：在十年内战时期，革命的文艺可以分为“亭子间”和“山上”两种方式。亭子间的人弄出来的东西有时不大好吃，山顶上的人弄出来的东西有时不大好看。既然是艺术，就要又好看又好吃，不切实、不好吃是不好的，这不是功利主义而是现实意义。抗日战争使这两部分人会合了，彼此都应当去掉自大主义。要在民族解放的大时代去发展广大的艺术运动，在抗日民族统一战线的指导下，实现文学艺术在今天中国的使命和作用。鲁艺直属中共中央文委领导，院务委员会由沙可夫、周扬、朱光、李伯钊、艾思奇、徐以新、吕骥、张庚组成。沙可夫任副院长，主持工作。教育方针是以马列主义的理论与立场，在中国新文艺运动的历史基础上，建设中华民族新时代的文艺理论与实际，训练适合于今天抗战需要的大批艺术干部，团结与培养新时代的艺术人才，使鲁艺成为实现中共文艺政策的堡垒与核心。建院初期，设戏剧、音乐、美术3个系。学制最初定为9个月。课程分为必修、专修、选修3种。3月14日开始上课。（380402）

同日 晋察冀边区行政委员会发出《关于中心小学校任务及办法的指示信》。要求各县将相邻几处小学校编成一个单位，择校址适中、规模较大、办理较好的一校，定名为“中心小学校”。中心小学校对于其他学校的关系，仅是在研究问题共同活动中起着模范的作用。县区政府对中心小学应该加强领导，使其成为其他学校的实际领导者。同时，中心小学本身应该注意：（一）在教学管理方面，努力适应现在的需要。（二）在领导儿童组织及活动上，其能实行的，尽量施行。如组织儿童团、歌咏队、服务团等，实行“小先生”制。（三）除了学校工作，还要帮助社会教育的进行。并要求，中心小学教职员和其他学校教职员每月集会一次，遇有偶发事件，可由中心小学通知本学区学校开会讨论。中心小学还应组织本学区学校定期检阅、举行学科比赛和推进社会教育。中心小学与所影响的学校，至多不要超过15里路。（380403）

11日 陕甘宁边区国防教育会在延安召开第一次代表大会。开幕式上，毛泽东发表讲话指出：我们的民族是一个缺乏教育的民族，但抗战已大大地改变了中国人。这是几十年的教育所不能成功的。如果抗战再坚持下去，就会造成千百万的新人。我想，今天在座诸君一定可以看到由这些新人所组织起来的独立自由和幸福的新中国之实现。抗战对我们既有这样大的协助，那么，我们就应该用全力来应付抗战，用教育来支持抗战。目前的抗战是规定一切的东西，我们的教育也要听抗战的命令，这就叫作抗战教育。抗战教育不是强迫的，而是自觉的。它依靠着群众或学生的学习热忱和教育干部的积极性，并且需要把教育者和被教育者亲密地联系起来。国防教育的任务是教育和训练全国人民参加抗战，求得民族解放。大会通过了决议案，其要点：（一）推广妇女教育；（二）普遍成立新文字促进会；（三）创办国防教育定期刊物；（四）普遍成立文化合作社；（五）改良小学教师生活；（六）组织教育巡视团。选举产生国防教育研究会第一届执行委员会，推举成仿吾、邵式平、罗瑞卿、周扬等11人为常务委员。（380404）

15日　延安《新中华报》发表毛泽东为西北青年救国联合会成立1周年题词："青年是抗日战争的生力军，目前青年团体的任务是团结全国一切阶层的青年男女，大批地走上抗日战争的战场去，充实正规军的战斗力，发展广泛的游击战争。在后方的青年人，也是一切为着战争胜利而工作。中国的解放主要依靠青年人。"（380405）

16日　抗日军政大学第4期在延安开学。罗瑞卿副校长负责全面工作，张际春任政治部主任，许光达任教育长。学员5562人，其中有八路军、新四军和白区地下党派来的干部907人；知识分子4655人，占全校学员总数的83%；其中有女学员600多人，成立1个女生大队。这是抗大规模空前发展的一期。毛泽东题词："学好本领，好上前线去。"指示抗大把为前线培养知识青年干部作为这一期的中心任务。为了加强基本建设，抗大制定《抗大组织条令》，明确抗大的性质和任务："本校在中国共产党的领导下，为实施国防教育，创造具有高度民族意识的忠于国家民族与社会解放事业的抗日军政干部，争取抗战胜利及实现民族独立、民权自由、民生幸福的新中国而奋斗。"规定了抗大的教育方针、教育方法及教授的主要课程。学校在培养教育青年知识分子干部过程中，总结出"依靠老干部为骨干，团结教育新干部"及"知识分子工农化，工农分子知识化"等一系列行之有效的经验。本期学员多数于1938年底陆续毕业。4000多名知识分子学员，入校时只有530名共产党员，毕业时，共产党员增加到3204名。（380406）

25日　陕甘宁边区《战时教育》第2卷第9期刊登吕良《边区的社会教育》。文章说，在抗战急需的形势下，社会教育成为目前战争动员中挺要紧的工作。陕甘宁边区社会教育的形式有识字小组、夜校、半日校、数日校、俱乐部、新文字、戏剧和冬学运动。由于经费困难，物资缺乏，所以没有黑板就用大石板、墙壁代替，没有粉笔就用白黏土、木炭代替，没有纸笔就用沙盘、土盘代替，没有桌凳就用砖头、石块代替，没有课本就用纸条儿抄写。为了解决师资困难，采用互教互学的办法，“会的去教人，不会的跟人学”，还采用“小先生”“大先生”和流动教学的办法开展社会教育。（380407）

27日 五台山蒙藏同乡会为巩固与扩大抗日民族统一战线，加强抗日力量，粉碎日寇“以华制华”的阴谋，在五台山举办喇嘛训练班。青黄两庙480多名僧人轮流参加学习和训练。训练科目有日本对华政策，抗日民族统一战线，民族自卫战，汉族、满族、蒙古族、回族、藏族的关系等7种。负责训练和授课者为佛教、救国同盟会、晋察冀边区行政委员会及群众团体负责人。训练期满，学员分赴内蒙古、西藏各地进行抗日宣传工作。（380408）

28日 毛泽东在鲁迅艺术学院做题为“怎样做艺术家”的讲演。指出艺术作品要有内容，要适合时代的要求、大众的要求。鲁迅艺术学院要造就具有远大的理想、丰富的斗争经验和良好的艺术技巧的一派艺术工作者，这3个条件缺少任何一个便不能成为伟大的艺术家。青年艺术工作者应到大千世界中去，到实际斗争中去，使艺术作品具有充实的内容。（380409）

本月 陕甘宁边区鲁迅师范140多名师生从延长迁至关中分区的新正县马家堡继续办学。林迪生任校长。招收新生100余人，将具有高小以上文化程度的学生编为师范一、二班，6个月毕业。将具有初小文化程度的学生编为预备班，学习2年后升入师范班。不久，将20多名文化程度较高的学生抽调出来，经过1个多月培训，分配至关中分区和庆环分区各县从事教育工作，受到当地政府热烈欢迎。7月，又招生100余名，编为师范三、四班。8月，受关中专署第三科委托，举办暑期小学教师训练班，为新正、新宁、赤水等县培训小学教师。1939年1月，该校由马家堡迁址赵庄，又招收新生，编为师范五、六班；开办了高级师范班，培养高小师资及县区教育行政干部。1939年6月，陕甘宁边区政府决定，将该校并入新成立的陕甘宁边区师范学校。（380410）

同月 毛泽东为延安鲁迅小学题词：“学习之后，就要工作，工作之中还要学习。学习与工作，都是为着一个总的目的——打倒帝国主义及其跟随势力，建立自由平等的新中国与新世界。”（380411）

同月 晋察冀边区行政委员会颁发《抗战时期小学校救亡中心训练周训练条目及应注意事项》。列出小学校救亡中心举办的训练周：统一战线周、抗战周、春耕运动周、锄奸周、自卫周、防空周、服务周、慰劳周。并指出，进行训练时，切莫忘记训练对象是儿童，一切方法都应该活用，避免固执呆板、减少效力。每周训练教员应将训练条目详细解释，随时随地注意儿童的活动，并以身作则。各种教材应和训练条目进行联络，以便儿童对训练条目有更深刻的了解。每周的训练条目各校可以斟酌添加，训练周可以配合当地实际活动排列。（380412）

同月 陕甘宁边区政府教育厅在延安召开第一次各县第三科科长联席会议。会议讨论了学校教育、社会教育和建立健全教育行政领导问题。会议通过的决议案提出，要保证原有的小学一律开学，除动员原有的学生到校外，凡不够20个学生的小学要竭力动员，把学生扩大到20个以上。小学要建立统一的课程和课外活动项目，要统一教材，改良教学法与管理法。各县要增加小学校和小学生的数目，要建立模范小学和高级小学。在社会教育方面，要切实整理和充实原有的识字组，继续增加新的识字组。在小学附近、区政府附近、县政府附近建立模范识字组，由小学教员和区县干部负责模范识字组工作。要在人口比较稠密的城市和乡村建立夜校，每个夜校人数至少应在10名以上。小学应尽可能地附设半日校，招收生活困难的学生半日劳动，半日学习。要在城市和较大的乡村设立俱乐部，并且使俱乐部工作充实起来。要在小学特别是模范小学和高小训练“小先生”，要求“小先生”在3个月内教会3个男学生或2个女学生认会100个字。在教育行政方面，要求健全教育行政机构，努力征集学款，建立会计制度，把预算和实支实报办法制度化。（380413）

同月 晋察冀边区行政委员会颁布《小学教师检定办法》。规定无论现任和原任小学教师均需接受检定，检定分无试验检定和试验检定两种。具有下列资格之一者，可受无试验检定：师范大学或其他大学教育学系毕业者；旧制完全师范及现制师范学校毕业者；简易师范乡村师范及师范讲习所毕业者；高中毕业，在教育界工作2年以上者；初中毕业，在教育界工作3年以上者；事变后曾受短期教师训练合格者。受试验检定者包括：初中毕业者；高级小学毕业，在教育界服务3年以上者；在教育界服务3年以上确有成绩者；曾参加救亡工作确有成绩者。试验科目包括政治常识、国文、算术、口试，均分足60分者为及格。试验合格教师，各县颁给《小学教师许可证》，造册呈报边区教育处备案。未取得许可证者，一律停用。（380414）

同月 中共中央北方分局党校在五台县海惠庵正式开学。对外称“农民干部学校”。校长由北方分局组织部部长赵振声（李葆华）兼任。学员来自晋察冀边区各分区。第1期300多人，分为3个班。设置科目有党的建设、统一战线、中国革命近代史、联共（布）党史、抗日游击战争的战略战术等。该校为晋察冀边区培养了一大批党政军领导干部，1948年停办。（380415）

同月 以“华干”学员为基础，组建太行南区游击队。由刘子超担任司令员，顾大川为党的工委书记、政治部长，孟夫唐为司令部秘书长。太行南区游击队成立后，派出多个工作团到豫北各县发展武装和收集武器，很快组成5个支队，支队长和支队政委几乎都是“华干”学员。（380416）

5月 3805

1日 中共晋冀豫省委机关报《中国人报》创刊。7月，牺盟会长治中心区机关报《战斗报》创刊（1939年改称《黄河日报》）。1939年元旦，中共中央北方局主办的《新华日报》在太行区创刊。到1940年，在晋冀豫区出版发行的报刊还有《太岳日报》、《人民报》、《冀西公报》、《中国人》（周刊）、《太行工人》、《太行农民》、《太岳农民》、《青年与儿童》、《青年通讯》、《妇女知识》、《太岳妇女》等。（380501）

5日 中共中央在延安创办马列学院。是中国共产党创办的第一所学习和研究马克思主义理论的干部学校，其任务主要是培养理论工作干部和宣传工作干部。张闻天兼任院长，副院长王学文。学员一般都有较高的文化水平，且从事过实际工作。开设课程有政治经济学、哲学、马列主义基本问题、党的建设、中国现代革命运动史、西洋革命史等。1941年5月，马列学院改组为马列研究院。不久，又改名为“中央研究院”。（380502）

同日 中共中央做出《关于组织青年工作委员会的决定》。指出，为了发展全国青年运动与集中统一党领导下的各个青年群众团体，县以上各级地方党部直至中央，成立青年工作委员会。青委内至少有一个不兼别的工作而专做青年工作的人。同时，吸收青年团中的负责党员参加青委，隶属同级党部领导。上级青委对下级青委应给以经常的指导，下级青委应向上级党委及青委做工作报告。各地党部应把青年工作当作主要工作之一。（380503）

8日 陕甘宁边区机关托儿所制定《托儿所章程》。规定托儿所以保育边区各机关、学校脱离生产或尚在学习的妇女干部的男女小孩为宗旨。并对托儿所工作人员的任命、职权和保育员、医生、入托对象、入托手续以及经费等事项做了详细规定。（380504）

15日 陕甘宁边区政府和八路军后方留守处颁发《布告》。宣布：“凡在国内和平开始时已经建立及在其后按照抗日民族统一战线原则实行改进和发展的军事、政治、经济、文化等组织及其他民众团体，本府本处当保护其活动，促进其发展，制止一切阴谋破坏之行为。”（380505）

21日 毛泽东出席抗大对第3期教学进行总结的干部会议并讲话。指出教员是教育干部的干部，下决心当教员，办好抗大，十分重要。强调编写游击战、战略、战术、政治工作等教材。他说：十年来的战争经验，我们在军事上形成了路线，但见之于文字的却不多。过去对战略比较忽略，现在我们提倡写书，提高战略空气。（380506）

25日 中共中央发出指示，提出徐州失守后，鄂豫皖苏应以游击战争为中心任务，要求动员鄂豫皖苏四省籍民先队员回乡组织游击战争。动员他们回去时，首先应把党员和民

先中的积极分子组成骨干，不致其群龙无首。回乡民先队员应在当地党的领导之下开展工作。（380507）

本月 胶东成立国防教育委员会。由中共胶东特委领导，以李国屏等为负责人。其任务是宣传中国共产党的抗日主张，实施国防教育方针，发动与组织教师抗日救国会，举办国防教育训练班，编写国防教育课本。（380508）

同月 在晋东南沁县西林村，八路军总部为决死一纵队开办连以上干部训练班。设军事课程和政治课程，讲授游击战术、步兵战斗条令和抗日民族统一战线、抗日根据地政策法令。先后办了2期，每期3个月。朱德、彭德怀、左权等八路军首长为训练班讲课。该训练班被称为“西林整军”。此后，还举办了情报、通讯、宣传、敌工、锄奸保卫、卫生医务等各种训练班。1939年，薄一波主持开办决死一纵队团以上干部哲学训练班。1940年春，决死一纵队开办长期性教导大队，轮训军政干部。（380509）

同月 长沙播种社将徐特立在湘期间12篇演讲稿和文章汇编成书，取名《抗战中的政治问题——徐特立先生论文集》，出版发行。（380510）

同月 晋察冀边区在五台山成立蒙藏学校。多数学生为成年人，由于文化程度过低，该校为小学性质。经费由政府负担。课程以抗战内容为主，蒙古文、藏文、汉文同时学习。不久，扩充为蒙藏学院。（380511）

6月 3806

1日 为了纪念抗日军政大学成立2周年，罗瑞卿撰写《“抗大”的过去和现在》。文章回顾了抗大办学经过，指出经过两年苦斗，抗大已经培养3000多个忠于革命的、坚强的领导骨干，得到许多宝贵的教育工作经验，组织机构更强化起来。以上这些，决定了抗大能够更有力量担负起时代给予它的更艰巨、更伟大的使命。该文刊载在《解放》第48期。（380601）

2日 晋察冀边区行政委员会发布《小学教师短期训练办法》。规定：（一）短期训练班招收热心救亡并对教育有兴趣者。（二）参加训练人员须是现任教师，或曾受中等以上学校教育者，或高小毕业曾在教育界服务1年以上成绩优良者，或曾有关于教育著述者。（三）受训时间定为2星期或4星期。（四）训练科目暂定为：小学教学法及小学生训练问题，抗战形势及我们的任务，统一战线，政治常识，民众教育，军事学，救亡歌曲和各县认为应添之课。（五）训练班讲师由各县就近聘请对于前列各科有研究者充任。（六）训练期间日常生活采用军事化严格训练。（七）受训人员的费用，除膳宿由县政府供给外，其余概归自备。（八）训练期满，经严格考核，精神、学历均及格者，发给证明书，充任小学教师。边区行政委员会在致各县县长函中还指出：应指定程度不佳的教师参加短期训练；教师缺乏若干，补充若干，不必尽量招收；本年麦假秋假均令停放，参训教师走后学校以不停课为原则；训练时间由各县自定；所需经费先由该县造具预算，送边区政府核准。（380602）

10日　延安《新中华报》开辟《国防教育》栏目。由陕甘宁边区国防教育会主办，其任务是交换、整理开展国防教育的经验，并把这些经验整理成为系统的知识，以帮助各地的教师和教育工作人员解决当前教育工作中出现的具体问题。（380603）

14日　毛泽东会见中华平民教育促进会派来延安参观的堵述初。他从平民教育工作谈到政治问题，指出：政治是最基本的、最主要的。平教工作的大规模发展，必须有为平民的政治，一切推行的方法，还在其次。政治的问题主要是对人民的态度，看你是想和老百姓做朋友还是要站在老百姓的头上压迫他们。只要和他们接近，和他们打成一片，他们自然相信你。现在边区所实行的，就是这种民主政治。在抗战期中我们发动广大农民的积极性，那何愁没有人上前线，何愁没有钱抗战！（380604）

15日　陕甘宁边区政府教育厅发出《关于社会教育工作问题的指示信》。信中批评了轻视社会教育现象，要求各级教育干部对社会教育重视起来，各县第三科要发动和依靠小学教员、小学生、工作人员、识字的人等的力量来推动社会教育工作。规定发动小学校负责领导2个识字小组，发动区政府工作人员领导1个识字小组，发动小学生做“小先生”，教人识字（每校至少训练“小先生”2个）。同时，县第三科要经常抓紧巡视、督促和指导工作。同日，边区政府教育厅还发出《关于开办社会教育干部训练班的通知》，要求各县暑假期间选送1名干部到边区政府教育厅举办的社会教育干部训练班接受训练，训练期满经考察合格者，可回原县担负社会教育工作。（380605）

17日　晋察冀边区行政委员会发布《师资训练班招生简章》及《各县保送人员选拔办法》。规定师资训练班的宗旨，是造就负责教导儿童领导民众进行现阶段抗战教育的地方干部。不分性别，凡具有初中毕业程度或同等学力、身体健壮、吃苦耐劳者，均有报考资格。考试科目为国文、算术、常识、口试。招收240名（含各县保送140名）。各县可保送3人，最好从县立学校选送。（380606）

同日　加拿大著名外科医生、伟大的国际主义战士诺尔曼·白求恩到达晋察冀军区所在地五台县金刚库村。他在工作中了解到，晋察冀边区医务人员数量严重不足而且技术水平很低，多次提出建立卫生学校，指出建立卫生学校的条件：（一）称职的教员；（二）明确的教学计划；（三）教科书；（四）实习的医院或病房。为了创造办学条件，他在晋察冀

边区做了许多建设性工作。（380607）

29日 延安万余群众在南门外广场集会，热烈欢迎世界学联代表团柯乐曼（法国人）、雅德（女，美国人）、傅路德（英国人）、雷克南（加拿大人）4位代表。他们在延安参观抗日军政大学、中共中央党校、陕北公学、鲁迅艺术学院等学校，抗大赠以“名誉博士”和军服、毕业证书等纪念品。他们还参观了延安的印刷厂、报社等单位，对边区情况有了较深了解，留下很好的印象。（380608）

本月 陕甘宁边区创办《边区儿童》杂志。是陕甘宁边区第一份儿童杂志。毛泽东为其创刊号题词：“儿童们起来，学习做一个自由解放的中国国民，学习从日本帝国主义压迫下争取自由解放的方法，把自己变成新时代的主人翁。”（380609）

同月 为了迎接“七七”抗战1周年，抗日军政大学掀起“创造抗战突击队员”革命竞赛运动。运动中，队与队、班与班、个人与个人之间展开热烈的挑战应战，提出“向学习突击，向工作突击，向生活突击”，“突击向前，突击向前，我们要做一个突击队员”的歌声响彻全校。竞赛运动历时1个月，全校涌现520名突击队员和一批模范单位。总结授奖大会，毛泽东亲临讲话，勉励大家再接再厉，争取更大成绩。（380610）

同月 山东抗日军政干部学校成立。由中共苏鲁豫皖边区省委领导。校址在沂水县岸堤村一带，又称“岸堤干校”。校长孙陶林。办学宗旨是根据抗日民族统一战线的最高原则，培养大批抗日军政干部，坚持山东抗日游击战争。第1期招生200余名，设政治、军事、民运3个队。学习期限为1个月，课程与抗大基本相同。共办5期，培养军政干部2400余人。1939年9月，与八路军第一纵队随营学校合并，后并入抗大一分校。（380611）

同月 新四军第一支队政治部在苏南茅山地区创办抗日军政干部训练班，学员80多人。开学第一天，支队长陈毅到训练班讲话，驳斥了“亡国论”和“速胜论”，要求全体学员坚持敌后抗日斗争，积极参加抗日工作。（380612）

7月 /3807

1日 鲁西北抗日游击总司令部政治部在聊城创办抗日政治干部学校。范筑先兼任校长，张郁光任副校长，齐燕铭任教务长。该校成立印刷部，翻印《论持久战》《抗日游击战争的战略问题》《共产党宣言》等书，为宣传中国共产党的路线方针政策，提高当地干部群众的思想政治觉悟起了积极作用。（380701）

2日 毛泽东接见世界学联代表团成员。在回答他们提出的问题时指出：中国青年的任务可以分为一般的和特殊的。一般的任务就是坚持抗战，坚持统一战线，坚持持久战，驱逐日本帝国主义，建立自由平等的民主共和国。特殊的任务就是争取自身的特殊利益，例如改良教育与学习，在学习中有参加救亡运动的权利，有组织学生与青年团体及组织救亡团体的权利，18岁以上的青年有选举权和被选举权，贫苦学生有免费入学权，青年应大批上前线等。他希望世界学联代表团把中国伟大抗日战争的真相带给世界各国的学生与人民，希望大家团结起来，为中国的自由平等而战，为世界的永久和平、永久幸福而战。7月4日，世界学联代表团一行离开延安。（380702）

6日　陕甘宁边区政府教育厅发出指示信，要求各县在暑假期间继续进行社会教育工作。提出原来由小学负责的识字小组统统交给“小先生”负责领导，原由小学领导的夜校交给当地政府工作人员或动员当地识字的人暂为负责，或分派几个“小先生”共同负责，也可把夜校分成几个小组分别领导。半日校学生可转入夜校或识字小组继续学习，学校俱乐部的宣传、盘查等仍要继续进行，俱乐部的组织会仍要存在。（380703）

7日　陕北公学分校师生到达栒邑县看花宫后，正式开学。李维汉兼任分校校长，邵式平任教务长，周纯全任生活指导委员会主任（后改称政治部主任），袁福清任校务部部长。学员分设4个区队（相当于营），每个区队下设4个或5个学员队，学员总数3000人左右。分校成立后，总校仍设在延安，由成仿吾主持。总校主要办高级研究班，为发展抗日教育事业培养师资。此外，陕北公学教师成立中国问题研究室（何干之领导）、政治经济研究室（李凡夫领导）和哲学研究室（陈唯实领导）。研究室除去在教学工作中以老带新、边教边学外，还要边研究边教学，从事许多实际问题的研究，提高政治理论水平和教学能力。（380704）

18日　晋察冀边区行政人员训练班开学。学员70余人，大部分从各县行政人员中抽调，也有愿意做行政工作的青年。学员过着严格的小组生活。小组设有学习组长，负责召集小组会、讨论会；一切问题由小组会和讨论会解决。学员情绪高，成绩好，活泼、严肃、紧张。（380705）

25日　延安小学教师国防教育研究班开班。为了提高小学教师的文化水平和政治水平，陕甘宁边区政府教育厅决定利用暑假期间举办小学教师国防教育研究班。课程有政治常识、民众运动、社会教育和各科教学法。（380706）

本月　冀中区通令各县取缔私塾。提出先从下层详细调查，一经发现，立即取缔。比较进步而且愿意担任小学教员的塾师，送师资训练班受训，训练完毕分配工作。学生则动员进入各村小学读书。到年底，冀中区取缔私塾八九百所。（380707）

同月　晋察冀边区政府在五台县南坪村创办晋察冀边区民族革命中学。校长由阎锡山兼任，副校长由晋察冀边区行政委员会主任宋劭文兼任。招生300人，分普通班、训练班、干训班。因日军大举进攻，于9月停办。11月，晋察冀边区一专区牺盟中心区和一专署在五台县创办民族革命干部训练班，招收学员120名。1939年2月，训练班结束，大部分学员分配至新区做开辟工作。在此基础上，山西省第一行政区民族革命中学创办，校址在五台县侯家庄，招生300余名，校长、副校长由阎锡山、宋劭文分别兼任。1939年4月15日，举行开学典礼，宋劭文致辞，并举行公民誓约仪式。学校属于干部学校性质，培养抗日干部。在校学习实行供给制，要求学生做到思想革命化、行动军事化、学习战斗化。1939年下半年，阎锡山突然派人接收此校，虽遭到全体师生反对，但该校仍被迫解散。（380708）

同月 山西省第三、五行政区创办民族革命中学。第三行政区民族革命中学设在沁县，校长由阎锡山兼任，副校长由第三行政区行政主任薄一波兼任，教务主任王振华和校务主任王玉堂主持校务。第五行政区民族革命中学设在长治，校长由阎锡山兼任，副校长由第五行政区行政主任戎伍胜兼任。这两所学校都是统一战线性质。办学1年，为晋东南抗日根据地培养数百名学生。其中一部分学生成为抗日根据地最早从事文教工作的干部，一部分学生参加山西青年抗日决死一纵队和决死三纵队。（380709）

同月 冀东地区爆发抗日人民大暴动。暴动队伍几天之内扩大到20余万人，其中相当一部分是学校师生。他们组成300多个抗联总队，在暴动领导人和各部队领导干部中，许多是学校教师。此次暴动最后失败，抗日火种却撒在冀东大地，大批爱国师生从此走上抗日斗争前线。（380710）

同月 陕甘宁边区成立战时儿童保育分会。其主要任务是在中共中央领导下，具体指导边区幼儿教育工作。在成立大会上，用民主选举方式选出宋庆龄、何香凝、李德全、邓颖超等13人为名誉理事，丁玲、蔡畅、康克清等17人为理事。在第一次理事会上，选出徐明清、杨芝芳、陈璧如、夏沙等11人为常务理事，负责保育分会日常工作。（380711）

8月 3808

1日 抗日军政大学第4期第一、二大队学员毕业。毛泽东在毕业证书上题词："努力奋斗，再接再厉，光明就在前面。"并在毕业典礼上发表讲话，指出：我们要全国民众团结起来，用团结的力量去打倒日本帝国主义，用团结的力量去建立一个新中国。然而这不是一件短时期的工作，所以我们必须继续努力，以求贯彻。（380801）

3日 晋察冀边区行政委员会颁布《高级小学附设民族革命中学初级班办法》。规定高级小学附设民族革命中学初级班招收学生，以体格健全、意识正确之初中肄业或高小毕业者为限，不分性别，男女兼收。训练目的，旨在培养地方工作干部，使受训者能就其智力体力之所及，尽量参加乡村各种救亡工作，以增强抗战力量。招生名额为每班至少40人。训练科目包括军事、政治、技术和文艺，训练时间最多6个月。学生入学不收学费，其余自备。(380802)

15日 陕甘宁边区政府教育厅颁布《小学法》和《模范小学暂行条例》。《小学法》共20条，规定：边区小学应依照国防教育方针及实施方法发展儿童的身心，培养民族意识及抗战建国所必需的基本知识技能。小学修业期限为5年，前3年为初级小学，后2年为高级小学，合称为完全小学。初级小学得单独设立。完全小学或初级小学办理完善的，呈报为模范小学。小学课程由边区政府规定，教材一律采用边区教育厅编辑或审定的课本及补充读物。县第三科委任小学校长1人，总理校务。校董1～5人，均由当地人民选举，并请县政府发给聘书。学生修业期满，成绩及格，由学校发给毕业证书。《模范小学暂行条例》共7条，规定：模范小学必须以其优良质量，对其他小学起推动作用，树立小学教育中国防教育的模范。并规定了模范小学10条最低标准。还规定，对于模范小学，上级应增加办公费，酌量给予设备费和教具。学期终结检查工作时，成绩优良的酌给奖励，成绩坏的取消其模范资格。(380803)

同日 陕甘宁边区政府教育厅发出《关于扩大与改进小学的决议》。决定下半年小学的扩大和改进应该遵从以下各点着手进行：（一）改进小学质量，是下半年小学教育的中心问题。为此，应争取小学教育正规化，改进教学管理法，切实进行课外活动，充实现有的模范小学。（二）配合着改进小学质量，继续扩大小学的数量。暂时规定每县至少要增加两所小学，延长等县每县要设立一所完全小学，并且要用突击的办法保证完成扩大小学学生的数字。（三）从各方面帮助和领导小学教员。为此，继续提高小学教员的社会地位，改善小学教员的生活，要给好的小学教员以奖励，给行为不正或有不良嗜好的教员以处罚，还要培养新的文化教育干部。（四）加强小学巡视工作，保证下半年巡视到全县的全体小学。(380804)

22日 毛泽东在中央党校发表讲话，强调指出：学校以外是一个大学校。那里的东西多得很，学之不尽，用之不竭。孙中山关于民族民主革命的一套，不是从学校里来的，而是在大学校里学的。马克思的马克思主义也不是从学校里来的，而是在大学校里学的。列宁也是在学校外面创造了列宁主义。学校学习是第一章，出去以后是大规模的学习。要不断地学下去，活到老，学到老。在学校学得了一个方法，出了学校还是学习。在实际斗争中，在工作中，尤其要老老实实当学生。(380805)

本月 在胶东特委领导下，胶东公学在黄县城内旧黄县中学校址筹备成立。校长由黄县县长曹漫之兼任，副校长赵野民。设社会科、师范科、普通科。社会、师范两科的学习期限为4个月，普通科学习期限为半年。第1期招生250多名，社会、师范两科学生

学习3个月，即提前毕业。1939年1月，该校撤出黄县县城，途中并入胶东抗日军政干部学校。（380806）

同月 河北抗战学院在冀中深县开学。由冀中、冀西、冀南合办，院长由著名大学教授、中共党员、冀西民军司令杨秀峰担任。设军政院和民运院。民运院是准军事组织，学员人数占2/3。军政院完全是军事组织，学员人数占1/3。除吸收部分部队干部入院学习外，多数学员是从北平、天津、保定等敌占区前来投考的青年学生。办学总方针是一切为抗战服务，依据学以致用、因材施教原则，用什么学什么。中共冀中区委书记黄敬、军区司令员吕正操、区党委宣传部部长周小舟等多次到学院做报告和指导工作。共办2期，每期3个月，共有2700人参加学习，结业后参加冀中和冀南抗日根据地建设工作。1939年2月，该学院宣布停办。（380807）

同月 晋察冀边区行政委员会发布《边区民族革命中学招生简章》。规定其宗旨是培养抗日青年，造就地方抗日干部。拟招收初中班120名，小学教师班120名。报名者需持县政府或区公署介绍函件，证明其确系意识正确、坚决抗日者。考试科目有国语、算术、政治常识、口试。入校后，由学校供给膳宿，其余自备。在校学习时间，初中班6个月，小学教师班2个月。（380808）

同月 胶东蓬黄掖（蓬莱、黄县、掖县）行政联合办事处发布国防教育章则17种，包括《工学团组织大纲》《小学区组织条例》《鲁迅小学教育方案》《小学教员请假办法》《小学教员奖惩办法》《职工教育条例》《校具保管条例》《乡村俱乐部组织大纲》等。（380809）

同月 东北抗联第一路军成立“少年铁血队”。是一个适应战争需要、培养干部人才的组织。分3个班，共50余名队员。队员一边战斗，一边学习军事和政治。（380810）

同月 南通师范学校在启东县海复镇通师二附小校址复课，称为“通师侨校”。本年3月南通沦陷，由前清状元张謇创办的南通师范学校师生分散撤离，不久设立迁校办事处筹备复校。复校后，该校一直在苏中抗日根据地办学。（380811）

同月 陕甘宁边区政府教育厅印发《边区文化教育状况》。概述陕甘宁边区抗战前的文化教育状况和抗日战争开始后文化教育方面取得的进步。抗战前，陕甘宁边区境内只有小学120所左右，识字组和民众学校之类社会教育组织完全没有建立起来。1938年前半年，小学增加到706所，学生14207人。识字班5834个，39985人参加识字班学习。半日校61个，919人参加学习。俱乐部431个。边区文化教育取得这样的成绩，是由于边区政府是民主政府，用民主精神去实现国防教育，而国防教育又是免费教育。推行国防教育不是强迫，而是说服。从事教育工作的干部人人都有艰苦奋斗的作风。（380812）

9月 3809

1日 设在湖南省武冈县塘田镇的湖南战时讲学院正式开学。中共驻湘代表徐特立和中共湖南省委商定，通过统战关系联合国民党上层人士共同筹办湖南战时讲学院，旨在为创建抗日根据地培养干部。湖南省参议会参议长赵恒惕任董事长，覃振任院长，实际负责人为副院长、中共秘密党员吕振羽。分研究部和补习部。研究部课程有哲学、文学和文艺创作、政治经济学、社会进化史、自然科学，补习部课程有国文、数学、政治常识、自然科学基础、文章习作等。共同必修课有中国革命运动史、抗战形势讲座、战时救护常识、抗战救亡歌曲，每门课程由教师自己编写讲义。吕振羽、翦伯赞、张天翼、陈涧泉等担任教学工作，讲课强调理论联系实际。学员每天清晨参加军事训练，每周举行一次民主生活会，还要参加抗日救亡活动。该院开学时有学员190多人，1939年3月发展为300多人，5月被国民党当局勒令停办。（380901）

6日 陕甘宁边区政府教育厅发布《关于冬学问题的通令》。指出，冬学是给农民受教育的良好机会，是普及教育、消灭文盲的重要方法之一，并且是政治动员、军事动员的一种深入群众的方式。提出本年全边区开办400个冬学、动员6000个学生上学的计划。由于本年冬学教员比较缺乏，要求各县第三科举办冬学教员训练班，吸收当地知识分子参加，训练完毕，即分配各乡充任冬学教员。各县应在10月1日之前把县冬学委员会组织起来，分区冬学委员会主任由分区教育特派员担任。冬学设政治、识字、唱歌、军事4门课程，课本由边区政府教育厅编审科负责编印，冬学开学前一律发到各县。冬学经费以发动群众负担为原则，但要绝对避免摊派现象。开办时间为3个月，阳历11月1日开学，下年1月底结束。10月2日，边区政府教育厅又下发通令，称由于各县经费筹措不易等原因，决定停办冬学教员训练班。但各冬学教员仍需及早筹备，在冬学开学前聘就。冬学教学主要力量可以放在小学教员身上。（380902）

8日 陕甘宁边区中学在延安正式成立。是陕甘宁边区创办的第一所中学。蔡子伟为校长。最初有教员11人，学生200多人。学生中一部分是由外地来延安的年龄较小、文化程度偏低的中小学学生，另一部分是干部子弟和长征过来的“红小鬼”。该校以实施国防教育，培养有民族观念、有民主思想、有抗战建国知能的新青年为宗旨，任务是给学生以短期训练，培养小学师资和中级文化干部。提倡自动学习，发扬互相帮助、互相勉励、互相督促的集体学习精神，常常采用座谈、讨论、互助方式学习。1939年9月，该校与鲁迅师范合并为陕甘宁边区师范学校。（380903）

12日 晋察冀边区《抗敌报》发表孙毅《对于边区各级学校在教育上贡献一点意见》。文章指出，过去教育存在诸多问题，如教学论钟点，课后不负责，一味注入式教授，学生为考试而读书，学校内缺乏集体生活及严肃的管理，教育不能满足学生的要求，有时所学非所用，甚至不能在实际工作中用其所学。所谓毕业，也就是失业。强调在目前持久抗战过程中，学生毕业之后应该适当分配，给以参加救亡工作的机会。学习为了斗争，更要在斗争中学习。过去死读书、读死书的办法都应当抛弃。（380904）

15日 晋察冀边区行政委员会发出《怎样建立民族革命室》。文件指出，民族革命室的组织是为了动员一切力量到抗战中来，培养民主的精神，训练民权的运用，以期健全村政机构，推动并监督村政的工作。所以各乡村镇的民族革命室要成为村民救亡活动的领导机关、中心场所。民族革命室所应担负的工作：提倡高尚的娱乐，肃清鸦片、赌博等不良嗜好，以陶冶国民高尚的人格；利用谈话、讲故事或讲演的方式，推行识字运动，输送政治常识，分析抗战形势，或张贴新闻战报，以激发国民的抗战情绪，提高国民的文化程度；提倡适当的运动，以锻炼国民健全的体魄，并奖励清洁卫生的俗尚；探讨村民生活，增加农村生产，繁荣农村经济，监察财政收支，发扬真正民意，推动村政工作，以养成村民政治兴趣；调节诉讼，评议是非，形成正确舆论，养成明理负责的习性。并强调，村政权是民主的基础，是政治基础单位，深望县区长努力开展民族革命室这一工作。（380905）

20日 晋察冀边区行政委员会发出《关于儿童团组织训练及活动纲要的指示》。要求各地以村为单位组织儿童团，强制8～15岁儿童一律加入儿童团。儿童团的宗旨是组织训练广大的儿童，普遍实施抗日救亡教育，使之参加救亡工作，增加抗战力量。各村儿童团设团部，主持全体工作。为便利学校教育，各校可视其需要组织校团部。儿童团的编制为小队（团员10～20人）、中队（3～5个小队）、大队（3个以上中队），各村小学教师或青救会主任可为该村儿童团的指导员，负责训练、指导、监督儿童团活动。儿童团训练根据“教学做合一”原则，采用讲演、讨论、批评等方式，其重要活动有军事训练、政治常识、生活训练。儿童团的重要活动有组织工作（团员的编制及登记，组织各种突击团，协助救亡工作等）、宣传工作（演戏，讲演，张贴标语，散发传单，召开宣传会、纪念会等）、教育工作（实行“小先生”制，书写壁报，调查及统计文盲及学龄儿童，协助民众学校及识字班等）、纠查工作（站岗放哨，检查行人，侦察汉奸，维持秩序等）、通信工作（建立儿童通信网以沟通全县消息，传送文件或书报等）、协助工作（募捐，慰劳，春耕，护秋等）。（380906）

29日 陕甘宁边区政府教育厅发出指示信，对当前教育工作提出以下几点意见：（一）不要听到战争动员紧张就放弃教育工作，要尽力争取计划全部实现。（二）必须抓紧改进学校质量的工作，在九、十两月巡视完全小学和模范小学一次，十月以后改进学校质量的工作应和冬学运动结合进行。（三）扩大小学和扩大学生数量的工作仍不能忽视，九、十两月来个扩大学生的运动。（四）要特别注意小学教员。对于好的教员，应当经常给予名誉奖励，使其更积极起来；对于落后的教员，应当帮助他们，使他们赶上来；对于个别行为不正的教员，必须撤换。（五）和轻视教育工作的不良倾向做斗争。（六）加强领导，经常检查和巡视了解下层的情形，以求把工作做得更加深入。（七）各地以区为单位或以县为单位，寒假进行一次检阅。（380907）

30日 陕甘宁边区政府教育厅发布《关于健全完全小学问题》的通令。指出所有各县的完全小学，无论新创办的或是原有的，都需要充实内容，做到以下各项：（一）高级生要有20名以上，初级生要有30名以上；（二）校长、教员必须经常上课，并领导学生学习，生活要比一般小学紧张；（三）学校要有桌椅、黑板，学校的名称须置木牌写好，并将校训写在学校内；（四）上课时间表、学生登记表、点名册、清洁检查表、学校大事记、学生年龄性别成分统计表、教员履历表、学校组织系统表须制备齐全；（五）根据国防教育的原则，在学习方面要注意集体的、有组织的、自动的学习，用竞赛和动员的方法提高学生学习精神；在管理方面要发扬民主集中制精神，教育学生自己管理自己；（六）课外活动，组织俱乐部、自卫军及儿童团等，训练集体生活、军事行动和遵守纪律的习惯；（七）社会活动方面，要学生做扩大学生和识字组的工作，协同当地政府做优待抗属和宣传放足、戒烟、参加自卫军等抗战工作，以及实行生产劳动等活动；（八）要与当地群众发生密切关系，做到学校与群众打成一片；（九）完全小学要影响和推动其他小学，使外来参观人员看到边区国防教育的特点；（十）每月向县第三科报告课程进度、学生增减等事，由第三科向教育厅转报；（十一）各县第三科应经常检查完全小学的工作。完全小学达到上述条件者，可成为模范完全小学。成绩特别优良者，边区教育厅酌情另给奖励。（380908）

本月 胶东北海区各县建立工学团。其目的是加强对农村小学的领导，实行国防教育。本年冬，改“工学团”为“小学区”。每个小学区成立1所中心小学，受区县政府直接领导。（380909）

同月 晋察冀边区行政委员会发布《扫除文盲办法》。规定扫除文盲工作在县里由教育科主持，在村由村长（副）主持，组织“扫除文盲实施委员会”。扫除文盲的任务从1938年11月初到1939年4月底，分3期完成，分别针对15～25岁、26～35岁、36～45岁男女文盲。修业期限暂定为3个月，必须读完边区行政委员会所编的《民众识字课本》3册（约1000字），并能确切认识与书写自如。课本由边委会供给样本，各县翻印。每日教学120分钟，其中识字80分钟，教唱救亡歌曲20分钟，国难讲话10分钟，军训10分钟。（380910）

同月 晋察冀边区行政委员会发布《小先生制教育实施办法》（简称《实施办法》）。指出，“小先生”制是小学学生教育一般民众的教育方法，先由教师选择三年级以上学生予以服务训练，培养其服务的中心信仰，把握“即知即传”信念，由小学生去办传习处，使不能得到教育的大众得到教育。设立传习处的宗旨：使小学生负起普及教育的一部分责任，使其养成服务社会的精神。《实施办法》对传习处的设立办法、教学过程、教学实施要点等均做出规定。并说明，“小先生”施教场合通常称为“工学团”，“传习处”是采用中华平民教育促进会所实验的导生传习教育下的一个名词。（380911）

同月 晋察冀边区创办抗战建国学院。院长由边区行政委员会主任宋劭文兼任，副院长郭任之主持院务工作。以“团结、坚定、认真、活泼”为校训，旨在培养区县级干部和从事抗战建国各项事业的人才。学院初办时，根据实际工作需要设置合作、税收和区政助理3个系，学员按系分为3个大队。后来又成立了银行系。其中大部分学员是从工作岗位上选调来的，也有一部分是招收的知识青年。每期学习时间为三四个月，结业前到基层岗位进行为期两周的实习。培训干部1200余名。1941年2月，并入华北联合大学。（380912）

同月 陈云在抗大做《论干部政策》讲演。指出干部政策就是“用人之道”，“用人之道”对于领导工作是非常重要的。他从4个方面论述党的干部政策：（一）了解人；（二）气量大；（三）用得好；（四）爱护人。（380913）

10月 3810

2日 陕甘宁边区第一次青年救国会代表大会在延安召开。出席大会代表204人。冯文彬做《目前政治形势与青年的任务》报告，高朗山报告边区青年救国会一年来的工作。大会通过武装边区青年参加抗战、加强边区青年文化教育、巩固扩大青救会组织、改善边区青年生活的决议，选举高朗山等29人为陕甘宁边区青救会执行委员。1942年8月，陕甘宁边区青救会与边区总工会、妇联合署办公，总称为“陕甘宁边区抗日救国联合会”，边区青救会仍独立存在。高朗山、李瑞山、王治周先后担任边区青救会主席。（381001）

同日 陕甘宁边区成立战时儿童保育院。以兰家坪托儿所为基础成立，设在延安南门外柳林子。丑子冈为院长。毛泽东题词“儿童万岁”。不久，为躲避日本飞机轰炸，保育院迁址安塞县小草峪，并将边区中学的小学部编入保育院。于是保育院设立婴儿部、幼儿部和小学部，任务是收抚军人、烈士、干部子女，以解除父母的拖累，为革命培育后代。该院保育儿童最多时近300人。1940年7月，迁返延安。国内战争爆发后，1946年11月从延安撤离，先到瓦窑堡，后分为两路紧急转移到山西省境内。一路于1949年11月进驻西安。另一路于1948年初与晋察冀边区光明小学合并，成立华北育才小学。后进入北京，改称“北京育才小学”。据统计，保育院为革命抚育了2400多名儿童。（381002）

5日　《新中华报》发表《保育我们后代的战士》社论。指出，战时儿童保育院是边区儿童的福音，不但担负着收容边区被难儿童的伟大任务，而且在真正地培养与教育我们的后代，使他们在将来大规模建设新中国时，成为最可靠的生力军。并强调，儿童保育工作是整个抗战建国工作的一环。要坚持长期的抗战和建立新中国，就必须爱护、保育、救济未来新中国的主人，谁忽视这一工作的重要性，谁就是对抗战建国的怠工。（381003）

10日　西北青年救国会在延安召开第二次代表大会。决定成立中国青年抗日团体联合办事处，作为全国青年抗日救国团体的领导机关。选举冯文彬为办事处主任。通过了《儿童团组织章程》。规定凡7岁以上、14岁以下儿童，愿意参加儿童团的，都可以成为儿童团员。儿童团的宗旨：（一）联合全国的小兄弟、小姐妹，结成好朋友。（二）大家共同学习、工作和游戏。（三）参加救国工作。还规定儿童团员“五要五不要”的信条。“五要”：要服从组织，要忠实团结，要坚决勇敢，要艰苦工作，要努力学习。“五不要”：不要自私自利，不要互相打骂，不要胆小害怕，不要说空话假话，不要自高自大。儿童团的日常任务：（一）宣传大家打日本；（二）侦察敌情捉汉奸；（三）站岗放哨送书信；（四）尊敬抗战官和兵；（五）帮助抗属来做事；（六）学习生产不稍停。当时，陕甘宁边区已开始建立抗日儿童团，后来各个抗日根据地先后建立抗日儿童团的组织。抗日儿童团一般由当地的青年组织来领导。（381004）

同日　太行文化教育出版社成立。社址在山西长治，不久迁驻山西辽县。由张柏园任社长，以编辑出版小学课本和各种图书、教材、宣传画为主要任务。成立不久就编辑出版供小学使用的《战时读本》共4册，还出版了《太行文化》《抗战生活》等杂志、毛泽东著作和其他政治书籍，以及《新千字文》《防空常识》《近代史讲话》之类的通俗读物。1940年春，并入新华日报社华北分馆。（381005）

12日　毛泽东在中共六届六中全会上做《抗日民族战争与抗日民族统一战线发展的新阶段》政治报告。13、14日继续做报告。其中第4部分指出：在一切为着战争的前提下，一切文化教育事业均应适合战争的需要。因此全民族的第10个任务，在于实行以下各项文化教育政策。第一，改订学制，废除不急需与不必要的课程，改变管理制度，以教授战争所必需的课程及发扬学生的学习积极性为原则。第二，创设并扩大增强各种干部学校，培养大批抗日干部。第三，广泛发展民众教育，组织各种补习学校、识字运动、戏剧运动、歌咏运动、体育运动，创办敌前敌后各种地方通俗报纸，提高人民的民族文化和民族觉悟。第四，办理义务小学教育，以民族精神教育新后代。一切这些，也必须动员民力与政府相配合，主要在于发动人民自己教育自己，而政府给以恰当的指导与调整，给以可能的物质帮助。单靠政府用有限财力办的几个学校、报纸等等，是不足以完成提高民族文化与民族觉悟的伟大任务的。抗战以来，教育制度已在变化中，尤其战区有了显著的改进，但至今还没有适应抗战需要的变化，这种情形是不好的。并强调，伟大的抗战必须有伟大的抗战教育运动与之相配合，二者间的不配合现象亟应免除。号召一切有相当研究能力的共产党员，都要研究马克思、恩格斯、列宁、斯大林的理论，都要研究我们民族的历史，都要研究当前运动的情况和趋势，并经过他们去教育那些文化水平较低的党员。（381006）

18日 陕甘宁边区政府教育厅发出《关于冬学经费问题的通令》。指出关于冬学经费负担问题，必须根据各县分优劣情况和不妨碍冬学工作的原则来解决。决定关中、陇东及直属延安分区和延川、延长、固临、神府等县的冬学开支，全数发动群众负担。三边分区地广人稀，群众生活困难，靖边县曾遭受天灾，收成低微，两地冬学经费由边区政府教育厅负担。安定县也遭受天灾，全面积的一半没有收成，冬学经费由本厅负担3/5。甘泉、志丹素来相当穷苦，冬学经费由本厅负担一半。至于各县教员的粮食、菜钱支费应完全发动当地群众负担。并要求，冬学经费中属于群众负担的，应通过深入动员和向群众宣传与说服的办法来解决，绝对避免摊派现象。（381007）

29日 陕甘宁边区政府教育厅发出《对于今年冬学工作号召的通令》。要求各县不要因时局紧张、经费困难而放松冬学工作，并提出号召：（一）争取完成去年冬学的数目，超过去年冬学学员的数额。（二）以广大成青年男女群众为冬学的对象，提高他们的民族意识和文化水准，坚持从事持久抗战的神圣事业。（三）利用去年的冬学根基，建立并充实本年冬学的数目与内容。（四）冬学学员识字标准：初级班（文盲）每天认会4个汉字，高级班每天认会6个汉字。（五）在进行冬学工作时，应把夜校和识字班充实和发展起来。（六）要把冬学和小学的关系特别地密切起来。本日，陕甘宁边区政府教育厅再发通令，每县增设社教指导员1人。（381008）

本月 广东青年学生组织抗日武装。广州失守前夕，以广州学生为主组成的广东青年抗日先锋队（简称“抗先”）动员500多名青年学生，分散到全省20多个县去组织群众，发展武装，打击敌人。学生领袖曾生等人在共产党领导下成立抗日武装惠宝（惠阳、宝庆）人民抗日游击总队，开展游击战争。后来以这支部队为基础，成立东江抗日纵队。队伍发展到1万多人，开辟了东江抗日根据地。（381009）

11月 3811

6日 中共中央六届六中全会通过《政治决议案》。提出抗日战争开始后，中华民族的紧急任务之一是实行国防教育政策，使教育为民族自卫战争服务。并提出：必须加紧认真地提高全党的理论水平，自上而下一致地努力学习马克思、恩格斯、列宁、斯大林的理论，学会灵活地把马克思列宁主义及国际经验应用到中国每一个实际斗争中来，研究孙中山先生的三民主义，研究中国历史，提高工农干部和一般党员文化水平。还要求各地大量设立培养干部的学校、训练班等。（381101）

13日 抗日军政大学女生大队举行成立大会。抗日军政大学的女生，第1期和第2期人数较少，只设1个女生区队。第3期女生大大增加，总数600多人，学校决定成立女生大队，即抗大第八大队，以张琴秋为大队长，孟庆树为政治处主任。毛泽东出席成立大会并讲话，指出我们抗日不仅为求得民族平等，而且要在战争中求得中国妇女的地位平等。只有中华民族解放，才能有妇女的解放。（381102）

16日 陕甘宁边区政府教育厅发出指示信，对改进和扩大小学工作进行总结。要求各地在改进教育质量方面做到学生经常到校，建立正规化学校生活，尝试由学生自己管理自己，以培养学生自治的习惯，同时普遍开展课外活动。指出，广州、武汉失守，中国抗战万分紧张的时候，各个小学都要有在战争环境中进行教育的技术和准备。要牢记，坚定站在国防教育的岗位，是每个教育干部神圣的职责。（381103）

17日 陕甘宁边区政府教育厅发出通知，要求各县第三科立即督促各区各乡各小学，将教育厅拟就的20条冬学标语大量用纸条抄写，张贴于人烟较密的村镇，或有计划地到处涂写。标语内容：（一）普遍地设立冬学，提高大众文化。（二）为完成六百个冬学而斗争。（三）冬学是大众的学校，大众要帮助冬学解决困难。（四）开办冬学，消灭文盲，是加强抗战的力量。（五）冬学是大众的学校，大众都进冬学去。（六）配合前线抗战，加强冬学运动。（七）我们要利用冬天的空闲，进冬学识字念书，学习抗日救国的道理。（八）要想摆脱不识字的苦，赶快进冬学。（九）不识字是有眼瞎子。要不做有眼瞎子，快进冬学去识字。（十）人人要劳动，人人要识字，人人要抗战。（十一）要会写、会算、会看书报、会看路条，快进冬学去。（十二）我们放下了锄头，就要拿起书本。（十三）不分男女都要识字，大家一同上冬学。（十四）我们要一面拿着矛子自卫，一面进冬学识字。（十五）今年冬学要保证人人都读完冬学识字课本。（十六）今年冬学要保证每人至少识三百个字。（十七）与其在家里闲着坐炕，不如进冬学识字念书。（十八）男子要识字，妇女也要识字。（十九）娃

娃都进小学去，成青年都到冬学来。（二十）把冬学和抗战动员联系起来。（381104）

同日 陕甘宁边区政府教育厅向各县社教指导员发出指示信。重申了社教指导员的工作范围与界限：（一）经常在区、乡检查、督促、指导和改进原有的及新发展的社教工作；（二）对于各界总的社会教育，只能参与但不能代替第三科做全县社教计划及报告；（三）未经边区教育厅同意，不能随便做社会教育以外的工作；（四）应依照纲要详细规划所要巡视的工作区域与时间，并按时将情况向边区教育厅详细报告；（五）巡视区、乡社教工作时，随时随地帮助区、乡有关社教人员解决具体问题，并做教学上的辅导及指示发展社教工作的方法；（六）切实做好社会教育的各项调查统计工作。要求社教指导员做好本县冬学、夜校、半日校等社会教育方面的工作，在社会教育中进行半军事化教育，发扬集体学习精神，使受教育者克服落后散漫的农民意识，成为抗战中优秀的公民。（381105）

12月 /3812

1日 毛泽东、王稼祥电告朱德、彭德怀、聂荣臻：中央决定在晋东南和晋察冀设立抗大两个分校，由抗大本校分出干部和学员开赴上述两地。延安抗大本校改为培养八路军比较高级干部的学校。（381201）

6日 晋察冀边区《抗敌报》发表《开展冬学运动》社论。指出在抗战过程中，利用一切可能的机会，对千百万缺乏文化政治生活的群众进行广泛深入的教育，以提高他们的文化政治水平，是争取抗战最后胜利与完成建国事业中所不可忽视的主要任务之一。要求各地抓住冬季民众闲暇时间，吸收大量群众参加冬学，制定具体办法，使冬学运动成为一种广泛的群众运动，使冬学真正担负起抗战动员中的组织任务。冬学教师应由小学教员及进步的村长及各群众团体负责人员共同负担，由县政府教育科供给识字课本，并补充报纸及其他抗战宣传教育材料。冬学学员的编制，最好实行分组教授法。并提出进行冬学教育时，应与其他教育如自卫队训练、读报组、救亡室等密切联系起来，并采用竞赛的办法以提高各村的热情和积极性。（381202）

13日 毛泽东和王稼祥致电八路军总部、晋察冀军区等，说明中央决定抗大成立两个分校，是准备对付日军进攻西北，减少陕甘宁边区财政粮食困难，扩大抗大学员人数和加强理论同实际的联系。开往晋东南分校5000人左右，开往晋察冀分校2000人左右。准备以陈伯钧、邵式平为晋察冀分校正副校长，以何长工、周纯全为晋东南分校正副校长。（381203）

同日 抗日军政大学召开全校干部动员大会。罗瑞卿宣布中央军委关于抗大建立两个分校的决定，并做政治动员报告。（381204）

20日 抗大一分校师生告别延安，在何长工、周纯全领导下东渡黄河，开赴晋东南。同时，二分校师生在陈伯钧、邵式平率领下开赴晋察冀边区。两个分校教职学员冒着隆冬的风雪，突破多道封锁线，经过1个多月的艰苦行军，先后到达华北敌后抗日根据地。（381205）

25日 《新中华报》发表《一刻也不要放松了学习》社论。指出陕甘宁边区干部群众要响应党的六届六中全会号召，努力学习。不识字的要学文化，领导干部要学习高深的革命理论，以便指导革命运动。（381206）

本月 陕甘宁边区政府教育厅总结一年来国防教育工作。指出在国防教育的方针下，边区教育的宗旨是为争取抗战胜利，建设独立自由幸福的新中国，培养有民族觉悟、有民主作风、有现代生活知识技能、能担负抗战建国任务的战士和建设者。其实施原则：实行普及的免费教育，学习课程力求经济化，教育和实际生活打成一片，实行劳动教育，发扬民主精神，实行自动的集体学习，实行军事化训练。边区教育的特点：（一）困难条件是经济、文化落后，交通不便，师资缺乏，教育经费困难。（二）优良条件是民主政治与民生改善，使推行教育少受阻碍；实行免费教育，减轻群众负担；教育部门和其他部门配合工作，使教育容易收效；教育与抗战动员密切联系；从事教育工作人员都有艰苦奋斗精神，能从困难中发展儿童和他们自己的创造性。（381207）

同月 中共中央召开全国党的青年工作会议。中共中央青委负责干部、中国青年抗日团体联合办事处主任冯文彬做《中国青年运动现状及任务》报告。指出在青年运动中，必须重新训练干部。要训练大批工农工作干部，安吴青训班应专门训练青年工作干部，西青救和晋察冀应帮助全国各地的乡村工作干部。青年工作在抗日根据地的任务之一是开展文化教育工作，普遍设立义务小学、午学、夜校、训练班等。（381208）

本年 3800

春季 陕甘宁边区《边区教师》杂志创刊。毛泽东题词："为教育新后代而努力。"（380001）

春季 冀中区定县第二十高级小学在官道村成立。最初只有1个班，60多个学生。后来扩充为4个班，250多个学生。1942年日军"五一"大扫荡后，学校四周修筑岗楼，日伪军士兵和特务经常来村里搜查袭扰。在极端残酷险恶的斗争环境中，学校伪装成药铺，校长装作医生领导全校工作，采取按中队、分队甚至小组分散教学的方法坚持抗日教育。到1945年，该校毕业4个班258名学生，被盛赞是一座坚强对敌斗争的堡垒，高度发挥了教育战线的作用，在抗日战争中有它不可磨灭的贡献。（380002）

春季　山西省第四行政区创办民族革命中学。设在晋西北兴县。阎锡山兼任校长，实际工作由校务主任刘墉如负责。办学方针是军事学抗大，政治学陕北公学，为抗日培养干部。学校内有牺盟会、青年救国会等组织。学生分为3个队。以政治教育为主，也上文化课。1939年7月，阎锡山企图把学校师生全部带到晋西南，遭到进步师生抵制，不久学校停办。（380003）

夏季　八路军一二九师卫生部创办医生训练队。1940年，在此基础上成立一二九师卫生学校，不久改称“十八集团军野战卫生部卫生学校”。1945年8月，改称“晋冀鲁豫军区医科专门学校”。1946年，扩建为“北方大学医学院”。1948年，迁驻石家庄。在革命战争年代，该校先后培养卫生干部1000余名。（380004）

夏季　中共广东潮汕中心县委在揭阳县石牛埔创办西山公学。爱国人士张华云为名誉校长，进步教师黄声为校长，学员四五百人，多是潮汕各县进步青年和小学教师。1938年秋，西山公学改称“南侨中学”，黄声仍为校长，组成以曼谷华侨领袖林德兴为董事长的南侨中学董事会。学校对外以初中部为名，对内以文专部为重点，还成立3个分校，旨在培养更多的抗战干部。1940年8月，被国民党政府勒令解散。（380005）

夏季　五台山佛教救国会举办和尚、喇嘛训练班。在抗日政府支持下，五台山青黄两庙18～35岁的400多名僧人轮流参加学习和训练。科目有日本对华政策，抗日民族统一战线，民族自卫战争，中国的抗战形势和中国的前途，汉族、满族、蒙古族、回族、藏族各民族的关系等，由晋察冀边区行政委员会和各民众团体负责干部担任讲课任务。训练期满，不少学员分配到内蒙古、西藏各地进行抗日宣传。有的学员在爱国保寺思想指导下参加自卫队、武工队、区小队等抗日武装。显通寺50多名青年僧人参加五台山地区抗日工作。（380006）

秋季　冀中区在任丘县创办民运干部学校。李长青任校长，陈学礼为教务长。有学员500多人，分为工、农、青、妇、回族5个大队，每期训练时间为3个月。除设有专职教员外，还请黄敬、吕正操等党政军首长来校讲共产党的基本路线、党的建设、群众工作、平原游击战争等课程。由于日军围攻，于本年11月宣布停办。学员结业后，回本县工作。（380007）

秋季　胶东抗日军政干部学校成立。林一山担任校长，刘汉为副校长，高锐为教育长。第1期招生五六百人。学习课程有哲学、社会科学概论、统一战线教程、中国革命问题、妇女问题及军事课等。1940年春，以该校为基础，成立抗大一分校胶东支校（后改称“抗大一分

校第三支校”），校长刘汉，政委廖海光。培养抗日军政干部7000余人。（380008）

本年 中共中央组织部在延安开办训练班。其任务是培养和训练党的工作干部。中央组织部部长陈云兼训练班主任，王德为副主任。（380009）

同年 陕甘宁边区政府教育厅厅长周扬等编写《边区国防教育的方针与实施办法》，作为干部培训教材。提出国防教育的任务是提高民众的民族觉悟、胜利信心和增加抗战的知识技能，以动员广大民众参加抗战，训练千百万优良的抗战干部，培养将来独立、自由、幸福的中国建设者，争取中华民族的独立自由与解放。国防教育实施原则：（一）教育行政机构要统一完整，要和整个行政机构的其他部门很好地配合。（二）教育主管机关应成为计划和指导教育工作的中心。（三）国防教育的对象是广大群众，故应依靠群众，应为群众所理解和拥护。（四）实行普遍的免费教育。（五）国防教育应与抗战行动密切联系，学习与行动应打成一片。（六）国防教育课程，应以政治、军事和战时常识为中心，一切课程内容都应与抗战联系。（七）学校的组织应适应战争变化的环境。（八）学习期限尽可能缩短。（九）国防教育应注重生产劳动。（十）以集体的民主的活动和集体的自动的学习为训导教学的原则。（十一）要以极大的力量推行深入广泛的社会教育。（十二）国防教育应普遍采用新文字。（十三）国防教育应加强女子教育。（十四）在寒暑假或其他时间开设短期训练班，以提高教员和其他教育行政人员的政治水平和教育技术。（十五）教育工作人员应加强集体的自我教育。（十六）优待小学教员。（380010）

同年 陕甘宁边区政府教育厅社会教育科科长吕良编写了《社会教育工作纲要》。分4个部分，明确指出社会教育是给予不脱离生产的民众以教育，是一面生产一面学习、学习不妨碍生产的一种教育方式。在文盲众多的边区，社会教育是国防教育中很重要的工作。社会教育工作范围：（一）文化工作：民众识字班、图书馆、墙报、演讲。（二）娱乐活动：话剧、说书、俱乐部。（三）为帮助一切社会事业（如抗战动员、合作社、自卫军、乡村卫生等）开展的宣传活动。社会教育和学校教育是互相关联、密切联系的，学校教育需要社会教育的帮助，社会教育也需要学校教育的推动。小学教员和学生都应当抽出时间做社会教育工作。尤其是小学教员，应该指导学生做“小先生”，帮助普及教育，并实施“艺友制”，帮助训练师资。社会教育的形式分为夜校、半日学校、冬学、识字小组等，并可充分利用乡间固有的集会，向村民灌输民族解放斗争的意识。所用经费不多，以当地自筹为原则。社会教育包括知识、技能、生活等方面的训练，并要办好民众图书馆、墙报、俱乐部和剧团等，做好推广新文字工作。还要求各级教育机关和小学校做好训练“艺友”和辅导“小先生”的工作。认为“小先生”是普及教育最有效的方法，各地都要尽量发动小学生来做“小先生”。（380011）

同年 新四军第一支队和第二支队进入苏南茅山地区后，团结知识分子中的进步人士开展抗日教育工作。在溧阳县，进步人士周宗姬在共产党帮助和支持下，以群众组织光华社的名义创办光华中学。该校干部和教师中多人是由新四军战地服务团和中共溧阳县委委派的。学校成立后，坚持抗日教育，虽然几经敌人破坏，领导骨干和教师多人被敌人逮捕入狱，校址多次搬迁，校名数次更换，但仍继续办学，且越办越大。（380012）

1939年

1月 3901

1日 山西省第三行政区行政督察专员薄一波在元旦讲话中要求，山西省第三专区和第五专区（即晋东南抗日根据地）的教育工作要和一切工作配合起来进行，要用实际对策反对敌人的文化侵略和奴化教育，要广泛地建立民族革命两级学校，举办各种各样的干部训练班，运用广泛的社会教育扫除文盲，提高群众的民族文化水平。（390101）

2日 毛泽东为八路军总政治部主办《八路军军政杂志》撰写发刊词。指出八路军以善于游击战与运动战出名，但一部分干部对于抗日的战略战术的了解与应用尚感不足，一般干部尤其是新提拔的干部，对于现代新式军队的管理与指挥，至今还缺少初步的研究。若干工农出身的干部，还没有达到必要的文化水准。解决这些问题，成为八路军当前的第二个任务。《八路军军政杂志》创刊号于15日出版。（390102）

15日 陕甘宁边区政府教育厅发布对本届冬学的《初步总结》。指出本年冬学成绩有5点：（一）数量上的完成。据不完全统计，本年全边区开办冬学606处，学生7276人，超过上年初步总结时的成绩。（二）干部的努力。各地县、区、乡各级政府和党的各级组织以及群众团体共同号召，共同动员，干部带头送自己的亲人尽先入冬学，这样就大大提高了群众入冬学的积极性。（三）群众的拥护。本年有很多群众认识到办冬学的好处，要求区、乡开办冬学的呼声随处都可以听到。（四）成青年的吸收。为了保证冬学学生中成青年能占多数，许多冬学改变原来的规定，学生可以上午或下午来上学，使他们在从事生产的余暇能够保证到冬学去学习，并且大都可以参加冬学的课外抗战动员活动。（五）教员问题的适当解决。本年的冬学教员由教育厅准备了1/5，各县聘请了4/5，使各县教员问题都得到了适当的解决。还对今后办冬学提出几个原则：（一）健全和推动各级冬学委员会的领导，建立巡视制度；（二）举行竞赛和组织互相参观活动；（三）做好旧历年假和冬学转变为小学的准备工作；（四）要把冬学工作与抗战动员配合起来。（390103）

17日 陕甘宁边区召开第一届边区参议会。历时20天。毛泽东在会上发表讲话指出，1939年边区施政方针：大大发展国防经济，发展农业手工业，改良人民生活；发展国防教育，办初级的、中级的、高级的学校，开展识字运动，使边区人民大大提高文化水准；大大发展国防的民众运动，加强军事训练。边区政府主席林伯渠在工作报告中指出，两年来边区实施国防教育，在小学教育、中等教育、高等教育、社会教育和报纸发行方面都取得了不少的成绩。国防教育的目的在于提高人民文化政治水平，加强民族自信心和自尊心，使人民自愿地积极地为抗日建国事业而奋斗。培养抗战干部，满足抗战各方面的需要，教育新后代，使他们成为新中国的优秀建设者。通过了《陕甘宁边区抗战时期施政纲领》，还通过了《发展国防教育提高大众文化加强抗战力量案》。这个提案提出发展边区教育的7项办法：（一）继续扩大与改进小学教育；（二）优待高小学生，扩大高级小学；（三）扩大与改进中学教育；（四）创设科学技术学校，造就建设人才；（五）发展社会教育，大量消灭文盲，提高人民文化水平；（六）区级应设专人管理教育；（七）整理扩充各级教育基金。这次参议会，选举林伯渠任边区政府主席，决定周扬任教育厅厅长。（390104）

同日 毛泽东复信陕北公学教师何干之。信中说："看了你的信，很高兴的。我们同志中有研究中国史兴趣及决心的还不多。""盼望你切实地做去。我则有志未逮，我想搜集中国战争史的材料，亦至今没有着手。我的工具不够，今年还只能作工具的研究，即研究哲学，经济学，列宁主义，而以哲学为主，将来拟研究近代史，盼你多多指教。"（390105）

27日 《新华日报》（华北版）报道，山西省第三行政区召开行政扩大会议，总结各部门工作。指出在文化教育方面，全区除有民族革命中学1所、已招生2次、有900名学生外，各县高级小学合计51所，学生近4000人。初级小学2792所，学生24000人，已超过战前的数字。全区受过训练的干部已有15400人。全区有民革室270个，民众夜校和识字班2690个，街头墙报1200处。（390106）

同日 中共中央致电八路军前总和晋察冀军区，明确规定抗大一、二分校领导关系及教育任务。其内容：（一）抗大学生以培养八路军及其游击队的军政干部为目的，将来学生的来源以八路军战士及干部为主，毕业生应分配到八路军工作；（二）抗大为培养八路军干部，应保证其有最低限度的教职员干部，由抗大分校抽出主要干部应经军委批准；（三）分校继续用抗大名义，应向母校经常报告工作及经验，分校工作的指挥领导及监督则由前总、北方局、晋察冀军区和北方分局负担。并强调，如果要改变上述规定，应征得军委同意，否则不得改变。（390107）

28日 抗日军政大学总校第5期在延安开学。招收学员4962人，大部分来自陕西、山西、河北、河南、山东5省。总校和分校学员相加，已超过万人，比第4期增加1倍多。罗瑞卿副校长在开学典礼时说："抗大抗大，越抗越大！"本期抗大开学后，根据中共中央指示，深入开展工作大检查，发扬民主，全面地评估抗大的优缺点，总结经验教训，在此基础上制定了30种工作条例，大大推动了学校建设。与此同时，开展大生产运动，掀起群众性的生产热潮。（390108）

本月 陕甘宁边区政府教育厅制定《边区教育的工作方针与计划》。就教育应适合战争的环境与需要提出8条方针：（一）使最高教育行政机构更能适应战争环境。（二）建立各县教育行政机构，分配有独立工作能力的干部到各县工作。（三）建立、整顿与发展各县教育基金。（四）加强各学校军事化与课外的抗战动员活动。（五）加强生产运动。（六）发展群众教育，大量消灭文盲。（七）训练战时科学技术人才。（八）边区政府教育厅要具备印刷课本读物的能力。还提出了教育行政、学校教育、社会教育的具体工作方针与计划。（390109）

同月 筑先抗战学院在馆陶县城成立。张维翰兼任院长，巩俊杰任副院长，高衡任教务长。9月，并入中共鲁西区党委党校。1940年春，为了适应抗日战争和根据地建设的需要，中共鲁西区党委和行政公署决定，在范县恢复筑先抗战学院建制。（390110）

同月 为了培养抗日军政干部，新四军挺进纵队在苏中江都县大桥一带创办抗日军政干部学校。管文蔚（后陈毅）兼任校长，薛汉阳为教育长。每期学员100人左右，学习时间为3个月，共办3期。学习内容有《论持久战》、社会发展史、新人生观等。与此同时，新四军挺进纵队还在江都县大桥附近恢复了几所小学，为这些小学派了校长和教员，还发给教育经费。（390111）

同月 冀中行署召开第一次教育科科长会议。确定了下一阶段工作方针：（一）在学校教育方面，着重于普遍动员儿童入学，普及义务教育，贫苦无产儿童给予补助，有计划地成立高级小学，统一教材，改进教学方法，加强学生的社会活动，使儿童的学习与实践密切地联系起来。（二）在社会教育方面，继续开展冬学运动，深入宣传工作，提高民众政治文化水平，普遍建立乡村救亡室，开展农村娱乐工作。（三）在干部教育方面，开办训练班，继续培养和提高各级政民干部，大量训练小学教员。（四）开展近敌区教育工作，开展反敌伪奴化教育的斗争。会议并规定了各级教育部门的会议制度、总结汇报制度、检查巡视制度。（390112）

同月 由于陕北公学分校多数学员和部分主要干部已参加抗大一分校和二分校建制，开赴敌后办学，分校校长李维汉调任中共中央干部教育部副部长，故中共中央决定陕北公学总校从延安迁到看花宫，与分校合并。校长仍为成仿吾，调江隆基为教务长。合并后的陕北公学主要办大学部，设置了训练班和研究部，旨在培养更高级的抗日干部和理论研究人才。（390113）

2月 3902

2日 中共中央召开延安党政军干部生产动员大会。毛泽东在大会上发表讲话，说：陕甘宁边区有200万居民，还有4万脱离生产的工作人员，要解决这204万人的穿衣吃饭问题，就要进行生产运动。生产运动还包含一个新的工农商学兵团结起来的意义。这204万人中，有学生、军人、老百姓等等。本年都要种田、种菜、喂猪，这是农；要办工厂，织袜做鞋等，这是工；要办合作社，这是商；全体都要学习，老百姓要开展识字运动，这是学；最后是军，八路军自然是军，学生要受军训，老百姓要组织自卫军。这样，工农商学兵都有了，聚集在每一个人身上，叫作工农商学兵团结起来，也叫作知识与劳动团结起来，消灭了过去劳心与劳力分裂的现象。（390201）

7日 延安《新中华报》改为中共中央机关报，将5日刊改为3日刊。社论《新中华报改革的意义》指出，《新中华报》过去是陕甘宁边区政府机关报，从民国二十八年（1939年）2月7日起，改组为中国共产党中央委员会机关报之一，同时，也是陕甘宁边区政府的喉舌。当时，这份报纸主要发行到陕甘宁边区和其他抗日根据地所属机关、部队、工厂、学校。共出版230期，1941年5月15日终刊。（390202）

9日 抗日军政大学召开生产动员大会，决定成立以罗瑞卿为主任的总生产委员会，具体领导抗大师生投入生产运动。毛泽东为抗大题词："一面学习，一面生产，克服困难，敌人丧胆！"（390203）

16日 《解放》杂志发表邵式平《陕北公学一年来教学的点滴经验》。文章指出，陕北公学的教学方法是建立在正确的教育方针之上的，是建立在革命的基本原则之上的，也是建立在教、学一致原则之上与具体环境之上的。学校的教育计划就是学员的学习计划。教育方法的中心就是领导与组织学习，其中心一环是教员职员与学生互相信任与互相尊敬。在陕北公学，教学成功的标准：（一）能给学员以正确的知识，而学员确实了解和掌握住，并能灵活地在实际中运用这些知识；（二）培养学员不仅有知识有能力，而且能为实现自己所学，具有牺牲奋斗的决心和信心；（三）还要锻炼身体，有力量担负应担负的任务。陕北公学最优良的作风，是忠诚团结、紧张活泼。（390204）

17日 中共中央发出关于成立干部教育部的通知。通知称：为了统一领导中央直属各学校的教育方针、教育计划与教育方法，适当调剂各学校教员、教材和教课，有计划地招收新生，领导党政军民各机关的干部教育，总结各学校、各机关干部教育的经验教训，决定成立干部教育部，洛甫（张闻天）为部长，罗迈（李维汉）为副部长。1940年6月，中央干部教育部和中央宣传部合并，改称“中央宣传教育部”。同年10月，又改称“中央宣传部”。从此以后，干部教育统归宣传部。（390205）

25日 毛泽东出席延安召开的第一次技术人员晚会并讲话。他指出：今天开会，就是说明技术人员在政治上的地位，在政治上的重要性。我们是以政治管理技术，但是没有技术的政治是空的。一些人轻视技术人员和技术工作，一些技术人员自己也轻视自己的工作，都是不正确的。没有技术人员和技术工作，就不能战胜日本帝国主义，也不能建设新中国。（390206）

本月 鲁迅艺术学院在第3期学员开学时，执行新的改革方案，将学制改为1年，原来的4个系组成专修部。又成立普通部，主要任务是培养切合前方和敌后需要的、一专多能的文艺宣传的通才。同时成立研究部，内设研究室，研究人员大部分由教员兼任，主要任务是收集有关资料，充实讲课内容和进行专题研究。研究部内还设立了艺术指导科，任务是指导各地剧团。此外，还成立“鲁艺实验剧团”“鲁艺评剧团”“鲁艺文艺工作团”“鲁艺音乐工作团”和“鲁艺美术创作室”，主要任务是组织青年教师和学员到前线或农村接受锻炼和考验。（390207）

同月 抗大一分校到达晋东南太行山区长治、潞城、屯留之间的古城、冈上一带，稍事休整，举行抗大一分校第1期开学典礼，正式成立抗大一分校，对外称“第十八集团军随营学校”。因抗大总校移驻晋东南，1939年11月25日，一分校大部分教职员和部分学员奉命继续东进，在周纯全率领下从晋东南出发向山东挺进。（390208）

3月 3903

2日 陕甘宁边区政府教育厅发出《关于冬学结束后社教工作的通令》。提出能够使冬学学员继续接受教育的3项办法：（一）用鼓励说服的方法，把不是主要劳动力的学员（主要是儿童）转到小学里去；（二）把冬学学员中的妇女动员到夜校里去，最好单独设立妇女班；（三）把冬学学员中的成青年男子改为识字小组或夜学班。计划半年内消灭15000个文盲。强调冬学结束后的社会教育，当地政府机关和小学应完全负责。（390301）

3日 陕甘宁边区政府教育厅发出通令，鉴于各县社教指导员多数未能按照规定履行职责，决定冬学结束后，将各县社教指导员一律调回训练。另组织人数更多、规模更大的社教工作指导团，有计划、有步骤地分配到各县，协助各县第三科办理社教工作，并经常在各县、区、乡巡视、督导、检查社教工作，以完成本年大量消灭文盲的计划。（390302）

同日 中共中央妇委发出《关于目前妇女运动的方针和任务的指示信》。要求各地扩大党在妇女群众中的影响，经常不断地用马列主义教育妇女，大量吸收觉悟较高、工作积极的女工农妇及女知识分子入党，并把这个工作看作各级党部日常重要工作之一。指示信对于目前妇女运动提出5点意见，其中之一是妇女大众的教育问题。指出要动员参加抗战，要达到妇女解放，必须提高她们的文化水准、政治觉悟和工作能力。这就需要向政府机关和民众团体建议，给妇女大众建立免费教育的学校。同时，还要用群众的力量尽可能地设立识字班、夜校、识字小组、救亡室、新剧团等，以便经常进行广泛的识字启蒙运动，启蒙妇女的民族意识、民主思想和基本的民族觉悟。设立各种训练班，在实际工作中培养妇女干部和妇女领袖，利用一切机会灌输抗战意识、社会科学、防空防毒、医药卫生、救护保育等常识。同时，必须尽可能地使妇女接受职业教育、武装训练和学习射击等。（390303）

同日 陕甘宁边区政府教育厅发出《关于消灭文盲及实行办法的通令》。要求本年度全边区要消灭3万左右个文盲。实行办法：（一）各县以文盲、半文盲的调查人数，决定各区应消灭文盲的分配数目；（二）凡能将教育厅编印的《新千字文》（共4册）里面的字全部认识的，可算非文盲，认会前两册的为半文盲；（三）各机关学校应分别担任消灭文盲的任务；（四）凡有2个教员以上的完小或模范小学，要附设夜校1处，保证每年在夜校消灭5个文盲；（五）各机关团体消灭文盲的方法，可利用识字组、夜校进行，学校方面可利用"小先生"去教识字组；（六）组织社教工作指导团，到各县检查社教，协助消灭文盲、教育群众工作；（七）县第三科应在县党政军和各群众团体联席会议上特别提出消灭文盲的口号，要大家一致响应，形成一个消灭文盲的运动；（八）各县应根据实际情况成立民教馆或阅报室，协助和督促消灭文盲工作；（九）县第三科和社教指导团，应组织小学生到市镇大的集会和附近农村宣传识字教育工作；（十）各县应在本年底举行一次识字大检查。（390304）

13日 晋察冀《抗敌报》发表社论《怎样加强教育训练工作》。指出为了加强教育训练工作，第一要开展群众教育工作，扫除文盲，增设或扩充民众教育馆，推广识字运动，普遍地发展识字班、夜校、救亡室、读报组等。对旧的学校要缩短年限，讲授战争的必要课程，使之适应战争的需要。第二要增设与扩大各种干部训练班，以培养军队、政权、群众工作干部。第三，各群众团体的干部都要结合本部门工作，接受适当的教育训练，以便使工作获得更大的成效。第四，教育要与实际斗争联系，从实际斗争中学习。第五，要开

办技术人员训练学校。第六，要加强军事教育。（390305）

18日 西北青年救国会召开常委会议，一致决定把5月4日定为中国青年节。4月5日，中共中央青委发出指示，号召各抗日根据地和大后方有关组织举行拥护中国青年节及纪念西青救成立2周年运动。4月13日，中国青年救亡团体联合办事处建议“五四”为中国青年节，得到全国各地青年团体支持与响应。国民党政府也一度同意把“五四”作为中国青年节。（390306）

本月 中共中央干部教育部公布《延安在职干部教育暂行计划》。把参加学习的在职干部分为甲、乙、丙3类。甲类主要是担任负责工作的老干部，以联共（布）党史为必修课。乙类主要是文化水平较高而党龄较短的新干部，以党的建设为必修课，并以中央宣传部编的《共产主义与共产党》为课本。丙类主要是政治、文化水平较低的干部，同时学习文化课与党的建设，采用教材《共产主义与共产党》下册和中央印刷的供在职干部使用的《国语课本》。该计划于6月正式实施。（390307）

同月 抗大二分校第1期在灵寿县陈庄开学。学员1106人，编成4个大队。孙毅接任抗大二分校校长。1943年2月，二分校奉命返回陕北，回归总校建制。（390308）

同月 中共中央职工运动委员会在延安创办工人学校。张浩任校长，宋侃夫任政治部主任。该校前身为抗日军政大学职工大队，成立后把“工人阶级不是金字招牌，而是实际行动的模范”作为校训，提出“工人阶级在政治上向上看齐，在生活上向下看齐”的口号。其教育方针：以马克思主义理论与实践把学员的思想提高到真正无产阶级觉悟的水平；加强抗日民族统一战线教育，认识目前运动的规律；加强党的建设和职工运动与农民同盟军必然性的教育，以掌握实际活动的方针、方法，养成真正无产阶级的创造性和组织性。学校成立时，有学员700多人。课程有政治常识、抗日民族统一战线、抗日军事问题、工运理论、时事，对文盲和半文盲学员主要进行文化教育。1939年7月，根据中共中央决定，该校与其他干部学校合并成立华北联合大学，挺进华北敌后办学。（390309）

同月 晋察冀边区行政委员会印行《民族革命中学暂行办法》。提出教育青年使其能担负抗战建国的重任，实际从事工作，以发挥其力量，是边区迫切需要的教育工作，故计划在每一专员区设立民族革命中学1处。民族革命中学以救济失学青年、提高文化政治水准、训练地方工作人员、培植民族革命基本干部、充实抗战建国的力量为宗旨。各中学设校长1人，由各专员公署专员兼任，另设校务主任1人，由边区行政委员会委任，招收中学1班和短期训练班1班，以学生200人为标准。招收学生以高级小学毕业及初中肄业者为标准，由地方行政机关负责介绍，入学考试合格者，方可入校。年龄限12岁以上，20岁以下，男女兼收。修业年限为1年。民中初中班课程分基础、政治、军事和文艺4部分，短期训练班，

视其性质临时规定课程。办学经费暂定由各专员公署供给。（390310）

4月 3904

1日 晋察冀《边区教育》杂志创刊。初为油印，由晋察冀边区行政委员会教育处编印；后改为石印，由边区教育社编印。该刊物进行抗战建国教育研究，交流抗日教育工作经验，介绍抗日教育工作实施情况。1941年底，并入《边区政报》。（390401）

4日 陕甘宁边区政府公布《抗战时期施政纲领》。其中第9条规定："充实抗日地方武装力量，发展与健全人民抗日自卫军、抗日少先队，加紧其政治、军事、文化上的训练。"第15条规定："实行普及免费的儿童教育，以民族精神与生活知识教育儿童，造成中华民族的优秀后代。"第16条规定："发展民众教育，消灭文盲，提高边区成年人之民族意识与政治文化水平。"第17条规定："实行干部教育，培养抗战人才。"第27条规定："保育儿童，禁止对于儿童的虐待。"（390402）

同日 晋察冀边区行政委员会致函各专员、县长，提出目前有两个极值得重视的问题。一是群众运动日益开展，教育部门要和群众团体紧密联系起来，使教育工作受到群众的热烈拥护与赞助。二是敌区工作正在加紧进行，接近敌区的教育该怎样办？提出接近敌区的教育，可实行秘密教学、布置岗哨、流动学校、训练教师等办法，把民众争取过来。（390403）

同日 晋察冀边区青年抗日救国会发出给边区儿童们的一封信。信中号召根据地广大儿童一要加紧学习，二要增加生产，三要维护地方治安，四不受日本鬼子和汉奸欺骗，五反对投降、分裂、倒退，坚持抗战、团结、进步。信中说："只有这样才能打败日本鬼子，只有这样才能过上平安的日子，只有这样儿童才能永久幸福、永久快乐。"（390404）

5日 中共中央青委发出《关于根据地纪念"五四"给北方局的指示》。其中说，西北青年救国会提议将"五四"定为青年节，各地应尽可能地召开"五四"纪念大会。在宣传教育工作方面，各团体刊物出专号，宣传华北抗战对全国持久抗战的功绩，表扬青年各种英勇事迹的典型，号召青年继续参战，反对敌人进攻，加强生产与学习活动，协助政府多办学校、训练班。在动员周和纪念会中，各青年团体应大量征收会员，建立和扩大青年的军事组织。在动员周可进行演习野营测验和运动会。同日，中共中央青委发出《关于大后方纪念"五四"青年节工作给南方局、中原局、东南局的指示》，要求各级党的组织联合青年团体召开"五四"纪念会，广泛宣传五四运动的救国精神，利用精神总动员的积极方面去扩大救国运动，利用"五四"扩大全国学联号召的活动，扩大影响，取得全国学联进一

步的合法地位。(390405)

同日 山东鲁迅艺术学校成立。王绍洛为校长。其办学宗旨为培养国防艺术人才，提高群众抗战热情，加强部队文化娱乐工作。设戏剧、绘画、音乐3个系。第1期招收120名学员，男女兼收。举行开学典礼，黎玉出席并讲话，指出鲁迅艺术学校产生在全民族的革命战争中，产生在游击战争发展中，在山东还是空前的产物。要求该校首先服从整个抗战，创造出抗战中的艺术堡垒；其次，要把坚持游击战争，充分表现在艺术作品里；第三，不仅要造就一批担任文化娱乐工作的干部，还要造就许多新的艺术家。(390406)

同日 《新中华报》刊登李富春《生产突击以后》。文章总结了延安地区各机关、各部队、各学校半个月来开荒的成绩和收获，表扬了马列学院、中央党校和抗大师生超额完成开荒任务的事迹。(390407)

11日 陈毅在新四军军部干部晚会上做《关于学习》的报告。指出新四军具备了最好的学习环境，愿意学习的人就一定能进步。学习时，应该采取的方法：(一)要少要精要约，不要样样都来，结果什么都学不好；(二)光读不行，要用脑子去想；(三)要多问；(四)精是重要的，但也不能不博；(五)要动手记笔记，写摘要，写心得体会；(六)要耐心复习；(七)要忙里偷闲来学习；(八)教别人是最好的学习，教人也是学习；(九)保持中国艰苦学习的优良传统；(十)青年更要学习。(390408)

16日 《中国青年》杂志在延安复刊。由中国青年救国联合会延安办事处主办，共出版3卷27期。1941年停刊。(390409)

17日 华北《新华日报》发表社论《论干部的学习》。特别强调在职干部学习的重要性，指出干部学习的办法：在实际中学习，读书；向群众学习；适当地给予干部独立工作的机会，以此来锻炼干部、教育干部。当时，中共晋冀豫区委为加强对在职干部教育工作的领导与管理，成立了干部教育部。1940年2月18日，晋冀豫区党委干部教育部和组织部联合发出通知，要求1940年内，从区分委书记中培养100～180名新的县委干部，从村支部书记中培养500～600名区分委级干部。同时要求，特委、县委必须建立对干部分工培养的个人负责制，提高在自己领导下的干部的政治认识和实际工作能力。(390410)

19日 延安《新中华报》刊登毛泽东题词："为消灭文盲而斗争。"并发表社论《为扫除三万文盲而斗争》。(390411)

26日 中共中央发出《为开展国民精神总动员运动告全党同志书》。此前，中共中央书记处已于4月6日发出《关于精神总动员的指示》，4月27日发出《关于精神总动员的第二次指示》。这些文件指出，国民党政府决定于5月1日在全国举行精神总动员，中共中央号召全党同志拥护和参加这一运动，同时在运动中加强对党员和群众的马克思主义教育。在共产党占优势的地区，要通过宣传鼓动使党员和群众明白资产阶级和无产阶级两条不同抗战路线的实质，用共产党的立场给精神总动员的条文以正确的解释，防止和打击顽固分子利用精神总动员作为“防共”武器的企图。（390412）

本月 晋察冀边区行政委员会发出关于识字运动周的命令和号召。决定于5月1日至7日举行识字运动周，设法形成宏大的识字热潮，迅速扫除边区文盲。号召边区各级政府和群众团体用全部力量去推动这一工作，完成增设识字班（或学校）、争取文盲入学、进行文盲调查等任务。在识字运动周中，要由县政府教育科主持成立扫除文盲实施委员会，利用各群众团体和民革室进行广泛宣传，说服文盲去识字，并开展县区村识字运动竞赛，评选模范识字班和识字模范。识字运动周结束后，仍需切实督促扫除文盲实施委员会，经常开展扫除文盲的工作。（390413）

同月 陕甘宁边区政府教育厅印发《社教指导团工作纲要》。指出社教指导团是专门指导并辅助各县社教工作实施的团体，直属边区政府教育厅。具体的工作任务：（一）扩大消灭文盲的宣传。宣传材料要具体，宣传方式要灵活，要多用口头的个别谈话方式去宣传，利用群众集会去宣传，把消灭文盲造成很大的运动。（二）整理及健全社会教育组织。要先检查过去的工作，在此基础上寻求改进工作的办法。整理和充实识字班、夜校、半日班，建立民众俱乐部，充实已设立的民教馆和建立新的民教馆。争取把广大群众都吸收到社教组织中来，为消灭文盲而努力。（三）社教指导团每个团员到达工作地区后，负责当地的教学与识字工作，时刻督促与检查当地的社会教育工作。（四）督促并检查县区乡政府和各地小学消灭文盲的工作。（五）培养当地领导社教工作的干部，使当地的社教工作者能够切实地、名副其实地去领导社教工作，完成消灭文盲的任务。（390414）

同月 东北抗日联军第三路军开办训练班。在北满德都县朝阳山游击根据地开办，旨在提高部队指战员的政治素质和军事素质。总指挥李兆麟经常为训练班讲课。在此前后，其他抗联部队也开办了多种训练班和教导队。（390415）

同月 山西省五专署文教科召开全区教育会议。参加会议的各县代表有150多人。会后各县又召开教育会议贯彻专署会议精神，很快地在太行区形成了县委、县政府重视教育，区村干部抓教育工作的热潮。各县不仅普遍有了抗日小学，而且打破学校和社会的界限，小学教员除教小学生读书识字外，还担任抗日自卫队教员。有的小学生担任长辈的“小先生”。学生们还组织儿童团，课余时间站岗放哨查路条，参加抗日救亡活动。（390416）

同月 《新华日报》（华北版）发表《论民革室工作》社论。指出，为了使民革室成为农村中的坚强核心，成为组织群众教育群众的机关，要做到：（一）使民革室成为群众自己的组织，成为群众活动的园地。（二）使民革室工作和群众生活密切联系起来。（三）民革室工作必须注意地方性和时间性。（四）民革室工作必须运用灵活的方式，创造紧张活泼的工作方式。抗日战争开始后，山西各地的共产党组织和抗日民主政府曾借用阎锡山的“民族革命室”开展农村社会教育工作。为了开展工作，派出许多干部到农村领导民革室的活动。他们敢于负责，积极肯干，态度和善，通过民革室的活动扫除文盲，动员青壮年参军参战，在社会教育方面取得许多成绩。（390417）

5月 3905

1日 毛泽东为中共中央机关报《解放》撰写纪念五四运动20周年文章《五四运动》。文章指出：“在中国的民主革命运动中，知识分子是首先觉悟的成分。辛亥革命和五四运动都明显地表现了这一点。”提出：“知识分子如果不和工农民众相结合，则将一事无成。革命的或不革命的或反革命的知识分子的最后分界，看其是否愿意并且实行和工农民众相结合。”“真正的革命者必定是愿意并且实行和工农民众相结合的。”（390501）

4日 延安青年举行纪念五四运动20周年暨首届中国青年节大会。毛泽东在会上做关于青年运动政治方向的讲话，指出：现在规定五月四日为中国青年节，这是很对的。在中国革命中，知识分子起了先锋作用、带头作用，但主力军是工农大众。没有工农大众的动员起来和组织起来，中国革命要取得胜利是不可能的。他重申，革命的或不革命的或反革命的知识分子的最后分界，看其是否愿意并且实行和工农民众相结合。最后指出，延安青年运动是全国青年运动的模范。陕甘宁边区青年组织之前规定以五月四日为中国青年节，国民党政府曾同意，后来又改定3月29日（黄花岗烈士纪念日）为青年节，但在革命根据地则一直以“五四”为中国青年节。（390502）

6日 陕甘宁边区教育厅公布《民教馆简则》。提出民众教育馆的主旨在实施民众抗战教育，协助抗战动员以及改进地方志事业。规定民教馆的成立，须在人口众多之城市或集镇中心地带，有固定适宜的房舍，须事先征求各县县政府同意，并须呈请教育厅批准。民教馆馆长如非教育厅委派而由当地聘请者，须事先呈报其成分及资历，经教育厅审查批准。民教馆的任务：根据教育厅指示经常对民众实施抗战文化教育工作，培养民众抗战知能；宣传推进抗战动员工作；协助民众办理改进地方一切公共事业；为民众代办一切文字工作。其经费来源：教育厅按月发给，由各县教育基金开支或部分补助，民众自由捐助。该《民教馆简则》于8月15日修正，经费改为由各县教育经费开支，除图书用品外，不得向民众募捐基金。（390503）

10日　鲁迅艺术学院在中央组织部大礼堂举行成立1周年纪念大会。毛泽东出席纪念大会并发表讲话，指出要写伟大的作品就必须懂得实际，要有长期的准备工夫。并为鲁艺1周年题词："抗日的现实主义，革命的浪漫主义。"（390504）

17日　中共中央发出《关于宣传教育工作的指示》。其中提出，宣传部应负责组织同级在职干部的学习，订出一定的学习计划，并保障其完成。对文化程度低的同志，首先应以消灭文盲与提高文化程度为中心。并要求，"应力争在社会教育、职业教育中的活动，特别注意乡村小学教师巡回教师中的工作和通俗读物的编辑。在党力量占优势的地区，应有系统的去计划与检查一般的国民教育"。（390505）

20日　中共中央干部教育部在陕北公学大礼堂召开干部学习动员大会。参加大会的有各机关学校团体代表1000余人。会上，中央干部教育部副部长罗迈（李维汉）对干部学习的重要性、当前干部教育进行的情形和今后的学习计划做了一个详细的报告。毛泽东在讲话中扼要指出在干部学习过程中可能会发生的困难和学习的方法，提出要在工作、生产百忙之中以"挤"的方法获得学习的时间，以"钻"的方法求得问题的了解与深入。王明在报告中说明学习联共党史的重要意义。中央干部教育部部长洛甫（张闻天）最后指出，学习必须有持久性和恒心等具体办法。（390506）

21日　陕甘宁边区少年先锋队第一次代表大会在陕北安塞县马家沟举行。大会选举毛泽东、朱德等组成名誉主席团，推举白向银等7人为大会主席团成员。在这次代表大会上，决定成立陕甘宁边区少年先锋队，作为少年儿童中的先进组织。（390507）

26日　毛泽东撰写《抗大三周年纪念》。文章指出："抗大为什么全国闻名、全世界闻名，就是因为它比较其他的军事学校最革命最进步，最能为民族解放与社会解放而斗争。""抗大的教育方针是：坚定正确的政治方向，艰苦奋斗的工作作风，灵活机动的战略战术。这三者，是造成一个抗日的革命的军人所不可缺一的。抗大的职员、教员、学生，都是根据这三者去进行教育和从事学习的。"（390508）

30日　《解放》杂志刊登陈云《怎样做一个共产党员》。文章指出，共产党员的标准是终身为共产主义奋斗；革命的利益高于一切；遵守党的纪律，严守党的秘密；百折不挠地执行决议；群众模范；学习。只有具备以上6个条件，才不愧称为一个良好的共产党员，才不致玷污伟大而光荣的党员的称号。（390509）

同日　《解放》杂志发表成仿吾《陕北公学的新阶段》。文章指出，陕北公学在1年半的时间里培养了6000多个抗战干部，按照抗战形势的需要订出教育计划，胜利地完成了任务。现在的陕北公学主要的是大学部，学习期限定为1年，任务是为满足抗战新形势及最近将来的需要，培养行政的、民运的及文化工作的较高级干部。大学部上面还在筹备1个研究部，学习期限亦暂定为1年。还特附设1个训练班，学期4个月。新阶段中的陕北公学，将继续为培养抗战干部和担负伟大的建国事业的干部而加倍努力，在解决干部问题的斗争中起更大的作用。（390510）

本月　中共中央决定成立延安自然科学研究院。是自然科学研究机关，主要任务是协助边区发展工业生产，由中央财政经济部领导。院长由中央财经部长李富春兼任，副院长为从德国留学回来的有机化工博士陈康白。本年底，中央决定把自然科学研究院改为自然科学院，并成立自然科学研究会。（390511）

同月　鲁西抗日军政干部学校成立。由鲁西军区领导，校长由鲁西军区参谋长何德全兼任。学员分政治、军事、民运、政权4个中队，每期学习时间1个多月。1940年6月，该校奉命归属抗大一分校兼管，改称“抗大一分校第二校”。1942年1月，改称“陆军中学”，由冀鲁豫军区领导。（390512）

同月　晋察冀边区行政委员会召开第一次教育会议。对晋察冀边区的学校教育、社会教育、抗战建国的基本原则进行讨论，对每个县的教育工作做了布置。（390513）

6月／3906

1日　抗日军政大学举行建校3周年庆祝大会。毛泽东在大会上讲话，指出抗大办了3年了，抗战快两年了。抗大是抗日的，抗大的目的是要打倒日本帝国主义，彻底解放中华民族。“反对投降，抗战到底”，这就是抗大的政治方针。刘少奇在讲话中指出，为了中华民族的彻底解放，一定要把抗大办下去，一定要把抗大办好。朱德从前方寄来题词：“号召千万青年，走上革命战场。高举抗大旗帜，插遍整个中国！”抗大全体人员由教育长许光达率领，举行庄严的宣誓仪式，还举行了隆重的阅兵式。（390601）

6日　延安《新中华报》发表《抗大誓约》：“当此民族革命的巨浪澎湃，抗日战争更趋于艰苦、紧张，我们举行纪念三周年，为着向社会人士宣告我们的主张和信念，发扬国防教育事业的伟大力量，为了表示我们坚决与团结的精神，为着勉励同志们今后更努力，更向前进！我们全校的教职学员事务人员，特别郑重宣告，坚决遵守以下誓约：一、我们是中华民族与中国人民的优秀儿女，我们永远忠实于中华民族与中国人民的解放事业，誓死驱逐日寇出中国，为建立自由独立幸福的新中国而奋斗到底！反对任何汉奸妥协投降的活动。二、我们要忠实于自己的工作和学习，坚决完成我们的任务，以良好的工作和学习的成绩，献给民族国家与中国人民。三、我们是学校的忠实工作者和学员，我们要坚决执行学校的校规和纪律，与坚定、勇敢、艰苦、灵敏的校训，团结、紧张、活泼、严肃的校风。

四、我们永远是抗大的忠实的子女，我们爱护我们的学校，要象爱护我们的母亲一样，我们要与一切破坏母校的分子，作坚决的斗争！五、我们要遵守学校以上的誓约，如有违犯，愿受国人之谴责，校友之唾弃和学校纪律之制裁。”（390602）

10日 毛泽东在延安党的高级干部会议上做反对投降问题的报告。其中指出，两年来，在中央直接领导下建立了抗大、陕北公学、党校、马列学院、鲁艺、青训班、女大、工人学校、卫生学校、通讯学校、组织部训练班、行政人员训练班、边区党校、鲁迅师范、边区中学、鲁迅小学、儿童保育院等17所学校。学生多的万余人，少的几百人、几十人。有几千干部从事教育工作，教育出来及尚未教育出来的学生在3万人以上。这是一个很大的成绩。今后，由于物质和敌情的原因，分别在边区和华北两处办学。去华北的学校指挥管理仍属中央，委托北方局监督。还指出，六中全会中央发起的全党干部学习运动，对于提高全党干部的理论文化水平有着头等重要的意义。党政军民学各种机关的干部均应一面工作，一面学习。按其程度、文化与理论或并重或偏重，并应建立每日两小时学习制度。实行自动与强制并重、理论与学习一致的原则，勤学者奖，怠惰者罚。13日，他在为这次会议做结论时又指出，应该加强党内教育，应着重阶级教育，同时不忽略统一战线的教育，在哲学问题上要着重学习唯物史观。（390603）

20日 中共中央政治局做出《抗大陕公等学校迁移到晋东南的决定》。指出开办学校吸收大批青年到共产党及八路军方面来，是党最大的成绩，以后还应继续这项工作。最近敌人企图进攻边区，加之边区地区贫寒，粮食困难等，因此中央政治局决定：抗大本校、陕公本校等移驻晋东南，由中共中央北方局及前总负责监督与领导。但学校的方针及组织改变仍由中央决定。（390604）

21日 抗日军政大学召开党的活动分子大会。罗瑞卿副校长宣布中共中央政治局决定，指出抗大东迁，是给日本法西斯企图进攻边区一个有力的回答，抗大上前线，是给全国学校做个模范，给反共分子、摩擦专家一个有力的回答，也是在日寇面前证明：中华民族优秀儿女的精神，是永远毁灭不了的！同时，抗大总校到华北去，不但可以加强对分校的领导，同时对于坚持华北游击战争，更有重大的意义。这次动员大会后，抗大除留下一部分师生员工组成抗大三分校，继续在陕甘宁边区办学外，绝大部分师生员工准备迁校东征。（390605）

本月 按照中共中央指示，陕北公学千余名师生离开关中旬邑县看花宫。7月初，陕北公学师生到达延安，中共中央领导人张闻天、陈云、李富春向成仿吾等陕北公学负责人传达了中共中央关于抗大、陕北公学等学校迁往晋东南办学的决定，并共同研究开办华北联合大学的有关事宜。（390606）

同月　八路军总政治部发布《关于加强部队党内教育的训令》。要求各部队在3个月内对新党员进行一次有计划的、大规模的训练。训练目的是解说共产主义最初步的知识，说明共产党员的责任，以提高军队党组织的质量。在训练中要着重进行阶级教育，说明三民主义与共产主义，国民党与共产党，八路军、新四军与其他军队在性质上的区别。（390607）

7月／3907

7日　华北联合大学在延安成立。毛泽东在大会上发表讲话，号召“深入敌后，动员群众，坚持抗战到底”。该校以陕北公学、鲁迅艺术学院（主要是普通部学员和近百名教师）、延安工人学校、安吴青训班多数师生员工组成。成仿吾为校长兼党团书记，江隆基任教务长。设4个部：社会科学部（陕北公学改编）、文艺部（鲁迅艺术学院改编）、工人部（延安工人学校改编）、青年部（安吴青训班改编）。10日，周恩来给该校师生做关于中国抗战形势的报告，号召大家到前方开展根据地的文化、教育、文学艺术活动，成为最活跃的革命力量。（390701）

8日　刘少奇在延安马列学院做《论共产党员修养》讲演。他从党员个人的党性修养角度论述党的思想建设和党员教育问题，指出共产党员在思想意识上进行修养的目的，就是要把自己锻炼成为一个忠诚纯洁的进步的模范党员和干部。要求：（一）在马克思列宁主义的理论学习和革命斗争的实践中，建立自己的共产主义的世界观和无产阶级的坚定立场。（二）根据共产主义的世界观和无产阶级的坚定立场，去检查自己的一切思想行动，纠正一切不正确的思想意识。同时要以此去观察问题，观察其他同志。（三）经常采用正确的态度，适当的方式，去和党内各种不正确的思想意识进行斗争。（四）在思想、言论、行动上严格地约束自己。但对其他同志的要求，除原则问题和重大的政治问题，就不要在小节上去“吹毛求疵”。本日和12日，该演讲稿在《解放》杂志连载，后来又被中共中央规定为22个必读的整风文件之一。（390702）

10日　抗日军政大学总校师生开赴华北。延安党政军机关、各学校师生和当地群众万余人前来送行，罗瑞卿副校长发表简短的告别辞：“敌寇企图‘扫荡’华北，我们就要到华北去保卫华北，到敌人的后方去坚持敌后抗战！”歌声、口号声、鼓掌声和欢送的锣鼓声交织在一起。在热烈的送别声中，抗大师生踏上前进的征途。（390703）

12日　华北联合大学师生从延安出发东进。在成仿吾校长率领下东渡黄河，翻越吕梁山、云中山，突破敌人的层层封锁线，到达晋察冀边区阜平县城南庄。由于晋察冀边区党

政军首长的强烈要求，经中共中央批准，决定华北联大就在晋察冀边区办学。（390704）

同日 陕甘宁边区召开县长、区长联席会议。毛泽东在会上讲话，指出边区的县长、区长、乡长，各级政府的工作人员，都要提高文化程度、政治水平和办事能力。我们的口号：工作！学习！生产！一面工作，一面学习，一面又要生产。（390705）

16日 晋察冀边区行政委员会发出各级小学举行检阅月的号召。为了检阅教学成绩，加强教师的教导和学生的学习，以发挥更大的教育效能，规定8月1～31日为各级小学检阅月。由县区组织检阅委员会，负责检阅日常工作和根据检阅科目命题与评判等工作。检阅地点在各中心小学内，费用由各县地方款内开支。检阅结束，各县应将有关材料一并送边区行政委员会。（390706）

18日 地方反动武装阴谋发动"汤沟事变"，汤曙红遇害。他原是沭阳县汤沟小学教师，家乡被日军侵占后，组织学校师生和家乡群众组成自卫军，并和邻县几支抗日武装合并，成立灌涟沭抗日游击总指挥部。4月10日，这支抗日武装改编为八路军南进支队第三团，他被任命为团长。五里槐伏击战打得敌人溃不成军，震惊方圆百里。为纪念汤曙红烈士，沭阳县民主政府于1940年10月发布文告，改汤沟乡为曙红乡，改汤沟小学为曙红小学。（390707）

20日 中国女子大学在延安中央大礼堂举行开学典礼。由孟庆树主持。毛泽东致辞："女大的成立，在政治上有着非常重大的意义。它不仅是培养有理论武装的妇女干部，而且要培养做实际工作的妇女运动的干部，准备到前线去，到农村工厂中去，组织二万万二千五百万妇女，来参加抗战。""全国妇女起来之日，就是中国革命胜利之时。"周恩来说："当着全国妇女起来，风起云涌之际，希望女大赶快培养造就大批妇女干部，到全国各地去领导广大的妇女运动。"该校"以养成具有斗争理论基础、革命工作方法、妇女运动专长和相当职业技能等抗战建国知识的妇女干部为目的"。其校训："紧张的学习，艰苦的生活，高尚的道德，互助的作风。"王明任校长。最初有学员500多人，后来增加为600多人。编为高级研究班（1个）、普通班（6个）、特别班（1个），共8个班。两年多时间里，该校为中国革命培养了1000多名优秀的妇女干部。1941年8月，与其他学校合并，成立延安大学。（390708）

23日 陕甘宁边区农业学校正式开学。设在延安南三十里铺西边一个叫红寺的山沟里，以培训边区县区两级农业经济管理干部为宗旨，造就具有普通的农业科学知识、领导农村经济建设和农业生产的行政干部，附设农事试验场。校长由边区建设厅副厅长朱开铨兼任，专职副校长兼党支部书记为宜瑞珍。学员由边区各分区和各县选派，每期招生150名，学制2年，毕业后由边区政府建设厅统一分配回原地区工作。边区农校共办了2期，培

养农业管理和技术干部300余人。1942年夏，该校与边区职业学校合并。（390709）

25日 中共中央军委发出《关于抗大工作的指示》。指出学校一切工作都是为了转变学生的思想，因此教育应当是中心。政治教育是中心的一环，科目不宜过多，阶级教育、党的教育与工作必须大大加强。抗大不是统一战线学校，而是党领导下的八路军干部学校。教育知识青年的原则：（一）教育他们掌握马列主义，克服资产阶级及小资产阶级的思想意识；（二）教育他们有纪律性组织性，反对组织上的无政府主义与自由主义；（三）教育他们决心深入下层实际工作，反对轻视实际经验；（四）教育他们接近工农，决心为他们服务，反对看不起工农的意识。并要求，必须提高政治警惕性，立即进行全体干部的审查，洗刷有特务嫌疑的分子，学生党员应重新登记。弄清每个学生的政治面目是最重要的工作。（390710）

28日 周恩来在延安召开的学生工作讨论会上做总结发言。指出应该把学生工作进一步扩大到广大群众中去。要到职业青年、青年工人、店员，甚至到青年农民中去做调查研究。还着重指出，中国革命需要青年，尤其需要知识青年做桥梁。数十万学生，包括敌占区、大后方地区的学生，都是革命时代的干部，要在政治上、学习上、体质上提高学生的质量，关心他们的成长。（390711）

31日 晋察冀边区行政委员会颁发《敌区教育实施计划纲要》和《学习站办理通则》。提出推行敌区教育以广大群众为对象，打破学校制度，不用小学教师而用“教育工作员”的名义，划分小组作为施教单位，统辖小组的机关叫“学习站”，每区设1处学习总站，总站之上仍以教宣联席会作为总的领导机构，而实际执行命令的是县教育科。现阶段教育工作任务是配合在抗战建国的政治目标下谋发展，县区村政权中的教育工作人员都要担负实际教育工作的责任，以增强教育的力量。在学校教育方面，取消学校的形式，划为小组分别施教，实行机动教学，或利用敌伪学校做掩护，进行抗战建国的教育。在社会教育方面，要经常把抗战形势、建国工作、胜利消息用文字或口头传播给敌区群众，并针对敌伪的欺骗、麻醉的宣传教育予以无情的揭露，使民众了解这种奴化教育的危险，提高民族自尊心和自信心。学习站为推进敌区教育的基本组织，在敌区不能设立学校的村庄设立，下分儿童组、青年成年组、妇女组。（390712）

本月 抗日军政大学三分校在延安成立。抗日军政大学大部分教职学员离开延安，留下一部分教职学员在延安成立抗大三分校。许光达任校长，李逸民任政治部主任。1941年12月，改称“八路军军事学院”。（390713）

同月 鲁迅艺术学院普通部师生编入华北联合大学开赴华北以后，将留在延安的师生（主要是研究部和专修部）进行改编，重建鲁迅艺术文学院。11月28日，中共中央正式任命吴玉章为鲁迅艺术文学院院长，周扬为副院长，主持日常工作。1941年4月，进行教育体制改编，院下设立文学部（周扬兼部长）、戏剧部（张庚代部长）、音乐部（部长冼星海）、美术部（部长江丰）。在部之下设置有关的系，从而使艺术教育各种专业向提高和专业化方向发展。（390714）

同月 晋察冀边区行政委员会致函各专员、县长，要求在县区组织教宣联席会以增强社会教育工作，并发布《教宣联席会组织办法》。明确县（区）教宣联席会的性质为社会教育的辅导机关；县（区）教宣联席会以教育科与各团体单位如工、农、妇、青、文救会、抗敌后援会的宣传部，自卫队总队部，政治指导员，该地各教育名流，及当地驻军、民运部共同组织；县（区）教宣联席会由教育主管机关召集，主席亦由教育主管机关担任；县（区）教宣联席会可产生共同组织的社教巡视组与干部教育委员会（即民革室）；干部教育委员会（即民革室）的组成，可由教宣联席会推动，其下可设问题研究股、文化娱乐股、墙报出版股、体育卫生股。（390715）

8月 3908

1日 陕甘宁边区司法干部训练班在延安正式成立。边区高等法院院长雷经天在开学典礼上提出，要把“廉明公正、果断详慎”八个字作为司法工作的准绳。到1940年10月，已办2期。第1期有学员26人，多为各县原任裁判员。第2期有学员13人，多为边区原任书记员。学习时间为3～4个月。开设课程：司法行政、边区法令、法学概论、刑法述要、民法述要、看守工作、书记工作、司法公文程式、法医学等。（390801）

3日 胶东鲁迅艺术学校在黄县县城正式开学。设音乐、绘画、戏剧3科，并设函授班，业余开展国防艺术研究会活动。（390802）

5日 《解放》杂志发表李维汉《我们要学习什么怎样学习》。文章说，学习理论是全党的任务，全体党员都应当学习，党的干部特别是负领导责任的干部尤其需要加紧学习。第一，要学习马克思列宁主义理论。同时要学习和研究与马克思列宁主义发生与发展不可分离的世界革命史，特别是联共党史。研究联共党史，是解决精通马列主义理论的最重要的道路。第二，必须精通党的建设的规律。这应当作为党员入门的功课。第三，要学习和研究当前革命运动的规律，学习用马列主义的方法研究国内的和国际的时事政治。第四，还需要学习一般的军事知识，游击战争和军事理论的知识。学习需要根据由浅入深、由具体到抽象、由近到远、由中国到外国的原则，订出研究的程序，分为初、中、高3级进行。在学习中，必须坚持理论联系实际的原则。学习方式一般有个人学习和集体讨论两种，这两种方式可以而且要尽可能地同时并用。学习要会抢时间，要有恒心、有信心、有决心，有顽强的精神，要虚心，同时要有高度的自动性。(390803)

同日 陕甘宁边区政府教育厅颁布《各县社会教育组织暂行条例》。共15条。规定：社会教育组织的形式暂分为识字组、识字班、夜校、半日校、冬学、民众教育馆等6种。各社会教育组织所用课本教材统由边区政府教育厅编辑审查。各社教组织既经成立，县区乡级政府及负责教育者均需经常检查辅导。各社教组织负责人如有不能尽忠职责者，经查明应即设法纠正或另选妥人接替。各社教组织的成绩考核及指示均由各县负责，各社教组织每年应检阅1～2次，成绩优良的学员、教员，应分别给予奖励。各县社教组织的增减情形均需据实呈报边区政府教育厅备案。(390804)

13日 陕甘宁边区学生救国联合会在延安召开第一次代表大会。抗日军政大学、鲁迅艺术文学院、中国女子大学、马列学院、中共中央党校、八路军卫生学校、八路军通讯学校、陕甘宁边区师范学校等校的学生代表出席大会。选举陶端予为陕甘宁边区学生救国联合会主席。(390805)

15日 陕甘宁边区政府教育厅修正公布《陕甘宁边区小学法》。共19条。规定：边区小学应依照国防教育宗旨和实施原则，发展儿童身心，培养民族意识、革命精神和抗战建国所必需的基本知识技能。小学修业年限为5年，前3年为初级小学，后2年为高级小学，合称为“完全小学”。初级小学可单独设立。小学课程由教育厅规定，教材一律采用教育厅编辑或审定的课本及补充读物。小学开学、放假及举行纪念等，均依照教育厅规定的校历办理。初级小学必须领导2个识字组。完全小学和模范小学必须领导2个以上识字组并兼办1个夜校或半日校。小学设校长1人，总理校务。初级小学仅有教员1人者，即由县第三科委任校长。学生修业期满，成绩及格，由学校发给毕业证书。(390806)

同日 陕甘宁边区政府教育厅颁布《陕甘宁边区小学规程》。共11章62条。规定：小学收7～12岁儿童。小学课程以政治、军事为中心，将社会活动、生产劳动列入正式课程。小学学生成绩考查分平时考查和定期测验。定期测验分学期测验和毕业测验。学生升级、留级和毕业，依考查成绩决定。小学一律不收学费，不得向学生征收杂费，也不得随意向学生募捐。小学设校长1人。完全小学除设校长外，得设教务主任、生活指导主任各1人或设教导主任1人。教员人数依学生人数确定。小学教职员的津贴、伙食、制服，由主管教育行政机关供给。小学女教职员在生产前后应给以6个星期的休养时间。小学教员应参加当地国防教育会，以谋求小学教育的改进与本身学习进步。凡在职与任职的小学教职员在教育厅举行训练时，应按时前往受训。(390807)

同日 陕甘宁边区政府教育厅颁布《陕甘宁边区模范小学暂行条例》。共6条。规定模范小学必须以其优良质量对其他小学起推动作用，树立小学教育中的国防教育的模范。其最低限度标准：（一）学生数须在30名以上。（二）须具备黑板、桌、凳、操场及学生武器等各种必要设备。（三）须制备课程表、点名册、请假簿、清洁检查表、学校大事记、学生年龄统计表、学生家长职业统计表。（四）学级编制，课程编配，均需依照规定实施。（五）须实行集体学习与个人学习联系的教学方法及民主管理。（六）须有俱乐部组织并进行各项社会活动。（七）须经常访问家长，与群众建立密切之关系。（八）工作须有计划，并按规定向县第三科报告工作。凡达到上述8条标准者，由县第三科呈报边区教育厅，经审查合格，即为模范小学。（390808）

同日 陕甘宁边区政府教育厅颁布《奖励小学教员暂行办法》。共10条。规定小学教员政治坚定、吃苦耐劳、工作积极，有下列情形一项或数项者，应给予奖励：（一）主办的小学经审查合格定为模范小学。（二）在国防教育中有新创造。（三）领导学生进行抗战动员工作，获有特殊成绩。（四）领导学生进行社教工作，获有特殊成绩。（五）动员学生有特殊成绩。（六）深入群众，教育群众而得群众爱护。（七）继续服务两年以上而有成绩。（八）在工作中努力自学，有显著进步。奖励可采用登报表扬、颁给奖章及奖状、奖赠书籍、发给奖励金或用物品代替、派遣学习做进一步深造等方式。此项奖励由各县第三科审查，边区政府教育厅复核后办理。（390809）

同日 陕甘宁边区政府颁布《各县教育经费筹措暂行办法》。规定各县教育经费之来源仅限于：（一）该县原已确定的教产（教育方面的财产、产业）及教育基金；（二）买卖婚姻、赌博、缠足之没收款及罚款；（三）学校自行生产收入；（四）在自愿原则下向人民捐募的学款。各县原已确定为教产和教育基金的现金，均可作为教育基金，不得动用，以该项基金的常年花利作为常年教育经费。各县原无教产者，得以下列办法建立：（一）原有各县县政府所管的公田拨归教产；（二）尚未分配的荒地或熟地全部或部分拨归教产；（三）原属神庙产，人民可自愿拨归教产；（四）一姓或数姓所有的坟地在一姓或数姓同意下可归为学田。此外，各学校自行生产的收益，均可作为教育经费收入。如这些常年收入尚不敷常年支出者，得向各县人民在自愿原则下劝募。各县筹措教育经费如开始时不能筹措齐全，可呈请教育厅批准后酌量补发。（390810）

同日 陕甘宁边区政府教育厅颁布《模范夜校、半日校暂行条例》。共8条。规定模范夜校、半日校须具有下列条件：（一）教员：教授全部课程，按时上课，不无故迟到早退，施行国防教育教学管理，态度和蔼，接近群众。（二）学生：20名为标准，其中9/10以上为成青年男女，有俱乐部组织并实行社会活动。（三）课程：识字、常识、唱歌、算术、军事等，每次能教授2种课程，授课时间在2小时以上，每次授课有一定进度。（四）设备：有学生登记本、点名册、课程表等。规定模范夜校、半日校每月举行测验1次，每两月向县第三科报告工作1次，6个月学习期满，得举行毕业考试，并有毕业式。其经费由各县教育经费内开支，师生应进行检阅和给予奖励，并规定检阅和奖励办法。（390811）

同日 陕甘宁边区政府教育厅修正颁布《民众教育馆简则》。共6条。规定各县民众教育馆直辖于县第三科。其主旨是实施民众抗战教育，协助抗战动员以及改进地方之事业。在城市或集镇中心地带设立民众教育馆，应事先通过县政会议讨论并呈请边区政府教育厅批准。馆长如非教育厅委派而由当地聘请者，须经边区政府教育厅审查批准后始能充任。民众教育馆的任务：（一）经常对民众进行抗战文化教育工作。（二）经常宣传政府法令，推行抗战动员工作。（三）协助民众办理改造地方一切公共事业。（四）为民众代办一切文字工作。民众教育馆的组织系统暂定为：在馆长之下设总务、教育、宣传3股，并根据需要，得领导群众组织的各种抗敌救亡宣传队等组织。（390812）

25日 中共中央政治局通过《关于巩固党的决定》。指出巩固党的中心一环，就是加强党内马克思列宁主义的教育、阶级教育和党的教育，使党员认识马克思列宁主义与三民主义，民族统一战线与阶级斗争，民族立场与阶级立场的正确关系，纠正“左倾”与右倾的不正确观点。各级党部必须根据具体环境与党员政治文化程度，采取各种方式进行有系统、有计划的教育工作。（390813）

29日 陕甘宁边区小学教员暑期训练班举行毕业典礼。毛泽东出席大会并发表《抗战教育与小学教员》讲话，指出抗战教育在抗战中占着一个重要的地位。抗战教育，一是办学校，办小学、中学、大学；二是社会教育，设立夜校，推行识字运动等。教员应当在工作中学习，应当向学生学习，向老百姓学习。在抗战教育中，知行合一是一件大事。陶行知主张知行合一，提倡生活教育，把教的、学的、做的统一起来，这在马克思主义说来，就是理论与实践的统一。现在我们的教科书中还缺少一个部分，就是生活教育。怎样吃饭、生活，什么是大米、小米，怎样养牛、喂猪等。讲这些东西，这一套就是马克思主义。教科书要把这一部分补进去。（390814）

本月 中共中央干部教育部举行延安在职干部学习大检查。检查结果表明，延安在职干部学习制度已经逐步建立起来。从8月份起，大部分单位进入学习运动的轨道。1940年1月和1940年5月，中央宣传部又进行两次在职干部学习检查，每次检查都采取自下而上的民主方法，最后经中央宣传部做出总结。（390815）

同月 陕甘宁边区政府教育厅召开第二次各县第三科科长联席会议。厅长周扬做了《一年来教育工作的总结与今后任务》报告，指出一年来边区教育工作做出了许多成绩。第一，在学校教育方面，扩大了学校数量，目前全边区已有小学883所（其中有完小22

所），学生20400余人。同时提高了学校的质量，补充了新的教员和训练旧的教员。第二，初步整理了社会教育组织，社教指导团的工作有了相当的成绩。第三，建立了一些教育工作制度，如定期报告制度能按照规定坚持下来，同时筹集了部分教育基金。今后，学校教育的任务是提高教学质量，社会教育的任务是继续整理社会教育组织并使之巩固起来，教育行政部门的任务是建立健全工作制度和工作机构。（390816）

同月 胶东蓬黄掖行政联合办事处发布国防教育章则17种，包括《工学团组织大纲》《小学区组织条例》《鲁迅小学教育方案》《小学教员请假办法》《小学教员奖惩办法》《职工教育条例》《校具保管办法》《乡村俱乐部组织大纲》等。（390817）

9月 3909

7日 晋察冀边区行政委员会致函各专员、县长，要求各地积极加强社会教育工作，筹设民众教师训练班。提出各县可在冬学运动开始之前举办民众教师训练班，以解决冬学师资质量上的困难。学员由县教育科通令各乡村保送受训，最少保证每村有1人参加。凡能担任识字班或民众学校的教学，对工作热心负责者，即可受训。训练班以政治常识为基本课程，社会教育、自然常识、教学方式、歌咏等，为次要课程。以10天或2个星期为一期。训练期间，学员按班队编制，实施军事管理。（390901）

9日 晋察冀边区行政委员会发布《抗属及贫苦子弟等入学优待暂行办法》。规定：（一）初级小学学生中，凡抗属子弟无力购买书籍者，学生的父兄在“七七”事变后充任小学教师且成绩优良者，学生的父兄在“七七”事变后充任本村村长或教育委员、热心公务成绩卓著者，家境确系赤贫者，得由村中供给书籍费。（二）高级小学学生中，凡抗属子弟家境无力负担全部入学费用者，学生的父兄在“七七”事变后充任小学教师2年以上成绩优良、曾受政府传令嘉奖或领有奖状者，学生的父兄在“七七”事变后充任本村村长或教育委员2年以上成绩卓著、曾受政府嘉奖或领有奖状者，家境贫寒无力缴纳膳费、学业成绩优良者，可得膳费半数补助。（三）高级小学学生中，凡抗属子弟家境贫困无力求学者，家境赤贫学业成绩优良者，家乡被敌人盘踞因而学生供给不继者，家产忽遭意外损失以致不能维持生活者，可得完全公费生的补助。（390902）

11日 晋察冀边区行政委员会发布《边区社会教育实施办法》。规定社会教育的对象是广大民众。为了教学方便，将17岁以下儿童归未成年人之类，17岁以上青年归成年人之类。成人教育实施原则：（一）尽量灵活运用切合民众实际生活的方法推行社会教育；（二）利用各种已有的群众组织推行社会教育；（三）利用民众各种闲余时间推行社会教育；（四）批判地利用乡间各种习俗、节令推行社会教育；（五）利用小学教育如“小先生”推行社会教育；（六）利用各级军政民机关团体工作人员推动或担负驻在地的社会教育。成人教育内容包括文化教育、政治教育、生活教育，教学的组织有识字班、民众学校、补习学校、民族革命室、传习处及“小先生”制、巡回图书馆等。（390903）

18日 晋察冀军区卫生学校成立。设在河北省唐县牛眼沟村。江一真为校长，殷希彭为教务主任。其前身是晋察冀军区医务训练队，扩充为卫生学校后，下设军医期、调剂期和护士期。学制，军医期为1年半，调剂期为1年，护士期为半年。学校附设1个休养所，作为学员的实习基地。该校在筹办过程中，白求恩做了大量工作。他为卫生学校拟定教育方针和教育计划，审阅卫生学校教员编写的教材，还向学校捐赠了显微镜、小型X光机和从加拿大带来的内外科书籍。白求恩牺牲后，晋察冀军区于1940年1月决定将该校改称“白求恩卫生学校”，将该校附属医院改称“白求恩国际和平医院”。1940年2月16日，该校举行易名典礼。在抗日战争中，共办军医期10个，调剂期6个，护士期5个，培养各类医务人员928人。（390904）

25日 陕甘宁边区师范学校开始上课。由陕甘宁边区中学和鲁迅师范合并而成，校长由陕甘宁边区政府教育厅厅长周扬兼任，副校长董纯才。其任务是为边区培养小学师资，是陕甘宁边区推行普及教育的中心堡垒。其教育原则：理论与实际相联系，适应抗战建国之需要，适合地方环境及其需要，适应集体主义原则，以培养学生正确的政治方向，艰苦奋斗的工作作风，充实基本的生活知识，给予从事教育工作的知识。初期设师范班2队，中学班1队，预备班1队，共有学生150余人。1943年2月，该校与鄜县师范合并，改称“延安师范”。（390905）

本月 抗日军政大学总校师生到达晋察冀边区，在灵寿县陈庄地区休整。其间在整顿组织的基础上，开展了创造模范党支部的活动。（390906）

同月 冀南行政公署主任杨秀峰在冀南行政区第一届参议会上做工作报告。指出，冀南行政公署将民训科改为文教科，专力领导和推动文教宣传工作，并拟定6项实施文教工作的方针：（一）积极实施农村统战文化教育政策；（二）推行小学教育；（三）创造并扩大各种干部学校或干部训练班；（四）广泛发展农村民众教育；（五）创办并奖励地方报纸与刊物；（六）应用各种宣传教育形式，奠定民主政治的始基。冀南区已成立抗战文化协会，建立了一部分地方文化网。出版了《统战》半月刊，准备出版《冀南日报》。成立了宣传队，把握纪念节和政治形势，举行各种宣传活动。同时，还创办冀南抗日干部学校和行政、财政、文教等各种工作人员短期训练班，自力更生地解决了干部恐慌问题，恢复和开办1420余处抗日小学。在民众学校和救国堂工作方面，已有七八个县做出了相当的成绩。今后，

要加强文教工作，使它在抗战中发挥更大的作用。（390907）

同月 鄂豫边区创办第一所抗日小学。是中共湖北省京山县委派共产党员欧阳辉到罗店区种玉湾创办的。开办不久，就成立了儿童团。儿童团员除读书外，参加站岗放哨、讲演宣传等抗日工作。1940年，美国进步记者史沫特莱来参观，发表了热情洋溢的讲话。（390908）

10月 3910

4日 毛泽东为党内刊物《共产党人》撰写发刊词。指出："十八年的经验，已使我们懂得：统一战线、武装斗争、党的建设，是中国共产党在中国革命中战胜敌人的三个法宝，三个主要的法宝。""十八年的经验告诉我们，统一战线和武装斗争，是战胜敌人的两个基本武器。统一战线，是实行武装斗争的统一战线。而党的组织，则是掌握统一战线和武装斗争这两个武器以实行对敌冲锋陷阵的英勇战士。这就是三者的相互关系。"该刊于10月20日在延安创刊。（391001）

5日 毛泽东为安吴青训班2周年纪念题词："带着新鲜血液与朝气加入革命队伍的青年们，无论他们是共产党员或非党员，都是可宝贵的，没有他们，革命队伍就不能发展，革命就不能胜利。但青年同志的自然缺点是缺乏经验，而革命经验是必要亲身参加革命斗争，从最下层工作做起，切实地不带一点虚伪地经过若干年之后，经验就属于没有经验的人们了！"（391002）

9日 陕甘宁边区政府教育厅发出《关于一九三九年冬学问题的通令》。提出本年全边区要办500个冬学，招收1万名学生。冬学开办时间为70天（自11月20日起，至下年1月底止）。冬学要保证成青年占全部学生的2/3，识500字以上者占全体人数的1/3。要保证入冬学者不缺席，中途不辍学或顶替轮流。冬学课程应开设新千字文、政治常识、自然常识、唱歌。课本由边区政府教育厅印发。各县应开办训练班，对冬学教员进行训练。各分区、县、区应组织冬学委员会，领导冬学工作。冬学经费主要由各县教育经费项目下开支。（391003）

10日 《解放》杂志发表李维汉《怎样展开延安在职干部的学习》。文章总结了延安在职干部学习运动开展以来所取得的成绩，指出凡是行政上的领导同志能关心干部学习，留心给工作、生产和学习的时间以适当分配和调剂的地方，那里的学习就能保持正常的进度。强调在干部学习中要善于"挤"时间。并对在职干部学习的方法提出了具体的建议。（391004）

同日 胶东蓬黄（蓬莱、黄县）联合中学正式开学。校长李希珙。第1期招生60多人。为普通中学性质，初中2年毕业。教材由教师根据抗战形势和需要自行编制。因敌人连续“扫荡”，学生屡次疏散，不久停办。（391005）

同日 晋察冀边区创办群众干部学校。由边区工农青妇团体和抗战后援会联席会议决定开办，训练对象为县区群众工作干部，每期2个月。学习课程有政治常识、统一战线、军事常识、群众工作等。（391006）

12日 延安民众教育馆重新开馆。因上年遭日机轰炸停止工作。7月，延安市抗日政府在新市场开辟了新馆址，着手恢复工作，并确定民众教育馆的主要工作：设立书报阅览室；出刊大众报；举行讲演会；代市民写信，记账；设立询问处。（391007）

23日 晋察冀边区行政委员会发出《冬学运动的号召》及《关于冬学运动计划大纲》。号召边区各级政府和各救国会，要用突击的精神和革命竞赛的方式进行冬学工作，把冬学运动普遍到边区每一个角落，深入到边区每一个民众。同时，要把区选、民兵、公粮、救灾各项中心工作和冬学运动配合起来，把教育工作渗透到每项工作中去。在《关于冬学运动计划大纲》中，对冬学运动的内容，推行冬学运动的原则、方法和步骤提出明确要求。（391008）

28日 《新华日报》（华北版）刊登《晋察冀边区的战时教育》。文章介绍，晋察冀边区是坚持华北敌后抗战的一个模范抗日根据地，最近在军政民大会上决定了文化教育的方针：建立正确的抗战理论，提高民族意识；粉碎敌人的奴化教育政策，肃清汉奸倾向的言论；提高民众抗战胜利的信心与民众觉悟的程度，使之自动参加抗战。边区战时文化教育在此原则下更加蓬勃发展。各专区成立了民族革命中学，全边区已成立的小学有7000余所，小学生一律免费，敌占区学校也组织了严密的敌区教育网。创立蒙藏学院，使大批蒙古族、藏族同胞走上抗日道路，并有计划地培养各种干部，民众教育普遍地开展。这些都是和民主政治分不开的。（391009）

本月 冀中区召开文化界文化工作者会议。通过了冀中文化界抗战建国联合会组织简章、工作任务和工作方针，选举了领导机构，成立了冀中文化界抗战建国联合会。到1940年秋，冀中文化界抗战建国联合会已建立4个分区级文化界抗战建国联合会（以下简称“文建会”），22个县文建会，310个区文建会，2900多个村文建会。有会员4万人。在文建会中，各地的文化人、文化工作者、小学教师和其他知识分子团结在一起，踊跃参加文化教育战线各项工作。冀中区文化教育工作空前活跃起来。（391010）

同月 冀中行署召开第二次各县教育科科长会议。交流了各地恢复和改造学校教育的情况和经验，确定新阶段教育工作任务、工作计划和各项工作制度。会议决定今后的工作方针：（一）在学校教育方面，着重于普遍动员儿童入学，普及义务教育，有计划地成立高级小学，统一教材，改进教学方法，使儿童的学习与实践密切地联系起来。（二）在社会教育方面，继续开展冬学运动，普遍建立乡村救亡室，开展农村娱乐工作。（三）在干部教育方面，开办训练班，继续培养和提高各级政民干部，大量训练小学教师。（四）开展近敌区教育工作，开展反敌伪奴化教育的斗争。（391011）

同月 晋察冀边区创办第二中学。设在灵丘县中庄村。校长由二专署专员李涛兼任，副校长孙英。学制分为长训与短训2种，长训时间为2年，短训一般为3个月。长训班学生大部分来自晋东北各县农村，具有小学文化程度，毕业后根据需要分配工作。短训班学生来自县区政府的青年干部。该校以抗大为榜样，坚持为抗战服务、教学与实际锻炼相结合的方针。短训班（称干训队）的课程有社会发展简史、新民主主义论、统一战线政策和抗战形势等。长训班（称学生队）开设政治、国文、数学、军事常识、生理卫生等课程。1941年8月，由于敌情严重，学校停办。（391012）

11月 3911

7日 华北联合大学在阜平县城南庄举行开学典礼。晋察冀边区党政军领导同志和从大后方来的李公朴先生参加开学典礼。该校除从延安过来的第1期学员外，还在当地招收了第2期学员。不久因敌情紧张，迁址平山、五台一带，并提出“背起背包行军，放下背包上课”的口号，开始了在敌后边行军边学习的生活。在办学过程中，校部先后成立政治研究室，办校刊《文化纵队》和杂志《五十年代》，文艺部设立文学、戏剧、音乐、美术4个研究室，还设立小学课本编辑室，张腾霄、张岱等同志为晋察冀边区编写了整套小学课本。（391101）

13日 中共陕甘宁边区在安塞县徐家沟举行第二次党代表大会。高岗做了《抗战新阶段中陕甘宁边区的任务》报告，提出教育方面的任务：（一）有计划地在短期内克服区以上干部中的不识字现象。（二）动员支部中所有的党员参加识字班和补习学校。还通过了《关于发展边区教育，提高边区文化的决议》和《关于党内干部教育问题的决议》等，提出边区文化教育必须努力除去革命前旧制度对于广大民众遗留下来的文化落后状态，使文化教育立足于进步的科学理论基础上，为建立中华民族的新文化而斗争。边区内不识字的干部应一律参加识字组，应在1940年内完全消灭党员干部中的文盲。要普遍地有计划地组织在职干部学习，建立健全定期的干部学习制度。（391102）

16日 陕甘宁边区政府教育厅给各县第三科发出《指示信》。要求各地在冬学运动过程

中完成小学教育工作计划，扩大学校和学生的数量，并且要提高教学质量。（391103）

19日 晋察冀边区行政委员会发布《关于小学增设儿童义务随习班的办法》。规定各小学除充实学额并充分设置儿童（或成人）识字班外，均应设置随习班，鼓励在校儿童各率邻近已届学龄而失学的儿童至少1人，每星期在指定时间到校上课。随习班上课时间定为每周一、三、五下午，其余时间由学生在家中自习，自习时间每天以2小时为度。随习班学习的科目有国语、算术、常识、生活指导、唱歌及军训等。修业期限以读完边区所编小学国语课本前4册为度。修业期满成绩及格者，由县教育科发给证书。入随习班儿童免收一切费用。（391104）

21日 晋察冀边区行政委员会发布《关于小学辅导冬学运动的实施办法》。规定各级小学校长与教师1人均为村冬学委员会的当然委员，配合村冬学委员会计划与推动冬学工作。各级小学须利用原有设备设立民众学校或识字班1处，并在校外设立传习处若干处。小学教师可直接担任冬学教学工作，并应训练小学生参加为冬学服务的各项工作。小学的民革室应迅速壮大为全村民众的娱乐场所，并组织农民剧团、歌咏队开展农村文化娱乐工作。各村冬学运动经费由各村用合理负担的办法自筹。各中心小学在冬学运动中应尽最大可能地努力起领导作用，可用宣传鼓动方式发起校与校之间或区与区之间的挑战，以竞赛突击的精神完成这一工作。各级小学实施辅导冬学运动第1期结束后，县级教育机关应考核各校的优劣，酌加奖惩。（391105）

本月 彭真在中共中央北方分局组织工作会议上做总结报告。提出加强对党员及干部进行教育训练，一般学员应提高文化水平，干部应加紧马克思主义学习，掌握党的路线和策略，养成党的组织性、纪律性。进行教育训练的方式方法，主要采取各级负责同志轮流入党校，开办各种训练班，党支部讲党课，成立马克思主义研究小组等。“最重要而经常的是支部会议，各种干部活动分子会议，各级党的会议对组织工作及各种具体工作之讨论。”（391106）

同月 晋察冀边区在河北蠡县南庄创办抗战建国师范。校长刘通庸。1940年3月，晋察冀边区行政委员会发布《边区中学附设短期师范班暂行办法》。抗战建国师范据此奉命与冀中九分区民族革命中学合并，成为该校师范班。其教育方针：提高政治认识，坚定抗战建国必胜的信心，增进对社会科学的认识，提高教育理论水平及教育工作能力，陶冶为人师表的优良品质与习惯。1940年6月，师范班大部分学生毕业，其余师生并入晋察冀边区第十中学。（391107）

同月 淮北豫皖抗日联防委员会成立。下设教育处，处长张伯川，副处长江凌。后淮北行署成立，沿用了抗日联防委员会的教育行政机构，仍设教育处，处长江凌，副处

长潘琪。淮南行政公署成立后，行署内也设置了教育处，郭兆元为处长，刘健飞为副处长。（391108）

同月　中共鄂豫边区党委成立，在区党委宣传部下设国民教育科，负责领导鄂豫边区国民教育工作。国民教育科组织人力，着手编写抗日小学课本。新编课本以开明书店、商务印书馆、中华书局、世界书局出版的小学课本为蓝本，加进一定分量的以抗日民主为主的思想政治教育内容。1942年，鄂豫边区正式成立教科书编审委员会，赵季为主任，先后编辑出版小学国语课本4册，算术课本2册，自然课本2册。此外，改编《抗日三字经》1册。到1942年底，已出版印刷各种课本34000本。（391109）

12月 3912

1日　中共中央发出由毛泽东起草的《大量吸收知识分子的决定》。充分肯定了知识分子在民族解放战争中和在建立新中国伟大斗争中的作用，要求各地大量吸收知识分子参加我们的军队、政府和学校，并按照具体情况将具备入党条件的一部分知识分子吸收入党。对于不能入党和不愿入党的知识分子，也应该同他们建立良好的共同工作关系，带领他们共同工作。对于一部分反对知识分子参加工作的干部，应该切实地说服他们，使他们懂得吸收知识分子参加工作的必要性。并强调，对于知识分子的正确政策，是革命胜利的重要条件之一。我们党在土地革命时期，许多地方许多军队对于知识分子的不正确态度，决不能重复。（391201）

4日　陕甘宁边区政府教育厅制定《普及教育三年计划（草案）》。指出陕甘宁边区已经具备普及教育的根据和条件，计划在3年内普及教育。认为专靠说服教育、宣传鼓动的方法不能完成普及教育的“急务”，所以有“实行强迫教育的必要”。为此，边区政府教育厅制定《陕甘宁边区实施强迫教育暂行条例（草案）》。规定：对于应入学而不入学的儿童，应先向该家长施以说服教育。说服教育无效者，应开群众大会斗争。斗争无效者，得由群众大会提出适当的处罚办法，由政府决定执行。（391202）

7日　陕甘宁边区政府公布《冬学教员奖励暂行办法》。共9条。规定冬学教员政治坚定、工作积极并有下列情形之一项或数项者予以奖励：（一）积极参加冬学筹备工作，使冬学能如期开学者；（二）积极参加动员学生工作，使学生数量超过原定计划者；（三）教学适宜，经测验使学生确能了解全部课程80%以上者；（四）除课堂学习外，经常领导学生参加其他活动者；（五）能在冬学结束时转变冬学为小学，或鼓动大部学员转入小学、夜校、半日校或识字组者；（六）在冬学工作中有新的创造者。奖励的办法有：登报表

扬，发给奖章或奖状，发给奖品，派遣学习给予深造的机会。（391203）

同日 陕甘宁边区政府公布《各县识字检阅暂行办法》。指出检阅的意义在于考查本年消灭文盲的实数，测验其政治认识程度，以作为来年规定教育计划的依据。规定凡夜校、半日校学生及识字组组员一律参加检阅，各县应临时成立识字检阅委员会主持此项工作。检阅时以区为单位，由县识字检阅委员会派一位委员到区政府，会同区级干部和小学教员办理该区检阅工作。检阅项目包括政治常识和识字，依程度高低规定检验题目。检阅奖励标准以识字多少规定为两等，识字1000字以上者为一等奖，识字500字以上者为二等奖，并发给奖品。（391204）

9日 延安举行纪念“一二·九”运动4周年大会。毛泽东出席大会并讲话，指出共产党从诞生之日起，就是同青年学生、知识分子结合在一起的；同样，青年学生、知识分子只有跟共产党在一起，才能走上正确的道路。知识分子不跟工人、农民结合，就不会有巨大的力量，是干不成大事业的；同样，在革命队伍里要是没有知识分子，那也是干不成大事业的。只有知识分子跟工人、农民正确地结合，才会有无攻不克、无坚不摧的力量。（391205）

13日 中共中央政治局召开会议，听取艾思奇关于准备陕甘宁边区文代会报告内容的介绍。毛泽东在发言中指出，边区的教育方针应该是民主主义的，应该宣传当前民主主义的任务，同时又宣传共产主义思想体系。因此，学校也不能只教共产主义思想体系，而忽视当前的实际任务。新文化用下面四大口号为好：民族化（包括旧形式）、民主化（包括统一战线）、科学化（包括各种科学）、大众化（鲁迅提出的口号，我们需要的）。（391206）

19日 晋察冀《抗敌报》发表《开展冬学运动提高抗战力量》社论。文章指出，组织边区广大男女同胞的抗战教育战线，把冬学运动造成一个广泛的群众运动，是当前紧急的中心工作之一。冬学运动的中心任务应该是揭露投降派的投降阴谋，粉碎日军和汉奸的造谣欺骗，提高广大群众政治的和民族的警觉性以及文化水平、抗战知识。冬学运动的内容必须和当前的政治任务紧密联系起来。坚持抗战，坚持团结，坚持进步，反对投降，反对分裂，反对倒退。（391207）

21日 毛泽东为即将由八路军政治部、卫生部出版的《诺尔曼·白求恩纪念册》撰写《学习白求恩》一文。文章说：“我们大家要学习他毫无自私自利之心的精神。从这点出发，就可以变为大有利于人民的人。一个人的能力有大小，但只要有这点精神，就是一个高尚的人，一个纯粹的人，一个有道德的人，一个脱离了低级趣味的人，一个有益于人民的人。”（391208）

23日 《新华日报》发表《论小学教员的工作》。文章指出，小学教员是我国知识界最接近下层群众的部分，他们在过去的革命运动中起过积极的先导作用，抗战以来小学教员也建树了不少功绩。要求在群众中形成尊重教师的风气，使小学教员在社会鼓励的推动下更加进步。为使小学教员的工作能够有组织地开展，应该充实各级教育界救国会，建立其日常工作，并使其能够经常负有宣传教育民众和督促会员从事教育工作的责任。（391209）

25日　延安自然科学研究院召开科学讨论会。历时7天。与会人员除本院全体人员外，还有延安各机关学校和军工局科技人员，共100余人。王明、陈云、张浩等中央领导参加讨论会。中共中央组织部部长陈云在讲话中指出，研究自然科学的人是后方不可缺少的，在抗战中需要这样的技术人员。自然科学界帮助边区改良和发展边区经济，不仅是在帮助抗战，而且是在帮助改善民生。吴玉章在讲话中说，今天边区在政治上有着发展工业与自然科学的有利条件，希望自然科学研究院培养更多的干部，有计划地开发盐、铁、煤，为发展边区经济做出贡献。（391210）

本月　陕北公学在延安北门外新址复校。李维汉担任校长兼党组书记。成立校董会，林伯渠、董必武、徐特立、谢觉哉、李维汉、李富春、高岗担任校董。校董会制定新的陕北公学简章，确定教育方针和教育计划。最初有学员数百人，仍然编为学员队。1940年9月，成立社会科学部和师范部。社会科学部旨在培养民运干部，张仲实任主任。分本科和预科。本科学制1年半，预科半年。师范部旨在培养师资和教育行政干部，孙力余任主任，也分设本科和预科。本科学制2年，预科1年。1941年夏，成立民族部，培养少数民族干部。1941年8月，该校并入新成立的延安大学。（391211）

本年 3900

夏季　中共鄂中区党委开办党员干部训练班，彭刚主持。11月，中共鄂豫边区党委成立，该训练班升格为“鄂豫边区党员干部训练班”。采取短期训练方法，训练和培养边区党的基层干部。共办5期，培训党员干部350人左右。1940年7月，该训练班扩建为中共鄂豫边区党校，成为鄂豫边区党员干部教育的最高学府，区党委组织部长杨学诚兼任校长，夏忠武为副校长。教学分为政治、军事、文化3项，内容根据学员的实际和斗争形势需要确定，教学方式主要是上课听报告、自学、讨论。到1943年秋季，结业12个班，培训干部350多人。1945年8月停办。（390001）

秋季　苏南区在丹阳县创办西贺中学。孙卓兼任校长，招生100多人。师生除坚持上课外，还配合地方武装开展对敌斗争。1940年3月，校舍被日军烧毁，学校被迫迁址，仍坚持

办学。（390002）

冬季 毛泽东主持编写《中国革命和中国共产党》。其中第2章第4节阐述中国革命的动力时指出：知识分子和青年学生并不是一个阶级或阶层。但是从他们的家庭出身看，从他们的生活条件看，从他们的政治立场看，现代中国知识分子和青年学生的多数是可以归入小资产阶级范畴的。他们有很大的革命性，“革命事业的组织和革命事业的建设，离开革命的知识分子的参加，是不能成功的。但是，知识分子在未和群众的革命斗争打成一片，在其未下决心为群众利益服务并与群众相结合的时候，往往带有主观主义和个人主义的倾向。他们的思想往往是空虚的，他们的行动往往是动摇的。因此，中国的广大的革命知识分子虽然有先锋的和桥梁的作用，但不是所有这些知识分子都能革命到底的”，“知识分子的这种缺点，只有在长期的群众斗争中才能克服”。此书是毛泽东和几个在延安的同志合作撰写的一个课本。（390003）

本年 陕甘宁边区政府制订《消灭文盲三年计划（草案）》。指出，陕甘宁边区14～40岁文盲共36万人，计划在3年内消灭18万。消灭文盲的办法，有夜校、半日校、识字组、冬学4种，扫盲干部主要是小学教员、“小先生”和当地成青年干部。（390004）

同年 中共中央北方局在山西辽县马田村开办党校。朱德兼任校长，1940年罗瑞卿兼任校长，杨献珍任教务主任兼党委书记。每期学员有100多人，多是县团级以上党员干部，训练时间3个月左右。学习课程主要是中共党史、联共（布）党史、政治经济学、党的建设以及形势和政策。每日正课时间不超过3小时，学习时间以8小时为原则。每门课教学告一段落时，都要测验，以求得学习理论与实际紧密结合。在教学工作进行到相当时间时，进行一次实习。实习时间以1个月为原则。此外，党校还规定党日制度。党日除过组织生活外，以阅读和讨论党的文件和听报告为主。1944年夏停办。（390005）

同年 皖东北抗日军政干部学校在泗县黄庄创立。校长由国民党安徽省第六行政区专员盛子谨兼任，副校长由共产党员江上青担任。该校实际由共产党掌握，学员来自皖东北各县学生和流亡青年。每期2～3个月，共办了6期，培养军队干部、政权干部、财经干部共600余人。（390006）

同年 陕甘宁边区政府开办行政人员训练班。第1期招生80人，都是区助理员以上、能识500字以上的现任干部。学习的科目有统一战线、经济建设、民政工作、各种法令、国民教育、保安队工作、除奸保卫工作、财政金融、司法工作、公文程式、党的工作等。原定训练时间3个月，后延长为8个月。（390007）

同年 在广泛开展在职干部教育的形势下，延安中央机关负责教育工作的干部和干部学校的部分教员组成各种研究会，进行理论研究。这些研究会有：（一）政治经济学研究会。本年春季成立，王学文为负责人，目的是提高政治经济学教员的理论水平和编写政治经济学教材。该研究会一度中断，1940年9月，二次成立，由王思华负责，主要学习和研究马克思《资本论》。（二）马列主义研究会。本年4月成立。王明任指导员，吴亮平任副指导员，会员23人。（三）中国问题研究会。本年春季成立。张闻天任指导员，杨松为主任，会员64人。（四）党的建设研究会。本年成立，不久中断。1940年10月，二次成立。张闻天、陈云负责，会员100余人。此外，还有哲学研究会和时事研究会。（390008）

同年　八路军一二〇师游击四支队挺进绥远省大青山地区，在武川县得胜沟创办教导队。其办学方针："战争学习两结合，以政治教育、军事教育为主，文化教育为辅，统一思想，坚定信念，服务抗战。"1941年秋，教导队撤出得胜沟随军活动。（390009）

1940年

1月 4001

1日 抗大总校与二分校联合举行毕业典礼暨欢送毕业同学大会。这次毕业的学员，有总校第5期13个连队和二分校的部分学员，都分配到晋察冀军区和八路军一二〇师工作。八路军一二〇师师长贺龙、政委关向应参加典礼，欢迎抗大同学到部队工作。2月10日，抗大总校从陈庄出发，向晋东南挺进。（400101）

3日 中共中央书记处发出《关于干部学习的指示》。指出全党干部应当学习和研究马列主义理论及其在中国的具体应用。其主要课程依据由浅入深、由中国到外国的原则。大致规定初级课程：中国近代革命史、中国革命与中国共产党游击战争、社会科学常识；中级课程：联共党史、马列主义；高级课程：政治经济学、历史唯物论与辩证唯物论、近代世界革命史；时事政治课程分为中国、日本、国际3个方面经常研究；军队中有军事学习课。并要求，各级领导干部尤其是主要领导干部，必须以身作则地领导与提倡其他干部学习，建立在职干部每天学习两小时制度。凡不识字或文化水平过低的干部，必须以学习文化课消灭文盲为主。各级党委和政治部的宣传部下应设立干部教育科，负责管理干部教育工作。各级党的组织必须把干部教育放在重要地位，经常给以检查、指导和帮助。（400102）

4日 陕甘宁边区文化界救亡协会在延安举行第一次代表大会。历时9天。出席代表500余人，其中有在延安工作的艺术家、作家，以及各机关、团体、学校、工厂的文化教育工作者和科学工作者。毛泽东为大会题词："为建立中华民族的新文化而斗争！""鲁迅的方向就是中华民族新文化的方向！"在会上，张闻天做了《抗战以来中华民族的新文化运动与今后任务》报告，周扬做了《关于陕甘宁边区国民教育》报告，李维汉做了《关于干部教育》报告。大会通过60多项提案，发表宣言："全国文化界应该更进一步地努力，从各方面提高中国文化。”“应该推进抗战教育和普及教育。”大会选举产生陕甘宁边区文化协会的理事和常务理事，吴玉章当选陕甘宁边区文化协会主任。10日，延安《新中华报》发表《庆祝边区文协代表大会开幕》社论。（400103）

5日 鲁南区文化界人士举行新文字教育座谈会，一致决定成立新文字研究会筹备会，选举于寄遇、徐启周等5人为筹备委员。并决定成立新文字研究小组，编印新文字教材，开办新文字训练班，以促进新文字教育的普及和提高广大群众的文化水平。（400104）

9日 在陕甘宁边区文化协会第一次代表大会上，毛泽东做了《新民主主义的政治和新民主主义的文化》长篇讲演。这篇讲演稿经过修改，在《中国文化》创刊号发表，后在《解放》第98、99期合刊刊载，标题改为《新民主主义论》。文章总结了中国革命的经验，分析了中国社会的历史特点和俄国十月革命后的国际环境。指出在五四运动以后，中国革命就转变为新民主主义革命。新民主主义文化是“无产阶级领导的人民大众的反帝反封建的文化”，也就是“科学的民族的大众的文化”。（400105）

11日 晋察冀《抗敌报》刊登《冬学运动在五台》。文章介绍了加紧冬学运动的号召传到五台县后，每个同志都以革命的精神、突击的方式，集中力量，确定目标，为开展冬学运动而奋斗。他们订下推行冬学的具体计划，并与晋东北各县挑战，以保证工作完成。此次冬学的学员不成问题，大部分是各团体的会员，教育冬学学员就等于是教育各个团体的成员。配合冬学运动，五台县还建立了学习站这个带有秘密性质的教育设施，作为敌占区教育工作的基本组织。（400106）

15日 中共中央为吴玉章60诞辰举行庆祝大会。毛泽东致辞：“一个人做点好事并不难，难的是一辈子做好事，不做坏事，一贯地有益于广大群众，一贯地有益于青年，一贯地有益于革命，艰苦奋斗几十年如一日，这才是最难最难的啊！”“我们的吴玉章老同志就是这样一个几十年如一日的人。他今年六十岁了，他从同盟会到今天，干了四十年革命，中间颠沛流离，艰苦饱尝，始终不变，这是很不容易的啊！”（400107）

同日 晋察冀《边区教育》刊登《武装民众的头脑》。该文节录自晋察冀边区政府1940年工作方案，提出边区文化教育工作的3个目标：配合民主运动与经济建设运动的开展，改变民众的意识；广泛地开展社会教育，把社会教育的组织系统地建立起来；建立文化网，在精神上改变民众生活。在此目标下，要做的6项工作：建立边区民众教育馆，扫除文盲运动，师资训练，增办小学校，各专区普遍建立中学，各专区建立报纸。（400108）

同日 晋西北行政公署在山西兴县成立。主任续范亭，副主任牛荫冠。内设教育处，处长刘墉如，副处长梁膺庸。8月，大青山地区在武川县成立绥察联合办事处，1941年4月改为察绥行政公署，杨植霖为主任。内设教育处，处长曹振之。1942年10月，晋西北行政

公署改称“晋绥行政公署”，续范亭为主任，武新宇为副主任。内设民教处，处长杜心源，副处长孙良臣。(400109)

20日 《妇女生活》刊登《锻炼妇女的熔炉》。文章介绍了延安中国女子大学学生参加生产劳动、开荒种地的情形。女学员不但学习，而且从事生产劳动。在边区生产运动中，她们一样地不弱于男同志；她们一样地分得土地，开荒、播种、锄草以至秋收。秋收季节，曙色朦胧，她们赶早上山，发起突击和竞赛。每个人露出结实的肩膀，熟练地挥动镰刀，雪亮的锋刃霍霍向着那谷穗累累的谷秆割去。傍晚，她们赤脚蹚河回来，背着一束束金黄色的谷穗。这次秋收是胜利的，她们举行了庆祝晚会。(400110)

21日 中共晋察冀边区党委发出《关于目前各地干部教育的决定》。规定干部教育的原则是马列主义在中国的具体运用，而不是教条或公式主义，应根据由浅入深、由中国到外国的循序渐进的原则规定课程。每人以选择一门课程为原则。学习的方法：一是建立每人每天平均两小时学习制度；二是在各级党组织、部队、政权、学校中，吸收足够的在文化上与经验知识上有相当准备的知识分子党员参加干部学习和教育工作；三是地委负责检查干部学习情况，定期向边区党委汇报。要求地委县委规定区村干部学习制度和方法。不识字或文化水平过低的干部，必须以学习文化课、消灭文盲为主。应成立时事政治研究小组或讨论会、座谈会，着重研究中国、日本、国际3方面的材料。各级党委必须把干部教育放在党的重要工作地位上来，经常地检查指导和帮助，并有计划地总结干部教育的经验。(400111)

25日 晋察冀《抗敌报》发表《加强冬学运动，造成反投降的热潮》。文章认为，在投降妥协成为时局最大的危机，并且部分投降成为事实的今天，冬学运动对于提高群众的政治认识和文化水平、坚定抗战胜利的信心、开展反投降妥协的群众运动，有着重要的意义。提出目前冬学应以健全为中心，以反投降为主要内容，组织各群众团体以保证冬学的胜利完成，以革命的竞赛来建立模范的冬学，提高群众学习热情，造成群众反投降的热潮。并且指出那些反对民主、民生的顽固分子，就是准备投降派。(400112)

同日 华北《新华日报》发表《大量吸收知识分子》的社论。指出各抗日根据地必须大量吸收一切具有抗日意志且富有刻苦耐劳精神的知识分子参加工作，给知识分子一定的岗位，发挥其特点，并在实际工作中教育他们，提高他们，以增强抗战的力量。对知识分子的歧视和排斥，是极端有害和不正确的态度，是对革命的损失和罪恶。(400113)

同日 《八路军军政杂志》刊登毛泽东题词：“一面战斗，一面学习，百折不回，再接再厉。”(400114)

本月 中共中央书记处发出指示，要求中共广东省委“把琼岛创造为争取900万南洋华侨的中心根据地，创造为党在南方发展和扩大影响的根据地，创造为培养干部的根据地”。遵照指示，琼崖特委在新开辟的美合山区抗日根据地创办了琼崖抗日公学。（400115）

同月 鄂豫挺进纵队以竹沟教导队和鄂豫独立支队教导队为基础，在京山县八字门创办随营军事学校。李先念兼任校长，朱理治兼任政治委员，杜石公任副校长。其旨在为部队培养军政干部。学员学习政治、军事、文化3方面课程。共办5期，培养近2000人。（400116）

2月 4002

1日 中共中央发出《关于目前时局与党的任务的决定》。指出党在文化教育方面的任务是广泛发展抗日的文化运动，提高抗日人民、抗日军队与抗日干部的文化水平与理论水平。没有抗日文化战线上的斗争与总的抗日斗争相配合，抗日也是不能胜利的。并提出人民有抗日救国的言论、出版、集会、结社的自由权，发展抗日文化，保护进步青年，取缔汉奸言论等宣传口号。（400201）

同日 晋察冀《边区教育》杂志刊登成仿吾在晋察冀边区政府成立2周年扩大干部会议上的讲演《关于边区的教育工作》。指出晋察冀边区的学校教育，应当把过去的旧的机构和内容加以彻底改革。小学教育需要更加普及，使每一个学龄儿童都能入学。要更广泛地为边区群众设立学校，帮助他们进步，满足他们要求。学校教育的内容：一是加强政治教育。使一般青年在政治立场上非常坚定，认识目前的抗战形势并能决定自身的迫切任务；二是培养青年的实际工作能力。中等学校应教行政工作与民运工作的课程，以便毕业后能够从事实际工作；三是加添游击战术。教学要符合“少而精”的原则，学期不宜过长。（400202）

5日 陕甘宁边区自然科学研究会举行成立大会。参加成立大会的有延安各机关学校代表及自然科学界同志，共1000余人。选举吴玉章为自然科学研究会会长，并选举执行委员35人，通过了《自然科学研究会宣言》。规定自然科学研究会的任务：开展自然科学大众化运动，进行自然科学的探讨，开展自然科学和社会科学统一问题的研究，与全国自然科学界取得联系。毛泽东发表讲话，指出：自然科学是人们争取自由的一种武装。人们要在社会上得到自由，就要用社会科学来了解社会，改造社会，进行社会革命。人们要在自然界得到自由，就要用自然科学来了解自然，克服自然和改造自然。“马克思主义包含有自然科学，大家要来研究自然科学，否则世界上就有许多不懂的东西，那就不算一个最好的革命者”。（400203）

7日 中共中央职工运动委员会主办的《中国工人》创刊号发表毛泽东为该刊写的《发刊词》:"《中国工人》应该成为教育工人、训练工人干部的学校,读《中国工人》的人就是这个学校的学生。工人中间应该教育出大批的干部,他们应该有知识,有能力,不务空名,会干实事。没有一大批这样的干部,工人阶级要求得解放是不可能的。工人阶级应欢迎革命的知识分子帮助自己,决不可拒绝他们的帮助。因为没有他们的帮助,自己就不能进步,革命也不能成功。"并希望《中国工人》"多载些生动的文字,切忌死板、老套,令人看不懂,没味道,不起劲"。(400204)

15日 中共中央书记处发出《关于办理党校的指示》。提出为了巩固与发展党,各地党的领导机关均应办理党校,以加强对党的干部的马列主义教育。规定各级党校在教学方面,应以由少到多、由浅入深、由中国到外国、由具体到抽象为原则,以达到学生对所学功课切实懂得之目的。在学习方法上,应采取在教员指导下以个人自习(即自己读书)为主的原则,小组会的集体研究只是帮助个人学习的辅助办法。党校必须有必要的专任教员,学校所在地党的领导机关的负责同志,必须有计划地、经常地到党校做报告,能够任课的必须教课。并强调,在学校生活中应该充分地发扬民主,应提倡敢于怀疑、敢于提出问题、敢于发表意见与同志们辩论问题的作风。对于错误的不正确的思想,主要的应该采取说服、解释与讨论的方法纠正。对于不识字的和识字很少的学员,应以扫除文盲为主要任务。(400205)

18日 中共中央发出《关于积极参加国民党区的小学教育与社会教育的指示》。要求各级党的组织特别是县区委,必须认识小学教育与社会教育是密切和巩固党与群众联系的关键之一,重视这方面工作,并且积极参加进去。必须利用国民党所规定的形式,努力争取小学教师和小学教师的位置,争取在农村中活动的青年和回乡学生,帮助他们利用国民党的形式从事社会的小学教育。与国民党的进步分子,与地方上有正义感的绅士,与一切非国民党的教育派系建立统一战线,向教育界顽固分子做斗争。县区委经过党的支部与党所领导和影响下的群众团体,启发群众和士绅等倡办小学教育与社会教育事业。(400206)

19日 延安青年宪政促进会举行成立大会。毛泽东出席大会并讲话,指出新民主主义的宪政就是中国人民大众的宪政。打日本需要青年,参政也需要青年。青年应该是宪政运动先锋队,延安青年要推动全国青年起来为促进宪政运动而奋斗。(400207)

26日 抗日军政大学总校到达晋东南武乡洪水、蟠龙一带。次月,与何长工率领的抗大一分校留守大队会合,完成挺进晋东南的任务。(400208)

本月 经中共豫皖苏边区党委批准,边区联防办事处在涡北新兴集创办抗日联合中学。该校是淮北抗日根据地创办的第一所中学,校长刘作孚,副校长吴宪。第1期学员于9

月18日结业，10月招收第2期新生200余人，任崇高任校长。为了适应战争环境，学生过着半军事化生活，常常是“大树底下学课堂，腿头上面写文章，课余站岗盘查哨，鬼子来了鸣土枪”。1941年9月，编入淮北中学。（400209）

同月 陕甘宁边区政府接办绥德师范。绥德事件后，国民党反动专员何绍南被赶出边区，当地抗日政权最初留任白焕亭为绥德师范校长。5、6月间，白焕亭离开绥德，到国民党统治的榆林县镇川堡另立新校，绥德专署委任霍仲年为绥德师范校长。1941年2月，陕甘宁边区政府教育厅接办绥德师范，确定绥德师范为统一战线性质的学校，执行新民主主义教育方针，是正规化师范学校与实施干部教育的学校，主要任务是培养小学教师。学制4年。绥德师范的行政方针：（一）团结；（二）民主；（三）充实制度与改进制度；（四）课程除战时教育课与公民课合并外，其余均仍旧，唯教材内容须视实际情形加以修改；（五）工作作风是埋头苦干，艰苦耐劳，言行一致，实事求是；（六）学习第一，正课第一，改进教材与教育方法。学校根据实际情形，规定对学生的训导方法：（一）克服自由主义和散漫现象，加强集体生活训练；（二）提高遵守校规、服从团体纪律的精神；（三）克服保守、自私、偏狭等不良现象；发扬为公服务精神；（四）养成活泼、紧张、切实、朴素的作风，提高学习情绪，加强学习效能；（五）在实际活动中培养民主精神；（六）养成吃苦耐劳精神；（七）培养正确的人生观。根据上述办学方针和训导方法，该校从争取和改造原有师生的目的出发，安排各项工作，彻底粉碎反动分子分化、瓦解的阴谋。（400210）

同月 晋察冀军区为了纪念伟大的国际主义战士白求恩，为军区卫生学校改称“白求恩卫生学校”举行易名典礼。白求恩卫生学校的教育方针是根据白求恩关于“让一切理论服从实际的明亮清透的光辉”的遗言，尽力保证学员“学一点，会一点，用一点”，以培养为抗战服务、为人民服务的白求恩式工作者。在抗日战争中，白求恩卫生学校共办军医期10个，调剂期6个，护士期5个，每期为一个教育单位，培养各类医务人员928人。附属白求恩国际和平医院不仅有力地配合教学工作，保证教学任务的完成，而且完成部队和地方大量医疗和防治任务。（400211）

3月 4003

1日 晋察冀《边区教育》第2卷第3、4期合刊登载《冀中区两年来教育工作的总结》，介绍了冀中区小学教育情况。根据定县、肃宁等26县所有根据地地区的统计，1938年共开办高级小学76处，初级小学3445处，总计3521处。入学儿童男生147950人，女生22410人，总计170360人。据1939年12月统计，共开办高级小学96处，初级小学3440处，总

计3536处。入学儿童男生176192人，女生43892人，共计220084人。比抗战前明显地发展了。（400301）

3日　中共中央青委做出《关于儿童工作的决定》。要求各地青委要以儿童工作作为中心工作之一，推动政府、教育界、妇女团体扩大难童救济和保育工作。县和省委以上设立儿童部，并尽可能组织儿童工作团，儿童团的中心任务是教育工作。本年“四四”儿童节的中心任务：宣传儿童是我们的后代，儿童被敌人惨杀的惨状；宣传儿童在抗战中有很大作用，唤起各方面对儿童工作及儿童的注意；与有关方面讨论及确定本地区儿童工作的方针和计划；初步推动儿童活跃及建立儿童团的工作系统；促进青救会与小学教师的联系。（400302）

5日　晋察冀《抗敌报》报道，灵寿县在冬学运动结束以后，由于群众学习情绪很高，要求继续学习，特发出开展春学运动的号召。各村积极组织春学委员会，动员青抗先（青年抗日先锋队的简称）、儿童团及男女自卫队全体参加。并确定春学每天上课1小时，每月测验1次，自3月9日起至5月15日止。（400303）

7日　毛泽东向蔡元培家属发去唁电，称蔡元培为“学界泰斗，人世楷模”。著名教育家蔡元培于5日在香港病逝。9日，中共中央发去唁电，称“先生为革命奋斗四十年，为发展中国文化教育事业勋劳卓著，培植无数革命青年，促成国共两党合作。当此寇深国危之秋，正赖老成硕望宏济时艰，遽闻溘逝，无任痛惜”。（400304）

10日　晋西总工会发布《抗日斗争纲领（草案）》。规定开展工人文化教育工作，发动工人识字运动，加强干部学习竞赛，加强工人阶级教育，培养提拔工人干部。（400305）

11日　毛泽东在延安党的高级干部会上做《目前抗日民族统一战线中的策略问题》报告。指出抗日战争胜利的基本条件，是抗日统一战线的扩大和巩固。而要达此目的，必须采取发展进步势力、争取中间势力、反对顽固势力的策略，这是不可分离的3个环节，以斗争为达到团结一切抗日势力的手段。还指出，发展进步势力，就是发展无产阶级、农民阶级和城市小资产阶级的力量，就是放手扩大八路军、新四军，就是广泛地创立抗日根据地，就是发展共产党的组织到全国，就是发展全国工人、农民、青年、妇女、儿童等等的民众运动，就是争取全国的知识分子，就是扩大争民主的宪政运动到广大人民中间去。（400306）

12日　晋西北军政干部学校在山西兴县成立。第1期学员600余名，都是当地军政民各部门推荐来的干部。学员入学后，分别编入军事、行政、交通、工、农、青、妇等7个队。5月，7个队整编为行政、民运、青年3个队，在校学习3个月。第1期学员结业后，青年队改为晋西青年干部学校，民运队改为抗联训练班，行政队改为晋西抗战学院。（400307）

15日 晋察冀边区行政委员会公布《晋察冀边区中学暂行办法》。共10条。规定边区中学的性质是抗日民族统一战线的中学教育、干部准备教育，任务是培养青年，坚持抗战到底，实现三民主义新中国。其教育方针：提高民族自尊心与抗战胜利的自信心，锻炼科学的头脑的基础及初步组织能力，初步了解社会发展规律，锻炼基础的军事知识与技能。中学修业2年，每6个月为一学段。招收学生以高小毕业或具有同等学力而身体健康的积极抗日青年，男女兼收，14～25岁。课程设置方面，基础课程占40%，政治课程占30%，军事课程占20%，艺术课程占10%。教学方法方面，要求具体运用“少而精”“教学一致”“理论与实际一致”原则，加强集体学习的领导，举行突击竞赛运动，适当运用测验，提高学习情绪。课外活动包括参加生产劳动和配合实际工作。边区中学可根据实际需要，经常附设干部训练班1队。（400308）

同日 陕甘宁边区关中师范学校在新正县马家堡举行开学典礼。该校于1939年10月开始筹办，也称“陕甘宁边区第二师范学校”。主要为关中分区培养小学教员和教育干部。校长由关中分区党委书记习仲勋兼任，副校长为刘端棻。最初设师范班和预备班。由于战事频繁，学校常常转移驻地，生活极不安定。为此，学校提出“争取时间学习”口号，一方面进行战备防卫，一方面见缝插针地进行时事形势教育和文化课教学。1941年10月，迁驻黑牛窝，自建校舍，改善学习环境和生活条件。学校结合边区和关中的实际，建立了比较正规的学习制度和生活制度，学习质量显著提高。（400309）

16日 十八集团军总政治部发出《对晋东南部队政治工作的指示》。指出关于部队的文化政治教育，应当结束过去的凌乱状态。随便改变计划，随便找些材料而无远大的较长期的计划，是有害的。文化识字教育应当是政治教育的先决条件。政治教育教材应分基本教材和临时教材两种，基本教材为总政治部编写的《战士读本》，临时教材包括目前形势及党的策略问题，由各部队自编，但绝不能因临时教材很多而放弃基本教材。因为基本政治知识的传播，是深入一切政治教育的基本条件。（400310）

18日 中共中央发出《关于开展抗日民主地区的国民教育的指示》。指出开展抗日民主地区的国民教育，是当前深入动员群众参加与坚持抗战、培养革命知识分子与干部的重要环节。国民教育一般可分为学校教育和社会教育。国民教育的基本内容为新民主主义教育，即以马克思主义的理论与方法为出发点的关于民族民主革命的教育与科学的教育。为了加强党对国民教育的领导，党的宣传部内应该有国民教育科，经过政府的教育厅或科及其他国民教育的社团去领导国民教育。为了推动国民教育，在上级政府的教育厅或部下可有专门的“督学”之类去分区负责巡视学校教育，可有社教督导团或巡回教育团之类负责推广社会教育。上级政府的教育厅或部下应有专门人与机关负责编辑、审查、出版、发行各种国民教育的教科书、教材、参考资料，并力求完备与统一。应经常召集关于国民教育的会议，讨论各种问题。应组织各种帮助国民教育的社会团体。应提高用于国民教育方面的经费比例，提高小学教员及社教工作者在社会上的地位。应动员一批党员知识分子终身从事国民教育事业。青救会和儿童团应成为党与政府在国民教育方面的第一个助手。在国民教育工作方面，共产党应力求与有正义感的名流学者、公正士绅实行统一战线。（400311）

同日 抗日军政大学第四分校在安徽涡阳县北麻冢集举行第1期开学典礼。彭雪枫兼任校长，吴芝圃、张震兼任副校长。第1期学员1000多人，多数是河南、安徽的革命知识青年，也有一部分是新四军干部。1944年9月，彭雪枫牺牲。同年10月12日，华中局和新四军政治部决定，将抗大四分校改名为“雪枫军政大学”。1945年4月，雪枫军政大学第1期（即四分校第6期）毕业，多数分配部队工作，参加了对日寇的最后一战。抗战胜利后，雪枫军政大学和华中野战军随营学校、苏中公学合并，成立华中雪枫大学。（400312）

20日 中共中央书记处发出《关于在职干部教育的指示》。把在职干部分为4类，即有相当文化理论水准的老干部，文化水准和理论水准都低的老干部，有相当文化水准和理论水准的新干部，工农出身的新干部。规定了上列各类干部的学习科目。要求全党在职干部应保证每日2小时学习，学习成效主要依靠自己努力，学习的组织责任属于支部，各级党的组织应为在职干部学习解决必要的物质资料（书籍等）。并决定5月5日（马克思生日）为学习节，本年“五五”为第一届节日。（400313）

21日 《晋察冀日报》刊登晋察冀边区青救会《纪念“四四”儿童节宣传大纲》。大纲阐述了儿童节的伟大意义，边区儿童三年来对各种事业的贡献和儿童生活的改善，以及边区儿童应该怎样纪念“四四”儿童节。提出在“四四”儿童节，儿童们应该检阅自己的力量和各方面工作，以及儿童生活改善方面的成绩。当前儿童工作主要任务：发动儿童参加春耕等各种儿童所能胜任的劳动，站岗，优抗，建立儿童林，开儿童菜园；普遍开展与进一步提高儿童的文化娱乐活动；组织儿童更加积极地进行改善生活的斗争；动员全体儿童入校读书，在校的儿童更加努力学习。（400314）

25日 根据中共中央和西北局指示，延安大众读物社创办《边区群众报》。总编辑周文，工作人员有赵守攻、胡绩伟等。毛泽东为该报题写报头，并指示：要办得让识字的农民能看懂，不识字的农民能听懂，要用农民喜闻乐见的形式。该报开始时油印出版，后来改为石印，再改为铅印，每周2期，最多时发行1万份。1947年国民党军队占领延安后，《解放日报》停刊，《边区群众报》作为中共中央西北局机关报由铅印改为油印继续出版。1948年1月，西北局势好转，改为《群众日报》铅印出版。1949年5月，西安解放，《群众日报》迁到西安出版。（400315）

同日　晋西北民族革命中学开学。设在山西临县张超里，苏谦益兼任校长。10月，改称“晋西北第一中学”，移址兴县，校长王静野。1942年3月，晋西北第二中学（永田中学）并入。1943年，改称“晋绥一中”。设中学班和师范班，共培养1200多名学生。1946年秋，改为中共吕梁区党委党校。（400316）

29日　陕甘宁边区政府发布《实施普及教育暂行条例》。规定7～13岁未入学的学龄儿童，不分性别、成分，均应一律就学，读毕小学课程。贫苦抗工属（指抗日军人、抗日工作人员家属）子女及贫苦子女无力入学者，当地县政府得酌量给予优待。应入学儿童，因家长不送其入学者，应先向其家长进行说服教育，说服教育无效者，得由当地政府强制执行。对普及办法有运用不当或执行不力者，家长有建议及监督权。踊跃送子女上学，并积极动员其他儿童入学有特殊成绩者，得予以奖励。（400317）

31日　陕甘宁边区蒙古文化促进会在延安举行成立大会。指出团结全蒙古族人民一致抗日，是本会一切工作的基本方针。首先应从文化宣传工作中揭露日寇汉奸分裂抗日团结、灭亡蒙古民族的罪行，主张在适当改善政治上的民主权利和经济生活的基础上，提高与发展蒙古民族的文化与建设新文化，并将新民主主义与科学知识介绍给蒙古族人民。必须致力于蒙古民族历史文化与革命史迹研究，并将在延安建立成吉思汗纪念堂和蒙古文化陈列馆，作为本会工作的开始。（400318）

本月　胶东区掖县抗日民主政府开办掖县鲁迅师范。第1期招生70余人，第2期招生96人，修业期限为半年。设置课程有数学、自然科学、抗战教育、教学法、哲学、抗战知识、抗战文选、民运工作、美术等。（400319）

同月　新四军江北指挥部创办江北军政干部学校。该校在教导大队的基础上创办。校长由张云逸兼任，副校长赖传珠，教育长谢祥军。学员1000余人，编为8个大队。此外，江北指挥部还在半塔集创办抗日军政干部学校（又名“教导队”），学员200余人，编为军事队和政治队。设置课程有政治、语文、地理、自然、物理、化学等。（400320）

同月　晋察冀边区行政委员会公布《边区中学附设短期师范班暂行办法》。规定为适应培养大量小学教师的要求，边区各中学可附设短期师训班。其教育方针：提高政治认识，坚定抗战建国必胜的信心；增进对社会科学的认识；提高教育理论水平及教育工作能力；陶冶为人师表之优良品质和习惯。招生条件：初中毕业或有同等学力者，且坚决为抗战建国事业努力并愿长期担任教育者，年龄应在15～30岁，学习期限为2～6个月。课程方面，政治课程占25%～40%，教育课程占35%～50%，军事课程占20%，艺术课程占5%。课外或假期举行教学实习，以锻炼教学技术和工作能力。伙食、讲义等，概由学校供给。（400321）

同月 陕甘宁边区政府建设厅开办合作社干部训练班。学员多是边区各县合作社主任或区合作社主任，训练时间2个月。学习内容有边区合作社的实际问题、合作须知、消费合作经营、消费合作簿记，还讲政治课、文化课，学《抗战战士读本》（2册），特约有关负责同志讲边区合作的政治任务、边区合作会计等问题。（400322）

同月 晋西北行署颁布《教育纲领》《教育施政方针》《社会教育组织法》《小学校组织法》《教育经费预算及设立办法之规定》。这些文件对于晋西北抗日根据地开展学校教育和社会教育确定了原则、方针和办法。规定发展学校教育和社会教育的目的是打破教育为少数富有者所独享的现象，把它改造成为人民大众所需要的教育，使广大人民群众经过学校教育和社会教育的训练，能够提高文化水平，改造人民群众的政治生活和社会生活。（400323）

同月 晋察冀边区召开第一次中学校长会议。研究如何办中学和在中学附设短期师范班问题，确定边区中学是抗日民族统一战线的中学教育，是干部准备教育。中学招收高小毕业或具有同等学力而身体健康的积极抗日青年。（400324）

4月 4004

1日 华北联大第3期在平山县元坊村正式上课。政治理论课开设社会发展史、政治经济学、哲学，由校部直属政治研究室讲授。该校培养的政治理论课教师，汪志天（即项子明）、师唯三、刘克明、胡华、李滔、赵东黎，等先后开始为学员讲课。后来增设群众运动课和基本政策课，还为一些学员队开设日语、俄语、英语等外语课程。（400401）

2日 《新中华报》发表《晋察冀边区的孩子们》。文章介绍了晋察冀边区的孩子们在边区青救总会的号召下普遍地参加了儿童团。在边区境内，到处飘荡着儿童团的救亡歌声，鼓舞了千万儿童，使他们在艰苦的斗争中更有信心，更有勇气。这里的孩子们在募捐慰劳上是模范的推动者，帮助阵亡战士家属、慰问抗属、慰劳军队，都是平常的事。他们组织儿童拾柴队、儿童拾粪队，使抗属感到无上光荣。他们还经常拿起红缨枪，站岗放哨查路条，不允许一个汉奸敌特混进边区。他们还领着部队去夜袭敌人，到敌人据点发宣传品和侦察敌情。他们在进步的、抗日的教育下和培养下，懂得了许多抗日救国的大道理，在任何一项中心工作中，都起了积极的推动作用。（400402）

3日 晋西北行署在山西兴县召开第一次教育会议。历时5天。贺龙、续范亭、牛荫冠等晋西北抗日根据地领导同志到会做了报告。讨论了新教育的方向，制定了新教育实施方针和办法，即反对封建迷信“复古读经”的教育，要使学校教育与社会教育融为一体，使教育工作真正围绕民主运动和经济建设的中心任务进行，同敌人的奴化教育做斗争，使民众成为坚强的抗日战士。发表《晋西北第一次教育会议告全体教育工作同志书》，决定成立晋西北教育工作者协会和晋西北教育界宪政促进会。（400403）

4日 毛泽东为“四四”儿童节题词：“天天向上。”（400404）

同日 山东举行各界文化教育宣传工作座谈会。讨论了建立教育行政机构、筹办中学师范、出版与供给教材和通俗读物、部队与群众团体推进国民教育运动以及战时国民教育研究会的组织等问题，决定筹组山东文化界救亡协会和成立山东文化出版社，选举李澄之、杨希文、李竹如等11人为山东文化界救亡协会筹备委员，李澄之等9人为文化出版社理事。（400405）

10日 在延安鲁艺2周年纪念日，毛泽东题写“鲁迅艺术文学院”校名，并题写了“紧张、严肃、刻苦、虚心”八字校训。（400406）

15日 抗日军政大学总校第6期在山西武乡县蟠龙镇开学。八路军朱德总司令和彭德怀副总司令参加开学典礼并讲话。他说：你们这一期能够直接到抗日前线来受教育，接触更多的实际。希望你们发扬前5期的光荣成绩，努力学习，吃苦耐劳。抗大的任务是为八路军、新四军培养军事政治干部。要求大家相信共产党的领导，毕业以后积极参加部队工作，下决心沿着马克思主义的道路前进。学员4900多人，大部分是土生土长、经过一定革命斗争锻炼的部队基层干部，其中从八路军、新四军、山西抗日决死队及地方民主政权、山西牺盟会等群众团体来的干部占学员总数的85%。1940年12月，第6期学员毕业，朱德总司令题词：“努力工作，造成铁的干部，准备反攻。”（400407）

16日 《大众日报》发表《恢复与发展山东小学教育》社论。提出山东各界抗日人士要把恢复与发展小学教育当作一个主要的中心工作。必须肯定今天的小学教育是培养、教育与训练社会各阶层民众儿女的一个公共园地，是培养整个中华民族后一代来继承抗战建国大业的堡垒。应认识建立敌后小学教育制度必须适应游击战争的环境，力求简单化、战斗化，在教育方针上一定要合乎抗战的、革命的、进步的教育原则。要把小学教育与社会文化活动联系起来，把每一个小学都作为当地文化活动的中心。要求各级政府把小学教育提到议事日程上，建立经常的教育制度，经常地巡视、检查、帮助与指导小学教育的发展。（400408）

同日 《新中华报》报道，为了纪念第一届“五五”学习节，中共中央干部教育部对延安在职干部的学习进行了一次总的检查，评出29个模范学习小组。由中央领导同志张闻天和陈云领导的学习小组也被评为模范学习小组。（400409）

20日 中共中央北方局发出《关于国民教育的指示》。指出开展国民教育是培养革命干部与知识分子、动员群众参加与坚持抗战的重要环节，各地党的领导机关、各地宣传教育部门必须把这一工作当作中心任务之一。要求尽可能恢复与建立各地的小学校，大批地吸收与鼓励青年知识分子及过去的小学教员担任小学教员，大量动员学龄儿童入学；在某些县区应设立公立中学校，以造就中级和高级知识分子，并大量吸收妇女入学。在社会教育方面，要求在各村建立救亡室、俱乐部一类的文化教育活动中心，开办各种形式的识字班，大量发展乡村中的戏剧歌咏运动，在每县的中心市镇设立民众教育馆。明确国民教育基本内容是新民主主义的教育，即以马克思列宁主义的理论与方法为出发点的关于民族民主革命的教育与科学的教育。并强调，各地党政机关、宣教部门要加强对国民教育的领导，提高小学教员及社会教育工作者的社会地位。党应决心动员一批党员和知识分子终身从事国民教育事业，把这种事业当作共产党员的光荣任务。（400410）

同日　胶东北海专署重新成立后，根据国防教育发展的需要，发布了系列教育规章条例，如《国防小学教育暂行方案》《国防小学教育暂行规程》《二部制教学暂行条例》《县教育委员会组织条例》《县教育经费委员会组织条例》等。此外，修订了原蓬黄掖行政联合办事处制定的《小学教员任免标准及奖惩办法》《义务教育实施条例》《小学教员统一待遇办法》《敌占区小学教育实施办法》《乡教育经费委员会组织条例》等。（400411）

本月　中共中央西北工作委员会拟定《关于回回民族问题的提纲》。其中第5部分中提出，实施抗战教育，发扬回族固有的优秀文化传统，培植抗战建国的回族人才。为此，必须做到：（一）普遍实施国民教育，设立各级学校。（二）全国重要学校应广招回族青年入学，设立回族班次，并有适合于回族人民生活习惯的设备。（三）设立阿訇训练班，提高阿訇的政治文化水平，使其为抗战的文化教育服务。（四）回族人民有自己选择语言、文字的权利。（五）回族青年有自己选择学校的权利。（400412）

同月　中共苏皖区党委发布《为坚持江南敌后抗战之政治纲领》。其中提出，实施国难时期的普及教育，发展抗日文化事业，提高民族觉悟，启迪民权思想。随后，路东军政委员会发布《坚持路东抗战十大工作要领》。提出，“实行普及教育，普及抗日建国教育”“提高教职员待遇”，要求各级抗日政府在培训教育干部和教师、解决教育经费困难等方面给予学校帮助。（400413）

5月 4005

1日　晋察冀《边区教育》发表《加强教育工作粉碎日寇文化侵略》。文章指出，上年的冬学运动创造了大众文化教育的新纪录，四专区办了2275处冬学，有学员155993人，占全专区总人口的20%。学员质量提高，平均每人认字在100字以上600字以下，也有识八九百字的；在政治上都了解了普通简略的问题，如目前中国的危机，为什么要反对妥协投降等等，每人平均能唱10首以上的歌。冬学运动提高了人民的政治文化水准，是普及群众政治文化教育的有利武器。今后应继承冬学运动的伟大成果，通过教育工作提高群众的政治文化水平，粉碎敌寇政治诱降和文化战线上的侵略。（400501）

同日 陕甘宁边区政府教育厅公布《陕甘宁边区升入师范学校女生奖励办法》。规定曾在高级小学毕业或具有同等学力的女生，当地政府应尽量动员其升入师范学校。经考试及格升入师范的女生，除被服、膳宿、书籍、津贴等均由学校供给外，可根据家庭情况，每月发给奖学金5～10元。接受奖学金的女生毕业后，由边区教育厅分配从事教育工作，有服务教育1年以上的义务。（400502）

3日 在安吴青训班基础上，泽东青年干部学校在延安成立。陈云兼任校长，冯文彬任副校长。其任务是培养具有青年运动技能和特长、具有独立工作能力的青年工作干部。开学时，有学员300多人，编为6个班。第1班为高级班，学习期限为1年半，学员为高中以上文化程度、有比较丰富的青年运动工作经验的青年。第2、3班为普通班，学习期限1～2年，学员为初中或高小程度的青年，旨在培养一般的青年工作干部。第4班是陕甘宁边区青年干部班，招收小学程度的青年，旨在为陕甘宁边区培养从事青年工作的一般干部。第5班是军事班，旨在培训地方青年武装干部。第4、5班学习期限与普通班相同。第6班是儿童班，主要学习文化课，学习期限不定。课程分为政治、业务、文化和军事4类。1941年9月，该校与其他学校合并成立延安大学。（400503）

4日 陕甘宁边区三边师范在陕北定边正式成立，又称“陕甘宁边区第三师范”。三边分区地委书记白栋材兼任校长，卢勤良为副校长。其旨在培养边区地方化师资，提高小学教员质量，为边区培养基层文化教育干部。创办初期有学生100多人，设师范班、行政人员训练班和社教干部班，后来又开办地干班（指地方干部班或地方干部训练班）、师范预备班、新文字冬学教员训练班和分区党委党员训练班。各班开设课程主要是文化课，另有政治课和社会常识课以及专业课。1944年春，延安民族学院并入，更名为“三边公学”。地委书记王世泰兼任校长，卢勤良仍任副校长。（400504）

15日 晋察冀边区召开第一次学生代表大会，正式成立学联。晋察冀边区行政委员会主任宋劭文在会上发表讲话，指出边区教育的特点，在于学校与社会、学生与群众、理论与实践密切的联系，边区学生都在受着国防教育、抗战教育，都已得到思想的自由、学习的自由，都是从现实环境中锻炼出来的；边区学生在战斗中学习，与广大群众生活一致。提出边区学生当前的任务：第一是巩固与扩大全边区学生精诚团结的统一战线；第二是学习民主，实行民主，发扬民主作风；第三是把握现实，加紧学习，武装自己的头脑，继以武装群众的头脑。（400505）

同日 山西省第三专署路西办事处决定由教育部门负责在太岳区建立文化交通网。该办事处教育科为文化教育总站，各县教育科、区教育干事、村小学教员负责建立各级文化交通站，小学把学生按班组成文化交通员，负责传递文化宣传品。区文化交通站要搜集图书，建立巡回文库。（400506）

16日 中共晋察冀边区党委做《关于冬学运动的总结》。指出1939～1940年边区处在反扫荡、反投降的严重斗争环境中，党克服一切困难动员广大群众积极地参加冬学运动。本年男冬学5279所，女冬学3500所，入学390415人，比去年增加1倍以上。学员平均识字50～900个，学会救亡歌曲5～20首，唱5首歌。通过冬学运动，提高了群众的政治觉悟和斗争情绪，锻炼了大批冬学教员，创造了许多新方式和新制度，有力配合与推动了其他方面的工作。本年冬学运动的经验教训：冬学运动是文化政治运动中的一支洪流，把冬学当作简单的识字运动、把识字运动从整个政治文化运动中分离出来，以及认为在战争环境中不能开展冬学运动的论点，都是错误的；如果我们下定决心，灵活地运用各种冬学的组织形式和各种教育方法，有计划、有组织地推动这一工作，一切困难都是可以克服的；采用各种各样的形式，锻炼乡村中各种程度的冬学教员，对普遍地开展冬学运动具有重大的和决定性的意义；必须有统一的教材和统一的领导，才能更有力地推动冬学运动。（400507）

25日 晋西青年抗日干部学校在兴县成立。贺龙兼任校长，罗毅任副校长。其前身是晋西军政干部学校青年队。第1期招收学员4个队，期限为3个月。第2期招收高小毕业生或有同等学力、15～23岁的男女青年，共250人，学习期限延长至半年到1年。学习课程有抗战常识、青年运动、国文、数学、史地、游击战术等。学员自带衣被，学校供给膳宿及学习费用。1941年9月，晋西北行政干部学校成立，该校于1942年春并入。（400508）

本月 根据胶东北海区参议会决议及中共山东第三区委政府部指示，蓬黄联中和招掖联中停办，以两校教职员为基础，恢复胶东公学，赵野民为校长。1941年4月，胶东公学扩大招生500名，设师范科、普通科和职业科。1942年8月，胶东区主任公署决定该校添设高中班，并将胶东女子中学并入，李芸生为校长。1945年1月，为贯彻教育大改革方针，该校宣布停办，学生全部分配工作。（400509）

同月 晋西北行署在兴县创办晋西抗战学院。其前身是晋西北军政干部学校行政队。院长由行署主任续范亭兼任，牛荫冠兼任副院长，杜若牧任教育长，杨林任教务主任。其任务是采用短训班方式轮训在职干部，提高政策水平。第1期学员是各专县送来的行政干部，分设行政、教育、民运、文化、军事等队，各队设队长和指导员。课程有中国革命史、社会发展史、党的建设等。教师称教官。教学采用上大课的办法，下课后分组讨论，定期测验。要求学员通过学习明确认识中国共产党的方向和道路，进一步树立革命人生观和群众观点、劳动观点。学员一面学习，一面工作，一面劳动，过着军事化生活。1941年9月，改为晋西北师范学校。（400510）

同月 中共苏皖区党委颁布《为坚持江南敌后抗战之政治纲领》。提出实行国难时期的普及教育，发展抗日文化事业，提高民族觉悟，启迪民权思想。要求江南人民本此方针，团结一致，共同奋斗。（400511）

同月 晋西北区永田中学成立。为纪念在抗日战场上英勇牺牲的山西文水县县长顾永田而设立。校长由康世恩兼任，副校长李奇主持工作。1942年，并入晋绥一中。（400512）

同月 山西省第三专署公布《小学教员服务条例》。规定了小学教师的任务、待遇、社会地位及自愿参加各抗日党派团体的权利，鼓励教师为抗战教育服务。（400513）

同月 晋西抗联训练班成立。其前身为晋西军政干部学校民运队。设工、农、妇3个队。1941年8月，改称“晋西民运学校”。修业期限，高级班为半年，初级班1年。1942年10月，并入晋西北师范学校。（400514）

6月 4006

1日 陕甘宁边区政府公布《干部子女入保育院小学暂行办法》。规定保育院小学接收下列儿童入学：（一）中央一级机关及直属机关团体学校的干部子女；（二）边区一级党政机关及直属机关团体学校的干部子女；（三）八路军、新四军、后方留守兵团及所属机关的干部子女；（四）从边区以外来的干部子女；（五）革命遗属子女。入保育院小学的年龄，初读生6～12岁，插班生最大不得超过15岁。（400601）

6日 中共中央干部教育部召开延安在职干部教育周年总结大会。朱德介绍敌后抗日根据地在职干部学习情况，任弼时介绍外国兄弟党在职干部学习情况。李维汉做《延安在职干部一年来学习经验总结》报告，总结一年来延安在职干部的学习成绩，指出今后要加强对在职干部学习的指导，改善上大课的方法，从甲类干部中选择一批同志去指导乙类干部和丙类干部学习，由中央宣传部组织各种顾问团帮助学习者解答学习中的疑问，设立巡回教授站，《解放》《中国青年》等刊物介绍学习方面的新资料、新经验、新方法。并强调，在职干部要加强对时事政策的研究，要求在职干部要学得更多一点、更好一点。（400602）

7日 中共中央发出《关于加强战区青年工作的指示》。提出战区青救会工作的中心：建立青年半武装组织及武装组织；加强青年文化政治教育，协助党政机关开展国民教育和文化运动；改进青年生活，提高青年服务，以提高青年地位；积极参加瓦解敌伪军的工作。并要求，战区青救会的工作必须深入到村，其支点放在青年武装和救亡室、小学校，要从工作中去健全村青救会，发扬大众的民主的工作作风。青救会要团结全体青年，积极团结小学教员，组织小学教员联合会，吸收进步的小学教员参加区村青救会的领导，吸收乡间游离知识分子青年参加各种工作，并协助政府建立相当正规的中等学校。（400603）

9日　鲁迅艺术文学院举行成立2周年纪念大会。吴玉章院长致辞，周扬副院长报告了两年来的工作成绩和今后的工作方向，毛泽东、朱德、茅盾等在会上发表讲话。据统计，该校从1938年创办，到1943年并入延安大学，5年期间招收了5期学员，毕业685人。另外，该校办的普通部和部队艺术训练班、地方艺术训练班等各种短训班培养了一大批文艺人才。（400604）

16日　山东文化界救亡协会筹委会召开国民教育座谈会。出席这次座谈会的有山东文化教育界人士杨希文、陈明、李竹如、刘子超、张立吾、李菊轩、刘导生、于寄思等人，及文化出版社、新山东报社、大众日报社及文教团体代表共20余人。李竹如做《论战地国民教育》总结发言，指出教育是服从政治的，抗战时期，要有新民主主义的国民教育。怎样开展新民主主义的国民教育？第一，新民主主义的国民教育是以社会教育和学校教育的形式来进行的抗日民主教育。第二，开展新民主主义的国民教育要靠抗日党派、抗日部队、抗日团体，尤其是抗日政权密切地配合起来进行。第三，国民教育机构包括3个方面：一是国民教育领导机关，各级教育委员会确定原则方针，工作的执行则属于各级政府的教育科，要将教育委员会与教育行政机关配合起来。二是学校的设立，小学最好每村1个，乡或区可设完全小学，每县应设1个模范小学。县或数县在可能范围内，应设1个初级中学或师范学校。三是社会教育机关的设立，各县可恢复民众教育馆，直属县教育科领导，区、乡、村设立俱乐部，主持人由小学教员担任，受各上级俱乐部或民众教育馆领导。各县教育科和民众教育馆应合组教育巡视团，经常巡视和帮助各地国民教育的推行。（400605）

21日　延安新哲学学会举行第一届年会。毛泽东、朱德、张闻天、艾思奇、周扬等50多人参加本届年会。毛泽东发表讲话，指出："理论这件事是很重要的，中国革命有了许多年，但理论活动仍很落后，这是大缺憾。要知道革命如不提高革命理论，革命胜利是不可能的。过去我们注意得太不够，今后应加紧理论研究。"（400606）

22日　《大众日报》发表《加紧进行国民教育》社论。指出加紧推行国民教育，提高国民政治文化水平，粉碎敌人政治阴谋以坚持抗战，已成为山东当前的迫切任务。教育的基本内容是新民主主义的，教育的对象是全国的儿童和全国的劳动大众。为了广泛开展国民教育运动，要求做到：（一）在学制方面，每村要办1所小学，每乡要办1所完全小学，一般采取半日制。学制是初级2年，高级1年。成人教育采用识字班、夜校、补习学校等形式进行，每期半年。每数县应设中学1处或数处。（二）在国民教育领导与社会教育推行方面，各地区、县、区、乡、村应成立教育委员会，讨论与决定各项教育问题，交由政府教育科执行。在各级政府教育科下设民众教育馆，区、乡、村成立俱乐部，以推行各项社会教育。（三）在教材、师资与经费方面，教材要采用混合编制，以抗战建国、推行民主、改进社会为基本内容。要大量出版各种通俗读物和刊物，动员知识分子积极参加国民教育工作，开办各种师资训练班以培养大批的教育人才。学校教育经费应由政府统筹统支，并利用过去的学田官田充作教育经费。学生在校读书，一般免费，对贫苦家庭的儿童，帮助其书籍纸笔等费用。（400607）

23日　《新华日报》（华北版）发表《创立正规的教育制度》社论。指出抗战建国事业需要大批的源源不断的新人才，正规的教育系统与制度，各个抗日根据地应立即建立。提出建立小学6年（初小4年、高小2年）、中学4年的教育制度，做到各村有初级小学，各区有完全小学，各专员区有中学或师范学校。这种学制应是抗战的教育，是适应战争环境的教育，是免费的义务教育。为了使这种新型的正规学制真正迅速建立起来，各抗日根据地应做到：编订或改编适合正规教育的教材；坚决改造初、中两级学校；提高教员待遇，改善教员生活，扶助教育组织，加强对文化教育的领导；动员大批进步青年从事教育工作。（400608）

同日　晋察冀边区行政委员会主任宋劭文在边区文化教育会议上做《边区文化教育工作应努力的方向及当前的几个具体问题》报告。指出抗日民族革命战争是一个伟大的政治速成学校，模范的抗日根据地晋察冀边区是一个模范的政治速成学校。现在边区文化教育方面的缺点就是还不够科学化、大众化、正规化。今后努力的方向，就是要建立起新中国的新文化的模范、新教育的模范，建立起正规化的教育，培养出大批建设新中国的干部人才；实行科学化的文化教育，做到理论与实践的一致，政治教育、生活教育、劳动教育的一致，普遍地提高自然科学的教育；有计划地发展专门教育和师范教育；使文化教育更深入地大众化。在这次会上，边区教育处处长刘奠基做了《教材与教学法的内容与检讨》报告，华北联合大学教务长江隆基做了《学校教育的理论与实际》报告，边区政府负责人杨耕田做了《关于边区社会教育的一些问题》报告。会议还通过了《关于边区教育方针和教育政策之决定》《关于学校教育之决定》《关于社会教育之决定》《关于中学问题之决定》《关于小学教育经费问题之决定》《关于教材编审印刷问题之决定》《关于教育干部之决定》《关于改造学校提高教育效率根绝失学儿童之决定》《关于教育方针、教学方式及生活指导方针之决定》《关于敌占区、游击区教育之决定》。（400609）

本月 淮北区颁布《教育实施方案》。规定本区教育方针政策和培养目标：（一）普及豫皖苏边区抗战教育，培养抗战人才，教育民族新后代，提高人民文化政治水准，肃清文盲，革除封建的落后意识；（二）创造新民主主义的文化，贯彻民主主义的精神，培养最能代表民族意识、为群众所最爱戴的干部，养成人民了解民主、运用民主的能力，保障抗日民主政治彻底实现；（三）造就科学专门人才，学习新的生产技术，开展本地区生产事业，建立民主幸福的抗战经济；（四）本地区的文化教育，必须根据进步的科学理论，为建立中华民族的新文化而奋斗。（400610）

同月 华北《新华日报》发表《改进社会教育》社论。强调必须建立起一个规模完备的社会教育制度。为此，第一，要建立一个完备的社会教育工作系统；第二，社会教育工作要吸收广大民众参加，首先要依靠各个民众团体；第三，应该把社会教育工作范围再扩大一些，广泛运用各种形式进行社会教育工作；第四，各地社会教育机关，要善于吸收广大群众来做各项社会教育工作，自己则起组织与领导的作用。（400611）

同月 刘瑞龙在泗县小学教师联合会上做《敌后农村教育与小学教师》报告。指出敌后方农村国民教育必须大大地发展起来，发扬民族精神是敌后抗战教育的基本任务。农村小学教师不仅是小学教育主持者，同时也是农村社会教育推动者、倡导者，不仅要教育出一批好的学生，还要团结发动与教育群众参加抗战，参加抗战中的各种政治生活，提高自己。小学教师要力求进步，努力提高水平，要认识到自己的责任，还要有长期工作的决心。（400612）

7月 4007

1日 陕甘宁边区以行政人员训练班为基础创办行政学院。院长由陕甘宁边区政府主席林伯渠兼任，副院长李六如。其教育宗旨：培养政治坚定、廉洁奉公的新民主主义的行政工作干部，提高干部的文化程度、政策理论水平和实际工作能力。学院成立之初开设3种类型的班级：其一是正规班，分县级干部班、区级干部班和乡级干部班，任务是培养和提高陕甘宁边区的县级、区级、乡级干部。其二是专业训练班，如财经行政干部班、税务行政干部班、教育行政干部班等，任务是培养和提高财经、税务、教育等行政部门专业干部的文化水平、理论水平和专业工作水平。其三是临时性训练班，如征粮干部班等，任务是培训抽调出来参加临时突击工作的干部，学习有关方针政策和业务知识。不久，学院改为专修科，分行政、财经、法律3个系，另外设立普通科。学员多数来自边区各实际工作部门，学习期限原定为1年，1942年改为1年半。学员结业后，统一分配到实际工作部门担任各种职务。1943年7月，学院开始大规模训练干部，学员增加到1500余人，编为12个班，又设立1个研究班。1944年5月，根据中共中央西北局和陕甘宁边区政府的决定，学院并入延安大学，成为延安大学三大学院之一。（400701）

7日 华北联合大学发表《成立一周年纪念宣言》，称："我们华北联合大学是永远站在中国共产党布尔什维克旗帜下的！在纪念我们学校成立一周年的时候，我们总结了我们的工作，我们将更英勇的团结，为培养千百万行政的、民运的、文化教育的抗战建国干部而斗争！我们将取得更多、更大的胜利！""我们华北联合大学是属于一切坚持抗战团结进步的革命人民的，我们愿意和一切新民主主义的教育工作者站在一条战线上，为我们伟大的中华民族和人民的解放事业而奋斗不息！我们更号召：一切新民主主义的教育工作者团结起来，培养千百万的干部，和四万万五千万同胞在一起，克服空前的抗战困难与投降危险，抗战到底，团结到底，把日本帝国主义打到鸭绿江对岸去！""我们相信：我们新民主主义的教育事业一定能胜利！我们中华民族的前途是无限光明的！"本日，华北联合大学学生会致电世界学联，希望世界学联能给以各方面的帮助，让全世界青年学生携起手来，共同努力，争取全世界青年的民主与自由。（400702）

同日 邳南公学举行开学典礼。其宗旨是为邳睢铜地方政权和武装力量培养人才。王健民、李觉民任正副校长。学生180余人，按文化程度编成中学班和小学班。开设课程有政治、语文、算术、历史、军事、音乐等，教材自选自编。共办2期，每期半年。（400703）

17日 《新华日报》（华北版）发表杜润生《一年来太北区的教育工作》。文章指出，从1939年"七七"以来，太北各县加紧各方面建设工作，教育工作也取得一些成绩：（一）学校教育正向正规化转变，各县初级小学校数量恢复到战前水平，就学儿童数量比战前增加，小学素质比以往提高，规定了学制、课程和各种制度。（二）群众社会教育初步深入，进一步改进民革室工作，开展扫盲运动和乡村戏剧运动（简称"剧运"）。（三）建立健全教育行政机构，教育经费做到统筹统支。并希望，各地政府机关、抗战军队和民众团体对教育工作进一步给予注意和协助。（400704）

24日 朱德在延安鲁迅艺术文学院做《三年来华北宣传战中的艺术工作》报告，指出："一个好的艺术家，应当同时是个政治家。在阶级社会里，艺术是为一定阶级服务的，绝对不能超然。艺术家要加强自己的政治修养，才能做一个好的艺术家。所以，必须学习马列主义。决不能看轻了这一点。""艺术家应当参加实际斗争，体验生活。他不应当站在群众之外，而应当站在群众之中；不应当是旁观者，而应当是参加实际斗争的战士。只有这样，才能深入生活，创作出好的作品，为广大群众所喜爱。"（400705）

26日 山东各界救国联合总会成立大会在沂南青驼寺召开。大会决定成立山东省战时工作推行委员会（简称“战工会”），作为山东省抗日民主政权最高领导机关。研究制定《山东省战时国民教育实施方案》，提出新民主主义教育方针。杨希文在会上做了《急待开展山东新文化运动》总结报告。指出为了开展战时新文化建设，必须开展新教育运动，加紧推行战时国民教育建设，推广社会文化，厉行扫除文盲运动，大量训练教育干部。在国民教育方面：（一）由基础教育（小学、民众学校）办起，同时做继续教育的策动；（二）成人儿童并重，小学民众学校平衡发展；（三）规定基础教育课程教材标准；（四）缩短年限，提高学龄；（五）学校要组织化、社会化、群众化、战斗化；（六）学校每一阶段自成单元，使一个学习期限与工作期限相同；（七）实施集体主义的自我教育；（八）学校要做社会的中心；（九）改良私塾和加强指导私立学校。（400706）

本月　中共鄂豫区党委决定鄂豫边区党员训练班改名为“中共鄂豫边区党校”。改名以后，其规模由单班制扩大为多班制，学习时间由3个月延长到半年，培训对象由各县基层支部书记、委员改为区委一级干部。1942年开办高级班，培训新提拔的县级干部。到1943年秋，已办8期，培训干部350多名。1943年冬季以后，该校第9期和第10期开办整风班（分初、中、高级），学习整风文件，开展整风运动。1945年8月停办。（400707）

同月　中共琼崖特委和琼崖抗日纵队创办琼崖抗日公学。冯白驹兼任校长，史丹任副校长。设高级班、初级班、工农班、妇女班和少年班，各班分设班主任和队长，班主任负责教学工作和思想政治工作，队长负责军事指挥和总务工作。共有学员300多人，学习时间为6～8个月。该校共办2期。1940年12月，因环境恶化停办。学员全部分配工作。（400708）

同月　鲁西行政主任公署召开各专署、县文教科科长第一次联席会议。通过《鲁西地区开展教育工作决议案》，包括小学教育问题、教育经费问题、各级教育委员会问题、各专署各县文教科组织问题、各宣传部门之工作配合问题、干部训练问题、社会教育问题、民众教材问题、统一宣传问题、创立中学与师范问题、敌占区教育问题等。并陆续制定《鲁西敌占区教育实施办法》《私塾与教会学校处理办法》《教育巡视工作团组织大纲》等文件。（400709）

同月　中共中央西北工作委员会拟定《关于抗战中蒙古民族问题提纲》。其中第5部分提出：实施抗战教育，发扬蒙古民族固有的优秀文化和光荣的革命传统，培植抗战建国人才。为此，必须做到：（一）普遍实施国民抗日教育，设立各级完全免费的学校。（二）全国各重要院校广招蒙古族青年完全免费入学，设立蒙古族班次，并有适合于蒙古族生活习惯的设备。（三）设立喇嘛训练班，提高其政治文化水平，使其为抗战文化教育服务。（四）蒙古族的文化教育用蒙古语文。同时，蒙古族青年有自己选择语文的权利。（五）蒙古族青年有自己选择学校的权利。（400710）

同月 山西省第三专署路西办事处举行全区教育会议。认为今后教育工作应走上长期坚守的正规化道路。会议研究以地域划分为根据地区与同蒲沿线区，按教育工作的基础划分为实验县、一般县、薄弱县、恢复县，以便有计划地推行国民教育，并确定1年半教育的方针与任务，即首先健全教育机构，然后开展并健全学校教育，最后使教育真正走向正规化。（400711）

8月 4008

1日 冀南行政主任公署和山西省第三行政督察专员公署和第五行政督察专员公署共同组成冀南太行太岳联合办事处，成为晋冀豫边区最高行政机构，简称“冀太联办”。主任杨秀峰，薄一波、戎伍胜为副主任。下设教育处，杜润生任处长。本日，杨秀峰主任对《新华日报》（华北版）的记者发表谈话，提出冀太联办成立后的4项任务，其中第4项任务：共同开展文化教育工作，培养各种职业的专门人才，建立正规化教育制度，开展大众文化运动，聘请专家开展各种研究工作。（400801）

同日 太岳中学成立。山西第三专署路西办事处主任裴丽生兼任校长，刘舒侠任校务主任（后任校长）。其宗旨是培养县区初级干部。学生来源以调干为主，另招收一部分知识青年。中华人民共和国成立后，该校由山西沁源迁到平遥，与平遥初级中学合并为山西省立平遥中学。（400802）

7日 陕北公学成立少数民族工作队。有学员30多人，都是少数民族同志。开设课程有艺术课、政治课和少数民族问题研究课，学制为1年。1941年6月，在少数民族工作队基础上，成立民族部，王铎担任民族部主任，招收学员185人，其中多数是少数民族青年，也有少数汉族青年。政治课程有马克思主义理论、政治经济学、民族问题和少数民族知识，文化课程有国文、自然、地理、算术和蒙古文、藏文等。（400803）

同日 重庆《新华日报》发表王任重《苏豫皖游击区的文化垦荒》。文章指出，苏豫皖交界地区，文化十分落后。为了开展敌后游击战争，需要大量的地方教育干部和军队教育干部。因此，夏邑县曾成立随营学校，吸收各县的“半知识分子”入学。经过3个月训练，他们就开始进行地方民众教育工作。从此，各村抗日民众团体的活动有了教育内容。儿童、妇女、成人教育热烈地开展起来。抗日教材正在编印，夏邑、永城各有200多个联保小学，萧县有300多个联保小学。这些学校的教育内容，偏重于提高民族意识，普及抗战基本知识，传达政府法令和阐述抗战形势。此外，还办了许多短期补习班、农民夜校、妇女夜校。教育工作者正在把教育深入农村，普及到每个青年和妇女身上。（400804）

7日 山东《群众报》发表《恢复与开展清河区小学教育》社论。指出现在的小学教育，已经不是过去少数富家子弟独享的权利，而是培养教育与训练各抗日阶级广大人民子女的公共园地。建立敌后小学教育制度，必须适应游击战争的环境。在教育方针上一定要合乎抗战的、革命的、进步的原则，在课程内容上要有抗战建国的内容，在教育方法上要用生动的、科学的方式来启迪儿童、教育儿童，要把小学教育与实际生活联系起来，发动儿童经常参加社会活动。小学教育应当同社会文化活动联系起来，把每一所小学都当作当地的文化活动中心。并强调，在敌后发展小学教育，本身就是一种斗争，各级抗日民主政府要把发展小学教育放在议事日程上。（400805）

13日 中共中央宣传部发出《关于加强干部策略教育的指示》。要求在全党的干部教育中，党校和党的训练班及党领导的各种干部学校，要把党的策略教育列入正式教育计划，并作为成绩考察的重要标准。当前策略教育的材料：（一）党中央的宣言、决议、决定及其他有关策略的指示。（二）中央领导同志的讲话、报告和论文。（三）党报及其“文摘”关于党的政策的重要文章。（四）中央宣传部将要发布的政治简讯。（五）当地高级干部关于策略的指示及策略经验总结。同时，在“中国革命史”“中国革命基本问题”“联共（布）党史”“马列主义”等课程的讲授、研究和学习中，需要尽可能地充实策略方面的内容。为此，尤须提高教员及教育干部的策略知识水平。党的领导机关应有计划地给他们做策略经验和策略知识的报告，供给他们以策略教育的材料。（400806）

同日 陕甘宁边区政府教育厅召开第三次各县第三科联席会议。听取了张闻天、徐特立、周扬的报告，经过深入讨论，修改和草拟了有关教育法令和条例，提出了教育工作的三大原则和十大任务。三大原则：（一）注意质量，不追求数量。（二）集中力量，不平分力量。（三）注意经常性，不要求突击。十大任务：（一）争取实施义务教育。（二）提高小学质量，建立作为全县模范的完全小学。（三）改进师资，提高小学教员的社会地位和生活待遇。（四）扩大并改进现有各级师范学校，各县应注意尽量动员学生入师范。（五）社会教育应依靠小学推行。（六）逐步实行新文字，以消灭成年、青年中的文盲。（七）建立深入具体的领导。（八）争取各县教育经费自给自足。（九）主要精力放在新区教育工作上。（十）建立教育界最广泛的统一战线。（400807）

同日 中共中央北方分局提出《晋察冀边区目前施政纲领》。其中规定：树立优良的家庭教育，养成儿童优良的生活习惯。在提高人民文化水准和民族觉悟的目标下，实行普及的义务的免费的教育，建立健全学校教育，至少每行政村设1所小学，每行政区设1所完全小学或高小，每专区设1所中学。高小及中学，应收容半工半读生。建立并改进大学及专门教育，加强自然科学教育，优待科学家及专门学者。开展民众识字运动和文化娱乐工作，定期逐步扫除文盲。保护知识青年，抚恤沦陷区域的学生，给一切抗日知识分子分配适当的工作，提高小学教员的生活。（400808）

14日　鄂豫边区洪山公学在京山县八字门开学。是以陕北公学为榜样，为鄂豫边区培养地方工作干部的学校。其前身是中共鄂豫边区党委青年训练班，直属中共鄂豫边区党委领导。校长最初由中共鄂豫边区党委书记陈少敏兼任。该校最初设“三部两系”，即干训部、小学部、中学部、财经系、艺术系，共招收学员400多名。后改由边区行政公署领导，边区行政公署教育处处长李实兼任校长，并调整扩大洪山公学，将小学部、中学部调出，鄂豫边区高级行政学校并入。调整后，设行政、经济、教育3系，共招收学员200余人。后又迁至襄南，1945年10月停办。（400809）

16日　陕甘宁边区政府教育厅和生产自给委员会联合发出指示。要求边区直属的中等学校和剧团的生产以不妨碍学习与工作为原则，发展生产事业须估计到赢利并含有教育意义。各学校、剧团应组织自给委员会专门负责生产事宜，应在不亏空、不妨碍学习、不把任务转嫁给群众的原则下，尽可能求得超过任务。超过任务的赢利由各学校独立支配。（400810）

17日　印度援华医疗队队员巴苏华·柯棣华到晋察冀边区白求恩卫生学校担任教学工作。他于6月到达晋察冀边区，深受白求恩大夫伟大国际主义精神感召，主动要求留在当地参加医疗救护工作和医学教育工作。后担任白求恩国际和平医院院长。1942年12月9日，因病抢救无效逝世，终年32岁。（400811）

19日　山东省战工会召开首次委员会议。决定战工会下设政治组、军事组、教育组、财政经济组、民众动员组，杨希文、李竹如分别为教育组正副组长。战工会教育组（后改称“教育处”）是山东省第一个省级教育行政机构，各级政府教育行政机构随后陆续建立。（400812）

同日　新四军江北指挥部、军分委发出《关于创建大黄桥根据地的指示》。指出知识分子有社会地位，政治文化水平高，一切问题容易懂，生活习惯与农民融洽，所以知识分子是开辟农村工作的桥梁。要大量地吸收农村中的知识分子参加农运工作，正确执行党的统一战线，取得最大多数人的同情和拥护，多做交朋友的工作以孤立敌人。（400813）

23日　《新中华报》发表《必须真正实施抗战教育》社论。指出国民党统治区教育界存在的严重问题，要求国民党政府真正实施抗战教育，一切教育方针和课程必须适合抗战需要，符合抗战环境，在实际需要的基础上提倡研究学术的风气。并明确指出：“陕甘宁边区教育的成绩与经验教训，正可供作全国之参考与借鉴。”（400814）

25日　晋察冀边区《抗敌报》发表《论晋察冀边区的文化教育运动》社论。提出晋察冀边区在文化教育方面要做的具体工作：（一）继续猛烈地发展边区初小教育。做到每个行政村设立1个小学，做到边区每个儿童都能受义务的免费的初小教育。（二）大量开办高小和中学。做到每个行政区设立1个高小或完全小学，每个专区设立1个中学。要建立和改进大学及专门教育，加强自然科学的教育。（三）建立健全学校教育。确定小学为4年制，初中为4年制；高中为2年制，附设于各大学，实为大学预科。要使边区的各级学校在程度上相衔接。（四）继续提高小学教育质量。改善小学教员生活，尊重小学教员，力求提高他们的社会地位。（五）广泛开展群众识字运动，普遍健全群众业余学校。发展这类民众学校，逐步扫除文盲。（六）继续发展大众的文化娱乐活动，普遍地大量地组织不脱离生产的剧团和歌咏队，使广大群众能够进一步地实际参与和享受。（400815）

同日　《中国文化》第1卷第6期发表成仿吾《华北联大的任务与工作》。文章指出，华北联大参加华北的抗战，并不是直接走上战场去和敌人拼，而是要培养大批的华北的地方干部，用革命的理论把他们的头脑武装起来，提高他们的政治觉悟和工作能力；广泛地开展新民主主义的教育，推进普及教育，以提高华北人民的抗战觉悟与文化科学知识水平。该校有学员1500多人。除了加紧训练在校学员外，还编订各级学校教材，帮助地方教育工作；还组织了地方教育辅导委员会，帮助本区小学教育。（400816）

28日　中共中央宣传部发出《关于提高陕甘宁边区国民教育给边区党委及边区政府的信》。信中提出：（一）国民教育的范围应包括小学教育、中学教育、师范教育，及成年识字教育、补习教育。（二）根据陕甘宁边区目前的情况，应确定暂行学制是小学教育仍采用两级制，初小3年，高小2年，初小3年为义务教育；中学教育亦采用两级制（初中、高中），暂办2年制初中；师范教育应将初级师范提高到2年，并附设师范讲习所和小学教师训练班；清绥警务区、陇东等地区新接收的师范学校、中学、小学，学制仍旧，不应降低。（三）年满8岁儿童一律受义务教育。义务教育内容以一般文化教育为主，并以能识且能初步运用1500个汉字为标准。教育内容应把政治、社会、自然的常识同生产与生活联系起来。初小即需进行新文字教育。（四）高小教育以提高一般文化水平为主要内容，同时应当辅以生产教育与卫生教育，新文字教育亦应各得其宜列入高小补习课程。此外，还对师范教育、成人识字教育、补习教育、职业教育及教材等问题提出具体的意见。（400817）

29日　晋察冀《抗敌报》刊登《边区文救会为实行新的工作方针告全边区同胞书》。其中提出，要团结边区一切抗日的文化工作者，共同为开展边区的识字运动及乡村文化娱乐工作，以及提高干部的文化水平与各部门的文化质量而猛烈地冲锋。并希望在共同努力下，耕耘晋察冀边区这块美丽的土地。（400818）

本月　鲁西行政主任公署颁布《私塾与教会学校处理办法》。规定在有学校村庄的私塾，经过动员可将私塾的学生并入学校，私塾教员如能争取继续工作者，经过训练后，可任小学教员，并享受平等待遇。在没有学校的村庄，可命令和动员将私塾改为学校，教员由县政府委派，或就原来教员加以训练充任，学校经费及教员待遇按规定支发。学校行政及教学法按照政府规定办理，教材亦应采用鲁西所规定的统一课本。各地教会所办的学校，应一律向政府备案，受县政府文教科领导。教会学校要采用鲁西统一编定的教材，一切组织设施，应遵照政府颁布的法令办理，教员应由政府委派、调动和训练，不能强制学生做礼拜与信教。（400819）

同月 淮南津浦路西八县抗日联合中学成立，简称“路西联中”。路西联防委员会主任黄岩兼任校长，朱凡为专职副校长。该校成立不久，因战事紧张，全体师生转移到路东，编入路东联中各班继续学习。此后又两次转入路东，1946年3月停办。共培养学生600多人。（400820）

同月 冀太联办召开冀南、太行、太岳区教育扩大会议。确定全区教育总方向：为建立民族的、民主的、科学的、大众的新民主主义教育而奋斗，教育要为长期抗战和未来建国的需要服务。提出实行战时教育正规化，普及免费的4年义务教育，扫除文盲，坚决反对敌人的奴化教育，开展敌占区教育。中等以上学校要培养各种实用的职业人才。并制定通过了小学规程、中学规程要点、建设大学的方向、开展职业教育的计划、民众学校规程及培养师资规程等规章制度。（400821）

同月 《解放》第112期发表李维汉《亟待改革的教育》。文章指出，敌我在教育战线上的斗争是整个中日战争的重要侧面之一，保守的、倒退的教育在中国仍然占着优越的地位和压倒的势力。他们提出的“管、养、卫、教”政策或教育方针只能作为地主、资产阶级专制政治的工具，绝不能成为团结各革命阶级共同抗战及联合建国的精神武器。他们提倡的教育不仅不能提高人民抗战的觉悟与信心，而且足以为日伪和奴化教育所利用。所以，我们应该揭露它、反对它，要求改革它，而为教育的民主，为实现新民主主义教育而斗争。（400822）

同月 冀太联办制订《冬学运动计划》，要求各县各村成立冬学委员会，向群众进行广泛的宣传动员，成立短期训练班，培训冬学义务教员，为办好冬学做好准备工作。本年，晋冀豫区共办冬学1801处，冬学学员73824人。（400823）

同月 淮南津浦路东各县联合中学成立。初设在盱眙县天王寺。校长由路东各县联防委员会主任方毅兼任，副校长吕惠生。10月，路西联合中学迁到路东，两校合并，成立淮南路东路西各县联合中学。学生最多时有300多人，分为初中、高中和师范班。1942年春，师范班从该校分出，另立淮南师范学校。同年底，该校奉命停办。1943年9月，再行复课。1945年春，改称“淮南公学”，闵廉为校长，设普通班和财经、艺术、卫生、政工、师范

等班。1946年夏，淮南公学学生全部分配工作，学校停办。（400824）

9月 4009

1日 中共中央青委发出《关于开展国民教育工作的决定》。指出青年的责任在学习，青年组织的责任在教育。要求一切青救会员、儿童团员都应无条件地踊跃参加各种小学、冬学、识字班，并应成为其中的积极的模范的分子。青年组织应不但应在本组织内部学习，而且应尽量推动和帮助本组织以外的青年和一般成年群众进行识字教育、卫生教育、反迷信教育、尊重妇女和保护儿童的教育、民主教育、政府法令教育和各种有益的娱乐活动。青年组织应成为国民教育的先锋队，成为政府在这一工作中的第一助手。各级青年组织的领导机关尤其是宣传教育干部，应注意研究儿童教育、青年教育、学校教育和社会教育问题。在国民教育工作中，青年组织应取得各级教育行政机关和师范、中学、小学校的合作。（400901）

同日 延安自然科学院举行开学典礼并正式上课。其任务：培养既通晓革命理论又懂得自然科学的专业人员，理论与实践统一的人才，要求学生既是技术的专家，又是革命的通才。院址在延安南门外杜甫川。初由李富春兼任院长，后由徐特立接任院长，陈康白为副院长。按照学科性质和陕甘宁边区实际需要，设置了大学部和中学部。大学部设置物理系（后改为机械系）、化学系（后改为化工系）、生物系（后改为农业系），后又成立地矿系，偏重于理论研究和实际技术的配合。学制原定2年，1941年改为3年。中学部分为预科（高中）和补习班（初中），主要任务是为大学部输送学生，解决延安自然科学院的生源问题。1943年10月，大学部和预科并入延安大学，成为延安大学的一个独立学院，补习班则并入延安大学附属中学。1944年6月，为使该校在教学中理论联系实际，迁址中央军委驻地文化沟，军工局长李强兼任院长，恽子强任副院长。抗日战争胜利后，从延安迁至张家口，改名“晋察冀边区工业学校”，1948年并入晋冀鲁豫边区北方大学，后成为华北大学工学院。1949年迁入北京，1952年改称“北京工业学院”。（400902）

同日 陇东中学举行开学典礼。是陇东老区第一所中学，设在甘肃庆阳。毛泽东为该校题写了校名，刘少奇、朱德、周恩来为该校题词祝贺，当地党政军负责人亲临会场祝贺。该校受陕甘宁边区政府教育厅直接领导，办学宗旨为实施新民主主义教育，培养建国人才。校长由陇东地委书记马文瑞兼任。首届招生122名，编为中学班、师范班、预备班。11月，根据边区政府关于提高国民教育教学质量的指示，学校对各项工作全面整顿，进一步明确培养目标是小学师资和地方干部，建立健全规章制度。1942年5月至1943年底，学校进行整风，开展大生产运动。1945年，刘泽如担任校长，学生人数发展到300多人。1948年3月，改称“陇东分区党校”。（400903）

7日 《大众日报》刊载山东省临时参议会通过的《山东省战时施政纲领》。其中规定：普遍实施新民主主义教育，发展文化事业，培养专门人才。发扬民众抗战精神，粉碎敌人奴化教育。广设各种训练班及军政干部学校，改革学制，改编教材。普遍设立抗日小学，成立民众学校，使儿童、青年、妇女及工农大众都受一定时间免费强迫教育。改良私塾，加强私立学校领导。一律采用抗日教材。改善小学教员待遇，大量培养师资。整理并筹划地方教育经费。普遍设立民众教育馆、教育巡视团、农村俱乐部。普遍举办地方报纸。推办社会教育，扫除文盲，促进社会文化教育，提倡正当娱乐。（400904）

9日 陕甘宁边区学生联合会（简称“边区学联”）举行第二次代表大会。历时5天。冯文彬做总结报告，朱德总司令和张闻天到会讲话。决定由抗大、陕北公学、鲁艺、泽东青年干部学校、中央党校五校学生会的负责人为边区学联常务委员，分担秘书、宣传、体娱、大学、中小学各部的工作。（400905）

10日 中共中央书记处发出《关于发展文化运动的指示》。要求各根据地的文化教育工作，不论是消灭文盲工作、学校教育工作、报纸刊物工作还是文学艺术工作，除党校和党报外，均应与一切不反共的资产阶级知识分子及小资产阶级知识分子联合去做，而不应由共产党员包办。要注意团结一切不反共的知识分子和半知识分子，使他们参加在我们领导下的广大的文化战线，反对在文化领域中的无原则的门户之见。（400906）

15日 生活教育社延安分社举行成立大会。参加大会的有生活教育社社员22人。董纯才报告成立该社的意义和开展生活教育运动13年来的历史。董必武、李维汉、周扬等到会祝贺。该社成立后，在陕甘宁边区宣传陶行知的生活教育理论，每年举行有关生活教育的各种会议和活动。1945年3月12日，该社举行座谈会，纪念其成立18周年。徐特立在座谈会上发言，称赞陶行知在重庆创办育才学校实行教育与实际相结合的方针。（400907）

16日 晋察冀《边区教育》刊登边区行政委员会的号召信，动员全边区军政民各级机关、团体和学校根据下列原则辅导地方文化教育工作：（一）各机关、团体、学校尽可能地指定专人辅导驻地文化教育工作；（二）进行辅导工作时，一切要经过地方文化教育机关或一定组织，利用原有的工作基础，加强与提高其工作，侧重于地方干部培养，以不代替工作为原则；（三）目前各地方文化教育工作主要为社会教育，进行辅导时可侧重这方面的工作；（四）对地方文化教育的辅导工作应形成一个运动，报章杂志应经常报道这方面的情形和经验。（400908）

18日 晋绥《抗战日报》在山西兴县创刊。为中共中央晋绥分局机关报，初创时每周两期，不久改为三日刊、间日刊，1944年9月18日改为日报。赵石宾、廖井丹、周文、郝德青、常芝青先后担任总编辑和社长。（400909）

21日 《抗战日报》发表林枫在晋西北行署第二次行政会议上《对晋西北政权工作的意见》的讲话。其中指出，对敌人的反动宣传、敌占区的奴化教育，对大后方某些反动刊物的反动言论，都必须在群众中间揭发并与之进行斗争。要恢复战前的学校，加紧国民教育正规化，同时利用空闲时间进行社会教育。没有正规化教育，干部困难问题就没有办法解决，短期训练班是急救的办法。（400910）

28日 中共陕甘宁边区党委和边区政府教育厅、保安司令部、边区总工会、边区青救会等单位联合发出《关于办理冬学的联合指示信》。要求各有关单位要认识推动冬学工作是本身的责任，切实负责，合办冬学，集中火力，消灭文盲。要动员14～40岁的文盲、半文盲入冬学，并提出“不识字的人入冬学识字”“能教书的帮助冬学教书”“能办事的帮助冬学办事”的口号，要求县、区、乡协同建立冬学委员会，负责计划冬学工作。冬学结束时，应进行测验和检阅，举行总结会议。（400911）

本月 八路军卫生学校改称“八路军医科大学”。王斌为校长，史书翰为副校长。其旨在培养政治坚定、技术优良、有艰苦奋斗作风、为革命工作和为大众服务的卫生干部。设高级军医班、普通军医班、调剂班、特别班。高级军医班招收高中毕业或大学一、二年级肄业学生；普通军医班和调剂班招收具有中等文化程度的青年。除假期生产外，学习期限为实足上课18个月。特别班专门训练有长期医务工作经验而文化水平较低、缺乏理论的老干部。抗战胜利后，该校奉令由延安开赴东北。途经张家口时，与张家口医学院合并，改称“中国医科大学”。（400912）

同月 鄂豫边区成立军政联合办事处，内设教育处，负责指导所属各县文化教育工作。1941年4月，鄂豫边区行政公署成立，正式设立教育处，贺建平任处长。1942年后，李实任教育处处长，刁东光任副处长。按照《鄂豫边区行政公署组织条例》规定，教育处的职责：管理各级学校，管理社会教育，管理图书教材之编审及印刷事宜，以及关于图书馆、博物科学馆及公共体育娱乐场所的管理，其他有关边区教育文化事项的管理，其他有关边区教育文化事项的管理。（400913）

同月 胶东区招远县政府进行小学教员检定。参加检定的小学教员中，高级教员80分以上者12人，70分以上者9人，60分以上者6人；初级教员80分以上者9人，70分以上者45人，60分以上者123人，50分以上者52人（为试用教员），不及格者23人。（400914）

同月 冀中区在定南县召开第二次教育科科长会议。历时12天。参加会议的有各专署、各县教育科科长和冀中各群众团体的代表与部分高级小学校长，共50多人。确定教育工作的努力方向：（一）健全各级教育行政的组织机构，提高干部质量，发挥高度的工作效能，加强对下级的领导。（二）有计划地调剂干部，争取教育工作均衡发展。（三）进一步健全各级会议和检查、巡视制度，密切上下级的联系和互相了解。（四）普遍地建立统一组织、统一领导的民众学校，用统一的教材，定期逐步地扫除文盲。（五）小学教育向正规化方向努力，从整顿中谋发展，纠正忽视提高文化的倾向，防止出现形式化、贵族化倾向。（六）争取每一专区成立1所中学，给予青年继续进修的机会，并培养各部门的工作干部。（七）培养新师资，加强对现任教师的训练进修和自我学习的领导，提高他们的社会地位。（八）继续开展与坚持点线附近及敌占区的宣传教育工作，粉碎敌人实施奴化教育的阴谋。（九）广泛团结一切抗日的知识分子和文化人，保送他们到适当学校学习，或给予适当工作。（十）进一步密切政民关系，特别是与文建会、青救会、儿童团的关系。（400915）

同月　在中共中央宣传部直接领导下，陕甘宁边区政府成立国民教育教材编审委员会。编审委员会草拟了小学各年级课程标准，重新着手编审全部教材。1942年，新编订两级小学课本（包括国语、算术、常识、地理、历史、自然、卫生等）共34册，在延安出版。这些课本在坚持抗日化的前提下，减少了宣传动员的内容，增加了科学知识的比重，并根据儿童的特点，在编写形式上体现了儿童化和故事化，在内容上达到了儿童化和科学化的统一。（400916）

同月　晋西北行署召开第二次行政会议，行署教育处处长刘墉如做教育工作报告。指出新教育的性质是民族的、民主的、统一战线的、科学的、进步的，是大众的。新教育的性质就是新民主主义的教育。新教育的内容包括文化教育、政治教育、军事教育、组织教育、技术教育。新教育是抗日民主根据地建设的重要工作，教育正规化就是今后工作的根本方针。无论学校教育还是社会教育，都必须向这个方向努力，肃清游击作风及把小学当成训练班的做法。今后半年教育方面的主要工作：（一）加强教育行政机构；（二）加强学校教育，确定小学为义务教育制；（三）开展社会教育，中心工作是冬学运动；（四）加强敌区教育；（五）解决教育干部质量差、数量少的问题；（六）解决公费免费问题；（七）解决教育经费问题。（400917）

同月　鲁西行政公署召开各专区、县文教科科长第一次联席会议。通过了《鲁西教育工作实施方案》等6个文件。要求基本地区达到每3个村有1所小学，工作落后地区每5个村有1所小学。鲁西区小学暂时改用“三一制”（即初小3年，高小1年），4年内学完原制6年的课程。初小课程有国语、算术、常识、唱游。高小课程有国语、算术、史地、自然、抗战知识、音乐、体育。教材由行政公署编印分发。每个专区要成立1所初级中学、1所师范学校。各县成立统一的干部学校，以便有计划地训练军、政、民各类干部。在社会教育方

面，各村均需成立俱乐部、夜校、识字班；各区、乡、村均需成立讲演会、流动图书馆；各县要成立宣传队。（400918）

10月 4010

3日 延安《新中华报》公布《陕甘宁边区新文字协会成立缘起》。文章叙述了中国文字改革的过程，提出“目前我们所要做的，便是利用新文字来教育文盲，使他们在最短时间可以用新文字学习政治与科学，也可以利用新文字去学习汉字”。最后提出，边区有在群众中迅速推行新文字的必要，应为扫除文盲而斗争。在上署名的有林伯渠、吴玉章、董必武、徐特立、谢觉哉、罗迈等94人，署名赞助人有毛泽东、朱德、洛甫、王稼祥等54人。（401001）

10日 中共中央宣传部、中央文化工作委员会发出《关于各抗日根据地文化人与文化团体的指示》。其要点：（一）应该重视文化人，纠正党内一部分同志轻视、厌恶、猜疑文化人的落后心理。（二）应该用一切方法在精神上、物质上保证文化人写作的必要条件，使他们的才力能够充分地使用。（三）党的领导机关应该在实际上保证他们创作上的充分自由。（四）对于文化人的作品，应采取严正的、批判的，但又是宽大的立场，力戒以政治口号与偏狭的公式去非难作者。（五）对于新来的和非党的文化人，应更多地采取同情、诱导、帮助的方式去影响他们。对他们在生活习惯上要求过高是不适当的。（六）各种不同的文化人可以组织各种不同类的文化团体。这些团体亦可联合起来，成立文化界救国协会之类的团体。（七）各种文化团体一般只吸收文化人及一部分爱好文化的知识分子。他们的作用不在数量之多，而在质量之好。（八）应采取一切办法发表文化人的作品。发表他们的作品是推动文化运动的最主要的形式。（九）各文化团体应该努力指导各学校、各机关、各部队、各民众团体的文化运动。（十）在文化人比较集中的地区，应设立文化俱乐部一类的地方，以供集会和娱乐之用。（十一）挑选对文化工作有兴趣的青年知识分子参加各种文化工作干部的学校或训练班，以培养新的文化工作干部。（十二）从有相当威信与地位的共产党员文化人和非党文化干部中，培养一小部分在文化运动中能够担任组织工作的干部。（十三）继续设法招致与收集大批文化人到根据地来。根据地不但能够使他们安心工作，求得进步，也是最能施展他们天才的场所。（401002）

同日 晋察冀边区文化界救国会举行成立大会。历时8天。参加会议的代表和来宾共50余人。制定了在边区开展社会教育、冬学运动和推行新文字运动的具体办法，通过了边区文化界救国会章程，选举成仿吾等21人为边区文化界救国会执行委员。（401003）

同日　中共绥德地委接办米脂中学后补办开学典礼，确定本日为陕甘宁边区公立米脂中学校庆日。马济川任校长。学生近百人，分为4个班。1941年1月，陕甘宁边区教育厅接办该校。1942年8月，该校增加为10个班，成为陕甘宁边区唯一设置高中班的学校。（401004）

11日　陕甘宁边区政府教育厅发出指示信。指出应该尽最大努力巩固现有学校和学生，高小和师范要大量地动员新生入学，特别要动员大量的女生入学。同时，学校一个中心问题是提高教学质量。需要加强与改进师资培养和训练，解决教材供给问题，改进教学管理方法，补充教学设备。要改进完全小学和模范小学，使其成为全县学校教育的堡垒和模范。同时，要把更多的力量用在开展新区教育工作上，坚持教育界统一战线的原则。（401005）

12日　陕甘宁边区政府教育厅、边区青救会做出《关于开展边区国民教育工作的共同决定》。规定：（一）互相出席对方会议进行共同的工作。（二）教育工作人员担任青救会顾问，帮助青救会进行文化教育工作。（三）各级青救会运用自己的组织力量，配合各级教育行政机关推动学校教育和社会教育。（四）上列条款列为双方工作报告及成绩考查的主要部分之一，双方有互相批评和督促的责任。（401006）

14日　毛泽东等致电刘少奇、陈毅等，指出在苏北根据地建设中，吸收陶行知等生活教育社人员参加苏北文化教育工作是对的，这是主要方面。同时应注意黄炎培、江问渔等领导的职业教育社在江浙两省知识分子中有颇大影响。因为黄炎培、江问渔不仅在文化教育界有地位，而且是经营工商业的民族资本家的著名代表。“因此，你们也要吸收职业教育社社员及其各方的有关人员，参加我们的文化教育和财政经济事业”。（401007）

16日　中共中央宣传部发出《关于在职干部教育中几个问题的指示》。要求各根据地在职干部教育计划应以中共中央书记处和中共中央宣传部有关指示为标准，根据各地干部状况及教育进度灵活制订。教育计划中宜规定课程标准，以便有所依循。在职干部教育教材，一般宜采用教科书式读本，并附以研究大纲。至于实际策略的教育，应更有系统性和原则性。敌后根据地在职干部教育可以利用会议和党的小组会进行，学习小组应更多地进行一般理论的学习和研究。为了保证中下级水平不高的干部能有效地进行学习，可设立专任教员或学习辅导员。各级党委应注意物色这种教育干部，并在党校设专门班次培养。为了做好在职干部教育工作，各级领导干部除自己保持学习的经常性和积极性外，应积极地推动和帮助其他干部学习。（401008）

17日　中共中央宣传部发出《关于各抗日根据地内党支部教育的指示》。指出支部教育是党的基础工作之一。支部教育的方针：（一）提高支部党员的文化水平。（二）使一般党员懂得怎样做一个好的共产党员。（三）使支部干部熟悉怎样领导支部工作及乡村工作。（四）培养进行支部教育的教育干部。（五）支部教育应包括文化教育、普通党员的政治教育、支部干部的政治教育。并要求各级党委宣传部把支部教育工作放到重要位置，给以经常的检查和指导。（401009）

同日 山东省战工会教育组召开首次会议。决定提请战工会成立文化教育专门委员会，委员21人。文化教育委员会暂分为设计、编审两组，分别拟定各级学校、民教馆、俱乐部、巡回教育团的办法大纲、各级国民教育委员会组织条例、改良私塾办法、私立学校管理办法、教育工作人员奖惩条例、扫除文盲计划，以及编写各类学校教学大纲和教材。决定创办山东公学，并对1941年度工作方针进行讨论。（401010）

20日 中共中央宣传部发出《关于提高延安在职干部教育质量的决定》。总结了延安在职干部教育的经验，提出进一步提高教育质量的问题。规定了提高干部学习质量所必须采取的一些措施。强调要加强策略教育，要让干部养成细心阅读和独立思考问题的习惯，以求学习的深入。在职干部必须力求咬得烂，懂得透。为了提高在职干部学习质量，必须充实和加强在职干部学习的指导，及时地解答疑难问题和有争议的问题。研究和总结各门功课教授方法、研究方法和学习方法，加强对在职干部学习的检查。（401011）

同日 晋察冀《抗敌报》发表社论《加强边区文化工作的新意义》。指出目前敌寇正加紧对中国的新的军事与政治的进攻，更配合以新的文化与经济的进攻。为了粉碎敌寇的文化进攻，必须加强我们的文化工作，和敌人做坚强的文化斗争。边区现在所努力的，不只是把边区建成敌后的抗日根据地，而且要使它成为新民主主义新中国的模型。新民主主义新中国不只需要政治上的自由和经济上的繁荣，同时也需要文化上的飞跃进步。这就需要我们的文化工作百倍地加强。现在边区人民已经把文化生活作为他们生活中一项不可缺少的内容，因此我们必须及时地加强文化工作，满足广大人民对丰富文化生活的渴求。（401012）

22日 《大众日报》发表社论《普遍开展冬学运动》。指出从11月至下年2月为普遍开展冬学运动的时间，各级政府和民众团体应把冬学运动作为这一时期的中心工作之一。社论提出，各地小学应首先附设冬学、半日学校或夜校，吸收35岁以下的壮年和青年入学。妇救会和文化团体应尽力推动妇女冬学的建立。各部队、学校、政府机关、群众团体应尽可能地联合或单独地抽出一部分干部组织冬学运动突击队，帮助这一工作的开展，最低限度地在驻村或驻村附近进行冬学工作。冬学的主要课程一种是识字，一种是抗战道理，两种课应各占1/2时间。每个冬学学员至少要认识500个字，并懂得一般的抗战大道理。（401013）

28日 八路军总政治部发出《关于干部政策与教育的指示》。指出对于不同出身的干部，应有不同的教育。对农民出身的干部应侧重提高文化，增加一般知识，克服狭隘性、保守性；对旧军人出身的干部，应注意洗刷旧军队习气和封建意识；对知识分子出身的干部，应强调理论与实际的联系，重视实际工作，使其工农化；对技术专门人员，应鼓励其增长革命热忱与专门知识。（401014）

同日 《大众日报》报道，鲁西教育事业发展迅速。据本年6月统计，全区开办完全小学57处，中心小学39处，初级小学2369处，学生102378人，其中女生占12%。创设民众学校94处，并以小学为中心，推行"小先生"制、识字牌，广泛开展识字运动。全区训练师资1145人，设立鲁西军政干校、筑先公学、冀鲁中学，大量训练抗日救国人才，并已决定各专区办1所中学。（401015）

本月 黄克诚率领的八路军一部与陈毅率领的新四军一部在苏北会合后，以盐阜（盐城、阜宁）地区为中心，开辟了苏北抗日根据地，全区停办的中小学相继复课。12月，盐城县上冈中学复课，抗日县政府派赵敬之兼任校长。派孙达伍为私立群英中学校长；派赵定、冯士卿等人去亭湖中学组织学生救国联合会，在学生中开展工作；派孙毅、王维良去景鲁中学去做学校工作。加强了抗日政府对盐城各中学的领导。（401016）

同月 根据中共中央北方分局的指示，华北联合大学向正规化方向发展。该校第4期迁址滹沱河畔李家沟口一带，将原来设置的各部改为学院，学院之下设系。社会科学部改为社会科学院，下设财经系、法政系和少数民族回族队、预科队；文艺部改为文艺学院，下设文学系、戏剧系、音乐系、美术系和华北联合大学文工团；师范部改为教育学院，下设教育系、中学班；工人部改为工学院，下设2个班，学员都是城市来的工人。（401017）

11月 ⁄ 4011

1日 陕甘宁边区政府公布《陕甘宁边区民众教育馆组织规程》。规定民众教育馆是进行社会教育的机关，其任务是消灭文盲，宣传政治常识、科学常识，发展经济建设，提倡卫生，破除迷信，组织与提高群众文化娱乐工作。其主要活动：（一）开放阅览室，出借图书；（二）出版通俗小报、画报和墙报；（三）开办夜校、半日校，领导识字组；（四）组织与领导民众娱乐，如歌咏队、群众俱乐部、群众晚会、剧团等；（五）配合当地政府进行经济建设的宣传和动员工作；（六）办理公共体育卫生事宜；（七）进行各种节令、集会的标语宣传、街头讲演、时事报告等；（八）设立"代笔问字处"，代群众写信、写春联等，并供民众质疑问字，以及其他社会教育活动。（401101）

5日　《中国青年》第3卷第1期发表徐特立《我对于青年的希望》。文章提出，青年需要向各方面发展，应该保持他天真活泼进取的态度永远不衰。青年要使自己的生活更复杂化、活泼化，向一切方面发展，“一切事业、一切学说、一切前人的遗产摆在你们面前，你们都不拒绝都欢迎，但那都不是神圣的，都要经过你们的头脑来分析，经过你们的手来试验。检查的标准不是成规，而是你们革命的大多数人的行动。你们应该遵守决议案，服从组织，尊重他人的意见，尤其是接受群众的意见，接受一切人的批评。同时一切要经过自己的头脑，不是盲目的服从，而是自觉的服从”。（401102）

7日　陕甘宁边区新文字协会在延安举行成立大会。吴玉章做报告，强调要建立一个新民主主义的国家，如果全国满是文盲，是建立不起来的。要使愚昧无知的中国人变成过去，要扫除文盲，只有用新文字才有可能。报告中宣布了新文字协会6项任务：（一）帮助政府用新文字开展冬学运动、国民教育和社会教育；（二）出版《新文字报》和各种新文字课本、读物、字典、丛书等；（三）继续举办新文字训练班，培养新文字干部；（四）加强对中国语言文字的研究，首先研究边区方言土语；（五）和边区蒙古族、回族等民族密切联系，研究和制定蒙古族、回族等民族语言的拉丁化方案；（六）和全国各地新文字团体、进步的语言学者密切联系，推进全国语言文字改革运动。大会通过了新文字协会的章程，确定了新文字协会的宗旨，公推毛泽东、朱德、郭沫若等为名誉理事，选举林伯渠、吴玉章、徐特立等45人为理事，一致决定以11月7日为中国文字革命节。随后组成新文字协会常务理事会，选举吴玉章为陕甘宁边区新文字协会主任，主持和领导新文字协会工作。（401103）

9日　彭真为《晋察冀日报》改刊题词：“《晋察冀日报》是统一边区人民的思想意志和巩固团结共同抗日的武器，也是边区人民忠实的言论代表和行动指针。它将成为边区文化战线上铁的正规军。”《抗敌报》创刊于1938年，本月7日改名为《晋察冀日报》。（401104）

15日　中共中央宣传部发出《关于各抗日根据地内小学教育的指示》。要求各抗日根据地党和政府的领导机关，必须把建设新民主主义的小学教育事业提到重要位置上来，指导和督促县区乡各级党组织、政府机关和群众团体把地方教育事业作为中心工作之一。农村中有广大贫苦的失学儿童和失学青年，小学教育应包括他们。他们的入学年龄需要放宽，并在实际上解决他们的入学困难。政府的教育经费要多用在经济落后、文化落后地区。文化先进尤其是经济发达地区，应当发动当地自筹经费、自立小学，尤其要发动和奖励私人和私人集团设立地方性私立小学，以减少目前政府的负担。小学教育年限，暂时采用三二制或四二制。小学教育课程，应包括初级教育所必需的关于自然、社会、劳作的知识、技能和学习方法。教学必须少而精。提倡儿童的创造性，严禁对儿童采用恐怖的惩罚和体罚手段。小学师资不足和质量太差问题，应从以下方面着手解决：争取与改造已有师资，培养与训练新的师资，由高级教育机关出版教育刊物，研究教育理论，交流教育经验，改造和提高教师园地，动员民众优待小学教师，政府奖励小学教师，提高教师的社会政治地位等。（401105）

同日 《八路军军政杂志》刊登《抗大总校在敌后》。文章说，抗大总校转移到华北后，其中心任务是“加强前线力量”和“开展敌后国防教育”。在军事教育中，着重“多讲多做”，纠正“只讲不做”的缺点。在政治教育中，着重与前线配合，与创造和巩固抗日根据地配合，与粉碎敌人“以华制华”“以战养战”的阴谋配合。在军事生活方面，提高和加强了学校生活，使学校生活完全战斗化、军事化、八路军化。抗大总校转移到华北敌后，不仅使华北的抗日干部得到适当的解决，对坚持华北敌后抗战起着重大作用，而且对敌后国防教育的开展，对全民抗战的坚持，也有着重大的政治意义。（401106）

16日 山东省战工会首席组长黎玉在全省行政会议的闭幕词中指出，开展国民教育是个亟待重视的问题，要十倍百倍地提高民众的政治文化水平，加强群众的各种抗战知识理论。这样才能创造巩固的抗日根据地，坚持长期抗战。只要大家努力，党政军民一致配合，抓紧时机，克服经费窘困、师资缺乏等各方面的困难，是能够胜利开展国民教育工作的。（401107）

22日 《新文字报》在延安县川口村创刊。主编景林，后由李绵接任。最初为油印小报，每周出版1期，内容有时事新闻、新文字冬学辅导教材、新文字教学方法、有关各地举办新文字冬学的报道。1941年1月，该报由陕甘宁边区政府教育厅领导。同年5月15日，从第21期起，改为铅印，并发表毛泽东题词：“切实推行，愈广愈好。”朱德题词：“大家适用的新文字，努力推行到全国去。”该报版面焕然一新，内容更加丰富，每期可发行四五千份。1942年初，改归陕甘宁边区文化协会领导。1943年1月冬学结束后，新文字冬学的试验暂时停顿，该报随之停刊。（401108）

本月 毛泽东致信中央军委总政治部宣传部部长萧向荣。信中说：八路军政治部编的《抗日战士政治课本》写得很好，第一、二、四课看了，即可付印。第三课须加修改，望送来看，要将大资产阶级与民族资产阶级，亲日派大资产阶级与非亲日派（即英美派）大资产阶级，大地主与中小地主及开明绅士，加以区别。（401109）

同月 抗日军政大学第五分校在苏北盐城成立。陈毅兼任校长和政委，赖传珠兼任副校长，冯定任副校长，余立金任政治部主任。不久，抗大总校华中派遣大队100多人在洪学智率领下抵达盐城，洪学智担任抗大第五分校副校长，其他人员都安排了工作，充实了该校的干部队伍和教学力量。该校第1期学员有1800多人，其中第一大队和第二大队大多是新四军的团、营、连、排级干部，第三大队和第四大队以青年知识分子居多。1941年10月，新四军第三师成立了新的抗大第五分校，该校改为“华中抗大总分校”，负责领导新四军各师抗大分校、随营学校和教导队。抗大总分校开办1年多，1943年年初宣布停办。（401110）

同月 抗日军政大学第六分校在山西武乡蟠龙镇成立。刘忠为校长，黄欧东为政委，姚继明为教育长。第1期学员1000余人，都是一二九师基层干部和太行区地方干部，学习期限为1年。第2、3期学员是参加轮训的地方干部，3个月为1期，先后训练了3期。1942年4月，该校调回抗大总校，暂时宣告停办。1943年1月，抗大总校奉命返回陕北，为了继续给一二九师培养干部，遂留下一部分干部和教员组建新的抗大六分校，徐深吉为校长，袁子钦为政委，教职学员1600多人。1943年冬，太行部队整编，第六分校除留下一个大队的教职员编为“抗大太行大队”继续培养干部外，其他同志分配到太行军区各部队工作。（401111）

同月 晋西北行署发出《关于冬学的指示信》。指出冬学运动是今后半年的中心工作之一。冬学工作的原则是既注重普及，也要抓住重心。要求每一行政村建立1个冬学，并经常上课，自然村要尽量开展冬学运动和组织识字组。每区要创办1个模范冬学，以推动其他冬学。冬学时间从12月1日起，至下年2月底止，共3个月。一般冬学以政治课为主，模范冬学必须完成冬学识字的要求。为了广泛开展冬学运动，应组织各级冬学委员会，负责冬学工作。（401112）

同月 陕甘宁边区陇东地区建立小朋友函读社。通过《函友》刊物解答小朋友提出的疑难问题，沟通小朋友之间的函读联系，亲密小朋友之间的团结。1941年8月4日，《解放日报》对该社活动情况做了报道。（401113）

同月 著名文化人邹韬奋去上海治病途中进入苏中抗日根据地调查研究。他多次应邀向干部、教师和学生做形势报告和有关教育方面的讲话，为一些学校和学生题词。（401114）

12月 / 4012

8日 《新中华报》以《马兰草》为题，报道了自然科学院教师华寿俊等人从1939年10月起研究用其他原料造纸的情况。他们克服种种困难，终于试制成功用马兰草造纸，使陕甘宁边区纸产量大增，解决了边区宣传、学习用纸的困难。（401201）

10日 毛泽东就抗大问题与王稼祥一起致电彭德怀、左权等，指出：“为迎接新的局势，大量准备并培养干部是极其重要的。抗大总校不能取消。但由于分校之分散，对各分校之具体领导应责成各地分局及最高军事首长负责。完全统一是不可能的。总校应多注意总结经验、指导方针、统一材料之编辑、统一各种教法、培养教员、调剂干部，以帮助及加强各分校之领导及教育能力。”“总校机构宜小，而苏北局面扩大，望再分出一个分校的干部，派去苏北。”（401202）

13日 中共中央书记处致电中共中央中原局，告以苏北根据地应采取的各项政策。其中，关于文化教育方面的政策：“只去掉买办大资产阶级文化专制主义，容许民族资产阶级的自由主义思想存在，容许自由主义的文化人及教育家办报办学。”同日，中共中央书记处又致电中原局，要求在苏北尽量招收上海及苏北的广大青年职工、青年学生、青年知识分子及半知识分子，准备办2万人的大学校。不分男女、信仰、党派、阶级，只要稍微有一点儿抗日积极性的，一概招收，来者不拒。大量招收上海、苏北原有的教职工参加办学。一切不反共的旧军官，凡愿来的，一概收留。还指出：“开办大规模的学校是你们开展工作的中心一环。”（401203）

22日 《大众日报》报道，山东省临时参议会通过了《山东省战时国民教育实施方案》，并由山东省战工会正式公布施行。该方案对教育方针、实施原则、教育内容、师资、经费、教育行政等问题均做了详细规定。规定山东战时国民教育的方针：（一）启发民众的民族意识，动员民众积极参加抗战；（二）提高民众对抗战胜利的信心，争取抗战的最后胜利；（三）培养大批抗战建国的干部；（四）提高一般民众的文化政治水准，树立新民主主义的政治基础；（五）教育一般民众自动自觉地为实现民族独立、民权自由、民生幸福的三民主义共和国奋斗到底。基础教育分为小学和民众学校2种。凡8～16岁儿童，不分男女，均需受小学教育。凡16～50岁而未受小学教育的成年人，不分男女，均需受成人基础教育。继续教育是为已受基础教育的儿童及成人继续受教育的、为培养一般抗战建国干部和准备专门研究打下基础的人才而设立的中学、职业学校及公学。除学校教育外，其他的教育都称为社会教育。关于教育经费，规定每年的经费至少应占政府经费预算的20%，以求教育事业的发展。行署、专署设文教处，县设文教科，区设文教助理员，乡村设教育委员，并采用学区制，以中心小学兼管教育行政。在各级政府中组成战时国民教育委员会，以加强国民教育工作。（401204）

25日 中共中央发出由毛泽东起草的对党内指示《论政策》。其中关于文化教育政策提出：应以提高和普及人民大众的抗日的知识技能和民族自尊心为中心。应容许资产阶级自由主义的教育家、文化人、记者、学者、技术家来根据地和我们合作，办学、办报、做事。应吸收一切较有抗日积极性的知识分子进我们办的学校，加以短期训练，令其参加军队工作、政府工作和社会工作；应该放手地吸收、放手地任用和放手地提拔他们。不要畏首畏尾，惧怕反动分子混进来。这样的分子不可避免地要混进一些来，在学习中、在工作中再加以洗刷不迟。每个根据地都要建立印刷厂，出版书报、组织发行和输送的机关。每个根据地都要尽可能地开办大规模的干部学校，越大越多越好。（401205）

同日　中共晋察冀边区党委发出《关于儿童保育工作的通知》。指出保育中华民族后一代是共产党员的政治任务。目前日寇对我儿童施行野蛮的杀害与麻醉政策，大批抗日革命干部子女的健康由于没有保育设施而受到很大影响，甚至大批死亡。为了反对敌人的"灭种政策"，保卫我们的后一代，特由边区各界领袖发起组织战时儿童保育院晋察冀边区分院，各地对此事应从各方面给予实际帮助。党必须抽调一批有高度政治责任心、热心社会服务、勤苦耐劳、善于待人接物、有相当年龄、富于忍耐性的女党员献身这一工作，使保育工作在边区健康地发展起来。（401206）

同日　陕甘宁边区政府发布《关于推行新文字的决定》。规定从1941年1月1日起，新文字和汉字有同样的法律地位。凡是上下公文、买卖账目、文书、单据等，用新文字写的与用汉字写的一样有效。政府一切布告、法令，汉字和新文字两种并用。各县给边区政府的公文，用新文字写的同样有效。（401207）

30日　中国共产党在延安创建的新华广播电台开始播音。新华广播电台担负宣传中国共产党方针政策的使命，在宣传教育方面发挥了很大作用。（401208）

本月　毛泽东接见从前线回到中央党校学习的同志。在同他们谈话时说：延安的窑洞是最革命的，延安的窑洞有马列主义，延安的窑洞能指挥全国的抗日斗争。我们不要看不起自己，不要看不起土窑洞。全国人民的希望都寄托在我们身上，寄托在延安的土窑洞里。要好好学习，认真总结抗战几年来各方面的工作经验。他强调，没有大量的真正精通马克思列宁主义革命理论的干部，要完成无产阶级革命事业是不可能的。（401209）

同月　陕甘宁边区政府公布《实施普及教育暂行条例》。规定：8～14岁为受义务教育年龄，义务教育暂定为初级小学3年。儿童已达入学年龄，经说服动员，家长仍不送儿童入学者，县政府要依照规定处罚之，经处罚仍需限期入学；其再有违抗，得拘留，至儿童入学后释放。各县、区、乡政府对实施义务教育工作应切实负责，儿童家长踊跃送子女入学，或积极动员其他儿童入学，及热心协助推行义务教育者，由县政府呈请教育厅转呈边区政府予以奖励。（401210）

本年 /4000

春季　冀鲁豫抗日联合中学在濮阳县东北庄成立。由冀鲁豫行署主任晁哲甫筹备并兼任校长。1942年初，改为冀鲁豫边区抗日师范，张焕安为校长。同年夏，改为筑先师范。此时有学生150多人，编为3个班。同年9月日军大“扫荡”后，与筑先抗战学院合并为筑先中学，卞慎吾为校长。1946年秋，并入冀鲁豫边区建国学院。（400001）

春季　日军在“扫荡”晋察冀边区时，包围“清剿”根据地的村庄，捕杀抗日的教师和学生，制造了许多惨案。在冀中区武强、深泽等16个县逮捕抗日教师135人，被群众保释和赎回98人，被杀害24人。被捕抗日小学学生15人。在冀西对敌斗争尖锐地区，牺牲的教师学生几倍于上述数字。仅平阳惨案中牺牲的抗日小学学生就有40余人，曲阳野北惨案牺牲的村民中有29个是小学生。许多抗日小学的学生面对残暴的敌人英勇无畏，经受住了生与死的考验。（400002）

春季　晋察冀边区第八中学在定县李庄成立。是冀中区第一所中学。校长朱进。学生多数是从各县招来的高小毕业生，也有一部分由部队和地方党政机关送来的在职干部。第1期学生在校训练三四个月，就分配了工作。1941年下半年，该校一分为三：一部分师生去冀中九分区成立第十中学；一部分师生去冀中八分区成立七九联中；剩余部分仍留原地，调陈力担任校长。此后，停止从在职干部中招收学生的做法，所有的学生通过考试录取，全部是高小毕业生。1942年，日军调动5万兵力进行残酷的“五一大扫荡”。该校化整为零，参加反“扫荡”斗争，多数学生参加了部队工作和地方工作，学校完成了自己的历史使命。（400003）

春季　经八路军总卫生处处长傅连暲提议和筹划，中央托儿所在延安成立。所长由经过长征的红军女干部、原延安保育院院长丑子冈担任，副所长为曹和静。最初只有六七个孩子入托，后来发展到近百个。在这些孩子中，有中央首长的子女，如罗小金、毛娇娇等，也有革命烈士遗孤和前方将士的子女，如左太北、刘太行等，还有中央机关普通干部的孩子。该所曾得到美国洛杉矶爱国华侨和国际友人捐助，1942年，改称“洛杉矶托儿所”。（400004）

秋季　陕甘宁边区卫生署和八路军医科大学在延安联合开办医药学校。校长为李浩。有教师15人，学员80余人，设置1个护士班，1个医药班。1942年，该校附属八路军医科大学，八路军医科大学负责教学和管理，其任务是为边区各县培养医药卫生人员。学员毕业后，由边区政府统一分配工作。（400005）

秋季　鲁南区抗日干部学校在抱犊崮山区创办。其主要任务是培训区乡各项建设

工作和基层群众工作干部。校长由鲁南专署专员于化琪兼任，学员近200人。1941年秋停办。（400006）

秋季 为了试办新文字冬学，用新文字扫盲，陕甘宁边区政府从陕北公学调来一批学员，在延安南郊开办新文字冬学教员训练班。吴玉章主持，并由他讲授新文字方案的制定和历史发展、新文字发音方法等课程。学员学习一个半月，全部分配到延安市和延安县农村参加冬学运动，担任冬学教员，推广新文字扫盲工作。本年冬学结束后，以这批学员为基础，在延安成立了新文字干部学校。（400007）

冬季 鄂豫边区开始推行冬学运动。冬学分全日制、半日制、夜校3种，从秋收结束开始，到次年春耕大忙前结束，前后4个月左右。此后，鄂豫边区年年办冬学，1943年和1944年进入冬学运动高潮时期，当时边区各地村村办冬学，形式多样，程度有别，带有普及后提高的特点。据统计，1943年鄂东的黄冈、黄陂、应山、孝感、蕲春、广济等县有冬学2000多所，学员3万余人。（400008）

冬季 在大青山游击区坚持抗日斗争的共产党员杨植霖、乔凤山等人在武川县厂汉莫台村召开教育工作会议，宣布成立抗日联盟宣传学校。该校包括大湾子村学校、乌兰花小学、王府学校、东麻黄洼学校、乌兰花淖尔学校、法喜寺学校、毛尔庆学校、哈垃那西沟学校、定相营子学校。其基本办学方针和任务，就是让穷人的孩子掌握一定的文化知识，培养有较高觉悟的抗日小战士。学校开办过程中，不少同志被敌人杀害。该校领导人奕明华和侯旭（乌兰花小学校长）等蒙古族、汉族同志，为了抗战教育事业，血洒北疆。（400009）

冬季 太行抗战建国学院成立。初设在辽县泽城村，后迁址涉县西辽城。冀太联办主任杨秀峰担任名誉院长，日常工作由教务长王振华和秘书长张柏园负责。最初从训练师资入手，办了一个100多人师范班，稍后又办了一个特别班，招收80多名散居乡间的大学生和高中生进行专科培养。同时，为了向专门学科方向发展，设立了教育研究室和自然科学研究室，为成立教育系和农学系进行准备。1941年5月，该院创办《教师之友》杂志在太行区发行，旨在提高小学教员的政治水平和业务水平。同年9月，发起成立太行区社会科学研究会，任务是研究新民主主义的文化教育问题。1943年，与太行区其他3所中学合并为太行联合中学。（400010）

冬季 冀鲁豫区创办湖西中学。校长由专员李贞乾兼任。1941年，改称“冀鲁豫第二中学”，校长杨经元。1949年，改称“金乡中学”。（400011）

冬季 中国世界语协会延安分会成立。毛泽东题词：“我还是这一句话：如果以世界语为形式，而载之以真正国际主义之道，真正革命之道，那么，世界语是可以学的，是应该学的。”该会成立后，在延安创办世界语讲习班以培养世界语人才，同时中国女子大学设立世界语选修课，出版《延安世界语》刊物。1941年7月14日，世界语协会延安分会举行世界语创始人柴门霍夫逝世50周年纪念会，决定在延安开展世界语运动。（400012）

冬季 冀太联办实业处开办实业干部训练班。为各县培养区公署实业助理员，训练期限为半个月，着重于讲授和实业工作有关的内容。学员结业后，多数分配到各县担任区公署实业助理员。（400013）

冬季 苏南抗日根据地在华中地区率先办冬学。这一年，丹北地区的山北县和山南县，几乎村村办冬学，男女老少都参加冬学运动。苏州、常熟两县培养上千名冬学教员，成立冬学视导团，在政治上和业务上给冬学教员以指导和帮助。1941年和1942年，苏北、苏中、淮南、淮北、皖中和浙东各抗日根据地开展了冬学运动。（400014）

本年 鲁西行政主任公署制定《鲁西敌占区教育实施办法》。提出在敌伪据点及其统治区内进行抗日教育时，除加强群众工作、依靠群众掩护外，还要利用敌伪已组成的新民小学，有计划地分配受训人员前去组织里红外白的私塾，有计划地参加各种团体或旧会社进行说服教育群众的工作。在敌伪经常活动的地区，应坚持设立抗日小学及抗日民众学校或民众夜校。小学教员需与群众团体密切配合，每当敌人“扫荡”及突然事件发生后，应立即召开群众大会和士绅名流座谈会，以加强群众教育和农村统战。上述地区的学校，除从事抗日教育外，还应协助各级抗日政府推行各种进步法令，协助建立各种进步团体，加强各种抗战动员工作和组织情报团进行锄奸工作。（400015）

同年 冀太联办以路东干部学校为基础，在山西黎城创办太行中学。李棣华为校长。冀西中学并入太行中学。山西省五专署将原五区民族革命中学改称“太南中学”，张维翰为校长。不久，太南中学迁址河北涉县。晋冀鲁豫边区政府成立后，太行中学更名为“太行一中”；迁驻涉县的太南中学改称“太行二中”，校长马适安。1941年9月，太行区在武乡创办太行三中，李子康为校长。（400016）

同年 山西十二月事变以后，晋察冀边区将民族革命中学改为晋察冀边区第一、三、四、五中学，在冀北与平西成立第二、六中学，冀中成立第八、十中学。这些中学学生人数多少不一，开设课程不完全相同，但都是适应抗战和革命的需要，旨在提高学生的民族自尊心和抗战必胜的自信心，锻炼学生的科学头脑和初步的组织能力，为坚持抗战到底和建设新中国培养干部后备力量。（400017）

同年 晋西抗日儿童团颁布《组织简章》。规定其宗旨：组织和团结全晋西儿童，提高儿童文化政治水平，组织儿童文化娱乐活动，动员儿童参加抗战工作。凡7～13岁儿童愿意参加儿童团的，都可以成为儿童团员。儿童团日常任务：站岗放哨查路条，侦察敌情送情

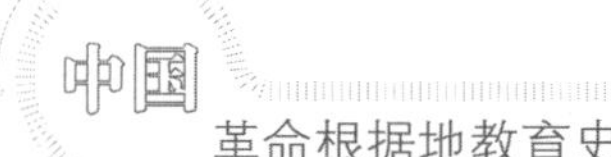

报，抓住汉奸不放松，抗战家属来慰劳，扫除文盲要努力，学习生产呱呱叫。儿童团的信条是“五要五不要”。“五要”：要努力学习，要活泼勇敢，要忠诚坦白，要团结友爱，要积极参与工作。“五不要”：不要自高自大，不要胆小害怕，不要空话假话，不要互相打骂，不要消极偷懒。（400018）

同年 陕甘宁边区政府教育厅拟定《陕甘宁边区暂行师范学校规程（草案）》。规定边区师范学校以培养新民主主义的地方小学师资为宗旨，对入学青年进行下列5个方面训练：（一）把握新民主主义的政治方向；（二）获得关于社会科学及自然科学的基本常识；（三）养成优良的生活习惯，锻炼坚强的体魄；（四）学习初步的教育理论和教学技能；（五）培养终身服务教育的精神。师范学校设置课程：公民常识、国文、数学、新文字、美术、音乐、体育、小学教育概论、儿童心理、医药卫生、新教育原理、小学行政等。各科教学除在教室上课外，还须指导学生进行讨论和自习。学生在校一律免收膳食费，并供给书费和服装，并有为边区教育服务2年的义务，其具体工作由政府分配。1942年8月，陕甘宁边区教育厅修正公布了这个师范学校规程。（400019）

1941年

1月 4101

1日 八路军军政学院在延安举行开学典礼。该校是党中央和八路军总政治部直接领导的高级军政干部学校，1940年筹建和招生。旨在培养有军事知识和政治素养的高级军政干部。八路军政治部主任王稼祥和副主任谭政分别担任院长和副院长，张如心任教育长。据1941年8月统计，有学员500多人，均为共产党员。学员按照文化程度分知识分子队和工农干部队。同年12月，与抗大三分校合并建立八路军军事学院。（410101）

同日 苏北盐城县举办小学教师研究班。600余人参加，学习时间为1个月。学习内容有《新民主主义论》《论持久战》《社会发展史》等重要著作和有关文件。刘少奇、钱俊瑞、冯定、薛暮桥等都到研究班做过报告。研究班结业时，成立盐城县小学教师抗日救国会。参加研究班学习的教师，后来都成为盐城县抗日小学骨干教师。（410102）

5日 延安学生疗养院成立。其中心任务是“休息至上，疗养至上”。可接收100名疗养人员。（410103）

10日 山东省战工会秘书长陈明在全省行政会议总结报告中提出，山东抗日民主政权目前的中心工作之一，是开展新民主主义的国民教育和培养建国人才。强调在国民教育方面，除了继续恢复和建立小学外，还要建立和健全各级政府的教育行政组织，建立和健全对各地学校的巡视检查制度，健全学校工作，提高教学质量。要求各地小学一律办夜校，首先是办冬学，开展冬学运动。还要办中学及专门学校，培养中级干部。各专署至少要办1所能容纳300～500人的中学，各行政公署要成立1所能容纳500～1000人的公学，使行政人员能够全部轮流接受训练，以提高行政人员的工作效能。（410104）

同日 陕甘宁边区政府召开保育工作会议。参加会议的有延安各托儿所所长、有关医务工作者和延安党政军各机关有关人员，共80余人。研究了有关保育工作的问题，通过《关于保育儿童的决定》，并由陕甘宁边区政府于本月21日公布。其主要内容：（一）建立保育行政管理组织，在边区政府民政厅下设保育科，各县、市政府第一科内设保育科员1名。区、乡政府内设保育员1名。（二）各级政府卫生工作，应以进行产妇的卫生教育、保护产妇及婴儿健康为中心工作之一。（三）凡生育婴儿，应向乡、市政府登记，满1周岁健康者，每儿发给奖金2元。（四）边区民政厅卫生处协同保育科开办1所保育人员训练班（60人），学员结业后，派到各县办短训班，训练保育人员。（五）本年内，每乡应配备1个以上的脱产保育员，负责保育、接生工作。此外，还对产妇待遇，婴儿保育，托儿所规模、设备，保育员的待遇等问题做了具体规定。（410105）

同日 《晋察冀日报》发表社论《猛烈地开展冬学运动》。社论指出，在彻底粉碎敌寇冬季“毁灭扫荡”之后，必须在全边区范围内猛烈地开展冬学运动，扩大冬学运动。本年冬学的中心内容是生动地、深入地进行“双十纲领”的解释和教育。冬学运动在游击区，必须当作与敌寇汉奸开展思想文化斗争的重要武器。冬学运动要做到普及，力求提高，即一方面要求数量上的发展，一方面又要在发展中提高质量。并强调，冬学运动是一种有力的文化政治运动，也是边区文化教育建设的重要环节，一切边区的共产党员，应当在这个运动中表现自己的高度热忱和模范作用。（410106）

14日 《晋察冀日报》报道，阜平县为了开展冬学运动，已于元旦成立冬学委员会，决定冬运教材以“双十纲领”为中心内容，并发出推行冬学运动的六大号召：（一）不让一村没有冬学；（二）全县动员3万人上冬学（15～40岁）；（三）在冬学运动中扫除1/3的文盲；（四）在冬学运动中广泛开展乡村艺术运动，普遍建立村剧团；（五）创造冬学运动中的模范，创造新的方式方法；（六）在冬学运动中广泛建立与健全村救亡室。（410107）

同日 淮南津浦路东人民抗日联防办事处主任邓子恢做《抗日民主政府一年来施政工作总报告》。提出淮南区的教育方针：加强民族教育，提高人民的民族自尊心与自信心，使人民能自觉地参加抗战，坚持抗战意识；贯彻新民主主义思想，培养人民的民主精神，以完成建国事业的思想建设；提高民众的政治文化水平，大量培养抗战建国人才，以供各方面工作的需要。（410108）

15日 晋察冀《边区教育》发表《一九四一年教育工作的任务》。提出本年边区国民教育工作的任务：（一）在教育行政方面，健全各级教育行政机构的组织与领导，建立健全各种工作制度，动员各方面力量解决国民教育的教材及各种参考材料的编辑与印刷问题。提高国民教育经费的比例，尽可能地实行免费教育，提高小学教员和社会教育工作者在社会上的地位。（二）在学校教育方面，要发展与巩固小学教育，在质量上提高小学教育，提高小学教员的数量和质量，大量地动员学龄儿童入学，在小学校收容“半工半读生”。巩固与发展中学教育，使中学进一步正规化。（三）在社会教育方面，建立并健全民众学校，提高民众学校教员的政治文化水平，建立并健全村救亡室，动员党、政、军、民以及各级学校都来积极地帮助社会教育工作。（410109）

同日 延安鲁迅研究会在延安文化俱乐部举行成立大会。参加成立大会的有艾思奇、周扬、萧军、丁玲、周文、周立波、范文澜等文化界人士30多人。萧军报告了鲁迅研究会成立的目的、经过以及研究纲领和研究步骤。通过了研究会规约。公推艾思奇、周文、萧军3人组成鲁迅研究会干事会，周扬、陈伯达、丁玲、萧军、范文澜等10人组成编委会，负责编辑出版鲁迅著作和研究鲁迅著作。鲁迅研究会成立后，组织出版了《鲁迅论文选集》《鲁迅研究丛书》《鲁迅研究特刊》《鲁迅小说选集》等，绘制了鲁迅画像，举办了鲁迅纪念会和展览会等一系列活动。（410110）

18日 泽东青年干部学校举行宣布实行新学制大会。张闻天发表讲话，指出一个青年，一个革命的后代及建设新社会的主人，必须加强学习，必须具有下列知识：学习和民族的敌人做斗争的知识，学习和民众的敌人做斗争的知识，学习和自然界做斗争的知识（即学习自然科学），学习和自己的弱点做斗争（学做人）。他宣布，青年干部学校已由训练班方式改为学年制，全校分高级部、中级部、初级部、艺术部（包括戏剧班）和军事体育部，学习时间定为1年，毕业后实习1年。学习课程：马列主义、经济学、中国问题、国文、自然科学，还有哲学初步、政治学初步、国际问题、西洋史、中国史等。青年运动为全校必修课，外国语为选修课。（410111）

同日 《晋察冀日报》刊登《晋察冀边区行政委员会成立三周年纪念告全边区同胞书》。其中提出，要使边区成为新中国的模范，必须有文化教育建设。本年要做到每一个行政村有1所小学校，学龄儿童入学率达到60%。每个区有1所高小，每所高小吸收3个免费生。要逐渐把初级中学变成4年制。要大量地吸收自费生，吸收各阶层人士子弟入学。要创造2年制高级中学与正规大学。要继续扫除文盲，更广泛地开展社会教育。号召全边区的文化人更有组织地动员起来，为建设边区的新文化而奋斗。全边区的教育职业者，有系统、有计划地编写各种教材、教学法、参考书，政府对有功的文化教育工作者将给予特殊的奖励或报酬。（410112）

28日 抗日军政大学总校第7期在河北省邢台县浆水镇开学。有学员928人，都是八路军、新四军的团、营、连、排干部，编为上干队、军事队、政治队、参谋队、敌工队和工兵队。要求“坚持以教育为中心建立各种正规化制度”，开始正规化建设。不但制定教育计划和各种条令，而且组织人力编印军事、政治和文化教材，教员在课前认真准备，课堂讲授

"少而精"，教学质量有了显著提高。为了提高总校和分校干部与教员的业务水平，还陆续举办教员轮训队和干部轮训班，举办地方干部队和其他短期训练班。1941年12月第7期学员毕业时，共培养各种干部2551人。（410113）

31日 毛泽东给在苏联学习的儿子毛岸英、毛岸青复信。信中说："惟有一事向你们建议，趁着年纪尚轻，多向自然科学学习，少谈些政治。政治是要谈的，但目前以潜心多习自然科学为宜，社会科学辅之。将来可倒置过来，以社会科学为主，自然科学为辅。总之注意科学，只有科学是真学问，将来用处无穷。""你们有你们的前程，或好或坏，决定于你们自己与你们的直接环境，我不想来干涉你们。我的意见，只当作建议，由你们自己考虑决定。"（410114）

本月 陕甘宁边区在新文字教员训练班的基础上，创办新文字干部学校。校址在延安清凉山北一个山湾里。吴玉章任校长，景林（后王志匀）任副校长。有教员14人，学员100多人。学制2年。开设国文（包括写作研究）、中国通史、数学、世界经济地理、世界语、新文字研究（包括文字学和语言学）、文字改革史、国语罗马字、拉丁化新文字及其应用等课程。学员除在校上课外，还积极参加陕甘宁边区新文字冬学试验。1943年4月，奉命并入延安大学。（410115）

同月 晋察冀边区行政委员会发布《关于普及国民教育的指示》。提出，学龄儿童规定为7足岁至10足岁之间的男女儿童，本年入学儿童在数量上要求平均达到60%。动员儿童入学时，特别注意动员女子入学，以争取男女儿童入学的平衡发展，并动员初小毕业的儿童尽可能入高小。动员儿童入学，以广泛政治动员、深入宣传解释为主，必要时配合政府法令强迫入学。在小学内应建立半日随学制度，以吸收贫苦子弟入学。应根据一村一初小、一区一高小的原则普设学校，不能设校的小村庄，可建立巡回小学以吸收更多的儿童入学。对个别落后地区动员女子入学确有困难的村庄，可尽量聘用女教师，或采用男女分班或分校的办法。（410116）

同月 中共鄂豫边区区委书记陈少敏在《七七》月刊发表文章，指出鄂豫边区的应城、京山、安陆、应山、汉川、黄冈、孝感、黄陂、信阳等9个县，在1940年底已有中学6所，小学284所，民校（即民众学校）111所，改良私塾158所，学生1万余人。（410117）

2月 4102

1日 陕甘宁边区政府教育厅修正公布《陕甘宁边区小学教育实施纲要》。规定边区小学教育，应依新民主主义教育方针，促进儿童的民族觉悟，养成儿童的民主作风，启发儿童的科学思想，发展儿童的审美观念，提高儿童的劳动兴趣，锻炼儿童的健壮体格，增进儿童生活所必需的知识，培养儿童为大众服务的精神。各县小学的设立、变更及停办，应由县政府批准，呈边区政府教育厅备查。还修正公布了《陕甘宁边区小学规程》，规定小学收8～14岁的学龄儿童，3年初级小学为学龄儿童应受的义务教育。小学设政治、国语、算术、自然、历史、地理、美术、音乐、劳作、体育、卫生等课程（初级小学将政治、自然、历史、地理、卫生等课合并为常识课）。小学生应在课外时间进行社会活动和生产劳动，社会活动包括抗战民主及扫除文盲、破除迷信、讲究卫生等宣传活动，帮助校外儿童，做“小先生”领导识字组、夜校、半日校。小学生活指导以培植民主精神、锻炼集体生活为中心，以民主集中制为最高原则。禁止体罚学生。（410201）

9日　《晋察冀日报》刊登边区文救会《关于推行边区新文字运动的决定》。提出要使推行新文字运动真正成为群众运动，必须解决干部问题、材料问题和组织问题。本年推行新文字运动的具体步骤：2月底以前，各专区县成立新文字学习会、研究会，并尽可能把研究会、学习会扩大成为全专区和全县各部门干部的组织；3月底，各区普遍成立学习会或研究会；4月底，彻底扫除专区及县文救干部文盲；6月底，彻底扫除区文救干部文盲；8月底，各村成立学习会、研究会；10月底，彻底扫清村文化干部及小学教员文盲；年底，一般地扫除全边区文救会员文盲。在一定时间内，各级上下通信、通知、指示及短小文件等用新文字代替汉字。年底，冬学选择地区试办新文字冬学。（410202）

10日　《大众日报》刊登山东省战工会制定的《一九四一年度文教宣传工作计划大纲》。提出本年山东文化教育宣传工作一般的方针，应是大量地普遍发展，在发展中求得充实、健全与深入、统一，逐渐走上正规化。教育工作具体要求：（一）在基础教育方面，小学一般要达到战前水平，质量上要统一学制（一律实行二二二制）、统一教材、统一行政，并充实教学内容，审查检定师资。规定凡有小学处，必须兼办民校至少1处，每个民校学生至少30人以上。（二）在继续教育方面，每个行政区要有1所公学，每个专员区要有1所中学，统一学制，统一行政管理，统一教材内容。（三）在社会教育方面，一律成立县民教馆，民教馆要成立巡回教育团，巡回教育团至少有15个干部。已建立民主政权的地区，要有半数以上的村子成立俱乐部，并一律成立识字班或夜校。普遍推行“小先生”制，成立识字组、识字牌。在先进地区开始有计划地进行消灭文盲运动。（四）在教育行政方面，成立村以上各级文化教育委员会和教育经费管理委员会，充实和健全各级教育机构的组织干部及制度，使教育行政逐渐走上正规化。（五）在干部培训方面，未经培训的在职小学教员由县文教科负责轮训，在职县级文教干部和各级小学（中心小学、高小、完全小学）校长，由行政公署负责轮流抽调训练。公学和中学应设短期师范班，有计划地培养新的师

资。此外，各县还要把俱乐部主任轮训1次。（410203）

同日 晋察冀边区行政委员会颁布《小学校贫寒儿童随学办法》。规定各小学校须根据当地实际情况收容贫寒儿童，按其文化水准的高低，随适当年级授课。随学课程以国语、算术、常识为主，随学时间以半日为主。随学生的学习修业及毕业年限与普通小学生相同。该办法自公布之日起实行，以前颁布的随学暂行办法即行废止。（410204）

12日 陕甘宁边区政府教育厅发出给各师范、中学的指示信。指出师范和中学应使学生了解新民主主义的政治方向，懂得社会科学和自然科学的基本常识，学习初步的教育理论和教育技术，培养学生良好的生活习惯和坚强的意志与健壮的体魄，有终生从事教育事业的精神。要求各学校加强教导工作，注意学生的课外学习指导和成绩考核，并要做好生产自给工作。（410205）

13日 中共中央书记处发出《关于党中央系统直辖各校学生使用原则的决定》。规定马列学院、中央党校、陕北公学的全部学生，统由中央组织部分配到党的各方面工作。女大、青训班、鲁艺、自然科学院的学生，暂时依各校现有的全部学生人数，高级班留50%、低级班留50%，作为妇运干部、青运干部、文艺工作干部和自然科学干部，其余一半，统由中央组织部随时调动使用于党的各方面工作。以后各校新入学的学生，亦照此比例分配使用。（410206）

14日 晋冀豫区成立中等以上学校教师联合会。公推张柏园、王振华、崔斗辰、李棣华等人为联合会执行委员，并创办会刊《文化战线》。（410207）

19日 豫皖苏边区联防委员会发出《关于加强各县政权工作的指示》。要求各县尽快恢复原有的中学、小学，开办各种短期训练班和整理教育经费，并要求各县不遗余力地培养地方干部和青年儿童，吸收地方上原有干部参加训练班学习。（410208）

20日 《共产党人》第15期发表《各抗日根据地文化教育政策讨论提纲（草案）》。列出的讨论内容包括：抗日根据地教育的成绩和缺点；在新民主主义文化总方针下，抗日根据地文化教育政策的基本出发点；抗日根据地如何培养干部；抗日根据地办报纸、办刊物以及设置收音机、广播机的问题；抗日根据地编辑出版图书、教科书和建立印刷厂的问题；恢复和发展国民教育问题；发展社会教育问题；开展文艺运动问题；设立文化团体问题和反对敌伪奴化教育问题。希望党的各级组织、各个干部有计划地进行研究，并请各级领导干部负责组织研究，用论文或通讯体裁将意见寄给该杂志。（410209）

同日 陕甘宁边区政府教育厅发布训令，提出本年文化教育工作总方针。其要点：（一）在小学教育方面，基本方针仍是以提高教育质量为主，个别县可开始实行义务教育。（二）在社会教育方面，已初具规模，但还未进入正规，本年应随着小学教育质量的提高，社会教育正规化起来。（三）在教育经费方面，各县地方上所用教育经费，从本年起自筹。各县要做好宣传动员工作，做出周密的计划和办法，以免发生流弊。（四）在教育行政领导方面，应依据民主集中制原则，建立正规的工作制度，做好干部工作。（410210）

25日　晋西北自然科学研究会筹备会成立。经过紧张准备，3月12日召开了晋西北自然科学研究会成立大会，晋西北行署副主任牛荫冠到会致辞。大会选出理事15人，常务理事5人。（410211）

本月　胶东区东海中学成立。校长由东海专署专员孙端夫兼任，副校长胡祥符。设东海中学董事会，负责监督校务和募集教育基金。有初中4个班，师范1个班，学生246人。学习期限，初中3年，师范2年。中学课程有国文、算术、代数、几何、三角、国防科学（包括生理卫生、动植物）、社会科学、中国革命运动史、社会发展史、抗战地理、世界史、抗战理论、民运工作、抗战歌曲、抗战漫画、军训、国术、劳作等。师范课程有国文、数学、本国史、世界史、抗战地理、国防科学、政治常识、抗战理论、教育概论、儿童心理、教学法、小学行政、儿童生活指导、民运、军训、体育、抗战歌曲、抗战漫画、教学参观实习、劳作。1944年春，在校学生达500人。（410212）

同月　淮南津浦路东各县联合办事处公布《抗战时期施政纲领》。其中规定：开展新启蒙运动，提高科学文化教育，创造中华民族的新文化。提高人民的政治军事文化水平，发扬民族自信心与自尊心。普及教育，创办各级学校，改订课程，编审教材。普及免费的儿童教育，消灭文盲。提倡简体字，推行新文字运动。提高生产教育，培养科学技术人才。培养抗战人才，加强干部教育。扶植并奖励人民的抗战文化教育事业。发展出版事业，大量发行抗战书报。培养新闻干部，发展新闻事业。开展戏剧、绘画、音乐、体育等运动，提倡正当的文化娱乐。（410213）

同月　苏北行政学院在东台县成立。院长由管文蔚兼任。第1期招收300人，经过3个月培训，分配到苏北各地工作。下半年，招收第2期学员。（410214）

同月　根据中共中央北方分局和晋察冀边区行政委员会指示，华北联合大学决定扩大招生，除招收北岳区的干部外，平西、冀东区许多干部也来报考。为了统一边区的干部训练，边区行政委员会决定，把抗战建国学院和华北联合大学的社会科学院合并，改编为法政学院，郭任之任院长，杜文明任副院长。设民政队（分一队、二队）、财政队、司法队、实业（工商管理）队、粮食队等，有学员700多人。把边区群众干部学校合并到华北联合大学，成立群众工作部，陈鹤担任主任，设工、农、青、妇4个队。7月，成立中学部，何干之为主任。华北联合大学成为设有法政学院、教育学院、文艺学院3个学院，群众工作部、

中学部2个部的大学校，有教职学员4000余人。（410215）

同月 为了纪念抗日女英雄李林，晋西北成立李林高小。是抗日民主政权在雁北游击区开办的唯一一所高级小学，郝文乾任校长。没有固定校址，在晋北平鲁县的吴家窑、白辛庄、土卷沟、大泉沟一带游击教学。为了不暴露目标，常常白天集合上课，晚上行军转移。（410216）

3月 4103

1日 晋西北行署发布《晋西北优待抗日军人家属暂行条例》。其中规定：公费学校或自费学校设免费生的，抗属子弟均有优先权。抗日军人因作战阵亡或残废者，其家属仍继续享受优待。（410301）

2日 陕甘宁边区政府主席林伯渠在县长联席会议上做《把握统一战线政策》报告。其中阐明了陕甘宁边区文化教育政策，指出实行新民主主义是总的方向，实施民主的科学的教育，加强人民的反帝反封建意识，提高群众的文化、政治、技术水平及民族自尊心与自信心，是文化教育领域的中心任务。文化教育的对象应是广大群众，重视国民教育，努力消灭文盲，应是边区文化教育政策不可缺少的部分。强调开展文化教育工作不能没有干部，必须大量培养师资和提高小学教师的地位。对于各种干部的培养，应看作是教育部门的经常性工作。（410302）

同日 《新华日报》（华北版）载文介绍1940年晋冀豫区的冬学运动。文章说，在冀太联办及其各级组织的具体领导和督促之下，本年晋冀豫区共办冬学1801所，学生73824人。由于推行了冬学运动，根据地人民的文化水准比战前提高了，一般人检查护照、看路条已不太感到困难。（410303）

3日 陕甘宁边区政府发布《小学教员待遇保障办法》。规定小学教员为国民教育实际工作者，负有教育民族新后代的光荣任务，在社会地位上，应当受到尊重与爱护，并受下列待遇：（一）免服兵役；（二）得兼任当地乡政府文化主任或其他有关文化教育的职务；（三）参加当地政府召集的有关文化教育的各种会议以及其他可以参加的会议；（四）可以被推选为当地群众团体的顾问。还对小学教员在工作中、生活中和学习方面应受到的优待做了具体规定，要求凡工作积极成绩优良者，主管机关应在每年终结后，呈请教育厅按照奖励办法审核给奖。（410304）

7日 《大众日报》报道，鲁中区国民教育发展惊人。据不完全统计，中等教育方面，莱芜县成立县立中学1处，学生四五十人；泰山专署有公学1处，学生50余人。小学教育方面，共计有初小1960处，高小32处，学生七八万人。社会教育方面，沂蒙山区成立冬学600余处，有学员18462人；识字班225处，学员4502人。泰山区有冬学1879处，学员82139人；识字班15处，学员347人。鲁东南区有识字班7处，学员175人。（410305）

12日 湖西地委和专署创办的湖西中学在单县正式开学。校长由湖西专署文教科科长杨经元兼任。该校初建时，有学生100余人，分设中学班和师范短训班。学习期限一般为2年。不久，因行政区划变化，湖西中学划归冀鲁豫行署领导。后与苏北中学合并，改称“冀鲁豫第二中学”。（410306）

17日 毛泽东为《农村调查》一书作序。指出出版这本书“是为了帮助同志们找一个研究问题的方法”。“要了解情况，唯一的方法是向社会作调查，调查社会各阶级的生动情况。”“必须明白：群众是真正的英雄，而我们自己则往往是幼稚可笑的。不了解这一点，就不能得到起码的知识。”（410307）

20日 新四军代军长陈毅和政委刘少奇致函苏中区党政军负责人。指出，为了发扬人民中浓厚的抗日爱国热情，单是一般的肤浅的鼓动是不够的，还必须在人民中进行广泛而深入的民族教育。要在学校、民众夜校、群众团体和人民中，用文字的、口头的以及图画、戏剧、歌曲、上课、开会等等办法进行民族教育，在部队特别是在地方部队及新的成分中也应推行这种教育。上级机关则应随时加以督促、检查与指导，首先是要在各地开好干部动员大会，编好教材、课本。务必使苏北人民，特别是武装部队的民族觉悟、民族自尊心、民族自信心大大地提高起来，这是使我们长期坚持敌后抗战的政治上的前提条件。（410308）

26日 由于技术条件限制，中共中央决定《中国青年》《中国妇女》《中国工人》自4月起暂时停刊。在停刊期内，这些方面的指导性文章，分别登载在《解放》与《共产党人》上。《中国文艺》停刊4个月。在停刊期内，文艺方面的文章可登载在《中国文化》上。（410309）

30日 延安《新中华报》刊登《一九四一年陕甘宁边区教育工作计划》。提出总的方针：在新民主主义政治方向下，加强对新民主主义教育的认识，充实教育设施和教育内容；在教育的意义上，提高教育工作质量；在教育工作上建立广泛的统一战线；在过去教育发展的基础上，着重于完成正规化和提高教育质量的工作。中心任务为加强行政领导，改进小学质量，发展与充实师范教育及建立推行新文字的基础，以求逐步全面普及。（410310）

本月 为了吸收大批文艺工作者来新四军参加抗战，开展华中抗日根据地文学艺术运动，鲁迅艺术学院华中分院在苏北盐城成立。院长由刘少奇兼任，彭康任副院长。设文学、戏剧、音乐、美术系，有学员500余人，还设有1个普通班、1个少年班、1个实验剧团。8月，由于苏北形势紧张，根据中共中央华中局决定，该院停办。（410311）

同月 胶东行政联合办事处为彻底解决师资荒问题，决定大量培养师资。具体计划：

（一）大量选拔与培养具有高小毕业程度以上的青年充当小学教师。（二）强调培养女教师。凡初小毕业的女青年，均可加以训练，充当初小老师。（三）努力争取团结具有高中毕业程度以上的知识分子，充当中学教师。（四）胶东公学在6个月内培养出350名高级与中级小学教师。其他中学师范科、小学教师短训班，均需在半年内共培养700多名小学教师。（五）选择与训练优良塾师充当小学教师。与此同时，各地应严格训练在职教师，培养优秀在职小学教师终身从事教育事业，并做好教师鉴定工作。（410312）

同月　晋西北行署教育处和晋西青年救国联合会签订《关于开展教育工作的互助协定》（简称《协定》）。要求教育行政机关与青年团体在开展国民教育工作方面密切配合。教育行政机关应帮助青年团体开展文化教育工作；各级青联应运用自己组织的力量，对各级教育行政机关在开展学校教育和社会教育中进行协助。各级教育行政机关和各级青联应定期举行联席会议，研究教育工作，并经常把《协定》执行情况报告各自上级组织。（410313）

同月　中共淮南津浦路东省委发出《为开展党的宣传教育工作而斗争》的指示。提出，在各乡各保的小学校内或小学校外，要建立民众学校、夜校、识字班、民众文化俱乐部等文化教育活动的中心。小学教员就是这一活动的主持者，小学生中的优秀分子就是他们的助手（“小先生”制）。（410314）

4月 ／4104

1日　晋西北行署发布《晋西北工厂劳动暂行条例》。其中规定：厂方应提倡并保证工人每天学习1～2小时，学习必需的书报用具由厂方供给。私营工厂得酌情供给。工厂应设文化教员1人，负责工人文化教育。在学习期内的工人称为“学徒”。厂方应在技术文化方面负教育之责。学徒学习期限最多不得超过2年。（410401）

4日　冀中行署中等教育实习团胜利完成任务，返回行署驻地。该实习团于1940年组成，陈力任团长。曾在冀中各中等学校开展实习活动，推动了中等教育的改革。（410402）

同日　陕甘宁边区政府举行第十届中国儿童节纪念大会。13日《新中华报》发表毛泽东的题词：“好生保育儿童。”（410403）

10日　晋察冀边区行政委员会颁布《晋察冀边区小学校暂行办法》。规定小学的任务是实施普及义务教育，培养抗战建国的健全公民。小学教育的方针：发扬儿童国家民族意识与优良品质；培养儿童普通的科学知能；启发儿童对社会发展的初步认识；培养儿童对劳动生产的正确认识与习惯；养成儿童优良生活习惯，促进儿童身心发育健康。要求每一行政村至少设1所初级小学校，每区至少设1所高级小学校。小学校为吸收半工半读学生，可设半日班、间日班或随习班。修业期限，初级小学定为4年，高级小学定为2年。小学修业期满，均须举行毕业测验及鉴定，合格者发给毕业证书。高级小学由县政府领导，初级小学由村公所直接领导。小学校一律不收学费。高级小学校经费由县统一发给，初级小学经费由村自筹。（410404）

12日　淮南津浦路东苏皖边区政府召开边区文化界抗敌协会第一次代表大会。历时7天。参会代表166人，教育界代表占57.5%。中心内容是如何开展津浦路东文化教育工作，并做出一系列决议，主要有《如何开展津浦路东社会教育案》《建立路东教育奖金案》《扩大联合中学以救济路东失学青年案》《应如何开展路东小学及大量培养小学教师案》《为求教育得能普及应广泛建立保小学案》《如何补救农村儿童不能经常上课与失学案》《如何介绍路东教育理论与教育经验案》《编印教育刊物提高教师水平案》《如何编印儿童课外读物案》。决定成立津浦路东苏皖边区文化界抗敌协会，制定了协会简章，祁式潜任理事长。（410405）

13日　《大众日报》发表《当前敌后文化教育工作的方针》社论。指出文化教育事业的建设是坚持敌后抗战的重要环节。我们所需要的文化教育运动，在内容上应是“民族的科学的大众的”新民主主义文化教育运动。敌后抗日根据地文化教育的中心任务，是团结与动员各方面人才从事文化工作，不断地提高人民政治觉悟，增强民族自尊心与自信心，培养大批领导抗战与建国的干部，以适应敌后抗战的需要。（410406）

同日　延安《新中华报》发表徐特立《对于边区儿童的我见》。文章提出，对于当了勤务员的儿童，宜采取半工半读制，有系统地进行二部教授以至三部教授。对于保育工作和儿童教育工作，应该进行科学的研究，并分配有经验的、有学识的、有能力的干部去领导这一工作。（410407）

15日　中共中央北方局主办的《党的生活》第35期发表邓小平《党与抗日民主政权》。最后部分提出了加强民主教育的问题，指出随着民主政治的开展，民主教育比任何时候还要迫切。无论在党内还是在群众中，过去这点都是极其不够的。实际的政治斗争是党员和群众的最好锻炼。我们除在学校中、民革室中、训练班中，应注意民主政治的教育外，对每一个民主运动都要精细地布置，不可丝毫草率。要使之完全符合民主政治的要求，真正动员起广大民众来参加，动员起全党来领导。如此，才能使运动本身收到效果，也才能教育党教育群众。（410408）

17日　刘少奇出席在盐城召开的苏北文化界协会第一次代表大会并讲话。指出，抗日民主政府对于文化教育采取保护政策，让其自由发展，并将尽一切可能协助其发展。苏北文化协会正式成立。大会公推钱俊瑞、薛暮桥、夏征农等25人为苏北文化协会第一届理事。（410409）

20日　山东省战工会筹办的山东公学正式开学。设中学班、师范班，学生50余人，田佩之任校长。1942年底，泰山中学并入。1944年，学员增至400余人，分设教育队、青年队、工交队、财政队。1945年1月，改为鲁中公学。（410410）

23日 中共中央军委发出《关于军队中吸收和对待专门家的政策指示》。指出，对于军事家、工程师、技师、医生等各种专门人才，一律以他们的专门技术为标准，给予充分的负责工作。对他们应有充分的信任，物质上给予特别的优待。对于非党的专门人才，只要求他们服从我军纪律和各种规章条例，不强迫他们政治学习，不强迫他们过政治生活，不强迫他们上政治课、参加政治集会及测验等。对于政治学习和政治生活，他们可以自由参加与不参加。对于他们的一些生活习惯不应干涉。（410411）

28日 山东省战工会召开全省文教财经大会（后来也称“第一次全省教育会议”）。中共中央山东分局书记朱瑞、省战工会主任黎玉出席会议，并做重要报告。在文教部门的总结会上，教育处处长杨希文和副处长李竹如分别做了《展开中的山东新教育运动》和《战斗中的山东新文化运动》报告，对全省自抗战以来的文教工作做了总结。报告指出，新教育是新民主主义文化的一个重要部分，是大众的教育、民主的教育、科学的教育、民族的教育。目前，山东抗日根据地在行政方面建立了新的制度，在教育管理方面逐步建立了新的体系，在课程教材方面正在克服困难，力求做到标准化，在教育方法方面有了不少新的改进。大会于6月18日闭幕。确定今后山东抗日根据地新教育运动的基本方针，是普遍平衡大量发展，有计划地向正规化迈进。（410412）

30日 《晋察冀日报》报道，晋察冀边区五专署发布《儿童入学惩罚办法》。规定儿童入学以政治动员为原则，凡学龄儿童家庭经济在统一累进税免税点以上者，一律入学，经说服动员后仍不入学者，应受一定的惩罚。凡学龄儿童家庭经济在统一累进税免税点以下者，尽量争取入学，或入小学附设之夜学班及其他补习组织。（410413）

本月 鄂豫边区召开第二次军政联合大会，决定正式成立鄂豫边区行政公署。新当选的行政公署主任许子威做政府工作报告，提出为了实施普及的抗战教育，必须做到：（一）改进教育行政制度，确定各级政府的教育经费；（二）培养师资，编印教材；（三）改良私塾，发展学校教育；（四）扩大群众文化宣传工作和普及社会教育；（五）组织各种文化教育团体，促进抗日文化教育。还通过《整理与发展边区国民教育》提案，对教育方针政策、教育行政、教材、师资以及中小学教育、干部教育、专业技术教育和社会教育等各方面做出了明确规定。（410414）

同月 淮南行政学院正式开学。其任务是培养和提高区乡政权的基层干部。方毅兼任院长，祁式潜兼任副院长，程曙天任教育长。第1期招收学员300多人，编为3个中队，其中1个是女生队。开学后，即进行纪律教育，接着组织学员到高邮县实地学习宣传和组织群众的工作，从高邮返校后正式上课。主要课程有《论持久战》《新民主主义论》《社会发展史》以及扩军、征粮、后勤。8月，本期学员毕业，分配到淮南各地，担任区乡基层干部或其他机关干部。（410415）

同月 日军纠集兵力5万余人"扫荡"山东沂蒙山区，在根据地大烧大杀，实行"三光"政策，历时3个多月。许多抗日小学随着政府和群众转移到山沟里或树林里，派出学生站岗放哨，仍然坚持上课。广大师生坚定地说："敌来我去，敌去我来。蓝天下为教室，大地上为床铺。石头是我枕，蓑衣当卧具。学习为抗战，不怕苦和累。"有的教师为了教学甚至献出宝贵的生命。沂南县马牧池小学教师王亚南（女），南栗沟小学教师赵玉红（女），岸堤小学教师刘宗厚，在坚持教学的反"扫荡"斗争中牺牲。（410416）

同月 中共中央北方局提出《对于建设晋冀豫抗日根据地的救国主张》。其中第10项为"加强文化教育运动，提高民众文化政治水平"。内容包括：（一）实行普及免费义务教育，建立与健全正规学制，大规模地兴办各种学校；（二）开展群众性的社会教育，扫除文盲，特别要加强男女青年教育；（三）欢迎一切文化工作者，专家、科学家、学者来根据地共同建设抗战文化教育，并予以优待；（四）提高小学教员质量，改善其生活待遇；（五）建立各种印刷机关，发行与出版各种抗战的书报杂志，特别要出版大量的通俗读物。在第15项中提出：边区所有各民族在政治、经济、文化、教育上一律享受平等自由的权利。（410417）

5月 4105

1日 中共中央政治局批准《陕甘宁边区施政纲领》。其中规定：继续推行消灭文盲政策，推广新文字教育，健全正规学制，普及国民教育，改善小学教员生活，实施成年补习教育，加强干部教育，推广通俗书报，奖励自由研究，尊重知识分子，提倡科学知识与文艺运动，欢迎科学艺术人才，保护流亡学生与失业青年，允许在学学生以民主自治权利，实施公务人员两小时学习制。欢迎海外华侨来边区求学，参加抗日工作，或兴办实业。11月，陕甘宁边区参议会二届一次会议通过这一纲领。（410501）

同日 晋西北行署公布《晋西北教育宗旨及实施方针》。提出晋西北抗日根据地教育的宗旨，是以革命的三民主义、抗战建国纲领、行署施政纲领为准则，实施民族的、民主的、科学的、大众的新民主主义教育，以提高晋西北人民的文化政治水平与生活技能，使教育为抗战建国服务。其主要内容：晋西北一切抗日人民受教育的机会一律平等；建立与发展文化教育统一战线，广泛吸收知识分子共同开展文化教育工作；实行免费的义务教育，确定初级小学为国民义务教育；积极开展游击区及敌占区的国民教育工作，并与敌伪的奴化教育做斗争；健全恢复并增设乡村各级小学，以发展儿童的身心，培养其民族意识、民族气节及抗战建国的基本知识及技能；发展中等以上教育，以培养长期抗战建国人才；健全并发展师范教育，以培养新民主主义教育师资及教育行政干部；发展职业教育，以培养经济建设人才；发展各级干部教育，以培养大批各部门的工作干部；以现有的各级学校为基础，逐渐走上正规化道路；奖励人民私立学校，对教会学校允许其信教自由，但应以新民主主义为教育内容，私塾应逐渐改进其教育内容与方法；以小学校为中心，与群众团体密切配合开展社会教育；奖励自由研究，提倡科学知识与文化运动；优待文化教育干部，有计划地提高干部质量。（410502）

同日　晋西北行署颁布《晋西北社会教育组织暂行条例》。规定晋西北根据地社会教育组织暂定为识字班、大众补习学校、冬学、民众教育馆、民革室、剧团、读报组等7种。各级政府有直接领导社教工作的职责，但为集中力量、齐一步伐、扩大效果计，区以上各级政府得邀请各群众团体、地方驻军政治机关及地方热心教育人士组成社会教育工作委员会，协助同级政府推动社会教育工作的开展。各种社教工作成绩优异者，得呈报主管上级政府奖励之。凡私人或社团集资兴办社会教育及文化出版事业，经县级以上机关审查确实有利于根据地建设的，得由行署核准，分别给以适当的奖励及补助。（410503）

同日　晋西北行署颁布《小学法》《小学规程》和《模范小学暂行条例》。《小学法》规定：初小4年，高小2年；完小和模范小学需办民众学校或半日校；初小需领导2个以上识字班。《小学规程》规定：以7～15岁为学龄儿童；每年春季开学。《模范小学暂行条例》规定：模范小学必须以优异成绩对其他小学起到影响作用，树立新民主主义小学教育的模范。（410504）

4日　抗日军政大学第八分校成立。张云逸兼任校长，罗炳辉兼任副校长，冯文华任教育长。第1期招生700余人，经过8个多月学习，1942年春季毕业。该校共办4期，培养学员2500多名。（410505）

同日　邓子恢在淮北区青年大会上做《今后青年运动的新方向》报告。其中指出，淮北青年运动的任务之一是努力学习，主要是学习生产知识和革命知识。工农青年更应学习文化，知识青年应向工农青年学习生产，同时要帮助工农青年学习文化。要做到学与用相一致，学校与社会相联系。要一边生产、一边学习、一边工作。（410506）

5日　日本工农学校在延安文化沟八路军大礼堂举行开学典礼。朱德出席典礼并讲话。该校由八路军总政治部敌工部部长王学文和日本共产党领导人之一冈野进（野坂参三）负责，学员都是日本俘虏兵和投诚人员。拟定《日本工农学校总则》共9条，规定：办学的目的主要是对日本士兵施行政治教育，施教宗旨是“和平、友爱、正义、勤劳、实践”。学制

1年。讲授课程有政治经济学、社会学、日本问题、中国话、时事，以及共产主义入门、联共（布）党史等。（410507）

7日 晋冀豫区召开学生代表大会。历时1周。太行、太岳、冀南共21所学校的75名代表参加。决定成立晋冀豫区学联，通过了宣言、学联工作纲领以及组织规程，选举陈学伟为学联主席。（410508）

10日 晋西北行署公布《免费公费生条例》。规定本边区内各级公立学校一律免收学费杂费。凡贫寒的阵亡革命将士子女、家庭无力供应读书的现役军人及区以上革命干部（学校教师在内）子女，成绩优良、有培养前途的贫寒儿童及孤儿难童，可分别享受公费生及或半公费生待遇。小学高年级公费生供给膳费及课本费，半公费生补助膳费、课本费的一半。中等以上学校公费生供给粮食、菜金、课本费等及每年1套单衣，两年1套棉衣；半公费生只供给膳费。（410509）

15日 山东滨海区滨海中学开学。设师范班和中学班，最初学生35人，年底激增至400多人。高夔忱任校长。1944年，扩建为滨海建国学院，滨北地委书记刘导生兼任院长（后丁梦荪任院长）。下设行政、民运、教育、工矿、会计、交通、医务、合作等8个干部队，成为专科性质学校。1946年，扩建为滨海公学，学生1000多人，增设普通中学、前师（指前期师范学校）、后师（指后期师范学校）（民国新学制后将师范学校年限定为6年，3年为一段，分别称“前期”“后期”，可分别设立）3个队。1948年，多数师生组成南下工作队，随解放大军南下，参加新解放区工作，学校停办。（410510）

16日 《解放日报》在延安创刊。由《新中华报》和《今日新闻》合并创办，为中共中央机关报。1942年9月，该报改组，成为中共中央和西北局机关报，在整风运动中起了指导性的作用。解放战争开始后，继续出版，直到胡宗南占领延安前夕，1947年3月17日停刊。（410511）

19日 毛泽东在延安高级干部会议上做《改造我们的学习》报告。提出了改造全党学习方法和学习制度的任务，批判了理论和实际脱离的主观主义，特别是教条主义。指出，对于在职干部教育和干部学校教育，应确立以研究中国革命实际问题为中心，以马克思列宁主义基本原则为指导的方针，废除静止地孤立地研究马克思列宁主义的方法。为全党整风学习指出了明确的方向，成为整风学习必读文件之一。（410512）

21日 晋察冀边区召开第二次中学校长会议。历时9天。确定了中学建设的中心任务和建设内容，对中学修业年限、学生入学年龄、招生、休学、转学、毕业、成绩考核等，做了具体规定。讨论了行政组织与领导问题和中学课程问题，根据青年的需要与边区具体的环境，确定了适宜的科目，各科的进度、内容和分量的百分比重，指出新课程的教学要点，并讨论了学生自费办法和对贫寒子弟与敌占区学生的优待，以及经费的支领报销等一切手续与制度等问题。边区行政委员会教育处处长刘奠基做了《目前中学的建设》总结报告。指出目前边区中学的中心问题是正规化建设问题，主要是建立各种完善的制度与完善的方法，如学制、课程、教学、生活指导都要有制度。在新的阶段，一切存在于中学的部队化的形式、干部教育的方式方法等，都应当及时改变，要建设适合于青年认知与身体发展的以青年为本位的中学教育。（410513）

29日 陕甘宁边区政府教育厅发出《关于开展识字运动的指示信》。要求：（一）各县第三科要把社会教育和学校教育一样重视起来；（二）开展识字运动要与群众团体取得密切联系；（三）乡政府在本乡范围内聘请文化程度稍高的人担任识字组的义务教员；（四）县第三科有3个科员的县份要指定1人担任社教科员，由他主要计划社教进行事宜；（五）限定本年内扫除区乡干部中的半数文盲，明年全部扫除区、乡干部中的文盲；（六）确定本年各小学、民教馆应担任扫除文盲的数目；（七）为使识字运动正规化，应定出毕业制度，暑假、寒假前进行毕业考试，合格者发给证书，算作社教毕业；（八）社教课本教育厅要充足供给。（410514）

30日 苏北盐城县中学教师抗日救国联合会成立。宋泽夫、李卓哉为正副会长。新四军军部为该会成立举行招待会。（410515）

31日 晋察冀《边区教育》刊登晋察冀边区行政委员会关于纪念“六六”教师节办法的电文。要求各地召开纪念会或教师座谈会，报告或讨论纪念“六六”教师节的意义与小学教师的任务，以及加强学习，提高质量，改善教学管理方法、方式等问题；进行提高小学教师社会地位的宣传与组织工作，发动群众与学生尊敬与慰劳教师；选拔模范教师并给予适当奖励。在文后所附“教师节的来历和纪念意义”中，介绍“六六”教师节始自1931年，后国民政府将教师节改在孔子生日8月27日，解放区仍把6月6日定为教师节。并指出晋察冀边区纪念教师节的意义：加强教师修养，提高教师质量；提高教师地位与启示社会人士对教师的重视；适当改善教师的生活待遇；加强教师间相互团结，坚持工作岗位，与敌伪奴化教育做斗争；检阅教师力量，总结教师工作的经验教训。（410516）

同日 晋察冀《边区教育》刊登边区《中学课程标准》。规定制定边区中学课程标准的原则是抗日民主的、统一战线的、科学的、现实的、普通的基本知识。边区中学课程应该有国文、外国语、算术、代数、几何（平面）、中国史、世界史、中国地理、世界地理、生理卫生、植物、动物、矿物、物理、化学、社会科学、中国问题、军事、体育、音乐、美术、工艺、课外报告（不列入正课内），还规定了各门课程的比重、课程的内容及进度。（410517）

本月 晋西北行署举行第二次第三科科长（即教育科科长）联席会。通过了《关于发展与巩固广泛的文化教育统一战线的决议》，阐述了发展与巩固广泛的文化教育统一战线的重要意义，规定了建立、发展、巩固文化教育统一战线的原则、工作方法、方式，指出要发展与巩固文化教育统一战线，必须加强本身的修养与锻炼，并做长期艰苦的努力。还通过了《一九四一年度地方教育计划大纲》，提出晋西北教育的总方针：（一）在新民主主义方针下，建立广泛的文化教育统一战线；（二）充实健全教育行政机构，建立民主、切实、朴素、深入的工作作风；（三）小学逐渐正规化；（四）健全社会教育委员会，健全识字班，开展冬学运动，逐渐开展新文字运动；（五）从点线到面开展敌占区教育；（六）编印各种教材。中共晋西北区党委书记林枫在会上指出，文化教育是培养干部、提高干部质量与启发群众觉悟的武器，号召文化教育工作者要自觉地努力为中华民族的文化传种。（410518）

同月 中共中央华中局党校在苏北盐城成立。刘少奇兼任校长，彭康为副校长。第1期学员有200多人，分为2个队，不久，因日军“扫荡”提前结业。第2期在苏中阜宁汪朱集办学。（410519）

同月 鲁迅艺术文学院发动全院师生开展民主讨论，制定《艺术工作公约》。其内容：（一）不违反新民主主义现实主义的方向。（二）不违反民族的、大众的立场。（三）不违反艺术上抗日民族统一战线的原则。（四）不对黑暗宽容。对于新社会的弱点，须加以积极批评与匡正。（五）不流于轻浮作风、低级趣味。（六）不间断创作与研究的工作。（七）不轻视艺术的组织工作。（八）不满足自己的即使是最大的成功，不轻视别人的即使是最小的努力。（九）不抱宗派之见，不做无原则的意气之争。（十）不放松对艺术中一切不良倾向的批判。（410520）

同月 冀中军区在安平县创办抗属中学。校长李梦龄。有学生1000余人，多数是抗日军人和抗日干部子女，也有一部分是经过审查的贫雇农子女。1943年1月，该校奉命并入抗大二分校附中。（410521）

同月 华中卫生学校在苏北盐城成立。由中共中央华中局和新四军军部创办。校长由新四军卫生部部长沈其震兼任，崔义田任副校长。有学员300余人。设医疗、药剂、检验3个专业。（410522）

6月 4106

1日 抗日军政大学总校在河北邢台南峪村隆重举行抗大成立5周年纪念大会。八路军野战政治部主任罗瑞卿发表讲话，提出3点要求：要求抗大培养出大批模范干部；要求抗大每个干部、每个学员下定决心，使自己成为学者或专门家，在学术上有些研究；要求抗大特别注意政策问题的教育，每个学员都要懂政策，能把政策运用到实际中去。（410601）

同日 《解放日报》发表《奖励自由研究》社论。指出在伟大的斗争洪流中，需要对于客观现实的各方面的正确知识。一方面积极地号召各种专门家及知识分子，帮助和鼓励他们从事深刻精密的研究工作；另一方面必须提倡勇于追求真理而不顾忌一切因袭教条的作风，必须提倡自由独立的研究作风。中国共产党对于思想言论的自由发展是非常重视的。各派学者和理论家，只要认真进行自己的研究，本着学术的良心来正视现实问题，就能够对于真理的发现有所贡献。在陕甘宁边区和各抗日根据地，不但要大大地加强马克思主义的研究，而且要团结各派学者和理论家，进行各种各样科学的研究工作，帮助和奖励一切自由研究的活动。（410602）

4日 中共中央通过《关于青年工作的决议》。指出党在青年运动中的总任务仍然是团结整个青年一代。青年工作的中心任务应该是根据统一战线方针，继续发展与充实青救会的组织与工作。青救会还是有很大发展前途的。在根据地，青年抗日先锋队（简称“青抗先”）是青年半武装性的组织，应继续发展，充实其组织，改善其工作。中央、中央局、中央分局、区党委应设立青委，区党委以下不设青委，原来青委工作人员加入青救会领导机关，各级党部通过青救会内的党团去领导青运。党的青委，只是党内工作的分工，其一切运动应统一于党委领导之下。（410603）

同日 《解放日报》发表吴玉章撰写的《推行新文字与扫除文盲》社论。指出，有历史意义的边区施政纲领把扫除文盲、推广新文字教育作为重要的文化政策，是有重要政治意义的。新文字是40年来改革汉字运动的结果，是彻底改造象形文字为拼音文字，使中国文字向着科学化、国际化、大众化道路前进。新文字不仅在扫盲和普及教育上是锋利的武器，而且在提高文化发扬学术上，也是比汉字更高一级的文字工具。新文字运动是一项长期艰巨的革命事业，尤其在这时期，推行新文字和扫除文盲工作有着重要的意义，是第一位的。（410604）

同日 《江淮日报》发表《为争取千万塾师而斗争》社论。指出目前私塾制度还要保留，但在管理方面和教学方面要给予指导，使私塾逐步转变，转变成私立学校。私塾制度与封建制度分不开，我们要反封建，也要争取塾师反封建，我们要革命，也要争取塾师革命。塾师在主观上带着封建思想，但在客观上、在生活条件上是接近革命的，是一支很有力量的革命同盟军。塾师在知识分子里面占有很大数量，是不该被忽视的。因此，要为争取千万塾师而斗争。（410605）

6日 为纪念“六六”教师节，《晋察冀日报》发表《提高教师社会地位加强国民教育》社论。指出加强国民教育，不只是民族、国家、社会的百年大计，而且是目前培植革命干部的一个迫切的措施。要从严肃的政治立场上，彻底认识国民教育的重大意义与小学教师的重要社会地位。为此，应该做好以下工作：（一）解决小学课本问题；（二）广泛发动和提拔知识分子，予以适当的训练，使边区有足够的师资可供分配；（三）永远坚持学校教育与民众教育；（四）从党、政、民各方面，积极深入动员学龄儿童入学；（五）注意儿童的课外活动，注意启发式与设计教习法，启发儿童的自动性和创造性，坚决废除打骂制度。（410606）

同日 陕甘宁边区政府民政厅发布通令，要求各地保育训练班于7月份开学。保育员的资格：（一）以女同志为限。（二）身体健康，无任何疾病。（三）小学毕业以上，最少识400～500个字。（四）年龄在16～30岁。（410607）

7日 《大众日报》报道，山东省战工会第五次常会决定创办财政经济学校，聘请八路军一一五师师长陈光为校长。分设财政、经济建设、银行、税收4个队，学习期限暂定4个月。第1期8月1日开学。1942年7月，与建国大队合并为山东省抗战建国学校。（410608）

10日 《大众日报》报道冀鲁边教育建设情况。文章介绍，冀鲁边根据地每个村都成立了乡农小学，儿童入学一律免费，十分贫苦的由公家每天发给2斤粮食和7分菜钱。小学教育不但在根据地内普遍开展，并且以灵活的方式，推行到敌占区敌伪据点。每县都有官费“游击”高小，各专员区的初中和全边区的高中已有具体的教育计划，正在着手筹办。边区每村成立了识字牌和各种夜校，新战士参军3个月，即能看简明的书籍，半年后能写简单文章。军队政权、群众团体的干部学习非常认真，每天一般能保持2个小时学习。假如战斗时挤不出时间，第二天还要补足。（410609）

同日 《大众日报》发表《普遍开展社会教育》社论。指出广泛推行社会教育，提高民众的文化政治水平，是坚持敌后抗战尤其是巩固抗日根据地工作中最紧迫的战斗任务。社会教育一般分为政治教育和识字教育两个方面。开展社会教育，主张实行已组织起来的民众上大课的制度，同时民众夜校、识字班与大课制配合进行，民校、识字班是展开社会教育的关键。并强调，社会教育是山东文教工作中被忽视的一环，普遍、认真、深入地开展社会教育，正是山东文化教育工作者的责任。（410610）

同日 晋察冀边区新教育研究会成立。由成仿吾、江隆基、邓拓等人发起，其任务是团结新教育战士，向着敌伪的奴化教育和旧中国的亡国教育冲锋，树立新中国新教育的模范。（410611）

11日 刘少奇在中共中央华中局讨论宣传教育工作会议上发表讲话，指出：“原则上确定每一个县设立一所县立中学，无此人力的地方可以缓办。实验区可以做。教材要搞。可由苏北行政委员会召开一个教育工作会议，各县的教员、教育科科长都参加，讨论教育方针和教材问题。”“对宣传教育工作，从总的方面来说，必须严格肃清自流现象，加强领

导，一点儿也不能放松。但对具体工作，则应尽量推动其发展。”（410612）

12日　《解放日报》发表《提倡自然科学》社论。指出现在提倡自然科学，是为着改进边区农业和工业的生产技术，发展和提高边区物质的生产，是为着扫除边区人民迷信的、愚昧的、落后的思想和不卫生的习惯，普遍提高人民大众的文化水平。事实上，只有在坚持长期抗战与增进人民幸福的总目标之下来提倡自然科学，才有革命的、进步的意义。在提倡自然科学的同时，要努力于通俗化工作，并加强对于科学的高深研究。（410613）

15日　晋察冀《边区教育》发表《小学教师应怎样纪念教师节》。文章指出，在纪念教师节之际，小学教师要紧急动员起来，为了提高教师的质量和更加深入地巩固与发展边区的教育事业而奋斗。要牢守自己的岗位，坚定对事业的信心，并且在工作中要想尽办法，克服摆在眼前的一切困难，以求更加深入地巩固和发展教育事业。（410614）

18日　晋冀豫区新文字协会筹委会成立。决定推动各文化新闻机关扩大关于新文字的宣传，成立新文字研究小组，编印新文字教材，把新文字运动开展起来。与此同时，冀太联办教育处号召所属各县教育科、各学校都要组织新文字研究小组，开展新文字研究活动，要求小学教师和义务教员首先学会新文字。23日，《新华日报》（华北版）发表《加紧开展新文字运动》社论，号召大家“动员起来，扛起新文字的旗帜前进”。（410615）

同日　晋绥第二中学成立。初称“晋西北二专区简易师范学校”，设在山西省河曲县旧县镇，晋西北二专署专员娄化蓬兼任校长。一度改称“晋西北第四中学”，1942年精简后，定名“晋绥边区第二中学”，范若愚、郑林先后担任校长。学生多为晋西北各县农家子弟，都是高小毕业生。入学时经过考试，编入中学班和师范班。学校重视思想政治教育，开设了国语、应用数学等课程。为了实行教育与生产、社会、战争相结合的方针，经常组织学生到农村参加中心工作和宣传活动，参加校内外生产劳动，走上与工农结合的道路。1945年冬，迁驻五寨县城。1950年，改称“五寨师范”。（410616）

29日　《解放日报》报道陕甘宁边区教育情况。在革命前，陕甘宁边区共有小学120所，在校学生2000人。1940年，小学增加到1341所，在校学生增加到41458人。学校数增加将近13倍，学生数增加将近21倍。边区新建边区师范（延安）、第二师范（关中）、第三师范（三边）、陇东中学（庆阳）。据1940年统计，上列中学师范有学生616人。另外，绥德师范有学生276名，米脂中学有学生170名，中学师范合计共有学生1012人。社会教育方面，据1940年不完全统计，共有识字组3852个，组员24089人。半日校202所，学生3323人。夜校548所，学生8086人。冬学673所，学生13609人。（410617）

本月　晋察冀《边区教育》发表《漫谈游击教学》社论。指出游击教学是敌后抗日根据地独创的一种教学方式，是游击战术在教育工作上的灵活运用。介绍了开展游击教学的两种方式，一种是在游击性大的地区，把学生分成若干小组进行教学，是游击教学中最典型的一种方式。另一种是山岳地区教员巡回教学。还指出，游击教学是和敌伪争夺儿童青年的一种很好的方式。用这种方式，既不妨碍教学进行，又可缩小学校目标，减少学校和学生遭受敌伪的破坏和摧残。（410618）

同月　中共琼崖特委创办琼崖抗日军政干部学校。校长由琼崖抗日纵队参谋长李振亚兼任，云涌为专职副校长。共办2期，有学员750余人。1942年12月，日军对抗日游击根据地疯狂“扫荡”，该校停办。（410619）

同月　滨海区四县联合办事处推行新文字实验。实验的动机是汉字难认、难写、难学，社会教育不普及，想在文字改革上找一条新路。实验地区在山东莒县十区坟町部，共训练了14名干部（内有5人不识字）。训练时间为2周。学习结束举行考试，其中1人学会了应用新文字，回到工作岗位担任了冬学新文字班教员。后成立了10个新文字学习班，学员300名，学习了3个星期（每天上课1～2小时）。学习结束后，2/5的学员学会阅读，1/3的学员学会了书写。（410620）

同月　晋西北行署召开第一次中等教育会议。总结了一年来的中学工作，指出由于各中学所处环境不同、干部条件不同、对各校的要求不同，所以目前不可能统一规划，但总的目标是逐渐向正规途径迈进。讨论和制定了《中学规程》《中等以上学校在职教职员优待暂行条例》，规定中等学校工作方针：（一）以现有的中等学校为基础逐渐充实健全，走向正规化。（二）发展足够数量的师范教育，加强师范教育，有计划地扩大并提高高小质量，开发中学生的来源。（三）广泛开展文化教育统一战线，吸收、团结、优待、尊重文化教育人才。广泛地吸收、聘请学有专长的教员和教育工作者。（四）迅速搜集各种教材，聘请各种专门人才编辑中等教材纲要，逐渐解决各校无适当教材的困难。（410621）

7月　4107

1日　中共中央政治局讨论通过《关于增强党性的决定》。提出要在全党加强纪律教育，因为统一纪律是革命胜利的必要条件。要严格遵守个人服从组织、少数服从多数、下级服从上级、全党服从中央的基本原则。无论普通党员和干部党员，都必须如此。（410701）

同日　《大众日报》发表《一年来的山东新教育运动》。文章介绍，自1940年春山东各界召开教育座谈会以后，山东的新教育运动开始大量发展起来。据不完全统计，全省已建立小学1万所，吸收40万儿童入学，动员小学教师13000人，其中受过短期培训的5500人。创办了8所中等学校，有学生1000余人。普遍建立了民众学校、识字班、识字小组，并发动了第一次规模巨大的冬学运动。省战工会颁布小学课程标准总纲，出版了综合课本，各地还自编了一些小学课本、民众课本和补充教材等。由省到县建立了教育行政机关，组织了各级文教委员会，制定了教育的单行法规。（410702）

同日 苏北文化协会发布《告苏北教育界人士书》。号召广大教员利用暑假在家乡开办识字班、民众学校、大众俱乐部，帮助自卫队、农救会等民众团体进行文化教育工作，开展救亡运动。（410703）

2日 刘少奇在华中局党校做《论党内斗争》报告。阐明了中国共产党产生的特殊条件，指出党内斗争基本上是一种思想上、原则上的分歧与斗争。在党内一定要讲道理，一切要讲清楚道理，一切要有道理可讲。判别各种道理是否正确的尺度，是党与无产阶级战斗的利益，是部分利益服从整个利益，暂时利益服从长远利益。着重批判了在党内斗争问题上机械过火的偏向。（410704）

4日 《大众日报》报道，中共中央山东分局号召猛烈开展山东抗日根据地十项建设运动。其中第6项为开展社会文化与群众性的文化教育工作，要求：（一）开展以学校教育为主的国民教育工作；（二）广泛建立与健全社会教育工作；（三）发展出版事业；（四）大量培养与从各方面吸收各种文化干部与专门人才，改善与提高教员的物质生活与精神生活；（五）加强群众的政治教育与新闻报道。（410705）

同日 《晋察冀日报》发表《庆祝华北联合大学成立两周年》社论。指出，联合大学的道路是中国新教育唯一正确的道路，它的壮大，再一次证明亲日派、反共顽固派所办的亡国教育的完全破产。事实证明：在敌人后方坚持大学教育是完全可能的，而且是坚持敌后长期抗战不可缺少的一部分。相信在“进一步建设联大”的口号下，联合大学全体教职学员必能更加提高联大，巩固扩大与发展联大，创造出更大的成绩。（410706）

同日 《晋察冀日报》刊登江隆基《在新民主主义教育的旗帜下前进》。文章指出，华北联合大学一切设施都是以抗战需要为标准，以抗战的胜利为目标的。在抗战当中和抗战胜利以后，还要担负起建设新民主主义共和国的任务。因此，在其教育范围里，不仅包括抗战的知识，而且包括建国的学问；不仅包含政治军事，而且包含着科学技术；在它的炉火中锻炼出来的干部，不仅是英勇的抗日战士，而且是优秀的建国干部。（410707）

7日 根据中共中央北方局和华北军分会指示，以八路军一二〇师教导团为基础，在晋西北兴县创办抗日军政大学第七分校。校长由一二〇师参谋长周士第兼任，副校长喻楚杰，政委徐文烈，政治部主任杨尚高。第1期学员都是一二〇师各部队和晋绥边区各地方机关的干部，设营长队、营教导员队、连排干部队、参谋训练队、测绘训练队、骑兵队、工兵队、地方干部队，加上附属陆军中学的学员，共有2000余人。1943年3月，该校奉命转移到陕甘宁边区绥德，营连干部队并入抗大总校。其他学员队和该校的陆军中学则西进到陇东的合水县继续办该校。其后，抗大第二分校附设中学和太行陆军中学、太岳陆军中学并入该校，教职学员达6000人左右。中央军委任命彭绍辉为抗大总校副校长兼该校校长，张启龙为政委。抗战胜利后，该校停办。（410708）

同日 苏北盐城县学联举办学生夏令营。有850多名学生参加。夏令营的任务：（一）培养集体活动习惯，提高理论水平和工作能力。（二）拟定教育方案，开展新文字运动。（三）推选学生骨干，组成青年工作团，开展学生工作。夏令营举办期间，冯定、丁华、薛暮桥、孙克定、谢云晖等同志为营员讲授了中国革命运动史、抗日民主政权、青年出路等问题。还举行了漫画展览、游泳、歌咏比赛和各种晚会。夏令营活动原定3周，因日军“扫荡”提前结束。（410709）

9日 晋察冀边区行政委员会公布《选取高小公费生办法》。规定各县每一行政区每年选取公费生2名，保送进入高小。公费生选取标准：家境贫寒，在统一累进税免税点以下者；学业成绩优良的儿童，工作有成绩者；初小修业期满，正式毕业者。选拔公费生程序：各村村公所会同本村小学校，选拔候选生1名报送区公所，听候选取；区公所对各村报送的候选生进行审核调查，并会同高小用测验的办法择其最优秀者2人，呈报县政府批准，呈报主管专署，再报边区行政委员会备案，送入高小学习。公费生选拔于每年7月进行。公费生所需费用由各县编造年度预算时，列于县预算教育费项下。公费生入学后，学习不积极，成绩低劣或旷课时间达1/3以上者，停止其公费。（410710）

13日 刘少奇致信华中局党校教员宋亮（孙冶方）。信中说，党员在党校中学习，从事理论研究的时候，主要的任务是理论上的深造和把握，而不是学校生活的锻炼。这时候，学生应当埋头读书，埋头从事理论研究。不能因此就叫其“学院派”，这是学生的主要工作。党员埋头读书研究，并不是“学院派”，而是每一个党员在从事马列主义研究时所必须如此做的。任何比较有马列主义修养的人，都必须经过这样埋头读书与研究的阶段。（410711）

17日 山东省文教委员会召开成立大会，决定组织常务委员会。范铭枢为主任委员，李竹如、杨希文为副主任委员，孙陶林为秘书。（410712）

18日 胶东行政联合办事处召开中等教育会议。历时8天。参加会议的有胶东区各中学和师范学校的校长、各专署文教科科长。着重讨论和制定了《胶东战时中等学校暂行规程草案》，对中等学校的办学宗旨、教导工作、学生组织和工作作风做了详细规定。会议结束时，胶东行政联合办事处主任曹漫之做总结，提出胶东区中等教育的任务：（一）开展胶东新文化运动，以中学作堡垒，开展胶东新文化的统一战线工作；（二）吸收学生应以工农劳苦大众及小资产阶级的子弟为基本，争取地主、富农的子弟来上学，正确掌握统一战线；（三）1942年要培养中学学生1200名，要培养出一批新干部。（410713）

29日 晋冀鲁豫边区临时参议会通过施政纲领。其中第10条“加强文化教育建设，提高人民的文化教育水平”提出：（一）实行普及免费义务教育，建立与健全正规学制，大规模地举办各种学校。（二）开展群众性的社会教育，扫除文盲，特别加强男女青年的教育。（三）加强干部教育，实行公务人员两小时学习制度。（四）欢迎一切文化工作者、专家、科学家、学者来根据地共同建立抗战文化教育，并予以优待。（五）帮助建立与健全文化团体，奖励私人创办各种文化事业。（六）提高小学教员质量，并改善其生活待遇。（七）建立各种印刷机关，增进各种抗战书报杂志的出版、发行与流通，特别要出版大量的通俗书报读物。第11条规定：女子在社会上、政治上、经济上与教育上，完全享有与男子同等权利。第12条规定：加强人民的卫生教育，提高人民的卫生常识，注重公共卫生。第13条规定：欢迎敌占区青年到根据地学习，并给予优待及适当工作。第14条规定：边区内所有各民族，在政治、经济、文化教育上一律享有平等自由权利。第15条规定：在尊重中国主权及遵守政府法令的原则下，允许任何外国人到边区游历，参加抗日工作，或进行实业文化与宗教的活动。9月1日，晋冀鲁豫边区政府成立，立即以边区政府名义公布了这个施政纲领。（410714）

本月 延安马列学院改组为马列研究院，仍以张闻天为院长。在马列研究院成立大会上，毛泽东做了《实事求是》的报告，要求大家一定要以马克思主义的基本原理为指导，以研究中国革命实际问题为中心，调查研究敌我友三方面的历史和现状。（410715）

同月 中共苏中区党委在邱升中学举办暑期研究会。参加会议的有中小学校长、教导主任，共300多人。苏中党政部门的一些负责同志，夏征农、刘季平、俞铭璜、陈同生等，先后到会做报告，并组织到会同志学习时事政治和党的文教方针政策，启发教师树立革命教育思想。其间还吸收一些符合条件的进步教师参加共产党，以加强党在教育部门的领导力量。（410716）

同月 在开展村选民主运动中，太岳区配合民主训练对群众进行教育训练。教育训练采取多种形式，广泛向群众说明教育在抗日战争中的重要性，号召大家在断壁残垣没有教材的情况下，克服困难大办学校。通过此次训练，太岳区教育工作有了一个大的发展。据1942年统计，全区已有初小2393所，入学儿童73327人。（410717）

同月 抗大七分校陆军中学组建。由于日军连续“扫荡”，晋西北环境不太安定，

1943年3月，该中学随七分校转移到甘肃合水县，与抗大二分校附设中学合并，成立新的抗大七分校，编入第一大队。（410718）

8月 4108

1日 中共中央发出《关于调查研究的决定》。提出，向各级在职干部与训练干部的学校进行关于了解客观情况（敌友我三方）的教育，使这种了解情况、注意政策的风气与学习马列主义理论的风气密切联系起来。在学习中反对不管实际只记条文的风气，反对将学习马列主义原理原则与了解中国社会情况、解决中国革命问题互相脱节的现象。提倡干部与学生看报，指导看报方法，指导分析时局的每一变动。要供给干部与学生关于国内外、省内外、县内外各种情况的实际材料，把讲授与研究这些材料及其结论当作正式课程，给予必要时间，并实行考绩。（410801）

2日 陕甘宁边区自然科学研究会在延安举行第一届年会。历时3天，189位科学工作者和200多位来宾参会。吴玉章致开幕词，朱德做了题为《把科学与抗战结合起来》的讲话。徐特立做关于科学教育的报告。讨论和修改了《自然科学研究会章程（草案）》，通过了《告全国科学界书》，选举吴玉章为自然科学研究会会长，艾思奇、屈伯川、于光远、武衡、乐天宇等21人为自然科学研究会干事会干事。《解放日报》发表《祝陕甘宁边区自然科学研究会第一届年会》社论。（410802）

3日 《解放日报》发表朱德《把科学与抗战结合起来》。文章指出，马列主义乃是一切科学的最高成果，它的世界观，它的方法，当然适用于一切科学。掌握了它，可以使一切科学得到发展。无论取得抗战的胜利，或是建国的成功，都有赖于科学。有赖于社会科学，也有赖于自然科学。一切科学，一切科学家，要为抗战建国而服务、而努力，才有利于战胜日本法西斯强盗，才有利于建立一个三民主义民主共和国。（410803）

11日 晋冀鲁豫边区临时参议会通过《关于文化教育方针的决定》。指出，即将成立的晋冀鲁豫边区政府应该“发展文化教育事业，建立各级正规学制，普及初小、高小，增设初中，开办高中，建设大学，发展社会教育，扫除文盲，建立优待教育人员制度，奖励私人团体举办学校，发展教育建设事业”。（410804）

12日 《解放日报》发表《慰勉小学教师们》社论。肯定了边区政府教育厅在各分区举办暑期教师讲习班的重要性和边区小学教育取得的成绩。指出这些成绩的取得，首先应归功于在边区艰苦奋斗的1000多名小学教师。边区政府对于改善小学教师的生活和提高他们的政治地位特别重视。已经把“改善小学教员生活”写进施政纲领，要求各地用更大的力量去关心小学教师的进步和生活的改善。希望小学教师更加清楚地认识自己责任的重大，抓紧暑期讲习班的机会，努力学习，将来回到岗位上发挥更大作用。（410805）

14日 毛泽东在陕甘宁边区政府接见绥德、米脂学生参观团，向他们了解绥德、米脂地区的民情和民众呼声，解答学生代表提出的许多问题。他对学生们说：我们共产党想把中国干好，这和你们的希望是一样的。盼你们回去后，把这意思转告绥米父老姐妹们。他要求大家努力学习，帮助改进当地工作，并为学生参观团题词："学而时习之。"绥米学生参观团也献旗一面，题文是："你是我们的光辉旗帜。"（410806）

25日 陕甘宁边区政府主办的保育训练班举行开学典礼。边区政府主席林伯渠出席典礼并发表讲话，勉励训练班全体学员努力学习保育儿童的技能，做到减少儿童死亡和保护儿童健康。训练班设置医药卫生、接生保育和文化、政治方面的课程。（410807）

26日 毛泽东为高克林撰写的《鲁忠才长征记》写了按语，指出："现在必须把那些'下笔千言，离题万里'的作风扫掉，把那些'夸夸其谈'扫掉，把那些主观主义、形式主义扫掉。高克林同志的这篇报告是在一个晚上开了一个三个人的调查会之后写出的。他的调查会开得很好，他的报告也写得很好。我们需要的是这类东西，而不是那些千篇一律的'夸夸其谈'，而不是那些党八股。"（410808）

27日 《新华日报》（华北版）发表赵守攻《华北抗日根据地的文化建设》。文章指出，华北抗日根据地的教育是为抗战服务的，是为大众服务的，是为建设新中国服务的。教育的内容包括抗战建国的实际理论和实际工作，教育的类型已经有了逐步正规化的大学、中学、小学以及一般的社会教育机关，实行了免费教育和义务教育，建立了在职干部教育制度、军政干部轮训制度以及战士教育制度。同时，在国民教育方面存在严重的不足：教育不够普及；学校设备简陋，教材缺乏，师资不足；一般偏重政治教育，对于自然科学教育和历史教育还很欠缺；发展不平衡，对于敌占区、游击区的教育不够重视。（410809）

本月 淮北苏皖边区行政学院在安徽泗县开学。院长由淮北行署主任刘瑞龙兼任，教育长孟东波负责具体事务。设师范、财政、行政、运动等专业，学员大部分是淮北各县抗日区、乡干部，也有一部分知识青年。无固定学制，前后办了3期，培养学员800多人。1942年12月停办。（410810）

同月 胶东区文登私立滨海中学成立。由当地热心教育人士于渐海捐地1200亩作为学田，并捐出办学基金2500元，经文登县民主政府批准设立。第1期招收学生65人。1944年8月，并入文荣威联合中学。（410811）

同月 苏中区部分教育工作者代表在如皋县掘北区邱升中学举行代表会议。讨论教育为抗日民主服务的问题和党关于知识分子政策的问题，通过了苏中抗日根据地教育界斗争纲领，还决定成立苏中区教育界抗敌协会（简称“教抗会”），把教育界的同志组织起来。该协会是苏中地区在共产党领导下成立的第一个教育团体。（410812）

同月 八路军干部子弟小学在延安成立。周磊为第一任校长，吴燕生、程今吾相继担任校长。最初只有几十个学生，1944年以后增为400多人，成为一所颇具规模的完全小学。不久，改称“十八集团军抗日军人家属子弟小学”，简称“抗小”。1946年冬，抗小与保小合并，称“第一保育小学”。（410813）

同月 陕甘宁边区各分区举办小学教师暑期讲习班。为此，陕甘宁边区政府教育厅派人分赴各分区，帮助组织全体小学教师在暑假讲习班里学习党的方针政策和科学文化知识，交流教学经验。延安小学教师暑期讲习班结业时，一致议决成立小学教师联合会，并选举延安完小校长张治平为主席。（410814）

9月 4109

1日 经晋冀鲁豫边区临时参议会选举，晋冀鲁豫边区政府正式成立。杨秀峰任边区政府主席，薄一波、戎伍胜任边区政府副主席。边区政府内设教育厅，罗青任厅长，杜润生任秘书主任。在教育厅中，设学校教育科、社会教育科、督导室、教材编审室等，分管有关教育事宜。1942年，教育厅与民政厅合并为民教厅，李一清为厅长，罗青为副厅长。（410901）

同日 苏北试验乡村师范学校成立。设在南通县滥港桥，校长陆见齐。有学生近70名，分为1个乡师班、1个初中班。后因日伪“强化清乡”，1942年5月停办。（410902）

8日 中共中央书记处工作会议决定，马列研究院改名为“中央研究院”，成为用马列主义方法研究中国历史与现实问题的公开学术机关。院长仍由张闻天担任，副院长为范文澜。中央研究院的研究工作，采取分科设室、专家指导原则。全院设9个研究室：中国政治研究室，主任张如心；中国经济研究室，主任王思华；中国文化思想研究室，主任艾思奇；中国历史研究室，主任范文澜（兼）；中国文艺研究室，主任欧阳山；中国教育研究室，主任李维汉（兼）；中国新闻研究室，主任李维汉（兼）；国际问题研究室，主任柯伯年；俄语研究室，主任师哲。各室制定了3年的研究规划和半年或一年的执行计划，规定了各研究室的研究目的、任务、人员分工、时间安排、研究方法、研究步骤以及组织和会议制度等。每个研究课题有分工，有讨论，有总结。1943年5月，中央研究院改为中央党校三部。（410903）

11日 《解放日报》发表《打碎旧的一套》社论。认为清末以来所谓新教育的失败，问题就是所谓循环教育——先生用什么东西教学生，学生拿了这点东西又去做先生。在民主政治已经实现的时候，就需要一种与人民相联系的教育，即不但人民可以普遍地享受教育，而且人民的实际生活应该成为教育的中心内容，并从教育中得到一种迅速进步的基础。抗日民主地区的教育，还没有战胜精神劳动与肉体劳动分离的传统影响，许多学校还没有成为今天中国的战争与革命的堡垒。只有把教育与战争和革命相结合，才是培养健全公民与健全干部的唯一方法。要打碎旧的一套，彻底改进我们的全部教育——学校教育、社会教育和在职教育。要战胜一切困难，切实转变方向，发展真正与人民与实际相联系的教育，替中国的新教育真正开辟一条康庄大道。(410904)

15日 淮北苏皖边区行政公署成立，颁布《淮北行署施政纲领》。规定：实行新民主主义教育，普及小学教育，推进抗日文化运动，提高人民的政治文化水平，提高抗战胜利信心与不胜不休之决心，提高民族气节，发扬民族自尊心。开办各种训练班，培植抗战建国人才。实行教育经费独立，救济各地失学青年，改善小学教师待遇。(410905)

16日 中共中央军委发出《对军队老干部工作的指示》。规定对老干部的在职教育，应简单明确，由文字与普通知识学起，然后逐步推进，打下自学基础。对老干部的离职学习，在目前战斗频繁的情况下，大批抽调老干部离职学习虽有困难，但有计划地分批抽调是完全可能的。除长期离职学习者之外，短期轮训制度亦应普遍地与经常地采用。(410906)

18日 中共中央西北局在陕北公学民族部基础上创办延安民族学院。由高岗兼任院长，高克林任副院长，乌兰夫任教育处处长。其教育目的是以抗日为中心，培养和造就一批能够从事军事、政治工作的少数民族干部。有学生300余人，包括来自蒙古族、回族、藏族、彝族、苗族、满族及汉族等民族的优秀青年，其中女学员占总数30%。修业年限为6年，分为初、中、高3级，每期学习时间为2年。教学组织按民族和文化程度编为4个班，除蒙古族班和回族班外，其余是各民族在一起的混合班。1943年，并入延安大学。1944年春又分出，迁至定边，与三边师范、三边地委干部训练班合并为三边公学，仍保留建制。1945年，迁往内蒙古城川办学。1948年春停办。(410907)

22日 延安大学举行开学典礼。由陕北公学、中国女子大学、泽东青年干部学校合并成立，校长吴玉章，副校长赵毅敏。直属中央文委领导，设社会科学院、教育学院、法学院和俄文系、英文系。学制定为本科2~3年，专科1~2年。目的是培养党与非党的各种高级与中级的专门的政治、文化、科学及技术人才。1943年4月，自然科学院、鲁迅艺术文学院、民族学院、新文字干部学校并入。(410908)

24日 《解放日报》发表徐特立《怎样发展我们的自然科学》。文章阐述了开展自然科学研究的重要性，并就教学与科研中如何正确处理基本科学知识与专门技术的关系提出自己的看法。认为在自然科学的教学与研究中，如果缺乏最基本的科学知识，只有专门技术，必然会行不通。普遍原则问题了解得越多，就越能专门化。过早的专门化只能守成，不能创新。在边区新的环境下，如果只有基本科学知识不够的专门家，想把科学推向前进是不可能的。（410909）

26日 中共中央书记处发出《关于高级学习组的决定》。指出成立高级学习组的目的是“提高党内高级干部的理论水平与政治水平”。高级学习组以理论与实践统一为方法，“第一期半年，研究马恩列斯思想方法论与我党二十年历史两个题目，然后再研究马恩列斯与中国革命的其他问题，以达克服错误思想（主观主义及形式主义）、发展革命理论的目的”。延安及各地高级学习组统归中央学习组管理指导。中央学习组以中央委员为范围，毛泽东任组长，王稼祥任副组长。（410910）

同日 晋冀鲁豫边区政府召开第一次教育会议。听取了关于边区教育3年建设计划的报告，讨论了本年度开展冬学运动的问题，研究了提高小学教师待遇的问题。决定要在全边区范围内掀起教育建设的高潮。（410911）

30日 淮北苏皖边区行政公署颁布施政纲领。规定：实行新民主主义教育，普及小学教育，推进抗日文化运动，提高人民的政治文化水平，提高抗战胜利信心与不胜不休的决心，提高民族气节，发扬民族自尊心。开办各种训练班，培植抗战人才，实行教育经费独立，救济各地失学青年，改善小学教师待遇。（410912）

同日 陕甘宁边区政府教育厅在延安召开第四次各县第三科科长会议。中心议题是如何提高国民教育质量，并决定向边区第二届参议会提出如下提案：确定教育经费案，提高小学教师的社会地位和生活待遇案，培养地方干部案，动员学生及奖励升学案，重视教育工作保护文化教育财产案，推行新文字案，发展边区出版事业案。10月16日，教育厅副厅长丁浩川做总结报告，指出当前边区教育的任务和方针：（一）普及识字教育，扫除文盲，使人民获得交换意见、研求知识的工具；（二）普及科学常识和生产知识，扫除迷信、肮脏等现象，改善广大人民的生活；（三）深入政治教育，使广大人民认识革命的三民主义，参加抗战，运用民主，并努力改善人民生活；（四）要站在科学理论基础上，为建立民族的、民主的、科学的、大众的中华民族的新文化而斗争。（410913）

本月 延安中央研究院中国教育研究室成立。主任由中央宣传部副部长李维汉兼任，成员有董纯才、张健、华子扬、陈元晖、李冰洁、席道崇、翟定一、王志匀、陈璧如、封梧、石澜、黄滨、陈如馨等13人。分为3个研究小组：抗日根据地教育研究小组，国民党统治区教育研究小组，敌伪教育研究小组。在整风运动前后，该研究室工作取得初步的

成绩。(410914)

同月 晋西抗战学院改称“晋西北师范学校”。校址在山西兴县。校长韩凌云，副校长杜若牧。1942年精兵简政时，晋西北中学、晋西民运干部学校和行政干部学校并入。设师范班和干部班，学制定为1年。设置课程有国文、算术、博物、史地、公民、美术、新文字、体育等，各科教材由任课教师编写。方法是先向学生做调查，根据学生的需要和接收程度决定讲课的内容和方法。学生的学习费用和生活费用全由政府供给。在办学过程中实行教育和生产劳动、教育和社会实践的结合，师生一起克服学习上和生活上的各种困难。1944年5月，改称“晋绥边区新民主主义教育实验学校”，继续办学。(410915)

同月 中共淮北区党委创办淮北中学。设在泗南县阳景庄，校长任崇高，副校长张宇瑞。设普通部和师范部，学制为二二制。学生经考试后，按文化程度编班，程度过低者编入预备班。设置课程有公民、国文、数学、音乐、体育等。最初有学生100余人，后发展为1000余人。学生费用均由政府供给。1944年，泗宿、泗南、泗阳、淮泗等中学并入，分设了财经、司法、行政、文教、生产建设等专业班，并开设短期干部训练班，为地方代培干部。日本投降后，该校迁入泗县县城，更名为“淮北师范”。解放战争开始后，随军北撤，途中停办，学生全部参加部队，投入了革命战争。(410916)

同月 陕甘宁边区政府教育厅创办鄜县师范。是一所2年制简易师范学校。办在战争前沿阵地上，和国民党统治的洛川县仅有一沟之隔。因此，由当地驻军政委秦力生兼任校长，薛朗夫、余森先前后担任副校长。初设师范班，后增设地干班和高小班。有学生200多人。教学比较灵活。军事情况紧张时，一边组织师生巡逻放哨，一边上课；情况松动时，就抓紧教学。教学原则是长规划，短安排，每个学期都能完成教学任务。1943年2月，与陕甘宁边区师范合并，改称“延安师范”。(410917)

10月 ／4110

1日 中共中央北方分局发出《关于冬学运动致各级党委的一封指示信》。指出开展冬学运动的目的，不仅在于利用冬季农闲时间，着眼于广大民众文化水平的提高，而其主要目的还在于借此灌输与启发民众民族抗战意识，推进与加强他们的政治水平。本年冬学的教育方针：广泛地进行锄奸教育，动员与教育全体人民举行公民誓约运动，号召与动员广大人民参军。必须反对那些认为在战争中不能坚持冬学、在游击区不能开展冬学运动的错误观点。(411001)

4日 《解放日报》发表《提高边区国民教育》社论。对陕甘宁边区教育工作提出4点希望：（一）希望各地党政负责同志对国民教育工作负起责任来，注意对教育干部的爱护与培植，使他们能够心力专一地把教育工作办好；（二）希望边区政府帮助各县切实地建立起固定的、独立的教育经费，以保证教育事业的开支和小学教员的生活；（三）希望政府商通出版机关切实解决小学校的课本问题；（四）希望多在报纸刊物上反映边区教育工作的情形，使边区国民教育的开展得到更多的支持和帮助。（411002）

同日 延安自然科学会在《解放日报》创办《科学园地》专栏，徐特立发表《祝科学园地的诞生》。该专栏由阎沛霖、武衡任主编。1943年3月4日终刊，共出刊26期，发表自然科学文章190多篇。（411003）

同日 中央高级学习组发出《关于各地高级学习组学习内容的通知》。要求中央高级学习组及各地高级学习组学习研究的范围，第一步均以列宁主义的政治理论与我党六大以来的政治实践为主要内容。本年内应先学季米特洛夫在国际七次大会上的报告及列宁《左派幼稚病》两书，并将六大以来的83个文件通读一遍，以便明年进入深入研究阶段。（411004）

5日 晋冀鲁豫边区行政干部学校在涉县常乐村成立。晋冀鲁豫边区政府主席杨秀峰兼任校长，岳一峰任副校长。不久，岳一峰调任他职，学校工作由校务主任张柏园（后刘梅）负责。第1期学员有50多人，都是太行、太岳、冀南、冀鲁豫各行署、专署选送来的县长、专署科长级干部。学习时间1年多，主要学习毛泽东著作，如《论持久战》《论新阶段》《中国革命和中国共产党》《新民主主义论》。以自学和讨论为主，也请边区党政军首长如杨秀峰、彭德怀、刘伯承、邓小平等给学员做报告。还以驻村为实验村，把在实验村贯彻党的方针政策情况和经验作为活教材。学员结业后，返回本地区工作。（411005）

7日 山东省战工会对开展冬学运动做出决定。时间自本年10月至下年3月中旬。要求全省有80万成人入冬学，消灭40万文盲，冬学识字教材用《战时民众课本》，政治教材以《抗战道理》为主，配合“十项建设运动及扩大自卫团之动员”为内容。关于冬学师资，除有计划地抽调各部门干部充任外，可选拔上年在冬学、民校中识500字以上的学生，加以训练充任。冬学经费除一般按规定标准筹支外，特殊用费可造单独预算，由专署审核发支。本年冬学运动必须作为中心工作之一，与十项建设运动联系起来，特别是与关于自卫团、选举、公平负担、生产建设等中心工作具体联系起来，作为11、12月份突击工作。（411006）

8日 晋冀鲁豫边区政府发布开展冬学运动的命令。要求各地从本年11月15日起开展冬学运动，目前应立即进行训练干部、登记文盲、准备课本等工作，动员群众踊跃上冬学。（411007）

10日 山东省战工会文教处召开冬学运动座谈会。省战工会文教委员会副主任李竹如在会上做了《怎样开展今年冬学运动》总结报告，指出冬学运动的主要目的是识字教育和政治教育，必须与实际工作密切结合。因此，必须与根据地十项建设运动密切配合。首先要使冬学学员明确十项建设的意义与努力搞好根据地建设的方法。在教材、管理与教授法各方面，都应贯穿新民主主义精神。要求识字与学习政治时事并重。冬学的形式有民校、识字班、识字小组、"小先生"、传条教学等，并应尽可能以村为单位设立民校或识字班。（411008）

15日 中共中央北方局宣传部发出号召开展冬学运动致各级党委的一封公开信。指出本年冬学运动的目的主要在使广大人民民众经过冬学运动动员起来，积极准备和参加反"扫荡"战争。准备工作：组织冬学运动委员会，动员学生入学，师资可由各群众团体推荐再由政府及冬学运动委员会聘任。冬学开学时须举行隆重的开学典礼。冬学经费一般不由政府供给，发动群众来克服。在战争中，要坚持信心与办法，并开展游击区的冬学运动。（411009）

19日 晋西北行署行政会议通过《提高小学教师待遇的办法》，规定将小学教师每月发米40斤增为每月发米60～80斤。（411010）

20日 晋冀鲁豫边区政府发布《关于战时小学教育工作的指示》。提出战时小学教育的工作方针：（一）战争不到本村，要坚持教学。群众疏散时，学校随着疏散，以分散学习为原则。（二）战后1周内，小学教师必须到校恢复教学。（三）两级小学或高级小学学生于敌人到达县境时即分散回家，并布置简单适合的课程作业。复课后，应检查作业。（四）各级学校应迅速进行彻底的空室清野，课桌、黑板等找安全地方妥为存储。（五）小学教师应辅导民众学校的教学工作，有计划有步骤地辅导冬学义务教员，完成本年冬学任务。（411011）

24日 《解放日报》发表《开展冬学运动》社论。指出冬学运动是在抗日战争和民主政治下面生长起来的，是进行抗日战争和民主建设的一个战斗的侧翼，是以广大群众为对象的教育运动。通过各级冬学委员会的统一计划，发动各个组织去建立冬学，动员学生，聘请教员，保证学习秩序，组织学习竞赛，解决学习中遇到的各种困难问题。并要求，本年在各个敌后抗日根据地都要布置冬学工作，把扫除文盲、掌握知识当作当前的战斗任务之一。（411012）

28日 《解放日报》刊登陕甘宁边区政府教育厅、边区青年救国会等单位联合发出的《关于办理冬学的联合指示信》。指出自从用新文字消灭文盲以来，事实证明新文字的确是消灭文盲最好的、最有效的工具，决定本年全边区举办新文字冬学。要求各机关团体县区一级干部，不识字的，要抽时间入冬学或自动学习新文字。干部要在学习中起模范作用，并进行深入的宣传。各系统在分区、县、区、乡协同建立冬学委员会，负责主持冬学工作。分区和县的冬学委员会应以专员、县长为主任委员，第三科科长为副主任委员。区乡冬学委员会，应选择真正能担负工作的人为主任委员。各分区和县根据地方情况，可请士绅参加委员会或聘为顾问。（411013）

本月 抗日军政大学新第五分校在苏北成立。新四军第三师师长黄克诚兼任校长，吴胜坤任政委。该校在新四军第三师直接领导下开展教育工作，为新四军第三师训练军政干部。1942年底，由于准备应付日军对苏北抗日根据地进行的“拉网大扫荡”，停办1年多。1944年夏，随着抗战形势的好转，恢复建制，以谢祥军为校长，在苏北抗日根据地扩大招生，学员增加到1200多人。抗战胜利后，本期学员全部毕业，奔赴战场，校部改为盐阜区独立旅。（411014）

同月 冀中区召开第三次各县教育科科长会议。提出学校教育要逐步走向正规化，规定了小学每个年级的必修课程、每周教学时数、各年级课程比重，统一使用华北联大编写的课本，统一教学进度，按时举行测验与毕业升级考试，制定学籍登记簿，高小毕业发给证书并进行鉴定。并强调，各地学校在重视文化学习的同时要加强思想政治教育，注意纠正形式主义的偏向。（411015）

同月 为继续吸收与培养大批失学青年，晋冀鲁豫边区政府在武乡县王庄沟创办太行三中，李子康担任校长。该校在战争形势稳定的时候集中上课，对敌斗争形势恶劣时，就把师生编成小组分散活动，坚持学习。学生以学为主，课余时间自己背粮食，帮助驻地群众劳动，唱歌，唱戏，活跃驻地群众的文化生活。（411016）

同月 定边伊斯兰公学创办。是在民族聚居的陕北定边，由回族人民、汉族人民共同创办的一所民办性质的学校。金浪（回族）为校长，设董事会管理学校事务。学校初创时，只有16名学生，1944年发展到56个。开设课程有国文、算术、珠算、自然常识，回族学生还学习阿拉伯文。该校承担国民教育和社会教育双重任务，不但使少年儿童得以入学读书，而且使回族青壮年和家庭妇女也能接受教育。当时，陕甘宁边区还开办了伊斯兰小学、蒙古族小学。（411017）

同月 晋西北行署召开第三次行政会议。行署副主任武新宇在工作报告中指出，在训练干部方面必须注意：应有远见，应有长期打算；课程应依据教学对象和训练计划，务求切合实际；参训干部的主要任务是学习，劳动服务应以不妨碍学习为原则；分工要明确，调训要统一，执行计划要坚决。并指出，生产、工作、学习是每个干部的任务，每天2小时的学习时间要绝对遵守。在组织上要造成群众性的学习运动，要成立专门的研究会（如教育、财政等），随时研究上级颁布的法令；要充实图书设备，供给中下级干部以读物；机关领导人应尽可能地做些政治上的、工作上的或专门问题的报告；对干部学习要定期检查和测验，要把学

习成绩作为考察干部的标准之一；对敌占区干部，应特别加强政治教育。（411018）

11月 4111

1日 晋察冀边区行政委员会发出指示，要求各地以百倍的努力，脚踏实地开展冬学运动。决定本年的冬学运动由教育行政部门负主要的领导责任，冬学开学前要做好调查登记文盲和动员群众入学工作，规定关于冬学的各种制度和解决识字课本问题。各村冬学12月1日一律开学。期限为3个月，每天上课2小时，保证上课65天。冬学过程中，每月举行1次测验，严格执行汇报制度。1月28日要普遍举行公民宣誓运动，以提高群众坚决抗战，坚决保卫边区的意志。2月底修业期满，要准时结束。3月1日举行散学典礼，宣布成绩，并将冬学运动总结逐级汇报。（411101）

6日 陕甘宁边区政府主席林伯渠在第二届参议会上做政府工作报告。提出，边区文化教育工作的中心工作和方针是普及国民教育，消灭文盲，提高人民的民族精神与生活知识。要广泛推行新文字，不断培养师资，加强干部教育，推广通俗书报，奖励自由研究，提倡科学知识，广泛开展文艺运动，并且革除恶习，肃清过去的残留毒害，以谋人民的福利。要禁绝烟赌，彻底厉行放足，提倡清洁运动，改良公共卫生，改善医药，实行儿童保育，减少人民疾病死亡，特别是降低婴儿死亡率，以增加抗战力量。（411102）

8日 淮北行署主任刘瑞龙在边区第二次教育行政会议上做《开展淮北苏皖边区的国民教育》报告。指出，开展淮北苏皖边区文化教育事业与建设苏皖边区根据地不可分离。小学教育是国民教育的基础，要把小学教育继续发展普及，提高小学教育质量，改良乡村私塾，解决好教材、经费和师资问题。要大力开展社会教育，使小学校成为农村文化的中心，并以此为中心办社会教育。社会教育主要是使大家懂得团结抗战，接受进步思想，主要方式是办夜校、识字班、俱乐部、农村壁报。教育工作要和抗战任务联系起来，要团结农村各方面的人才从事教育工作。要求在教育行政方面，要把文教科、小学教师联合会、教育促进会、公学款产（现金及不动产）委员会健全起来，把正常的工作制度建立起来，建立督导制度，建立会议汇报制度，并建立良好的学区。（411103）

13日 陕甘宁边区政府发布《救济贫苦高级小学学生及流浪难童暂行条例》。规定：对家庭贫苦、体格健康、学业成绩优良的初级小学学生无力升入高级小学者，或高级小学学生无力继续就学者，以及战区或外来的流浪难童，应斟酌情形补助伙食费一部或全部。对于战区或外来的难童无力求学者，应补助以衣服、伙食、文具等。给予救济的学生，须经县政府审核委员会审核批准，并呈报边区教育厅备案。经核准救济的学生，不得无故退学。遇有特殊

情形者，需经县政府批准。退学期间超过1学期再入学者，须另办申请优待手续。（411104）

17日　晋察冀军区政治部发出《关于部队帮助开展冬学运动的指示》。要求军区各部队为了有效地开展冬学运动应做好以下工作：（一）驻在一地较久的部队，须派出得力干部参加所在地冬学委员会，协商部队力所能及的帮助内容和办法，并积极提出有关冬学运动的具体建议；（二）在冬学准备期间，注意帮助冬学动员工作和统计调查工作；（三）在冬学运动进行中，部队应与冬学组织协商，帮助冬学的教师工作。并要求，在战斗环境中，部队应特别着重对冬学在军事上给予帮助，游击区单独活动的部队，应注意更多地帮助地方开展冬学运动。部队对冬学的帮助，要注意工作方式，特别要注意对冬学组织的尊重。（411105）

19日　《晋察冀日报》报道，晋察冀边区行政委员会制定《冬学运动实施大纲》，颁发各署县执行。大纲指出，本年冬学运动不仅要进行广泛的文化教育，尤其要进行深入的思想上、精神上、组织上的战争教育，以激发群众高度的民族抗战意识与战斗情绪。其教育方针：（一）对于坚持敌后游击战争更具体深入的认识；（二）高度地发扬民族气节，广泛开展公民节约运动；（三）加强大众的民主团结的教育与锄奸教育；（四）动员教育民兵，广泛开展武装自卫战争，并发扬爱护部队的精神；（五）增强国际反法西斯统一战线，发动广泛的援苏运动。本年冬学12月1日开学，次年2月底结束，课程为政治常识、识字、算术（珠算）、唱歌4种，每天上课2小时。冬学结束时，应举行考试。冬学结束时，应抓紧准备把冬学转变为常年设立的民众学校，力求民众学校能够普遍于各村。（411106）

20日　淮南路东各县联合办事处发出《关于开展冬学运动的训令》。要求各县迅速成立各级冬学运动促进委员会，发动群众自觉上冬学，造成广泛的群众性的冬学运动。同时公布了《冬学运动的具体实施计划》《民众学校规程》《民众识字班办法》。（411107）

23日　《解放日报》报道，陇东专署规定，私学应在不妨碍公立学校的原则下尽量发展，但需呈报县第三科备案，按时向县第三科报告工作。陇东专署还规定了中学生的奖学条件。如中学生学习成绩优良、积极参加抗战宣传动员工作者，可酌给10～20元奖金。（411108）

25日　中共中央发出《关于高级学习组组织条例的规定》。规定高级学习组应分为政治组和理论组。政治组以研究政治实践为目的，组员应具备的条件：（一）由现任或曾任区党委以上，军队中旅级以上及相当于这一级的各种干部；（二）党龄，一般需在抗战前入党；（三）文化程度，需确定能阅读并理解党的历史文件；（四）确能遵守组织纪律。理论组以研究政治理论和思想方法为目的，组员以各种工作干部中具有更高的文化水平和理论修养者为合格。（411109）

本月　晋西北行署副主任牛荫冠在晋西北参议会筹委会首次会议上做工作报告。指出晋西北文化教育政策的主要特点：民族的——从各方面提高民族自觉性，培养民族意识和民族气节；民主的——首先领导学生与人民走向民主的道路，进一步扶助并改造私塾和各种私立学校；大众的——主要是提高人民的文化水平，此外使各阶层人民不受资产、地位及出身限制，都有受教育的实际机会，也是大众教育的实质之一；科学的——提倡科学知识，发扬卫生教育，进行反对落后封建的教育与反对迷信、反对复古的思想教育；文化教育战线上的统一战线政策与尊重知识分子。（411110）

同月 陕甘宁边区自然科学研究会在延安自然科学院科学馆举办自然科学展览会。展览会上，有物理、化学、天文、气象、地质、矿物、生物、农业、医药卫生等各方面展品。通过展览会，向广大干部和群众进行了一次普及科学知识的教育。（411111）

12月 4112

1日 中共中央发出《关于延安在职干部学习的决定》。指出在职干部的学习主要是结合干部本身工作的学习，对本身工作做经常的调查研究，是工作中学习的基本方面。学习要依靠自己持久的努力与艰苦的奋斗，要多读多看多研究，多注重实际应用，反对空洞的、形式的、所学非所用的学习方法。正确学习习惯的养成开始是困难的，坚持下去，就习惯成自然了。这种习惯是一个干部应该具有的优良品质。（411201）

同日 八路军军事学院在延安举行开学典礼。朱德兼任院长，叶剑英为副院长，郭化若为教育长。学员主要来自原抗大第三分校和军政学院。分为高干队和特科队。高干队训练旅、团级干部；特科队有炮兵两个队，工兵、参谋、俄文各1个队，训练特种兵干部。1943年2月，徐向前任院长。不久，该学院奉命迁驻绥德，与从华北敌后来到绥德的抗大总校合并，沿用军事学院校名，很快复称“抗大”。（411202）

5日 晋西北行署发出《关于冬学运动配合反“扫荡”战争的紧急指示信》。要求本年冬学运动贯彻以下3项内容：广泛进行锄奸教育，动员、号召、教育广大群众进行公民誓约运动，号召与动员广大人民参军。并要求各地在目前战争紧迫的形势下，尽一切可能争取冬学开学和尽量坚持，使它成为反“扫荡”斗争的一部分。本年度《冬学工作计划》提出冬学工作的重心：（一）普及识字教育。（二）了解本区重要法令的意义。（三）大量动员群众上冬学。（四）7～15岁男女儿童，有小学的，一律动员入小学（小学中可设立冬学班）；无小学的，可设立冬季小学（即冬书坊）。（五）凡有女冬学教员的地方，尽量开办女冬学。（411203）

同日 晋西北行署发出《关于战时各级学校工作的指示信》。指出，敌人对华北抗日根据地空前的残酷扫荡，正严重威胁着晋西北抗日根据地，要求各地立即加紧战争动员，做好思想上、政治上的动员与物质上的准备。中等学校的教职员和学生会均需召开战时动员大会，小学教员应向小学生做简明的报告，说明我们在战争中的有利条件和办法。县区也召开教员动员会议，讨论战时坚持工作的必要和办法。战争结束后，中等学校要迅速返回原址继续上课，小学校要及时整理校舍，恢复上课。（411204）

9日 陕甘宁边区新文字协会举行第一次年会。历时3天，与会300多人。吴玉章做了《新文字在切实推行中的经验与教训》报告，肯定了陕甘宁边区政府确立新文字法律地位的特殊意义，叙述了边区一年来推行新文字教育取得的成绩和正在进行的全边区办新文字冬学的情况，并结合中国文字改革的历史演变，检讨了新文字运动发展历史上存在过的错误和缺点，要求大家做好新文字推行工作和研究工作，完成当前最迫切的任务。还通过了有关培养新文字工作干部、出版新文字图书、加强新文字理论研究的提案。（411205）

同日 为了纪念“一二·九”运动6周年，北岳区学生抗日救国联合会发表《告全区学生书》。号召全区学生团结广大群众，坚持抗战到底。（411206）

11日 《新华日报》（华北版）发表杜润生《如何克服今年冬学中的困难问题》。文章指出，本年的冬学运动有4个问题需要解决：冬学怎样才能和其他中心工作结合起来？如何克服物质上的各种困难？怎样补充和提高冬学教员？如何在战争中坚持办冬学？主张冬学应以当时中心任务的内容为其教育内容，至于物质方面的困难，只要发动群众大家想办法，是可以解决好的。把村里闲散的知识分子动员出来，通过办义务教员训练班培训一下，他们就可以当义务教员了。再加上让小学教员兼教冬学，是可以把冬学教员的问题解决了的。坚持在战争中办冬学，并不是让群众在战火连天的情况下仍然在村里读书，而是说要利用冬学进行思想动员，让群众有了应付战争的决心和能力，让冬学的组织适应战争形势的要求，要利用群众本身的组织性，在敌人退走后能及时地、迅速地恢复冬学的秩序，使冬学工作照旧进行。（411207）

17日 中共中央发出《关于延安干部学校的决定》（简称《决定》）。指出目前延安干部学校的基本缺点在于理论与实际、所学与所用的脱节，存在着主观主义与教条主义的严重的毛病。为了纠正这种毛病，必须强调学习马克思主义理论的目的是使学生能够正确地应用这种理论去解决中国革命的实际问题，而不是为了书本上各项原则的死记与背诵。明确规定了延安主要干部学校中央研究院、中央党校、军事学院、延大、鲁艺、自然科学院办学的具体目的，要求课程教材和教学方法必须与具体目的相适合，各学校的具体领导和各校的教育应与中央各实际工作部门联系起来。中央宣传部应协同各校主管部门对课程、教员、教材及经费进行统一的计划、检查与监督。还对各干部学校的领导体制、招生、教员、教学原则、教学方法、教材、教学设备、行政领导及学风等问题做了规定。并指出这个

《决定》的一些基本原则适用于各抗日根据地。(411208)

19日 淮海行署发出《为开展冬学运动告民众书》。号召村村办冬学，人人进冬学。教育群众把上冬学看作是自己的权利，为了民族解放和自身解放，要踊跃参加冬学。(411209)

20日 晋西北行署发布《纪念行署成立两周年宣传大纲》。指出晋西北行署根据新民主主义教育方针，颁布了一套比较完备的教育法规，并号召建立与巩固文化教育统一战线，欢迎知识分子、文化人参加根据地工作，根据地的文化教育事业逐步发展起来。据统计，1940年有小学1422所，学生61938人。1941年，小学增加为1700所以上，学生增加到74000人以上。在中等学校方面，成立师范学校1所，抗大七分校1所，干部学校4所，还有其他训练班，总计学生不下4500人。在社会教育方面，创办了识字班、夜校及冬学运动、农村剧运，并推行新文字以扫除文盲。(411210)

25日 陕甘宁边区政府教育厅发出《关于提高小学质量的指示》。提出明年小学教育工作的中心是健全正规制度，提高学校质量。要求：(一)做好充分的准备工作，深入了解现任教员和每个学校情况。(二)规定小学应具备的条件，不符合条件的学校5里路之内的可与附近小学合并，5里路以外的取消。(三)建立中心小学。中心小学要设在交通较便利、人口集中、校址宽大，将来有发展条件的中心地区。(四)在整顿小学、提高质量过程中，防止“任其不合条件的小学仍然继续存在”和“盲目地大量地合并小学”等偏差。(411211)

27日 陕甘宁边区政府公布《陕甘宁边区各县教育经费开支暂行标准》(简称《标准》)。规定了学校教育中的完全小学、中心小学、初级小学和社会教育中的民众教育馆、冬学、半日校和夜校、剧团等教育组织可以开支的各项费用的标准。并指出，该《标准》所列最高额和最低额由县政府按当地物价予以确定，如因当地物价高涨或因其他情形需要超出或缩减本《标准》的最高额和最低额者，应呈请教育厅核准后方可变更。(411212)

同日 陕甘宁边区政府发布《各县教育经费管理委员会组织规程》。规定县教育经费管理委员会组成人员包括县长、第二科科长、第三科科长，县参议会常驻议员1人，县群众团体代表1人，地方热心教育素有声望人士3～5人。教育经费管理委员会的任务：管理全县教育经费的收入和支出，经营、保管全县的教育资产，协助县政府筹划、征集教育资产，协助县政府筹划每年所需的教育经费，稽查县教育经费的开支。边区政府同时发布了《陕甘宁边区县政府第三科会计制度暂行规则》。(411213)

本月 中央党校根据中共中央《关于延安干部学校的决定》和中央制订的计划进行改组。确定中央党校直属中央党校管理委员会，学习期限延至2年。党校教育的主要任务是培养具有理论和独立工作能力的高级干部，学员要求是地委以上和军队团级以上具有相当独立工作能力的党的实际工作干部和军队政治工作干部。学习过程中，坚持理论与实际的一致，学与用的一致，着重提高学员用马克思主义的立场、观点、方法分析中国历史与当前具体问题、总结中国革命的能力，善于应用马克思主义立场、观点、方法分析问题与指导实践，正确解决中国革命的实际问题。（411214）

同月 由毛泽东主持编辑的中共党内秘密文件集《六大以来》编印出版。编入的文件自1928年7月至1941年11月，共500余件，分别编入政治问题、组织问题、军事问题、锄奸问题、职工问题、青年问题、妇女问题、宣传问题等部分。在整风运动中，这是党的高级干部学习党史的主要材料。（411215）

同月 新安旅行团创办《儿童生活》杂志。是华中抗日根据地第一个儿童刊物。陈毅为该刊题词："抗战事业应该让儿童参加，新四军愿意做儿童的良友。"《儿童生活》刊物虽小，但内容丰富。有战斗故事、革命历史故事、英雄人物传记、各地少年儿童活动通讯、模范儿童团和儿童团员介绍，以及《天下大事》《孩子的话》《小小问答栏》《木刻连环画》《小演唱》《小信箱》《儿童园地》等栏目。刊物最初为油印，后来改为石印，再改为铅印，出版30多期，直到抗日战争胜利才停刊。在此前后，苏中《江潮报》社在泰兴县创办了《儿童战线》半月刊，发行3000余份。1942年春，因日军侵袭而停刊。（411216）

同月 陕甘宁边区政府教育厅发布《中等学校教职员暂行待遇条例》。规定陕甘宁边区中等学校教职员因地区不同，待遇暂分薪金制和津贴制2种。薪金制实行于绥德、米脂警备区中等学校，津贴制实行于边区其他地区。薪金制分职员薪、教员薪。薪金制教职员除薪金外，由公家每日津贴小米1斤3两。家属在当地且没有工作的，每月额外补助小米1斗。津贴制分职员津贴、教员津贴。津贴制教职员除津贴外，由公家供给衣服、粮食、菜钱等。家属如需住校者，由公家供给衣服伙食，其所著讲义经本校采用者得给稿费。（411217）

同月 在北平燕京大学任教的英国学者林迈可教授夫妇和班威廉在该校国文系系主任于力（董鲁安）陪同下到达晋察冀边区。他们一度在华北联大讲学，并向华北联大师生介绍日本占领区的情况。后于力留在华北联大任教。林迈可夫妇返回英国后，撰写回忆录，对华北联大做了详细的介绍，认为在敌人后方的根据地里，一批国内第一流学者、教授在艰苦的条件下办大学，同人民一起战斗，是历史上的奇迹。（411218）

本年 4100

春季 苏北盐城县立中学成立。是苏北地区第一所抗日中学。由抗日县长贺希明兼任校长，县参议长宋泽夫兼任副校长，赵敬之负责具体工作。有学员300余名。秋季，因日军“扫荡”，该校解散。1943年7月，盐城县创办育才中学。1944年，更名为“盐城县立中学”，陶官云任校长。1945年秋，改名“泽夫中学”。1948年2月，与建阳中学合并，改名为“叶建（叶挺、建阳）联合中学”，王启宇任校长，宋我真任副校长，并在蒋湖庄设立分校。1948年秋，叶建联合中学撤销，蒋湖庄分校改称“叶挺县立中学”。1949年7月，复名“盐城中学”。（410001）

春季 淮海区东灌沭边区中学成立。孙存楼兼任校长，吴鸣玉任副校长。以宣传抗日、拯救民族危亡为宗旨。学制2年。学生主要是根据地保送来的骨干，也有地下党从沦陷区动员来的进步青年。1943年秋，学校更名为“灌沭中学”。1945年更名为“淮海区第三中学”，吴逸云任校长。解放战争开始后，迁往山东，与其他学校合并为华中建设大学附中。（410002）

夏季 津浦路西抗日根据地定合（定远、合肥）县第一次开办暑期教师研究会。由此开端一直到1944年，路西各县每年暑期分别集中本县半数的小学骨干教师参加暑期教师研究会。在暑期教师研究会上，除听取党政首长做的政治报告外，还学习毛泽东著作、哲学和新民主主义教育方针，学习业务知识。（410003）

秋季 陕甘宁边区职业学校在延安成立。王荫圃任校长。1942年6月，陕甘宁边区农业学校并入，共有教职员15人，学生85人。设有工业科2个班，农业科1个班。其任务是培养工农业行政工作人员、工农技术人员和商业技术人员。（410004）

本年 毛泽东到延安医科大学讲话，以庸医杀人、良医治病的事例，激励全体师生努力钻研业务，提出：“做学生的要好好学习，学好了全心全意为全体军民服务。做教师的要好好教，要教得青出于蓝而胜于蓝。”（410005）

同年 胶东行政联合办事处颁布《战时小学规程》及《优待抗属子弟及贫苦儿童入学暂行办法》。《战时小学规程》提出，小学教育以增进儿童抗战建国知能、提高儿童政治文化水平、奠定新民主主义教育基础为宗旨。为普及国民教育，使贫富学龄儿童教育机会均等，小学一律实行免费教育。《优待抗属子弟及贫苦儿童入学暂行办法》规定，具备下列条件之一者，得享受发给书籍费的优待：抗属子弟无力购买书籍者；家庭确系赤贫者。高级小学学生具备下列条件之一者，可享受完全公费之优待：抗属子弟无力求学者；家庭赤贫，学业成绩优良者；家庭被敌人盘踞不能得到供给的学生。（410006）

同年 太行区辽县有2/3的学龄儿童入学读书。为纪念抗日殉国的八路军副总参谋长左权，辽县改名为“左权县”。据统计，1941年全县有高小2处，学生240人，毕业52人，有42人升入太行中学和简易师范。全县有初小122所，学生4623人，占学龄儿童总数的69%。

据另一统计，1941年全县有贫寒家庭儿童共1637人（其中女的578人），已入学者男129人，女262人。抗日军人家属儿童共1173人（其中女的253人），已入学的男生178人，女生100人。入学全部新生中，有800人家庭贫寒，均由政府予以优待。（410007）

同年　绥察行政公署公布施政纲领。其中第13条规定：提高国民文化水平与民族自尊心，反对奴化教育与复古思想。健全各种学制，实施普遍的、免费的义务教育。优待小学教师及一切文化人才。努力发展农村教育，开展识字运动和社会教育。奖励成绩优良的教育人员。设立各少数民族学校，采用各少数民族的语言文字，讲授各少数民族需要的课程，设备、生活务求适合各民族的风俗习惯。（410008）

同年　在陕甘宁边区自然科学研究会召开第一届年会前后，陕甘宁边区医药学会、农学会、生物学会、机电学会、化学会、地矿学会、数理学会、炼铁学会、土木工程学会相继成立。关中、绥德成立自然科学研究会分会，一些学校、机关、工厂成立科学小组。这些学会、研究分会和研究小组团结了本行业的科学工作者，广泛地开展科学研究和科学普及活动。（410009）

1942年

1月 4201

1日 晋西北行署发布《小学教员任用及待遇条例》。规定：小学教员的待遇按学历和工作分等，高小教员分为甲乙2等，初小教员分为甲乙丙丁戊5等。高小及完小校长每月生活费小米85斤，高小教员甲等每月生活费小米80斤，乙等75斤。初小教员每月生活费甲等小米75斤，乙等73斤，丙等70斤，丁等65斤，戊等60斤。（420101）

同日 陕甘宁边区政府发布《各县教育经费暂行条例》。共5章17条。规定：各县教育经费以统筹统支为原则，各县属于教育经费的资产，县政府应切实负责保障不被侵占，对教育经费的开支，应负责保证不被拖欠或亏短。各县教育经费的主要来源：（一）各县第二科所经营的一切土地、房屋、森林等公产。（二）各县寺庙、祠会的土地、房产、树木及现金等。（三）各县每年所用公盐中除完成边区财政厅规定数额所得的盈利。各县教育经费必须用于地方教育事业，任何私人和机关均不得移用或滥借。其经营支配由县政府设教育资产管理委员会负责。教育经费的开支应依规定的标准及确定的会计制度办理。（420102）

5日 《解放日报》报道，陕甘宁边区政府第五次政务会议讨论通过《一九四二年教育工作计划大纲》。提出本年边区教育的中心工作：一是建立正规教育制度，二是提高各级教育质量，三是继续推行新文字和消灭文盲。为此，教育行政方面，实行“三三制”，精兵简政，建立正规工作制度和考绩制度，教育干部要坚守神圣岗位，加强干部教育。教育经费方面，确定直属学校、团体的经费由教育厅统筹统支，各县教育经费以自给自足为原则，健全会计制度，改善各级学校的供给及教师生活。学校教育方面，要整顿现有学校，着重改进现有的中等学校及完全小学，统一各级学校的行政组织，改善教育方法，提高学校质量。社会教育方面，继续推行新文字、消灭文盲，巩固各种识字组，整顿并充实各县民众

教育馆，整顿剧团。（420103）

同日 抗日军政大学二分校附设中学举行开学典礼。校址在晋察冀边区灵寿县陈庄。李志民为校长。有学员1500多人，其中一部分是从冀中等地招收的高小毕业生，一部分是从部队里精简下来的“小八路”，年龄在13～16岁之间。学制原定3年，准备把这些学员提高到中学毕业水平，再根据需要把他们培养成为特种兵干部或技术人才。1943年，奉命随抗大二分校返回陕甘宁边区，编入抗大七分校。（420104）

6日 陕甘宁边区土木工程学会举行成立大会。该学会以团结边区土木工程人才，研讨学术并与国内外工程界互相联系为宗旨。目前的中心工作为研究边区水利、交通、建筑三项事业，并建议自然科学院增设土木系。（420105）

8日 新安旅行团全部成员40余人由桂林抵达盐阜区，并拟成立总团部，发展团员，开展华中区儿童抗日运动。该团顾问汪达之随团到达。（420106）

9日 晋察冀边区行政委员会发出通令，要求各县高、初级小学改秋季开学为春季开学。高小本年增班一律春季开学，初小在寒假后一律按春季开学规定重新编级。初小教材一律采用华北联大改编、边区行政委员会审定的春季开学课本。寒假期间可适当地调整教员，并召集教师座谈会，传达、讨论与春季开学编级和动员学生等问题。（420107）

10日 晋西北行署发布《管理教育基金暂行办法》。规定凡经政府指拨为教育经费来源的款、产、物或私人捐助的办学资产，统称教育基金。教育基金中属于中等教育基金的，由行署统筹统支；属于地方教育基金的，由各县统筹统支。教育基金及其收益，必须用于教育事业，任何部队、机关、团体和私人，均不得挪借或移作别用。（420108）

同日 胶东区青联召开胶东学联筹委会，推选吕明仁、姚敏、李芸生、张修己、丁一、韩蠡、李雨滋、鲁光等为筹委，鲁光为主任委员。（420109）

13日 《解放日报》发表《教育上的革命》社论。指出中共中央发布的《关于延安干部学校的决定》，是反对主观主义精神在学校教育上的具体应用，是培养干部工作中的新纪元，是中国教育上的一个新革命。马克思列宁主义教育的目的是培养和改造现实的战士，因此理论与实践、所学与所用的一致，就是教育工作的基本原则。并强调，中央决定的基本精神不仅适用于延安，而且适用于一切抗日根据地；不仅适用于学校，而且适用在职干部的学习。（420110）

14日 《解放日报》发表《提高边区国民教育》社论。指出提高边区国民教育应采取两种办法：一种是实行正规教育。对于检定合格的学校，由政府充分供给设备和办公及生活所需，并配备合格教师。对于甄试及格的教员，要给予工作、生活、学习和社会地位的保障与优待，使得这些学校和教员能够进行经常的正规教学，并有可能从事工作的研究和改进。另一种是大量发展地方文化战线上的辅助部队，奖励并提倡私人办学、讲学，允许教会、社团设立学校，赞助同族、邻里举办义塾，在不违背抗日救国的最高原则下，对他们的宗旨、学制、课程、组织机构和教学实施，政府不加以法令上的干预。并强调，一方面由政府以全力举办和整理真正合格的小学，充分保证其工作上的需要；另一方面广泛地吸收一切力量到文化教育上来，以补救政府力量的不足。这样，才能使边区国民教育在质量上真正提高一步。（420111）

15日 晋察冀边区行政委员会发布《优待敌占区学生入学办法》。共10条。规定：凡敌占区或接敌区学生，因不堪敌伪摧残或不愿受敌伪奴化教育来边区求学者，无论入中学小学，均依本办法优待。其愿入大学或专门学校者，得由政府介绍其入免费的大学或专门学校。入中学小学者，分甲乙丙3等给予优待。敌占区学生因经济困难，或因患病及偶然事项需要帮助时，由学校负责经过学生会或儿童团发扬互助友爱精神，互助解决。晋察冀边区行政委员会随后又发出指示，要求各地正确掌握和执行这一法令，以争取敌占区大量失学青年和儿童来边区求学，这是对敌政治攻势的内容之一。（420112）

16日 中共晋冀豫区党委和八路军一二九师政治部联合召开文化工作者座谈会（也称“太行山文化人座谈会”）。历时4天。到会的有太行区文化界、教育界、新闻界、艺术界代表400余人。一二九师政委邓小平就文化工作的服务方向、工作作风及文化工作的批判性、战斗性等问题做了报告，对文化工作者提出5点希望。晋冀豫区党委书记李雪峰在座谈会上做了关于根据地人民生活的报告。座谈会着重讨论了文化教育工作如何为政治任务服务，如何使文化教育工作成为有力的战斗武器，以及文化教育工作如何为广大群众服务的问题。（420113）

17日 毛泽东为由何凯丰、徐特立、范文澜等编写的《文化课本》作序。指出：“一个革命干部，必须能看能写，又有丰富的社会常识和自然常识，以为从事工作的基础与学习理论的基础，工作才有做好的希望，理论也才有学好的希望。没有这个基础，就是说不识字，不能看，不能写，其社会常识限于直接见闻的范围，这样的人，虽然也能做某些工作，但要做得好是不可能的；虽然也能学到某些革命道理，但要学得好也是不可能的。”（420114）

18日 陕甘宁边区新教育学会在延安成立。参加成立大会的有徐特立、李维汉、柳湜、周文、董纯才以及教育行政干部、教师代表，共120余人。徐特立强调，要重视对革命教育实践材料的整理与保存。董纯才指出新教育学会的任务：（一）研究教育理论。（二）帮助地方教育实施。（三）广泛宣传举办教育的意义，唤起一般社会人士对教育的重视。（四）团结边区内外教育工作者，建立教育上的统一战线。大会通过了新教育学会简章，推举徐特立为新教育学会理事长，范文澜为副理事长，吴玉章、罗迈、柳湜、董纯

才、马济川、霍仲年等10余人为理事。（420115）

20日 晋察冀边区行政委员会发布《关于儿童团与小学校关系的决定》。指出，儿童团是儿童自己的组织，学校不加干涉。儿童团在校内应保证学校教育计划完成，不得干涉学校行政。社会活动是学校教育内容之一，又是儿童团活动的重要内容，应由校方和儿童团共同领导。星期日和节假日是参加社会活动的时间，除此之外，儿童团如有必要活动须占用教学时间时，应取得校方同意。此决定，由边区行政委员会与北岳区青救会协同制定，下级须遵照执行。（420116）

23日 为印发和学习中国共产党红军第四军第九次代表大会的决议，毛泽东致信八路军留守兵团负责同志。信中说："将四军九次大会决议多印数千份，发至留守部队及晋西北部队，发至连长为止，每人一本，并发一通知，叫他们当作课材加以熟读（各级干部均需熟读）。"留守兵团接到来信后，大量印发这个决议，并于4月6日向各部队发出训令，指出中国共产党红军第四军第九次代表大会决议，不仅对当时中国红军的建军有着很大的意义与决定作用，就是对今天八路军、新四军的建设，仍然有着伟大的实际意义。（420117）

24日 陕甘宁边区政府教育厅发出《提高小学教师的生活和地位的命令》。指出改善小学教师生活和提高其地位，是鼓励他们工作热忱、推动小学工作的一个保证。提出将改善小学教师生活作为今春的主要工作之一，办法如下：（一）保证小学教师的粮食供应，在每月开始把粮食发给各小学教师，不得拖延；（二）各县第三科对各该地小学教师的生活应做详细调查，速报边区政府教育厅，以资审核；（三）各县应发的教员粮数及所增的家属粮数，应根据教育经费暂行条例一并筹划；（四）这一改善小学教师办法应与整顿小学、检定小学教师资格同时进行。（420118）

28日 晋察冀边区境内所有村庄、城镇普遍举行隆重的军民誓约（也叫"公民誓约"）仪式。原文："我是中华民国的国民，我是中华民国的军人，在日本帝国主义打进我们国土的时候，为着中国人民的利益，为着中华民族的生存，我愿遵守军民公约，作如下宣誓：（一）不做汉奸顺民。（二）不当敌伪官兵。（三）不参加伪组织维持会。（四）不替敌人汉奸做事。（五）不卖给敌人汉奸货物。（六）不给敌人汉奸粮食。（七）不用汉奸钞票。（八）爱护抗日军队。（九）保守军事资财秘密。（十）服从抗日民主政府。以上誓约，若有违犯，愿受军纪法令制裁。"（420119）

同日 陕甘宁边区政府教育厅发布《直属各学校经济稽核委员会规程》。提出为了使各学校经济公开和支付适当，应设置学校经济稽核委员会。委员会设主任1人，委员4～6人，由学校教职员互选，校长、事务主任、事务员不得当选，其任务是稽核开支不实、虚报假报、滥支浪费等事。稽查委员会对审核的账目、决算、单据及生产收支盈利的处理有疑义时，得请负责人员列席说明，如无圆满答复，得迳呈教育厅核办。各学校报销未经稽核委员会证明者，教育厅不予核销或核转。(420120)

29日 中共中央西北局常委会开会讨论陕甘宁边区行政学院的教育方针。确定了行政学院教育方针的3个原则：学习科目要与政府工作沟通，学习科目要与社会现实沟通，学习程序由具体到理论。要求行政学院遵守“学的即用的”原则，请政府各部门负责同志担任授课工作，课程编制应依中共中央的规定予以改订。学生文化程度虽低，但多具有实际工作经验，教员应注意学员实际工作经验的整理。学员毕业后，教员亦应成为学员工作中的顾问。教员还应抽时间参加县区乡政府工作，搜集并研究工作中的实际材料，逐渐使行政学院成为行政工作的研究机关。(420121)

本月 晋冀鲁豫边区政府发布《强迫儿童入学暂行办法》。规定：小学前4年为义务教育实施期，凡8～14岁的学龄儿童，除有特殊情形经当地主管教育机关特许外，概须强迫入学。14岁以上的失学儿童，亦应强迫继续入学。如因在学儿童过多，教员无法照顾，得移归民众学校，或成立夜学、补习班容纳之。各村学龄儿童应于每届开学1个月内，由各村小学教师协同教育委员会详细调查登记，在调查中应深入动员，说明儿童应当入学的理由、利益，以资说服。儿童家长如经教员说服仍不令其子女入学时，得再由村长、区长或联合校长劝告。劝告无效，得课以3～5元罚金。仍然无效时，加重处罚。(420122)

同月 太岳行署教育处发布太岳区1942年学校教育工作计划。提出严格执行修订后的小学教育规程，建立与坚持正规制度；严格执行强迫儿童入学办法；建立学校教育督学制度；颁布小学教师服务条例；普及小学教材，统一全区中小学课程标准与教材；根据修正后的中学暂行办法与师范学校暂行办法，建立对中学与师范的系统的管理制度与视察指导制度；保证各级学校在战争情况下，坚持完成既定教学计划。(420123)

同月 淮南路东总文抗和行署教育处小学教材编审科编写的小学课本，由新四军江北指挥部印刷出版。在这批课本中，有小学各年级国文、算术，小学三、四年级常识和小学五、六年级自然课本。在国文课本中，有抗日的内容和历史英雄故事。自然课本以结合实际的自然科学知识为主。(420124)

同月 盐阜区新文字研究会成立。推选张雁为理事长。发表宣言，号召全区各界热烈参加新文字运动，积极推进新文字工作。(420125)

同月 经过两个多月反“扫荡”斗争，华北联大师生转移到河北唐县，决定缩小规模，保留教育、文艺、法政学院和1个高中班，共1000余人。10月，由于根据地被敌人封锁分割，学生来源减少，中共晋察冀中央局决定华北联大再次缩编，只保留教育学院，于力任院长。(420126)

2月 4202

1日 中共中央党校在延安举行开学典礼。毛泽东做《整顿学风党风文风》报告，指出反对主观主义以整顿学风，反对宗派主义以整顿党风，反对党八股以整顿文风，这就是我们的任务。对于马克思主义的理论，要能够精通它、应用它，精通的目的全在于应用。马克思列宁主义理论和中国革命的关系，就是箭和靶的关系。并强调，我们反对主观主义、宗派主义、党八股，有两条宗旨是必须注意的：第一是"惩前毖后"，第二是"治病救人"。（420201）

同日 鄂豫边区高级行政干部学校成立。以培养政治经济干部，担任抗战建国工作、建设民主政权、巩固鄂豫边区抗日根据地的干部为宗旨。校长刘子厚，副校长娄光琦。设行政系和经济系。行政系培养行政管理、法政、教育、民运方面的干部，经济系培养银行、税务、商业、合作社方面的干部。第1期招收学员500名，其中一部分由各机关保送，多数年龄在18～30岁，具有高小以上文化程度且经考试入学，在校学习6个月。该校后并入洪山公学。（420202）

5日 《解放日报》发表《加强地方在职干部教育》社论。批评地方在职干部学习中脱离实际的现象，要求地方在职干部教育，必须根据党中央类似关于教育问题的决定实行彻底的改造。学习科目，区乡干部要把扫除文盲、提高阅读能力的文化课放在第一位，其次是政策法令的学习与研究，和工作方式方法的总结与讨论，第三是工作环境的了解与调查。县区乡政府应该有专任教员负责干部学习的领导与检查，教员主要利用当地小学教员和知识分子。各级干部学习的领导机关应该制定具体的学习方案，使干部学习真正做到理论与实际的统一，使干部学习成为推动工作的契机，而不是一个无味负担。（420203）

8日 毛泽东在中共中央宣传部召集的干部会议上发表《反对党八股》的演说。指出主观主义、宗派主义和党八股，这3种东西，都是反马克思主义的，都不是无产阶级所需要的，而是剥削阶级所需要的。这些东西在我们党内，是小资产阶级思想的反映。演说列举了党八股的"八大罪状"，强调要使革命精神获得发展，必须抛弃党八股，采取生动活泼新鲜有力的马克思列宁主义的文风。（420204）

10日 《解放日报》刊登《延大建立正规学制》。文章介绍，延安大学根据中央《关于延安干部学校的决定》精神，调整了课程和教材，各院系除学习特种必修课程外，决定以中国政治、中国经济、根据地情况及政策、敌伪研究、中国通史、国际问题、三民主义、思想方法论、国文等为一般必修课程。必修课程的教材，除尽可能适合一定理论体系的原则外，须力求实用。在学术研究上，将举行各种自由讨论。为了使学员了解实际情况，特组织普查团深入区乡进行调查研究。学员的学习与生活采用民主管理方式，全校学生组织自治会，班有班务会，一切有关学员生活、学习的问题，由学员自己讨论提出，学校行政只居辅导地位。学员、教员均有权选派代表1人参加校务会。（420205）

12日 中共西北局发出《关于目前党内宣传教育工作的指示》。指出反对主观主义、宗派主义、党八股是目前宣传工作的中心任务。次日，《解放日报》发表《开展宣传工作上的新阵容》社论，要求各地按照反对主观主义、宗派主义、党八股这一方针改造宣传教育工作，检查干部学校教育，检查在职干部教育，检查报纸刊物，务必在全党的全部工作中贯彻中共中央这一方针。（420206）

15日 抗日军政大学第十分校举行开学典礼。根据新四军军部指示，新四军第五师将在湖北随县设立的随营军事学校扩建为抗大十分校，师长李先念兼任校长和政委，肖远久任副校长，冷新华为政治部主任。第1期学员有1000多人，分设军事大队、政治大队和知识青年大队。由于无固定校址，学员经常背上背包转移，在转移途中教学，故被称为“背包大学”。1945年9月，该校第5期学员毕业，校部改编为新第十四旅旅部。（420207）

同日 刘少奇在中共华中局第一次扩大会议上做《目前形势，我党我军在华中三年工作的基本总结及今后任务》报告。报告中第7个任务就是要发展根据地内的文化教育，办理各种学校，训练人民成为新的公民。他指出：“根据新民主主义的教育方针——反对汉奸的奴化教育，反对封建的愚昧教育，提倡科学等——奖励一切私人办学。各乡学校及民众学校应即办起来，各县中学亦须从速办理。各根据地之高中及专门班应加扩大。应使这些一般的学校与我们的训练班区别开来，不要采用一样的办法去办理。教育经费，各级政府应给予保障，所有学产收入，一律拨交学校。教员的训练，应加紧进行；对教员的待遇，应加以确定，给予相当的保障。课本的编审与印刷，须迅速进行。对于民众教育，则须在群众运动发动的基础上，去广泛地大规模地进行。根据地的青年儿童运动，应与文教工作密切配合地进行。”（420208）

同日 《解放日报》发表《提高干部文化水平》社论。指出提高干部的文化水平是我们党宣传教育工作的重要任务，也是改进工作质量的最重要的环节之一。要求除了干部学校必须设立文化补习班外，在高级领导机关所在地应设业余的文化补习学校或夜校，按文化程度的高低分设初、中、高班次，使各级干部按文化程度高低分别入班学习。较大的机关应单独组织文化班，县区以下亦应设立文化学习小组。师资来源，在干部集中的地区，应该抽出相当数目的知识分子专任教员，在县区则应该由在职的知识分子兼任，必要时可抽调当地中小学教员专门担任。（420209）

16日 毛泽东在给住地乡亲们祝贺春节时，看到一个八九岁孩子没有上学，便向干部们说："陕北文化落后，教育儿童是很重要的任务，要好好开展学校工作。"（420210）

19日 晋察冀边区行政委员会发出《关于整理与建立民校的指示》。指出此次整理民校的唯一标准是《民众学校暂行规程》，明确民众学校的基本任务是扫除文盲，民众学校是民众教育的统一形式和经常机关，民校教育带有强制性。各级教育部门应切实掌握这一工作，采取重点主义，反对平均主义，实事求是，反对主观主义和形式主义，民校建一个要顶一个，要有充分的准备和周密的计划。并强调，民校的整理与建立是本年教育上的重要任务，各级教育部门干部同志要尽力开展民众教育工作，把民校普遍建立在所有村庄，且使它正规化。（420211）

20日 毛泽东致电在重庆的周恩来，指出："我们已定思想、政治、政策、军事、党务五项为政治局业务中心，而以掌握思想为第一项。掌握思想之实施为干部教育，已将党校改组，中央同志实行教课。已公布改造干部学校决定，不知你处收到否？在职干部教育决定日内亦可公布，高级学习组各地均已举办，此是极重要的关键。""总之，目前是以整顿内部训练干部为基本中心，抓紧此点以准备应付时局的变化。"（420212）

22日 《大众日报》报道，莱芜县立模范小学成立一年来，在敌人频繁的"扫荡"中坚持教学。该校有教职员11人，学生400多人（男女兼收），没有在战争动乱的环境中耽误课程。其教学方针是和生活与工作密切联系着的。实行"小先生"制，每个学生每天回家都要教父母或兄弟姐妹3个字。此外，学生们还担任夜校教师，或组织宣传队到附近村庄做抗战宣传工作。"小先生"们的写作园地《战地小朋友》已出版七八期，其中有诗有画，充分表现了儿童的创造性。为了解决教材的缺乏，教师根据新民主主义文化教育的原则，采用集体的方式，编印了一些高小用的教材。学生们的课外活动是在学校俱乐部的领导下进行的。（420213）

27日 延安中央研究院中国教育研究室举行陶行知教育思想讨论会。李维汉做总结发言，认为陶行知在政治上经历了两个历史时期，五四运动以前是资产阶级教育家，五四运动以后逐渐走上新民主主义道路。在教育上，他是沿着杜威主义——生活教育——新民主主义政治——新民主主义教育的道路发展的。他的生活教育有3个基本思想：一是主张生活教育，反对与生活脱离的洋化教育和封建传统教育；二是主张普及教育、大众教育和大众文化，反对教育与文化为少数人独占；三是主张教学做合一，反对为读书而读书。这些思想基本上是进步的。（420214）

28日 中共中央政治局会议通过《中共中央关于在职干部教育的决定》。指出在目前条件下，干部教育工作在全部教育工作中的比重，应该是第一位的。而在职干部教育工作，在全部干部教育工作中的比重，又应该是第一位的。在职干部教育，应以业务教育、政治教育、文化教育和理论教育4种为范围。对一切在职干部，都须给予业务教育，实行“做什么，学什么”的口号。对一切在职干部，都须给予政治教育，范围包括时事教育及一般政策教育二项。对于一切文化程度太低或不高的干部，除业务教育与政治教育外，必须强调文化教育，反对轻视文化教育的错误观点。高级与中级的具有学习理论资格者，均须学习理论。并强调，不论任何工作部门，也不论这4种教育的任何方面，均须贯彻反对主观主义、宗派主义与党八股的精神。各级党政军领导机关应把极大的注意力放在干部教育（在职干部教育与干部学校教育）上面。对于从事干部教育的人员，尤其是教员，应加以教育。（420215）

同日 中共中央政治局会议通过《关于党校组织及教育方针的新决定》。要求停止过去党校所定课程，在本年内学习党的路线，军事院校的高级班归并党校。延安各机关学校高级干部班（包括高级学习组）以300～400人为限，参加党校学习。同时决定，党校直属中央书记处，政治指导由毛泽东负责，组织指导由任弼时负责，日常工作由邓发、彭真、林彪组织管理委员会负责。邓发仍为校长，主持校务会议。彭真为教育长，主持政治教育会议。林彪主持军事教育会议。党校出版学习报，由彭真负责，陆定一副之。（420216）

同日 山东省战工会发布《检定小学教员暂行办法》。规定：凡小学教员，不论其学历如何，任职久暂，成绩优劣，一律应受检定。小学教员分为初级、高级、正副教员及高级专科教员。检定分无试验检定和试验检定两种。检定小学教员，以县为单位每年举行一次，检定标准分为政治认识、文化程度、教学能力、思想意识，试验方法分口试、笔试、工作表现。检定合格者，由专署文教科发给服务证明书。检定合格有服务证明书者，政府应分配其工作并给予职业证明。（420217）

本月 苏南区湖滨中学在茅东县吕丘镇成立。设中学班、师范班和附小，招收新生300多名。吕丘镇离敌伪据点只有10多里地，学校经常处于戒备状态。平时，学生白天在校上课，晚上分散到周围农民家中住宿。敌人“扫荡”和“清乡”时，转移到天荒湖等安全地区躲藏。后因形势紧张，1943年春停办。（420218）

同月 北岳区高干会议决定对中学教育进行整理。在整理工作中要求做到：（一）切实争取正规化，重质不重量。（二）根据边区第二次中学教育会议的决定，对中学进行改组与编制，将现有5所中学合并为2所。即将一、五中合并，在平山设立晋察冀边区第一中学，刘星华为校长。将二、三、四中合并，在唐县设立晋察冀边区第二中学，卜蔚英为校长。（三）充实教学内容，加强基础科学教学，发扬朴素的作风。（四）学生一律以自费为原则，不吃公粮。由于抗日战争形势更加艰苦，1942年9月，晋察冀边区行政委员会将一中和

二中合并为边区第一中学。合并后，减少教师63名、学生442名。（420219）

同月 苏北卫生学校成立。旨在为部队和地方培养医务人才。齐仲桓任校长。第1期招生200名，学习时间为6个月。学习期间，膳宿被服书本等费用，均由学校供给。（420220）

同月 胶东行政联合办事处成立胶东蚕丝学校。以胶东蚕丝改良厂为基础成立，有教员4人，学生30余人，旨在培养制种养蚕的干部，从事蚕丝业发展。（420221）

同月 抗大二分校开办陆军中学。唐子安为总队长。学员600人，都是从部队选拔的班排长和优秀战士，其中有"狼牙山五壮士"中幸存的葛振林、宋学义。原定学制3年。1944年春，该校返回陕北，编入抗大总校第二大队。（420222）

3月 4203

1日 晋察冀边区行政委员会发布《晋察冀边区小学教师检定任用办法》（简称《办法》）和《晋察冀边区小学教师服务章程》（简称《章程》）。《办法》共10条，规定：凡年龄在18岁以上、坚决抗日、热心教育、具有高小以上文化程度的教师，不分男女，均得参加检定。小学教师检定分无试验检定和试验检定两种，检定工作由县政府主持。检定合格的小学教师，由县政府发给许可状，有尽先任用之权。《章程》共12条，规定：小学教师的职责是教学和指导学生的生活与学习，以及考查学生的成绩等。教师应协助所在村工作，出席教师会议和遵守会议决议。教师须定时报告工作，按时上课和完成其他工作，教学进度应依政府规定。教师须受校长或主任教师的领导，不得自行离职或请退。战时未得到聘任机关的通知或允许，教师不得自行停课或离校。（420301）

3日 中共中央宣传部召开部务会议讨论执行中共中央《关于在职干部教育的决定》的具体办法。指出，在职干部的业务、政治、文化、理论4种教育中，要从业务教育和文化教育入手，学习业务者同时学习时事政治。业务教育和时事政治教育孰为主孰为辅，由各部门根据具体情况决定。学习文化者以文化教育为主，时事政治教育为辅。另外，中央直属机关将杨家岭划为文化教育实验区，准备成立文化教育研究会，编辑出版史地数理等教科书，由徐特立负责。决定成立考试委员会，以建立在职干部测验考试制度，亦由徐特立负责。同日，陕甘宁边区政府教育厅召开会议讨论执行中共中央《关于在职干部教育的决定》，确定边区全体教职员以学习本身的业务为主。（420302）

4日 晋冀鲁豫边区政府教育厅颁布《村立与私立小学暂行办法》。规定村立与私立小学需组织学董会，负责学校的管理、经费筹措及人员聘定等行政事宜。要在县政府备案，并接受县政府的监督和指导。政府对村立和私立小学教员有调训之权。村立和私立

小学均须按照《小学暂行规程》中规定的课程种类与时间上课，并采用由政府审定的教科书。（420303）

5日 晋察冀《边政导报》第4卷第9、10期合刊，发表了晋察冀边区行政委员会主任宋劭文在北岳区第二次高干会上的报告。讲到在职干部教育问题时指出，调查研究工作和在职干部教育是一件工作，二者是统一的，都是改造我们工作的武器。其目的：消除执行政策的障碍，加强行政效率；提高干部的政治能力和文化水平；改造我们的作风，主要是清除主观主义，事务主义，粗枝大叶、一般化的作风。过去提出"做什么，像什么"，想要"做什么，像什么"，就必须"做什么，学什么"。其原则：调查研究就是搜集具体材料和问题；要把业务学习提在学习的头等重要地位；在开始时要求少而精，内容不在多，要求做得好；要建立全面的制度。要把业务学习放在第一位，都要有政治学习，文化水准低的要把文化学习提高到应有的地位。要做好在职干部教育的组织与领导工作，建立学习制度，并供给教材，并要克服好高骛远、忽视业务学习、学习上不掌握原则和不掌握时间的偏向。（420304）

10日 《解放日报》发表《业务教育和政治教育》社论。批评了干部中普遍存在的只有空疏浮泛的浅薄常识而缺乏专业的科学知识的弱点，提出需要对干部进行长期的业务教育和政治教育，使他们具有德才兼备、学有专长、精通业务和高瞻远瞩、通达政治的品质，成为既是业务的专家，又是革命的通人。（420305）

11日 中共中央政治局召开会议讨论改造《解放日报》问题。毛泽东在发言中指出：党报是集体的宣传者和组织者，对党内党外影响极大，是最尖锐的武器。要达到改造党的目的，必须首先改造党报的工作。报纸必须地方化，要反映地方情形。党报要反映群众的意愿，执行党的政策。党报要允许同情者做善意的批评。4月1日，《解放日报》改版，并发表社论《致读者》，宣布从本日起报纸的版面彻底改革，"使《解放日报》能够成为真正战斗的党的机关报"。（420306）

同日 晋察冀边区行政委员会发出《关于纪念"四四"儿童节的指示》。指出本年纪念"四四"儿童节的意义，是在儿童中进行反法西斯教育，引起社会各界人士对儿童的爱护和重视，动员广大儿童积极参加节日活动，动员儿童到学校里去，提高其学习情绪。儿童节纪念会的组织强调政府教育部门和青救会的配合，时间不超过1天。纪念大会重心放在各种表演、比赛、测验等活动上，政治内容要简明有力，能真正打进儿童的心坎。围绕儿童节，进行模范儿童、劳动小英雄的评定，村级召开儿童家长座谈会。对游击区儿童加强民族气节教育，广泛开展"五不运动"：不上鬼子当，不念鬼子书，不告诉鬼子一句实话，不替鬼子干事，不当鬼子的奴隶。（420307）

16日　《解放日报》发表李维汉《要清算干部教育中的教条主义》。文章指出，干部教育工作中教条主义是理论同实际分离，理论被抽象化，被当成教条。要实行干部教育上的革命，主要的就是要肃清教条主义，而要肃清它，首先就要揭露它和批评它。一次不会揭露得干净和批评得透彻，要坚持地去揭露和批评。否则，无论对于工作，对于个人，真正彻底的转变是困难的。（420308）

同日　《解放日报》发表《为什么把干部教育放在第一位》社论。指出，今天正处在战争年代，必须培植大量的干部，尤其不能不首先加强站在各种不同战斗岗位上的干部。特别强调在职干部学习，不仅因为我们不可能把所有在职干部抽调出来进学校学习，而且因为学校教育只是训练和培植人才的第一步，实际工作中的锻炼和学习才是锻炼人才的最好学校。（420309）

18日　延安中央研究院召开整风动员大会。在动员大会上，宣布该院是中共中央宣传部的整风试点单位。（420310）

同日　抗日军政大学太岳大队开始招生。由抗大总校抽出100多名教员和干部组成，是抗大的一个独立大队，带有随营学校性质，受太岳军区和抗大总校双重领导，随太岳军区行动。6月，在山西省沁源县南石村开学。大队长杨秀全（后刘鹏），政委张力雄（后李良汉）。设军政委员会，负责领导教学工作和处理军政大事。学员最多时900余人。每期训练时间为半年左右。该大队多次参加反“扫荡”斗争，经受了实战锻炼，为太岳区培养了一批基层军政干部。（420311）

同日　延安新文字干部学校举行春季开学典礼。吴玉章校长发表讲话指出，1941年是开始的一年，所以特别着重于“宣传”，本年则着重于“实做”，提高质量。接着，学校负责人宣布教育计划，要求两年内学完新文字研究、国文、世界语、数学、中国通史、世界经济地理和自然常识等课程。（420312）

19日　延安中央研究院中国教育研究室召开乡村建设派问题讨论会。李维汉在会上指出，梁漱溟的言论、著作和乡村建设实践证明，他是没落地主阶级即是半封建制度的维护者。他说中国社会没有阶级对立，只有职业分工，中国社会只有伦理关系，及“中学为主、西学为辅”等思想，同蒋介石、陈立夫有共同点。但他企图用“软”的办法即乡学、村学的教育办法来维护陷于死亡的半封建制度，驯服农民，这一点与蒋、陈有区别。他是唯心论者，他的乡村建设运动已经破产，农民并不拥护。他现在参加民主同盟，要求民主，说明地主阶级中的抗日派对国民党的“一党专政”也是不满的。乡村建设派在教育方面的一些实际做法，还应参考与研究。要把乡村建设派中的青年和梁漱溟区别开来。（420313）

22日 鄂豫边区召开第一届代表大会第一次会议，通过了《鄂豫边区施政纲领》。规定：发展边区抗战文化教育，提高边区人民文化政治水平，提高民族气节，粉碎敌伪奴化教育与亲日反共宣传，普及国民教育，推广识字运动，减少文盲，改良私塾，训练师资，改善教员待遇，推广书报发行，加强干部学习，提倡文化娱乐，爱护与培养知识青年，救济失业失学青年，奖励学术研究，健全正规学校。提高妇女在社会上、政治上、经济上、文化上的地位，教育儿童，推广妇女文化教育，消除妇女中的封建落后的不良习俗。给社会游民分子以适当的职业与教育，使其参加生产及抗日活动。(420314)

23日 中共晋冀豫区党委做出《关于一九四二年在职干部学习的决定》。其主要内容：（一）本年在职干部的学习，区分委以下以文化教育为主，县委以上以政治教育为主，都要进行业务教育。（二）各级干部各类教育的内容。区分委的文化教育为中国地理、算术四则、自然常识、国际问题常识。政治教育为劳动政策、文教政策、敌区政策、民主政策、友党友军政策、除奸政策。业务教育为调查研究论文、党的民主集中制、自我批评及铁的纪律论文、群众工作论文、气节教育论文、工作作风论文等。关于党的指示、决定及文件，随时组织讨论。县委的文化教育为中国革命运动史、地理、国际问题常识等。政治教育为各种政策，学习科目与区分委相同，还要精读《论持久战》《论新阶段》《新民主主义论》。业务教育与区分委相同，且认真学习党的指示、决定及有关文件。地委的文化教育由地委自行决定，政治教育与县委相同，增读必要文件。业务教育与县委相同。（三）政民系统的学习，政治学习比党的干部学习时间稍少，业务学习比党的干部学习时间稍多。文化学习，政民系统干部学习时间与教材和党的干部一致。（四）以上根据各级干部一般水准制定，按照实际情况，可以变通。(420315)

30日 毛泽东在中央学习组做《如何研究中共党史》报告。指出："根本的方法马、恩、列、斯已经讲过了，就是全面的历史的方法。""通俗地讲，我想把它叫作'古今中外法'。""所谓'古今'就是历史的发展，所谓'中外'就是中国和外国，就是己方和彼方。""研究中国党史，应该以中国做中心。""不研究中国的特点，而去搬外国的东西，就不能解决中国的问题。""我们要把马、恩、列、斯的方法运用到中国来，在中国创造出一些新的东西。"(420316)

31日 晋察冀边区行政委员会发布命令，严厉制止游击区个别村庄变卖村学田支应敌人。强调学田收入为教育经费主要来源之一，对于开展教育事业关系重大，应当妥善保护，不仅不容侵占盗卖，换作其他用途也不妥，危害抗战、破坏教育，更属非法。要求各县随时注意，如再发生此类事例，不论买方卖方，均应以法制裁，对主谋者给予严厉处分，以儆效尤。(420317)

本月 在胶东主任公署领导下，胶东区的胶东公学、胶东女子中学、东海中学、滨海中学等中等学校进行了历时10天的民主大检查。从教学工作开始，着重检查教材和教法，接着是生活指导工作，最后检查学校组织机构与领导。经过检查，发现这些学校存在主观主义和教条主义，主要表现：（一）在组织领导上，科学分工与个人负责没有组织好，民主作风不够，领导工作不深入，学生团体没有发挥应有的作用；（二）在教材与教法上，编写的教材不系统，教材深入联系实际不够，教师系统讲授多，培养学生能力少，存在忽视文化课的偏向；（三）在学生生活上，忽视学生的全面发展。学生集体学习时间多，自由学习时间少。（420318）

同月 鄂东公学在黄陂成立。校长柳植（柳野青）。有学员100余名。设普通班和初级班。普通班使用初中课本，初级班使用高小课本。7月，学员分3批分配工作，该校宣布停办。（420319）

同月 冀鲁豫区运西中学在鄄北县成立。邹鲁风兼任校长。阎言川任教导主任，主持学校工作。在此前后，抗日民主政府将新接管的濮县中学和范县中学合并为濮范中学，巩丕鉴担任校长。（420320）

同月 绥察行政公署发出《关于干部教育的指示》。要求专署、县、区各单位要组织学习委员会，督促干部学习。干部按照职务、文化程度、政治水平分为甲、乙、丙3组，每天清晨学习1小时，半月举行1次讨论会。乙组和丙组每星期上1次课。还提出，各单位应每月举行1次测验，应检查干部学习笔记，应确定从4月15日至9月初为学习突击季，9月间总结。各单位应向上级政府做学习突击季总结报告。（420321）

同月 抗大太岳大队到达太岳区以后，太岳军区为了培养青年干部，决定创办太岳陆军中学。太岳军区司令员陈赓兼任校长，副校长张力之。学制3年。学员300多人，都是三八六旅和决死队在“精兵简政”中编余的部分连排长、优秀班长和老战士。1943年10月，日军“扫荡”太岳区，该校转移到甘肃省合水县，并入抗大七分校。（420322）

4月 4204

1日 《解放日报》发表彭真关于中央党校再度改组的谈话。指出，中央党校再度改组的目的，是使“党校教育能完全吻合毛主席整顿三风的精神”。通过改组，党校教育内容以辛亥革命以来的中国历史为基础。以马列主义的思想方法了解中国革命的基本问题，才不致理论与实际脱节。学习方法用“古今中外法”，先从中国革命的实际问题中学习掌握马列主义的思想方法，再吸收中国以外的东西，并彻底清算过去教育中的教条主义与主观主义。（420401）

2日 中共中央政治局召开会议。毛泽东发言指出，讨论整顿三风报告与检查工作，开展批评与自我批评，要有计划有领导地进行，不应放任。思想斗争的火力，不是只对着老干部，而应对着新老干部双方的毛病，使新老干部相互批评之后，更进一步地相互了解与团结。我们的目的是惩前毖后，治病救人。在机关学校要开展民主，还须有领导，使这个运动发展到正确的方向上去。（420402）

同日 徐特立在延安自然科学院《学风》壁报著文，号召全院人员在检查工作中大胆发言，认真检讨。提出检查工作的方针：检查领导，检查整个工作这是主要的。至于谁负责却是次要的，最后才检查思想上的错误。"批评不是打击，要有原则，要有事实，热骂可以，但不许冷嘲和暗箭伤人。""少抓小问题，只抓领导方式、思想上有无大的倾向，其余一切都应该环绕在大问题的周围。"（420403）

3日 中共中央书记处召开会议，通过中央宣传部《关于在延安讨论中央决定及毛泽东同志整顿三风报告的决定》。要求各机关、各学校对于中央决定、毛泽东同志报告及中央指定的其他文件，要深入研究，热烈讨论，把这些文件的精神与实质领会贯通，作为自己的武器。各部门负责人在研究及讨论中央文件时，应有准备有计划地领导研究讨论的过程。讨论检查的方式，应以上面领导与发扬民主同时并重，不可偏废。研究、讨论与检查的目标是彻底了解中央文件的内容，认真彻底地整顿学风、党风、文风，改造工作，团结干部，团结全党。还规定了干部学习的18个文件，并对研究中央文件的时间、办法等问题做出规定。（420404）

同日 晋察冀边区行政委员会发布《关于初步整理北岳区小学的决定》。规定高小整理的原则是重质不重量，学生由县进行考试，60分以上为合格，不合格者二年级退入一年级，一年级退入初小。学生年龄在20岁以上者，一律令其退学。整理后，教员不足者补充，多余者他调。高小与所在村初小合并为完小。初小整理以一村一校为原则。学生年龄在18岁以上者，一律令其退学。学生不足30人的学校，非有特殊情况者一律取消。各学校须一律采用边区出版的课本，须按一学期一本、一学年两本的进度进行教学。小学整理工作应在5月底以前完成。（420405）

4日 《解放日报》发表毛泽东为儿童节的题词："儿童们团结起来，学习做新中国的新主人。"（420406）

同日 晋绥《抗战日报》发表《今年的"四四"儿童节》社论。指出，"四四"儿童节是全中国儿童争取解放的纪念日。要教育儿童认识法西斯匪徒是全人类儿童的死敌，了解重视晋西北临时参议会的成立，并号召根据地儿童组织春耕宣传队，更进一步地帮助春耕。同时，加紧推动儿童入学运动，广泛深入地督促学龄儿童入学。（420407）

同日 《解放日报》发表《在游击战争环境中在职干部教育是可能的和必要的》社

论。指出，我们的党是站在抗战的最前线，我们的在职干部中有一大部分是在敌后坚持着抗战。在敌后游击战争的环境中进行干部教育是有很大的困难，可是这些困难是可以克服的。在“不妨碍战争”的条件下，应当尽可能地克服客观困难，给在敌后艰苦战斗的在职干部以必需的与可能的教育。（420408）

同日　晋察冀边区行政委员会颁发《小学教师考核奖惩条例》。规定小学教师的考核以平日服务表现和教学成绩为主。小学教师经考核成绩优良者给予奖励，成绩不良者或有过错者予以惩戒。奖励分记功、奖状、通令表扬3种，惩戒分警告、记过、免职3种。各县办理考核奖惩后，应造册报边区行政委员会（冀中报冀中行署，冀北报冀北办事处）备查。（420409）

同日　盐阜区儿童庆祝“四四”儿童节。阜宁县小朋友集中在14个中心地区，进行庆祝。他们还制锦旗、募捐物资，献给刘少奇、陈毅、黄克诚等党政军首长。建阳等县均召开大型庆祝会，募捐鸡蛋、草鞋、子弹壳及现金，献给抗日将士。涟灌阜边区办事处，当日下雨，4月8日补行庆祝，前线剧社表演游艺节目。（420410）

6日　《盐阜报》发表汪达之的《我们怎样教育子孙》。文章指出，儿童是今天国家的小主人，民族的幼芽，民族的新生命，如将他们组织起来，便是不可战胜的伟大力量。号召要和敌伪争儿童，要和顽固派争儿童，使儿童成为创造世界的力量。（420411）

9日　新华社报道，为积极进行干部教育工作，晋察冀边区政府决定设立干部教育委员会，负责计划各级政权干部教育事宜。另在教育处下设干部教育科，负责执行干部教育委员会的决定与计划。同时明文规定干部教育为行政工作的一部分，各级政府首长应负领导、检查、督促之责。（420412）

11日　《晋察冀日报》报道，晋察冀边区行政委员会发布关于小学教师几项问题的决定。规定游击区小学教师因公牺牲时，比照政民工作人员抗战伤亡褒恤条例酌予抚恤；小学教师在放假期间与反“扫荡”时的生活费用应照常发给，不准扣除；小学教师因患病请人代理者，其代理人在代理期间所需生活费用，应以原教师所得生活费用供给之；小学教师的衣服，由教师自行解决。（420413）

同日　鲁迅艺术文学院举行4周年纪念晚会。院长周扬在会上指出，该院教育基本方针为团结与培养文学艺术的专门人才，以致力于新民主主义的文学艺术事业；教育的具体目的为培养适合于抗战建国需要的文学艺术之理论、创作和具有某种技术专长及具有历史知识与艺术理论修养的人才；教育精神为艺术自由，各学派学者专家均可自由讲学，进行各种实际艺术活动。（420414）

13日　《解放日报》发表《地方干部要建立学习的信心》社论。指出要认真组织在职干部教育，首先要求每一个干部同志，特别是县以下的工作同志，应充分认识学习对于自身的重要性，建立对于学习的高度兴趣和坚强信心。文化知识，党和政府的指示，工作经验总结，党外人士的意见和广大群众的呼声，便是应该学习的科目。（420415）

同日 中共中央直属系统学习委员会成立。在中央直属系统学习委员会第一次会议上，选举康生、李富春等5人为常委。16日，常委会召开第一次会议，拟定了具体的学习计划，规定在最近3个月里，各部门以研究整风文件为中心，其他政治学习和业务学习一律停止。（420416）

14日 晋察冀边区行政委员会发出关于纪念“五四”“五五”的命令。提出加强反法西斯、反敌寇所谓“四次治安强化运动”的欺骗奴化教育，是本年纪念“五四”青年节在教育战线上的战斗任务。各级学校于5月4日放假一天，参加专区或县青救会召开的纪念大会。学校负责人要出席讲话，要把发扬民族气节，反敌伪“治安强化运动自首政策”作为讲话的中心内容，并把反法西斯教育作为经常的工作。以学校为单位，进行教与学的大检查，把教学上的主观主义、形式主义、教条主义、八股残余完全清除出去。5月5日放假一天，中学、高小应以学校为单位举行座谈会，或举行学习大测验，严整学习阵容。（420417）

14日 中共中央西北局召开会议，讨论整风问题。决定成立陕甘宁边区学习委员会，政府、军队、党和民众团体各系统分别成立学习委员会，从4月20日至7月20日3个月内，负责指导所属机关、学校研究学习中央宣传部指定的整风文件，准备将来检查工作。（420418）

16日 中共中央山东分局发出《如何执行在职干部教育的决定》。主要内容：（一）根据山东干部质量及工作发展的特点，在职干部教育应强调提高业务教育。（二）在学习领导上，强调各级党委的领导、宣传部门的督促指导和各部门负责同志以身作则，机关支部则负实际组织领导与保证之责。（三）建立定期测验制度。成绩好的干部，予以党和行政上的鼓励；不及格的，予以党和行政上的批评。（四）建立严格的定期汇报与检查总结制度，规定学习是党员的条件之一。（五）解决学习教材问题。（六）为适应敌后游击战争的环境，在职干部的学习方法力求战斗化，设法克服一切困难。（420419）

17日 《解放日报》发表社论《反对教育工作中的急性病》。文章指出，我们的教育工作常常犯急性病。如在课程编排上，往往把主观上所要教给学生的东西往学生脑袋里硬塞；在教学方法上，往往流于死硬教条的灌输；在学习态度上，往往提倡“学习突击”，组织“学习竞赛”。并强调，确立正确的学习态度，运用正确的学习方法，是提高学习效率的唯一途径，而一切贪便宜、走斜路、半生不熟、不求甚解的结果都只有一个，那就是“欲速则不达”。（420420）

20日 中共中央北方局党校举行第6期开学典礼。彭德怀、张友清和八路军野战政治部主任罗瑞卿出席典礼并发表讲话，号召大家加强自我批评，提倡自由研究，发扬民主作风。北方局党校教务主任杨献珍指出，学习马克思主义理论要联系实际，不要像猪八戒吃人参果那样生吞马克思主义的仙果。（420421）

23日　《晋察冀日报》报道，冀中区一年来教育事业发展迅速。初小增加600余处，初高小学生总数达45万人。同时，先后成立了6所师范、7所联合中学和冀中职业中学，军区成立1所抗属中学。高小毕业生接受中等教育的达到高小毕业生总数的22%。（420422）

24日　晋冀鲁豫边区政府教育厅召开各专署教育科科长会议。历时6天。根据边区政府整顿政风的决定，检查全区教育工作，通过了多项决定。其中决定扫除文盲的具体办法：每一公民必须认识1000字，每年认250字，4年完成；民众学校的组织，分识字班、政治班2种；课程分识字课、国民常识、珠算；上课时间，除年假、麦假、秋假外，男子间日1次或3日1次，女子每日1次或间日1次；教员津贴4元仍旧发给，不足之数由学生负担。关于业务学习的教材，由边区政府教育厅印发教育文选。小学教员的学习，由教育厅规定进修办法及奖励办法。社会教育的干部，应与区级干部相同，特别注意政策法令。义务教员应教啥学啥。督学下乡，应检查社教干部的学习。（420423）

25日　新四军第五师政治部在《简报》中说：（一）目前干部以整风学习为中心，学习方式是着重自习及检讨实际工作，并以整风文件为基本文件，先将文件进行精读，但尚未形成学习运动。现正发动文化学习的突击，已规定本年5月至下年4月为文化突击年。（二）战士的政治教育以讲课为主，学习教材有《政治一百课》《入伍教材》和各种临时教材。（三）本年度教育中心：整风是政治理论学习中心，特别要抓紧团以上干部；要进行全师文化学习突击，特别要着重于连以上干部；师部要轮训团营干部，旅和军区要办教导队，团要办各种短期训练班，以加强政治业务教育。（420424）

本月　淮北区邳、睢、铜、灵四县联合中学开学。由四县联防办事处主任纵翰民兼任校长，刘瑞林任副校长，陈涛任教导主任。最初有学生30多人，都由组织介绍入学。1943年第2期招收新生200人，其中有50人分配到师范班学习。最初无固定校址，到1945年才在古邳安定下来。同年11月，该校分为睢宁中学、灵璧中学、邳睢铜中学3校。又合并为淮北第一中学。1946年，并入华中建设大学附中。（420425）

同月　著名的救国会七君子之一、爱国民主人士邹韬奋由大后方回上海治病，路经苏中，受到当地党政军负责人粟裕、管文蔚、季方、李俊民等热烈欢迎。苏中行署文教处处长刘季平等有关负责同志先后陪同邹韬奋访问和考察了南通中学、邱升中学、紫石中学、成达中学以及当地一些小学，参加了当地召开的教育会议。访问中，邹韬奋号召大家共同抗日，指出当亡国奴是没有活路的。他为学生题词："继续努力，不断进步。"鼓励学生在校

努力学习，积极参加抗日斗争。（420426）

同月 滨海专署根据山东省战工会《检定小学教员暂行办法》的规定，决定各县麦假期间对小学教员进行检定，6月底全部进行完毕。总计各县参加检定的小学教员493人。（420427）

同月 晋绥边区兴县开明士绅牛友兰写信给晋西北行署，表示自愿捐出土地132垧及房舍，帮助根据地发展教育事业。行署决定接受牛友兰捐献的土地和房舍，并给予奖励。（420428）

5月 4205

1日 抗大总校第8期在河北邢台浆水镇开学。其主要任务：艰苦地坚持教学，保存和培养干部，准备反攻。开学时有学员2156人，都是从主力部队和游击队中选拔的工农干部。开学不久，遇到日军“拉网大扫荡”，师生投入英勇的反“扫荡”斗争。1943年1月，奉命返回陕甘宁边区绥德。1945年8月，学员全部毕业，成为抗大创办以来学习时间最长的一期。（420501）

同日 抗日军政大学附设陆军中学成立。设在河北省邢台县浆水镇，滕代远兼任校长，史紫千任副校长，陈鹤桥任政委。有学员630名，都是从部队精简下来的班排干部、宣传干部和优秀战士中选拔出来的。他们年龄小，出身好，有小学以上文化程度，计划经过长期培养，全面提高军事、政治、文化素质，作为建设特种兵的骨干。1943年1月，抗大总校迁回陕甘宁边区，该校改为太行陆军中学，留浆水镇继续办学。同年9月，奉命到甘肃省合水县，并入抗大七分校。（420502）

同日 《教师之友》刊登山东省战工会《关于保证小学教师专业化办法的决定》。规定凡经政府检定合格、发给服务证的小学教员，皆为专业教员。服务不满3年者，不得调任其他工作。凡专业教员不经县文教科允许，不得兼任其他任何足以影响教学的职务。为了使小学教员在生活上得到保证，各级政府必须认真执行《小学教职员服务条例》中有关规定，以提高其待遇，改善其生活，并实行年功加俸制。小学教员服务3年以上，可请求政府保送各种专门学校免费入学，以求深造。凡连续服务10年以上，年满50岁，因年老体衰不能执行职务者，得请求退休，由政府发给养老金。实行民主选举时，小学教师救国联合会为合法的民众团体，得提出适当数量的候选人，进行竞选，实现参政。（420503）

2日 中共中央宣传部在延安召开文艺座谈会第一次会议。16日和23日召开第二次会议和第三次会议。在本日和23日会议上，毛泽东分别发表“引言”和“结论”的讲话。他在“引言”中说明开会的目的，在于研究文艺工作和一般革命工作的关系，求得革命文艺的正确发展，求得革命文艺对其他革命工作的更好的协助，提出文艺工作者的立场问题、态度问题、工作对象问题、学习问题，是当时关系革命文艺发展因而应该解决的问题。在“结论”中指出，为了革命文艺的正确发展，中心问题“是一个为群众的问题和一个如何为群众的问题”。提出文艺为工农兵服务的方针，以及在普及基础上的提高和在提高指导下的普及的原则。并针对当时延安文艺界存在的一些理论、思想问题进行了剖析，提出文艺界开展无产阶级对非无产阶级思想斗争的任务。（420504）

同日　中共晋冀豫区党委做出决定，对区级干部教育做了以下安排：（一）在文化教育方面，由边区政府教育厅负责计划，对文化水平低的干部设初级、中级文化补习班，聘请教员进行一般文化教育，教育内容应以中国史地及自然常识为中心，逐渐提高干部的文化水平。在文化教育上，不建立上下级领导关系，只宜交换教育材料和学习经验。（二）在业务教育方面，区委一级各单位、各系统要建立由上而下的系统领导，由下级提供材料，上级负责部门根据材料，编订符合各部门工作性质的课本或研究材料，以“干什么，学什么”的精神，进一步达到精通业务的目的。（三）在政治学习方面，一种是时事教育，应提倡辩论会、演讲会、时事座谈会以推动时事学习。一种是政策教育，目前应注意研究土地政策及整顿三风诸文件，可聘请专人担任指导员。凡有重要决定和指示时，由指导员做报告或请专人报告，并且由指导员领导讨论和做总结。（四）在理论教育方面，可设立中级研究组，以《论持久战》为中心，并联系敌人的“清剿”“扫荡”“治安强化”等各种问题进行讨论。（420505）

4日　苏中区举行五四运动23周年纪念大会。纪念大会在海复镇举行。参加纪念大会的有南通师范侨校、继述中学、战地中学等校师生和部分小学教师以及4年级以上的小学生。新四军第一师师长粟裕发表讲话，号召各界人士广泛行动起来，团结一致，实行全民抗战，把日本侵略者赶出去。（420506）

7日　胶东区北海中学开学。校址在栖霞县下郁都村。孙端夫兼任校长，副校长孙自平。最初设师范班和中学班，师范班学生和中学班部分学生享受公费待遇。1944年7月，并入蓬黄福联合中学，在校学生约600人，分为12个班。（420507）

8日　晋察冀边区行政委员会发布《边区民众学校暂行规程》。规定：民众学校以扫除文盲增进人民文化知识、坚定民族文化意识为目的。民众学校学生一律不脱离生产。凡识字不足1000，年龄在15～45岁的男子及15～35岁的女子，均需入学。民众学校以行政村为单位设立，识字600个以下者入初级班，识字600个以上者入高级班。初级班课程有识字、珠算、政治、组织；高级班课程有国语、算术、常识、组织。民众学校修业期限暂定4年，初级高级各2年。经费均由村款开支，其校长、教员均为义务职，课本、文具均由学生自备。（420508）

10日 晋察冀边区行政委员会发布《纪念“六六”教师节办法》。指出本年纪念教师节的意义：（一）积极发扬教师的艰苦、紧张、坚定、顽强的精神，开展对敌伪奴化教育更猛烈的斗争，克服个别教师畏缩、动摇的落后意识。（二）引起各界人士对教师的尊敬，提高教师的社会地位，加强教师终身服务教育事业的信心和热忱。（三）提高教师的工作能力和教学技术，切实整理与提高学校教育。（四）发动教师开展对敌“四次治安强化运动”的宣传战，粉碎敌寇一切无耻的欺骗宣传。纪念教师节的办法包括：奖励模范小学教师；发动征文，号召中小学教师及教育工作者应征；6月6日放假1天，举行教师座谈会；慰问教师，提高教师社会地位。（420509）

17日 苏中区南通师范侨校举行40周年校庆。校长于敬之主持，新四军第一师师长粟裕、苏中行署主任季方讲话，勉励师生坚持抗战教育方针，把学校办好。该校由张謇在1902年创办，具有爱国主义光荣传统。抗日战争爆发后，该校绝大部分教师、职工坚持民族气节，在海复镇开办了通师侨校，接受共产党和抗日民主政府领导，为抗日根据地培养了大批干部人才。1944年，校长于敬之和教导主任顾怡生荣获苏中行署颁发的“八老奖”。（420510）

21日 华北《新华日报》报道，太行行署制定了设立初级小学的标准。规定：凡学龄儿童在30人以上的自然村，入学儿童经常在70%以上者，得设立公立小学。不合上述标准的自然村，可设立数村联合小学或巡回小学。人口稀少地区，不论学生多少，每一行政村得设立小学校。学生80人以上者，得设教员3人，50人以上者设2人，不足50人者设1人。（420511）

24日 中共中央北方局宣传部发出《关于执行中央在职干部教育决定的指示》。要求党、政、群众团体在职干部，必须把业务教育放在第一位，业务教育时间应占全部学习时间的4/10，方式有集体学习和个人学习两种，学习内容按照实际需要分别先后与轻重来进行。在业务教育进行中，上下级部门间应有直接指导与互相帮助的联系制度。政治教育应以干部的政治水平及工作岗位等条件具体规定，由机关支部负责领导。文化教育应根据中央规定的程度分组，基本上采取小组学习制。在职干部教育和学习，必须克服和防止出现将工作与学习对立以及将4种学习内容机械分离或混淆的偏向。（420512）

30日 毛泽东在鲁迅艺术文学院对学员讲话，指出：你们现在学习的地方是小鲁艺，还有一个大鲁艺，还要到大鲁艺去学习。大鲁艺就是工农兵群众的生活和斗争，广大的劳动人民就是大鲁艺的老师。你们应当认真地向他们学习，改造自己的思想感情。（420513）

本月 为了适应部队发展的需要，抗大第五分校苏中大队奉命改编为抗大第九分校，仍属新四军第一师领导。校址在南通县海复镇，师长粟裕兼任校长，刘季平任副校长。设班排干部军事队、政治干部队、参谋训练队、青年学生队，还附设会计训练班，为部队培养财会人员。1943年夏，该校转移江北淮南地区的天长、桐城一带。1944年夏，苏中形势好转，改称“苏中公学”，大量吸收革命知识青年入学，为对日反攻和解放战争培养了大批知识分子干部。（420514）

同月 日本侵略军在冀中进行“五一大扫荡”，铁蹄遍及冀中每个乡村，制造了多起骇人听闻的惨案，妄图彻底摧毁冀中抗日力量。其间，日伪大搞“治安强化运动”、“反共”誓约运动，烧校舍，烧课本，杀学生，杀教师，成立敌伪小学，实施奴化教育。在严酷形势下，冀中区在游击区实行“导生制”（即“小先生”制），秘密地进行分散的间接教学，部分村庄则利用地道坚持秘密小组的直接教学。在敌伪据点附近基础较好的村庄，则名义上成立伪小学，以伪课本做掩护，实际仍读抗日课本。在敌占区环境残酷的村庄，利用伪课本做反面教材批判讲授，着重识字。敌人建立岗楼小学，把小学集中在岗楼里办大乡小学，抗日政府则争取教师，秘密掌握学生，单线联系，借机侦察敌情，汇报教师言行，想各种办法粉碎敌人奴化教育的阴谋，坚持抗日爱国教育。（420515）

同月 山东省战工会发布《关于保证小学教师专业化办法的决定》。指出，为了克服小学教员缺乏、流动、不安心工作现象，保证小学教员安心工作，提高小学质量，必须进行政治上、社会上、待遇上各方面保证小学教员的专业化。凡经政府检定合格、发给服务证的小学教员，皆为专业教员，服务不满2年者，不准调任其他工作。凡专业教员，应尽全力从事教育工作，不经县文教科的允许，不得兼任其他任何足以影响教学的职务。（420516）

同月 山东省政府发布《山东省小学教职员服务条例》。规定小学教职员条件：（一）坚决抗日、热心教育事业者；（二）拥护革命的三民主义和三大政策，对抗战建国有相当认识者；（三）了解新民主主义教育之大意者；（四）身体健康，略具军事常识者；（五）品行端正，无不良嗜好者；（六）曾受中等教育或师资训练而具有教学经验与技能者。凡具备上述条件，经小学师资检定合格并发给服务证书者，为小学教职员，不合格者为副教员。小学教职员的待遇，取消薪俸制，实行最低生活费制。小学女教职员除享有生活费外，每月发1元卫生费。产假期间，其代理人生活费由政府另行支给。小学教员家属，如因本人从事教育工作而不能维持生活时，可按照《优待抗属条例》给予优待。对工作积极、成绩优良的小学教职员，可给予奖励。（420517）

6月 4206

1日 陕甘宁边区农业学校和职业学校合并，仍称“陕甘宁边区职业学校”。王荫圃任校长。是培养工农业行政工作人员、工农业技术人员及商业技术人员的中等学校，由边区

政府领导。有专职教职员15人，学员85人，编为工业科2个班和农业科1个班。（420601）

同日 晋西北行署发布《关于提高干部质量的决定》。指出，为了在政治上和工作上不断提高干部的能力，干部教育应成为提高干部质量的中心问题。在职干部教育的中心，应是政治教育和业务教育。政治教育和业务教育的比重，应各占1/2。为了保证两小时学习制度的执行，各机关负责人须亲自领导和参加学习。学习制度未严格执行的机关，可采用集体读书、集体讨论的办法。必要时，可上干部课作为辅助。还指出，干部训练班和干部学校应设法加强，各级政府对上级所办学校应送好干部受训，反对抱残守缺，对干部只管使用、不顾培养的倾向。（420602）

2日 中共中央总学习委员会举行第一次会议。中央总学委正式成立，以毛泽东为主任，康生为副主任。成员有毛泽东、康生、陈云、高岗、彭真、李富春。在中央总学委领导下，成立了中央直属机关系统分区学习委员会，由康生、李富春负责；军委直属机关系统分区学习委员会，由王稼祥、陈云负责；陕甘宁边区系统分区学习委员会，由任弼时、高岗负责。（420603）

7日 胶东《大众报》刊登署名文章《庆祝教师节，要切实关心教师们的要求》。提出，必须关心教师经济生活的改善，关心教师社会地位的提高、精神生活的改善，关心教师的学习。（420604）

8日 中共中央宣传部发出《关于在全党进行整顿三风学习运动的指示》。决定在全党进行整顿三风的学习运动，要求各地各级党委宣传部及原有的高级学习组均应按照中央指定的22个文件，有计划地领导这一运动。党的高级领导机关必须成立学习总委员会，各部门各单位成立学习分会。学习22个文件期间，其他一切学习暂行停止。学习时间规定为4～5个月，起止时间由各地自行决定。（420605）

12日 毛泽东为中央党校大礼堂落成题词："实事求是。"这一题词刻石后，镶嵌于党校大礼堂正面墙壁。（420606）

21日 《新华日报》刊登《苏北文化教育剪影》。文章介绍，苏北已有小学5000余所，私塾几乎每个村庄都有，中学有30余所。训练干部的学校有抗大分校、鲁艺分校、军政干部学校、江海公学和卫生学校等。（420607）

23日 中央党校进行整风文件第1期学习考试。限于7月4日交卷。考试题由彭真拟定，经毛泽东审核。考试前，党校教务处曾令各支部按照共产国际执行委员会总书记季米特洛夫所定"挑选干部标准"写成反省笔记，亦作为考试成绩之一。（420608）

本月 陕甘宁边区政府通过《关于整顿边区各直属学校的决定》。指出，政府实行精兵简政，各直属学校也应加以整顿。明确规定了各直属学校培养目标，要求缩减行政组织，建立正规制度。学生举行甄别试验，按程度重新编班。各师范、中学，从秋季起，一律按照教育厅规定的师范规程及中学规程办理。学校设备应逐步改善，经费应足够供给，教员质量应设法提高。课程设置要根据学校性质，以“学以致用”为目标适当调配。并强调理论与实际一致，教的内容要适合边区实际需要，教学做合一。教员要随时学习，学生要团结互助，养成集体生活与民主集中的作风。（420609）

7月 4207

1日 山东省抗战建国学校正式成立。由抗日军政大学第一分校建国大队和省战工会财经学校合并而成，省战工会主任黎玉兼任校长。学校每期招生300余人，设财经队和政权队。财经队培训区县一级财经干部，政权队培训县级科长以上干部。不久，成立流动培训队，赴滨海、沂蒙各县训练村级干部，定期回校总结工作。财经队课程主要有社会发展史、商业会计、银行会计。政权队课程主要有政治经济学、中国革命的基本问题、统一战线、抗日根据地各种政策和法令。省战工会各处负责同志经常到校做专题报告，1943年，进行整风学习。1945年2月，以该校为基础，成立山东省抗战建国学院，黎玉为院长，李澄之为副院长。仍设政权队和财经队，主要培训县级科长以上政权干部。抗日战争胜利后，该校停办。共培养抗日干部1500多人。（420701）

同日 淮南行政公署公布1942年7月至1943年6月的施政方针。要求各地在积极恢复小学教育的同时，要创造条件兴办中学。在较大的集镇设立民众教育馆，广泛开展冬学运动。（420702）

3日 《晋察冀日报》刊登成仿吾《华北联大三年的回顾与展望》。文章提出，华北联大教学时间将要延长到1年以上至2年，入学程度也要提高，要适合于各院各系的规定，以此保证联大进一步正规化。课程方面，专门课要增加，政治课相对地减少。一切教育工作要更多地依靠两个方面：一方面是教员对同学的了解、关心、帮助与模范作用，另一方面是同学们的更高的积极性与创造性。最后对散在各地的校友提出两点希望：一是希望大家根据整顿三风的精神，彻底纠正工作作风和思想方法上的不正确的东西。要更虚心，不要自高自大。二是希望大家根据亲身经验，对学校各方面工作提出意见，使学校检查工作的材料更加丰富。（420703）

7日 晋绥《抗战日报》刊登晋绥行署教育处处长杜心源《略论小学教员的学习》。文章指出，一个好的小学教员，要想教得儿童好，办得学校好，就要以学校为中心，教育为武器，团结并推动农村民众开展农村社会教育与文化运动，就必须使自己成为农村中最有学识、最有修养而被民众信仰的人。为此，一定要加强自我学习。学习的方法：参加教师集训，参加教师学习小组，到附近农村学校参观，坚持两小时学习制度，每天读报，学习科学知识、社会常识和教学法。只有努力学习，才能担负起小学教员应负的重大任务。（420704）

16日　盐阜行署文教处为了改进初等教育，提高教师的教学能力，通令各县用2周时间举办小学教师暑期讲习会。要求集中小学教师、塾师和地方青年参加讲习会学习，届时将派员分赴各县协助工作和担任讲课任务。（420705）

同日　《解放日报》发表徐特立《抗战五个年头中的教育》。文章指出，5年抗战中，革命教育与奴化教育和反团结抗战的教育做着坚决的斗争，今后双方斗争并不会减弱。并主张向敌人学习，向友党学习，反对自高自大，是我们的教育方针，但不是无批判、无斗争的学习。在向敌向友学习下，应坚决反对奴化教育和复古教育。同时，反对贬抑自己，忘记革命的创造性。在学习人类历史知识遗产口号之下，还应该发扬我们自己的优良传统，即创造性、斗争性、科学性，是我们学习的作风。（420706）

18日　中共浙东区委书记谭启龙在浙东敌后第一次扩大干部会议上做报告。其中指出，浙江文化教育相当发达，知识青年相当多。对于这个问题，不能忽视。同时也应了解，在目前的环境不能进行彻底的教育改革，只能按照情形注意一些重要问题：（一）目前文教的中心，是提高与发扬民族的自尊心与自信心及抗日的技术教育；（二）一切学校应以上列原则为中心，并发扬学生抗日民主自由权利，给予学生言论、集会、结社、抗日的自由，改善教职员的生活；（三）欢迎并爱护知识青年、文化工作者，尽一切可能的方法，进行群众文教工作；（四）大量吸收当地抗日知识青年参加部队工作，大胆地使用和提拔他们担任各种工作。（420707）

同日　刘少奇从华中根据地返回延安途中，致电新四军代军长陈毅等人。指出："华中之根据地在今年下半年应以扩大地开展国民教育、社会教育及下层干部教育为中心工作。教育与组织几百万基本群众是今后各级群众团体及地方党部的中心任务，望华中局讨论一次，订出适当的计划，发出决定，动员大批干部及各级组织，创立很多小学、中学、民众夜校和各种各样的训练班，并训练教员，发展青年团、儿童团的组织，编印各种教材等。主要目的在于提高群众的政治觉悟和文化水平，以建立我党在华中群众中的深固基础。各级教育机关与出版机关和报纸的加强亦成为必要。"（420708）

20日　以陇东中学首届毕业生为主的陇东学生参观团一行40余人，在教师余佑野率领下赴延安参观学习。在延安期间，受到毛泽东、朱德等中央领导同志接见。8月21日，中共中央西北局在延安完全小学设宴欢送，代表团于次日离延返陇。（420709）

同日　刘少奇致信新四军代军长陈毅等人。指出："在许多地区，在今年秋季、冬季及明年，你们应指示各地方党及群众团体大规模地进行社会教育与国民教育，特别是对群众中积极分子的教育。目的是提高群众的政治觉悟程度（主要还不是为了提高群众的文化水平，但国民学校的教育及以后的社会教育，提高文化仍是主要目的），是为了在思想上巩固这些群众在我们党的影响之下，不致因为某种变动与挫折而动摇群众对我们的信仰。为了达到上述目的，政府的教育部门、群众团体的干部及地方党，应有大的动员，应有周密的计划和准备，应密切配合，并应加强青年团儿童团的工作。要注意青年、儿童的教育与学习。要准备好教材，拨出经费，由各群众团体直接领导，在乡村中创立许多民众夜校，并须多办国民小学与中学。群众团体的干部及地方党部的工作人员应自动去当夜校的教员，并应派遣必要的专门教员，派遣干部去加强政府教育部门的工作，同时大量吸收社会上的知识分子加以训练去办教育和当教员。必须使根据地内数百万基本群众和数十万儿童、青年都受到深入的教育。这是一个异常伟大而艰苦的工作，党与政府必须动员足够的人力物力来进行。”（420710）

30日　《晋察冀日报》刊登《北岳区中国童子军章程》。规定：晋察冀边区北岳区少年儿童所组织的童子军定名为“晋察冀边区北岳区中国童子军”，接受中国童子军总会的领导。凡年满8岁至17岁的少年儿童，不分阶级、信仰、宗教、民族、职业、性别，均可登记参加，但高小初中的童子军年龄不加限制，农村中的女少年年龄须在14岁以下。其宗旨：以进行少年儿童抗日的军事教育训练，锻炼健全的体魄，培养新的道德，养成良好的生活习惯，服务抗联，成为三民主义新中国优秀的建设者。（420711）

本月　为了提高小学教师政治水平和业务水平，提高教学质量，苏南行政专员公署在金坛县下居村举办小学教师训练班。参加训练的教师有100多人，训练时间为1个月。与此同时，盐阜区举办为期2周的小学教师讲习班。邳睢铜联办文教科举办小学教师暑期讲习会，参加学习的教师有160多人，学习时间为2个月。（420712）

8月 4208

1日　华中抗大总分校在苏北东坎县召开教育会议，交流华中新四军各师抗大分校办学经验，并着重研究了总分校和各分校的教育内容、教育制度和教员待遇等问题。新四军军长陈毅到会做了指示。当时，新四军已先后在第一师成立抗大九分校，第二师成立抗大八分校，第三师成立抗大五分校，第四师成立抗大四分校，第五师成立抗大十分校，基本上形成一个教育网络。总分校经常通过文件、电报交流各分校的情况，对各分校的教育思想、业务工作进行指导。1943年春，总分校在精简机关时撤销，干部和教员分配到各分校，加强了各分校干部力量和教学力量。1944年，各分校为准备反攻扩大招生，吸收了大批根据地内土生土长的青年学生和上海、南京等沦陷区的知识青年和工人，学员总数达5000余人，为新四军建设和参加反攻培养了大批干部。（420801）

5日 晋绥行署制定《今年办冬学的办法》。提出，本年冬学教的书分公民课和文化课两种，公民课是教人了解政治上的道理，文化课是教实用的知识；冬学工作，由专署、县、区、村各级政府负责，按情形成立冬学委员会，用民办公助的办法，每一行政村至少办好1所冬学；冬学学生主要是劳动英雄、生产组长、民兵、村干部等积极分子，群众参加要自愿，不强迫；冬学的教学方法是要和实际联系，不是按课文排着往下教。成年人、妇女、儿童分开编班，妇女必须在白天上课。时间是从秋收完开始，到下年春耕前结束。（420802）

7日 晋察冀边区行政委员会发布命令，指出加强小学教员的学习，提高其质量，是小学教育进一步走向正规化的关键。各县要周密计划，迅速组织，加强对小学教员学习的领导。（420803）

8日 延安俄文学校成立。校长曾涌泉。其教育方针：学习政治理论、文化科学知识和军事技术知识，培养具有军事知识和坚定政治立场的高级翻译干部。（420804）

11日 陕甘宁边区绥德专署教育科印发《小学训导纲要》。规定小学训导目标：培养学生独立自主的民族意识，互助友爱的民主作风，清洁整齐的卫生习惯，吃苦耐劳的劳动身手，活泼愉快的艺术兴趣。实施训导的原则：教导合一，教员以身作则，鼓励学生自动自觉，集体为主个人为辅，顾及学生身心发展，通过具体事实进行教育。实施训导的方法：成立学生会，使其成为领导学生自治的活动中心；改善纪念周、晨会、夕会，增加生活检讨会，举行各种纪念活动；举行各种竞赛；重视音乐教育，多令儿童唱歌，唱出新时代的呼声；重视劳动教育。（420805）

15日 陕北子长县一个村庄为办理私塾（私立学校），向边区政府教育厅递上呈文。边区政府教育厅批示认为：群众举办私学，一方面要尊重群众意见，启发其积极性，使之自动办起；另一方面要善于领导，使之正确地向前发展，不后退。因此，在允许群众办学的原则下，提出以下要求：私学要由县第三科领导；要采用边区政府教育厅审定的新课本，严禁使用四书五经做教材；公立小学的学生不准往私学转学（初小学生年龄小、住址离私学很近者例外）。（420806）

16日 山东省战工会颁布《战时小学课程标准总纲（草案）》。分为5个部分。规定：小学修业期为6年，分初级、中级、高级，各级均为2年。每周授课时间：初年级18～20小时，中年级20～24小时，高年级24～28小时。设置课程：国语、政治、自然、史地、算术、工作、音乐、体育。各科教材的选择、编写、教学，应根据以下原则：（一）由简入繁；（二）由近及远；（三）从具体到抽象；（四）由经验到理性；（五）由观念进于推理；（六）从无限到有限；（七）注意重复。教学应使儿童感觉需要，应适应儿童心理，应与生活指导密切联系。小学集体活动有早操、朝会、周会等。此外，草案还在政治、基本知能、生产劳动、社会服务、儿童康乐方面提出了具体要求。（420807）

17日　《解放日报》发表社论《学与用的统一》。指出整风学习的目的，是改造我们的思想方法和工作作风。因此，学与用统一的精神，不但应表现在整风学习后整个工作的检查上面，还应当贯彻于整风学习全部过程。也就是说，每一个文件的学习，整风学习的每一部分，必须与实际工作、实际生活联系起来。学到多少，便做到多少，这样才能收日积月累之效。也只有这样，才能打下整风学习后整个工作检查的基础。把学与行结合起来，就是这次整风学习中改造思想作风的关键。（420808）

18日　陕甘宁边区政府教育厅公布《陕甘宁边区暂行师范学校规程草案》和《陕甘宁边区暂行中学规程草案》。规定：边区师范为依照新民主主义教育方针、培养健全的地方小学教师及区乡级文化教育干部的场所。中学为依照新民主主义教育方针、继续小学教育、培养健全的新青年的场所，以及为从事边区各种建设事业及研究高深学术的预备场所。中学分为初级中学及高级中学。修业年限，初级为3年，高级为2年。两个草案均是依据国民政府教育部公布的中学规程和师范规程，参照边区实际情形订定的。（420809）

同日　胶东《大众报》发表《尊重小学教师》社论。指出轻视小学教师的观点是不对的。小学教师是农村知识分子的绝大多数，是民族精华的一部分。他们负责教育后一代，任务是极其重大的。一方面小学教师应该自己重视自己，另一方面社会人士应当尊重和帮助小学教师。（420810）

25日　山东省清河区成立耀南中学。由清河师范改建，为纪念长山中学校长、八路军山东纵队第三支队司令员马耀南烈士而命名。由中共清河区党委和清河行署领导。设在博兴县，不久迁到垦利县。刘冠甲为校长，夏戎为副校长。这是一所抗大式学校，最初只办2个中学班和1个师范班，学生150余名。1945年初，为了支援前线和开辟新区工作，耀南中学全体师生参军参战，走上新的战斗岗位。解放战争时期，该校复校，继承和发扬了抗战时期艰苦办学的精神，培养了一大批革命干部。（420811）

本月　为了保存实力，培养干部，东北抗联将1940年在靠近中国边境的苏联远东地区组建的南北两个“野营”合并，在伯力附近统编为东北抗联教导旅，周保中为旅长，李兆麟为政治副旅长，下辖4个步兵营和1个无线电营。东北抗联教导旅虽然是军队编制，实际属于军事性质学校。连队每周都有课程表，课程以军事课为主，约占全部课程的70%，政治课约占30%。通过教育，提高了抗联干部战士的军事素质和政治素质。后随苏联红军开进东

北，参加对日反攻，又参加解放东北和解放全中国的战争。（420812）

同月 胶东主任公署决定改订学制，以提高中等学校教育质量，培养抗战建国人才。中等学校不分师范科、普通科、职业科，一律定为初级3年，高级3年，短期师范2年。同时，统一拟定了中学、师范课程标准，作为各校编选教材的依据。课程标准依据的原则：少而精的原则，敌后环境与学用一致的原则，理论与实际一致的原则。确定各科课程比例如下：普通科，文化课占80%，政治课占20%；师范科，文化课占65%，专业课占15%，政治课占20%；职业科，政治课占20%，文化课第一年占80%，第二年占60%，第三年占40%，专业课第二年占20%，第三年占40%。（420813）

同月 抗大一分校创办陆军中学。设在冀鲁豫边区濮阳县琉璃井村，校长由冀鲁豫军区司令员杨得志兼任。学员是部队整编时编余的部分年纪较轻的团、营、连级干部，以及具有小学以上文化程度的青年班排长和老战士，设4个队，共计学员600人。学员在游击战争的环境里边战斗、边学习，努力学习军事、政治和文化知识。1944年6月，学员毕业，全部分配工作。该校改为冀鲁豫党校，成为一所进行干部整风轮训的学校。（420814）

同月 太岳行署教育处举办高级小学教员训练班。参加训练班的高小教员学习中共中央发表的“七七”宣言，讨论新型正规学制、高级小学最低标准，明确了在战争形势下办好教育的重要性。本年，在精兵简政的形势下，太岳区高小由上年的32所发展为45所，高小学生由600人发展为3000人。（420815）

9月 4209

1日 中共中央政治局通过《关于统一抗日根据地党的领导及调整各组织间关系的决定》。针对某些地区党政军民关系中存在着统一精神不足、各自为政的现象，决定指出党的各级委员会是各地区的最高领导机关，强调根据地党的领导的统一与一元化，严格实行民主集中制，同时应注意防止和纠正党委包办政权、民众团体工作的现象。次日，中央宣传部发出通知，指出这是一个极其重要的决定，应在党校和军事学校中，在各级干部中郑重地传达和讨论，并列入整风文件进行学习。（420901）

同日 延安各机关、部队、学校联合举行扩大运动会。朱德出席并讲话。参加运动会的选手有1000多人，比赛项目有器械操、军械操、游泳、射击等。次日，《解放日报》发表《祝九月运动大会》社论，阐明了普及体育运动的意义，要求重视体育运动。（420902）

3日 《解放日报》发表《小学教育中的巩固学生问题》社论。指出巩固学生要看学校的设施和教员的本领。假使学校真正办得有成绩，学生愿来，群众说好，巩固学生自然不成问题。为此，要在学校里教育学生多读书、多认字，教给学生更多的切合实际的自然知识和社会知识。同时，对学生进行生活指导时，所提口号不要与群众认识水平相距太远，要使群众能看见子女是在“读书明理”。要求小学教员深入了解当地人民的生活需要和风俗习惯，使教育事业和当地人民生活密切联系起来，不断努力学习，丰富教育儿童、教育人民的资本。（420903）

同日 晋察冀边区行政委员会发出《村教育委员会须知》。规定村教育委员会是村公所主持文化教育的部门，直接受村公所领导。同时，村教育委员会又是教育行政最下层组织，上级教育部门对于文化教育工作的布置和指示，村教育委员会必须执行。村教育委员会的主要工作：（一）凡是村里小学校的事，都是村教育委员会应负的责任。（二）凡是村里民众学校的事，也是村教育委员会的责任。（三）关于其他社会教育的事，也是村教育委员会的责任。（四）关于宣传教育事，如村文化俱乐部的事以及村里搞文化娱乐、开晚会等，也是村教育委员会的重要责任。村教育委员应具备的条件：一是抗日坚决，热心教育；二是粗通文字（最好是高小文化程度）。村教育委员会要有一定的会议制度（至少每半月一次），要有汇报制度和检查制度。同时，村教育委员必须努力学习，对于办理教育应该有的知识和各种制度都需要有清楚的了解。（420904）

4日 《解放日报》刊登董纯才《论国民教育的改造》。文章批评陕甘宁边区和各抗日根据地在教育方面存在着的学与用脱节的现象，指出改造国民教育一方面要把教育和社会斗争紧密地联系起来，另一方面要把教育和生产斗争联系起来。同时，为了打破教条主义的教学方法，要在教学过程中把学与用结合起来，把书本和实际生活联系起来，使教育和群众生活发生必要的联系。应当本着这个方针来改造国民教育。（420905）

7日 晋察冀边区行政委员会发布《优待家在敌占区或北岳区以外初小教师服装津贴办法》。规定：家在敌占区或北岳区以外、服装不能自己解决的新参加工作的初小教师，每人每年津贴服装费30～40元。早已参加工作的初小教师，每人每年津贴服装费24～30元。津贴数目多少，须按实际情况而定。（420906）

9日 陕甘宁边区政府教育厅发出《关于一九四二年冬学的指示》。指出过去冬学工作中的主要缺点，一是有重量轻质的偏向，二是宣传解释工作不够，三是冬学教员不够优越，四是在功课方面没有抓住中心一环（识字），五是冬学经费未做到完全由县政府统筹统支。要求本年分区各县和直属各县继续开办新文字冬学和汉字冬学，注意防止只求数量不顾质量的偏向，必须以说服劝导的方式动员学生上学，校址要在人口比较集中的地方。教员由各县自行聘请，要经过严格选择。课程要简单适用，抓住中心，识字不宜过多。经费在县教育经费内开支。如有困难，应全县或全区统一筹募。开办时间为2个月，由本年11

月23日起，至下年1月23日止。（420907）

11日 《整风文献》由陕甘宁边区新华书店出版发行。此书汇集了延安整风运动中必读的22个文件。1949年6月重印，整风文件由22个增加为27个。（420908）

18日 晋察冀边区行政委员会做出《关于优待高小贫寒优秀学生的决定》。规定凡初小正式毕业、成绩优良、家庭统累税个人的纳税分数在1分以下者，可成为完全公费生；在1.5分以下者，可成为半公费生；在2分以下者，可成为1/4公费生。每区每年完全公费生不得超过2名，条件相同的，优先照顾抗属，其费用从县教育经费中开支。（420909）

21日 延安大学师生在校大礼堂举行成立1周年纪念大会。吴玉章校长勉励全体师生在22个整风文件指导下，努力改造思想意识。他说，这次整风运动是我们学习怎样“做人”怎样“做事”的一个大运动，也可以说是人类改造自身的一个大运动，有很大的历史意义。延大不应当只是学科学的学校，而且应当是学做人的学校。所以说，整风运动奠定了学校很坚实的基础。（420910）

22日 中共浙东区党委做出《关于长期坚持浙东斗争的决定》。决定指出，为了在浙东坚持长期斗争，必须加强全党在思想上、政治上的教育。只有全党在思想上、政治上、组织上团结一致，才能在任何困难的情况下坚持长期的、艰苦的斗争。同时，必须加强全党统一战线的策略教育，提高党员干部对统一战线的认识，使全党同志及干部能按照各种不同的具体环境，灵活地运用党的策略路线。只有这样，才能团结各阶层人民和各友党友军人士，一致坚持敌后斗争。（420911）

28日 延安自然科学院进行办学方向问题大讨论。大家一致认为，延安的自然科学教育应与边区实际相结合。因此，自然科学院要同军工局、边区政府建设厅所属工厂、农场紧密联系，建立科学技术工作的统一领导，以完成党中央规定的自然科学院培养各种高级和中级科学技术人才的任务。（420912）

本月 经中共中央华中局批准，新四军军部和中共江苏省委共同创办江淮大学。校长由著名教育家韦悫担任，党代表梅益。学生主要来自上海的之江大学、大同大学、大夏大学、沪江大学和苏州工专，也有部分中学生。因局势紧张，1943年初，大部分学生返回上海隐蔽。1943年10月，该校在淮北泗县仁和集重新开学。1944年6月，因根据地急需干部，学生全部分配工作，学校随之停办。先后2期，培养学生120多名。（420913）

同月 晋冀鲁豫边区政府公布《国民教育视察员暂行通则》。提出，为提高边区国民教育质量和加强检查督导工作，特设立国民教育视察员，由县以上各级政府聘任。规定视察员的聘任条件：对国民教育确有研究或热心积极者；具有初中以上之文化水准者；能在一定时间、一定地区坚持工作者。视察员检查督导的部门是各地小学校和冬学、民众学校、民众教育馆。其职权：（一）检查督导小学教员的教学、宣传、学习、生活，并有提出批评及奖惩任免建议之权；（二）对小学、冬学、民校等学生，有抽查考试之权；（三）得参加各级政府有关问题的会议及各级学校会议；（四）反映其他有关边区教育行政及建设问题。视察员任期一般定为1年，可连聘连任。（420914）

同月 中共慈镇县工委在镇北龙山所创办凤湖中学。为隐蔽起见，采用私立名义，由地方士绅和教育界人士组成校董会，推举当地士绅朱祖燮为董事长，聘郑芳华为校长。第1期学生74人；第2期于1943年2月开学，学生83人。除一般初中文化课程外，还组织学生参加各种抗日救亡的实际活动，使其成为抗战需要的人才。1943年10月，该校被迫停办，改为流动训练班，至12月结束，许多学生参加了革命工作。（420915）

同月 晋冀鲁豫边区政府主席杨秀峰在晋冀鲁豫边区临时参议会第二次大会上做政府工作报告。指出对于教育正规化问题，过去还没有明确的概念，一般在观念上多半是模拟战前或大中城市的正规学校。经过一段时间的实践，应该明确认定学校是社会的一部分，不能脱离社会、战争和农村的环境，不能因为正规化导致偏重文化而使政治落空，文化与政治要有适当的比重。并强调，要巩固充实简政后的学校教育，提高其战斗性，缩小正规化形式，充实正规化内容。要让正规制度适应战争环境，适应农村人民生产和儿童家庭的经济状况。还提出，社会教育要归群众自办，不要官办，政府要指导。社会教育的内容、形式、组织，都要与战争、生产相结合。（420916）

10月 4210

1日 晋冀鲁豫边区政府教育厅公布《晋冀鲁豫边区小学暂行规程》。规定小学为实施国民义务教育的场所，以促进儿童民族觉悟、养成儿童民族作风、适应儿童身心的发展，培养儿童生活必需的知识与为大家服务的精神为目标。小学实行四二制，以收满8岁至14岁学龄儿童为主。为推行普及义务教育，初级小学实行强迫入学。小学应由政府设立，同时奖励私人创办，但须受政府监督指导。小学经费由县地方经费内统筹，非县立者由该校直属部门负责。小学不收学费，一般贫苦儿童及敌占区流亡儿童得以物资上的优待。小学教学的原则：（一）实行理论与实践统一的教学方法。（二）教育内容由近及远，由浅入深，由具体到抽象。（三）以集体的启发为主，辅以自学辅导及行动上的设计教学。（四）复式教学尽量利用导生制。并规定在小学儿童的生活指导上，应采取说服、鼓励、制定儿童公约等方法，坚决废止体罚及一切有碍儿童身心发展的惩罚。小学修业期满经考试合格的，由当地主管教育部门发给毕业证书。小学教师须受教育主管部门的检定，以工

作考核成绩和检定测验成绩划分等级。(421001)

5日 晋冀鲁豫边区政府颁布《小学教员服务暂行条例》。分总则、任免、待遇、年功加俸、考核、附则，共6章36条。规定小学教员的任务：负责学校行政，教育儿童；推行社会教育，进行扫除文盲及一般宣传工作；协助村教育委员会推动其他有关文化教育工作；除本身工作外，得帮助其他工作，但不得妨碍岗位工作的进行。小学教员的物质待遇采用薪给制或供给制，原则上以维持两个人的生活为标准，并可享受年功加俸。小学教员每3年检定1次，每年须受行政鉴定1次。(421002)

10日 为纪念新安旅行团成立7周年，该团部在阜宁单家港举行纪念大会。陈毅到会讲话，指出革命主要在改造社会，要改造社会必须先从改造儿童起。他对新安旅行团工作提出3点意见：一是儿童工作应适合各阶层家庭的需要，二是加强儿童文化教育，三是注意培养儿童干部和青年干部。并要求做好儿童工作，完成组织盐阜10万儿童参加抗战的任务，称新四军愿以消灭敌伪军的胜利同新安旅行团组织少年儿童开展竞赛。(421003)

15日 山东省战工会公布《一九四二年全省冬学运动方案》。提出本年冬学运动的方针：在现有群众工作基础上，广泛开展群众性的文化教育运动，提高群众的政治文化水平，以巩固与扩大对敌斗争的群众运动。其任务：通过冬学扩大群众运动，开展民兵运动；通过冬学开展民主运动，扩大农村统战；通过冬学坚定胜利信心，开展对敌斗争。为了完成以上任务，要求：(一)16～45岁群众，已组织起来的至少要有70%的成员入学，未组织起来的至少要有40%的人入学；(二)学习时间为4个月(从本年11月初至下年2月底)，最少上课90天，每天最少上课2小时；(三)新生要求认识300～500字，上年或大上年的学生平均认识500～1000字；(四)通过教育，使群众了解抗战建国的重大意义，并在群众运动中动员群众参战，开展民主运动，使群众接受反“扫荡”的经验教训，以树立决心和信心，粉碎敌人更残酷的“扫荡”；(五)每个行政村至少设立30人以上的冬学1处。(421004)

17日 毛泽东致电彭德怀，说：“送大批干部回后方保存甚为必要，后方经济虽困难，但可组织干部团，实行屯田政策及分散到部队中担任副职，一部分则进军事学校及党校。”11月30日，再次致电彭德怀：“关于从华北抽出五千至一万干部到后方保存教育，我们正作接收准备。请你订出一个分批派送计划，作八九批陆续送来。”(421005)

同日 晋冀鲁豫边区政府委员会讨论动员知识分子积极参加工作、争取抗战胜利的问题。指出在艰苦困难的条件下，也必须努力解决根据地和敌占区、半根据地知识分子的各种困难。并决定，从1943年起，太行、太岳的小学增加公费和小学教员的待遇。全区拨出地方款13000元，作为冬学及民众学校义务教员的奖励经费。(421006)

19日 中共中央西北局举行高级干部会议。毛泽东在开幕会上发表讲话，指出：从今春开始的整顿三风，是进行了很大的党内教育，是根据抗战以前和抗战以后新老党员的情况提出的。没有斗争，便不能有进步。有人说我们所进行的党内斗争是不符合中国的习惯的，但我们说我们必须拿起批评和自我批评的武器，使党员更提高更进步。会议至1943年1月14日结束。（421007）

同日 中共中央晋绥分局通过《关于巩固与建设晋西北的施政纲领》（简称《施政纲领》）。其中第9条规定："推行国民教育，改善小学教员生活。加强干部教育，实行在职人员的两小时学习制。尊重知识分子，保护与优待流亡学生与失业青年。"第10条规定："按照男女平等原则，从政治上、经济上、文化上提高妇女之社会地位。……实行孕妇及儿童之保健与教育。"第11条规定："本民族平等原则，根据地内各民族在政治、经济、文化、教育上一律享有自由权，并互相尊重其宗教信仰与生活习惯。"不久，晋西北临时参议会通过了这个《施政纲领》。（421008）

20日 晋察冀边区行政委员会发布本年《冬学教育实施大纲》。规定本年的冬学教育以政治教育为主，游击区应把全部力量集中于政治教育，巩固区在识字教育及组织教育中，也必须围绕坚定胜利信心、反"扫荡"反蚕食、反特务间细活动、反五次治安强化运动等问题进行教育。冬学一律定为12月1日举行开学典礼。下年2月底结束时，要举行考试，总结工作，评定学生成绩。课本一律采用点滴社出版的《民众课本》及《民众常识课本》。政治教材由边区行政委员会印发，专署和县翻印。其教学标准：把政治教育的内容深入每个学生，变成行动；识字课，青年以认会150～200个生字为准，壮年以认会100～160个生字为准；唱歌以唱会5首歌曲为准。关于冬学的经费，规定训练教员每人1元，由边区行政委员会拨发；灯油费尽可能动员学生打柴卖价开支，村款内每月每班开支不得超过植物油2斤；杂费按男女2个班计，共粉笔1匣，麻纸4张，毛笔1支，铅笔2支，由村款开支。（421009）

23日 延安大学举行反对自由主义讨论大会。讨论的主要问题：校风校纪问题，群众利益问题，学习上、工作上、生活上的自由主义和非组织批评等问题。在讨论过程中，全校师生和工作人员依据整风精神，把问题和党性、思想方法、实际工作联系起来，大胆发言，不拘态度。通过大讨论，全校师生和工作人员受到了一次深刻的党风教育。（421010）

本月 胶东建国学校在山东海阳县成立。由抗大一分校第三支校的政权、民运队与胶东财经学校合并组成，校长由胶东行署主任王文兼任。旨在为抗战建国培养干部和提高现任干部的政治文化水平。主要任务是轮训县区行政干部和专业干部。第1期招生460名，分为政权、司法、财经、民运4个队，修业期限为半年。1943年12月，改称"山东省建国学校胶东分校"。1944年10月，各队改为专科，设有工科、农科、商科、医科、师范科（附设艺术班）、行政科，共有学员800余人。1945年日本投降前夕，各专科学员毕业分配工作。此

后，该校转向以培训新区知识分子为主的干部学校。（421011）

同月 淮北行署主任刘瑞龙在淮北苏皖边区第二届参议会上做政府工作报告。指出三年来淮北苏皖边区在文化教育工作中取得的成绩：（一）小学已有725所，比抗战前增加3倍多，有学生34969人，小学教师1214名；（二）中学已有淮北中学、邳睢铜灵中学、淮宝中学、淮泗中学、泗五灵凤中学、泗阳公学、宿东古北正风中学补习班，以及萧铜几个中学补习班，全边区共有中学生1700余人；（三）学校教育内容方面，提倡与生产联系起来，培养既懂得抗战建国又能够参加生产劳动的新公民；（四）做到了教育经费独立，教育经费占全部地方经费的25%；（五）社会教育以民众学校和农村俱乐部为据点；（六）干部训练方面，办了行政学院、职业学校、卫生学校等，各中学附设师范班，专门培养师资。（421012）

同月 华中医学院在盱眙县大柳营成立。院长由新四军卫生部部长沈其震兼任，副院长由新四军第二师卫生部部长宫乃泉兼任。学员60余人，都是从新四军各师选调级别较高的医务人员。学习期限为1年。学习内容包括基础医学、临床医学和实习等。（421013）

11月 4211

1日 南通学院在淮南天长县铜城镇重新开学。原称“南通大学”，为清末状元张謇创办，旨在为兴办地方实业培养技术人才。抗日战争爆发后，学校一度迁沪，改称“南通学院”，郑瑜代理校长。1942年，中共江苏省委与郑瑜商议，决定把学校迁到淮南抗日根据地，仍由郑瑜担任校长。学校经费全部由新四军负担。学校免收学费，膳宿按当地脱产工作人员供给。该校此次正式开学后，分为7个班，主要学习农业和纺织业。开学不久，因局势紧张被迫停办。（421101）

2日 晋察冀边区行政委员会发出《关于“怎样教民校识字课本”的函》。其中指出，边区教育处依据《边区民校暂行规程》编写的《民校识字课本》的主旨，是提高民族文化水平，坚定胜利信心与民族意识。全书共4册，供民校4年使用，每册50课。第一册生字每课至少5个，最多7个，第二、三、四册生字每课至少6个，最多8个，每册生字均在300个左右，4册共有生字1250个。这套课本的中心放在识字上，政治内容虽有其重大意义，但不能喧宾夺主。民校毕业，程度差不多相当于小学四年级，可以记账、写契约、写信，能用简单的文字表达自己的意思。学生离开民校后，仍需按部就班地自修，不断进步，这是非常要紧的。（421102）

3日 《晋察冀日报》发表《今年的冬学》社论。指出几年来参加晋察冀边区冬学人数一年比一年增多，各地的冬学普遍地按时开学，普及于穷乡僻壤每一个村庄，从根据地到游击区以至于敌人的据点堡垒周围，到处都有抗日民主的冬学、夜校、识字班等各种形式的组织。这种冬学运动成了敌后抗日人民大众的国防教育的一种重要形式。本年的冬学要更加普遍，更加活跃。每一个青年、壮年、妇女、儿童，都应该在参加冬学运动中互相竞赛。在本年的冬学里，不单只要更多的识字读书，还应该懂得更多的克服困难、坚持对敌斗争到最后胜利的许多道理和方法，从思想上、政治上、精神上更坚强地把自己武装起来，战胜目前的黑暗，迎接光明的未来。每一个冬学教员，都应该拿出全副精力，把冬学办得更好，使本年的冬学收到比往年更大的成绩。边区各机关、各团体、各部队要拿出更大的力量帮助冬学。希望各地开明绅士、先进分子协力推动冬学运动，使本年的冬学运动成为打败世界法西斯伟大斗争最后胜利前夜最有力的一次。（421103）

4日 淮北区召开第二次教育会议。历时4天。参加会议的有各县文教科科长、文教科科员、完小校长、公学款产管理委员会主任等，共100多人。讨论了当前教育工作的主要问题。陈毅、刘子久等党政军首长到会做了重要报告。（421104）

10日 晋察冀边区行政委员会发出《检查小学开学情形》的函。指出本年秋假前，因受水旱灾害的影响和县政府督导不力，不少地区小学学生人数很少，甚至停办。要求各专区、县切实检查小学开学情形。未开学的，究其原因，限期开学；学生到校极少的，协助动员，必要时予以强制，务使学生到校。校舍设备太差的，应修缮补充。（421105）

同日 盐城县政府为发展文化教育事业，研究决定采取下列措施：（一）要求在一切为了抗日的总方针下，废除旧的“公民课”“党义课”和“精神讲话”等反动的教学内容，反对打骂和体罚学生；（二）要求把校内教育和家庭教育结合起来；（三）要求借鉴陶行知教育思想，积极推行教学做合一，提倡启发式，推行“小先生”制；（四）积极改造私塾，采取逐步改造的方针，首先要求教新的课本，然后对塾师进行甄别测验，分别优劣，决定发不发给合格证书。（421106）

14日 晋察冀边区行政委员会颁发《小学校与童子军关系的决定》。共4条。其内容：（一）小学校的生活指导、体育娱乐、课外活动等工作由学校组织进行，童子军在校内一般不做单独活动。（二）童子军（不分校内外）于每星期三（救亡日）下午及星期日下午进行教育训练，学校得空出时间，其余活动不得耽误学校课程。（三）童子军得由县普遍聘请小学教师为教练，进行童子军的教练工作，指导童子军的会议。帮助童子军的工作，应成为小学教师职责之一。（四）社会活动属于学校生活指导范围的，由学校领导。一般抗战服务工作与学校教育有关的，由校方与村童子军中队部共同领导。（421107）

15日 苏中行署文教处发布《各县区冬学运动促进会组织大纲》。共9条。规定：促进会以推进全区冬学运动、扫除全区文聋文盲、提高全区人民政治认识与文化水平为基本任务。要求各县促进会运用各种有效办法举办冬学，造成人民踊跃参加冬学的热潮，确定冬学计划及完成计划的各种办法，并负责筹募冬学经费，动员组织和领导各乡冬学运动促进分会，推动各乡筹设冬学，举办短期冬学研究会。在冬学结束时，将冬学总结报告上级后，即正式宣告结束。苏中区从本年开始办冬学，此后年年办冬学，形成经常性的教育制度。有些地方还举办了春学、夏学，开办了“明理堂”。（421108）

同日 苏中行署发布《中小学校组织冬学工作队、小先生队暂行办法》。规定各公私立中等学校应动员全体学生或至少选拔1/2以上的学生成立冬学工作队，各公私立小学应训练“小先生”若干人，成立“小先生”队，由学校教师领导，以高度的积极性参加冬学运动。中小学校的冬学工作队或“小先生”队成立以后，学校应督促和领导各队从事本年冬学的集体研究与练习，并参加各县区召开的冬学研究会。具体工作可依各队自愿，在下列两种工作中选择一种或两种：（一）集体领导分工负责，包办服务地区1所或2所以上的短期冬学，担任专任教师或校长。（二）在服务地区筹设宣讲站或俱乐部若干所，具体担任流动宣传教育工作。还规定各校各队间应进行冬学工作的竞赛，服务努力、工作有方、成绩优异者，由政府给予奖励。（421109）

同日 《大众日报》发表《反“扫荡”中的干部学习问题》。文章指出，敌人“扫荡”的时候，正是干部学习材料最丰富的时候，每个干部都应紧紧掌握这一时机教育自己，锻炼自己。在反“扫荡”中，主要不是揭开课本来读，而是向实际斗争学习，向活生生的激烈的“扫荡”与反“扫荡”的书本学习。反“扫荡”的学习方法，第一是了解情况，第二是集体讨论。同时，在反“扫荡”中可以随时联系整风学习。（421110）

16日 陈云在西北局高干会上发表讲话。其中指出，土地革命时期农民出身的老干部要带头学文化学科学。学文化不仅是识字，还要学习各方面的知识，包括历史知识，自然科学知识，等等。学习是一个长时间的问题，要做长期的打算。在工作中学习是最主要的办法，是最靠得住的办法。（421111）

24日 《解放日报》发表《今年的冬学》社论。对本年冬学中的几个问题提出意见：（一）关于转变一般人民对于冬学认识的问题。强调招收冬学学员必须采取说服劝导的方法，使学员识一些日常必需的字，得到一些生活上有用的知识。（二）对于冬学教员的帮助问题。要求各县第三科对每个冬学必须研究，怎样供给必要的书报，和冬学教员经常联系，定期检查、交换关于校务方面和教学方面的意见。（三）在实际教课中研究课程、教材的问题。希望冬学教员在实际教学中随时注意学生对教材内容的反映，以便将来改编教材。（四）应当注意冬学结束后的学习，特别是新文字冬学。（421112）

本月 陕甘宁边区新文字扫盲试验在延安县进行。以李绵为团长的新文字冬学辅导团深入延安县各区村开展工作。辅导团根据学员的实际情况，采用不同的办法推广新文字。对于初学者，用新文字扫盲；对于学过新文字的人，用新文字学汉语。这是新文字扫盲实验的一个新发展。（421113）

12月 ╱4212

5日　《解放日报》刊登董纯才《怎样以反党八股的精神编教材》。文章认为，抗日根据地的现行教材有六大缺点：不看对象，“太政治化”，内容不切合实际需要，没有很好的科学体系，不够大众化，独断的叙述方法。教材不过是教学的一种工具，编教材，不要写成现成的公式，让学生死记，而应善于启发学生的智慧，指导他们的行动，指导他们思考问题、解决问题，培养他们的创造性，推动他们持续不断地去努力求知。（421201）

9日　刘少奇从华中返回延安途中，在山西兴县召开晋西北干部会议，提出要用马列主义教育农民。指出：“群众运动一起，积极分子涌出，就要抓紧教育。”“这个教育搞好了，农民跟上我们走，就不会因为受一点波折而怀疑动摇。”（421202）

13日　《解放日报》发表《一九四一年的北岳区冬学》。文章介绍，冬学在北岳区已经是第4次了。在冬学运动中，各县首先以最大努力培养师资，主要解决办法：抽调各机关工作人员，抽调部队政工人员，抽调分区中学的部分高才生，聘请村里的知识分子或文化程度较高的群众。在实施中还创造了许多新的教学法，如井陉的教学轮训制，四分区的示范制，平山的中心民校制。游击区还利用各种关系和各种方法进行冬学。本年，平定、井陉等9县文盲入学率达到88%，共计130653人参加了冬学。（421203）

23日　《大众日报》发表《纠正冬学运动中的偏向》社论。文章指出，必须正确认识冬学运动是一个群众的文化教育运动。动员广大群众上冬学，不仅要依靠政府的命令，更要依靠对群众耐心说服。确定“以政治教育为主”是完全正确的，但政治教育有它的具体内容。要加强政治教育，就必须由具体到原则地联系群众的切身问题。在识字文化教育方面，应该一方面照顾到群众的实际应用，另一方面要联系政治教育。（421204）

本月　中共盐阜区党委发出关于冬学的指示。提出本年冬学应以民主教育和抗战教育为主，不同地区可以各有侧重。盐阜区行政公署文教处召开全区各县文教科科长会议，提出要把开展冬学运动作为全区文教工作的中心，并对冬学的组织和训练等问题进行讨论和部署。同时，盐阜区冬学委员会和各县冬学委员会均已成立。盐阜区冬学委员会编印了《战时民众读本》《中级民众读本》和《民主政治讲话》，作为冬学教材发给各县使用。（421205）

同月 晋察冀军区在平山召开扩大卫生工作会议。晋察冀军区卫生部部长姜齐贤指出，军区卫生部门做的一项重要工作就是培训业务干部，提高业务干部的技术水平。聂荣臻司令员在会上讲话，肯定了白求恩卫生学校在培养卫生人才、提高边区卫生医疗技术方面所做出的贡献，要求白求恩卫生学校要了解全部队、全边区的卫生情况，加以研究整理后，提供大家执行。要发挥治疗的威力，并把这些东西教给学生，使学生不会停止在书本教条上，而是与边区实际结合起来。（421206）

同月 毛泽东为西北局高干会议撰写《经济问题与财政问题》长篇书面报告。其中指出："在目前陕甘宁边区的条件下，大多数人做工作，讲革命，除了经济与教育（理论教育、政治教育、军事教育、文化教育、技术教育、业务教育、国民教育均在内）两件工作以外，究竟还有什么工作值得称为中心工作，或所谓第一位的工作呢？究竟还有什么工作是更革命的呢？不错，其他工作是有的，而且还有许多，但是中心的或第一位的工作，就目前边区条件说来，就大多数同志说来，确确实实地就是经济工作与教育工作，其他工作都是围绕着这两项工作而有其意义。我们如果认真地做好了这两项工作，我们就算很好地援助了前方的战争，我们也就算很好地协助了大后方的人民。这两项工作中，教育（或学习）是不能孤立地进行的，我们不是处在'学也，禄在其中'的时代，我们不能饿着肚子去'正谊明道'，我们必须弄饭吃，我们必须注意经济工作。离开经济工作而谈教育或学习，不过是多余的空话。"（421207）

本年 /4200

春季 山东沂南县大曹家营（敌占区）的曹淑礼在村里办起一所"两面小学"。这所小学挂着日伪学校的牌子，暗地里却对学生进行抗日教育；明里他向伪教育局领取"薪水"，暗中却向抗日民主政府的联络员汇报学校情况，接受指示和领取任务。他让学生在敌人来检查时拿出封建古书教课，平时就教学生读抗日课本。学校有2个班，都是采取这样的教法。直到1944年日伪军从据点里撤走，他都是在日伪军的眼皮底下坚持进行抗日教育。（420001）

春季 由董必武介绍加入中国共产党的黄埔军人潘怡如，在家乡陂安南县创办私立荣阳中学。他亲自担任校长，招收当地族学毕业的学生入学读书，1943年秋病逝。根据鄂豫边区政府的决定，该校改名为"怡如中学"。（420002）

春季 淮南行署教育处编印出版小学教材，其中有初小一、二年级的国文、算术，三、四年级的国文、算术、常识、自然等。国文课本有抗战道理和历史上的英雄故事，自然课本以自然科学知识为主，并且有密切联系生产实际的知识。（420003）

秋季 苏北盐阜联立中学师范部划出，成立盐阜师范学校。陆维特主持校务。1945年4月，该校依照盐阜区第三届文教扩大会议精神重新修订了《盐阜师范教育实施大纲》，明确学校的方针是培养人民的教师，以推行村学、开展群教，训练初干校长、教员、中干辅导员，以培养干部为人民服务，贯彻学用一致的方针。培养学生能够具有民族意识、民主思想、生产知能、群众观念、科学头脑、艺术兴趣、社会工作知能、群众工作知能、科学的世界观、革命的人生观、新民主主义教育的知能和从事新教育事业的志趣。学校设立普通科、在教班、音乐组和简易科。必修课程有时事教育、根据地建设、历史、地理、政治常识、行政工作、国文、艺术、生产知识、军事、教育问题研究、实习等。1945年12月，迁至淮安，改称"苏皖教育学院"。（420004）

秋季 盐阜区滨海中学成立。校长王伯谦（兼）。曾一度与涟东中学合并，不久复名"滨海中学"，曹一五任校长。在此前后，盐阜区职业中学在阜宁县成立，江国栋任校长，有学生80余人，分设化工（造纸）、纺织2个班。（420005）

秋季 盐阜区行署颁布《小学暂行法》和《小学暂行规程》。规定小学教育的目的是根据抗战建国需要，遵照抗战建国纲领及新民主主义文教方针，培养儿童民族意识、民主精神、健康身心及生活所必需的基本知能。同时颁布《中学暂行法》和《中学暂行规程》。（420006）

冬季 冀鲁豫区筑先抗战学院和筑先师范合并成立筑先中学。张景翰（后卞慎吾）任校长。附设师训班和附小。该校在艰苦的环境里坚持办学。1946年秋，并入冀鲁豫建国学院。（420007）

本年 根据周恩来指示，东江抗日纵队和广东地下党组织经过艰苦努力，胜利完成抢救被困在香港、九龙敌占区的近千名文化人、民主人士和国际友人的任务。其中，被抢救出来的邹韬奋等人到达东江抗日根据地后，主动给当地干部讲哲学、政治经济学等课程，还给战士们上文化课，受到热烈欢迎。（420008）

同年 鄂豫边区黄陂中学分设3部办学。其中，陂中一部，校长肖勤先（后王节思），初设2班，后增为6班。陂中二部，校长柳棣元，学生200多人。陂中三部，校长陈瑞甫。办学经费由政府供给，贫寒学生由政府救济。上述3部为革命队伍培养了一批急需的干部人才，为高一级学校输送了一批学生。（420009）

同年 淮北区萧宿铜（萧县、宿县、铜山）县立中学成立。负责人王可风。学生150人，分为中初班、中高班、职业班。主要课程有政治、国文、数学、历史、地理、物理。在教学过程中，强调思想政治教育和劳动教育。修业年限不固定。机关、部队来学校要干部，即因才选送。学生也可以自愿参加各项抗日工作而离校。（420010）

同年 皖中区创办皖江联立中学。学校负责人侯亦斋、刘芳。设在安徽省无为县。1年后，因故停办。1944年复办，金稚石兼任校长，方向明任副校长兼教务主任。该校是一所抗大式学校，任务是培养抗日干部。以政治课和专业课为主，也有少量的文化基础课。学生除在校上课学习，还采取多种形式参加社会活动。1945年10月，随新四军北撤。（420011）

1943年

1月 4301

1日 《解放日报》发表《新年献词》，指出在陕甘宁边区这个比较处于后方的抗日民主根据地，"发展生产，加强教育"将是1943年的中心任务。当晚，中共中央办公厅在中央大礼堂举行干部晚会，庆祝新年，参加晚会的有1000余人。毛泽东发表讲话指出，1943年在前方敌后抗日根据地的任务是战斗、生产、学习，在后方陕甘宁边区的任务是生产和学习。号召大家努力工作，发展生产和教育，援助前方，争取胜利。（430101）

同日 中共中央发出《关于征调敌后大批干部来陕甘宁边区保存培养的决定》。要求华北和华中各战略区域在保持工作需要的最低条件下，应抽调大批干部送来延安保留培养。保留培养干部的目的，不仅是为了适应目前敌后的环境，同时也是将来发展的需要。因此，各地应该坚决地选送质量好的干部。（430102）

同日 晋察冀边区《教育阵地》杂志创刊。创刊号刊登了晋察冀边区行政委员会教育处处长刘奠基撰写的《迎接胜利写给小学教师》。文章指出，小学教师必须认清时局，坚守岗位，加强学校建设，完成小学教育正规化任务，同时要密切小学教育和社会教育的联系。该刊主要面向小学教师、民校教师及区教育助理员以上的教育行政干部。最初发行3000份，到1947年增至22000份，深受读者欢迎。一共出版8卷45期。（430103）

同日 太岳区第二十三专署接管浮山师范学校，改称"青城中学"。校长王兆桢留任，并以郝寥夫为教导主任（后任校长）。1944年2月，改为"太岳区第二中学"，不久改为"岳南中学"。学制为3年。以队为建制，1个年级1个队。学生须具有高小毕业文化程度，经过考试成绩合格，方可录取。毕业后，全部分配岳南各地担任干部或小学教师。（430104）

5日 延安隆重举行牛顿300周年诞辰纪念会。纪念会由陕甘宁边区自然科学研究会和数理学会主办，参加会议的有数百位在延安工作的科学家和有关部门干部。在纪念会上，与会同志报告牛顿的生平和贡献，讨论在战争环境里如何向牛顿学习的问题。徐特立发表《对牛顿应有的认识》讲话，提倡遇到困难就要到处找出路、到处找新办法的精神。牛顿那时也是一样的。在科学方面，我们还没有自己的东西，要好好地尊重人家，向人家学习。换言之，学习牛顿就是要发扬克服困难、勇于创造的精神，要谦虚谨慎，向古人学，向外人学，向友人学，向同事学，向实践学，甚至还要向敌人学。这样才能更好地使科学为抗战服务，为边区的生产建设服务，把科学教育和实际很好地结合起来。(430105)

7日 津浦路东各县联防办事处主任邓子恢在津浦路东临时参议会上做工作报告。他讲到文化教育工作时指出，文化教育工作在抗日建国中有着极其重大的意义。我们的文化教育方针：加强民族教育，提高人民的民族自尊心和自信心，使人民能自觉地参加抗战，坚持抗战意志；灌输新民主主义思想，培养人民的民主精神，以完成建国事业的思想建设；提高民众的政治文化水平，大量培养抗战建国人才，以供各方面工作需要。根据这个方针，最近一年来做了以下工作：一是通过召开群众大会、座谈会、街头讲演、派宣传队下乡宣传以及散发传单等方式进行宣传工作；二是倡办学校，以民族主义、民主主义的新精神教育后一代新青年和儿童；三是开办各种短期训练班，大批培养抗战建国人才；四是编印教材；五是倡办《新路东报》；六是创办宣教团，开展艺术运动。(430106)

8日 淮北行署通知各级政府适时开展冬学运动。要求每村办1所冬学，以青救会、妇救会和各救会会员为教育对象，以全体小学教师、中学生、师范生和知识青年为教师，以抗战常识、《反“扫荡”须知》、《新民主主义论》为学习内容。每天上课2小时。学员应每天识3个生字，懂1个道理。(430107)

15日 晋察冀边区行政委员会主任宋劭文在晋察冀边区第一届参议会上做工作报告。指出边区行政委员会成立后，恢复、巩固和扩大了小学。到1940年，学龄儿童入学的比例，北岳区达到57.19%，冀中区达到75%强，个别县甚至达到90%。1942年春，边区对小学进行了一次整理和检查，统一了课程，统一了教学进度，使小学走上正规化道路。边区1938年开始筹建中学（实际上是训练班性质），到1940年，北岳区已有中学6所，冀中区有中学3所，冀中区还有6所师范，1年毕业，有学生1060人。此外，边区还有华北联大、抗大二分校、抗大二分校附属中学、白求恩卫生学校、冀中农业中学、北岳区农业训练班等职业学校。边区1938年制定了扫除文盲计划，提出“会的教人，不会的跟人学”的口号，普遍成立夜校和识字班，还办了冬学。冬学结束后，许多失学儿童转入正式小学。如定北县有3085人转入小学，深泽县有1016人转入小学。(430108)

同日 晋察冀边区行政委员会发出《关于进行冬学检查的通知》。指出目前冬学工作中的主要问题：有些冬学上政治课没有45岁以上的人参加；课程进度非快即慢，很不合适；编制紊乱，上课不便；教师管理不善，上课流于形式；课本没有解决，教学受到很大限制。这些问题必须在深入检查中得到帮助、纠正和解决。要求检查时，将需要整理的冬学重新整理，并参照冬学总结提纲及冬学调查表详细搜集材料，对本年的冬学进行总结。（430109）

16日 《解放日报》刊登彭真《工农干部要学文化》。文章批判了“没有文化光荣”“没有文化也一样打仗”“学理论比学文化重要些、高尚些”等错误观点，批判了既无文化又摆臭架子，或想学文化但决心不大、恒心不够的现象。指出工农干部学文化没有什么了不起的困难，只要有了决心，并且按部就班地学起来，就会进步很快。号召一切文化程度低的干部积极学文化，把提高文化水平当作“全部学习中的中心一环”。（430110）

17日 晋冀鲁豫边区政府教育厅召开中等以上学校联合会议。决定根据“精兵简政”精神，将抗战建国学院和太行一中、二中、三中合并为边区联合中学，王振华、李棣华任正副校长，苏贯之任教导主任。凡简政离校的学生，一部分由政府分配适当工作，以加强下层干部力量；一部分介绍到陆军中学，以求深造。抗战建国学院后备班及太行一中、二中的学生均提前毕业，其余在校师生编为3队，队设主任，进行分队游击教学，每队学生以2～3个班为限。1945年3月，该校的全部学生和部分教职工并入太行行政干部学校。（430111）

19日 华北《新华日报》发表《我们对于在乡知识分子的希望》社论。指出抗战六年来，在敌后华北虽有大批知识界先进分子积极地担负抗战救国的重任，但至今散居乡里、失业失学的仍属不少。并强调，热爱真理自由，拥护民主光明，反对专制压迫，憎恶黑暗落后，是近代中国知识分子的优良品质。希望在乡知识分子，发扬“先天下之忧而忧，后天下之乐而乐”的光荣传统，肩负起民族解放的重担。（430112）

20日 晋察冀边区第一届参议会通过《晋察冀边区目前施政纲领》。其中规定：“在提高国民文化水准及民族觉悟的目标下，实行普及的、义务的、免费的教育，建立并健全学校教育，至少每行政村设一小学，每行政区设一完全小学或高小，每专区设一中学。高小及中学应收容半工半读生。建立并改进大学及专门教育，加强自然科学教育，优待科学家及专门学者，开展民众识字运动和文化娱乐工作，定期逐步扫除文盲。”“保护知识青年，抚辑沦陷区流亡学生，分配一切抗日知识分子以适当工作，提高小学教员的质量，改良小学教员的生活。”重新选举产生了边区行政委员会组成人员，宋劭文仍为主任。行政委员会内仍设教育处，以刘皑风为处长，王九荃为副处长。（430113）

21日 晋西北行署主任续范亭在《抗战日报》发表《晋西北行政公署成立三周年》。文章指出，晋西北三年来在社会教育方面，以扫除文盲、破除迷信、讲究卫生为主要内容。1941年和1942年进行过两次大规模冬学运动。据19个县统计，1941年共设立冬学3116所，学员178182人。在小学教育方面，据1941年统计，28个县共有完全小学34所，初小2100所，有高小学生1174人，初小学生86806人。在中学教育方面，从行署成立至1942年两年半的时间，中等学校共培养1043名学生。在干部教育方面，先后成立抗战学院、政治经济训练班、会计税务训练班、行政干部学校、财政经济干部学校。在职干部实行两小时学习制和在业务学习上的奖惩办法，从各方面提高并继续提高着干部教育的质量。（430114）

23日 《晋察冀日报》载文介绍晋察冀边区的小学教育。文章说，边区小学一年比一年增多。据43个县统计，1938年只有4898所小学校，1941年小学增加到8000所以上。小学的学生，1938年有220460人，1940年有469416人，两年增加1倍多。（430115）

24日 抗大总校奉命离开晋东南，返回陕甘宁边区。为了迎接抗日战争最后胜利，最大限度地保存干部，准备进行战略反攻，根据中共中央的决定，抗大总校除留一部分干部和学员留在晋冀鲁豫军区工作和学习外，其余1000多名教职学员在何长工副校长率领下，离开河北邢台浆水镇向陕北进发，3月上旬返抵陕甘宁边区，在绥德继续办学。中共中央为了加强对抗大的领导，任命徐向前代理校长，李井泉为政委兼政治部主任，何长工仍为副校长。抗大总校与抗大二分校、三分校（即军事学院）、七分校合并，除各校原有教职学员外，陆续招收各解放区选送延安的部队干部入学。学员总数达到6000余人，编为5个大队。1945年8月，学员全部毕业。大部分学员分赴各个抗日战场，参加对日军最后一战。（430116）

25日 毛泽东致电彭德怀指出，教育以对象分，有干部教育、国民教育等项，目前重点应放在干部教育上（不是不要国民教育）。以内容分，有思想教育，政治教育，军事教育，文化教育等项，而对于干部，特别就目前时期来说，应着重思想教育。其办法就是整风学习和审查干部。整风，主要是整高级干部，其次是中级干部，再次才是下级干部。如果能在今明两年经过整风与审查，将多数高级和中级干部的思想打通，又能保存党与军队的骨干，那我们就算是胜利了。保存骨干与教育骨干，是今明两年的两个严重任务，高级负责人必须抓住这个方针。（430117）

29日 陕甘宁边区政府教育厅召开中等学校整学会议。参加会议的有边区各中等学校负责人和一部分教员，以及教育厅科长以上干部，共计21人。由陕甘宁边区政府秘书长李维汉和教育厅厅长柳湜主持。其任务是贯彻整风精神，回顾检查边区中等教育工作，端正办学思想路线。会议分4个阶段进行。第一阶段由1月29日至3月9日，分组漫谈各校校史，各校负责人撰写校史资料。第二阶段由3月10日至4月10日，学习整风文件，发动大家开展批评与自我批评，着重反省、检讨，反对自由主义的各种表现。第三阶段由4月12日至30日，针对1942年秋边区政府教育厅颁布的《陕甘宁边区暂行师范学校规程草案》和《陕甘宁边区暂行中学规程草案》进行严厉的批评，其间着重追查起草人的责任，把思想认识问题上升为政治问题，会议出现曲折。第四阶段由4月30日至5月21日，学习有关论述教育方针政策的文件，讨论和制定边区中等教育方针。这次会议的召开是陕甘宁边区中等学校整风运动中的一件大事。（430118）

30日 山东省文协召开第二次执委会，决定以国民教育为中心，以滨海地区为重点，开展工作，积累经验，推动其他地区。（430119）

31日 苏中区如皋（东）县苴镇儿童团团长季忠坤带领儿童团员在羊子港站岗放哨，从来往行人中发现一个可疑的乞丐，把他押解到自卫队队部审问，查明是个汉奸特务，受到上级领导机关表扬。（430120）

本月 中共中央北方局发出《关于华北敌后抗日根据地一九四三年工作方针的指示》。提出根据各地具体情况，教育经费在可能的范围内应酌量增加，教员待遇应适当改善。小学教员每年除吃饭外，以供给5石小米为最高标准。各地党的组织必须动员一批知识分子从事教育工作。应纠正各地文化团体、文化机关的宗派主义倾向，团结党外知识分子参加教育工作。（430121）

2月 4302

1日 晋察冀边区行政委员会教育处处长刘奠基在《教育阵地》发表《北岳区文教工作应努力的方向》。文章对北岳区文教工作提出以下几个原则性意见：一是加紧宣教工作，充实反攻力量；二是加紧对敌“思想战”；三是提高学校教育的效能。提出在小学教育的改进方面，学校组织形式与教学编制要更合于边区的实际环境，教育内容要使教学与实际生活更密切结合，着重于农村儿童生活的实际需要，要有计划地进行新民主主义的教育实验，游击区学校要尽量恢复与巩固阵地，巩固区则一般不求增加。（430201）

2日 《解放日报》报道，苏北盐阜地区士绅为了促进教育事业发展，主动捐资办学。仅阜宁一县，地方士绅在4个月里捐资10余万元，兴办国民小学45所、初小8所、高小3所，新建校舍50余间。另外，各地庙庵住持纷纷捐田，支持办学。（430202）

4日 晋察冀边区行政委员会颁布《晋察冀边区行政委员会组织条例》。规定边区行政委员会内设教育处，教育处的职权：（一）关于管理各级学校事项；（二）关于管理社会教育事项；（三）关于图书教材的编审事项；（四）关于文化教育团体及学术团体的指导与奖进事项；（五）关于出版物的审查及登记事项；（六）关于图书馆、博物馆及公共体育娱乐场所筹划管理事项；（七）关于一般宣传事项；（八）其他有关教育文化事项。同时颁布的《晋察冀边区县、区、村政府组织条例》规定，县政府设教育科（后称“民教科”），管理学校教育、社会教育、宣传工作和其他有关文化教育工作。区公署设教育助理员，掌管学校教育、社会教育和其他有关文化教育事项。村公所设教育委员，管理学校、社会教育、宣传等事项。（430203）

10日 清河区行政主任公署召开各县文教科科长联席会议，决定改进小学教学与儿童生活管理。提出高小应采取自学辅导式，初小应采取复式教学，教学法要灵活运用，多采用启发式教学。并向小学教师提出以下具体要求：（一）注意教学对象，研究儿童心理；（二）注意教室秩序，不断检查教学效果。会议决定，为了提高教学质量，对于教员中质量过低者，要抽调轮训。组织教学研究会，让在职教师互相交流教学经验。还要求在儿童生活管理方面：（一）彻底废除体罚和变相体罚，依靠学生组织使其自觉遵守学校纪律；（二）应领导儿童团体生活，启发与鼓励儿童集体学习的情绪；（三）要领导学生召开生活检讨会，组织学生参加社会活动和推行“小先生”制。（430204）

同日 晋察冀边区行政委员会发出《关于在冬学运动基础上建立民校的通知》。要求各县在冬学运动的基础上，巩固区要有重点地争取民校工作经常化，游击区要开展宣传活动，继续进行民校教育。提出民校教学内容以生产教育和反法西斯教育为主，在不耽误生产的条件下按群众的忙闲随时增减上课次数。在有小学的村庄，宣讲班教师可由小学教师兼任；没有小学的村庄，可让有相当文化水平的村干部兼任。民校教师只担任识字课。民校的灯油，宣讲班每班每次以1两为准，识字班每班每次2两或3两，白天上课者不开支灯油，每月至多不得超过1斤或1斤半。每4个月1盒粉笔，2张麻纸，其他物品尽量设法借用。（430205）

11日 鲁中行政联合办事处文教处召开扩大座谈会。指出自1942年11月至今，全区已成立冬学600余处，入冬学学习者18000余人，其中以北沂蒙县为最好，但在许多地方还未形成群众性冬学运动。造成这种状况的原因：（一）动员上冬学仅限于政府及上级的命令；（二）冬学形式呆板，内容枯燥，教学方法老一套；（三）冬学与政治生活隔离，与群众生产、生活脱节。要求扩大冬学入学人数达到3万人，打开冬学的大门，使冬学与群众生活及当前斗争结合起来。动员广大村干部及知识分子做冬学教员，广泛采用“小先生”制，同时必须严格讲课制度，加强辅导。要克服识字教育与政治教育脱节现象，提倡“做什么事，识什么字”。（430206）

13日 滨海专署召开小学教育会议。历时4天。中共中央山东分局书记朱瑞、宣传部部长陈沂和省战工会教育处处长杨希文先后做了报告。杨希文在《当前国民教育的改进问题》报告中指出，改进国民教育是根据地开展群众性文化运动的中心环节。国民教育必须和群众的生活斗争进一步联系起来，必须把握当前群众生活斗争的内容和任务，以此组织我们的教育内容，还必须根据当前群众的生活方式和生活水准来改造教育，使教育能够很自然地和群众结合起来。同时，也需要根据儿童的特点改进教育方法和教材的组织方法。小学儿童的生活指导，必须本着民主自治的方针，废除体罚和变相体罚，如罚站、罚劳动等。把训导和教学联系起来，把训导作为教学的一部分。小学要积极协助进行社会教育，必须改善小学教师的待遇，提高小学教师的地位，加强小学教师政治业务进修。要加强对小学的领导，健全中心学区制，密切各方面的配合。（430207）

14日 陕甘宁边区政府教育厅向各县发出指示。明确指出边区教育的实施方针：第一在职干部教育，第二学校干部教育，第三社会教育，第四国民教育。要求各级教育领导机关把总结过去的工作，列为本年教育工作的首要任务。提出在国民教育精简问题上，应将主要力量放在完小，其次多注意中小，整顿普小。要把强迫动员学生方式改为劝学。小学课程可就各地具体情况，减少次要科目，加强识字、习字、算术等门，如能增加农业常识更好。在社教工作中，精简的原则是扩大工作，不增加人。并强调，在教育行政上要坚持民主集中制。（430208）

15日 冀鲁豫行署为贯彻精兵简政精神，就各级学校编制与公费生问题发出指示。关于各级学校编制：初小由区民教助理员直接领导，取消中心校长制。初小每班以40人为合格，设教员1人。尽可能将相距不超过2里的村庄划为一个小学招生区，成立1所小学，以节省人力物力；高小一般停止建立新校，并必须附办所在村的初小，成为两级小学校，以充实学校内容；中学一律按规定统一编制，超过者应即精简。重灾区的学校可根据实际情况明令停办，轻灾区的学校亦应大量减少，一般可减少1/2。关于公费生问题，提出在小学里一律停止粮食优待的办法，各中学以自费为原则。家境在中农以上的学生一般停止公费供应，家境贫苦而又成绩优良的学生得以个别问题处理，酌予补助或救济。抗日军人和政民机关区级以上干部直系亲属符合条件者，可享受公费生待遇。敌占区、敌据点青年经军政民机关保送介绍且符合入学条件者，可给予公费生待遇。（430209）

17日 晋冀鲁豫边区政府教育厅发出指示信。要求各县参照边区政府规定的标准，采用竞选、评比的办法选出模范义务教员，并召开义务教员大会，由县长正式发给义务教员奖品，以扩大影响，推动边区民众教育工作的开展。各县评选工作结束后，专署和边区也应评选出模范义务教员，进行奖励。（430210）

18日 中共苏中三地委做出《开展青年学生工作的决定》。要求各级党委必须重视加强对青年学生工作的领导，各级青年团体应把广大青年团结在我党我军的周围，为夺取抗战胜利，为建设新中国而奋斗。决定下达后，全区各中等以上学校建立了青年工作委员会，后又建立了青年解放团的支团和分团组织，党政部门在精简机构中抽调了一批知识青年到学校去加强青年工作。（430211）

26日 冀鲁豫行署发出《关于重新规定各级学校教职员待遇标准及学校经费开支中几个问题》的训令。规定小学教员均发薪给粮，中学教员一律改为供给制。薪给粮在吃麦期间除其实用数可折麦发给外，其余应一律发米。中学聘用有特殊专长的教师，其待遇另定。中等以上学校学生家属到校看望子女者，可按普通客人招待，但每人最多不得超过3天。今后高小、初小的经费开支，一律改为向各所在区公署领取。各高小、初小公费生超过20人以上者，增设事务员1人，其待遇与县政府管理员相同。（430212）

本月 清河区主任公署教育处为解决小学教材问题，成立教材编审委员会，统一编辑初级小学教材27种，已印出18种；编辑高级小学教材34种，大体上讲都可以印行。克服了各县自行编印教材、内容不统一的现象。（430213）

同月 中共浙东区党委提出《我党我军在浙东地区的一般任务》。其中第7项任务：加强党对文化教育事业的领导，有计划地协助地方上办理文教事业，加强对外政治宣传。为此要做到：对于我军活动地区现有学校及一切文教机关与人士进行调查研究，以定出方针，给予适当的领导与帮助；积极地与敌伪奴化教育做斗争。（430214）

同月 中共浙东区党委在慈南杜徐村举办第1期党员干部训练班。学习时间为3个月。军区政委谭启龙讲党的统一战线，司令员何克希讲哲学，政治部主任张文碧讲保卫和锄奸工作，班主任谢飞讲党的建设等。（430215）

同月 陕甘宁边区政府教育厅发出《一九四二年工作总结与一九四三年工作计划大纲》。指出1942年边区教育部门进行的几项工作：（一）精简小学，提高质量；（二）整顿中学、师范；（三）建立各种教育制度；（四）编审小学课本；（五）建立督学分区视察制度。1943年工作计划的中心内容：总结边区的国民教育工作和中等教育工作；贯彻教育方面的精简政策；改进教育厅的领导作风，贯彻民主集中制。（430216）

同月 晋西北行署民教处做出关于小学教育的决定。其主要内容：今后以提高小学质量和开展社会教育运动为主要工作。为了提高小学质量，应集训现有小学教师，并对教师的工作进行严格检查。同时应加强对小学的督导，解决教材困难，建立中心小学和村学制度。在社会教育方面，尤其要加紧进行识字教育。至于群众的政治教育，应由完全小学和中心小学负责，配合对敌斗争、春耕生产和和村选等工作的进行。（430217）

同月 晋西北行署公布《中心小学暂行办法》。要求各县依据小学分布情况，划分为若干中心学区，每学区设立中心小学1所，负责辅导该学区各小学的工作。其具体任务：

（一）部署、检查、推动本学区的文教工作；（二）对本学区各小学的教学、生活指导、儿童自治、民众教育、学生动员、学校制度和作风，均应有切实考察，并有提出改进意见之责；（三）组织本学区各小学进行参观及各种竞赛；（四）领导本学区教员进行学习，定期召开各种讨论会；（五）定期召开本学区教员联席会议讨论工作；（六）督促本学区内各校教员切实执行县政府制定的各项纪律规定。（430218）

同月 陕甘宁边区师范和富县师范合并成立延安师范。校长由霍仲年担任，刘端棻任副校长。旨在培养训练小学教员和乡级干部。其方向是为工农大众服务，为边区服务，为革命服务。（430219）

3月 4303

5日 《晋察冀日报》报道，晋察冀边区行政委员会教育处确定1943年度文化教育的方针与任务。提出本年文化教育工作的方针：加紧整顿基本区的教育工作，坚持与开辟游击区、近敌区的教育工作。从政治上、思想上动员全边区的人民，坚定克服困难的决心和争取胜利的信心，粉碎敌伪的奴化教育、反动宣传及一切阴谋。广泛团结抗日知识分子文化人，积蓄力量，准备迎接新时期的到来。其具体任务：（一）调整干部，健全教育行政领导机构。加强视导工作，密切上下级的联系，克服各自为政现象与自由主义作风；（二）指导政府附设的出版机关有计划地印制各种教材课本，完善发行办法，保证学生都有书可读；（三）开办短期师范学校，培养新小学师资。加强现任教师的业务学习与工作指导，逐步提高小学教师的质量与工作情绪；（四）转变小学教师对儿童的观点与作风，改进生活指导，实施民主教育，启发儿童的积极性与创造性；（五）在巩固区各县，加强督促学龄儿童入学，各选1个中心小学区为实验学区，负责实验各种不同的学校组织形式、教学编制以及教学方法等；（六）配合边区子弟兵和各团体，加强对边区人民的宣传教育工作；（七）在各级民众学校中随时注意气节教育、生产教育、卫生防疫教育；（八）邀请有关团体和专家帮助编写各种教材，写作科学读物、儿童读物、儿童歌曲和开展乡村文化教育工作；（九）广泛团结边区抗日知识分子文化人。（430301）

同日 晋察冀边区行政委员会指示，冬学结束时，要对冬学教师普遍进行鉴定，并选出冬学模范教师。此前还发出指示，要求各地在冬学的基础上建立春学。春学主要任务是进行政治教育和农业生产教育。开办春学的时间，从3月1日开始，至5月底结束。（430302）

9日 晋察冀边区行政委员会发出《关于实验强迫儿童入学的指示》。指定易县、唐县、阜平、灵寿、平山5县，在巩固区各选1个区或2个区进行强迫儿童入学的实验。并对儿童免学、缓学、半日学的条件，强迫儿童入学的手续和步骤，实验时可能发生的问题及解决办法，实验时应该防止与纠正可能发生的偏向等，均提出原则性规定。要求各县应依据具体情形，更加具体化。（430303）

10日 山东省文联和山东省战工会教育处发出《关于开展新文化运动的通知》。要求各地迅速建立和充实各级文协，建立和健全各级小学教师联谊会，广泛建立农村俱乐部。（430304）

12日 中共晋绥分局总学习委员会召开整风学习高干会。决定把学习时间延长3个月，要求每个干部都要根据整风文件精神，全面反省自己的思想和工作。次日，中共太行分局发布《关于一九四三年的整风计划》，并由总学习委员会领导晋绥边区的整风运动。（430305）

13日 淮北行署主任刘瑞龙在边区第五次教育行政会议上做《边区教育工作的任务》报告。指出边区文化战线的基本任务是继续提高根据地内广大人民的觉悟程度与文化水平。战争中需要教育，也可能进行教育。战争推动教育向新的道路行进，而战时教育恰恰是为战争服务的。并对怎样开展社会教育，怎样提高教学质量，怎样加强干部学习，提出具体意见。（430306）

同日 鲁中行政联合办事处为提高小学教师的工作热忱，保证其工作专业化，通令所属各县实行小学教师年功加俸制。规定从本年起，小学教师工作积极、成绩优良、连续服务1年以上者，每月加俸2元；2年以上者，每月加俸4元；5年以上者，每月加俸6元。（430307）

16日 在中共中央政治局会议上，毛泽东指出：本年中央工作的方针要从研究与指导两方面来达到保存骨干、准备将来的目的。中央机关的任务是工作、生产和教育，上年以完成整风学习为第一位，本年要以工作为主。干部教育与国民教育，干部教育是第一。中央直属干部要进行思想教育，读马、恩、列、斯著作40本。干部中的各种教育主要是整风教育与思想教育，在各种干部中主要是高级干部教育。并决定，本年4月底结束整风学习，从5月起实行新的学习计划。（430308）

同日 《解放日报》发表李维汉《要清除干部教育中的教条主义》。文章指出，教条主义是干部教育中的主要敌人。干部教育中教条主义的主要表现：学习与实际分离；理论学习不求领会实质，只是记诵文字和教条；使用填鸭式和注入式的教育法。还指出，要肃清教条主义，首先就要揭露它和批评它，要从教育工作的各个侧面和各个角落揭露它和批评它。一次不会揭露得干净和批评得透彻的，要坚持地揭露和批评。否则，无论对于工作，对于个人，真正的彻底转变是困难的。（430309）

17日 山东省战工会发布《关于加强国民教育的指示》。要求各级政府切实加强对国民教育的领导，调整健全各级政府文教部门，配备坚强干部；推动建立与健全小学教师救国会，加强团结和帮助小学教师；各主署和专署应筹设实验小学或实验区1处，各县应筹设模范小学1处，以资研究改进国民教育；调整并健全中心小学学区制，使其能对本学区小学负辅导责任；有计划地训练小学教师以提高质量；各中学应办师范班，以加强师资培训；切实整理教育款产以充实国民教育经费；改善小学教师的物质待遇和政治待遇，关心小学教师的生活和进步。（430310）

18日 中共苏皖区委向苏南各县县长联席会议提出《苏南区施政纲领》。其中规定：推行国民教育，改善小学教员生活，实施社会教育，加强干部教育，实行在职人员两小时学习制度，尊重知识分子，提高科学知识与文艺运动，欢迎科学艺术人才，保护流亡学生与失业青年，允许在校学生的民主自由权利。同日，苏南行政公署成立，主任江渭清，副主任邓仲铭，教育处处长欧阳惠林。（430311）

19日 《新华日报》（华北版）发表彭德怀关于民主教育问题的谈话。认为文化教育主要的是民主教育，就是反对封建的教育，就是反对封建制度、封建思想、封建习惯的教育，同时，又是抗日教育的一部分。民主革命的共同口号是自由、平等、博爱。在教育中要贯彻民主运动的精神，从思想上建立民主精神，使之贯彻到其他工作中，特别是群众运动中去。在文化教育上，必须进行科学的启蒙教育，主要在灌输科学精神，反对封建迷信，在方式上则要求大众化、民族化。6月6日，毛泽东致信彭德怀，对这篇谈话提出批评。（430312）

20日 中共中央决定，中央党校校长由毛泽东兼任。彭真担任副校长，直接负责党校整风学习的组织领导与思想领导，具体贯彻中共中央的指示，改造学习方法与学习制度。指出党校的根本任务：批判与纠正主观主义、宗派主义、党八股，树立与发展理论与实践相结合、与人民群众密切联系在一起以及自我批评的思想作风。（430313）

25日 中共中央北方局发出《关于国民教育给太行分局的一封信》。对太行区和太岳区国民教育工作提出7点意见：（一）各级党的组织和政府中的党团，应把国民教育当作自己经常的工作之一；（二）积极地普及和推广小学教育，建立更广泛的小学网，同时增设一些中学；（三）增加必要的教育经费，并切实管理此项经费；（四）大力解决教员问题，积极推动与协助政府开办小学教员训练班和师范学校，有计划地培养与改造旧有的师资，提高教师的政治品质和教育能力；（五）加强对国民教育的领导、督促和检查工作；（六）学制、课程标准、教学原则与教学方法，应进一步进行整理，使其成为一套完整的东西，学制以小学5年（初小3年，高小2年）、中学2年为宜；（七）进一步开展社会教育。（430314）

31日 淮北苏皖边区行政公署发布训令，颁布边区第五次教育行政会议通过并经公署审定的《民众学校暂行规程》《改良私塾暂行办法》等6项文件。其中，《中学生减免各费暂行办法》（附奖学金办法）规定免费等级分3种，全免、半免、免缴1/3，并明确了各等

级的条件和比例，旨在援助敌伪区失学青年，帮助贫苦抗属烈属以及离校较远的学生解决困难。(430315)

本月 《山东文化》杂志创刊。由山东省文协编辑，刊登关于教育、文艺、语文、史地、社会政治经济、自然科学、学术论著等文章。1946年4月停刊。(430316)

同月 盐阜区射阳中学成立。赵敬之（后唐君锷）任校长。1946年1月，与海南中学上冈分校合并，成立苏皖边区第五行政区立第二高中。1947年2月，恢复射阳中学，校长唐东山。1949年春，迁阜宁，留下部分师生与盐东中学合并，改名"盐射联中"。(430317)

4月 4304

1日 晋冀鲁豫边区政府教育厅厅长罗青在晋冀鲁豫《边区政报》第2期发表《如何加强今年的教育工作》。要求各地转变教育行政的领导作风，加强教育工作。同时，要求各地从健全领导机构、配备得力干部和师资、供应课本教材3个环节，把教育事业办好。还要求各地在教育工作中应掌握重点和中心，不能分散平均地使用力量。(430401)

3日 中共中央发布《关于继续开展整风运动的决定》。要求从1943年4月3日到1944年4月3日，继续开展整风运动。整风运动的主要目标是纠正干部中的非无产阶级思想与肃清党内暗藏的反革命分子。前一种是革命队伍中无产阶级思想与非无产阶级思想的斗争，后一种是革命与反革命的斗争。并要求各地应恰当地分配时间与人力，将整风学习、检查工作、审查干部与肃清内奸几件互相联系着的重大工作做好，就是中国共产党的极大胜利。(430402)

4日 《解放日报》发表董纯才《儿童节随笔》。文章指出，小学教育应该从各方面来消除那种轻视劳动的思想意识，使人人重视劳动，对劳动怀着高度的热忱。建议小学设置农业课，同时为了使书本教学与实际结合起来，应该开辟一块小园地，教学生种点儿东西。边区的小学一般来讲都是农村小学，所以要适应农村的需要，建议每年放1次年假，2次农忙假。年假应在旧历年节期间放，农忙假1次应在夏收的时候放，1次应在秋收的时候放。(430403)

同日 《解放日报》发表柳湜《注意我们的后一代》。文章指出，保育第二代的工作范围是非常大的。增加农业生产，就是为第二代创造更好的生活条件。同时，改进陕甘宁边区的国民教育，是又一种纪念儿童节的办法。注意我们的后一代，是每个革命者应有的态度。一个不注意后一代的社会是快要死亡的社会。(430404)

10日 晋察冀边区行政委员会发出《关于整理小学加强儿童生产教育的指示》。要求将整风与简政的精神贯彻到整理小学的工作中，提出整理小学的目的：（一）适当紧缩小学的数目和教师的数目，提高现任教师的质量，争取更多的学龄儿童入学；（二）适当改善小学教师的待遇，减轻灾区人民对教育经费的负担；（三）改变教学方式，加强儿童的生产教育，配合当前生产救灾的任务。整理小学的办法：（一）对于高级小学，各县应普遍地进行深入的检查与整理。（二）对于初级小学，整理范围应着重巩固区内的灾区及偏僻小村的小学。（三）对于教师的调动配备，凡高小裁减下来的教师，可调任中心小学校长或巡回学校教师；初小裁减下来的教师，可保送短期师范学习或担任半脱产的教师或义务教师。凡设立半日巡回小学的村庄，可聘请在乡知识分子或青救会干部担任生产教师或义务教师。还要求加强对小学学生的生产教育，并作为当前教育部门的中心工作。（430405）

11日　《晋察冀日报》发表《工农干部要学文化》社论。批评对工农干部学文化的错误认识，指出一切文化程度太低或不高的同志，应该立即积极学文化，应该把提高文化水平当作“全部学习的中心一环”。须知有着长期斗争历史和丰富斗争经验的工农干部，若能很好地用文化武装起来，便能随时学习马列主义理论，便有可能把理论与实际结合起来，把自己的工作经验条理化，其发展前途和速度将不可限量。反之，就会一切都感到困难。（430406）

13日　淮北行政公署发布淮北苏皖边区《民众学校暂行办法》和《私塾改良办法》。《民众学校暂行办法》共8章20条。规定：凡利用日间或夜间进行成年失学男女教育，得设立民众学校。民众学校应成为群众集体活动的场所。民众学校以学校、机关、团体兼办为原则，并列为该部门重要考绩之一。在教学管理上，应实行点名、请假、考试、转学、质疑、会议等制度，并应建立教师规则和开会规则。课程以文化教育为主，政治教育为辅。主要课程为识字、应用文、农业常识（科学）、政治讲话（公民常识）、珠算等。教材以民众课本、大众读物、《拂晓报》、法令布告、宣传指示为主。每日上课2小时，以3个月为1学期，2个学期结业。每学期识得300字，了解课程60%以上为及格。《私塾改良办法》共8章24条。规定：凡私人或私人联合设立，不能完全依照现行学制办理的教育组织，而以教育应受义务教育的儿童为目的者均为私塾。应遵照政府教育宗旨和实施方针，课程应以初级小学的课程为标准。应立即废除打、骂、罚跪及其他一切摧残儿童人格的体罚行为，代之以说服劝导。稍后，淮北行政公署又颁布《整理教育款产暂行办法》，要求各县分区整理所有的教育款产，为兴办教育事业提供经费方面的保证。（430407）

15日　晋冀鲁豫边区政府教育厅颁布《民众学校暂行规程》。共6章23条。规定：民众学校的任务是根据边区教育总的方针和目标，提高人民的政治觉悟和文化水平，培养民主科学思想，从长期着眼来扫除文盲。学生一律不脱离生产，15岁以上之男女皆可入学。学校以村庄为单位设置，课程有政治、常识、识字、算术。授课时间为每次2小时，全年授课360小时。课程内容以边区政府颁布的民众学校课程纲要为标准。修业期限暂定为4年，高、初级各2年。校长、教员均为义务职。学校经费由村款开支。（430408）

21日 冀中行署印发《冀中反“扫荡”中宣传教育工作的总结》。提出反“扫荡”中宣传教育工作总的方针：加强宣传教育工作，巩固与扩大抗日民主思想阵地，粉碎敌伪奴化教育，坚持平原游击根据地，团结农村和敌占区的知识分子、小学教师、青年学生，积蓄力量准备迎接最后胜利的到来，迅速恢复新民主主义文化教育建设事业。其具体任务：（一）掌握小学教师，坚持小学教育，破坏敌伪奴化教育的实施。（二）加强宣传工作，对敌开展宣传战。（三）团结组织农村知识分子、青年学生，加强学习，担负对群众的宣传工作。（430409）

25日 晋察冀边区行政委员会颁布《小学教师服务暂行规程》。规定小学教师的必备条件：坚决抗日，拥护民主，身体健康，吃苦耐劳，为教育事业服务。还规定：完全小学或中心小学附设高级组的校长和高级小学教师的待遇与一般政府工作人员相同，初级小学教师的待遇稍低。此外，对小学教师的职务资格、任免调动、训练与进修、考核与奖励办法，都做了具体规定。（430410）

本月 苏中区在反“清乡”斗争中坚持办教育。日伪在苏中地区划定南通、海门、启东三县全境和如东县串场河以南地区为“清乡区”，在“清乡区”四周，从天生港起，经白蒲、丁埝、鲍家坝构筑碉堡、竹篱笆为封锁圈，实行残酷的军事清剿、政治欺骗、经济掠夺和思想奴化的全面进攻，妄图消灭苏中地区抗日力量。面对这一严重局面，苏中地区中小学教师在共产党和抗日民主政府领导下，坚持民族气节，开展游击教学。有的中小学由教师领导，分散上课，分组讨论，一面进行教学，一面进行反“清乡”的宣传；有的中小学和民兵一起行动，既得到保护，又可为民兵上课，进行社会教育工作。（430411）

同月 晋冀鲁豫边区政府发出关于教育工作的通令。要求各地加紧改造教育工作，每个专区要确定1个教育中心县，创造经验，以做示范。在教育工作先进地区要着重教育的提高，在教育薄弱县要着重教育的巩固。高级小学一律分别与初小合成完全小学，划小联合学区，每区以5个小学为标准，完全小学校长兼任1个联合校长。还确定了小学学制，并规定每年6月6日是小学教师节，要在中心县试行小学教员年功加俸制度。（430412）

5月 / 4305

1日 苏南行政公署公布《苏南行政公署暂行组织法》。规定行政公署下设文教处，文教处处长秉承正副主任之命，掌理下列事项：（一）关于学校教育事项；（二）关于社会教育事项；（三）关于干部教育事项；（四）关于文化事业的提倡管理及学术管理事项；（五）关于抗战宣传及敌伪奴化教育的取缔事项；（六）关于教科书及一般出版物编审事项；（七）关于师资培养及地方教育的辅导事项；（八）关于地方抗战事迹及民情风俗采集编纂事项；（九）关于教育专款的筹措支付事项；（十）其他有关文化教育事项。（430501）

同日 《大众日报》报道，为了普遍提高小学教员质量，严格小学教员标准，整理与改进小学教育，滨海行署指示所属各县在5、6月份主要做好小学教员的鉴定工作。鉴定小学教员，应纠正过去偏重文化测验的缺点，要使思想认识、工作表现、文化程度并重。由鉴定委员会负责。凡去年鉴定及格的小学教员，工作积极、成绩优良者，准予年功加俸。（430502）

同日 晋察冀边区行政委员会发出《纪念“六六”教师节办法的通知》。指出，为了检查小学教师一年来的工作，加强小学教师的学习，掀起小学教师的整风运动，并适当改善小学教师的生活和社会地位，启发小学教师的工作积极性，提高工作效能和培养专业精神，各地应普遍举行“六六”教师节纪念活动。纪念“六六”教师节的办法，可以召开纪念会、举行座谈会和发动儿童与家长慰劳教师。各县还应按照《小学教师服务暂行规程》和平日检查工作对教师的了解，选出县级模范小学校长和模范小学教师，给予奖励，对于表现不好的教师进行批评教育。同时，还要慰问游击区教师，开展争取敌伪教师的工作。为了纪念“六六”教师节，还要开展一次征文活动。征文的内容以教师工作经验的总结、小学教学研究的心得、提出改进小学教育的意见为主。（430503）

6日 《晋察冀日报》发表《实施生产教育的重大意义》社论。认为教育本来是和生产结合在一起的，待到阶级出现以后，教育为统治阶级垄断，这才使教育和生产脱离开来。教育和生产的结合，不只直接有助于生产，而且有利于文明发展。边区教育是在新民主主义的方向下前进的，这样的政治条件给教育与生产劳动的结合开辟了门径。边区目前实行的生产教育，将直接有助于发展生产的重大任务，而且更重要的是充实儿童生产知识，养成儿童辛勤劳动的习惯，为将来的新中国建设打下基础。现在对儿童施以生产教育，其意义是非常深长的。本月，边区教育处处长刘皑风也发表了《加强儿童的生产教育》，阐述了对儿童进行生产教育的重要性，提出对儿童进行生产教育的一些方法。（430504）

7日 河北完县野场村儿童团长王璞英勇牺牲。反“扫荡”斗争结束以后，晋察冀边区政府召开追悼大会，授予他“抗日民族小英雄”称号，并立了纪念碑。（430505）

同日 盐阜区海南中学复校。该校于1925年创办，校长孙大鹏（字海南）。复校后，唐采庭任校长。1947年秋，更名为“建阳县中学”。1948年春，与叶挺县（盐城县）泽夫中学合并为叶建联中。（430506）

8日 晋察冀边区行政委员会颁发《麦假教师训练办法》。规定学校各级一律放麦假2周。要求麦假期间以10日为训练时间，训练的目的是提高现任小学教师的业务知识技能及政治水平，转变其不正确的工作观点与作风，使其能更好地完成小学教师的工作任务。

训练内容，巩固区以业务学习为主，政治学习为辅；游击区以政治教育为主，业务学习为辅。教学方法为讲授与讨论并重，有的可先讲授，提出问题展开讨论；有的可先提出问题展开讨论，然后做总结性的报告代替讲授。课程表排列只分业务课、政治课和具体问题讨论课。课外活动以练习儿童歌曲、研究儿童游戏为主。训练班的任课教师，由各县督学和抽调来的高小校长或高小教员担任。（430507）

11日　晋察冀边区各界人民抗日救国联合会主任杨耕田在北岳区群众团体联合代表大会上做《目前北岳区群众运动的发展与任务》报告。指出教育工作是当前的三大任务之一，是战争与生产的重要环节。离开教育，战争不易坚持，生产不易开展，干部质量不易提高，我们的组织更不易巩固。因此，要以极大的努力加强教育工作，以保证战争与生产的胜利。关于干部教育，提出不同的干部应有不同的学习重点，而生产建设与经济斗争是干部教育的中心内容。游击区干部教育以时事与对敌斗争为中心内容。文化水平低的干部应认真学习文化。（430508）

27日　中共中央政治局做出《关于一九四三年翻译工作的决定》。指出翻译工作尤其是马列主义经典著作的翻译工作是党的重要任务之一。为了提高高级干部的理论学习，马恩列斯许多著作必须重新校阅。为此，中央指定何凯丰、秦邦宪、张闻天、杨尚昆、师哲、许之桢、赵毅敏等组成翻译校阅委员会。要求该委员会在1943年首先校阅党校所用全部翻译教材及译完西方史2册，以应急需。（430509）

同日　中共中央山东分局宣传部、山东省战工会教育处、山东省文协联合发出《纪念“六六”教师节的通知》。（430510）

本月　洪山公学迁址大悟山地区，小学部改建为鄂豫边区实验小学，牛健为校长。有学生100多人，大多是部队精简下来的“小鬼”和边区各单位干部子女以及军烈属子女，最小八九岁，最大十五六岁。没有寒暑假，学制定为3年（初小2年，高小1年）。设置课程有国文、算术、政治、常识、唱歌、绘画、军体等。师生都实行供给制。教学方法是根据教学要求与教学内容，灵活多样地讲授。学生毕业后，年龄大的分配工作，年龄小的升入中学继续学习。1945年10月停办。（430511）

同月　鄂豫边区行政公署教育处在黄陂县罗家畈召开教育工作会议。参加会议的有各专署和各县教育科科长以及部分中小学校长、教师，共200多人。由行署教育处处长李实主持，中共鄂豫区党委代理书记陈少敏和行署副主任杨学诚先后到会讲话。传达了毛泽东、刘少奇等中央领导同志1942年以来关于教育工作的指示，研究讨论国民教育的发展和改革问题，有力推动了鄂豫边区教育事业的发展。（430512）

同月　晋察冀边区行政委员会教育处处长刘皑风在《边政导报》发表《开辟与坚持游

击区教育工作展开对敌思想战》。文章指出，日寇在其“总力战”的口号下，用奴化教育的思想腐蚀着根据地的边缘。巩固与扩大抗日民主阵地是反蚕食斗争的一个重要环节，开辟与坚持游击区教育工作是完全可能的，游击区绝大部分的时间和空间是属于我们的。深入巩固区工作，坚持游击区工作与争取敌伪教师，瓦解敌伪小学，开辟敌占区工作有着互为影响相互发展的关系。游击区教育工作是多变的，必须和其他各种形式的斗争结合起来，在统一的领导和统一的步骤下进行。进行游击区教育工作，首先要粉碎敌伪奴化教育的实施；其次要调整配备教师，恢复与建立抗日小学，加强民众教育；再次是有重点地开展工作。（430513）

6月 4306

1日　中共中央政治局通过由毛泽东起草的《关于领导方法的若干决定》。其中指出：“一个百人的学校，如果没有一个从教员中、职员中、学生中按照实际形成的（不是勉强凑集的）最积极最正派最机敏的几个人乃至十几个人的领导骨干，这个学校就一定办不好。”“我党一切领导同志必须随时拿马克思主义的科学的领导方法去同主观主义的和官僚主义的领导方法相对立，而以前者去克服后者。主观主义者和官僚主义者不知道领导和群众相结合、一般和个别相结合的原则，极大地妨碍党的工作的发展。为了反对主观主义的和官僚主义的领导方法，必须广泛地深入地提倡马克思主义的科学的领导方法。”（430601）

同日　晋察冀边区《教育阵地》第1卷第6期发表成仿吾《争取教育战线上的更大成绩》。文章回顾了抗战六年来敌后根据地在教育工作方面取得的成绩，要求晋察冀边区的教育工作者更清楚地认识自己的工作与自己的责任，在工作中力求进步，以适应本年与战后新中国的需要。并希望各级政府更多地注意教员问题，帮助教育工作者进步，推动教育工作的更大进步。教育工作者与教育行政部门应该发扬过去工作中的优点，争取教育战线上的更大胜利。（430602）

3日　《大众日报》发表《纪念“六六”教师节认真的改进国民教育工作》社论。要求各级政府克服偏重民政、财政的现象，认真加强国民教育工作。指出认真整理小学是抓紧国民教育的中心一环，必须适当解决小学经费、教员等实际问题。各地应从整理公共财政（如庙田、学田等）中求得增加必要的教育经费，防止把教育经费随便移作他用，同时提倡开明人士与热心教育的士绅自费建立学校。为了解决教员问题，一方面把现有的教师提高一步，改善他们的生活待遇，提高其社会地位，以提高其工作积极性；另一方面要动员大量的知识分子去当教员，反对轻视小学教员的不正确观念。（430603）

6日　苏中《江潮报》刊登吉洛（姬鹏飞）《两个月的“清乡”与反“清乡”》。文章介绍苏中抗日根据地中小学坚持游击教学的情况：中小学分散上课，分散讨论；或由教师领导，一面进行反“清乡”宣传，一面进行教学；或和民兵一起行动，既求得民兵掩护教师，又有了给民兵上课的教师。由于采取这种办法，苏中区始终坚持教育战线上的斗争。（430604）

同日 华北《新华日报》发表《献给“六六”教师节》社论。赞扬教师通过国民教育将民族主义思想普遍、深入地去熏陶、启发与教育人民向着光明前进，对于巩固抗日思想阵地，解除封建迷信思想束缚，培养下一代，建立了不可磨灭的功绩。表扬增进教学效能的涉县小学模范教师李晋仁、赵怀僧，热爱农村文化事业的优秀教师宋琦、李青原，以及与敌人英勇搏斗而牺牲的小学教师武绍先、徐一中等人，指出他们永远值得我们悼念。（430605）

14日 晋冀鲁豫边区政府和八路军一二九师政治部联合发出命令，要求机关、部队重视教育工作，制止占用校舍、用具等不良现象。（430606）

21日 中共苏中四地委在《夏季反“清乡”中开展知识青年及小学教师工作》的指示信中指出，青年知识分子与教育界（包括小学教师）首先成为敌顽利诱、胁迫、吸收、争取和进行欺骗麻醉伪化阴谋的资本，挽救、争取、组织、团结他们，便成为今后重要的工作之一。提出本年暑期应区别各种不同情况，采取各种不同的方法，传播抗日根据地的政治影响。在小学教师中，启发其民族意识，告诉他们坚持文教岗位的办法，向他们进行斗争形势的教育。（430607）

25日 胶东行政主任公署发布《关于增添中学和扩大中学的决定》。提出：（一）胶东公学、东海中学、西海中学、北海中学、荣成中学、文登滨海中学添招新生。海阳师范、文登师范改办中学。（二）成立二牟（牟平、牟海）联中、蓬福联中、招栖联中，均附设师范班。（三）建国学校成立政治队，招收初中以上程度的青年50～100名，一律给予公费生待遇，予以半年训练。（四）中学扩大招生，敌占区学生应占学生总数的2/5，学生待遇分为半公费、公费2种。新生年龄：初中16～23岁，高中、师范18～25岁。（430608）

本月 盐阜区盐城县举行全县应届毕业生会考。参加会考的包括初中、高中（含各种补习学校）毕业生。会考科目为国文、历史、地理、公民、数学、物理、化学。考期3天。盐城县抗日县政府负责人与参加会考的学生座谈，征询他们对学习和工作的意见，勉励他们好好学习，努力工作。（430609）

7月 4307

5日 王稼祥撰写《中国共产党与中国民族解放的道路》。文章首次使用“毛泽东思想”的科学概念，指出“毛泽东思想就是中国的马克思列宁主义”。后来，刘少奇在《清算党内的孟什维克思想》中，号召全党“用毛泽东的思想来武装自己”。8月，刚从重庆返回延安的周恩来在中央办公厅举行的一次会议上提出：“毛泽东同志的方向，就是中国共产党的方向。”党的理论工作者张香山在1941年3月就使用了“毛泽东同志的思想”的提法。（430701）

7日 晋察冀边区行政委员会发布《关于各级政府各部门工作的决定》。指出教育工作是民主政治建设的重要内容之一，任何忽视教育工作的观点都是不对的。教育工作范围包括学校教育、社会教育及文化宣传工作。巩固区应以掌握小学、民校，深入民主教育、生产教育为重点，游击区则以继续开展对敌政治攻势及反敌伪奴化欺骗为重点。在专署民教合科，在巩固县民教不合科。教育工作重点放在县，专署与区起桥梁作用。（430702）

同日 胶东《大众报》报道，据胶东行政主任公署教育处统计，全区现有中等学校16所，小学6200余所，新设实验小学11所，教员有12000余人，中小学生近40万人。（430703）

8日 中共淮北区党委发出《关于加强领导国民教育工作的指示》。强调要改变领导干部轻视知识分子对中国革命的作用，轻视争取和培养知识分子的意义，轻视通过国民教育工作是便利于开展文化统一战线工作等等错误观点。规定县立中学党组织由县委直接领导，完小和高小党组织由区委直接领导，以加强对学校党员的领导。学校党员确定以秘密为原则。教员党员整风必须进行。不论初小、高小和中学，都应参加实际的社会活动，使学与做相结合，应成为教育的主要方向。（430704）

9日 延安各界群众3万余人集会纪念抗战6周年。大会发出呼吁团结、反对内战的通电，要求蒋介石等立即撤退包围陕甘宁边区的国民党军队，避免内战，严惩挑拨内战的反共特务分子和通敌叛国的汉奸。13日，毛泽东在中共政治局会议上指出，延安民众抗战6周年纪念大会呼吁团结、反对内战的态度是完全正确的。（430705）

10日 晋绥《抗战日报》发表晋西北行署副主任武新宇《晋西北半年来的政权工作》。文章指出，晋西北学校教育经过半年的整顿，中等学校在教学制度上已有改进。如各校教学做合一制度的确立，教育方针开始向培养根据地建设人才转变，对实际教育也重视了。在小学教育方面，内地40县小学减去36%，完小减去20%，教员减去25%，全年可省经费29万余元、粮食15000余斤。在教员质量方面，中学程度以上者增加46%，高小程度者减少27%。此外，教学效果已有很大提高。在群众宣传方面也收效不少。（430706）

11日 冀鲁豫行署发出训令，认为本区各中学以地区命名，常因含义的局限性，养成部分学生的地域观念，影响学校的机动发展，且不便统一领导和相互观摩。决定除筑先中学和齐滨中学为表彰先烈，永垂典范，仍保留原名，濮范中学与运西中学并为一校，改称“边区第一中学”外，其余各校一律按成立先后，依序列命名。（430707）

17日 盐阜行政公署重订小学教职工待遇标准，决定废除公粮公草津贴制，一律改发实物薪给。共分6级，最高一级每月100斤（大米）或170斤（小麦或棒头）。此外，还规定女教职工生产期间给假6个星期，薪给照支。10月，盐阜行政公署又颁布《盐阜区小学教职工待遇及学校办公费修正标准》。规定小学教职工发给实物薪给时分为7级，最高一级150斤（大米）或250斤（小麦或棒头），最低一级90斤（大米）或150斤（小麦或棒头）。关于办公费的标准，高小一级80元，每加一级增50元；初小一级70元，每加一级增30元。实验小学的办公费，照上列规定增加四成。（430708）

21日 太岳行署教育处学校教育科科长刘武写信给边区政府教育厅厅长李一清、副厅长罗青，报告本区三年多来国民教育工作情况。信中认为，教育工作发展不适应战争与生产，主要原因在于领导上对教育重视不够，力量不足与组织不当。提出应组织中心力量从事教育工作，实行学区制度，学校与行政合一，发展中学、师范，采取统一支配经费、发展自费生、整理公产开辟财源等办法保障教育经费，发展教育事业。（430709）

25日 晋察冀边区行政委员会发布《小学民校课本领发使用保管办法》。规定：小学民校课本一律由政府发给，不再收费。课本出版后，由边委会按出版量及各专区需要数目适当分配到各专署，各专署再适当分配各县应领数目，并通知各县到专署领取，再适当分配。学生领到课本，只有使用权，无所有权。学生应养成爱护课本的习惯，不得随便涂抹。（430710）

本月 中共盐城县委发出号召，鼓励各群众团体利用晚上时间举办乘凉讲座，开展群众教育。每晚村里锣声四起，男女老少听到锣声就很快汇集起来，学文化，听讲演，学唱歌，讨论时事政治。小学教员是乘凉讲座的当然教员。据统计，盐城全县有74个乡、490个村庄举办了乘凉讲座，听众达19000人。（430711）

8月 ／4308

1日 中共中央山东分局根据《山东战时施政纲领》与三年来形势变化、工作发展以及斗争经验，对修改《山东省战时施政纲领》提出建议，并提请山东省临时参议会第二次全体会议讨论和通过。其中第9条“发展新民主主义的文化教育事业”的要点：（一）广泛开展群众性的文化教育运动。深入民主教育，启发民主思想，反对法西斯主义及一切反民主的思想。（二）改善原有学校，普及教育，减少文盲，奖励私人捐资兴学，免费帮助抗属、抗工属及贫苦儿童入学。（三）适应敌后环境根据地需要与可能设立中等学校及各种专门学校，提倡成立文化学术团体，奖励创造与各种专门研究。（四）发展社会教育，广设民校、识字班、冬学、农村俱乐部，提高人民文化知识及政治觉悟。（五）整理教育款产，增加教育经费。（六）改善小学教师的物质生活，提高其社会地位，并着重培养其政治认识与工作能力。（七）树立正确的干部政策，加强在职干部教育，学习业务，研究政策，培养民主思想、民主作风，反对官僚主义。（八）编订教材，出版教师、学生及群众的各种读物，发展印刷出版等社会文化事业。第10条提出，女子在社会上、政治上、经济上、教育上，完全与男子享有同等权利，并特别予以帮助及保护，禁止虐待及侮辱妇女，提高妇女的知识与生产能力。第8条提出，欢迎敌占区青年到根据地来学习，并给予优待及适当的工作，欢迎敌占区的学者专家及技术工人到根据地来参加建设工作，并给予优待。（430801）

同日 晋察冀军区第十三军分区冀东抗日军政学校在迁西山区正式开学。中共冀热辽特委书记、军分区司令员李运昌兼任校长。第1期招收学员共124名。招收爱国进步青年知识分子和从部队中选调的优秀班排干部，在军政学校学习半年后结业，分配到部队担任初级军政干部。第2期招生300多名，初设3个队。第一队和第二队为军事队，分别轮训连级和排级以下军事干部。第三队是政治队，主要培训新招收的有抗日热情的青年知识分子和文化程度较高的机关干部。不久设立第四队，为部队培训急需的卫生员。每期半年。各个队结业有前有后，少数学员因部队需要提前离校。1944年底，该校改称“冀热辽军区抗日军政学校”。（430802）

5日 中共中央总学委发出通知，要求有系统地进行一次关于国民党的本质及对待国民党的正确政策的教育。通知指出，教育全党同志认清国民党、蒋介石、三民主义的本质，无论对于目前保卫边区和审查干部的工作，或对于从思想上政治上使党更加巩固、统一和布尔什维克化的事业，都有极端重大的意义。此前，中央总学委发出《关于在延安进行反对内战和保卫边区的群众教育的通知》。根据两个通知精神，延安各机关学校进行了“三个对比”的教育，即两个党（共产党和国民党）、两个主义（共产主义和三民主义）、两个领袖（共产党领袖和国民党领袖）的对比教育。这是在整风中，尤其是在反对国民党顽固派发动的第三次反共高潮的斗争中，进行的一次很深刻的思想政治教育。（430803）

12日 冀鲁豫行署颁布《冬学运动计划》。提出本年冬学的主要对象是16岁以上、30岁以下的文盲。30岁以上的文盲可以自由参加识字训练，但必须参加间日1次的政治训练。凡居民达200户的村庄设冬学1所，务求普遍开展。居民分散的村庄可选择适中的村庄，合设1所冬学。县和村都要组织冬学委员会，负责推动、督促和检查冬学工作。在冬学中应进行文化教育和政治教育，文化课本和政治教材由行署教育处统一编印分发。冬学教员可动员在乡知识分子或高小学生担任，并由县政府发给聘请书。冬学应于11月1日正式开学，至下年2月28日结束。办学期间，应严格执行上课点名、请假、转学、测验制度，并通过运用批评与自我批评的方法发动学生自己管理自己，并开展学员之间、冬学之间的竞赛以提高学员的学习兴趣。（430804）

17日 《解放日报》报道，北岳区的生产教育适应敌后抗日人民的需要，受到群众的欢迎。由于群众欢迎和爱戴开展生产教育的学校，所以小学生的数量迅速增加。北岳区小学校的课余产品在儿童节、青年节、教师节举办了成绩展览。课余产品有地球仪、挂图、识字牌、黑板、粉笔、石板、石笔以及草帽、毛衣、毛袜、手套、手巾、袋子、筐篮等。同时，北岳区小学生帮助抗属劳动已成风气，取得了很大的成绩。（430805）

18日 《解放日报》发表朱德《军事教育必须从实际出发》。文章指出："军事教育和其他的事情一样，必须从实际出发，采取实事求是的态度。不然不仅于事无补，有时反有害于事。比如说，我们的部队目前需要教些什么，怎样教法，什么人教等问题，都需要根据部队的真实情况，提出解决的办法。不然情况不真，方法不对，教育仍然是没有办法搞好的。""学习技术，也和学习其他的东西一样，必须老老实实，按部就班地来，应由低级到高级，由浅而深。比如瞄准，应该先近后远；学习动作，应该先简后繁。确确实实，学一个算一个。学好了一个以后再转入另一个。只有这样才能使动作准确、有力，熟能生巧，才能使学者信心日高，胆量日壮。切不可潦草从事，求数量而不重质量。"（430806）

19日 中共苏中四地委发出《关于知识分子组织工作的决定》。肯定了知识分子的革命性与进步要求，指出知识分子是反帝反封建的主要力量之一，是无产阶级可靠的同盟军，要求把一切进步的知识分子组织到抗日反"清乡"阵营中来，以壮大抗日力量。（430807）

20日 中共太岳区党委在宣教工作报告中介绍本区学校教育情况。全区有初级小学2400所（内缺高平、临、襄、济源、晋北各县），教员2628名，学龄儿童73327名。高小45所，教员127名，学生3027名。中学2所（太岳中学、青城中学），青城简师（指简易师范学校）1所。小学教员的文化程度，初小毕业者占15%，高小毕业者占65%，师范中学毕业者占18.5%，大学专科毕业者占1.5%。存在的严重问题是教员素质低，政治上比较落后，教课内容错杂落后。主要原因是对学校教育重视不够，在党内某些负责教育工作的干部中，存在盲目排斥知识分子的现象。报告确定，学校教育今后的方针是巩固与掌握。（430808）

21日 为贯彻中央争取知识分子决定，中共太岳区士敏县委做出《关于建立共产主义青年同情小组的决定》。参加共产主义同情小组的条件：同情共产主义，拥护共产党的各种政策主张；积极勇敢努力参加各种革命工作；参加一定组织生活，经常地和党保持联系。其权利：阅读党内一般文件；参加党的一般会议；在工作中表现积极勇敢，按时完成任务者，入党时可减免候补期。其义务：有发展同情组员的责任；执行党的一定任务，接受党的一般领导；经常向所参加的组织报告自己的履历与工作等。其手续：建立同情小组后，党支部派人领导；经一人介绍，没有候补期。其余与入党手续相同。（430809）

24日 晋察冀边区行政委员会发出《秋假举行现任小学教师训练的通知》。指出此次训练的内容：进行民主教育，冬运工作及小学教师如何协助冬学工作，整理小学过程中发现的教导工作上的实际问题研究。训练时间不宜过长，以10天或半月为原则。（430810）

30日 根据山东省临时参议会首届二次会议决定，将山东省战时工作委员会改名为"山东省行政委员会"（简称"政委会"），黎玉为行政委员会主任。下设教育处，田佩之为处长，白桃（戴伯韬）为副处长。（430811）

本月 中共苏中四地委发出《关于对敌政治攻势的指示》。对教育界提出的口号：（一）头可断而不可与敌顽同流。（二）不做"清乡"官，保持教育界的清高品格。（三）坚守民族气节，才能为人师表。南通抗日县政府发出《告清乡政工团及奴化教育的教师、知识青年书》，一面指出他们中的一些人不得已跟随汪伪的苦衷，同时告诫他们：要时刻想念教育界人士的清高品格和历代文人的伟大民族气节，不要玷污苟且。如果追逐臭名，必为人民所不齿。另一面对少数顽劣分子给予警告，希望他们走自新之路。如果能够自新，可给予安全保障。（430812）

同月 鄂豫边区鄂中中学成立。初建时，由鄂中专署委派边区知名人士、参议员周遗直为校长，教员从鄂中各地选聘学有专长的知识分子。最初办了2个班，学生100多人。后来增加为5个班，学生270多人。开设课程有政治、国语、数学、理化、生物、史地、体育等，每周有1次时事讲座，每学期有1次为期半月的社会实践课程，参加社会调查、减租减息、生产劳动等活动。（430813）

同月 胶东二牟（牟平、牟海）联中成立。胡祥符任校长，设中学班和师范班，有学生约300人。1944年7月，与东海中学合并为文牟（文登、文西、牟平、牟海4县）联中。王本贤任校长，设中学班和师范班，有学生600余人。（430814）

9月 4309

1日 苏中行政公署颁布《苏中区施政纲领》。共13条。其中第9条规定：推行抗日民主的国民教育和社会教育，取缔奴化、伪化教育，彻底扫除社会的顽风恶习，改善中小学教员生活，改进私塾教学，保障教育经费，确立公务人员每日至少两小时的学习制度。（430901）

同日 新安学校在盐阜区阜宁县复校。校长仍为汪达之。原址在淮安县河下镇。为宣传抗日，师生组织新安旅行团，至1941年秋，走遍全国14个省市，行程37000里。此次复校，仍积极开展抗日活动。1945年12月，一度迁回淮安县原址。（430902）

4日 《晋察冀日报》报道，阜平县三区水泉村民校有40多名青年妇女参加，经常到校的有三十四五名；经过两个多月学习，已学会生字100多个、新歌3首；最近加了1门算术，已经学会加减法。黄连峪民校有学员百余人；每天吃过午饭，干部一招呼，男女学员便都集合起来；已学了1本小册子、2首新歌。四区共有52个民校，学员3357人，一般都快读完民主教材了。康家峪民校由于村干部以身作则，学员上课都很积极。北水峪民校从上年冬季到本年，一直没有间断；经常到校一百七八十名学员，尤其是妇女，始终保持隔日上课，每次识字1～3个；现在她们中已有5人会开路条，2人会看文件。涞水县自上月初实施夏防教育以来，民校出现新气象：其中，四区识字班很快恢复，他们按时上课，并进行讨论；三区民众学校也活跃起来，全区24个村，每村都有民校。龙泉湖村有70多岁老人也每天准时来上课，一般学员的进步都很快，有的学员已经学会写信了。（430903）

7日　中共太岳区党委宣传部发出《关于开展冬学运动的通知》。指出本年的冬学运动不但是深入群众进行民主教育、贯彻村选工作的重要环节，而且是提高群众生产情绪向灾荒做斗争以推进生产救灾工作的组成部分。冬学识字课本，各县可大量翻印，做到三五人有一本。在教育重点的安排上，应和当地的任务及人民的实际需要取得密切联系。县团级以上党政军民机关部队与教育训练机关，对驻地冬学有参加指导与教育人民之责。各机关部队负责同志亦应抽出时间到冬学讲话。为了加强冬学运动的督促检查，各县应组织冬学巡回视察组，有计划地到各基点村检查冬学工作，总结交流经验，解决冬学教育中的疑难问题。各级党的宣传部应抓紧冬学工作的领导，多注意检查，总结经验，向《太岳日报》写稿交流经验，推动全区冬学工作。（430904）

10日　鄂豫边区行政公署教育处公布《鄂豫边区小学教育实施办法》。此办法根据鄂豫边区教育实施方针和行政公署制定的教育法令制定，旨在改造和整顿小学行政、教务、训导、事务等工作，使教育工作适应战争需要。规定小学学制为6年，前4年为初级小学，后2年为高级小学。根据农村习俗和需要，一律春季开学，一年分为上下两个学期。为适应战争环境，应尽量采用分组巡回教学法。初小的课程有国语、算术、常识、游唱、形艺等，高小的课程有国语、算术、自然、社会、体育、音乐、图画、劳作等。小学教育的训导标准：（一）养成科学、民主、活泼、勇敢，为民族与社会解放奋斗之意识。（二）养成积极负责、坦白大方、敬爱服从、遵守纪律之行动。（三）养成整洁简朴、切实耐劳、自治互助之生活。（四）养成爱好运动、讲求卫生、健康愉快之体格。办法还对小学的编制、课时、校历以及校长、教员等工作人员的职责做了规定。（430905）

12日　在晋冀鲁豫边区临时参议会临时大会太行会议上，晋冀鲁豫边区政府做工作报告。指出一年来，经过第三次简政，教育系统的组织机构从上到下实行了民教（民政、教育）合一。为了加强国民教育，充实基层领导，实行联合校长制和聘请国民教育观察员，特别是联合校长制起了很大作用。本年教育工作的方针：加强教育工作，主要是开展大众

教育与团结知识分子，学校教育则应调整充实。（430906）

14日 苏中三分区青年解放总团召开成立大会。历时6天。参加大会的有各支团选出的代表107人。筹委会负责人汪普庆报告青年解放团的筹办经过。大会主席周伯藩发表了成立青年解放团重要意义的讲话。中共苏北区三地委副书记许家屯做了关于目前政治形势的讲话，提出当前青年解放团团员的任务：（一）努力学习真理，与法西斯反动思想进行斗争；（二）团结全分区的青年参加反“扫荡”、反“清乡”、反伪化的斗争；（三）在学习中、工作中接受实际的考验。大会选举周伯藩担任总团长，王普庆、王于耕、赵颖平等14人为总团委。（430907）

15日 晋察冀边区行政委员会发出《关于改进教学工作提高教学效果的指示》。指出加强教导工作是小学整理以后学校建设的中心任务。现在，有些学校在教学上的组织性、计划性很差，各种制度尚未健全，主观主义、教条主义、形式主义的教学还普遍存在，教学方式方法的研究还停留在空谈理论上，没有能从实际出发，在教学上还不能及时总结经验、交流经验。为了纠正以上缺点，改进教学工作，提高教学效果，要求做好以下工作：（一）严格建立与健全教学规定的制度；（二）指导教师加强课前准备、课后处理和利用导生；（三）各县要协助解决教材问题，审查补充教材，使学生有书可读；（四）加强中心小学的辅导作用，应使中心小学成为推动和改进教学的杠杆；（五）研究与改进教学方法。还明确提出，改进教学需要长期的努力，因此领导这项工作还要注意以下问题：不同地区不同条件的学校应有不同的工作重点；因为小学教师文化水平低、工作能力差，所以改进教学工作必须依靠行政的领导，特别是督学的指导；必须给教师必要的准备教学的时间。要彻底纠正小学教师为帮助其他工作而放弃教学工作的现象。（430908）

同日 盐阜区阜宁中学成立。李继南任校长。1944年9月，该校与淮安中学合并，改称“阜淮联中”。抗战胜利后，改称“苏皖边区第五行政区第一高中”，成克坚任校长，李继南、顾崇实任副校长。（430909）

17日 《晋察冀日报》发表刘皑风《关于小学生活指导问题的商榷》。文章指出，目前小学生活指导存在的主要问题：一是普遍存在对学生斥骂体罚、独断专行的现象，二是存在着放任自流、不负责任的现象。为了纠正上述现象，必须明确规定生活指导的目标，并要求教师切实纠正忽视儿童人格，抹杀儿童自动性、创造性的问题。小学生活指导的目标：（一）培养整洁卫生的习惯，愉快活泼的精神；（二）培养正确的劳动观念，勤俭朴素的作风；（三）培养待人接物的优良传统；（四）培养科学的、求知进取的精神；（五）培养民主生活的习惯和大众化的作风；（六）培养正确的政治思想，加强民族意识。并提出，建立必要的生活制度，进行中心训练周以及制订学生日常生活公约，对学生进行生活指导。（430910）

20日 山东省政委会发出《关于教育工作的指示》。指出教育方面有4项中心工作：（一）普遍深入地开展冬学运动；（二）扩充并健全中学，为根据地储备干部；（三）普遍加强训练小学教师的工作，提高教学质量；（四）编审教材读物，修正课本，发展印刷事业。要求健全各级教育行政机构，县以上教育科、处一律添设督学或视导员，区级恢复文教助理员（得由中心小学校长兼）。政委会教育处建立教材读物审定委员会。建立省级冬学运动委员会，制定冬学运动方案，公布全省。用1年的时间将小学教师全部集训一次，加强各地实验小学的实验，提倡小学之间观摩竞赛。各地小学一律采用省政委会编印的小学课本。（430911）

25日 太岳行署公布《关于冬学运动的计划》。规定从本年11月到下年3月15日为开办冬学时间。冬学政治教育方针：进行坚持抗战的教育，进行扩大和提高生产的教育，加强民主思想教育。冬学识字教育标准：当年一般为认识300字，最低100字，最高400字。全区冬学运动的中心是岳北，要求建立冬学800所。（430912）

26日 鄂豫边区实验中学成立。其前身是洪山公学中学部，改为实验中学后，由鄂豫边区行政公署教育处领导。校长周性初，副校长吴芷英，教导主任黄正夏。教职员有20多人，经常有学生二三百人。多数学生是革命队伍中的青年干部、战士和军烈属子女，也有从国民党统治区和沦陷区来的中小学生。开学后，大胆进行教育改革实验，教师经常带着学生到田野里现场讲授生物、农业知识。师生种菜、养猪，农忙参加劳动。由于物质条件的限制，物理、化学讲些简单的力学、光学知识和化学变化。教师因陋就简地自制教具，或用玻璃杯、饭碗代替烧杯，做些简单的实验。该校为鄂豫边区中学教育改革做出榜样。（430913）

本月 晋西北行政公署召开第二次中等教育会议，总结三年来中等教育工作，通过了《关于晋西北中等教育的决定》。指出：（一）学校的任务是培养各类工作干部和小学教师。（二）修业期限为3年。（三）课程配备：中学班的主课为公民、国文、历史、数学4门，辅课为地理、卫生、博物、理化、英文或新文字、军事常识、工艺、音乐。师范班的主课为公民、国文、数学、历史、教育（教育概论、小学行政、教学法）5门，辅课为地理、卫生、博物、理化、新文字、军事常识、工艺、音乐。（四）教学目的：公民课使学生具备新民主主义社会公民的一般常识；国语课培养学生阅读、写作、讲演的能力；历史课使学生懂得人类社会发展的道路；数学课使学生获得数学基础知识；教育课使学生了解新民主主义的教育政策，小学教育概况以及改进办法。（五）教学原则：学以致用，为用而学；由浅入深，由近及远，由实际到理论；内容重于形式，以思想正确第一。教学采用启发的、研究的、实事求是的方法。（六）各中等学校由校长统一领导，副校长或教育长协助其工作，并以校长为首组成教材编审委员会。（430914）

同月 中共淮南区党委做出《关于中学教育的决定》。决定：（一）恢复淮南中学，张劲夫为校长（兼），副校长王昭铨。招收学生600余名，设在桐城。本年冬，淮南中学改为“淮南公学”，闵廉为校长（兼）。设普通班、师范班、政工班、艺术班、财经班（设在行署财务处）、卫生班（设在新四军二师卫生部）。抗战胜利后，淮南公学一分为三：政工班改为“淮南建国学校”，设在天长县城；普通班改为“天长中学”，设在天长县孔庙；师范班改为“淮南师范”，设在盱眙县城。（二）新办来六中学，郑伯川为校长，副校长冯子美，设在六合县竹镇。1944年春，来六中学并入淮南中学，迁盱眙县古城。（430915）

同月 太行区在林县盘阳村成立豫北联中。后改名“豫北中学”，主要招收豫北一带失学青年。晋冀鲁豫边区参议员张雪郇任校长，副校长为李子康。其任务是为豫北地区培养抗日干部。学生入学后，除学习文化知识和政治常识外，还开荒种地，参加大生产运动。后又在太行区磁县成立漳滨中学，校长巩廓如。（430916）

10月 4310

1日 中共中央发出《开展根据地的减租、生产和拥政爱民运动的指示》。要求一切机关学校部队，必须于战争条件下厉行种菜、养猪、打柴、烧炭，发展手工业和部分种粮。除各大小单位一律发展集体生产外，同时奖励一切（军队除外）从事小部分农业和手工业的个人业余生产（禁止做生意），其收入归个人所有。并强调，各级党政军机关学校一切领导人员都要学会领导群众生产的全套本领。凡不注意研究生产的人，不算好的领导者。（431001）

5日 《新华日报》（太行版）报道，晋冀鲁豫边区政府做出《加强学校教育的决定》。提出适当地增设学校，解决教育经费和提高小学教员经济待遇、政治待遇的办法。规定要争取每个行政村办1所初级小学。小学教员的条件至少是高小毕业或有同等学力、各方面受检定合格，并且抗日坚决、政治清白的。关于高小，以两个行政区合设1所为原则。小学经费村筹村支，由县核准并加以补助。要求各地尊重小学教员的地位，培养其威信，并帮助他们经常自修，提高文化政治水平。还规定，争取每一个专区建立1所中等学校，并以中学、师范合设为原则。中学、师范经费由边区款开支。（431002）

同日 中共中央书记处召开会议，通过关于党史学习的名单和分组。决定中央总学委以毛泽东为主任，以刘少奇、康生为副主任，胡乔木为秘书。在日内召集中央会议，各小组正副组长参加，毛泽东报告学习和时局问题，学习时间暂定为3个月。（431003）

9日 中共太岳区党委发出《关于冬学运动的通知》。讲了有关冬学运动的几个紧要问题：（一）教材问题。本年不再统一编发冬学教材，只由太岳《新华日报》拟制宣传教育提纲做一般参考，并编各种通俗读物供给冬学。（二）教员问题。冬学教员的选择标准、产生方式和训练办法，各地除执行行署指示外，党支部应保证不让坏人混进来。（三）各村支部党员干部应该完全参加到冬学运动中，党员应成为冬学中的学习模范、教育和团结广大群众的骨干。（四）各级党委应该把这项工作放到适当的重要地位，使冬学运动和各种有关的实际工作相结合，把冬学教育成为民主选举、拥政爱民、生产等各种工作的一个组成部分。（431004）

同日　鄂豫边区举行中小学学生双十节作文演讲竞赛。参加竞赛的数百名学生代表来自边区各县。作文和演讲的题目都是现场公布的，参加比赛的学生在写作和演讲中比出了能力，比出了水平。行署教育处给优胜者颁发了奖品，要求大家"胜利的不骄傲，背八卦的不灰心，明年再来坐飞机"。（431005）

10日　晋西北行署发出两个关于中等学校的文件。《关于中等学校的领导问题》指出：（一）切实贯彻整风精神以统一思想；（二）在教导工作中具体了解学生，研究教育内容、教学方法和指导方法；（三）组织学生会，加强对学生的思想教育和思想领导，根据各校的特点确定校训，统一认识和行动目标。《关于中等学校的组织问题》提出：（一）各校设立校长领导全校工作，并设立副校长或教育长协助工作；（二）为贯彻教导合一，应普遍实行班级任制；（三）各校应组织学生会，民主选举学生会干部。（431006）

17日　《解放日报》报道，中央党校南泥湾农场1943年收获细粮700石（烟叶折算在内），共种地519亩，种烟叶220亩，收烟叶3万斤，最好的每亩产烟叶300斤。种稻46亩，收稻谷67石。种蔬菜23亩，养羊210只，牛61头，猪32口，鸡98只。（431007）

27日　中共浙东区党委发出《关于今年冬季工作的指示》。要求军队应抓住连级以上干部，地方应抓住区级县级以上干部，开展热烈的学习运动。在学习内容上，要将本年7月以来中央所发的几个主要文件加以深刻的研究，以提高广大干部对当前形势的认识，坚定斗争胜利的信心。并强调，应抓住冬季空闲时间，广泛开展群众的冬学运动，提高群众的政治文化水平，以启发群众对敌伪及国民党反动派的民族的阶级的仇恨心，以及对共产党新四军的拥戴为主要目的，并应按照具体环境，尽量举办各种群众团体及自卫队的干部训练班，以提高广大积极分子的政治水平和工作能力。（431008）

本月　盐阜区行政公署文教处出版《盐阜区文教法规汇编》。该书收入了盐阜区制定的20余件有关文教政策、初等教育、社会教育、中等教育等方面的法规。书前刊载盐阜区行政公署文教处处长戴伯韬写的《序言》。《序言》回顾了盐阜区三年来实行新民主主义教育的过程，指出新民主主义教育适合多数人的要求，适合抗日救国的需要。只有新民主主义教育，才是目前最适合国情的。新民主主义教育是民族的、民主的、科学的、大众的教育，盐阜区教育的一切课程、教材、教法、行政、训练、制度等等，都是根据上述4项原则制定的。（431009）

同月 《新华日报》华北版改为太行版，在中共太行区党委领导下，进一步加强对太行区各项工作的宣传和指导。到1945年春，《新华日报》太行版每期印刷7000多份，发行到每个行政村、每个连队。报社通讯员有2000多人，通讯小组发展到288个，在宣传教育方面发挥了很大作用。（431010）

同月 盐阜区冬学委员会颁布《冬学委员会组织条例》。共7条。规定本区冬学委员会组织的目的是发动党政军民总动员，扫除文聋文盲，提高民众政治文化水平。并对冬委会的组织系统、构成及县、区、乡各级冬委会职权做出明确规定。与此同时，盐阜区冬委会还对本年度冬学运动工作步骤做出部署，要求从10月起到下年3月15日止，分为准备时期、工作时期、总结时期3个阶段，要求区乡冬学结束时举行毕业考试、毕业典礼。（431011）

11月 4311

1日 《新知识》杂志第3、4期合刊发表盐阜行政公署文教处处长戴伯韬《为开展盐阜区群众教育而努力》。文章指出，目前群众教育的主要对象应该是年轻力壮的群众，应该从有组织的基本群众着手。强调群众教育的内容采取“少而精”的方针，不能是包罗万象的，要使群众在了解几个基本的切身问题之后就能举一反三。群众教育的原则：（一）要坚决反对八股教育，要使教育与行动结合，教育与人民的要求结合；（二）要对具体环境和教育对象进行调查研究；（三）群众教育和群众的生活、党政军民的工作、当前的中心工作不可分离。在群众教育的教育方法方面，一是不能妨碍基本群众的生产工作和生产时机，二是要随时随地创造新鲜活泼、为群众所爱好的方式方法，三是不论采取哪一种方法，都要把教育同人民进行的各种斗争结合起来，同当前进行的工作结合起来。（431101）

5日 为了解决抗属子弟、沦陷区青年及家境贫寒学生的入学困难，苏中二专署制定《助学金办法》。规定：凡抗日军人直系血亲子弟、家庭特别贫困无力求学而有所在地政府证明的，或家在沦陷区经济来源阻塞有可靠证明人的，考入第二行政区公私立中等学校求学者，可向政府申请助学金。（431102）

同日 盐阜区阜宁县立初级中学补行开学典礼。黄克诚赠送该校各种参考书和篮球1个，张爱萍赠送苏联西部详图每年级1张、铅笔每人1支。盐阜行署也赠送了礼物。戴伯韬在会上讲话，指出只有在共产党领导下，青年才有自由和民主。（431103）

7日 中央党校新建大礼堂落成。毛泽东题写的“实事求是”镶嵌在礼堂正面墙壁。礼堂建筑规模宏大，可容2000人。建筑大礼堂时，全校学员和工作人员都参加了劳动。（431104）

11日 晋察冀边区行政委员会和边区抗联会联合发出《加强今年冬学工作的指示》。要求本年的冬学运动必须成为改造根据地群众思想、巩固抗日民主思想阵地的运动。要不分地区地普遍进行反法西斯主义教育，使广大群众认识法西斯主义的罪恶和必然崩溃的道理，认识民主的力量，坚定必胜的信心，扫除法西斯思想的流毒。围绕这一重心，进行减租减息的教育，保障群众既得利益；进行生产教育，改良生产技术，推广科学思想；扫除青年和村干部中的文盲，有重点地开展农村文化娱乐工作，提高群众的文化生活，把广大群众的积极性高度地发动起来。（431105）

13日 《解放日报》报道，淮北苏皖边区据本年秋统计，有小学740余所，比抗战之前最高额超出3倍多，并增设中等学校10余所。同时，各边区和游击区域的私塾也大多改读抗日民主政府所颁发的新课本。教育经费自实行独立以来，比以前多20倍。（431106）

15日 盐阜区行政公署文教处召开第二次文教扩大会议。历时4天，参加会议的有各县第三科科长、督学、各中学校长等共40余人。指出盐阜区文教工作的基本方针：为适应抗日民主的需要，培养人民的民族意识、民主精神和科学知能，并使这种教育普及于大众。其任务：充实与发展学校教育，相继发展群众教育。其中心教育内容：继续反对奴化教育，加强民族意识；继续反法西斯、反内战、反复古教育，加强民主教育。今后中等教育除公布中学课程标准、续编各种教材外，主要是加强学生政治教育，特别是时事研究，活跃学生的生活。对于私塾则要加紧改造并停止其发展。并要求本年冬学教育内容要完全与冬季其他工作一致，真正做到“教学做合一”。冬学的对象主要是乡村干部和有组织的群众，冬学教学要采取“少而精”的方针。（431107）

18日 《解放日报》发表《淳耀县国民小学课余生产与学习结合》。文章列举秦家河小学和车房小学、马子村小学在学生中组织生产组从事课余生产，组织学生在课余时间帮助群众割谷，帮助抗属收秋等将课余生产和学习结合起来的事实，说明由于课余生产与教育的良好结合，家长都乐意把子弟送进学校读书。边区国民小学的这个特点也提高了它在广大群众中的声誉。（431108）

20日 淮北行署教育处发布《淮北苏皖边区一九四三年冬学运动实施办法》。提出本年的冬学运动，不应看作是一种单纯的识字运动，而应当看作是一个大规模的群众中的政治动员运动，要进行广泛深入的时事教育、对敌斗争教育、民主教育和生产教育，及与以上任务联系起来进行文化识字教育。冬学运动的主要对象为民兵及有组织的群众，自12月中

旬至下年2月底，共两个半月。要求冬学工作与当时中心工作密切联系起来进行，使冬学成为推动中心工作的场所。（431109）

23日 中共盐阜地委为开展1943年冬学给各级党委发出指示信。指出要通过冬学这一文化教育运动，动员广大群众，特别是基层干部，坚持对敌斗争，坚决反法西斯、反内战、反国民党特工政策，贯彻民主精神，改造乡政权，并加强生产劳动，以巩固盐阜根据地，争取抗日胜利。明确冬学教育包括时事教育、拥军备战教育、民主教育和生产教育，强调本年的冬学着重少而精，并应特别重视冬学教师的训练。（431110）

27日 《大众日报》发表杨希文《冬学应以生产为中心与时事教育结合进行》。文章指出，本年的冬学运动必须贯彻中共中央山东分局“冬学内容应以生产为中心与时事教育相结合”的指示，在三四个月时间里，生产教育应环绕着农业生产，从总结农业生产的经验开始，逐渐引发充实起来。时事教育则应该随着当地具体工作的开展，以备战、民主、拥军拥政依次为重点，并与生产教育密切结合起来。（431111）

29日 中共中央举行招待陕甘宁边区劳动英雄大会。会上，毛泽东发表《组织起来》的讲话，指出：“我们的机关学校，今年也大进了一步，向政府领款只占经费的一小部分，由自己生产解决的占了绝大部分；去年还只自给蔬菜百分之五十，今年就自给了百分之一百；喂猪养羊大大增加了肉食；又开设了许多作坊生产日用品。部队机关学校既然自己解决了全部或大部的物质问题，用税收方法从老百姓手中取给的部分就减少了，老百姓生产的结果归自己享受的部分就增多了。军民两方大家都发展生产，大家都做到丰衣足食，大家都欢喜。”（431112）

30日 晋冀鲁豫边区政府和太行军区司令部联合发布《开展冬学运动的指示》。要求各级政府迅速筹办冬学，各部队亦应积极参加和帮助驻村的冬学运动。为使冬学运动认真地开展起来，政府方面应进行动员和布置，并具体解决教员、教材、校舍及灯油的困难。部队方面应主动帮助驻村的政权恢复或成立冬学，向群众宣传办冬学的好处，动员大家踊跃上冬学，并应随时帮助驻村解决办冬学的困难，指定一些干部长期担任冬学中的政治时事教员和参加文娱活动，部队各级首长也应到冬学中去报告时事或讲话，以鼓动群众的学习情绪，密切军民关系。在开展冬学运动过程中，政府、部队应共同负责督促与检查冬学工作，并将执行情况分别报告上级。（431113）

本月 山东滨海中学师范部学生张健华毕业，分配到莒南县�边区刘家莲子坡担任小学教员。他按照学生家庭生产的情况，把学生编成小组，安排劳动和学习时间，平日在地头、坡前教课，雨天回教室读书。在学习内容上，起先采用做什么、学什么的识字教学，有时讲些生活常识；进而把教学与生产劳动结合起来，把学校劳动与家庭劳动结合起来，做到"田野山岭都是课堂"。接着，在刘家莲子坡小学陆续开办了成人班、妇女班、民兵班和村干部班。这个学校因为与正规抗日小学不同，被称为"庄户学"。1944年11月，张健华在全省行政工作会议上介绍创办庄户学的经过，山东省政委会主任黎玉发出向张健华学习的号召。《大众日报》和《解放日报》都做了报道。(431114)

12月 4312

4日 江淮大学全体师生和工作人员得知洪湖地区的渔民受灾的消息后，一致决定将节约所得近5000元悉数送交洪泽县救济委员会，让县里分发给受灾群众，帮助群众减轻灾害。(431201)

10日 淮北区冬学委员会成立。其任务：统一领导与推动全区的冬学运动，检查各县冬学工作，及时总结冬学工作中的经验教训，督促各机关学校在驻地举办冬学，以便为其他地方举办冬学提供示范。淮北行政公署主任刘瑞龙担任主任。他在冬学委员会第一次会议上讲话，强调进行冬学工作要贯彻"自觉、自办、自学"的原则。(431202)

11日 《大众日报》发表《沂蒙区冬学运动的许多经验值得推广》。文章介绍沂蒙区开展冬学运动的经验：利用疏散在该地区工作人员的力量解决没有冬学教员的困难；干部带头上冬学；青救会员积极上冬学并挨家宣传上冬学的好处，把群众吸引到冬学中来；采用"战时报道所"和"读报组"等不同形式办冬学；在冬学中对群众进行气节教育、民主教育；提出上冬学是每个公民应该享有的权利，使大家感到上冬学既体面，又长见识。文章认为，这些经验都值得各地运用和参考。(431203)

17日 《盐阜报》发表《总动员开展冬学运动》社论。指出本年的冬学运动不是单纯的识字教育运动，而是一种政治动员。要通过这一文化教育运动，动员广大群众起来坚持对敌斗争；坚决反对法西斯；反对内战；反对国民党的特工政策；贯彻民主精神，改造乡村政权。并提出，冬学教育应采用"少而精"的方针。由于冬学教员水平不够高，所以希望冬学教员要建立"冬师小组"，切实执行集体自我学习，用"教人者先教己"的精神提高自己的政治文化水平。(431204)

本月 苏中行政公署文教处处长刘季平在苏中三分区视察中等学校。经过了解情况，他在《江潮报》撰文指出：三分区有些中等学校的工作人员"没有掌握学用一致的精神，他们不是造就抗日人才，而是造就准大学生和无业游民；或者不是造就现实的抗战人才，而是造就将来的所谓'建国人才'。他们不是为建设抗日根据地的需要而教育，而是为教育而教育。或者不是为革命工作而教育，而是为革命词句而教育"。"这些现象虽然程度有深浅，但已经是相当普遍严重的。假使不力加改造，则我们的中等教育对于国家民族就没有多少贡献。我们一部分中等教育同仁，对于国家民族也就犯了一个不小的罪过”。不久，中共苏中三地委、三专署在如西县戈家堡召开中等教育会议，出席会议的有24所中学的负责人共54人。刘季平在会上提出“坚持抗日民主立场，贯彻学用一致精神”的方针。并确定，在中等学校要贯彻这个新颖的、正确的教育方针，反对那些无目的的所谓“自由讲学”和在学校管理方面的自流现象，特别强调中等学校要服从抗日民主政府的领导和切实贯彻抗日民主政府政令法规的问题。还制定了一些必要的规章制度，对中等学校的结构、课程和教学方法的改革，以及教师的聘任、保障等问题，都做出相应的规定。（431205）

本年 4300

春季　奉命返回陕甘宁边区在绥德办学的抗大总校师生，在“首长负责，亲自动手，建立革命家务”的口号下，投入生产安家的劳动中去。他们挖窑洞，建校舍，修操场，为了解决生活上的困难，在驻地附近开荒种地，发展纺织、做鞋、编筐、养蚕等副业生产，初步地改善了师生的物质生活，并为1944年大生产运动奠定了较好的基础。（430001）

春季　清河区行政主任公署在第五次县长联席会议上，决定地方教育经费以县为单位实行统筹统支。会议认为，由于过去地方教育经费筹支不统一，开支标准不一致，学田公款皆未清理，田赋附加各自为政，所以有重新确定的必要。规定地方教育经费可以从田赋中附加征收，并清理学田，统一开支标准。据不完全统计，本年共清理出学田11074亩，全年收入为238470元，支出为163235元。各县均设立教育经费保管委员会，使地方教育经费的来源和支出得到统一。（430002）

春季　淮北区泗南县春荒严重，小学多数停办。中潼小学校长夏陶然面对严重的灾荒，从实际出发办学。他在办学中走群众路线，把学生组织起来，一边学习，一边放牛挑菜。在劳动中互相帮助，使学生学习生产两不误，受到群众欢迎和拥护。于是学生纷纷复学，入学率大大提高。他的办学方向被誉为“夏陶然道路”，华中抗日根据地许多地区推广了他的经验。（430003）

春季　盐阜区创办涟东中学。由洋南、洋北两个学校合并成立，校长顾崇实，学生200多人。设立4个班，学制2年。在战争环境中，该校克服各种困难，开设国文、政治、数学、历史、地理、生物、音乐等课程，经常组织师生向驻地群众开展宣传活动和进行战地服务工作。1949年，涟东县并入射阳县，该校更名为“射阳中学”。（430004）

春季　鄂豫边区召开教育工作会议。指出加强学校建设，是建立乡保民主政权的主要内容之一，并指出尊师尊道、提高教师社会地位和生活待遇的重要性。决定1943年学校建设的方针，仍然是以普及小学教育和改良私塾为主要努力方向，提出每个甲等县和乙等县要办1～2所完全小学，每乡办1所初级小学。（430005）

夏季 淮北区灵北中学成立。校长由灵北县县长农超谋兼任，副校长王东凡。设中学部和小学部，学生多半是来自敌占区的爱国青年。1945年抗日战争胜利后，并入淮北中学。（430006）

冬季 太行军区组建抗大太行大队。部队整编时，为了保留太行山区培养基层干部的骨干力量，以抗大六分校第二大队为基础，在河北涉县固新镇一带组建抗大太行大队，童国贵为大队长，彭宗珠为政治委员。作为随营学校，继续为八路军一二九师培训基层干部。（430007）

本年 晋察冀边区第二短期师范在河北易县成立，简称“边二师”。校长于六洲（后江涛、王士元），学制为1年。第1期和第2期各招生100名。分为两个队，队主任由教师兼任，学生中选举学习队长和生活队长，分别负责学习和生活。队下设学习小组，每组六七人不等，一般由党员学生担任组长。课程可分为3类：第一类是国文、数学、历史、地理、生物等普通基础课；第二类是音乐、体育、教学法、自然常识、应用文等专业课；第三类是政治、军事、劳动等应用课。教学目的是为边区培养“一专多能”的小学教师。学生不但要上课学习各种知识，而且要适当地参加社会活动，以锻炼和提高工作能力。同时，还要参加生产劳动，以劳动收入补贴办学经费的不足和培养学生的劳动习惯与学会劳动本领。1945年4月，该校改称“冀察中学”，移址涞源县城，招生300人。日本投降后，迁址宣化。察哈尔省成立后，改称“察哈尔中学”。（430008）

1944年

1月 4401

1日 苏南行政公署颁布《溧高地区小学教育暂行实施办法》。根据溧阳、溧水、高淳3县的环境和小学教育实际情况制定，分总则、设立、组织、师资、经费、课程及时间、小学领导、附则8个部分，共34条。规定在小学教育方面，溧阳以整理与恢复并重；溧水以创办为主，同时不放松恢复；高淳着重于恢复。小学分公立与私立两种。公立小学以乡（保）为单位建立，私立小学为族办或个人创办，但都得受政府的监督或指导。小学教师均需向县政府申请登记，经审查合格方许充任。合格教师的条件：赞成抗日民主并实行新民主主义教育方针；遵守抗日民主政府各种政策法令；热心教育而有相当资历和文化水准；品德端正，无不良嗜好；无破坏抗战团结的反动行为。小学教师分为正教、助教、代用教员，须接受政府的调动，其考绩由文教股提出意见，经县文教科审定报行署备案。教室费由政府发给，小学教师生活费由地方经费支出。小学每年需教足10个月，设置公民训练、国语、常识、算术、图画、体育、唱歌共7门课程。（440101）

同日 《盐阜报》发表戴伯韬《今后文化教育展望》。文章总结了盐阜区过去一年在文化教育事业上取得的成绩，提出今后的任务：继续普及教育，做到村村有学校；反对死读书和“食而不化”现象，使教育从法西斯奴化教育和复古教育中进一步解放出来。（440102）

5日 中共中央晋绥分局发出关于学习与发行《毛主席三大名著》的决定。三大名著指《论持久战》《论新阶段》和《新民主主义论》，晋绥分局1943年10月印制。该书一部分发给党员干部学习，一部分赠送党外人士。决定明确指出，毛泽东的三大名著是中国革命的理论武器，要求所有共产党员熟读深思，融会贯通，并运用到实际工作中去。各机关部队应认真组织学习讨论，并作为经常的课本。（440103）

6日 陕甘宁边区政府主席林伯渠在边区政府委员会第四次会议上所做的报告中指出，边区中等教育和国民教育方面，过去存在着严重的教条主义和旧正规化的毛病，脱离甚至违反边区与边区人民的需要。提出应依据下列原则，进行具体的改革：（一）确定中学和师范学校担负着提高现任干部和培养未来干部的双重任务；（二）各学校学制，应照顾学校任务及地方具体情况，做适当规定，不必强求一致；（三）教育内容，以文化教育为主，同时须从思想上确定学生的革命观点、劳动观点与群众观点，并须进行以边区政治、经济为中心的政治教育与生产教育，辅之以时事教育；（四）为使学校教育与边区实际有更密切的结合，各学校应与附近乡村政府和生产部门建立经常的协作制度；（五）彻底改革学校作风，坚持实事求是精神，反对主观主义和教条主义；坚持民主集中制，反对惩罚主义与放任主义；坚持群众观点，反对官僚主义；提高政治觉悟，反对自由放任主义；（六）重新调整教育干部，对其进行必要的训练；（七）坚持各学校由分区直接领导的原则，教育厅则注意总结经验，提出一般指导，供给一般材料。（440104）

9日 毛泽东看了中央党校俱乐部演出的评剧《逼上梁山》后，当夜写信致该剧编导杨绍萱、齐燕铭。信中说："历史是人民创造的，但在旧戏舞台上（在一切离开人民的旧文学旧艺术上）人民却成了渣滓，由老爷太太少爷小姐们统治着舞台。这种历史的颠倒，现在由你们再颠倒过来，恢复了历史的面目，从此旧剧开了新生面，所以值得庆贺。"（440105）

11日 《晋察冀日报》报道，晋察冀边区抗联决定，把从本年元旦到"四四"儿童节这3个月作为活跃少年儿童工作时期。这个时期以开展学习和推动生产为基本内容，同时开展文化娱乐活动和军事体育活动。在巩固区，要反对封建残余对少年儿童的毒害和束缚。在游击区，要把反对日本侵略者的残害、奴化、毒化放到主要位置上。还要宣传共产党对少年儿童的温暖和爱护，号召少年儿童学习反"扫荡"斗争中的民族小英雄，遵守国民誓约，做一个模范的童子军。（440106）

13日 苏中行署教育处处长刘季平发表《关于整顿中等教育的两大基本问题》。提出的两大基本问题：（一）在抗日民主的基本立场上团结起来；（二）从学非所用转变到学用一致。这就要求中等学校的办学方针必须适应抗日斗争和民主建设的需要，中等教育的阵营应根据学用一致的精神加以调整，确定各校的训练目标，有计划地彻底改造课程。（440107）

15日 浙东敌后临时行政委员会公布施政纲领。其中规定：实行抗日与民主的普及教育，改善中小学教师待遇，提高其文化水平，改进教材，推行社会教育，奖励抗日书报的出版发行，提高科学知识与文艺运动，欢迎各地科学艺术人才来根据地工作，给予教师及公务人员以学习进修的机会，开办各种短期训练班，允许在学学生以民主自治权，普遍提高人民的政治认识与文化水平，加强抗战胜利信心。（440108）

同日 中共太行区党委发出《关于党内干部教育的通知》。提出，本年干部教育内容主要是从上到下地进行本区党史的教育，为此，决定在本年内完成编写《太行党史》的任务。嗣后，太行区党委编印了太行区党的文件选辑和关于太行区社会经济的调查报告，但太行区党史未能如期编出。（440109）

21日 东江纵队政委林平发表《关于中国共产党在东江敌后前线地区实施各项政策问题的谈话》，指出党在东江敌后地区的文教政策：（一）开办学校、识字班、夜校，使所有儿童、青年农民、青年妇女有读书识字的机会，实行普及教育。（二）实施成年补习教育，推广通俗书报，奖励自由研究，提倡科学知识与文艺运动，欢迎科学艺术人员，保护流亡学生与失学青年。（三）加强干部教育，实施公务人员两小时学习制度。（四）在遵守法令的原则下，允许任何外国人在本区做宗教与文化活动。（440110）

24日 《解放日报》刊登粟裕《坚持苏中敌后战斗》。文章说，1943年苏中抗日根据地内已有中学54所，中学教师422名，中学生8000多名。有小学1548所，小学教师3320名，小学生156638名。同时，有15万以上的有组织的群众在冬学运动中受到抗日民主教育，打下了坚持斗争的群众基础。（440111）

27日 新四军第三师师长黄克诚和副师长张爱萍发出《答谢小朋友的慰问信》。信中分析了抗日战争形势，指出日寇愈快死亡，愈会更残酷地屠杀摧残中国人，愈会强化“扫荡”“清乡”等把戏。并热诚希望各位小朋友参加反对敌人“扫荡”“清乡”，努力学习打击敌人和学习生产的学问，提高自己的知识，准备做新民主主义国家的主人。（440112）

本月 中共中央晋察冀分局发出《关于一九四四年工作方针及任务的指示》。指出时事教育是最实际最具体的阶级教育，它与党的各种政策密切联系，是进行阶级教育的好办法。要求各地把时事教育与阶级教育联系起来，从而进一步调动广大劳动人民的抗日积极性；把时事教育的内容贯彻到教育的各个方面和各个环节，开展群众性反法西斯教育；同时把时事教育和反对国民党特务的工作联系起来，以便收到更明显的效果。（440113）

同月 中共中央山东分局决定，清河区党委和冀鲁边区党委合并为渤海区党委。渤海区行政公署成立，设教育处，处长于勋忱，副处长陈梅川。（440114）

2月 /4402

1日 东江纵队政治部发出《对当前政治工作的指示信》。要求全纵队在半年内达到扫除文盲的目的，新旧战士均需完成认识1000个字的任务。还要求加强在职干部教育，形成学习风气和学习高潮。为此，在职干部必须每天自学2小时。高级干部尤应以身作则，领导下级进行学习。各战略单位干部应首先研究中共中央《关于领导方法的决定》。由1月起到3月止，切实完成反内战文件两月学习运动，以便进一步由4月起到6月止切实完成整风学习运动。各战略单位应自定学习竞赛的办法与条例。学习优异者，呈请纵队政治部给予奖励。（440201）

2日　盐阜区行政公署为改进本地区中等教育给各学校发出指示信。提出为了进一步开展与充实现有中等教育，使其更适合新民主主义的需要，特作如下规定：（一）各校应重视抗战建国活动，充实抗战建国活动，使抗战建国活动成为整个课程的一部分。（二）将民族民主革命教育作为全部教育的基础，除增加公民、历史、地理学习钟点外，每周还应增加“时事研究”两小时。（三）在教学方法上，应切实注意民主自觉的原则和实践原则。（四）在学生训练方面，应着重集体自觉。（五）应有计划地布置工作与总结工作。（六）学校的“抗建周”，每两周举行一次。（七）减轻学生的学费等负担。（八）学生服务虽由学生自行办理，但学校要帮助办理。并要求将上述8项公布，发动师生参加讨论，并切实执行。（440202）

3日　晋察冀边区行政委员会发出《关于加强游击区小学的领导，打击与争取敌伪小学的指示》。指出进一步开展游击区小学教育，必须注意：（一）领导干部要拿出一定的精力，研究与考虑游击区教育问题；（二）游击区小学可分为抗日一面小学、中间两面小学、敌伪小学，正确认识学校性质，分清敌我界限；（三）对游击区小学，不同地区要有不同的要求；（四）加强对教师的领导，争取与掌握伪教师，是开展游击区全部教育工作的中心环节；（五）解决游击区学校教材问题。（440203）

7日　苏中《江潮报》发表《改造我们的中等教育》专论。该文是苏中区三专署中等教育会议形成的主要文件，署名者栾长明，时任苏中区三专署文教科科长。文中说，会议确定了“坚持抗日民主立场，贯彻学用一致精神”这一总的教育方针，反对无目的无方针的“自由讲学”。根据这个总方针，中等学校在设置方面，除普通中学和师范学校外，应特别注意职业教育的发展。在学校管理方面，强调抗日民主政府对学校的切实领导和对抗日民主政令的正确执行。在学校行政组织方面，采用民主集中的校务委员会制度。在教育科目方面，公民课以时事教育为主，旨在使学生了解当时的革命形势和任务；历史课旨在使学生认识中国历史的正确方向，激发参加民族民主革命的热情和勇气；国语课以养成学生阅读与发表的能力为目的，课文教育与思想教育并重；教育课着重实际办学与教导方法的训练；自然科学课以开展生产建设为目的，着重实用知识的训练。在教学方法方面，采用使学生手与脑并用、知识与行动取得密切联系、充分发展学生自动性的方法。在生活指导方面，确定了民主集中制原则。在校长教师任聘考绩方面，确定了政治态度、工作态度、工作能力、过去资历四大标准。在保证教职员生活方面，也做了明确的规定，并号召全区中等学

校教师展开竞赛，创造实际革命行动的新榜样。（440204）

9日 盐阜区行署发出通知，要求中小学积极参加反“扫荡”斗争。如果日军“扫荡”确实到来，所有中小学师生应在群众中进行宣传教育工作，传播胜利的消息，揭破敌人的谣言，帮助军队、政府抗敌，和群众一起进行对敌斗争。（440205）

同日 胶东《大众报》报道，荣成县各小学1943年共开荒57亩，租种地509亩，全年收入主杂粮地瓜共76761斤，除去交租外，余粮变价65739.12元。该县总结经验教训，提出本年要做到：加强学生劳动观念，进行生产教育；划分生产小组，与学习小组结合起来；每班种地1亩到1亩半，不超过2亩；在生产中进行教学，求得教学做合一；要求学生在学校是生产英雄，回家是生产积极者。（440206）

10日 晋察冀边区行政委员会发出通知，提出在冬学运动的基础上建立民校进行民众教育。要求巩固区在冬学运动的基础上，有重点地争取民校工作经常化。在游击区应开展宣传活动，继续进行民校教育。教学内容以生产教育和反法西教育为主。教学时间在不影响生产的条件下，应按群众的忙闲随时增减上课次数。教材可用冬学课本，也可以另编课本。民校教师由小学教师或村干部兼任。（440207）

同日 陕甘宁边区政府发出《关于今年上学期中等学校过渡办法及召开国民教育会议的准备工作的指示信》。要求在半年内，把中学、师范过渡为提高现任干部与培养未来技术干部的学校，用整风精神检查学校工作，纠正教条主义思想，制定以思想教育和政治教育为主的临时教育计划，做好毕业生分配工作和学校干部的调整工作。由于边区政府决定在本年秋天召开国民教育会议，故要求各分区、各县除一般地总结国民教育工作外，还需要做几个小学和社会教育典型的调查研究，发现模范教育工作者，总结经验，以便推广。（440208）

12日 苏中行署文教处发出通令，鉴于各地小学学生多是农家子弟，为适应农忙需要，决定自1944年起，公私立小学实行春季开学，一学年改为3个学期，每学期期限至少14周。取消暑假，改放上农忙假约20日、下农忙假约20日，寒假约1个月。1946年华中宣教会议认为，两学期制不适用于农村，三学期制实行也有困难，而且乡村城市难以统一，故决定改用学年制，每年假期以不超过70天为原则。（440209）

13日 山东滨海专署召开小学教育会议。历时4天。教育处处长杨希文参加会议，发表《当前国民教育的改进问题》讲话。指出改进国民教育是文化运动的中心环节，改进国民教育必须和群众的坚持抗战、准备反攻、开展民主斗争、进行生产斗争联系起来。要废除体罚、打骂儿童的做法，采用民主、自动的训导方针，不但指导儿童在校内过民主生活，在校外也要指导他们过集体生活。要让小学师生积极协助社会教育。要改善小学教师的待遇，提高小学教师的政治地位，加强小学教师政治业务进修。要建立中心学

区制，加强对小学的领导。（440210）

17日 山东省政委会发出指示，号召各中小学校开展生产运动，加强劳动教育。其要点：（一）由各校校长、教员、学生代表组成生产指导委员会，领导生产工作。（二）劳动教学须使用当地活教材，教员在亲自劳动中教学。生产内容以群众实际生活所需为限。（三）本年生产的最低要求：中学生平均10～15元，小学生平均3～5元。（四）生产收益分配：用于学校设备30%，用于学生劳动奖金、游艺会等费用50%，用于教员生活改善20%。（五）农忙及假期中，应继续照顾学校生产，并帮助订出在家生产计划，使二者不致偏废。并强调，既要反对把生产劳动看作"标本点缀"或"游戏消遣"，也要反对单纯经济观点，使学生荒废学业。（440211）

23日 山东省政委会教育处发出通知，规定各级学校开展生产教育的必读文件：毛泽东同志在招待陕甘宁边区劳动英雄大会上发表的《组织起来》的讲话，黎玉主任委员在滨海区劳动模范座谈会上的总结及在滨海区第二次劳动模范座谈会上的讲话，山东省政委会关于开展大生产运动的布告等。（440212）

24日 《解放日报》报道，绥德县政府召开学校教育讨论会。参加讨论会的同志一致认为，要创造新的为工农兵服务的国民教育，教育实施应本着学校与社会、家庭相结合，课程与实际生活相结合，学习与劳动相结合的原则。具体办法：（一）改变学校的领导成分，调派个别有实际工作经验的区乡干部到学校工作，使学校工作与政府工作很好地配合，成为政府工作中的一部分。（二）改造课程内容。以公民课作为一切课程的中心，国语课除讲生产、拥军外，并教以开路条、写信等应用文，算术课增加珠算及度量衡计算法，自然课以生产知识代之。美术、体育、劳作等，亦和生产劳动、宣传工作等配合进行。（三）在教学方法上，打破只在课堂上演讲的教条主义方式，让学生多参加实际活动，提倡为社会服务。同时建立学校的家务（指家底、家产），组织全校生产，做到自给或半自给。此外，要求教师对于学生的社会活动以及生产等方面提出具体意见。（440213）

25日 晋察冀边区行政委员会发出《关于一九四四年改造与健全村政权工作的指示》。要求各地加强对村干部的教育训练，为此应将需要在村中执行的重要政策法令编成通俗的教材，教育村干部。在巩固区和比较巩固的游击根据地，应集中村政权的主要干部到县或区进行短期集训。在游击区，也应开办流动训练班，或采取个别训练的办法训练村干部。（440214）

26日 胶东行政公署发布关于开展学校生产运动的指示。在大规模的生产运动中，各级政府的农林科、教育科及各中小学主要负责干部要认真领导学校和学生参加生产，初步做到"生产与教育相结合""学校生产与群众生产相结合"。规定中等学校和职业学校集体生产所得中，70%作为改善生活之用，10%作为奖励学校劳动英雄及模范工作者之用，20%作为生产基金。个人业余生产全部归个人所有。小学集体生产所得，60%归学生，作为购买书籍文具之用；10%归教师，作为改善生活之用；20%作为生产基金；10%作为奖励学生劳动英雄之用。（440215）

28日 山东省政委会发出《关于今后开展民校工作的指示》。指出目前开展大规模的经常性的群众教育已有可能，应将本年的冬学有计划地转变为民校，将冬学的形式改进为经常性的群众教育的形式。民校的发展，首先应注意教育行政上的领导，各县教育科对开展民校工作要掌握基点，推动全盘。在开展民校工作时，要取得党与各救会的配合。小学教员与小学生应成为民校教育工作的模范推动者。民校的课程暂定为国语、常识、政治3种，其内容除与群众的现实生活密切联系外，亦应注意培养新民主主义公民的系统教育。民校经费的筹集，应从县教育款产、村公共生产收益与募捐3方面解决，开支标准可依照冬学所规定的原则。民校教员可由小学教员兼任，或选拔冬学教员的优秀者。村干部中文化程度高者，以及小学生中的优秀者亦可担任。其待遇应较冬学教员为高，并定期发给。民校上课时数，一般可按照冬学所规定的原则进行。（440216）

同日 苏中区三专署发出《中等学校反“清乡”工作的指示》。规定在反“清乡”期间，各中等学校以坚持民族气节、坚持教育阵地、坚持抗日民主教育为基本方针，应从集中的正规教育转变为分散的游击教育，以落后形式掩护进步内容为主要原则。教学活动可采取巡回教学、传习教学、私密领导教学等形式。课程教材和教学时间可根据以下原则进行调整：（一）基本上应坚持新民主主义的教育内容，不得改用伪课本、老课本和四书五经等有害青年的教材。（二）教学科目酌量精减。（三）教材内容可增加军事时事方面的补充教材，也可活用原有教材。（四）酌量减少上课时间，增加指导自学活动的时间，尽量争取完成教学任务。学校的行政组织和学生组织可根据实际情况进行调整。同时，在反“清乡”期间应做好思想动员工作、组织准备工作以及与地方配合工作，加强与创造各种条件，完成反“清乡”斗争的任务。（440217）

本月 苏南行署颁布《私立中学校整理及设立实施办法》。规定凡本区内原有及新创立的私立中学，均应向行署文教处申请立案，经核准后方可设立。准许私立中学设立的条件：（一）服从政府一切法令，接受政府监督；（二）实行抗日民主教育；（三）有校董会及有必要的固定学校基金。凡立案的私立中学，教职员（包括校长）待遇一律由校董会负责。凡以学校为掩护做非法活动、破坏抗战团结、不接受监督、违反政府法令、秘密接受敌伪津贴、实行奴化教育及办理不善者，行署可随时命令改组、停止或解散。（440218）

3月 4403

1日 盐阜区教育界人士集会，讨论解决中等教育中学与用脱节的问题。提出要使“教学做合一”，必须做到如下4条：（一）加强时事学习；（二）提倡生产劳动；（三）进行文娱活动；（四）组织各种研究会，提倡自由研究精神。（440301）

9日 晋察冀边区行政委员会发出指示，要求各地小学教育与大生产运动结合。农忙时，要有充分的时间让学生回家生产。儿童参加劳动，应以帮助家庭生产为主。也要组织儿童参加一些校内的集体劳动，使教育和生产劳动真正地结合起来。防止只注意儿童读书而忽视生产教育，或过分强调生产而忽视课程教学的偏向，防止狭隘自私单纯营利的观点。（440302）

11日 《解放日报》发表《绥德国民教育大革新》通讯。这篇通讯和同时发表的绥德专区杨和亭副专员对记者的谈话指出，绥德分区的教育改革采取了教育与劳动相结合、教育与社会相结合、教育与政府相结合、教育与家庭相结合的办法。课程安排方面，公民课以政府工作为主要教材，使学生了解在新民主主义政权下如何做一个好公民；算术课增加珠算，并以实际事例作为教材；历史课主要讲近代民主革命的历史，教一些社会发展的规律；地理课从学校所在县讲起，再讲绥德警备区、陕甘宁边区、各抗日根据地、全国的地理；国文课除选用原有教材外，又编订实际需要的新教材；美术课画棉花，画收割庄稼，画八路军抗日；体育课要和文化娱乐结合起来。这样就把学校教育和实际结合起来，从而受到群众欢迎，发展了学校教育事业。（440303）

13日 《大众日报》报道，临沭县大兴区有19处冬学转为民校，其中卢沟子村民校建立最早。起初村干部认为，他们村的冬学可以常年坚持下去，不需要转为民校。开春以后，冬学学员请假干活和缺课的日渐增加，他们才感到建立民校的必要。于是在区文教助理员协助下宣传并说明民校是更高一步的组织，规定民校学员的条件：（一）16岁以上、40岁以下者；（二）热心生产者；（三）参加农救会或游击小组热心抗战者；（四）冬学考试成绩优良者。遂即举行冬学考试，将考试成绩张榜公布，宣告冬学结束，号召农救会员积极分子报名上民校，共有83人报名。民校开学后，晚间上课，教学内容密切联系群众与政治任务。事实证明，民校是坚持群众教育最好的形式。（440304）

19日 为纪念陶行知提倡生活教育运动17周年，徐特立与柳湜联名提议召集国民教育座谈会，交换对过去与今后边区教育工作的意见。吴玉章、林伯渠、徐特立、李鼎铭、周扬、柳湜、贺连城、胡乔木、范文澜等及边区教育厅全体工作人员参加座谈。徐特立致开幕词，指出陶行知的精神是“面向群众，实事求是”，他极重视中国农民的问题，主张对农民的教育要走上门去教。边区政府教育厅厅长柳湜在讲话中指出，陶行知的作风是浓厚的实际精神，在边区发扬他的精神，就是要从边区的实际出发，来办边区人民的教育。会上还提议：除完小仍由政府开办外，其余普通小学要大力提倡民办。（440305）

23日 延安南区合作社创办教育合作社，建立教育股金，成立沟门民办小学。是一所依靠教育合作社解决教育经费及学生食宿、文具等费用的学校。教给学生最实际的和群众最需要的知识。教材由教员根据南区农村各种活动和学生实际情况编写。（440306）

28日 延安西区裴庄小学和莫家湾小学联合举行开学典礼。这两所学校是民办公助的小学，其特点：（一）学校是当地老百姓自己办的；（二）学校校长由劳动英雄和村长担任；（三）实行因地制宜、从老百姓实际需要出发办学的方针，完全打破国民教育上传统的形式主义；（四）两校教员由中央妇委和中央青委直接派同志担任，除了教书，还进行乡村教育问题的研究。为了扩大这两所学校的教育模式在陕甘宁边区的影响，边区政府教育厅厅长柳湜和中央青委负责人蒋南翔等参加了开学典礼。6月26日，《解放日报》发表蒋南翔的文章，介绍这两所学校成立以来的情况。文章说，两个月后，裴庄小学的学生由14人增加为31人，莫家湾小学的学生由13人增加为33人，两校学生都已增加1倍，说明两所学校的办学形式是适合于分散的农村环境和深受老百姓欢迎的。这两所学校在办学过程中采用教育内容和实际联系的原则，教育方式着重于奖励和诱导的原则，学校教育和家庭相配合的原则，而且把学校和群众运动结合起来办学，结果学校获得各方面好评，使学校和群众有了更密切的联系。这是实行学校民办所取得的良好结果。（440307）

本月 《山东民主导报》第3期发表山东省政委会教育处处长田佩之《检讨几个影响教育事业发展的重大问题》。文章列举了以往在根据地教育工作未得到重视、教育观念薄弱、忽视社会教育与成人教育，以及强调教育的政治性而又发生忽视文化教育等倾向，指出要纠正这些不良倾向，就须加强文化教育，加强科学教育，加强教育上的民主，加强教育理论的研究，注意教育业务的学习，以教育的立场去参加社会活动。（440308）

同月 胶东行政主任公署决定自4月1日起提高中小学教员薪粮供给标准。小学教职员：（一）初小代教员由原薪35斤增为45斤，每月食粮在内共计105斤。（二）初小正教员、高小代教员由原薪40斤增为55斤，每月食粮在内共计115斤。（三）初小校长、高小正教员由原薪45斤增为60斤，每月食粮在内共计120斤。（四）高小校长由原薪50斤增为65斤，每月食粮在内共计125斤。（五）实验小学校长由原薪55斤增为70斤，每月食粮在内共计130斤。（六）实验小学教员由原薪50斤增为65斤，每月食粮在内共计125斤。中学教职员也增加了薪粮。其中，初中教员增为70～100斤，高中教员增为100～120斤，中学职员增为55～63斤，中学杂务人员增为45～55斤。（440309）

4月 / 4404

1日 晋察冀边区行政委员会召开教育会议。历时12天。参加的会议的有各专区和各县的教育科科长、督学和各中学校长。边区行政委员会教育处处长刘皑风做了《统一认识，加强领导，使教育进一步为群众服务、为政治服务》的总结报告。指出教育为群众服务是要求教育工作者加强群众观点，从群众的需要出发，向工农兵普及教育，在普及的基础上提高教育。所谓提高教育就是能更好地实现“民族的、民主的、科学的、大众的”新民主主义教育。教育为政治服务是指教育要为抗日战争和新民主主义各项建设服务，要克服“为教育而教育”和忽视教育工作的偏向。本年教育工作的总方针：积极开展与建设游击区的教育工作，加强对敌思想战，提高新民主主义教育的效能，进一步为群众服务、为政治服务，深入反法西斯教育与民主教育，提高文化教育，使教育与其他形式的斗争结合起来。本年教育方面的三大工作：（一）加强生产教育，把国民教育和大生产运动结合起来；（二）深入反法西斯教育与乡土教育；（三）开展与建设游击区教育，加强对敌政治攻势。（440401）

4日 太行区召开文教工作会议。历时22天。出席会议的有178位模范文教工作者。中共太行区党委书记李雪峰、太行军区司令员李达和晋冀鲁豫边区政府民教厅厅长李一清参加会议。会议总结了抗战以来太行区在党的领导下组织文化大军和建设这支大军的历史经验，许多模范文教工作者在会上介绍经验。经过大会评比，选出太行区模范小学教员、模范义务教员、模范戏剧工作者、模范医务工作者等各种模范人物。还举办了太行区文教展览会。要求太行区文教工作者加强基本修养，培养、树立革命观念和群众观念，勇敢大胆地反对旧思想，争当文教战线先锋。5月1日，《新华日报》（太行版）发表《庆祝全区文教会议成功》社论。（440402）

7日 《解放日报》发表《根据地普通教育的改革问题》社论。指出现在的所谓新教育，第一，它是资本主义高度发展国家的产物，不合于中国的需要；第二，它是资产阶级统治者的产物，不合于中国民主根据地的需要；第三，它是和平时期的产物，不合于抗日战争的需要；第四，它是大城市的产物，不合于农村的需要。在中国，在民主根据地，在战时，在农村，抄袭这套制度课程办法，就毫无出路。从普通教育上来一个大改革是必需的，也是可能的。废科举兴学校以后的教育制度，因为要学外国，留学就成为它的灵魂，国内的一切几乎都是留学的预备性质，处处以外国为模型。并强调，一定要使教育的基础生根在最广大人民群众的需要中间。最广大人民群众需要一种最广大人民群众的教育，和一种为了群众的干部教育。目前的这两种教育，与旧制度有一个本质上的区别，就是都不是预备性、附属性，都不是为了升学，都有其独立的明确的实际生活工作上的目标。根据地的普通教育系统，应该按照现在的群众教育和干部教育的这种需要，进行全部的重新调整。（440403）

10日 胶东行政公署在关于4、5、6月份工作决定中，提出学校教育中心任务是大量培养师资，解决教员荒的困难。建立一切可以利用的关系，争取与团结敌占区知识分子为新民主主义教育服务。要求各县县长及文教科科长，深入直接地与积极分子建立关系，民主严肃地解决问题，并要求各县争取到50个知识分子来根据地服务。（440404）

11日 谭政在西北局高级干部会议上做《关于军队政治工作问题》报告。总结陕甘宁边区部队一年来的政治工作经验，指出干部的思想进步是一切工作进步的枢纽。对于犯错误的人们改造其思想是应该有步骤的，大体上，第一步是揭露错误，第二步是反省错误，第三步是改正错误。批评和自我批评的武器都是有作用的，不可偏废。在改造落后分子工作中，主要应采用耐心感化的方法，禁用单纯惩办的方法。军队中应该把尊重工农出身的干部与尊重知识分子出身的干部、尊重老干部与尊重新干部的方针同时提出来，并使这些干部很好地结合起来。军队政治教育应占第一位，文化教育占第二位，但革命军队的文化水平应该提高。部队政治工作要克服形式主义、平均主义、空喊和孤立主义的作风。（440405）

12日 毛泽东在西北局高级干部会议上做《学习和时局》报告。提出为了争取新的胜利，要在党的干部中间提倡放下包袱和开动机器。所谓放下包袱，就是说我们精神上的许多负担应该加以解除。有许多东西，只要我们对它们陷入盲目性，缺乏自觉性，就可能成为我们的包袱，成为我们的负担。“甚至年龄也可以成为骄傲的工具，青年人可以因为自己聪明能干而看不起老年人，老年人又可以因为自己富有经验而看不起青年人。对于诸如此类的东西，如果没有自觉性，那它们就会成为负担或包袱”。所以，检查自己背上的包袱，把它放下来，使自己的精神得到解放，实在是联系群众和少犯错误的必要前提之一。所谓开动机器，就是说，要善于使用思想器官。脑筋这个机器的作用，是专门思想的。凡事应该用脑筋好好想一想，多想是可以出智慧的。要去掉我们党内浓厚的盲目性，就必须提倡思索。学会分析事物的方法，养成分析的习惯。“如果我们既放下了包袱，又开动了机器，既是轻装，又会思索，那我们就会胜利”。（440406）

17日 胶东《大众报》报道，胶东各中学为了贯彻教育与生产劳动相结合的方针，计划大量开荒种地，积极开展生产运动。其中东海中学、海阳中学、二牟联中已发动生产竞赛。文登县政府拟定了小学生产要求，号召全县各小学向百元生产目标奋斗。（440407）

18日 陕甘宁边区政府发出《关于提倡研究范例及试行小学民办公助的指示》。指出办教育要注意群众的自觉与自愿，要求各级政府注意小学教育改革，本着民办公助的精神，提倡人民自己办学，每县至少应试办1处，并将现有公办小学逐步转变为民办小学。关于民办公助的方针，做了3点说明：（一）民办小学的形式与执行民办公助的步骤不求一律。按各地情形“逐渐达到自中心小学以下，均归民办”。（二）民办学校学制、教学内容，均不求一律。校址、经费、教员待遇等，也可由群众决定。（三）加强对民办小学的领导，随时解决群众的困难，纠正不应有的偏向。根据这一精神，陕甘宁边区试办民办小学工作全面铺开。（440408）

20日 太岳区四专署召开各县民教科科长联席会议。历时10天。根据《解放日报》社论《根据地普通教育的改革问题》的精神和陕甘宁边区教育改革的经验，结合本地区具体情况，确定了新的学制。其主要内容：（一）小学校以培养战斗英雄、劳动英雄为主要目标，其中少部分可培养为村级干部。（二）学校教学与设备都要与战斗、生产相结合。（三）开办中学，设中学班，招收18岁以上青年入学；设师范班，调高小校长、教导主任、教职员、联合校长、中心小学校长等入学。沁水与翼城、阳南、阳北等县开设初师班，训练在职小学教员。（四）旧假期一律取消，另规定生产假：春假半个月，夏假半个月到20天，秋假20天，旧历年到元宵节放拥政爱民假。（440409）

23日 《解放日报》报道，陕甘宁边区政府政务会议决定，将延安大学与边区行政学院合并。两校合并后仍称“延安大学”，直接接受陕甘宁边区政府领导，并任命周扬、王子宜担任正副校长。合并后的延安大学分设行政、艺术文学、自然科学3个学院。行政学院分行政、财经、教育、司法4系，各系主任依其性质由边区政府各部门首长兼任；艺术文学院分文学、戏剧音乐、美术3系；自然科学院分工学、农学、化学3系。修业年限一般为2年。各院系课程，将着重边区建设各项政策与实际问题。合并后的延安大学不但会成为培养边区各种工作干部的教育机关，而且要成为总结边区工作经验的辅助机关。（440410）

同日 延安北区杨家湾群众兴办的杨家湾小学开学。该校根据民办公助的原则创办，校舍、教具和学校经费由群众捐助，校长和校董会成员由群众选举产生，教员由政府帮助解决。中央机关干部陶端予被派到该校担任教员。她在教学过程中成绩突出，在陕甘宁边区文教大会上被选为特等模范工作者。（440411）

26日 《晋察冀日报》报道，北岳区通过整理小学，促进了小学教育事业发展。据32个县不完全统计，1943年共有完全小学46处，高小26处，学生共计2749人；初小2655处，学生78837人。此外，巡回小学和半日制小学的数量也有了很大发展。（440412）

30日 《解放日报》报道，苏北行署第七次教育行政会议通过关于学校教育的决定。提出学校教育一是要实行群众化，二是要实行劳动化，三是要实行战斗化。教学应用启发的方法，要强调实践，边学边做；要普遍开展生产，广泛吸收贫苦学生入学；要经常备

战；要开展社会教育工作。（440413）

本月 鲁南行政专员公署制定《一九四四年工作方案》。规定：教育工作方针是开展国民教育，大量设学，发动新启蒙运动，扫除文盲。中心任务是发展与巩固学校教育，发展社会教育，展开对敌文化斗争。要求每县至少建立1个完全小学，每个行政村必须有1个以上的初级小学，各县应视实际需要酌设实验小学。要着手筹办鲁南中学，行署干训班教育要继续办理。在麦假后进行1次教员检定，秋假期间集中全县教师进行普遍的训练。要对上年的冬学进行总结。冬学结束后，选择适当的村庄设立农村俱乐部及民众学校、半日校或间日校。在对敌文化斗争方面，要成立各级对敌文化斗争委员会领导对敌文化斗争工作。并强调，以上教育工作应与其他工作密切配合，使学校及社会教育机关成为推行政策法令的基本力量。（440414）

同月 毛泽东召集中央宣传部、西北局宣传部、陕甘宁边区政府负责人以及边区5个分区地委书记举行座谈会。他反复阐明文教工作的重大意义，指出过去军事政治第一是对的，要打垮阻碍经济文化发展的东西，才能搞经济文化。建设抗日根据地，没有文化也不行。军队需要文化，才能战胜旧军队。战士没有文化，不可能提高战斗力。如果不发展文化，经济发展会受阻碍。他要求，现在就要开始准备本年冬天展开文化教育问题的讨论。文化教育中有4个问题，就是报纸、学校、艺术、卫生。（440415）

5月 /4405

1日 晋察冀边区召开模范妇女大会。在大会发表的《宣言》中，号召女教师学习阜平县朱家营小学教师李翠珍。学习她会教学，会生产，会把生产与教学结合在一起，还要学习她肯向老百姓学习，肯帮助村里的工作，会想办法改造懒儿童和懒汉。（440501）

5日 《解放日报》发表《边区青年运动中的一个基本问题》社论。文章指出，边区青年工作的中心任务基本上是一个教育问题，要在帮助而不是妨害生产和建设的前提下，解决边区青年的教育问题。首先要确实有效地改造和发展国民教育，使在边区生长起来的青年后代都能受到新民主主义教育。小学、夜校、半日校、识字组、读报组等各种教育组织，就是边区青年教育的基本组织形式。边区的青年运动就是要通过这些不同的组织形式，逐渐把边区的青年和儿童组织起来，进行新民主主义的教育。并强调，我们的教育绝对不是孤立地进行的，而是必须和边区的生产紧密地联系在一起。青年学习的地方，不仅仅是学校，还有比学校更重要的实际生产岗位。（440502）

同日 晋绥边区新民主主义实验学校在山西兴县成立。阎秀峰、郑林任正副校长。

其教学方针：从根据地和群众的实际需要出发，与战争、生产、社会相结合，为工农兵服务，努力做到学用一致、教学一致、工作与学习一致。学生亲自动手，参加生产和各种实际工作，向群众学习，积累经验，提高技术，使学校成为工厂、农场、合作社和新民主主义社会的综合体，使学生养成认识社会和改造社会的基本能力。修业年限不定，凡真正学会两种以上业务知识技能，并在政治上养成为群众服务的精神者，经教务会议评定认为合格，即发给毕业文凭，由学校介绍工作。(440503)

同日 中共浙东区委书记谭启龙为纪念学习节撰写《做一个好的马克思主义者必须努力学习》，发表于次日《战斗报》。文章认为，在斗争最尖锐最复杂的今天，假如不虚心地不断地学习，就会落在客观形势发展的后面。学习是为了革命，为了改造中国社会，而不是为了个人出风头、做英雄。要学习什么呢？应该是“做什么就学什么”。学习是为了做，做也是学，要“一面做，一面学”，把理论和实践统一起来。需要在流动的环境里创造新的学习方法，抓紧一切间隙来提高自己，这是非常重要的。要“一面战斗，一面学习；一面工作，一面学习”。(440504)

同日 盐阜区儿童团总团部筹委会发出致各县文教科科长、文教区员、教师及小朋友的公开信。要求各地文教工作者帮助儿童做好3件事：(一)成立和健全1000个儿童团，发展5万个儿童团员。成立各区儿童团团部，做到全盐阜区儿童组织形式的统一。(二)在儿童团中成立儿童剧团或秧歌队、宣传队，举行各区儿童团竞赛活动。(三)成立《儿童生活》读者会。(440505)

8日 陕甘宁边区政府发出《关于各中等学校今后招生标准的指示信》。信中提出，为使各中等学校具体实现“提高现任干部和培养未来干部”的双重任务，各校招收学生的标准，地方干部应重于完小毕业生，工农贫苦子弟应多有入学机会，同时亦须照顾其他阶级子弟。各校公费生名额，略做调整。绥德、延属两分区完小毕业生较多，应鼓励他们进工厂学习生产技术，或到卫生机关或学校学习医药技术，以养成为工业和人民卫生事业服务的能力。(440506)

14日 胶东《大众报》发表行署教育处处长张静斋的专论《把学校的生产工作组织起来》。文章指出，学生的劳动力必须有计划地组织起来，各科教学必须组织在生产劳动中，学校生产和家庭生产必须结合，学校生产的收益应按规定比例发给儿童，以解决其书籍纸笔等困难。(440507)

15日 渤海行政公署发出《关于开展大生产运动、加强劳动教育的指示》。指出，本年为根据地广泛开展大生产运动的一年，教育与生产劳动结合又为目前国民教育改造的基本方针，故决定全区各小学从本年起，一律认真开展大生产运动与切实加强劳动教育。规定：

（一）由各校校长、学生代表及村学委员会代表组成生产委员会，负责领导生产工作的进行。（二）教职员和学生得按劳动力强弱划分小组进行劳动。年龄过小的儿童参加劳动时，应适当减轻其劳动强度，照顾其体力健康。（三）可按各地具体情况规定劳动的种类。一般以种菜园为主，手工业（编筐、纺织、制造文化用品）为副，生产工具应尽量动员学生自备。（四）本年生产最低要求是小学生平均生产3～5元。（五）生产劳动一般应在劳动课及课外活动时进行，必要时可斟酌延长。（六）在劳动教学上，须依季节性和劳动生产的不同，使用当时当地的活教材，由教员在亲身劳动生产中进行教学。（440508）

同日 胶东文协召开新文字座谈会，具体研究推行办法。要求各县建立中心小学的推行新文字基点，使一两个教员提前学习新文字，然后利用星期日或教师救国会小组会，推动全学区教师学习新文字。各中学特别是师范班，要赶快添设新文字课程，使全体学生在短期内学会新文字。会议决定成立胶东新文字推行委员会，罗竹风、王卓青等为委员。（440509）

16日 《晋察冀日报》发表文章表扬阜平县崔家沟模范民校教员陈继和。文章介绍，陈继和20岁，“七七”事变前当过小学教员，在村里当民校教员有3年了。自1943年抗联提出生产教育，并且把教育当作三大任务之一以后，他积极讲解生产知识，推广先进生产方法，并亲自动手，在实际劳动中指导群众，深得群众信任，创造了很多新的成绩和经验。晋察冀边区委员会于7月2日通令对其嘉奖。（440510）

17日 中共中央西北局、陕甘宁边区政府和陕甘宁边区文协做出《关于召开边区文教会议的决定》。指出为了进一步开展陕甘宁边区文化教育建设，将于10月在延安召开文化教育大会。其主要议程：交流小学教育、社会教育、区乡干部文化学习、艺术活动、群众卫生工作、大众黑板报工作等方面的经验，发扬典型范例，奖励模范文教工作者，讨论边区文化教育建设的具体方针，确定本年冬季大规模开展全边区文化运动的计划。（440511）

19日 晋绥行署发出《纪念“六六”教师的指示信》。要求各专员、县长和中等学校校长在纪念教师节活动中，深入研究新民主主义教育的问题。（440512）

20日 刘少奇在陕甘宁边区工厂职工代表会议上发表讲话。指出无产阶级和工业是最有前途的。要好好地学习、研究，把办工厂当作一门学问，用严肃的态度对待它。例如，怎样组织劳动力，怎样管理工厂，怎样改良技术，怎样规定工资等等，都要用心去研究。要熟悉这门知识，要使学习在工厂中成为一种风气。厂长、工程师要学，工人、职员也要学，学徒更要学，大家互相学习，这是促进我们事业发展的一种动力。（440513）

21日 中共六届七中全会在延安召开。历时11个月，1945年4月20日结束。通过了《关于若干历史问题的决议》。决议高度评价了毛泽东运用马克思主义理论解决中国革命问题的杰出贡献，指出在全党确立毛泽东领导地位的重大意义。（440514）

同日　《解放日报》发表文章介绍曲子县民教馆。文章说，陇东曲子县民众教育馆通过黑板报、读报组、代笔处、社火团等新颖而朴素的活动方式，已经成了曲子群众文化生活的核心。该馆设在曲子街道中心，整日人来人往，特别是轮到集市时，更加热闹，几乎没有一个人不被民教馆的活动所吸引。(440515)

24日　延安大学举行开学典礼。是延安大学和陕甘宁边区行政学院合并后举行的第一次开学典礼。校长周扬致开幕词，指出延安大学的教育方针是学用一致，与边区各项实际工作相结合。毛泽东发表讲话，指出陕甘宁边区教育开始走上轨道，延安大学应为抗战和边区的政治、经济和文化建设服务。在政治上，要学习统一战线、三三制、精兵简政的方针；在经济上，要学习如何发展工业、农业、商业、运输业；在文化上，要使边区老百姓每人至少识1000个字。每村要有1个冬学，要开展群众性的识字运动。朱德、吴玉章发表讲话，要求延安大学把学和用结合起来，学习需要的东西。(440516)

25日　山东省政委会发出《关于开展教员整风运动的指示信》。指出开展小学教员整风，应成为当前的迫切任务。为此，应注意下列各点：(一)根据各地区具体情形，发现教员在工作中表现出来的严重缺点，针对这些缺点进行整风。(二)教员整风的参考文件，由各战略区根据各地实际情形，把22个整风文件及其他有关文件选印成册，分发给教员学习。(三)整风时，先由文教干部进行，逐渐推及一般教员。反对只整教员不整干部现象。(四)整风时，应把党和政府的宽大政策深入宣传，使教员了解只有坦白，才能改正缺点和错误。(五)教员的整风，在行政上要掌握基点，利用典型，加强领导，更需与党、文协以及群众团体密切配合进行。(440517)

27日　《解放日报》发表《论普通教育中的学制与课程》社论。指出根据地学制应该有以下特点：干部教育重于群众教育，在干部教育中，现任干部的提高重于未来干部的培养；在群众教育中，成人教育重于儿童教育。无论干部教育还是群众教育，战争与生产所直接需要的知识与技能的教育重于其他的所谓一般文化教育。根据地学制中的各种等级、入学资格、在学年限及其相互衔接，不能如旧制那样去设想和处理。根据地的学校教育与战争、生产等各种活动不可分，因此，学校组织形式也要多样化。根据地学校的课程，要看各根据地的情况、学生的成分、学校的性质与形式来决定，刻板的科目表是无益的；并指出一定的课程表代表着一定的知识范围，在这个问题上要深思熟虑，避免犯经验主义的错误。(440518)

同日　《解放日报》开始刊登中共中央西北局宣传部和陕甘宁边区教育厅拟定的中等学校的新课程，规定中学、师范3年（6个学期）的基本课程项目和各科主要内容。其中，基本课程有边区建设、政治常识、国文、数学、史地、自然、生产常识、医药常识。这些

课程项目的特点是实际、精简、集中、连贯，改变学一二十门课而无一门涉及边区实际的教条主义作风。（440519）

本月 延安大学公布《延安大学教育方针及暂行方案》。规定：以适应抗战与边区建设需要、培养与提高新民主主义的政治经济文化建设的实际工作干部为目的；以进行业务教育为主，通过各种方式和边区各实际工作部门及实际活动相结合，以期实际经验提升至理论高度，达到理论与实践的统一，学与用的一致；实行教育与生产结合，以有组织的劳动培养学员的建设精神、劳动习惯和劳动观点；在教学上实行以自学为基础的集体互助，教员与学员互相学习，书本知识与实际经验互相交流，同时发扬教学上的民主，提倡质疑问难，热烈辩论的作风，以培养独立思想与批判的能力。修业年限，行政学院和鲁迅文艺学院为2年，自然科学院3年，医药系1～2年。课程分为全校共同课和各院系专修课2种，另设补助课程，以适应部分人的特殊需要。（440520）

同月 苏北《儿童生活》杂志发表《盐阜区儿童团团章（草案）》和儿童团员入团《誓词》。在《盐阜区儿童团团章（草案）》中，对儿童团的团规、组织形式，加入儿童团的目的、条件，儿童团员的权利、工作任务等，做出明确的规定。儿童团员入团《誓词》："我愿意加入儿童团，做个好团员，不打架、不骂人、不撒谎、不逃课，努力帮助大人赶走日本强盗，建设一个自由快乐的新中国，要是我犯了儿童团的纪律，愿受大家处罚，我自己发了誓，就一定要做到。"（440521）

同月 太岳区沁县耕读简易师范成立。根据中共沁县县委和县政府指示创办，校长张艾如。其办学目的，最初主要是为本县培养小学教师。后根据太岳行署指示，扩大服务范围，增招屯留、襄漳两县学生，遂改名为"沁屯襄师范"。1946年春，改称"沁屯中学"。该校白手起家，自力更生，主要靠师生开荒种地、做豆腐、纺棉花、搞运输等劳动生产解决学校费用，学生边学习、边劳动，愈办愈好。1946年8月，沁县县城解放，迁入县城，改称"沁县中学"。1949年4月，《人民日报》发表通讯，介绍该校办学经验。（440522）

6月 4406

1日 苏中公学在宝应县正式成立。以抗大九分校为基础扩建而成，粟裕兼任校长，管文蔚兼任副校长，夏征农任教育长。初设军事系、政治系、文艺系，后增设财经系。学员主要是部队班、排、连干部和地方区乡级干部，还有根据地以及从敌占区、国民党统治区来的知识青年。学习时限为1年，学宿膳费全免，并发给日用品和津贴费。毕业后，由学校分配到部队和机关就业。在教学方面，既设置普通课程，以补过去学校教育的不足，增进新知识与基本技能，又有专门课程，因材施教，以培养专门的技能；既有丰富而系统的课程研究，又有实际而生动的参观实习；既能学到基本理论，又能学到实际。共招收4期学员，培养5000余名革命干部。1946年春，该校大部并入雪枫大学。（440601）

3日 陕甘宁边区政府发出《关于各分区一九四四年普遍开办冬学的指示》。提出要消灭文盲，要提高文化，就要广泛地组织冬学运动。从本年起，每年组织全边区普遍的冬学教育。本年冬学运动的口号：每乡办1个冬学，条件好的地方尽量多办。办冬学必须采取群众自愿入学和劝学的原则，绝对禁止强迫动员；必须采取分散的原则，以村学形式出现。冬学教育内容主要是识字，适当情况下，亦可用以传授为群众迫切需要的珠算或农业手工业技术以及简单的卫生常识。除群众冬学外，各县还应试办干部冬学。并要求各专署、县政府于9月初做出本年冬学（群众冬学与干部冬学）的具体计划，报边区政府审核。（440602）

5日 中共滨海区党委宣传部召开教育改革座谈会。座谈会根据《解放日报》社论《根据地普通教育的改革问题》等文章精神，讨论普通教育改革问题。王众音部长在总结发言中指出，一切教育应与群众、劳动、政府、家庭、战争相结合，基础教育要适合家庭与农村需要，社会教育要以民校为主导形式，干部教育要与战争、生产相结合。确定滨海中学以培养干部为主，小学教育应向庄户学发展，社会教育以民校为主，提倡个人兴学，民办公助，加强政治领导。（440603）

8日 《新浙东报》报道，浙东敌后临时行政委员会为加强乡村行政工作，决定开办乡村行政人员短期训练班，以培养基层民主政权干部。学员30名，均由各县办事处和后方机关保送。训练期限为1个月。训练内容：（一）新中国建设问题；（二）乡村行政工作；（三）乡村民主建设问题；（四）各种民主政策；（五）乡村生产运动问题；（六）时事；（七）行政人员修养。该班定于6月11日开学。（440604）

同日 彭真在中央党校党支部书记联席会议上讲话，就中央党校第2期整风学习提出意见。指出办学校有两条路线，一条教条主义的路线，给学生灌输一大套空洞的理论，甚至背得一字不错；另一条是总结经验成为理论，即理论与实际结合的路线。毛主席领导我们走后一条路线。要想理论和实际结合，也有两种方法，一种是自上而下地管大家，少数管多数的办法，这是管不好的；另一种是群众路线的办法，这就是不管对的错的，有话都讲，不封嘴巴。现在大家都讲，双方意见不一致时，就会你批评我，我批评你，正风就会批评歪风，这样大家思想搞通了，正风就可占优势。应发动群众克服歪风，对与错都让大家讨论。在学校里，对路线、政策、组织问题，只有思想一致了，将来散到全国去工作，大家虽然互不见面，但由于思想一致，做法就会一样。（440605）

同日 《解放日报》发表文章，介绍陕甘宁边区中共三边分区地委宣传部改进分区小学教育，使之能完全为工农兵服务所采取的办法：（一）改进教育内容。以“学了就能用”和“结合群众需要”为教学原则。（二）改编课本。根据三边人民的具体需要改编初小课本，预计3个月内完成编审任务。（三）加强领导与管理。确定完小归各区领导，县府须按期向分区汇报教育工作，按期视察学校和召开教职员会议，并督促学校召开家长座谈会，把学校交给人民办理。教员由县府委派或由人民聘请报县府加委。要提高教员的社会地位和待遇，教员也必须帮助群众解决困难。（四）创造新的教学法。废除体罚，对学生多加鼓励。开展儿童入学运动，形成学习的热潮。（440606）

13日　冀鲁豫行署发布关于增设教育助理员的通令。根据学校发展情况，将原甲、乙等县两区设1个教育助理员的规定调整为：每区有小学20所以上者，可设教育助理员1个人；两区有小学30所以上而每区均有小学15所以上者，亦可各单设教育助理员1个人。（440607）

15日　冀鲁豫行署和冀南行署合署办公，教育处处长由孟夫唐兼代。在孟夫唐到署前，暂由徐达本兼代，副处长为王儒林、张坚白。（440608）

16日　苏中行政公署文教处发布《彻底改造文教工作十大要领（草案）》。“十大要领”：（一）整个文教工作和坚持根据地、准备反攻、建设新中国的实际斗争密切联系起来。（二）整个文教工作的重心，着重于干部教育和群众教育。（三）把所有中等学校加以改造，转变为培训师资和中级教员的机构，把原有高级小学加以调整改造，逐步转变为培养乡以下干部的机构。（四）配合群众工作，大力发展各种正规的或游击式的群众教育，开展群众性的文化活动。（五）原有初级小学酌量缩短肄业年限，提高入学年龄。着重质的提高，暂时限制量的发展。（六）把各地原有的私塾加以管理和改造，逐步转变为官督民办的国民教育辅助机构。（七）选择若干乡，在乡政府文教委员会主持下，联合群众教育机构及小学私塾试行“乡学制”。（八）调查研究各种实际需要，彻底改造课程，改编教材及读物。（九）根据抗日民主立场和学用一致精神两大原则，开展整风运动。（十）着重创造各种新榜样，建立巡回导师制，开办短期研究会，以保证完成全盘改造工作。（440609）

17日　中共中央西北局宣传部、陕甘宁边区政府教育厅、陕甘宁边区文协举行联席会议，决定成立陕甘宁边区文教大会筹委会，推选李维汉、徐特立、胡乔木、李卓然、柳湜、周扬等25人组成大会筹委会，李维汉为主任。（440610）

25日　《解放日报》报道，苏北盐城县育才中学开办“新华实业社”，利用土产原料大量制造精盐、墨水、墨汁、墨油、肥皂、石碱等产品。这些产品的质量比外来货好，驻盐城部队、机关、学校等单位和许多当地群众踊跃购买，对满足军需民用和粉碎日本侵略者的经济封锁都起了重要作用。（440611）

27日 胶东区教育研究会正式成立。选举李国屏、赵野民、罗竹风等7人为委员。要求胶东各县成立研究小组，直接由委员会领导，并确定加强《教师之友》刊物的编辑工作。本月1日，研究会主编的《教师之友》第1期出版。胶东行署教育处副处长宫维桢在《发刊词》中指出，教育工作者的任务，不仅要培养教育下一代，使之成为新民主主义的健全公民，同时对社会来说，又须指导群众，教育群众完成战斗、生产、民主、文化四大任务。为此，必须加强学习，提高对教育工作的认识，加强对课程、教材、教法的研究。这也是本杂志创刊的目的。（440612）

28日 陕甘宁边区文教大会筹委会召开下乡总动员会议。确定组织5个文教工作调查组，到各分区协助调查研究和总结文教方面的典型经验，并进行推广。各工作组负责人：陇东组蒋南翔，关中组柯仲平，绥德组柳湜，三边组吴文遴，延属组赵毅敏。调查历时两个月，为召开边区文教大会准备了各类典型和总结经验的材料。（440613）

同日 中共淮北区党委发出《关于开展青年工作的指示》。指出目前边区青年工作的总方针，是以工农青年为中心，同时争取知识青年与工农青年结合为革命服务。青年运动的任务是发展与组织青年提高生产，参加武装，加强学习。并提出各地青年可采用以下3种形式进行组织：青年抗日自卫队，俱乐部，中小学学生会。（440614）

本月 陕甘宁边区各分区分别召开文教会议，为召开全边区的文教大会做准备。各分区召开文教会议的时间：三边分区，6月21～25日，到会代表30余人；绥德分区，7月21～8月3日，到会代表394人；关中分区，9月5～9日；陇东分区，9月某日至15日；延安市，9月20～29日。（440615）

同月 晋察冀边区《教育阵地》第3卷第8期发表《碾盘村小学生产与教育相结合的介绍》。文章介绍，碾盘村小学根据上级政府关于春季坚持小学教育与生产结合的指示，挨户动员学生上学，下课后组织生产劳动，使儿童既能在校学习，也能参加生产，从而使该村学龄儿童都入了学。（440616）

同月 中外记者西北访问团来陕甘宁边区，参观机关、工厂、医院、学校、报社。朱德、叶剑英、杨尚昆等领导同志介绍陕甘宁边区各方面的情况，毛泽东多次接受专访。7月初，中外记者陆续离开。他们回去后，写文章，出专著，介绍边区情况。（440617）

7月 /4407

1日 晋察冀边区行政委员会教育处处长刘皑风在《教育阵地》发表《进一步认识民众教育的重要性》。文章指出，要认识民众教育是改造群众头脑、进行群众思想建设的重要工作，组织人民的文化生活、提高人民的文化水平是民主政治建设的主要内容之一，加强民众教育是贯彻政策法令、完成各种工作任务、克服强迫命令作风的重要环节，改善人民经济生活的工作与提高人民文化生活是相互影响、相互发展的。希望各级民政干部特别是教育干部彻底转变忽视民众教育的观点，迅速把冬运开展起来。（440701）

同日 冀鲁豫区豫东中学在太康县成立。崔挺任校长（后冯纪汉）。1948年，并入商丘中学。（440702）

5日 在延安中央党校学习的中共淮北区委书记刘子久致信淮北区党委。信中讲的第一个问题是"从'走夏陶然的路'说起"。夏陶然原是部队侦察员，因身体不好，精兵简政时被派到泗南县中潼村当小学校长兼教员。他解决了学生念书与家庭生活困难之间的矛盾，把学习与生产结合起来。这种做法得到群众拥护，学生人数激增。他管理学生不是用打骂的方法，对于那些在生产和学习中不积极或好打架的学生，动员学生和群众用批评和劝告的方法进行教育，那些调皮的学生，就老实了，守规矩了。这样，夏陶然受到群众的热爱。信中认为，他的做法和《解放日报》提出的教育方针，以及一些模范小学老师的做法不谋而合，是一条正确的道路。这封信原本要托人代转，被毛泽东和中央其他领导同志看到，认为应该在党的机关报上公开发表，故经毛泽东亲自修改，7月27日在《解放日报》全文发表。1946年11月11日，《解放日报》又以《夏陶然的道路》为题，介绍夏陶然的模范事迹。（440703）

8日 晋绥《抗战日报》报道，中共中央晋绥分局书记林枫在分局机关"七一"纪念大会上发表讲话。提出学习要与生产、工作结合起来，要从工作中和生产中学习。学习要有计划、有步骤地进行。学习要以文件做根据，但不能脱离实际。（440704）

12日 苏中行政公署召开苏中教育会议。旨在讨论彻底改造苏中文教工作的方针和实施计划，总结经验，制定或修订各种重要教育法令和规程，并集合教育行政人员进行整风学习。参加会议的有各专署各县政府文教科科长及各县各区文教辅导员代表、中学代表、小学教师代表、社教教师代表，共189人。以整风精神检讨过去的工作，批判脱离群众、脱离实际的旧教育传统思想和资产阶级教育思想。通过学习文件、开展讨论，一致认识到根据地教育界必须确立三大根本思想：（一）为进步的社会斗争和生产斗争服务；（二）坚持抗日民主立场；（三）贯彻学用一致的精神。参会代表共同拟定新学制草案和实施新学制问题的决议。行署文教处处长刘季平做了总结报告，指出根据地的文化教育切实需要猛烈地自由发展，这种自由发展必须是进步的教育、新的教育，是为根据地一切斗争和建设所需要的教育的自由发展。要想得到这种自由发展，必须改造旧教育。要注意学用一致，着重于干部教育和成人教育。会议于8月31日结束。（440705）

15日 胶东《大众报》报道，胶东区教育会议闭幕。该会议于6月2日开幕，历时1个月。行署代理主任曹漫之到会讲话，省教育厅督学苏壮、行署教育处处长张静斋做总结。会议第一阶段分组讨论有关师资、学生、对敌斗争、学校生产、学校行政、教材与教法、经费、社会教育、领导等问题。第二阶段学习《解放日报》有关社论，联系胶东实际讨论问题。确定今后以干部教育为主，群众教育次之，群众教育尤以成人教育为主，儿童教育次之。因此，高小划归干部教育范围，中学改为1年制、2年制、3年制的干部学校，着重以提高现任干部水平为原则。（440706）

16日 盐阜区行政公署召开第六次文教会议。会议认为目前进行教育大改革的条件已经具备，今后盐阜区教育总方向：培养为民主政治服务的干部和适合于新民主主义政治的新公民。教育应以培养民族精神、民主思想、集体意识、劳动观念为主。课程要适合于学用一致的原则，学制要具有弹性。要求各县在最短时间内集中力量试办新学校，以获得经验来推动全面的教育改革。会议于28日结束。（440707）

20日 苏南行政公署文教处举办小学教师暑期讲习会。在溧南县胥井村举办，行署文教处处长欧阳惠林和副处长邱东平主持。参会者为从各县抽调来的136位小学教师。讲习内容有新民主主义论、抗日教育的问题和时事等。历时1个多月，于8月25日结束。（440708）

21日 浙东敌后临时行政委员会文教处举办浙东敌后暑期教育研究会。参会者有中小学校长、教员及其他文教工作者，共40余人。由文教处处长黄源主持。此次研究内容包括世界的前途、今后中国的动向和怎样更有效地进行敌后教育等。要求大家发扬民主精神，对每一个问题都进行研究和讨论，以求取得共同认识。大家认识到，教育必须为大众服务，为改造社会和推动社会的教育，才被大众所欢迎与接受。进步的教育要有战斗性、创造性和组织性，更需要和大众密切联系。教育离开大众，就没有力量。教育不但要为抗战服务，而且要为建国服务。（440709）

24日 邹韬奋在上海病逝。他临终时提出参加中国共产党的请求。中共中央接受请求，追认他为中国共产党党员，并将他的骨灰移葬延安。《解放日报》发表《悼念邹韬奋先生》社论。（440710）

27日 晋绥行署发出《关于一九四四年冬学工作的指示》。指出冬学是提高群众政治文化水平的重要武器之一。各级政府应负责成立冬学委员会，每村至少设立1个冬学。冬学校长选用劳动英雄或者有威望的村干部担任，教员由本村聘请。冬学学习时间从每年秋收完毕到次年春耕开始以前，约3个月。学习内容为政治课与文化课，学习方法实行“教学做合一”。每所冬学发毛笔1支、铅笔1支、墨1锭、麻纸100张，烧炭每天10斤，灯油每天1～3两，课本由群众自购。（440711）

31日　《解放日报》发表《发扬在职干部学习的范例》社论。认为西北局对于23位文化学习模范的奖励具有重大教育意义。这些同志的学习精神及经验，不仅对于目前以学习文化为主的大多数区乡级干部是一个最大的鼓励，而且是全体在职学习的干部所应予以重视的。并指出，工农干部要在工作中逐渐提高自己的文化，首先要认识学习文化的重要性，下定学习的决心。同时，讲究适当的学习方法也是很重要的。经验已经证明，在职学习只有其计划内容与方法确能适应各级干部的急切需要和工作环境，才能够坚持下去获得成功。（440712）

本月　东江抗日纵队军政干部学校正式成立。王作尧兼任校长，李东明任政委，林鹗任教育长，校址在广东惠阳大鹏城。共办2期，设政治队和军事队。设置课程有《论持久战》、《中国革命与中国共产党》、军队政治工作及队列、射击、刺杀、投弹、爆破、进攻、防御等。在教学中坚持理论联系实际的原则，提倡发挥集体智慧，互教互学，同时采用沙盘作业，讨论、交流和总结实际作战的经验。该校为东江纵队培养了一批军政干部，对提高军政素质和加强部队战斗力起了很大作用。（440713）

同月　浙东四明山地区第二届行政扩大会议通过决议案。其中关于文教工作的内容：（一）学校教师登记审查，清除或分散有特工嫌疑的教师。（二）在基本乡附设中心小学1所，领导全乡小学以起辅导作用。（三）基本乡至少要有2～3个保国民小学，并视实际情形尽量恢复各级学校。（四）基本地区的学龄儿童至少要有十分之六七入学，实行强迫入学或采取半日制。（五）对教师进行时事测验，以区为单位组织教育会。（六）以实施抗战教育为中心的县印发补充教材。（七）每个基本乡镇创设1～3个民众夜校，以及报道性的壁报组织。（八）每乡组织1个发行组，负责发行《新浙东报》。（九）在征收的学谷项下划出一部分充作社会教育经费。教员薪酬实行统一规定。（440714）

同月　陕甘宁边区政府办公厅撰写《记杨家湾村的北郊乡小学》，记述了该校的创办情况，总结教员陶端予的教学经验。在教学方面，她摸索出来的方法：（一）在一切课程中，尽量先从实际事物着手，从实际试验出发，然后再写再记；（二）先由教员提出讲授题目，后由娃娃们发言讨论，教员随时插问，予以启发，最后引出正确的结论；（三）利用游戏进行教学；（四）采用“小先生”制，即学生帮助学生的办法；（五）适当地支配学习和休息时间；（六）在一般教学中，个别教学与全组教学相配合。在管理学生方面，她采取的方法：着重个别说服教育；组织学生管学生；发扬好学生的优点，使其起积极作用，反过来改造领头的调皮学生。此外，她注意家庭访问，让学生劳动，要为家庭帮工，帮助家庭推进卫生运动，并帮助村长开展社会教育，将学校、劳动、家庭、社会结合起来。（440715）

同月　陕甘宁边区绥德分区召开文教会议。总结一年来的经验，表扬一批在文化教育方面深入群众的模范工作者，介绍新的典型，正确地进行批评和自我批评，初步地提出了切合当前实际的文教任务与动员计划，发动分区各县区的文教工作竞赛，通过了文教会议的决议。并提出当前分区文教建设的具体任务：推广民办学校，发展成人补习教育；准备办冬学，推广识字运动；准备本年冬季大规模的秧歌运动；普遍发展医药卫生教育；大家共同努力发展文教建设，迎接边区十月文教大会。（440716）

同月　盐阜区儿童团总团部召开筹备大会。历时3天。参加会议的有新安旅行团、新安学校、儿童出版社以及盐阜区各县代表，共35人，苏中区和淮海区的代表列席会议。各县报告创建儿童团情况，听取大会主持人所做儿童工作报告和盐阜区有关负责同志所做的时事报告，选举产生儿童团总团部筹备委员会成员，成立盐阜区儿童团总团部筹备委员会。大会决定：（一）各县要在10月以前把儿童团的大活动做完，成立和健全各区各乡儿童团。（二）要做生产工作和儿童民主斗争工作。（三）准备11月举行盐阜区儿童团的大活动，成立总团部。（440717）

同月　东海专署以东海中学和二牟联中为基础成立文牟联中，校长王本贤。另外，文登中学、滨海中学、荣威联中合并成立文荣威联中，校长由阎毅担任。（440718）

8月／4408

2日　晋察冀边区行政委员会发出《关于保送学生入联大教育学院学习的通知》。通知要求本年华北联大教育学院招收师范2个班，学生100人；中学1个班，学生40人。为便于学生应考，保证录取学生质量较高，决定先由各专署负责初试，再介绍到校复试。其《招生简则》和初试时注意事项：（一）入学条件：中学班招收现任区助理员或县科员一级干部，政治面目清楚，有相当于高小毕业文化程度，30岁以下，身体健康，男女兼收。师范班招收高小毕业生或现任学习教员1年以上，18岁以上，25岁以下。（二）修业年限：中学班、师范班修业年限均为1年。中学班毕业后，派充县区干部并择优提拔为县科长或区长；师范班毕业后，任初小教员。（三）待遇：学生在校，衣服粮食等一切费用均由学校供给，其余原则上自备。（四）保送名额：按专区分配。在规定名额中如感保送困难，应事先通知，以便另行分配。如在名额之外，有愿自费入学者，亦可介绍到校应试。（五）初试时，应切实认真。初试科目有国语、算术、常识。复试及格，即行入学。（440801）

5日　苏北《盐阜报》刊登《盐阜区学校教育发展概况》。文章指出，盐阜区学校教育是在不断反“扫荡”、反奴化教育、反法西斯教育、反封建教育的斗争中，依靠群众的力量获得发展的。从数量看，已有小学1186所，较抗战前增加1倍多。私塾约有1900所，已经登记改造的有1626所，有的已成了私立小学。全区中学有13所，每县有县立中学1所，全区有联立高中2所，师范1所，新安学校1所。全区有小学生67453名，小学教师2064名。有中学生1878名，中学教师207名。从质量看，现在学校里的两种作风（即民主的作风和劳动的作风）是从前学校所没有的，由此改变了师生面貌。课程与教育方法，已经删繁就简，使学校与社会相结合，采用了学用一致的原则。教育经费，已从1940年每月37000元增加到1029460元。今后盐阜区的文教总方向是培养为新民主政治服务的干部和适用于新民主政治的新公民，以培养民族精神、民主思想、集体意识和劳动观点为主，课程要做到完全学用一致，学制要具有弹性的伸缩。（440802）

20日 太岳区晋豫中学正式开学。其前身是1943年夏创办的太岳四专署行政干校，首任校长张梵，后邓一川任校长。校址最初在沁水县南阳村，晋城解放后，迁入晋城县东关，与旧晋城中学合并，仍称“晋豫中学”。其任务是为晋东南各县和豫北地区培养县、区级抗日干部。招收的主要是高小毕业生，也有一部分是具有同等学力的社会青年和小学教师，学制为2年。1946年初，根据太岳行署的决定，该校大部分教职工和学生迁到豫北济源，以此为基础成立豫北中学。（440803）

22日 苏中教育会议通过《关于向政府建议改行新学制的决议》。提出为适应当前迫切需要，打下建设新中国教育的基础，即应对旧学制彻底改造，并拟定新学制草案，建议政府采择施行。新学制分为6层。第一层机构是乡学，为新学制的基层机构，由乡政府文化教育委员会指导，本乡人民自行办理，归政府领导。乡学以全乡男女成人与儿童为教育对象，具体任务是培养新社会的新公民，经费由本乡人民建立公共生产事业自行解决。第二层机构是区学，由区政府办理，归县政府领导。其具体任务在于提高乡学阶段的公民教育，具体工作是办理高级民校、高级小学，协助各群众团体开展较高级的文化活动和领导业余进修组织。第三层机构是县学，招收现任乡级干部或有实际工作经验可以培养为乡级专门人才者，培养能担任或倡导一乡范围内各种建设与斗争的专门人才。县学可视实际需要设各种专科，必要时亦可增设各种特别班，招收无实际工作经验的高小毕业生或旧制初中肄业生。县学由县政府办理，归专员公署领导。其毕业生应受县政府分配或指导，参加实际工作或就业。第四层机构是专门学校，分为师范学校、国民经济建设学校、军事政治干部学校和医药卫生学校，培养能担任或指导一区范围内的各种斗争与建设的专门人才，以及须有较高修养的乡级专门人才。各专科学校均由专员公署办理，归行政公署领导。其毕业生受专员公署分配与指导，参加实际工作或就业。第五层机构是大学，可视实际需要分置各系，培养能担任或倡导一县范围内各种斗争与建设的专门人才，由行政公署办理和

领导。第六层为研究院，暂从略。(440804)

同日　《解放日报》报道，陕甘宁边区政府发出冬学补充指示信。指出本年冬学的目的有二，一是认识或增加认识300～500个字，二是生下识字运动的根，即创立据点。要求本年的冬学运动首先必须充分利用已有的读报组、识字组、民办小学、民教馆、夜校等各种形式的群众教育组织。课程除主要教识字外，还应传授群众所迫切需要的卫生常识和珠算等。每个冬学都应有1份报纸。在教学方式上，要根据教育对象、学习组织及课本灵活运用。还指出，已确定由中央党校、延安大学等单位分派干部到各分区，帮助开展冬学运动和农村里的“乡下秧歌”。各分区和县亦应从所属学校、文艺团体、机关中组织抽调人员参加。派下去的冬学干部，自带粮食，不需要群众供给。(440805)

23日　苏中教育会议通过《关于目前如何实施新学制问题的决议》。认为实施新学制应坚持五大原则：(一)建议政府立即颁布实施，全苏中教育界应该从此抱定决心，向此方向前进，决不可观望等待；(二)第一步应普遍创造实施新学制的基础条件，抓住中心，以创造新榜样为中心任务，不可操之过急；(三)以本年冬季与下年春季的群众教育工作为中心环节；(四)对原有各种学校的改造，对新学制所规定各级教育的建设，应视其轻重缓急，拟定计划，分别前后，切实执行，不可强求齐一；(五)新学制的实施必须保持必要的弹性，必须因时因地制宜，随时势的发展灵活运用，以充分发挥其效能。还对如何办理新学制中规定的各级学校提出了应该注意的事项，对办学经费的筹措办法提出建议。(440806)

同日　苏中教育会议通过《关于普通中学改造问题的决议》。指出在转化时期，全苏中改造普通中学的中心任务是创造条件，创造新榜样。各地普通中学本身的主要工作应着重于创造改办新教育的基本条件：一是教师的思想准备与教学准备，二是学生确立新的学习态度，选定新的学习方向。在初步改造期，不必强求所有普通中学全部转变，应视实际需要与各校具体条件，酌分先后缓急。(440807)

24日　苏中教育会议通过《关于办理乡学开展群众教育工作的决议》。指出实施新学制的中心环节在乡学，而办理乡学的中心环节在办群众教育。要大规模开展群众教育，建立乡学，必须坚持以下三大原则：(一)党政军通力合作，统一领导；(二)教育内容完全服从各地实际工作的需要和群众切身要求；(三)组织上坚决执行群众路线，建立各种文化组织或学习小组，掀起群众自己的学习运动，以此作为开展群众教育、建立乡学的基础。乡学的形式有模范式、民校式、小组式、闪电式、流动宣传式。在这个基础上，建立学习组长制、村(或队)文化干事会、乡学委员会，领导全乡的学习运动。(440808)

同日　苏中教育会议通过《关于办理高级民校建立区学的决议》。提出本年的区学只办高级民校，专门招收在职村级干部加以短期训练。这种训练可采用集中分散式、集中式、小组式方法进行。高级民校的教学进程由各分区配合实际斗争订定，基本教材由分区编发，地方教材由县政府编辑，临时补充教材由区政府编辑。（440809）

同日 苏中教育会议通过《关于师范学校问题的决议》。明确师范学校的使命，是培养乡学以上的教师。师范学校招收初中毕业生及有同等程度者，修业期暂定为2年。师范学校经专员公署决定，行政公署批准，办理高级班，招收可以提拔为乡学主任、区学校长主任及区辅导员的现任教师，予以短期训练。（440810）

同日 苏中教育会议通过《关于办理国民经济建设学校的决议》。提出立即由行政公署设法筹办一所全苏中性质的国民经济建设学校，以适应当前紧急需要，并创造经验，供各分区分别办理国民经济建设学校时参考。除农科、工科、财商科外，增设农村合作科，不必同时开办所有各科。（440811）

30日 苏中教育学会举行成立大会。在苏中教育会议期间，部分代表发起成立苏中教育学会，作为团结全苏中的教育人士研究新民主主义教育的学术机关，得到全体参会代表赞同。大会选举苏中行署文教处处长刘季平为学会理事长，三分区联合师范学校校长刘伯厚、盐城中学校长孙蔚民为副理事长，干仲儒、吴天石、杭苇等14人为理事。决定每个分区成立1个分会，每个县成立1个支会，并以《苏中教育》作为会刊。《苏中教育学会组织简则》明确该会的宗旨：在坚持抗日民主立场、贯彻学用一致精神、为进步政治服务三大原则下，团结全苏中教育同人，坚持斗争，准备总反攻，建设新中国，提高新民主主义教育理论与实际的研究，交换经验，创造榜样，建设苏中新教育。（440812）

本月 浙东敌后临时行政委员会创办鲁迅学院。院长由浙东文教处处长黄源兼任。学员除招收中学毕业的知识青年外，还招收部分在职区乡干部和小学教员。设民政、财经、文教、民运4个系，学习时间为3个月。该院共招收了3期学员，为浙东根据地各条战线输送700多名干部。（440813）

同月 东江纵队在广东惠阳大鹏城开办青年干部训练班。由黄文瑜和江明先后负责，共办7期，每期学员一二百人。每期学习时间为3周到1个月。其教育重点是改造学员的思想，使学员由普通的爱国知识青年成为抗日军队的干部。通过学习，要求学员了解：（一）绝对不能摆知识分子架子，不能只靠书本的教条去指导实际工作。（二）必须同本地干部、工农干部搞好团结。（三）必须在深入工农兵群众和深入实际斗争过程中，在学习马克思主义和学习社会过程中，把立足点移到工农兵方面来，来一个思想、观点和立场的根本转变。训练班实行军事知识教练和军事生活管理，使学员更快地适应东江地区战争环境。开办近1年，受训学员近1000人。（440814）

同月 冀东区创办乐亭县抗日中学。最初设4个分校，有学生600多人，后合并为普通中学，有学生1500多人。县长刘志一兼任校长，专职副校长马骏主持日常工作。开设课程有政治、国文、数学、音乐、体育等。政治课主要学习社会发展史、革命人生观、大众哲学、新民主主义论和时事政策；国文课选学思想性较强的名篇，其中大多数是鲁迅的作品；数学课讲普通中学的教材；音乐课教唱革命歌曲；体育课除进行基本训练外，还要学些简单的军事项目。没有固定的校址，时而集中，时而分散。同学们在学习之余进行抗日宣传工作，用墙报、黑板报、广播和街头活报剧等多种形式，揭露日本侵略者的罪恶，鼓舞和激励人民群众的抗日积极性。该校办学3年，培养了一大批干部和有觉悟的知识青年。（440815）

同月 根据毛泽东的建议，陕甘宁边区政府教育厅将延属分区已经办起的4所民办小学（即杨家湾、裴庄、莫家湾、沟门民办小学）的经验汇集成册，作为整风与教育改革后出现的新生事物，同绥德分区提倡的学校教育与劳动、社会、家庭相结合的经验，向各地推广。随后，陕甘宁边区各地办起各种形式的民办小学，掀起改革小学教育、社会教育和群众办学的热潮。（440816）

同月 陕甘宁边区延安中学成立。根据陕甘宁边区政府的决定，延安师范和延安大学中学部合并，改名为“延安中学”，校长霍仲年（后马济川），校址桥儿沟。有教员60余人，学生700余人，是陕甘宁边区规模最大的中学。学生按文化程度编为12个普通班，3个地干（地方干部）班。1946年9月，易名为“行知中学”。（440817）

9月 4409

1日 苏中行署发布关于学制改革的通令。主要内容：（一）苏中教育会议建议改行新学制，应准将新学制修正草案及其他有关决议先在《苏中教育》杂志上发表，发动公开讨论后再做决定，以示郑重。（二）不论学制如何决定，各地均应参照苏中教育会议决议案，立即开始群众教育工作及设立高级民校、普通中学转化期间的准备工作，新课程内容调查研究和调整现有师范学校的准备工作。（三）各县具备相当条件者，得立即参照苏中教育会议决议案，开始筹备县学和各种在职干部训练工作以及普通中学的初步改造工作、开办专门学校筹备工作。（四）利用座谈会、集会、油印快报等手段，让各级政府、学校、群众团体等充分发表意见，以收集思广益之效。（440901）

6日 《解放日报》发表蒋南翔《对于民间旧组织形式的利用》。文章介绍了陇东庆阳县三十里铺读报组利用天主堂礼拜天做“弥撒”后的时间向教友读报、利用庙会进行宣传教育的事例，指出这是边区开展新文化运动的一种好形式。（440902）

8日 毛泽东发表《为人民服务》著名讲话。延安中央警备团为牺牲的战士张思德举行追悼会，毛泽东出席追悼会。他说：“人总是要死的。但死的意义有不同。中国古时候有个文学家叫司马迁的说过：‘人固有一死，或重于泰山，或轻于鸿毛。’为人民利益而死，就比泰山还重，替法西斯卖力，替剥削人民和压迫人民的人去死，就比鸿毛还轻。张思德同志是为人民利益而死的，他的死是比泰山还要重的。”“中国人民正在受难，我们有责任解救他们，我们要努力奋斗。要奋斗就会有牺牲，死人的事是经常发生的。但是我们想到人民的利益，想到大多数人民的痛苦，我们为人民而死，就是死得其所。”同时，毛泽东为张思德题写挽词：“向为人民利益而牺牲的张思德同志致敬。”（440903）

17日 浙东敌后临时行政委员会文教处召开第三届文教扩大会议。文教处处长黄源在会议开幕时指出，本次会议的中心任务是根据与抗日民主相联系的文教政策和浙东人民的要求，彻底改造浙东区的文教事业，使之为浙东的抗战建国事业做出更大的贡献。会议确定新的教育方针：社会教育重于学校教育，成人教育重于儿童教育，干部教育重于群众教育。社教工作的中心：各地建立农村俱乐部；争取和团结民间艺人；提倡与改造民间艺术形式；学校社教工作以俱乐部为中心。学校教育的改造：（一）所有公私立学校应向民办公助的方向发展。（二）学制要适应农村及市镇的实际需要，根据具体情况采用全日制、半日制、识字班、二部轮流制、旁听制、间日制、雨天书、“小先生”夜校、晨校等。平原地区仍采用初小4年、高小2年制，山区则可灵活改变为1年制、2年制。（三）课程方面的原则是着重增加抗日知识和生产知识，启发民主精神，培养劳动观念、集体观念等。（440904）

20日 《拂晓报》发表社论《泗南群众教育的新成就》。指出泗南县群众教育获得了显著成绩，表现在一个月来，已经把全县总人口1/6的群众组织到学习战线上来；改变了固有的学校形式，使之更加适合于农村分散环境和农村生活的特点；改变了教育内容，使之适合于根据地建设的需要与群众实际生活的需要；组织了更多的群众，发展了群众组织；发现和培养了大批工人的、农民的、知识分子的、妇女的、儿童的积极分子和群众领袖；开始了初级干部教育。这些成绩的获得，一是由于泗南党政民学各级干部重视这项工作，并且协同进行；二是因为执行了正确的方针，即为群众服务、为边区建设服务；三是掌握了正确的领导方式，从培养典型入手，负责同志亲自动手，以积累经验与一般号召相结合。（440905）

24日 胶东《大众报》发表社论《庆祝胶东学联成立》，并刊登胶东学联第一届代表大会闭幕的消息。大会于8月2日开幕，行署代理主任曹漫之、胶东区党委负责人军区政委林浩先后到会讲话。选举肖永庆为新型学习英雄，行政公署传令嘉奖，号召全区中学学生向他学习。选举高明凯等13人为胶东学联执行委员。（440906）

25日 苏中区高邮县成立县立中学。由党政部门和教育界人士发起创办，县长李逊兼任校长，徐守白任副校长。第1期学生有205人，大部分是当地基层干部和知识青年。入学后，即遵照苏中教育会议确定的新学制，首先进行时事学习和整风，以确定革命人生观。然后转入文化学习，开展生产劳动。这期学生毕业后，有60人参加部队和政府工作，其余学生担任小学教师。（440907）

本月　山东省鲁南中学成立。设在费县梁邱西郊曾家沟，校长彭畏三。有学生250多人。以师范部为主，吸收高小毕业生及程度较低的现任小学教员入学，以造就优秀师资。中学部学生绝大部分来自敌占区。1945年春节后，大部分学生分配工作。（440908）

同月　晋察冀边区行政委员会在阜平召开教育会议，讨论教育改革问题。参加会议的同志学习《解放日报》发表的《关于根据地普通教育的改革问题》和《论普通教育中的学制与课程》两篇社论，学习延安西区小学开办新型小学的经验。通过学习，到会同志一致认为，穷苦群众及其子女学习的基本困难是生活问题，是学习和生产的矛盾问题。为了使晋察冀边区的教育进一步普及，必须加强生产教育，开展游击教育，加强对敌攻势，争取抗战胜利早日到来。会议确定教育工作方针是“进一步为群众服务，为政治服务”。为此，就要打破旧型“正规化”教育思想的束缚，参照陕甘宁边区的经验进行教育改革。（440909）

同月　苏北区阜淮联中成立。由阜宁县初级中学和淮安中学合并成立，李继南任校长。盐城县育才中学改名为“盐城县立中学”，陶官云任校长。（440910）

10月／4410

2日　晋察冀边区行政委员会发出《关于研究与试行“民办公助”小学的指示》。提出民办小学的方针是走群众路线，把小学交给群众自己去办。民办小学的新方针与官办小学的旧方针是有区别的，但民办与公助不能分离。民办仍需加强领导，不能听任自流。把小学由公办改为民办，是一个长期改造和建设的过程，不应轻率从事与急于求成，必须有计划、有步骤地进行。除边区教育处指定阜平县为试行中心区外，各县都应选择两处条件较好的村庄和小学进行实验，突破一点，吸取经验，以做普遍推行民办公助小学的准备。（441001）

同日　晋察冀边区行政委员会发布《关于开展冬学运动的指示》。指出本年的冬学运动以提高群众文化为中心，着重开展识字运动，以政治教育、生产教育为辅。试行民办公助的方针与自愿原则，一切从群众的意愿和要求出发，使领导与群众相结合，发动群众自办冬学，纠正自上而下强迫命令的方式与脱离群众的现象。但“民办”与“自愿”不是自流的，各级政府与其他机关团体、地方驻军应协同一致地积极组织这一工作。除普遍号召外，各专署、县政府教育部门必须亲自试办冬学，突破一点，吸取经验，用实际成绩影响

群众，以达到逐渐普遍贯彻的目的。（441002）

同日 《解放日报》发表蒋南翔《陇东文化运动中的新人物》。文章介绍了陇东在文化运动中涌现出来的3位模范人物：华池县城壕村的张振财，华池县白马庙的石怀玉，庆阳县三十里铺的黄润。称赞他们是直接从劳动人民队伍中涌现出来的新型文化战士，认为帮助他们、学习他们是每一个知识分子出身的文化工作者的重要责任。（441003）

同日 山东省政委会发布《关于冬学运动的指示》。指出本年冬学的任务是树立依靠共产党、八路军和广大人民自己的力量，坚持斗争，克服困难，准备反攻，争取抗日战争最后胜利的牢固信心。冬学教育的内容，以政治教育为主，辅之以文化教育。在识字教育中，要贯彻政治教育。要求专署以上的冬学运动委员会由各部门的得力干部组成，在可能条件下成立辅导组，深入下层推动工作。县区级冬学运动委员会委员一律做冬学工作。村冬学运动委员会主要由村干部和积极分子组成，并经群众选举产生，委员要有具体的分工。小学教员的秋假集训，仍以整风为主，中心是树立为人民服务的思想，其次是研究冬学计划。（441004）

6日 中共中央西北局发布《关于冬季区乡干部训练问题的指示》。要求各分区、各县在本年冬季以训练区乡干部为中心工作，把政策思想的原则教育和检讨工作及计划今后工作的具体内容结合起来，彻底纠正那种只教书本、缺乏群众观点的教条主义的训练方法。（441005）

7日 《新华日报》（太行版）发表《关于冬学运动的准备问题》社论。指出1944年冬学运动的主要任务是从思想上准备下年更大规模的生产运动与迎接反攻，冬学运动的中心是时事教育。（441006）

11日 陕甘宁边区文教大会在边区参议会大礼堂开幕。参加大会的代表、来宾及旁听者共计1000余人。分为8个代表团（绥德、延属、三边、关中、陇东5个分区和部队、延安市机关学校、少数民族），共有450余名代表。朱德在讲话中指出：文教工作对于争取抗战胜利将起极大的作用。希望大家时时刻刻要求进步，诸位代表要一点一滴地研究经验，整理出新的工作方法。吴玉章、徐特立、李鼎铭等也在开幕会上讲话。（441007）

14日 《晋察冀日报》报道，阜平县在检讨过去冬学存在的缺点的基础上，提出本年办冬学的具体办法：（一）群众完全自愿入校，不加任何强迫和限制。（二）让群众自己选择学习内容。青年男女爱学文化，可多识字，学应用文；财粮合作干部和小商人愿学算盘记账；老年人爱听时事，可参加宣讲；村干部可组织起来研究政策。（三）让群众自订学习计划。（四）有重点地试办各类民校，各区应认真地试办1所民校，以取得经验，指导其他学校。（441008）

26日 陕甘宁边区文教大会教育组举行座谈会。与会代表对边区教育工作的历史进行回顾，并集中讨论抗战至教育改革这一时期的教育工作。大家认为：1938～1939年边区教育的中心口号是普及教育。在这个时期，教育工作中普遍存在只追求数字、不管质量的形式主义作风。1940年以后，普及教育的口号向前进了一步，成为义务教育。这个时期，领导者搬来外国的强迫教育的“理论根据”，结果这个“善政”变成“虐政”，强迫处罚，学生还是来得很少。1940年，边区第三科科长会议决定精简合并学校，“重质不重量”，要求学校各项制度“整齐划一”。但是，学校在分散的农村愈集中愈办不通，结果质量没有提高，反而增加动员学生的困难。以上错误和问题在近两年教育改革中已纠正了许多。（441009）

27日　《冀鲁豫日报》刊登中共中央冀鲁豫分局《关于普通教育改革的指示》。指出过去边区的普通教育脱离实际，脱离群众，与战争结合不密切。教育内容老一套，强调文化，忽视政治和生产所需要的知识，以致学生所学不能运用。教学方法没有改进，仍是老的一套背诵，个别小学体罚仍然存在，没有解决广大贫苦群众入学问题，许多优秀的贫苦子弟仍被抛在校门之外。提出今后普通教育总的方针是“做什么学什么”，即教育与生产、社会、家庭相结合，学校教育与社会教育结合，适合抗战需要，以成人教育、干部教育为主，培养大批干部。关于学制和课程问题，提出冬学与民校主要对象为成年男女，以识字为主，政治教育为辅，识1000字为毕业。应将冬学、民校逐渐发展为小学中的成人班。初小的对象是儿童、青年、成年。为教学便利，可将儿童与16岁以上青年、成年分别编班。必修课程有国文、算术、家事，辅助课为时事。高小的目的是培养村区级干部，必修课程有国文、社会常识、算术、生产常识、劳动和社会活动，辅助课程为时事。小学上学时间，可采取平常半天学习，春天、冬天整日学习或二部制，秋收、麦收时全天劳动。初高小毕业，暂以学完上列课程为标准，不以年限为标准。中学、师范主要是培养区级干部及师资，必修课程有边区建设、政治常识、国文、算术、史地、自然、生产常识、医药常识、劳动及社会活动，辅助课程有时事。边区抗战学院主要是训练县级干部及带有专门性质的干部，其课程应视工作需要而定。关于经费问题，提出冬学、民校经费由村款开支，初小由地方款开支，高小和中学师范由地方款和生产解决。关于师资问题，明确不以资格限制师资。新的师资条件是需有生产知识，与群众关系好，热心社会服务，具有相当文化水平。（441010）

29日　浙东抗日根据地长兴县政府召开全县小学校长教员会议。着重讨论实行新民主主义教育方针的有关问题，对加强抗战教育、民主教育、生产教育、社会教育和教师进修、教材、教法等方面工作均做出决定。（441011）

30日　毛泽东在陕甘宁边区文教大会上发表《文化工作中的统一战线》讲话。指出：“我们的工作首先是战争，其次是生产，其次是文化。没有文化的军队是愚蠢的军队，而愚蠢的军队是不能战胜敌人的。”“在教育工作方面，不但要有集中的正规的小学、中学，而且要有分散的不正规的村学、读报组和识字组。不但要有新式学校，而且要利用旧的村塾加以改造。”“我们的文化是人民的文化，文化工作者必须有为人民服务的高度的热忱，必须联系群众，而不要脱离群众。要联系群众，就要按照群众的需要和自愿。一切为群众的工作都要从群众的需要出发，而不是从任何良好的个人愿望出发。”（441012）

31日　《解放日报》发表翟定一《刘佩珍识字班》。文章介绍了绥德城内实验小学五年级学生刘佩珍最初组织家庭识字组，教家人和邻居女娃娃识字。学校领导知道后，号召全校同学向她学习。于是，她更加积极，领导的识字组扩大为17人，并发动大家回到家里去教人。她创造的经验很值得研究。据统计，绥德全市组织起了51个妇女儿童识字组，参加学习的妇女儿童有996人，形成识字运动热潮。（441013）

本月　《山东民主导报》第5期发表政委会教育处处长田佩之在莒南教师集训班的讲话《现在教育的分析及今后根据地教育改革问题》。指出根据地的教育基本有两种，一是干部教育，二是群众教育。教育改革要实事求是，做到教育与战争结合，教育与生产劳动结合。课程改革的原则是精简、实际、集中、连贯。（441014）

11月 ╱4411

1日　陕甘宁边区文教大会通过《关于边区教育方针的决议（草案）》。指出有效地培养更多的边区知识分子，不但是开展边区文教工作的决定因素，而且是长期建设边区的关键。培养边区知识分子主要通过两条道路，一是提高现任干部的文化水平，二是通过学校的文化教育，确定中学和高小均以培养干部为主要任务。开展群众教育，首先，必须根据群众的需要自愿，废止强迫动员的方式。其次，要适应分散农村的实际情况，不强求整齐划一。群众教育的最后目的是要消灭边区的文盲。群众教育实行民办，是为了适应边区老百姓的情况和需要，目的在于发挥老百姓办学的积极性、创造性和责任心。民办不能离开公助，公助一是领导机关对学校要有具体的帮助，二是对学校要有教育方针的领导。（441101）

同日　淮北行署发出通令。为加强边区冬学运动领导，特成立冬学委员会，行署主任刘瑞龙任主任委员。（441102）

3日　苏北《盐阜报》报道，淮安县马逻小学校长沈顾宜针对农忙时学生不能到校的状况，创造“农忙假教学法”。他根据学生农忙时在家劳动的种类，将学生分为“看门”“拾豆”“放猪”“割豆”等小组，每天利用各组劳动空隙时间分头上课，收到较好效果。（441103）

7日　淮北苏皖边区冬学委员会发出《关于大规模开展今年冬学运动的指示》。提出本年冬学的教育内容：（一）时事教育，以提高群众反攻胜利信心、打通“靠谁反攻”的思想为中心；（二）参军教育和民兵教育，以动员群众热烈参军保卫家乡为中心；（三）民主教育，以动员人民积极参加乡选、完成基层政权改造为中心；（四）生产教育，以阐明发展生产的重大任务、做下年大生产运动的思想准备为中心；（五）文化教育，以联系以上现实的政治教育为主，再根据不同对象对文化学习的不同要求给予适当的满足。关于冬学对象，要求严格根据以下排列次序分出主次，不得轻重倒置：第一是乡以下基层干部，第二是民办基干队，优秀的男女青年、儿童团干部，各种工作中的积极分子，第三是一般的成年群众，第四是儿童与老年人。（441104）

8日　中共淮北区党委发出《关于学校党的几个重要问题的指示》。提出：（一）必须加强学校党的领导。（二）在学校党的基层组织中，应将教职员党员和学生党员分开管理。（三）县立中学成立党内的学校委员会，由县委、校部与学生三方面各派一人组成。（四）学校党一般是秘密的。但在中学中，训育主任或校长是党员的，应在谈话或文章中公开承认自己是共产党员。（五）教职员党支部的主要任务是保证整风的贯彻，保证教学计划和事务工作的完成，发扬教职员的积极性和创造性。（六）学生党支部的主要任务是造成学习热潮，保证学习任务的完成；领导学生做群众工作和生产工作；发展组织并作为反特斗争的堡垒与骨干。（七）小学不必成立党的学校委员会，但区委或乡村党支部应经常讨论学校与教育部门党的工作。（441105）

13日　太岳行署发出《关于冬学运动的指示》。要求本年的冬学必须采取群众路线，使冬学成为广大群众的一个学习运动。冬学教育必须和群众利益相结合，教育内容要切合群众的要求，和解决群众切身问题密切结合，在教育时间上不要妨碍群众的生产与农事活动，教员要由让群众所爱戴的人担任。坚持群众自愿原则，要与群众的经验习惯相结合。除上课外，还应更多采取多种多样的群众喜闻乐见的教育形式。（441106）

14日　晋察冀边区龙华县全体学习模范给毛泽东主席写信。信中说，我们120个人，有放牛的，有木匠，有拉长活的，有庄稼汉，有男的，也有女的，全是从前的穷人……共产党八路军来了，你领导我们打日本，实行民主，减租减息，开展大生产运动，由贫变富，男女平等，光景过好了，又领导我们办民校，识字。我们从前做梦也想不起会当什么学习模范，更别提在文化上这么叫大家伙尊重了。现在我们里头，顶多的能认1700多个字，会写便信，开路条，会看报，会打算盘，办个什么事都不含糊了，这都是你给我们的好处。（441107）

同日　《解放日报》发表《新教育方针收获巨大》通讯，报道陕甘宁边区文教大会教育组对边区教育现状讨论情况。文章认为，边区教育从1943年开始清算过去的错误，进入实施新教育方针时期以后，已经取得巨大的成绩。指出按照群众需要和自愿的原则，并得到政府帮助而创办起来的民办村学，是一种适合农村环境的新型学校。它形式繁多，各有特色，大体上可分以下类型：（一）米脂高家沟式，其特点是群众自己办、自己管、自己教；（二）延安杨家湾式，其特点是在村里积极分子的创意发动下，经过政府积极领导，得到公家机关帮助而成立；（三）米脂杨家沟式，最大特点是全体学生都不脱离生产；（四）新式的轮回学校；（五）旧式轮学和以家庭教学为主的“家庭学校”。并强调，大量发展各种各样的村学，在目前开展边区文教工作中应该成为主要的一环。村学必须以群众的需要和自愿为原则，由群众自己动手或积极参加。教学从群众的切身需要出发，学校才能办好。在民办学校创办和发展中，政府必须给予方针上的指导，必要时应给予干部上和物质上的帮助。同时，民办学校教员要有充分的群众观点和为人民服务的精神，这也是办好学校的重要条件。（441108）

15日 陕甘宁边区政府教育厅厅长柳湜在陕甘宁边区文教大会做教育工作总结报告。提出今后边区的教育方针：认真培养知识分子，同时提高现任干部的文化水平。这是边区各级党政领导机关最重要的任务。开展群众教育运动，要适应农村环境和当前群众的迫切需要，其最终目的是消灭全边区的文盲。对于民办公助的学校更要有细心的领导。（441109）

同日 毛泽东为《解放日报》准备发表的“邹韬奋先生逝世纪念特刊”题词：“热爱人民，真诚地为人民服务，鞠躬尽瘁，死而后已，这就是邹韬奋先生的精神，这就是他之所以感动人的地方。”（441110）

同日 盐阜区学生联合救国会举行成立大会。盐阜行署主任曹荻秋和教育处处长戴伯韬出席大会并讲话。他们指出盐阜区过去两届学联，均因日军“扫荡”而解散，这次学联成立后，不管环境如何艰苦，要和党政机关一样坚持斗争。大会选举盐阜师范张根和一联中张开岭为学联正副主任，并通过告全区同学书，呼吁改组国民政府和统帅部，同全国青年携起手来，为争取青年的民主自由，为建立新民主主义的中国而努力。（441111）

16日 李维汉在陕甘宁边区文教大会上做《开展大规模的群众文教运动》总结报告。其中指出，边区群众文教工作的总任务是开展卫生、教育、报纸、文艺的大规模群众运动。在继续发展生产的基础上，要求10年内，消灭原来成人3%、婴儿60%的不正常的死亡率，消灭男子40岁与女子35岁以下的文盲，使大家能读能写，健康愉快，享有新文化生活，从而有充分能力发展政治经济。因此，应该重视文教工作，动员一切可以动员的力量一致奋斗。要为边区培养大量的足够的本地知识分子，这是边区一切工作的关键，更是开展文教工作的关键。应该充分重视和信任革命知识分子，他们是边区宝贵的财富。（441112）

同日 陕甘宁边区文教大会通过《关于培养知识分子与普及群众教育的决议》。指出培养大量的知识分子，是边区头等重要任务之一。要达到这个目的，须经过提高现任工农干部和培养与工农相结合的新的知识分子两个办法。各级干部学校应彻底肃清教条主义的恶习，教育内容应从边区工作的实际需要出发。培养出来的知识分子，不仅应该具有为人民服务的满腔热忱与实际技能，还应该具有一定水平的现代科学知识。边区群众教育的中心任务是扫除广大成人与失学儿童中的文盲，提高其文化与政治觉悟。群众教育不但应服务于群众的需要，形式应适合边区环境，而且应经过群众的自觉自愿，依靠群众的积极性与创造性。要实现干部教育与群众教育的任务，必须切实解决教育干部问题与教材问题。(441113)

同日 陕甘宁边区文教大会通过《关于发展群众读报办报与通讯工作的决议》。决定：(一)各地尚未进行读报的识字组、变工队、合作社、妇纺组等，在可能的条件下均应组织读报；各地区乡干部、小学教员、工作人员及一切文化工作者，均应组织这个工作。(二)在各市镇或人口较集中、识字者较多的村庄，创办真正起作用的大众黑板报，并使之成为当地群众有威信的善于表扬慎于批评的舆论机关，成为推动乡村生产、卫生、识字、娱乐、传播新闻和改革旧习的武器。(三)以区为单位，普遍地组织工农通讯员学习组。(四)报纸增加份数和加速发行，保证每个读报组、通讯组与黑板报编委会都有其所需要的报纸。(441114)

同日 陕甘宁边区文教大会通过《关于加强荣誉军人教育及娱乐活动的决定》。要求在两三年内，把在荣誉学校工作和休养的荣誉军人提高到会写会算的程度，并能在政治学习上得到及时的长进。对于分散在各地的荣誉军人的教育，各有关部门亦应注意和加强。为了使荣誉军人得到更多的精神安慰，各地应该注意给他们参加娱乐活动的一切机会。(441115)

同日 陕甘宁边区文教大会通过《关于开展工厂文教工作的决议》。指出工厂文教工作是边区文教运动中的一个极重要的、但是尚未被重视的问题。各厂教育工作的首要任务，是在2～3年内坚持扫除50岁以下一切工人职员与事务人员中的文盲，并提高他们的政治与技术水平。办好工厂的墙报，重视工厂的艺术娱乐活动，加强工人的卫生教育。要求各工厂首长及有关主管机关订出切合实际的计划，并且指定专人负责文教工作，边区有关主管部门应督促和帮助工厂进行文教工作。(441116)

同日 陕甘宁边区文教大会通过《关于机关学校文教工作中几个问题的决议》。决定：(一)机关学校办墙报是为了达到推动工作、发扬民主、加强团结、教育群众的目的，应成为大家办、大家看的报纸。(二)机关学校主管方面应负责在两三年内彻底扫除杂务人员中的文盲半文盲，使他们获得必要的实用的写算技能与阅读《边区群众报》的能力。(三)应利用多种多样的形式，使娱乐活动成为群众性的东西。(四)机关学校的卫生工作应坚决执行预防为主、医疗为辅的方针，要造成群众性的卫生运动，尤其要加强对杂务人员的卫生教育。(441117)

同日 陕甘宁边区文教大会通过《关于发展群众艺术的决议》。指出反映人民生活又指导人民生活的艺术是一个伟大的教育武器，现在应用大力在群众中发展新艺术和改造旧艺术，使新艺术在边区建设中发挥力量。要在群众中发展新艺术和改造旧艺术，就必须在群众中扶助新力量的成长和诱导旧力量的转变。为此，应一面在部队、机关、学校、工厂和市镇乡村中发展群众中的话剧、新秧歌、新秦腔，以及新文学、新美术、新音乐、新美术等，一面要团结和教育群众中旧有的说书人、故事家、画匠、剪纸的妇女、小调家、练嘴家、吹鼓手等，使之为人民的新生活服务。（441118）

同日 陕甘宁边区文教大会闭幕。大会对卫生、教育、艺术、报纸4项工作进行了多次讨论与研究，并分别做出总结，通过了各项决议案。这些决议案经过边区第二届参议会第二次会议讨论通过后批准颁布。大会表彰和奖励了一批先进单位和模范人物。受奖者有个人特等奖19名，集体特等奖31个，个人甲等奖54名，个人乙等奖87名，褒奖25名，学习模范17名，集体普通奖50个。如米脂高家沟村、淳耀岭底村、定边梁圈村和延安杨家湾小学教员陶端予、吴旗县赵家沟小学教员刘保堂，都获得特等奖。在闭幕大会上，陕甘宁边区政府副主席李鼎铭向文教战线上的英雄模范人物颁发奖品。陕甘宁边区政府主席林伯渠致闭幕词，勉励到会代表为中国的新文化运动而努力，不要以取得的成绩而骄傲。（441119）

17日 山东省政委会主任黎玉在全省第三次行政工作会议上做《民主思想、民主政策、民主作风》总结报告。提出要彻底实行教育改革，开展大规模的群众文化教育运动。指出教育改革一定要走新道路。推行新教育改革运动的方针：干部教育重于群众教育，在职干部提高重于未来干部培养，成人教育重于儿童教育，战争与生产的知识与技能教育重于一般的文化教育。关于中学与干部学校的改革，提出必须把现有的学校组织形式、性质、学生成分加以具体的改变，首先使为战争与生产直接服务的干部得到学习和提高的机会，争取1年内使大部分干部进入中学以上的学校轮流学习。因此，每个专署必须有1所或2所中学，以训练干部为主。还可采取各种训练、在职学习等形式。中学可有条件地吸收非干部青年入学，但不应超过学生总数的40%。高小分为公办、民办两种。公办高小以轮训村干部为主，要求在1年内将村干部轮训完毕，并可轮训部分村学教师，亦可有条件地吸收抗属子弟及优秀青年学习。民办高小采取无固定校址，用分散或集中的教学方式，教员可由中心村学教员兼任。群众教育包括多种形式，应以村学为统一组织。村学的学习内容，应服从群众的需要和战争的需要。实现群众教育最好的方法是民办公助。但实行民办是一个过程，目前应培养群众教师，通过他们去推行群众教育。推行民办，应坚持完全自觉自愿的原则，反对强迫命令的方式，应用群众运动的方法去进行群众教育。报告最后表扬了模范教师张健华，认为他所创造的庄户学是群众教育的新方向，应当赠以“教育英雄”的头衔，号召大家学习他面向实际、面向群众、为群众服务的精神。应该大量地发挥教育中的

英雄主义，培植和选拔教育模范。（441120）

18日　《晋察冀日报》报道，一专区模范教师桑文义在敌人的炮楼下坚持办学，创办了新型民办小学。这个民办小学的特点：学制灵活，课程适合群众需要，教育与生产结合，教育与战斗结合。（441121）

20日　苏南行政公署发出指示，要求各地普遍开展冬学运动。明确冬学运动教育对象，以根据地内的基本群众为主。冬学的形式，力求切合群众的胃口，以不妨碍群众生产为原则。冬学的教育内容，应以政治教育与生产教育并重。冬学的课程，除政治课与文化课外，还应有歌咏、游戏、时事报告等课。冬学的师资，主要是现任中小学教师、中学生和程度高的小学生、群运工作干部、塾师和地方知识分子。冬学教员都是义务职。冬学的经费，除课本教材外，一切由地方解决。冬学由各级政府、军队、群众团体和学校组成冬学委员会主持其事。（441122）

21日　毛泽东致信郭沫若。信中说，你的《甲申三百年祭》，我们把它当作整风文件看待。“小胜即骄傲，大胜更骄傲，一次又一次吃亏，如何避免此种毛病，实在值得注意。”（441123）

23日　《解放日报》发表《此次文教大会的意义何在》社论。文章指出，陕甘宁边区文教大会的基本成就，就是总结了自生产运动和整风运动以来群众文教工作的各种经验，提出了新的任务，表扬了群众中成功的典型，指出这些典型的示范作用是完成新任务的保证。陕甘宁边区创造的文教工作经验有以下特点：第一，正确地反映同时指导了边区人民的民主生活；第二，灵活地适应了边区分散落后的农村环境，同时给以提高；第三，大胆地采取了人民传统中一切确实可用的部分，并因注入新内容而使之获得新的生命，同时大胆地采用和创造了传统所没有的而又为人民所需要的各种新形式。（441124）

同日　《解放日报》发表习仲勋《关于开展冬学运动的正确方向——周家圪崂一揽子冬学介绍》。文章介绍了子洲县周家圪崂办一揽子冬学的情况，提出本年办冬学要掌握如下方针：（一）坚决贯彻民办公助的方针，必须经过群众，把群众的自觉自愿的积极性发动起来，才能把冬学办好；（二）冬学运动首先要和群众的冬季生产相结合；（三）冬学不能抄袭一套旧的教学方法，必须学用一致；（四）冬学运动要和冬季训练及闹秧歌、医药、卫生、组织妇纺、植树等取得有机联系；（五）团结农村内参加冬学运动的一部分积极分子非常重要；（六）冬学教员尽可能由群众自愿聘请，不一定全派，一些旧书本可不完全拒绝；（七）必须普遍建立若干强固据点，而不是平均分散力量，只要办好一处冬学，就可推广起来，办好许多处冬学。（441125）

24日　晋绥边区冬学委员会发出《关于冬学工作的补充指示》。要求各级冬学委员会在驻地办1所实验冬学，以取得经验，推动或督导其他冬学。在动员群众上冬学时，要掌握需要与自愿的原则。教学上要用群众喜欢、易懂、易接受的形式。（441126）

26日 《晋察冀日报》发表文章介绍平山县冬学运动与生产、冬训密切配合的情况。文章说，本年的冬学贯彻民办公助的新方针。办学的形式，有的是由村剧团发起的学习组织，有的是拨工组变成学习组。这些冬学都是和冬季生产结合在一起的，劳动英雄和生产模范成了学习的模范。在他们的带动下，各村的冬学制定了学习计划、学习公约、学习纪律，发起挑战竞赛，掀起学习的热潮。各村正在讨论冬学和冬训结合的问题，要求做到把冬学与冬训结合起来，做到练兵和学习两不放松。（441127）

本月 东江抗日纵队政委林平向周恩来并中共中央报告工作。报告中说：为了吸收和培养大批后方青年参加革命工作，拟将原有的军政训练班正式改为军政学校，旨在培养中下级干部。校长一职拟由东江纵队司令员曾生或副司令员王作尧暂代。（441128）

同月 新四军浙东抗日游击纵队决定，在原有教导队的基础上创办浙东抗日军政干部学校，校长由何克希司令员兼任。设政治队和军事队，学制为6个月，学习内容随各队性质而异。军事队侧重于军事教育，每项军事科目要求做到会讲、会做、会教，教学方法是先课堂，后操场，再野外，逐步从理论进到近似实战的训练，使学员掌握基本功。政治队侧重于政治教育和文化教育，基本课程有《政治常识》《社会发展史》以及革命传统教育和政策纪律教育。1945年9月，该校随纵队领导机关北撤。（441129）

12月 4412

1日 冀鲁豫冀南行署发出《关于教育改革几个问题的具体指示》。指出，关于教育经费问题，冬学、民校的办公费由村镇开支。冬学教员为义务职，但其家庭贫苦而在教学上有成绩者，可按具体情况给予10～30斤小米的资助。初小、高小教员及校长的待遇仍为薪俸制，原则上每人每月可再增加抗钞200元。关于教材，在未发下新教材之前，各地可根据上级文件精神及学制与课程分量，由教员一面讲一面编好后，送县教育科转行署审核，其可用者每种给以200～1000元的奖金。（441201）

同日 孙陶林在《山东民主导报》第6期发表《小学教员集中整风的几点经验》。文章初步总结了鲁中区小学教员集中整风的经验，指出开展小学教员集中整风学习，帮助教员树立革命人生观、世界观、教育观，改造教员的思想意识是正确的、可能的、必需的。小学教员整风学习应该特别注意从实际出发，以自学为主。要不断深入动员，掌握教员的思想动态与发展的规律性，具体地解决他们思想上的问题，推动教员整风的发展与提高。强

调干部以身作则，和教员一起整风，对于推动教员整风学习也是很重要的。（441202）

4日 浙东敌后临时行政委员会发出《关于今年冬学工作的指示》。提出本年的冬学主要是教育群众，尤以教育群众中的干部为主，必须以多种多样的方式进行教育。鲁迅学院本期毕业的学员将是这个运动中的重要骨干，各地应有计划有组织地运用这一力量。同时组织识字班、夜校，以及在社教队的帮助之下组织民间艺人，改造民间艺术，借旧历新年开会教育广大群众。（441203）

5日 陕甘宁边区政府主席林伯渠在边区第二届参议会第二次会议上做《边区民主政治的新阶段》报告。高度评价了边区文教大会，指出边区文教大会在边区、在全国都是空前的一页，检讨了历史教训，总结了新的经验，确定了开展大规模群众文化教育运动的方针。要求各地执行毛泽东主席的指示，组织广泛的统一战线，依据群众的需要和自愿，在5～10年之内消灭大量的文盲，普及新民主主义文化，挤掉封建残余。（441204）

6日 陕甘宁边区政府副主席李鼎铭在边区第二届参议会第二次会议上做《关于文教工作方向》报告。批评了过去文教工作中忽视干部教育、小学教育不切实际、社会教育没有针对人民生活迫切需要的缺点，指出文教工作的迫切任务就是在不妨碍生产和服务于生产的条件下，开展卫生、教育、报纸、文艺大规模的群众运动。为此，就需要做到在政策方面，必须实行广泛的统一战线政策。在实际工作方面，一是要贯彻“救命第一”的方针，进行群众中的卫生教育；二是要继续有效地深入群众教育运动，改造旧学校；三是要大量推广读报；四是要努力发展新文艺，同时大量利用人民群众熟悉的各种民间形式，加入新内容，对其进行改造和提高；五是要培养边区知识分子与有文化的工农干部。并强调，政策确定与实际工作提出后，就要靠首长负责，党政军民学一起动手。（441205）

8日 胶东行署发出有关中等学校学生救国联合会的指示。胶东学联决定在各联中、县师范学校、专科学校一律建立学生救国联合会组织，取消学生自治会、生活委员会等类似组织。各中等学校一律组织青年抗日先锋队，学生全体参加。学生代表参加校务会议。（441206）

9日 刘少奇在延安青年纪念“一二·九”运动大会上发表讲话。指出单纯的学生革命运动是不能获得胜利的，而且也不可能在反动统治之下长期坚持。革命的青年学生必须与广大的工农兵相结合，必须在共产党领导之下，才能达到革命的目的。（441207）

14日 淮北行署文教处处长潘琪发表《关于新解放地区开展教育工作的意见》。指出新区教育工作的基本要求是大力发展学校，首先要恢复与重建原有的中小学，吸收地方知识分子到中学中去。除了普通中学外，还应举办各种短期训练班。在这些训练班与中学内，要划出相当的力量专门培养师资，以准备进一步发展与改造小学教育与群众教育。（441208）

15日 毛泽东在陕甘宁边区第二届参议会第二次会议上发表《一九四五年的任务》讲话。指出：为着战胜日本侵略者，于充分注意军事、政治、经济之外，还要注意文教工作。解放区的知识分子，绝大多数都是好人。他们的缺点甚至错误，可以在工作中改造。他们是人民事业的可贵资本，应该被重视。他们中有许多人从事军事、政治、经济工作，另有许多人从事文化、教育、艺术、卫生工作。所有这些人员，都应该被重视。本年陕甘宁边区文教工作会议所指出的方向，各地都可以适用。专制主义者利于人民愚昧，我们则利于人民聪明。我们要使一切人民都能逐渐地离开愚昧状态与不卫生的状态。各地政府与党组织，均应将报纸、学校、艺术、卫生4项文教工作，放在自己的日程里面。（441209）

17日 《晋察冀日报》发表晋察冀边区行政委员会《关于华北联大教育学院的决定》。确定华北联大教育学院的性质为干部学校，负责提高与培养初、中级党、政、军、民干部与技术干部，且以提高现任干部为主。教育方针以提高干部文化为主，并根据敌后战时农村的社会环境（坚持抗战准备反攻）和新民主主义社会建设的需要，贯彻学以致用、理论与实践密切联系的原则来培养干部。设师范班、中学班、政治班和短期训练班，招收的学员总数暂以不超过600人为原则。规定除政治班和短期训练班临时规定课程外，中学班和师范班都开设边区建设、政治思想教育、文化教育3种基本课程。师范班增加教育课程，并根据理论与实践相结合、学校教育和新民主主义社会建设相适应、教员与学员相结合的原则，采用启发式教学方法。各种课程都以自学、讨论、研究为主，而辅之以讲授、报告、总结等方式，使教学与实际活动密切结合，彻底纠正读死书和教条主义的教学作风。（441210）

30日 《解放日报》发表《循着张友池学习道路前进》社论。文章指出，骑兵旅三连的学习英雄张友池在领导部队文化学习时，创造了许多新颖活泼的教学方法，概括起来有4个优良的特点：一是选择教学内容从战士的实际需要、实际生活出发，使得学与用完全一致；二是根据战士不同的文化程度，采取各种不同的教学方法；三是建立以自学为基础的集体研究制度；四是按各人的程度和速度，发动战士自愿制订学习计划。最后指出，张友池的学习方法代表了部队文化学习的新方向，热望各部队在文化学习问题上向着张友池学习方向前进。（441211）

本月 晋绥行署民教处总结全年工作。据不完全统计，本年全区共开办冬学1910处，成立学习小组471个，参加学习的群众有132820人。本年冬学运动的主要经验：（一）战斗、生产、学习统一领导，组成冬学生产委员会领导3项工作；（二）冬学形式多种多样，有一揽子冬学、轮回冬学、流动冬学、学习小组、家庭冬学等多种形式；（三）教学方法结合实际，做到边学边用；（四）通过生产和自筹经费，解决冬学开支问题。（441212）

同月 《晋察冀日报》发表刘松涛《桑文义和他的学校》。文章介绍，桑文义是龙华县东古县村一个稍识文字的农民，原来担任村武委会（人民抗日武装委员会）主任和合作社会计，后来村里人选举他当民校教员。大家见他教得好，又推选他白天教民办小学。这个民办小学有40个全天读书的学生，还有44个校外儿童。他根据群众的实际需要教学，如教学生先认和写自己的名字，然后认写家长姓名、干部姓名、全村人的姓名，还学习粮食、牲口、农具等的名称，使全体学生都学会了开路条。校内40个儿童大多数能识500个字，校外的44个儿童大多数能识300字。他在儿童中组织生产小组、拨工小组，帮助家庭生产，让学生早晨参加劳动，早饭后上学。他还在学生中开展对敌斗争教育，组织学生参加对敌斗争，把教育与生产劳动及对敌斗争很好地结合起来。（441213）

本年 4400

春季 鲁中区沂山地委创办沂山中学。校长刘健，副校长周汶源。初建时设2个青年队，1个会计队，1个财经队。有学员500多人，其中多数学员是在职干部。（440001）

春季 盐阜区创办联立第二中学。熊梯云为校长。由新滩补习团和五汛补习团合并建立。（440002）

春季 陕甘宁边区三边师范与三边地委干部训练班以及从延安大学分出的民族学院合并，在定边成立三边公学。分区党委书记王世泰兼任校长，卢勤良任副校长。在新教育方针指导下，注重教学与实际的结合，例如边区建设课讲边区的创立和经济建设，国文课讲日常工作中的各种应用文、革命故事和有关青年修养的文章，史地、卫生常识、算术等课程，都能和实际联系起来。此外，学校还教唱歌，排演秧歌剧，到乡村做社教工作，呈现生气勃勃的景象。后城川民族学院并入，1948年4月，该校更名为“三边干校”，专门培训区乡干部。（440003）

夏季 冀东区举办暑期政治学校。参加学习的主要是小学教师和在乡知识分子，学习课程有新民主主义论、社会发展史、时事政策。通过学习，学员们坚定了正确的政治方向，对于确立历史唯物主义思想及肃清“教育救国论”思想影响都起了重要的作用。（440004）

秋季 根据八路军总部指示，抗大太岳大队扩编为抗大太岳分校，设在阳城。太岳军区司令员陈赓兼任校长和政委。最初有学员七八百人，都是太岳军区连排干部和少数营团干部，后来在豫西招收了一批知识青年。（440005）

秋季 根据抗日战争形势的发展和根据地建设需要，冀东区中共昌黎县委和县政府决定在赤崖小学增设1个抗日中学班，由郭述祖担任班主任。次年2月，以中学班为基础，成立抗日中学。最初，根据师资条件，只开设了国文、政治、英语等课程，后陆续增开数学、史地、物理、化学、音乐、体育等课程。教材多由校内教师自编、自印。教学方法是因时因地制宜，适应抗日斗争形势的变化，敌扰我走，敌走我学，有时以树林做课堂，沙滩为宿营地，行军教唱歌，驻村搞宣传。（440006）

冬季 王震率八路军三五九旅主力南下途经鄂豫边区时，当地政府从实验中学和实验小学挑选了120多名学生补充部队，担任通讯工作和译电工作。这些学生随军南下湖广，后突围北返，行军数千里，其中大部分人光荣牺牲。（440007）

冬季 淮北行署创办雪枫小学。为纪念新四军抗日将领彭雪枫师长而创办，学生多是部队干部子弟。1947年6月，与华中干部子弟学校合并，改称“雪枫干部子弟学校”。中华人民共和国成立后，迁址南京，改称“华东干部子弟学校”。（440008）

冬季 冀东区昌乐县联合各县召开从北平、天津、上海、南京等沦陷区回家度假的大专学生座谈会。参加座谈会的学生有200多人。中共昌乐县委负责同志做了形势报告，组织参加座谈会的学生学习马克思主义和毛泽东著作，使他们认识到日伪奴化教育的反动本质，使他们对共产党、八路军有了初步了解。座谈会结束，有部分学生表示愿意留在解放区工作。（440009）

本年 据统计，到本年年底，苏南全区已有中学34所（句容3所，镇句1所，武进9所，宜兴8所，金坛6所，溧高4所，溧阳3所），共有158个班，教师234人，学生4449人。有小学895所（句容38所，镇句20所，江宁25所，茅东48所，武进176所，宜兴270所，金坛80所，溧高16所，溧阳132所，横山9所，宣当2所，溧南19所，长兴27所，广德33所），共有2313班，有教师2231人，学生63472人。（440010）

同年 广东东宝行政督导处创办东宝中学。设在宝安县水贝村。何思明、曾劲夫为正副校长。学制原定2年，后因战争影响，1945年秋停办。在校学生大部分分配工作。（440011）

同年 山东省莱阳县公布《儿童团团章（草案）》。规定：儿童们组织起来的目的是过集体生活，参加生产，改善生活，积极参加抗日工作，提高儿童的社会地位，准备好帮助爹妈哥嫂消灭鬼子，建设独立自由幸福的新民主主义新中国。凡7～15岁的抗日儿童，不分男女，不分穷富，凡自动报名参加儿童团、遵守本团团章、服从本团领导、过本团生活者，都可成为本团团员。儿童团设县团部、区团部、分团部（设在中心小学内）和村团部。村团部可聘请小学校长或好的小学教师为辅导员。村团部的活动：（一）积极参加村中的优抗等各种抗日救国工作。（二）成立儿童识字班、庄户学，小学生成立“小先生”队。（三）成立儿童剧团、秧歌队等。（四）动员儿童团员积极参加家庭生产，组织儿童订个人生产节约计划和在学校参加生产劳动。儿童团员享受的权利：（一）有话大家说。（二）领导大家选。（三）本领大家学。（四）有歌大家唱。（五）困难大家帮。（六）游戏

大家玩。（七）有事大家做。（八）有书大家读。（440012）

同年 晋绥行署编辑出版《晋绥边区国民教育概况》。介绍了晋绥边区的小学教育和社会教育实行民族的、民主的、科学的、大众的文教政策，使教育与战争、生产、社会、家庭相结合，为当前的抗日战争、群众需要和民主政权服务，为提高文化水平、政治水平和生产技能奠定了初步的基础，以便为将来工作、生产和继续升入中等学校之用。晋绥边区小学为四二制，分初小、高小、完小和中心小学4种。中心小学协助教育行政部门辅导其他小学。初小一律实行免费义务教育。社会教育的主要形式是利用冬闲时间开展冬学运动。冬学实行政治教育为主、文化教育为辅的方针，还进行必要的生产教育。除冬学外，社会教育的形式还有民教馆、半日班、夜校、补习学校、秧歌队、剧团等。（440013）

同年 塞北行署（原称"绥察行署"）在偏关开办实验学校。吴平担任校长。学生大部分是革命干部子女和烈士子女。（440014）

1945年（上）

1月 4501

1日 晋察冀边区首届展览会正式开幕。在展览会文教馆，用图表、实物等各种形式，反映边区抗战以来教育事业的发展情况，显示了1944年以来边区各地执行民办公助教育方针后，教育更密切地和战争、生产相结合的情况。（450101）

10日 《解放日报》发表《民办村学解决经费问题的几种办法》。文章根据各地经验，总结了解放区村学筹措办学经费10种办法：（一）用合作社的方式；（二）从募捐开始，逐渐以集体生产的方式解决办学经费问题；（三）变工合作，帮助教员种地；（四）开垦学田；（五）以坟地、庙会地办学；（六）热心教育人士捐地办学；（七）群众团体出资办学；（八）先由政府资助，逐渐自给；（九）合理摊派；（十）学生家长负担。（450102）

24日 浙东区党委向浙东各界人民临时代表会议提出《浙东地区施政纲领》。其中规定：实行抗战与民主的普及教育，创办各种学校及各种短期训练班，吸收抗日青年、知识分子及失业失学与流亡青年，训练培养抗战建国人才，编制抗战民主教材，务使学习与抗战建国实际生活相联系。给予在学学生及教职员有参加各种抗战工作及课外正常活动的自由。同时改善各级学校教师的生活，提高其政治文化水准。推广抗日书报，奖励自由研究科学知识，尊重知识分子，提倡科学与文艺运动，欢迎各地科学艺术人才来根据地工作。会议讨论通过了该纲领，并选举出浙东行政公署委员会，成立浙东行政公署。（450103）

28日 晋冀鲁豫边区政府做出《关于召集模范文教工作者会议及举行文教展览会的决定》。提出4月初召开太行区模范文教工作者会议，同时举行文教展览会。要求太行区各县在文教战线上发现一批模范工作者和提供文教展览会的展品。次日，《新华日报》（太行版）发表《立即动手加紧模范文教工作者会议的准备工作》社论。希望太行区广大文教工作者

“更进一步明确为群众服务的观点，发扬新英雄主义精神，在工作中发挥创造性，争取模范文教工作者的光荣头衔，为迎接文教大会而努力”。（450104）

30日 英国《新闻时事报》发表斯坦因撰写的《毛泽东朱德会见记》。文章介绍了毛泽东和斯坦因几次谈话的内容。毛泽东告诉斯坦因的第一件事：我还是一个小学生，群众的小学生。如果我们要争取到胜利与和平，群众的意见和经验一定要作为我们政策的基础。因为人民能教给我们许许多多事情。我们的任务就是听从他们，学习并了解他们的经验、愿望、批评，确定他们所需要的东西的总和，再作为政策交还给他们。（450105）

同日 《解放日报》报道陇东分区文教工作已有发展。分区有700多处冬学，正在转变为民办小学和夜校、读报组。分区协助医院举办了助产、兽医、医生3个训练班，培训地方医药卫生工作干部。在职干部学习，已经重新整顿恢复起来。另外，陇东中学准备扩大招生150人，为地方培养干部。各县决定要经常以轮训方式抽调区级干部学习，提高其文化业务水平和政策水平。（450106）

本月 鲁中公学在沂南县安乐庄开学。鲁中联办主任王子文兼任校长，卓明任副校长。设3个学员队，即以民政、司法干部为主的政法队，以文教干部和中心小学校长为主的文教队，以财政、工商和群众工作干部为主的工商队（又称“群众工作队”），后增设卫生队，共有学员600余人。抗战胜利后，该校继续办学，1947年停办。（450107）

同月 盐阜行署文教处在处长戴伯韬主持下，由车载、顾崇实、王彤舜、孙达人等着手编写中学教材。费时数月，在已有教材基础上，编写了中学国文、数学、自然科学常识、社会发展史、根据地建设等课本，印发各校试用。1945年11月苏皖边区成立，戴伯韬任边区政府教育厅副厅长，为了编写苏皖边区统一的中学各科教材，他以边区政府教育厅的名义，通知各地送审已编写成书的教材，同时指定各行政区选派有编写教材经验的教师，集中到教育厅突击进行中学教材编写工作。1946年7月，编写完成的教材：《初中国语》4册，《中国近百年史话》《近代世界革命史话》《地理知识讲话》《民主建设》《中国政治讲话》各1册，还编写了《代数》《几何》《簿记》《物理》《化学》等教材。（450108）

同月 胶东行署为了贯彻教育大改革的方针，决定全区现有6所普通中学和14所师范学校一律停办，成立3所干部训练性质的学校：西南海联中、北海干训班、东海干训班。同时，为了争取敌占区青年学生和安置原有中学停办后因年龄过小而不能参加工作的学生，成立莱阳中学、威海中学。（450109）

同月 淮北区各界人士联席会议通过《关于大规模开展文教工作的决议》。其中有关教育的内容：（一）大量发展民校；（二）革新公办学校；（三）培养师资，改善待遇；（四）争取敌区青年。（450110）

2月 4502

1日 冀中行署与青联会（指青年联合会）发出《关于学校与学生会儿童团关系的联合决定》。指出学校当局与学生组织总的目的与方针是为了培养教育后一代，使全体青年与儿童，尤其是贫苦工农的青年与儿童受到教育。为此，决定采取“一套组织一套工作”的原则处理双方的关系。其具体做法：（一）小学建立儿童团，高小、中学建立学生会，其性质为学生民主自治组织，不再另建立一套学校行政组织，以使教导合一。（二）学校行政布置的工作，学生会、儿童团必须保证去完成。青联会布置的工作，教师协助学生干部去完成。（三）校务会、教务会，学生会、儿童团的代表列席参加。学生儿童干部会，教师参加指导。使双方工作配合一致，互相了解协助完成。（四）各级教育科与同级青联会互相取得密切联系，有关的教育决议、指示、文件、会议，互相提议，参加协商，以达到由下而上的结合。（450201）

4日 晋绥边区冬学委员会发出《关于冬学工作的第三次指示》。指出由于本届冬学与冬季工作密切结合，使冬学推动了冬季工作。同时，由于在冬学中根据当地群众的需要，采取父教子、子教父、夫教妻、妻教夫、小学生教大人、群众教群众等形式，教群众认路条、记账、打算盘、读报，提高了群众学习热情。要求各地冬学委员会在春耕前深入检查冬学工作，评出好、中、差3类典型，并适时地在春耕开始后，把冬学转变为民办小学或夜校、读报组、识字班、秧歌队、业余剧团、民教馆等社教组织。（450202）

5日 朝鲜革命军政学校在延安罗家坪举行开学典礼。林伯渠、吴玉章、徐特立出席典礼并发表讲话。金白渊校长在大会上指出，朝鲜革命军政学校的办学目的就是培养干部，完成朝鲜民族解放的任务。（450203）

9日 《解放日报》刊登辛安亭《关于识字课本的编法问题》。文章指出，编写成年和青年使用的识字课本，要同儿童课本有所区别。编写成年和青年人使用的识字课本，要注意适应他们生活经验丰富而文化知识缺乏这一特点。要把日常用字排在一起，便于阅读，便于翻查，还要以简练、精粹的词句，表达丰富而深刻的内容，使学的人既无生字太多的困难，也不感到内容的浅薄。（450204）

15日 毛泽东在中央党校演讲，主要讲时局问题、山头主义问题和审查干部问题。在讲山头问题时，他说：这是一个事实上存在的问题，是中国社会的产物。我们应该承认山头。承认的目的是要消灭山头，使山头溶化，全党变成一体。各个山头要检讨历史，这种检讨在指导上要正确，就是从团结出发，团结全党是第一；加以分析、批评，这是第二；然后再来一个团结。团结、批评、团结，这是我们的方法，这是辩证法。要坚持真理，修

正错误。什么叫公道？坚持真理就是公道，修正错误这也是公道。（450205）

18日 盐阜行署文教处在阜宁县益林镇召开第三次文教扩大会议。参加会议的有各县文教科科长、督学、实验小学校长、中学校长等，共200余人。由文教处处长戴伯韬主持。他在讲话中指出，这次会议将是本区文教工作的转折点，是进一步配合总反攻、迎接胜利的起点。行署主任曹荻秋做《1945年的教育任务》报告，提出本年文教工作的任务：（一）加强干部教育，将高小以上的学校改为干部学校。（二）开展群众教育，举办村学。（三）破除迷信，开展群众保健运动。为了完成这三大任务，必须自始至终贯彻群众路线，实行个别结合，创造典型，开展革命竞赛，培养大批的教育模范工作者。会议通过了《关于进一步改革教育的决议》《关于新学制及课程教材教法假期之决定》《关于村学之决定》《关于破除迷信与开展群众卫生保健运动之决定》《关于初级干部学校之决定》《关于中级干部学校之决定》，于3月10日闭幕。（450206）

22日 苏浙公学正式开学。校长粟裕，副校长江渭清、骆耕漠。设在长兴县台基村。属苏浙军区领导，办学宗旨是“实行新民主主义教育，贯彻学用一致精神，培养抗战建国专门人才”。设军事系、政治系、文化系，学习期限为1年。凡具有爱国热心、思想纯正、体格健康、18～30岁、初中以上（文化系为高中以上）的男女青年均可投考。在校学习期间，住宿膳费全免，并按时发给日用品和生活费。第1期招生600人。共办2期，培养了1000多名干部。1945年新四军北撤前夕停办。（450207）

26日 陕甘宁边区教育厅和民政厅在延安举办干部子弟小学教师训练班。参加训练的有保育小学、抗属子弟小学、延安干部子弟小学、延安完小等校的教师，训练时间1个月。训练班结束时，陕甘宁边区政府秘书长罗迈对办好干部子弟小学提出4点要求：（一）干部子弟小学的教育方针应该是健康、文化、人生观三者并重；（二）干部子弟小学教职员的教育态度应该是一切为了学生，用做人民勤务员的精神来教育学生；（三）加强教员的修养与学习；（四）克服学校领导工作中存在的官僚主义。（450208）

本月 太岳区平遥县抗日小学教师梁奔前被日军俘虏，在三岔口村壮烈牺牲。目击现场的日军翻译渡边龟二郎被她的英勇行为所感动，在中华人民共和国成立后，致函中国红十字会访日代表团，介绍梁奔前烈士牺牲的经过。（450209）

同月 苏北公学在阜宁县成立。校长由王阑西担任，何封为副校长。设行政、民政、财经、教育、文艺、工艺6个系，以培养地方干部为办学目标。学员一般为乡级干部、小学教师、中学生和社会青年。开设课程有中共党史、新民主主义论、中国革命和中国共产党等。10月初，并入华中建设大学。（450210）

同月 中共淮北区党委和淮北行署号召学习夏陶然。（450211）

3月 ∕4503

6日　太岳行署主任牛佩琮在太岳区参议会上做政府工作报告，指出太岳区文化教育工作有了很大发展。全区有中学4所，学生404人。高小48所，学生4472人。初小2351所，学生92098人，占学龄儿童的46%。民办学校据三、四专区和一专区的沁县、安泽、沁源3县统计，已办100所，有学生1699人。全区冬学有3131所，入学人数20万。（450301）

同日　《解放日报》发表陶铸《改造部队的文化生活》。文章指出，在开展生产、加紧训练和发动文教运动的今天，边区部队应以较大速度来消灭部队中的文盲。部队文化学习，首先要搞通大家的思想，学习内容要与部队的实际生活相联系，学与用相一致。要想学得又快又好，需要依靠群众的学习热情，依靠群众性的学习创造，造成一个大家学、大家教的群众性的学习运动。领导部队的文化学习，要走群众路线，即尊重群众意见，发掘群众创造，以群众学习运动中成功的典型去教育群众；要实事求是，即根据部队实际情况和学用一致的原则，确定学习的目的、组织与方法，掌握正确的方针，更好地进行文化学习。（450302）

10日　渤海行署决定成立耀南公学。由建国学校和耀南中学合并成立，是渤海区最高的干部学校，受渤海行署领导，陈梅川任校长。其任务是轮训在职县区级政权干部，培养区级政权干部和有专门技术的各种建设工作干部，学员按行政和技能分为民政、合作、农林、会计等学习队，每期学习时间为半年。课程比重，整风学习占1/2，业务研究和实习占1/2。4月26日，耀南公学正式成立。从成立到日本无条件投降，共办2期，培训干部600人左右。（450303）

11日　晋察冀边区行政委员会、晋察冀边区抗联总会发出《为纪念“四四”儿童节关于儿童工作的联合指示》。提出“四四”儿童节即将来临，各地应以改进儿童工作来迎接和纪念这一节日。儿童工作的目的在于组织与培养全边区广大儿童，使他们成为会写会算、能生产劳动、身心健康、学习科学知识、培养革命思想的新公民，新社会的主人。儿童工作最主要的任务是组织领导儿童的学习和生产，其次是加强儿童卫生保健工作，开展儿童文娱活动，使儿童在生理上、心理上都得到健全发展。关于纪念儿童节的方式，因正当春耕时期，不宜召开大会，可以以村为单位，以小学做中心，在“四四”前后召集儿童及家长开纪念会。会上主要是听取家长的意见，讨论出如何组织全村儿童学习、生产等项工作的具体办法，加强学校与家庭的联系，改善家庭教育，并可举办儿童成绩展览，奖励模范儿童，表扬模范家长。（450304）

18日　中共盐阜地委发布《关于改革文教工作的决定》。指出过去本地区文化教育与现实脱节，与群众脱节，未能完全为建设根据地而服务，这是一种错误，是受传统教育影响太深，积重难返。决定：把高小以上的学校改为干部学校，以教育在职干部为主；把初小逐渐改为村学，以教育成人为主，儿童为次，而且变成群众自办学校的群众教育运动。学制、课程、教材、教法，均从实际出发，贯彻学用一致精神，务必做到教育为政治服务，为抗日、民主、生产三大斗争服务，为建设根据地服务。（450305）

20日　《苏中教育》第5期发表《今年苏中文教工作的任务》。文章指出，本年苏中区文教工作者的任务是更好地执行新的教育制度，每乡办好1所乡学，全乡民兵都要经过乡学毕业。每区办好1所区学，村级干部、民兵小队长和民兵英雄、劳动英雄全部经过区学毕业。每县办好1所县学，全县乡级党政干部和部分区学毕业的民兵英雄、劳动英雄经过县学毕业。这样，可以把全县的基层干部提高一步，培养出一批与实际斗争联系着的干部。为此，要做好以下工作：（一）展开对新教育的再认识。摒弃传统偏见，走出狭隘课堂，做到教育与抗日民主大业相结合。（二）总结出一套完整的教育经验，制定完整的成文法。（三）健全苏中教育学会的组织。（四）养成务实的作风和群众观点。（450306）

23日　山东省政委会发布《关于群众教育与大生产运动相结合的指示》。指出，开展大生产运动是准备反攻的物质基础，是本年根据地建设中的头等重要任务。教育与生产结合，不仅为了教育，而且应该看成是改革群众教育工作的关键。在大生产运动中，群众教育的内容着重以下几个方面：加强关于开展大生产运动的思想教育，加强生产政策的教育，加强生产的技能教育，加强生产中所需要的文化知识。此外，还需要加强群众的战争观念，使战争、生产、教育三者结合起来。同时，教育组织应尽量和生产组织相一致。由于教育形式的变化，教师工作的重点已不再是上班教课，而是要组织和推动全村群众的学习，检查督促与教育村干部及不脱产的群众教师和学习小组长，编辑或搜集供给教材。要注意纠正改变教育形式后教师无事可做的现象。（450307）

28日　西北青年救国联合会、陕甘宁边区青年救国联合会和陕甘宁边区学生联合会共同召开青年工作座谈会。座谈会决定，由上述三团体联名致电各解放区的青年团体，提出成立解放区青年联合会的建议，并就这个问题征求各地青年组织的意见。（450308）

本月　胶东行署制订《教育工作改革计划》。规定：加强干部教育，提高干部质量；转变中等学校的组织形式和性质；开展群众教育，提高群众的政治觉悟，转变以儿童为主的小学成为以成人为主的村学。具体改革办法：（一）在加强干部教育方面，应以胶东建国学校为基础，成立1个胶东最高的干部学校，训练政府科长和区长级干部。专署成立1所中学，训练科员级干部和高小校长、高级小学教员与青救会干部等。县之下各区要成立区学，负责轮训村干部。干部训练主要是加强整风学习，打通思想，坚定抗日民主的立场，建立正确的革命人生观，进一步加强政策法令的学习，提高业务水平。（二）在改革群众教育方面，主要是转变以儿童为主的小学，成立以成人教育为主的村学。村学的形式必须适合群众的生活方式和劳动时间，应分为全日班、半日班、间日班、三日班、早学、午学、晚学、俱乐部读报组、村报等各种形式。村学的学生包括成人和儿童，以成人为主。村学的班级，可分为成人班、妇女班、老头班、老婆班、儿童班。村学的课程应适合群众切身的要求和战争环境。教材应精简实用。要编写以成人为主的政治课教材，其中应有反迷信、讲卫生、靠谁反攻、谁养活谁的内容。以儿童为主使用的文化课本，应包括国语、算术、常识、唱歌、体育。村学应采用学用一致的教学法和民主集中的自觉教学法、集体考试的教学法。要在群众中进行思想教育工作，做好把高小改变为高级民校的工作。（450309）

同月 鄂豫边区建国公学开学。设在大悟山下滚子河畔。校长由边区行署主任许子威兼任，李实、蔡承祖任副校长。学员400余人，有的来自武汉和其他沦陷区的中小城市，有的是边区各县知识青年和干部。设青年部和干部部。青年部不分专业，干部部设行政、教育、经济、银行、合作等系。政治课由行署教育处处长李实和边区党委、政府、军队主要领导同志用上大课的办法讲授，业务课由各有关部门派人讲授。抗战胜利后，学员全部毕业分配工作，学校宣布撤销。此外，该校成立了鄂东第一分校，鄂东专员彭绳武兼任校长，吴芷英任校务主任。1945年10月停办。（450310）

同月 为了适应局面开展的需要，晋冀鲁豫边区政府决定在太行区设立9所中学，任务是培养干部。为此，太行区于5月召开中学校长会议，参加会议的有拟任太行二中校长樊雨生，拟任三中校长刘秀峰，拟任五中校长马力，拟任六中校长霍依如，拟任八中校长冯瑞如，其他拟任中学校长缺席。会议拟定了《太行区中学暂行方案》，规定中学的教育方针是根据干部的实际斗争经验进行思想教育，确立为人民服务的人生观，从总结工作经验中学习政策、学习业务，提高干部的文化水平和加强自学能力。各中学的目标是培养县区级干部，故吸收的学生以现任干部为主，同时吸收一部分高小毕业生、在乡知识分子和沦陷区知识青年。学习课程有太行区建设、算术、自然常识等。（450311）

同月 晋察冀边区《教育阵地》第4卷第6期刊登通讯《一个岗楼村的抗日小学》。文章介绍了安国县一个村庄自从敌人修筑岗楼成为敌占区后，抗日教员用化装隐蔽的方法在村外设立学校、向学生讲授抗日教材的事迹。当时，晋察冀边区许多岗楼村都有这种抗日小学。（450312）

同月 中共伊克昭盟工委创办城川民族学院。其旨在为内蒙古地区培养民族干部。院长由盟工委书记赵通儒兼任。1948年底，并入三边干校。（450313）

4月 4504

1日 苏南行政公署颁布《苏南区私立中学暂行规程》。分总则、设置与管理、课程、教学、训练、成绩与考核、教职员与学校行政等章，对私立学校重大事项做出明确规定。要求私立中学的教育设施须适应抗战建国需要，以民族抗战、民主政治教育为中心，生活与教育、学校与社会必须打成一片，青年学生训练须着重培养民主自觉的集体意识，教育方法须实行教学做合一，以求理论与实践一致，自然科学与社会科学须一面发扬中国固有文化，一面吸收外国文化的精华。(450401)

4日 盐阜行署做出《关于爱护儿童扶植儿童团的决定》。指出儿童是国家的命脉，是革命的继承者。为了培养优秀的后一代，一方面创造新的世界，一方面还要创造新的人。因此，对于根据地的后代，幼小的新国民，应予以特别的爱护。爱护的方法，首先要求儿童生理上健康。为此各级政府须认真破除迷信，开展卫生保健运动。其次必须教养儿童，使他们在心理上也健康起来，能充分发挥他们的智力。这就需要多办学校，使他们有地方读书。另一个有效的办法，是从精神物质两个方面扶植儿童团。把根据地每一个村庄8～16岁儿童组织到儿童团里，将儿童团作为广泛进行儿童教育的组织。(450402)

6日 中共中央发出《关于准备成立解放区青年联合会的指示》。提出根据国内外形势发展的需要，为了加强对解放区青年运动的指导，准备成立解放区青年联合会。希望各解放区青年团体响应并指定在延安的代表成立筹备会，搜集本区青年运动材料，如反敌伪斗争，参战参军，生产、民主、文化等情况，统计生动实例和经验教训总结，在大会前电告。(450403)

8日 《解放日报》刊登董纯才《谈在职区乡干部学习文化》。文章指出，学习文化是提高区乡干部素质的重要途径，区乡干部学习文化的原则是“学以致用”。首先要学识字，还需要学些自然、生产、历史、地理方面知识，也要学会计算。要把读报列为区乡干部必修课。区乡干部学文化，应以自修为主，多读多写，要把“钻、挤、恒”当作自修成功的秘诀。并强调，加强对区乡干部学文化的领导，不能使区乡干部学习陷于自流。(450404)

20日 中共六届七中全会通过《中共中央关于若干历史问题的决议》。决议对中国共产党若干党内的历史问题，尤其是六届四中全会至遵义会议期间中央的领导路线问题做出正式的结论。指出各次“左”倾路线，尤其是第三次统治全党的“左”倾路线，是一定的社会历史条件下的产物。要克服错误的“左”倾思想和右倾思想，必须进行深入的马克思主义教育，提高全党对于无产阶级思想和小资产阶级思想的鉴别能力，并在党内发扬民主，开展批评和自我批评，进行耐心的说服教育工作，具体分析错误的内容及其危害，说明错误的历史的和思想根源，及其改正的办法。（450405）

23日 中国共产党在延安举行第七次全国代表大会。出席大会的正式代表有547人，代表121万党员。毛泽东在大会开幕式讲话中指出，中国面临着两个前途和两个命运的斗争，党的任务是要用全力去争取光明的前途和光明的命运，反对另外一种黑暗的前途和黑暗的命运。大会选举了新的中央委员会，毛泽东当选中央委员会主席。6月11日，大会胜利闭幕。（450406）

24日 毛泽东在中共七大上做《论联合政府》报告，指出："为着扫除民族压迫和封建压迫，为着建立新民主主义的国家，需要大批的人民的教育家和教师，人民的科学家、工程师、技师、医生、新闻工作者、著作家、文学家、艺术家和普通文化工作者。他们必须具有为人民服务的精神，从事艰苦的工作。一切知识分子，只要是在为人民服务的工作中著有成绩的，应受到尊重，把他们看作国家的和社会的宝贵财富。""今后人民的政府应有计划地从广大人民中培养各类知识分子干部，并注意团结和教育现有一切有用的知识分子。""从百分之八十的人口中扫除文盲，是新中国的一项重要工作。""一切奴化的、封建主义的和法西斯主义的文化和教育，应当采取适当的坚决的步骤，加以扫除。""对于旧文化工作者、旧教育工作者和旧医生们的态度，是采取适当的方法教育他们，使他们获得新观点、新方法，为人民服务。""中国国民文化和国民教育的宗旨，应当是新民主主义的；就是说，中国应当建立自己的民族的、科学的、人民大众的新文化和新教育。""应当以中国人民的实际需要为基础，批判地吸收外国文化。苏联所创造的新文化，应当成为我们建设人民文化的范例。对于中国古代文化，同样，既不是一概排斥，也不是盲目搬用，而是批判地接收它，以利于推进中国的新文化。"还指出："掌握思想教育，是团结全党进行伟大政治斗争的中心环节。如果这个任务不解决，党的一切政治任务是不能完成的。"（450407）

25日 朱德在中共七大上做《论解放区战场》的军事报告，指出："八路军、新四军在智力的训练方面，历来是有成绩的。我们的军队，政治觉悟最高，所以是打不垮的。近年以来，因为反对了教条主义、形式主义倾向，政治训练更加切实和深入了。在官兵的军事素养方面更有系统地提高了，战略战术的学习与实际运用也有相当的发展。在文化学习方面，我们过去有成绩，近年来做得更好。近年来，在政治与文化训练之外，又加上了生产教育。生产教育，不仅帮助了生产运动，而且灌输了劳动观念，使我们的军人不会变为'兵痞子''二流子'，即使将来战争结束，仍是社会上有用的人才。""在我们军队中，已创造了官教兵、兵教官、兵教兵、官教官，以及知识分子与工农分子互相帮助、互相学习的教学相长的新教育办法。这是适合于我们目前的战争状况的。""在训兵运动中，每天都有新英雄、新技巧出现，这样就丰富了我们的战术。这种学习热潮正是造成士兵群众掌握技术的基础。总之，把士兵害怕的操场、课堂，变成了军队锻炼本领和智慧的场所，改变了空气，提高了兴趣，军营变成学校。”（450408）

26日　冀中行署发出《关于建立中等学校的指示》。决定七、八、九专区在本年青纱帐时期各建立1所中学，培养干部和专门技术人才。各中学的班次有干部班、师范班、中学班。干部班吸收有工作经验、历史较长的村级干部和文化政治水平较低、需要提高的区级干部，学习期限2个月至半年；师范班吸收高小毕业的学生及程度较低、不称职的小学教员，专门培养小学教师。教学内容首先应是思想改造，养成为人民服务的思想，贯彻新民主主义教育方针，其次是教学经验、教学方法及政策时事教育等，学习期限半年至1年；中学班招收高小毕业程度的学生，在提高其实际生活知识与技能中提高其文化，培养与锻炼科学的思想、革命的品质、健康的身体及科学知识与技能，学习年限暂定为2～3年。（450409）

27日　《大众日报》报道，莒南县壮岗堡为了保证教育内容与生产紧密结合，分散与集中适当结合，并切实解决群众教师问题，办起高级庄户学。这种庄户学分为3种：第一种是文化教员，对象主要是“小先生”，主要学习准备文化课的教学；第二种是政治教员，对象主要是男变工队队长、女识字班班长，主要是总结生产经验，进行生产教育；第三种是村文委会主任和教育委员，主要是总结和布置有关庄户学工作。为了巩固庄户学这种制度，全村群众通过民主讨论，适当解决了群众教师的变工问题，同时小学教师做了适当的分工，并与区干部密切地配合起来开展庄户学工作。（450410）

29日　《新华日报》（太岳版）发表《去年冬学中的一点经验》。文章总结了冬学动员和教学中的一些成功经验，指出许多搞得好的冬学，其动员方式都是根据自愿原则，通过各种关系进行说服教育，让群众自己讨论冬学怎么搞，教员执行群众的办法。冬学上课后还要有经常动员，巩固群众学习情绪。凡是办得好的冬学，都是群众需要什么就教什么。具体怎样教，可采取“小先生”制，开座谈会、漫谈会、讨论会，挑战竞赛等方式。（450411）

本月　晋冀鲁豫边区行政干部学校易名为“太行行政干部学校”。刘梅任校长。学员来源有三：一是由太行各专署选送来的区长或相当于区长级的干部，二是由太行联合中学所属榆武（榆社、武乡）、太南两个分队的学生，三是太行联合中学本部并入本校的学生。1946年1月停办，留在学校的部分人员和学校的档案、资产归入新成立的长治师范学校。（450412）

同月　太行区召开模范文教工作者会议，也称“太行区第一届文教群英会”。历时22天。出席会议的有178名模范文教工作者。中共太行区党委书记李雪峰和晋冀鲁豫边区政府民教厅厅长李一清在会上讲话，太行区党委宣传部部长张磐石做总结报告。全面总结八年来太行区文教工作经验，要求文教工作者加强基本修养，培养和树立革命观念和群众观念，勇敢、大胆地反对旧思想，争当文教战线上的先锋。并指出，延安新教育方针的根本是一切为了群众的需要，一切通过群众的自愿，做到真正为工农兵服务，为战争和生产服务。在会上，许多模范文教工作者介绍经验，经过大会评比，选出韩松林、刘尚庆等11人为一等模范小学教员，关振华、赵景元等8人为一等模范义务教员，还选出多名模范戏剧工作者和模范医务工作者。会议召开期间，同时举办太行区文教展览会。会议结束后，《新华日报》（太行版）发表《庆祝全区文教会议成功》社论。（450413）

5月 4505

2日 陕甘宁边区政府教育厅发出《关于培养边区籍中等学校教员的意见》。指出，边区中等学校任课教师中边区籍教师只有五六人，而外籍教师长期担任边区教师是一件不可能的事。为了解决这个问题，需要把边区境内现有的高中以上文化程度的知识分子加以适当的选择和提高，在生活上给予必要的关心与帮助，将他们动员出来培养为中等学校教师。对于已经决定的动员对象，应采取以下两种处理办法：（一）已有教学经验和专长，但因家庭实际困难不能离家者，可调到较近的中等学校暂任助教或职员；能够离家者，可调至其他中等学校暂任助教或职员，以便在实际工作中予以提高。（二）大部分人应集中在延安大学学习，除一般的政治、业务学习外，有计划地依照各校各科所需教员数目，及各人的特长、兴趣，着重于一二种专门课程的学习，使其在一二年后能任该学科教员。（450501）

3日 中国解放区青年联合会筹备会在延安召开成立大会。会上选举冯文彬、胡乔木、黄华、蒋南翔等24人组成解放区青年联合会筹委会。次日，《解放日报》发表《迎接解放区青年联合会的成立》社论，认为解放区青年联合会的成立，将加强解放区青年工作的领导，加强青年的团结和争取民主自由斗争。（450502）

4日 盐阜区在阜宁东沟召开有部队、地方干部群众、学生代表参加的庆祝大会。其内容有三：纪念“五四”青年节，庆祝阜宁城解放，庆祝全区中学生联合救国会成立。会后举行了中学生体育运动会。（450503）

6日 冀晋行署和抗联发出《关于纪念“六六”教师节的指示》。要求各地继续在教师中开展整风学习，进一步树立教师为政治服务、为群众服务的新人生观；以检查民办公助的新方针和生产教育为中心，组织一切大小教师座谈会，号召教师尽情发言，各级领导要虚心倾听与研究大家的意见，以达到改造领导的目的；开展英模运动，选拔模范教师，根据群众、儿童、教师的意见去选拔，使教师真正成为群众爱戴的模范；加强游击区、沦陷区的教师工作；在本年教师节发动广大群众隆重开展拥师运动，开各种会议进行联欢，进行慰劳与慰问，以提高教师的地位，转变轻视教师的现象，并要坚持下去。各地可视具体情况找出重点，规定纪念办法。教师节会议要由教师自己主持，领导上要帮助，并把纪念情况报告上来。（450504）

同日 晋察冀边区在阜平召开沦陷区同学代表大会。参加大会的有来自北平、天津、保定、张家口以及东北、华中、华南等沦陷区青年学生代表30多人。决定成立沦陷区同学抗日救国会，其任务：组织沦陷区同学，使之成为举行反攻时的一支有生力量；支持大后方学生爱国运动，促成联合政府的实现。大会通过《告沦陷区同学书》，并致电中共中央和毛泽东，庆祝中共“七大”胜利召开。（450505）

14日 刘少奇在中共“七大”上做关于修改党章的报告。指出党章的总纲上确定以毛泽东思想作为我党一切工作的指针，在条文上规定努力地领会马克思列宁主义、毛泽东思想的基础，是每一个共产党员的义务。这是我们这次修改党章一个最大的历史特点。毛泽东思想，就是马克思列宁主义的理论与中国革命实践统一的思想，就是中国的共产主义，中国的马克思主义。（450506）

15日 渤海行政公署发出《关于开展学校生产、加强劳动教育的指示》。决定全区各小学自本年起一律开展生产运动与切实加强劳动教育。规定：（一）由各校校长、学生代表和村学董事委员会代表组成生产指导委员会，负责领导学校的生产工作。（二）教职员、学生可按劳动力划分小组劳动。（三）按照各地具体情况规定生产作业的种类。（四）本年生产的最低要求是小学生平均生产3～5元。生产收益分配为用于学校设备者占30%，用于师生集体享受者占50%，归私有者占20%。（五）劳动一般放在劳动课及课外活动进行。（六）在劳动教学方面，应以季节性和劳动生产的不同，使用当时的活教材，由教员在亲身参加劳动生产时进行教学，切实做到先生从做上教，学生在做上学。（450507）

同日 新四军第七师以教导队为基础，在皖中无为县团山里创办抗大十分校。与新四军第五师创办的抗大十分校同名，由谭希林师长兼任校长，师政治委员曾希圣兼任政委，陈仁洪任教育长。有学员600多人，其中200多人是从上海等地吸收的进步知识青年。主要学习政治和军事，边学边练，学用结合。抗日战争结束后，改为新七师随营学校，继续培训军政干部。（450508）

17日 盐阜区在阜宁县益林镇召开第一次少年儿童代表大会。历时半个月。参加大会的有盐阜区九县一市选出的代表400余人。苏中区选派的两位儿童代表穿越敌人的封锁线，赶来参加大会。新四军第三师和苏北行署负责人黄克诚、曹荻秋、计雨亭等到会讲话。这次会议的3项任务：总结三年来的工作；成立盐阜区少年儿童团总团部；进行政治时事文化学习，交流经验。大会通过《盐阜区儿童团团章》，做出盐阜区30万儿童准备配合反攻、发动生产运动，以及关心儿童、增加出版儿童读物等25项决议，并确定下半年盐阜区儿童团的四大任务：（一）调整和巩固儿童团，大量发展团员，组织少年先锋队；（二）多生产，防备灾荒；（三）努力学习，做“小先生”，进行文娱宣传活动；（四）募集废铜烂铁。31日，大会选出盐阜区少年儿童团总团部常委22人，选举左林为总团长。此次大会后，盐阜区每个县市都建立了儿童团团部，儿童团员发展为近18万人。（450509）

19日　中共冀晋区党委发出《关于有计划有组织地大批提拔培养干部的决定》。要求：（一）地委、县委的党校加强领导，有计划地训练现有区村干部；（二）冀晋中学除办现有的师范班和中学班外，还要设立1个干部班，训练文化程度低的一般区县干部，专门提高文化，并着重政策教育；（三）各大县（小县亦应尽可能做到）应马上着手在1个完小内附设干部班，训练一批有实际工作经验和发展前途而文化程度较低的区村干部，提高他们的文化；（四）一般学校亦应注意培养干部。党必须加强对学校教育的领导，帮助改进教学内容和教学方法，使学生学到学以致用的实际知识，增强为革命服务的观念。必要时，可抽一部分较有发展前途的学生到下属实际工作中经受锻炼。（450510）

本月　为了纪念革命烈士谢子长的历史功绩并方便子长、清涧、延川等县的农村学生入学，陕甘宁边区在瓦窑堡创办子长中学。刘端棻（后王志匀）为校长，宋养初（后赵亚农）为副校长。最初设4个班，后增为6个班。1947年8月，该校转移到佳县，根据上级指示，大部分学生并入绥德师范和米脂中学。（450511）

同月　太行区左权县发起“红星小学”运动。红星小学的标准：（一）争取80%的儿童就学；（二）和社会、生产、家庭、战争密切结合；（三）创造经验，交流经验。10月，左权县进行“红星小学”初选，下年4月复选，全县共选出10个“红星小学”。通过“红星小学”运动，推动了全县文教工作（冬学、民校、卫生、广播、戏剧等）的开展。此后，太行第二专署向所属各县推广左权县开展“红星小学”运动的经验。（450512）

6月 4506

1日　抗大总校成立9周年庆祝大会在陕北绥德举行。抗大政治部主任徐文烈发表讲话，认为抗大有两次最大的发展，一次是1938年和1939年，曾扩大到2万多人，大批知识分子涌进学校，对军队建设和解放区的扩大起了很大作用。另一次是现在的第8期，只以总校和七分校来说就有1万多人。如果抗大前一次的壮大曾给坚持抗战以重大贡献，那么，这次的壮大将对抗日战争的胜利反攻做出重大贡献。抗大现在已由保存干部转变为积极地提高干部，以适应

时局发展的需要。（450601）

同日 延安第二保育院成立，简称“二保”。张炽昌为院长。其任务是解决出征干部的子女拖累和抚育烈士遗孤。最初入院儿童有60多名，最大的6岁，最小的1岁半。保育院成立后，朱德多次来看望孩子，并指示保育院领导和工作人员：“孩子的父母在前方打仗，你们一定要把孩子带好，让他们的父母放心。孩子的伙食标准，要按照医院伤病员的标准发给。”胡宗南军队向陕甘宁边区进犯，该保育院转移到太行区，1948年1月改属晋冀鲁豫边区政府教育厅领导，同年9月改属华北人民政府领导，并改名为“华北实验保育院”。新中国成立后，进入北京，改称“北京六一幼儿院”。（450602）

7日 太岳行署在士敏县郑庄召开教育座谈会。也称“六六”教师节座谈会，历时21天。参加座谈会的有各中学校长和部分高小、初小校长、教员以及教育部门干部，共70余人。会上表扬并奖励了李克艰、邓仪、卫竟成、霍材悟等教育模范。中共太岳区党委宣传部部长赵守攻在讲话中指出，小学的民办方针就是由老百姓自己按照其需要来办学校，教育自己的子女，这样才能使小学教育与群众打成一片。普及教育的方向是“学校门敞开，谁愿学习谁进来”，要使用各种各样的办法，组织校内和校外的儿童都能接受教育，村里的广大群众也能受到教育。教育与群众联系的关键是教员要成为事事懂、人人爱的人。教育和战争、生产不能分家，学校和家庭要成为一疙瘩，才能使学校教育和家庭教育一致起来。要确立民主的爱生敬师关系，对学生要多表扬、少批评，当众表扬、个别批评，形成新的民主教育的作风。在教学方法上，启发诱导应成为基本原则。太岳行署副主任裴丽生在总结报告中指出，大会阐明的新教育方针是正确的，我们已创造了本区适用的经验。教育工作是坚持与建设根据地的主要柱石之一，忽视教育是完全不对的。（450603）

10日 苏中行政公署发布《苏中私塾管理暂行规程》。共10项47条。规定：私塾可成为乡学的特约儿童班，在乡文教统一计划与指导下负责一部分儿童教育工作，并得逐步改进为民办小学。在私塾较多的地区，县政府应设立私塾辅导员，专司私塾改进事宜。在未设立私塾辅导员的地区，应由乡文化教育委员会负责检查私塾成绩与办理情形；出席塾董会，推动私塾改进工作；协助塾师组织儿童团或与学校儿童团配合，从事抗战建国活动；解决私塾改进中所发生的困难问题以及其他有关私塾改进事宜。私塾的儿童管理应采用说服鼓励办法，旧日的体罚应绝对禁止。（450604）

15日 东江纵队政治部在罗浮山白鹤观召开国事座谈会。参加座谈会的各界名流300多人，一致同意成立博罗县抗日民主县政府。7月7日，博罗县抗日民主县政府正式成立。不久，县政府开办行政训练班和暑期小学教师研究工作团，并筹备恢复罗浮中学，发展教育事业。（450605）

20日 中共中央山东分局发出《关于轮训区村干部的指示》。指出目前本省的区村干部绝大多数是新提拔的农民干部，其主要缺点：对政策了解太差，工作不会做和做起来简单化，文化程度太低和基本知识太缺乏。轮训区村干部的目的，主要就是解决这些问题。本年训练区村干部的要求：一是和山东形势的变化结合起来，抓紧时间训练出一批思想上有准备、工作上有办法的区村干部。二是和即将开展的民主运动结合起来，弄清楚查减政策执行中的偏向，村干忘本、变工组垮台的原因，“三三制”及民主工作怎么做，使干部懂得如何去执行政策法令，学会团结群众和党外人士。训练方针是反对教条主义和经验主义，使政策思想原则的教育和检讨工作计划的具体内容完全结合起来。轮训时要贯串基本知识的教育，也要组织文化学习，最后可以进行鉴定，把实际的认识和表现提到思想作风原则上来教育党员。此次以县为重点进行轮训。地委暂时不办训练班，可抓紧时间帮助一县，创造经验，指导各县。训练时间以1月左右为宜。各县县委整风可和办训练班结合起来进行。（450606）

23日 在淮北行署教育处召开的第八次行政会议上，中共淮北区党委宣传部部长冯定做《教育改革中应防止“矫枉过正”与“因噎废食”》报告。指出有些地方教育的失败，不是由于执行“干部教育重于群众教育，成人教育重于儿童教育”的方针，而是在认识上和方法步骤上有极严重的偏向，是“矫枉过正”。由此而说方针错了，无异于“因噎废食”，同样是偏向。报告对淮北区教育工作提出具体的建议。（450607）

28日 太岳行署发布《优待抗工属子弟及贫寒人民子弟入学办法》。规定享受优待的高小生占学生总额的20%，优待项目包括公粮和每月20元学习费。优待粮食标准：抗工属及贫寒人民每年每人全部收入折合小米1市石5斗以下者，其家属入学每人每日以1斤优待之（内有油盐米3两），全年按12个月发给；抗工属每年每人全部收入折合小米2市石以下者，其家属入学每人每日以11两5钱小米优待之（内有油盐米1两5钱），全年按12个月发给。外来抗工属子弟入初小者，亦照前述标准予以优待。（450608）

7月 4507

2日 《解放日报》报道，晋冀鲁豫边区政府创办财经干部学校和农业中学各1处。这2所学校除抽调县区乡现任财经干部、合作社干部入校学习外，还招收部分解放区和沦陷区的中小学生。学习时间为2个月，毕业后由政府分配担任分区以下的各级财经干部、合作社会计、农业技术员和推广员等工作。（450701）

10日 《解放日报》发表绥德师范教员王云风《中等学校值得研究的几个问题》。文章认为，为了实行“教导合一”，在教导处之下不设教务科和训导科，只设1个教导员就可以了。如果教员、教导员真正负起责任，并且加强学生自治组织，班主任也可以不设。“教导合一”不只是把教务和训育两个机构合在一起，而且要求教师不仅教书，也要在教课中贯彻教导的目的。教育和实际结合，应该根据需要和目的，从现实出发，基本上应贯彻在各科的教导上。学生参加一定的社会工作和社会活动，必须有计划、有步骤、有组织、有指导。要做到用学习指导工作，就必须使工作和学习紧密地联系起来。（450702）

13日 《大众日报》发表《在民主运动中继续贯彻教育大改革的方针》社论。指出教育大改革的方针是完全正确的。在教育大改革运动中，涌现一些教育英雄和模范教育工作者，开始树立了教育与群众、与实际相结合的作风。在教育大改革中也出现相当严重的偏向，犯了主观主义、急性病和简单化的毛病。例如庄户学的经验被证明是可以普遍推广的，但它是一种不正规的群众性村学。有的县从上到下还没有搞清“庄户学”的实质，就下令“小学一律改为庄户学”，结果原有的小学取消了，庄户学也没有办起来，或者办起来也很少起作用。这实际上是把反对旧型“正规化”变成反对一切正规化。有的地方形成对小学教员的排斥和洗刷，有的地方对留在岗位的小学教员采取轻视和冷淡的态度，致使他们相当的苦闷和不安心工作。并要求，各级党政民领导应抓紧对教育工作的领导，发挥教育工作的一切力量，为民主运动服务。同时要在民主运动中建设新教育，重新研究新方针，订出具体方案，介绍典型模范，从教育实际情况和群众的需要与自愿出发，掌握“贯彻方针，照顾实际，决定步骤”的原则。一般来讲，妇女识字班的经验证明是可以普遍推广的，青年也可以办青年识字班。这可比庄户学要正规一些。生产战斗等政治教育和文化可以并重，应订出制度和课程，以培养根据地的青年一代。儿童教育无论比较正规的小学，还是比较不正规的识字班，学习时间都应该长一些。应该订立学制和课程，也要编印课本，有条件成立中心小学的就应该成立。高小可为半干部学校性质，可培养区村所需会计、文书、“小先生”及干部技术人才。各地在有条件的情况下，都可以设立高小。学校以训练干部为主，但学校与训练班又有区别、有分工。训练班主要是轮训在职干部，学校则比较正规地专门提高不在职干部。学校也应有一定的学制和课程，乃至分别专科，有计划地培养人才。把一切学校简单化转为整风训练班，是不适当的。还强调，应把教育当成百年大计来建设，当然也要照顾当前根据地建设的各种需要。（450703）

16日 《解放日报》报道，太行区为了适应抗战形势的需要，决定各专区分别成立干部中学，以培养大批实际工作干部。这些中学以招收现任干部为主，同时招收一部分高小毕业生和在乡知识分子以及沦陷区的知识青年。其教育方针：根据干部的实际斗争经验进行思想政治教育，确定为人民服务的人生观，从总结经验中学习政策业务，提高文化水准和加强自学能力。开设课程有太行区建设、算术、自然常识等。（450704）

21日 《新浙东报》报道，浙东行署文教处发出《关于暑期小教集训工作的指示》。要求各县按照自愿原则，在暑期内动员一定数量的小学教师集训，以研究会、座谈会、服务团、工作队等各种组织形式，对小学教师进行思想政治教育和业务教育。集训工作的总方针为政治上的启发、思想上的教育及工作上的实习。集训时间至少3周至40天。（450705）

24日 冀晋行署发出《关于完小改造问题的指示》。指出本区完小目前存在的缺点：在性质上认识不明确、不一致，教学上缺乏明确的目标和长远的计划，贫苦学生少，学生程度太低。提出完小高级班可以分别担负不脱离生产的区村干部培训及准备升学教育的两种任务，完小高级课程一般仍以提高文化为主。文化课教材在统一课本编好前，仍以之前发的国语课本等为基础，并选择补充教材，由各校使用。教导方法必须贯彻学以致用的原则，各科教学要和当前群众实际斗争相结合，并启发学生自由阅读，发现问题和钻研问题的精神。应对现任教员做必要的审查，不称职者适当调动，并可提拔一部分好的初小教员或在职干部担任高小教师。为使贫苦优秀干部入学，可由县公产收入中予以一定的粮食费用，并逐步使其向半耕半读的方向发展。完小高初级仍为统一体，校长对初级部仍为领导关系，同时完小所在的区对附近初小教师的学习及工作的指导亦应注意。（450706）

本月 在鲁中区第一届参议会上，鲁中行署代理主任马馥唐做施政报告。指出鲁中区小学教育经过1944年秋整风以后，提出教育改革，明确以成人教育为主的方针，强调走群众路线，一切措施要经过群众讨论商量，由群众自己办，公家帮助，即向民办公助的方向发展。1945年提出教育为政治服务，与生产、拥军任务结合，贯彻新教育方针，有步骤地转变小学教育。全鲁中已有小学2033处，学生71 362人。群众教育方面，1943年有冬学2608处，入冬学只有84 113人。由于1944年后贯彻了新教育方针，办冬学13 625处，入冬学者达到458 187人。（450707）

同月 太岳行署做出《关于中学教育的决定》。明确中学的任务是培养解放区所需要的县区初级干部。学生毕业后，不再经过任何训练，便可以参加实际工作。中学学生来源，应该是吸收高小毕业生，需要提高文化水平的在职干部、工人，乡村知识分子和敌占区知识分子，但必须特别照顾贫寒子弟与干属子弟。中学由各专署直接领导，规定为2年制，课程有时事、解放区建设、生产、对敌斗争、国语、实用数学、史地、音乐、卫生。教育方法：（一）教学和实际相结合，和目前斗争相联系；（二）以学生自学为主，先生辅导为辅；（三）为了更加接近实际，第二学年就可以分组教学（如分为行政组、教育组、财经组、民运组等）。学校管理提倡学生自治，培养民主生活习惯。（450708）

同月 《太岳政报》第4期发表《敌占区学校》。文章表彰了一位在敌占区学校工作6年之久、坚持抗日教育的教师（未披露姓名）。介绍这位教师把学校装潢得像个伪新民学校，但是始终进行抗日教育。他把抗日课本拆散夹在伪课本内进行教学，还自编教材向学生进行打倒日本侵略者的教育。他利用学校阵地进行抗日宣传工作，揭露日军的暴行，启发儿童的爱国心。他常讲古今民族英雄的故事，在学生中进行不给鬼子带路、不给鬼子说实话、不读鬼子书、不学说鬼子话、不吃鬼子糖、不受鬼子骗的教育。他的事迹，人们听了莫不肃然起敬。（450709）

8月 /4508

2日 《晋察冀日报》报道，边区公安管理处警卫事务人员采用民办公助方式，办起民校。讲授课程有时事、根据地建设、解放区地理、怎样做一个共产党员等。（450801）

9日 中共中央主席毛泽东就苏联对日宣战发表声明，指出："由于苏联这一行动，对日战争的时间将大大缩短。对日战争已处在最后阶段，最后地战胜日本侵略者及其一切走狗的时间已经到来了。"8月15日，日本侵略者宣布无条件投降。中国共产党领导的人民军队在8月9日至9月2日的反击作战中，收复包括华北重镇张家口在内的县以上城市105座和广大乡村，几乎切断日军占领区所有铁路线，歼灭日伪军7万多人。（450802）

12日 陕甘宁边区教育厅编辑的《边区中等教育资料》第1期出版。在《编辑说明》中，编者指出："编辑这个资料是为了交流各校的工作经验以及教学各方面的意见，借以启发、提高各校同志业务研究的兴趣，达到改进工作的目的。"该刊取材范围包括各校对边区教育厅的通信、报告以及其他材料，不定期出版。1946年10月15日终刊，共出版11期。（450803）

19日 山东省政府颁布《新收复城市文化教育纲要》。指出收复城市后，应接收敌伪一切文化教育宣传机关及其财产，根绝一切法西斯的奴化教育毒素及其影响，树立民族的科学的大众的新民主主义的文化教育，团结与改造知识分子、青年学生、各种专门人才和文化工作者，吸收他们参加新中国建设事业。（450804）

同日 浙东行署文教处发出《关于当前任务的紧急指示》。要求浙东文教部门所有同志，在日本已无条件投降、抗战胜利果实眼见就可获得的形势下，应立即进行下列具体工作：各学校延迟开学1个月，将一部分教师动员出来组成战地服务团体帮助前线作战，另一部分教师留下动员当地群众特别是农民群众投入各项紧急工作（如后方警戒、担架、参军等）；把14岁以上学生组织起来，进行乡村宣传工作以及交通联络和警戒等工作；把当地所有知识青年动员起来，参加战地服务工作或发动组织工农群众；各地所有组织起来的教师、学生以及地方知识青年，均应积极地参加秋收斗争和贯彻政府的减租减息法令；各县政府应立即准备接收即将解放和已解放城镇的教育机关，并在我军进入新解放城镇后立即分别召开教师、学生、地方知识青年座谈会，动员他们协助军队和政府做好各项工作；推动和帮助各地各界知识青年团体立即成立青年联合会。（450805）

22日 山东省政府委员会举行第一次会议。决定由杨希文任省政府教育厅厅长，孙陶林任副厅长。并决定成立山东大学，李澄之任校长，田佩之任副校长。（450806）

23日 中共淮北区党委发出《关于收复城市工作的指示》。提出对新解放城市中的文化教育机关，如学校、报馆、印刷厂、图书馆、医院、卫生机关、戏院、电影院等，应在原有人员中物色可以使用的人员负责。如一时找不到适当的人选，应先把这些机关控制起来，不许破坏。（450807）

26日 苏中行政公署颁布《新收复城镇文化教育事业暂行管理办法》。共10条。规定为了工作方便，新收复城镇可设立文化教育事业管理委员会，由政府派员并聘请地方知名人士、文化教育工作者共同组成，由它秉承政府意志，协同进行以下工作：各种文化教育事业的接收与管理；办理登记与调查；调整人事，推荐人员；整顿并筹划地方文教经费；审查教材及各项读物；其他有关文化教育事业的恢复管理事宜。还规定新收复城镇各种文化教育机关原有工作人员，在服从政府法令、不违背新民主主义教育政策的原则下，准予继续供职。（450808）

30日 渤海行署做出《关于开办渤海公学及训练知识青年的决定》。决定由行署开办渤海公学，各专署开办青年学校。渤海公学学员由各县府专署甄别保送中等学校毕业、肄业等学历者，学习期限定为1年。其在校期间伙食讲义费由政府供给，其余自备。毕业后，按在校成绩和个人自愿分配工作。学习内容有新民主主义论、论联合政府、政治常识、根据地建设政策及专门技术。由专署办理的青年学校基本是训练班性质，招收中等学校毕业、肄业等学历者，学习时间为1~3个月。结业后，思想进步而有工作能力者，分配工作或做教员。一般的回原籍，以便通过他们掌握农村思想阵地。（450809）

本月 为了培养新民主主义建设人才，苏北行政委员会决定将盐阜一联中改为苏北工业专门学校，设土木工程、化学工业、电气机械3系。江重言为校长，顾崇实为副校长。将盐阜二联中改为苏北盐垦专门学校，设农业、纺织、盐业3系。熊梯云为校长（兼），王启宇为副校长。本年冬，苏北盐垦专门学校改名为“苏北农纺专门学校”。（450810）

同月 日本无条件投降后，设在延安的日本工农学校全体学员和日本人民解放同盟、日本共产主义者同盟召开出发纪念大会。八路军总参谋长叶剑英发表讲话。会后，日本工农学校学员告别延安，走上新的战斗岗位。（450811）

下　编

1945.9—1949.9

解放战争时期解放区的巩固和扩大

抗战胜利后，中国共产党为了争取和平，避免内战，派毛泽东、周恩来等于1945年8月28日从延安飞抵重庆，与国民党代表和蒋介石进行谈判。双方于10月10日签署了维护国内和平的《国民政府与中共代表会谈纪要》，即“双十协定”。1946年1月10日，双方又正式签订停战协定，并成立了由两党代表及美国代表组成的军事调处执行部，负责监督执行停战协定。同一天，政治协商会议在重庆召开。经过协商，通过了“和平建国纲领”等五项协议。

1946年6月，国民党当局在完成战争准备后，撕毁停战协定和政治协议，以围攻中原解放区为起点，发动全面进攻，全面内战由此爆发。解放区军民奋起自卫，在一年多的时间里，粉碎了国民党军队的全面进攻和对陕北、山东解放区的重点进攻。1947年下半年，人民解放军以刘邓大军强渡黄河、千里跃进大别山为标志，由战略防御转向战略进攻，将战争引向了国民党统治区。1948年秋至1949年初，经过辽沈、平津和淮海三大战役，人民解放军摧毁了国民党赖以维持统治的主要军事力量。接着，人民解放军的百万雄师跨过长江，向全国进军，不断地开辟新的解放区。

1949年3月，中国共产党召开七届二中全会，确定了在夺取全国胜利的新形势下，党的工作重心实行战略转移，即从农村转移到城市。这次中央全会结束不久，中共中央及所属机关陆续进驻北平，开始了筹建中华人民共和国的工作。在世界的东方，一个崭新的中国就要诞生了。

在解放战争时期，中国共产党领导的解放区有华北解放区、东北解放区、陕甘宁解放区、晋绥解放区、山东解放区、苏皖解放区和中原解放区。

（一）华北解放区

华北解放区是在晋察冀边区和晋冀鲁豫边区两块抗日根据地的基础上发展起来的。它位于同蒲铁路以东，陇海铁路以北，山海关以南，是联系东北、西北、华东、中原四大解放区的中心。

抗战胜利后，晋察冀边区划分为冀晋、冀东、冀中和冀热辽4个行署，控制了察哈尔、热河两省全部，河北省大部和山西、辽宁各一部，管辖124县和4个市，面积20多万平方公里，有人口2600万。晋冀鲁豫边区划分为太行、太岳、冀南、冀鲁豫四个行署，控制了山西大部，河南、河北、山东各一部，管辖207县，面积约15万平方公里，有人口2800万。

1947年11月石家庄解放后，晋察冀边区和晋冀鲁豫边区连成一片。1948年5月，中共中央决定将晋察冀边区和晋冀鲁豫边区合并为华北解放区，并成立了以刘少奇为书记的中共中央华北局。同年9月，华北人民政府成立，初辖北岳、冀中、冀鲁豫、冀南、太行、太岳、晋中7个行署和石家庄、阳泉2个市。1949年8月建省以后，华北解放区管辖河北、山西、察哈尔、绥远、平原5个省和北平、天津2个市。华北人民政府亦成为中央人民政府的前身。

（二）东北解放区

东北解放区是抗日战争胜利后，由中国共产党开辟的一个新解放区。它地处我国东北，在山海关外，其西南与冀热辽解放区毗连，东南与山东半岛隔海相望，西、北、东与蒙古、苏联、朝鲜接壤，有人口3000万，划分为辽宁、安东、辽北、吉林、嫩江、松江、黑龙江、合江、牡丹江、热河共10个省。

九一八事变后，东北地区被日本侵略者占领。1945年8月，苏联对日宣战，远东红军出兵东北。这时，中共中央组成以彭真为书记的中共中央东北局，率领包括20多位中央委员和中央候补委员在内的两万多名干部，和从华北、山东等地八路军、新四军中抽调的10万精兵，配合苏联红军从日本侵略者手中光复了东北全境。国民党30多万军队却由美军通过空运、海运和陆运也来到东北，占据了许多大中城市和重要交通线。在这种形势下，中共中央东北局根据中共中央关于《建立巩固的东北根据地》的指示，有计划地把工作重点转入广大农村，在农村建立了巩固的根据地。从1946年10月至1947年3月，东北民主联军发动多次战役，有效地阻止了国民党军队的进犯，改变了东北战场的形势。

1947年夏，东北野战军（东北民主联军改称）发动夏季攻势，把国民党军队压缩在了北宁铁路和中长铁路线上的少数大城市的重要据点里。接着，东北野战军转入战略反攻，经过秋季攻势、冬季攻势和辽沈战役，于1948年冬解放了东北全境。从此，东北解放区就成了支援全国解放战争的巩固后方。

（三）陕甘宁解放区

陕甘宁解放区的延安在抗日战争时期是中共中央所在地。1947年3月国民党军队侵占延安，以毛泽东为首的中共中央继续留在陕北，指挥全国的解放战争。直到彭德怀率领的西北野战军转弱为强，奠定了陕北战场上的胜局之后，毛泽东和中共中央才离开陕北到达西柏坡。1948年4月22日，延安光复，陕甘宁边区政府迁回延安办公。此时，陕甘宁解放区已从原来管辖5个分区发展为管辖延属、绥德、三边、关中、陇东、黄龙、西府共7个分区55个县市。

1949年2月，根据中共中央的决定，晋绥解放区除绥蒙区外并入陕甘宁边区。原晋绥行署撤销后，所辖各县划归晋西北行署和晋南行署管辖。而陕甘宁边区增加了榆林分区和大荔分区，扩大为9个分区，68个县，面积46万平方公里，有人口270多万。

1949年5月，陕甘宁边区政府迁入西安。为此，成立了陕北行政区，下辖延属、绥德、榆林、三边、黄龙分区，同时成立了宝鸡、渭南、咸阳、商洛分区，并将西府分区改称彬县分区，关中分区改称三原分区。后来又成立了陕南行政公署，管辖安康、南郑2个分区及12个县市。此前晋西北行署撤销，成立了五寨中心专署，领导雁北、雁南、离石3个专署及所属各县，属晋南行署领导。

此后，陕甘宁解放区的管辖区域继续扩大。1950年1月19日，西北军政委员会成立，统一领导陕西、甘肃、宁夏、青海、新疆5个省区及西安市；陕甘宁边区政府撤销，完成了历史使命。

（四）晋绥解放区

晋绥解放区是在晋绥抗日根据地的基础上发展起来的。1946年3月，晋绥解放区调整行政区划，将管辖地区划分为8个分区和一个绥蒙区，共有51个县，人口300万，面积近50万平方公里。它西临黄河，与陕甘宁解放区隔河相望，东面和南面以同蒲铁路、平绥铁路为界，与华北解放区毗连，北面越过峦汉山、大青山，到达百灵庙、武川、陶林一线，与内蒙古大草原接壤。

在解放战争中，晋绥解放区长期处在敌我双方拉锯的状态。1948年7月，华北解放区新设晋中区，晋绥解放区奉命将晋绥八分区全部和九分区、六分区各一部并入晋中区。不久，为了支援西北解放战争，将太岳区的临汾地区、运城地区的19个县划归了晋绥解放区，于是晋绥解放区新设第十一行政专员公署管辖这一地区。此时，晋绥解放区的南界达到山西的蒲州、芮城、平陆，直抵黄河北岸。全区南北纵长1000公里，东西横贯250公里，面积79000平方公里，人口为480余万。这是晋绥解放区在历史上面积最大、人口最多的时期。

1949年初，晋绥解放区的绥蒙地区（后成为内蒙古自治区的一部分）划归华北局领导，其余地区并入陕甘宁解放区。1949年9月山西省人民政府成立，并入陕甘宁解放区的山西各县统一归属山西省人民政府领导。

（五）山东解放区

山东解放区的基础是山东抗日根据地。1945年8月日本无条件投降后，战斗在山东的八路军各部队组成5路大军，向敌占城市和交通要道进攻，收复烟台、威海等重要城市，使津浦铁路以东、天津以南、陇海铁路以北的广大国土获得解放。此时山东解放区管辖的区域，包括津浦铁路以东的山东部分和河北、江苏两省的一部分，设置了鲁中、鲁南、滨海、胶东、渤海5个行政公署和烟台、威海两个省辖市，有人口2000多万。

1945年10月，中共中央华中局与山东分局合并，组成中共中央华东局。1947年1月，新四军军部兼山东军区、华中军区合编为华东军区。全面内战爆发以后，在山东的人民解放军按照中共中央以歼灭敌军有生力量为主要目标、集中优势兵力各个歼灭敌人的作战方针，在胶济路方向作战，歼灭了国民党进犯军的部分有生力量，1947年上半年进行了鲁南战役、莱芜战役和孟良崮战役，粉碎了国民党军队对山东解放区的重点进攻。1947年9月至1948年7月，陈（毅）粟（裕）大军连续发动胶河战役、春季攻势和夏季攻势，解放了许多重要城镇，把国民党军队围困在济南、青岛等少数孤立的城市里。

1948年9月，人民解放军解放了山东省会济南。其后经过淮海战役的战略决战，山东全境解放。此时，山东解放区设置了渤海、胶东、鲁中南（由鲁南区、鲁中区、滨海区合并而成）3个行政区和济南、青岛、徐州、潍坊4个省辖市，管辖18个专署区，有152个县。

（六）苏皖解放区

抗战胜利后，中国共产党主动让出位于长江以南的苏南、皖中、浙东3块抗日根据地，将长江以北江苏和安徽交界地区的苏中、苏北、淮南、淮北抗日根据地联合在一起，形成了苏皖解放区。1945年11月，成立统一的苏皖边区政府，管辖东临黄海、西跨津浦铁路、南至长江、北抵陇海铁路的广大地区，设8个行政区和清江直辖市，包括江苏32个县，安徽18个县，河南3个县。此时，苏皖解放区的面积约10万平方公里，人口近3000万。它处于连接华北和华南的中心地带，又是山东和中原相通的交通要道，战略地位十分重要。

1946年底，苏皖边区党政机关随主力部队撤到山东。1947年9月，中共华中工委和华中行政办事处成立，逐步地恢复了苏皖解放区。1949年3月，根据中共中央指示，中共苏北区党委和苏北行署成立，管辖原苏中区、苏北区和淮南区、淮北区的津浦铁路以东部分，并分设扬州、泰州、南通、盐城、淮阴等专署区。淮南区和淮北区的津浦铁路以西部分，则由新成立的中共皖北区党委和皖北行署领导。

（七）中原解放区

解放战争初期的中原解放区主要是指抗日战争时期的鄂豫边区。这块抗日根据地在日本投降前夕，管辖区域已包括东起安徽宿松和江西彭泽，西至湖北宜昌，北起河南中部的叶县、舞阳，南抵洞庭湖畔的广大区域，有人口1300余万，建立了7个专员公署和38个县政府。抗战胜利后，鄂豫边区的党、政、军、民机关和部队按照中共中央的指示，由平汉铁路以东的大悟山地区转移到了平汉铁路以西河南信阳的四望山地区。1945年10月，鄂豫边区正式更名为中原解放区，成立了以李先念为司令员的中原军区，并重建了中共中央中原局。

1946年6月，国民党军队向中原解放区大举进攻。中原解放军主力分散突围，撤出了中原解放区。1947年6~9月，刘邓大军、陈谢大军强渡黄河，和陈粟大军一起开辟了中原战场。到1948年初，已恢复和扩大了曾被国民党军队侵占的中原解放区。到1948年5月，中原解放区分设鄂豫、豫皖苏、豫西、桐柏、皖西、江汉和陕南7个区党委和军区，辖37个专员公署、10个市政府和190个县政府，有人口5000万。

1949年5月，武汉解放。中原临时人民政府从开封迁到武汉。中共中央中原局改称华中局，12月又改为中南局，驻武汉，领导中共河南、湖北、湖南、广东、广西五省省委。

1945年（下）

9月 4509

5日 中共中央晋绥分局发出《对当前宣传教育工作的指示》。要求各地运用党内整风与经常性的教育组织，在干部党员中进行更加深入的阶级教育。各地区机关部队学校均须规定每周一天为“对群众宣传日”，尽量动员所有能做宣传的人员出外宣传。同时应以行政村为中心，建立经常性的读报组织，吸收农村中的积极分子参加，责成参加读报组的积极分子团结一定数量的群众，随时将时事消息传播到群众中去。（450901）

9日 胶东行政公署任命张静斋为教育处长，李芸生为胶东建国学校校长，还任命各专署、市教育科长等。（450902）

12日 胶东行政公署颁布《胶东区中等学校教育暂行规程（草案）》。共15章82条，规定中等学校教育以培养民族意识及民主精神、培养科学知识及生活上必需的技能、培养建设新中国的人才为宗旨。公学、中学、师范、职业学校等，皆属于中等学校。中等学校的实施原则为扬弃旧教育，树立新民主主义新教育。高、初级修业年限均为3年。此外，还规定了中等学校的设置与领导，公学普通科、中学、公学师范科、师范的课程以及经费、学生待遇、成绩考查、学生组织、教职员、工作制度等条款。（450903）

15日 渤海公学正式开学。校长为陈梅川，副校长为刘冠甲、王延青。学员分在职干部队和普通队。在职干部队暂以整风为主，普通队设行政、财经、教育、医务等科，学习期限均暂定为1年。学习课程分必修课、专修课、选修课。必修课有《新民主主义论》《论联合政府》《政治常识》及根据地建设政策等，选修课以文化教育或理论教育为主。到1947年，渤海公学共培训初级干部1200余人。（450904）

16日 太岳区重新公布《优待抗工属子弟及贫寒人民子弟入学办法》。规定优待抗工属子弟及贫寒子弟入学，必须首先优待家境贫寒者。如其家境贫寒程度相同，则依功课分数及操行分数之优劣规定优待次序。在高小享受优待的抗工属及贫寒人民子弟，可占学生总数的20%。（450905）

21日 胶东行政公署发出《关于开展新解放区群众教育工作的指示》。要求：（一）新解放城市应首先进行社会宣传，迅速恢复中小学校，尽量收容青年儿童入学；（二）恢复小学，应尽量利用原来的小学，求得迅速开学，收入失学儿童，安定社会秩序；（三）学校教员，可以大量运用原来教员，予以登记，训练改造；（四）从根据地抽调一批教员，作为核心和骨干；（五）社会宣传多样化，可以利用民众教育馆，成立市民俱乐部，逐渐成立各种民校、学习班。（450906）

22日 滨海行署为了培养建国人才，决定以滨海中学为基础创办滨海建国学院。刘导生（后丁梦荪）任院长。该校初设短期班，除原有行政、群工、教育等队外，增设工矿、交通、医务、经济建设等科，并附设研究班。共有学员450余人，学习期限暂定为3个月。1946年12月，山东大学附中与滨海建国学院合并，成立滨海公学。（450907）

同日 滨海行署决定成立滨南中学，以郇华民为校长。计划招生150名，学习期限半年。（450908）

26日 晋察冀边区行政委员会公布《施政要端》。其中第七条规定：摧毁敌伪奴化教育，实行民族的民主的科学的大众的文化教育政策，审查与改造师资，审查与改造教材。敌伪所设学校须经政府审查立案，始准开课。奖励并扶助人民大众的文化事业的发展。（450909）

28日 中共中央冀鲁豫分局发出《关于冬学运动的指示》。指出本年冬学运动必须在时事教育、翻身教育的启发中提高群众的阶级觉悟，在思想上发动群众掀起保卫和平、制止内战、参军生产与减租运动的新高潮。要求各级党委十分注意对冬学的领导，在布置冬学时，应将冬学与当前的中心工作结合起来。因为本年的冬学偏重于政治思想教育，故冬学教员应主要由好的村干部担任，教学方式上应力求活泼，多启发群众发表意见。在冬学中，一定要坚持群众需要和自愿的原则。（450910）

30日 重庆谈判期间，毛泽东在红岩会见青年学生，勉励他们努力学习，努力工作，准备担负更重要的任务。（450911）

本月 鲁中区泰南中学成立。校长由专员程鹏兼任，曹杰村任副校长兼教导主任，学生有100多人。不久，该校并入鲁中公学。在此前后，胶东行署决定将胶东建国学校改为知识分子与技术人员训练队，各专区干部训练班均改为普通中学，即恢复西海中学、南海中

学、北海中学和东海中学。（450912）

同月 冀东行署决定在玉田县城筹办建国学院，由行署主任张明远兼任院长（后由行署教育厅厅长纪之兼任）。该校于11月开始上课，设政治班、文教班和财经班，第一期招生500余人。不久学院迁遵化，增设地干班、司法班和研究班。该院共办5期，培养干部2000余人。（450913）

同月 中共浙东区党委发出《关于对新解放地区各界人民宣传工作的指示》。指出在新解放地区，团结和争取大批知识青年，使他们成为宣传我党主张的桥梁，是很重要的。对于他们应尊重其人格，切勿伤害其自尊心，要向他们说明共产党争取团结与改造知识分子的政策，要很好地利用其才能，给予其工作上的方便，适当地组织他们进行宣传教育工作。对于中小学教师，一般应使他们担任原职。对于原有的学校和民教馆，应充分加以利用。（450914）

10月 4510

1日 冀晋行署发出《关于全面深入开展冬学运动的指示》。指出抗战业已胜利，本年冬学运动的任务，是启发和提高群众的民主思想，加强对建设新民主主义新中国的信心。在根据地和新解放区，冬学运动应普遍实行以政治教育为主、文化教育为辅的方针。继续贯彻民办公助精神，与生产运动相结合。（451001）

2日 山东省政府发出《关于冬学运动的指示》。指出本年的冬学仍以政治教育为主，普遍系统地进行时事教育与前途教育。在以政治教育为主的原则下，注意加强生产教育。至于文化识字教育，亦应比往年提高其地位，对儿童和青年的文化识字教育更要加强。强调本年的冬学运动是在教育大改革的基础上进行的，各地要切实掌握以干部教育为主的原则，也要重视儿童教育，对现有小学教师要团结使用。要求各级政府注意本年冬学中各种教育形式和教材教法的研究创造，并注意培养典型和模范，及时地总结冬学运动的经验。（451002）

4日 晋察冀边区行政委员会发出《关于抗日军人、干部子弟及沦陷区学生入学优待办法的决定》。明确抗日军人、干部子弟入学及沦陷区青年来边区就学，有被录取的优先权，入学后得按不同情况予以实物优待。对实物优待以及公费生的掌握和确定做出了具体的规定。（451003）

5日 晋察冀边区行政委员会公布《关于课本、群众读物、儿童读物的征集与奖励暂行办法》。指出应征和受奖的读物，其内容应符合新民主主义文化教育方针，反映与指导边区人民的实际斗争，适合人民日常生活的需要，形式和体裁不拘，但要通俗易懂。小学民校课本须适合做教材。凡评定合格者，除酌情付印外，给予相应奖励。（451004）

9日　根据陕甘宁边区政府关于开办边区妇女卫生纺织学校的决定，边区民政厅和教育厅联合发出招生通知，指出招生对象以边区籍干部为主，包括妇女干部、各级干部家属、农村优秀妇女及抗日军人家属等。招生100人，学习期限暂定10个月，旨在培养在边区农村做卫生工作和家庭纺织工作的干部。（451005）

10日　渤海行署决定各专员区普遍设立中学，行署直接举办渤海公学，以普遍教育培养知识分子。具体要求：设立山东省立惠民中学，内设高中、初中、师范、职业等部，冯基民兼任校长；渤海区立耀南中学移设他处，设高中、初中、师范等部，刘冠甲任校长；第一、第二、第三专员区分别设立渤海区立第一中学、第二中学、第三中学，刘冠英、魏达展、刘春圃分别担任校长。以上各中学的教育目的，在于培养改造新解放区知识分子。课程定为必修课和选修课两种，必修课为政治教育思想教育，教材以《新民主主义论》《论联合政府》《论解放区战场》和《中国史话》（或《中国革命运动史》）为主。学习方式采取自学或报告、讨论（从小组讨论到全班讨论）的方式。修业期限暂定为1～2年。一般优秀纯洁青年，可随时发给修业证书，介绍投考渤海公学继续深造。上述各中学受行署教育处、专署教育科领导，各校均设董事会议。教员中除政治教员外，需大量吸收旧中学教师任选修课教员。教职员生活待遇与工作干部同。（451006）

12日　冀晋行署发出通知，就新收复城市小学及教育工作领导上的几个问题做出规定。其中要求，城市小学课本要先准备好，一定要印刷清楚，装订整齐，入城后应迅速开学，废除敌伪课本，换上新课本，不得因学生无书便采用敌伪课本。收复城市后，所缴获的印制工具（石印机、铅印机等），应先归教育部门使用，以作印刷教材、开展宣教工作之用。（451007）

13日　山东省政府发布《关于群众时事教育的指示》。要求各地立即在广大人民中进行为期1个月的时事前途教育，弄清抗战是靠谁胜利的、日本投降了为什么还不缴枪、战后我们要一个什么样的中国等问题。指出这种时事前途教育，应与当前的任务和行动结合起来，并要求将进行情况及所编教材随时报告省政府。（451008）

16日　抗大总校部分教职学员奉中央军委命令，在副校长何长工率领下由陕北绥德出发，经晋绥边区和晋察冀边区挺进东北。1946年2月抵达通化，筹办东北军政大学。抗大其他各分校在各地筹办军政学校，担负起培养新干部的任务。（451009）

17日　淮北工业学校招生。初级班不分科，高级班分机械工程、化学工业、水利工程3科。凡17～28岁男女青年，身体健康，具有初中毕业或高小毕业程度，或具有小学程度的

熟练技术工人，均有入学资格。（451010）

20日 晋绥边区抗联和青联发出《关于冬学工作的指示》。指出冬学是今冬明春深入发动群众，提高干部和群众思想觉悟的中心环节，各地应动员村干部、劳动英雄、积极分子、青年、妇女和农民群众踊跃上冬学，形成自动入学的热潮。晋绥边区行政公署于9月1日发出《关于一九四五年冬学工作的指示信》。指示信要求：冬学的教育内容必须以群众为主，依据当地具体情况和不同对象（干部、群众，男人、女人，老人、成人、青年、儿童，民兵、变工队员等）规定其不同的重点，做到做什么就学什么。（451011）

23日 陕甘宁边区政府发出《关于今年冬学的指示信》。指出本年的冬学应该量力而行，以公办为主或民办为主，或两者并行，看当地群众的情况决定。必须坚持需要与自愿的群众路线，严格纠正命令主义。要求进一步提高群众的主动性，更多地注意启发、鼓励和帮助农民自己动手来办冬学。（451012）

25日 毛泽东在抗大七分校做报告，欢送即将上前线的学员。指出：我们的总任务，是为全国和平而奋斗，把敢于进攻我们的反动派打垮，取得和平。希望扩大队伍，巩固队伍，一定要把官兵关系搞好。要和老百姓搞好关系，关心他们，解决他们的困难。我们的军队要和全体人民团结起来。（451013）

同日 晋察冀边区行政委员会发出《关于普遍深入开展冬学运动的指示》。明确本年冬学运动的任务，就是普遍深入地进行时事教育。老解放区在冬学中适当注重文化教育，继续开展识字运动，但必须把文化教育与时事联系起来。新解放区在冬学中以政治教育为主，文化教育为辅，与时事教育相联系。（451014）

同日 晋察冀边区行政委员会发出《关于整顿张家口及宣化中等学校的决定》。提出上述两城市中等学校整顿计划：一、工科专门学校，以原张家口交通学院与宣化工科实业学校为基础创办；二、农科职业学校，以宣化农业中学为基础创办；三、商科职业学校，以原张家口市立商业中学为基础创办；四、冀察师范学校，以原张家口师范学校为基础创办；五、冀察中学迁至宣化，就现有基础加以整顿；六、张家口市立女子中学，以原张家口女中为基础继续办，仍为普通中学性质；七、回民商业中学，为照顾回族同胞，可将该校改为公立，继续办学。必要时，各校均可附设短期训练班。（451015）

本月 山东大学在临沂成立。李澄之任校长，田佩之任副校长。该校是在省政府开办的会计、合作、邮电、文化等干部训练班的基础上筹备和招生的，学生主要来源是滨海、胶东等解放区的中学生，也有少数从青岛、济南和上海、南京等敌占区转来的学生。（451016）

同月 滨海区沭水县模范教师袁均礼在滨海区教育会议上介绍创设板泉崖庄户学的经

验。该校结合中心工作，通过秧歌队、剧团、说书、时事漫画和大众黑板报等形式，做了各个时期的集市宣传。（451017）

同月 朱德到延安第二保育院参观。指示保育院要多想办法，把孩子们的生活搞好。还要搞好卫生工作，多带孩子们到室外活动，尽量利用阳光和新鲜空气。这不花钱，又对孩子们的身体健康有好处。孩子们的身体健康了，就会少生病。（451018）

同月 晋察冀边区第五师范学校在山西浑源成立，校长为薛凤霄。1948年春，该校改名为“晋察冀北岳区第一中学”。新中国成立后，先后改称“察哈尔省立第一中学”“察哈尔浑源中学”，1952年底，改称“山西省浑源中学”。（451019）

同月 中共绥蒙区党委和绥蒙政府创办绥蒙建国学院，武达平、韩凌云任正副院长。该院旨在培养具有中等以上政治文化水平的干部人才，为革命战争和根据地建设服务。1946年停办。（451020）

同月 冀鲁豫区在堂邑县柳林镇创办武训师范，王宗约任校长。该校学制3年，旨在为社会培养合格的小学教师。在校期间，学生除学习文化知识外，还开展勤工俭学，积极参加支前服务和党的中心工作。1949年秋，该校改称“平原省立武训师范”。（451021）

同月 中共西北党校从中央党校分出，恢复建制。马文瑞兼任校长，杨成森、高仰云任副校长。（451022）

同月 抗大总校派赖光勋、郭奇率干部大队到达山西长治，筹建晋冀鲁豫军政大学。（451023）

11月 4511

1日 陕甘宁边区《边区教育通讯》杂志创刊。该刊由边区政府教育厅编辑出版。在创刊号上，徐特立撰文称赞陕甘宁边区群众利用多种形式办学，如延安杨家湾小学、米脂东关民办小学、顺宁的巡回学校和镇原的冬学，并建议增加小学教员读物，组织儿童图书巡回阅览室，教员参加农村行政工作会议，把小学校变为一村或一乡的思想领导机关和辩论场所。至1949年5月西安解放后改刊，《边区教育通讯》共出16期。（451101）

3日 冀中行署指示各地，整理学校教育工作时应做到：（一）学校行政组织要少而精；（二）学习与实际结合；（三）教育与生产结合，加强行政领导。此外，还要求迅速纠正浪费教员的现象。（451102）

7日 中共中央发出关于减租和生产的党内指示。明确提出：“在不妨碍战争、工作和学习的条件下，部队、机关、学校仍要适当地参加生产，才能改善生活，减轻人民的负

担。”“利用一切可用的社会现成人才，说服党员同他们合作，向他们学习技术和管理的方法，非常必要。”（451103）

8日 山东省政府发布《关于开展模范运动的指示》。指出开展模范运动，培养大批模范教师、学习模范和模范教育工作者，使他们在工作中起骨干作用、桥梁作用、带头作用，是贯彻新教育方针的中心环节之一。要求本年冬学开办起来以后，立即布置这一工作。各种模范应在冬学工作结束时，根据模范条件，经过选举产生。各行政区教育模范大会可在下一年三四月份召开，推定模范代表5～10人，准备参加全省文教会议，做典型报告。（451104）

同日 大连市政府成立并颁布施政纲领。第7条规定：教育机构应积极筹备各学校开学，保证儿童有受教育的机会，解决青年失学问题。提倡社会教育，使学校教育与社会教育并重。（451105）

12日 晋绥边区冬学委员会指示各地，应当把写作通讯报道当作冬学文化教育的主要内容之一，使学员从练习写作中学习文化，逐渐做到掌握文字工具。冬学学员写出的稿件，可在墙报上张贴，也可在报纸上发表。（451106）

15日 太岳行署发出《关于今年冬学工作给各专员、县长的一封信》。信中指出，冬学应该是各系统的活动中心，是老百姓自己的议事厅，是培养与群众有密切联系的村干部的学校。巩固冬学的有效方法，是使冬学和生产节约度荒相结合，和减租减息相结合，和当时当地的中心工作相结合。在冬学运动中，群众愿意学什么，就赶快教什么，摸着群众的心事，解决群众的具体问题，就会把冬学办好。同时，在冬学中要贯彻表扬、启发、竞赛、对照、问答与少而精的原则，要让群众用民主讨论的方式制定制度和纪律，并自觉遵守这些制度和纪律，把冬学办好。此前，太岳行署发出《关于冬学运动的指示》，要求各地贯彻执行。（451107）

17日 胶东行署发出《中等学校迅速实施以政治教育为主的教育方针的指示》。要求：（一）政治课可另立科目，如时事、政治常识、社会进化史、各种政策等，有组织地结合讲授。在政治教育中，尤应以时事教育为主。对文化课，时间上必须予以相应的削减。（二）多组织学生活动，并使其多参加社会活动，从实际活动中教育学生，启发学生的政治兴趣。（三）多组织关于政治时事问题的集会，启发学生的自由思想，纠正他们的糊涂观念。（451108）

18日 淮北第二中学（宿迁中学）成立，校长为任崇高。（451109）

20日 太行行署成立，刘岱峰（后李一清）任行署主任。赵林任行署教育处处长，宋尔廉任副处长。（451110）

21日 《晋察冀日报》报道，晋察冀边区行政委员会发出《关于改定中小学教员待遇标准的决定》。决定中小学教职员工一律改为薪金制，以小米为标准，每月按当时当地市价折发，全年按12个月发给。其中高中教师最高薪金为每月小米450斤，工友最低薪金为每月小米120斤。女教职员产假为两个月，薪金照发。（451111）

26日 胶东公学在莱阳中学驻地举行复校典礼。姜守迁任校长，王本贤任副校长。1946年1月，胶东公学迁驻烟台，与东山中学、烟台师范合并，改称“胶东公学总校”，有学生近千人，并在莱阳成立胶东公学分校，校长为刘维元，有学生400余人。1947年9月，胶东公学总校撤离烟台，与烟台市立一中、二中合并，成立烟台联合中学，年底停办。（451112）

29日 《新华日报》（太行版）发表社论《开动冬季工作的“火车头”——冬学运动》。社论指出：总结上一年冬学运动时，同志们曾把冬学运动称为“推动冬季工作的火车头”。本年冬季一定要把这项工作搞好，把冬季工作推动起来。（451113）

本月 延安大学部分毕业生分配到解放区工作，鲁迅艺术文学院、延安自然科学院迁往东北，毛泽东为他们送行并发表讲话：“你们去东北，那里形势紧张，是必争之地。现在还是敌强我弱。你们去东北的任务是：争取青年，办大学。”（451114）

同月 延安大学鲁迅艺术文学院师生由周扬率领挺进东北。行至途中，因东北战局急转，折回张家口待命。1946年春，鲁迅艺术文学院由张庚、吕骥率领继续向东北进发，在佳木斯办学，改名“东北鲁迅艺术学院”，开设文学、美术、音乐、戏剧4个系。全东北解放后，学院迁往沈阳。（451115）

同月 延安大学自然科学院迁驻华北，改名“晋察冀边区工业专门学校”。此后延安大学保留行政学院和预科，江隆基任副校长，主持工作。（451116）

同月 胶东北海区为培养抗工烈属（指抗日军人、抗日工作人员、烈士家属）子弟而设的罗山工读学校开始招生。共招生85名，小的14岁，大的20岁，女生约占1/3。该校贯彻以工养学的方针，学生一天劳动，一天读书，实行半工半读。（451117）

同月 中共雁门区党委在左云县城开办雁门公学，郑林为负责人，招收高小以上文化程度的知识青年。年底，学校停办，学员回本县分配工作。（451118）

同月 苏皖边区政府正式成立，李一氓任主席，刘瑞龙、季方、韦悫、方毅任副主席。苏中、苏北、淮南、淮北行署撤销，重新组成8个行政区，各设专员公署。边区政府设教育厅，刘季平任厅长，戴伯韬任副厅长。（451119）

同月 苏皖边区教育厅厅长刘季平写信给苏北盐垦专门学校，肯定该校“以生产养学校，以劳力换智力，培养学生成为革命者、劳动者、科学研究者”的方针。（451120）

同月 淮北区在睢宁城内成立苏皖边区第七行政区第一中学，简称“淮北一中”。刘瑞林任校长，李惠远任副校长。（451121）

12月 4512

1日 中国解放区青年联合会筹备会为纪念“一二·九”运动10周年，向各解放区青年团体发出通知。号召解放区青年行动起来，坚决反对内战，制止国民党反动派进攻解放区，呼吁美军不要参加中国内战，坚决实行“双十协定”和平、民主、团结、统一的方针，成立民主联合政府，建立新中国，并给国民党统治区青年学生的反内战运动以有力的声援。4日，青联筹备会在延安召开纪念“一二·九”10周年座谈会，参加座谈会的代表一致声援昆明等地学生的反内战运动。（451201）

同日 山东省政府做出出版《山东教育》的决定，旨在贯彻新教育方针，推进教育改革，建设新民主主义教育。《山东教育》暂定为月刊。编辑方针是：（一）暂以县单位的教育工作为主要内容，集中力量研究群众教育（包括村学及较正规的小学）、群众教师（包括村学教师及小学教师）及区村干部的学习教育（包括区学、县学）中的实际问题，介绍具体经验，反对教条空谈；（二）文字力求简洁明了，深入浅出；（三）应多方发动组织做实际工作的同志和教师们写稿，使这个刊物成为全省教育工作者讨论问题、交换经验的园地。（451202）

2日 察哈尔省政府发出《关于冬季训练及检定小学教师的通知》。要求各县在寒假期间大力开办小学教师训练班，重点为改造新解放区的小学教师与准备担任教师的知识分子，并在训练过程中进行详细的审查检定，决定去留，并以此作为实行新待遇的根据。（451203）

9日 延安各界青年举行纪念“一二·九”10周年大会。周恩来在大会上发表重要讲话，号召全国青年争取实行和平民主。同日，《解放日报》发表《纪念“一二·九”十周年》社论。（451204）

10日 晋绥边区吕梁行署发出《关于开展教育工作的指示》。要求各分区创办中学一处，学生完全自费，学校经费完全由教产内开支。教产由分区一级负责整理调剂使用，并拨出一部分帮助吕梁公学。吕梁公学是以一中为基础成立的一所公费中学，由吕梁行署直接领导。各县区村应大量兴办农村小学。各县区村公产很多，除作为学校经费外，还可设立相当数量的公费生（限高小生），公费生数额暂以20%为限。（451205）

12日 冀中区行署发出《关于新解放区教育工作的指示》。要求新解放区逐步改造旧教育，积极摧毁敌伪奴化教育，树立新民主主义教育，对旧教员采取团结与改造的方针。强调在新解放区执行“民办公助”方针，视群众发动程度而定。群众未发动起来的地区应以“公办为主，民办为辅”；群众发动起来的地区，教育可交给群众“民办”，而辅之以“公助”。要经常召开小学教师知识分子座谈会，贯彻新的思想；选拔一些强有力的模范小学教师到新解放区，做出榜样；适当提高新解放区教师的待遇；新解放区在学校组织上不应强调男女合校；应本着节约的原则补助新解放区学校的必要设备；有计划地发动与吸收贫苦儿童入学，以转化学生成分；贯彻实事求是精神，反对表面铺张，教育学生俭省朴实，所学东西要有用。(451206)

15日 中共中央发出党内指示《一九四六年解放区工作的方针》。明确提出：“应开展官教兵、兵教官、兵教兵的群众练兵运动。”“军事学校应继续办理，着重技术人才的训练。”(451207)

同日 晋冀鲁豫边区政府决定在河北邢台设立新华大学，吸收新解放区初中毕业以上文化程度的知识分子入学读书，培养民主建设人才。不久，边区政府决定将筹办的新华大学改称“北方大学”。(451208)

同日 《山东教育》创刊。该刊以滨海区、鲁中区、鲁南区为直接发行区，是山东解放区广大教师进行学习的主要材料。第一卷出了10期，第二卷出3期，1947年4月停刊。(451209)

24日 太岳区在夏县创办第五中学，校长为刘海声。1946年5月，改称“晋南中学”，不久迁运城。新中国成立后，改称“康杰中学”。(451210)

26日 新四军华中军区司令部、政治部联合发出布告。规定凡本军解放的城镇，所有大中小学校校址、校具、图书仪器等，均应负责保护，并协助恢复与推行新民主主义教育文化，不得因驻扎等由，妨碍教学的进行。(451211)

27日 冀热辽区行署发出《关于训练教员的指示》。提出根据目前政治形势和工作需要，各专署、县教育部门利用寒假期间举办教员训练班，着重改造教员的思想，使其深刻理解解放区党、政、军、民在抗战中成就的伟业，树立为人民大众服务的观念。(451212)

28日 中共中央给东北局发出《建立巩固的东北根据地》的指示。提出要把东北的工作重心，放在距离国民党占领中心较远的城市和广大乡村，认真发动群众，建立巩固的根据地。并指出：“在东北，工人和知识分子的动向，对于我们建立根据地，同争取将来的胜利关系极大。因此，我党对于大城市和交通干线的工作，特别是争取工人和知识分子，应当充分注意。”“尽可能吸引工人和知识分子参加军队和根据地的各项建设工作。”(451213)

本月 苏皖边区临时参议会第一次大会通过《苏皖边区临时行政委员会施政纲领》。其中第七条规定：提高人民政治文化水平，普及成人教育，提倡民办学校，改进小学私塾，开展民间文化活动，兴办各种专门学校，改定学制、课程，救济失学青年，改善教师生活。促进文化教育界民主团结，扶助文化教育团体的建立及出版事业，保障学术研究，奖励科学发明，优待专家学者及技术人才。开展公共卫生事业，提倡卫生合作事业，减轻人民疾病痛苦，进一步发展新民主主义文化卫生建设工作。（451214）

同月 苏皖边区政府教育厅成立中小学教材编审室，杭苇担任编审室主任。经过半年时间，编出中学国文、数学、历史、地理、物理、化学教材和小学数学、政治教材。（451215）

同月 苏皖边区政府决定将盐阜师范改办为苏皖教育学院。学院暂设中等教育和教育行政两个系，附设实验学校和幼儿班，计划第二年春季开始招生。（451216）

本年 4500

春季 中共中央华中局在华中局党校的基础上筹办华中建设大学，校址在淮南抗日根据地——盱眙县新铺镇，其任务是为华中抗日根据地培养革命干部和建设人才。华中局宣传部部长彭康兼任华中建设大学校长。第一期招生600人，设财经系、民政系、文教系、民运系，5月正式开学。日本投降后，学生提前结业，分配工作。本年9月，该校迁往淮阴，举办第二期。1946年2月，第二期学员毕业，后彭康率部分师生迁往山东临沂，并入山东大学。（450001）

春季 根据八路军总部指示，抗大太行大队扩建为抗大太行分校。童国贵任校长，彭宗珠任政治委员。太行分校成立后，轮训一二九师在太行区的连、排干部。1945年10月，该校与抗大太岳分校合并，成立晋冀鲁豫军政大学。（450002）

春季 冀晋区在河北省灵寿县西石门村创办冀晋中学。校长为周学鳌，副校长为刘星华（后赵鸣九）。该校以部分华北联大附属中学的师生为基础成立，是一所初级干部学校，任务是提高学生的文化水平和实际工作技能，同时进行政治思想教育，培养为人民服务的思想，为晋察冀边区提高现任干部和培养新干部。学校没有固定学制，教学内容以思想政治教育为主，学生在校期间享受供给制待遇。（450003）

秋季 绥蒙政府成立，乌兰夫任主席。下设教育处，武达平为处长。（450004）

秋季 华北联合大学（当时仅留教育学院）随军进驻张家口，仍以成仿吾为校长，积极从事学校恢复和扩大工作。不久，华北联大通过公开或半公开形式在张家口、北平、天

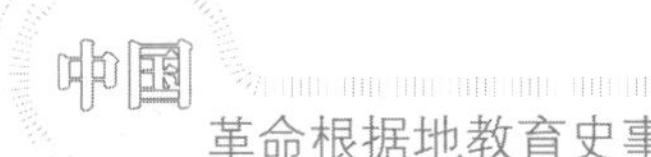

津和平北广大地区招收新生，恢复文艺学院（院长沙可夫）、法政学院（院长何干之）、教育学院（院长于力、副院长丁浩川）和文艺工作团（团长吕骥、副团长周巍峙和张庚）。1946年6月，成立外国语学院（院长浦化人）。各学院课程设置逐步多样化和正规化。同时，学校坚持重视思想教育的优良传统，通过各种渠道帮助学生清除旧中国的生活和教育带来的思想影响，树立为人民服务的人生观。1946年9月，国民党军队占领张家口，华北联大转移至晋北广灵县，后又转移至冀中束鹿县，并参加当地土地改革运动。1947年11月，华北联大迁驻河北正定。（450005）

秋季 淄博特区专署为了准备接管城市的教育工作和团结改造城市的知识分子，创设淄博建国学校。校长由许萍兼任，副校长为张寿民。该校办了两期教育研究班，主要吸收旧知识分子，每期40天，经训练后全部任用。（450006）

本年 冀中行署在河间县创办五一学院，也称"建国学院"。杨沛任院长。设政治、教育、司法、会计、师范5个队，有学员700多人，都是各地保送的青年干部。开设政治理论课与专业课，学员在结业前要搞农村调查，进行实习。1946年自卫战争开始前，多数学员参军入伍，学院提前结束。（450007）

同年 据渤海行署教育处统计，全区已有中等学校8处，高小70多处，初小8053处，学生达2910834名。开办教师训练班102处，培养教师和知识青年14898名。社会教育方面，共开办冬学、夜校、识字班7306处，男女学员224370人，组织读报组223个。（450008）

同年 冀南区南宫中学成立，校长为孙仲起。（450009）

同年 苏中行署文教处及苏皖边区政府教育厅编辑出版《新教师》和《生活》杂志。《新教师》面向解放区的小学、中学教师，《生活》面向解放区的青年学生。（450010）

1946年

1月 ╱4601

1日　《大众日报》刊登山东省教育厅副厅长孙陶林的文章《一年来转变中的山东教育》。文章指出，1945年是山东教育大转变的一年。这一年贯彻新的教育方针，重视干部教育。群众教育打破了旧型正规化的形式主义，开始由公办转为民办，大部分小学根据群众的需要缩短学生在校的时间，改成午学、晚学，取消了正规化。大量成立儿童识字班，组织了儿童变工队，推行“小先生”制。小学教员普遍进行整风学习，为人民服务的基本立场逐渐确立起来。成人教育在教学内容上实行与战争、生产相结合，在组织形式上发展黑板报、读报组、通讯组、集市宣传等多种形式。同时大量开办中学，在村学里建立干部学习组，一些区还设立区学，加强对村干部和群众骨干的教育。教育改革运动正在大踏步地前进。（460101）

同日　渤海区第二中学正式开学，校长为魏达展。在此前后，渤海区还设立渤海公学，惠民中学，耀南中学，渤海区第一中学、第三中学、第四中学。（460102）

5日　山东大学在临沂举行开学典礼。新四军军长陈毅、山东省政府主席黎玉讲话。重申山东大学坚持学用一致，理论联系实际，培养具有高度政治觉悟、一定文化科学知识和业务能力的建设人才的教育方针，要求山东大学把青年培养成为政治的、经济的、文化的建设人才，去为人民大众服务。山东大学设有预科和财经、文化等6个队以及临时举办的合作、会计、邮电3个训练班，有学生1200多人，多数来自新解放区和青岛、徐州、济南等大城市。教授有钱俊瑞、薛暮桥等人。（460103）

8日　毛泽东复信在苏联莫斯科钢铁学院学习的中国留学生蔡博等。信中说：“正如你们信上所说，新中国需要很多的学者及技术人员，你们向这方面努力是很适当的。”“希望

你们一天一天成长，壮健，愉快，进步；并望你们团结一切留苏的中国青年朋友，大家努力学习，将来回国服务。”（460104）

10日 冀中行署召开中学教育会议。会议确定，目前中学性质是新型的中等学校，还不是正规的中学，而是具有干部学校及干部准备学校的性质，以培养初、中级普通建国干部和准备升学深造的人才为目的。会议还研究讨论中学的学制、课程、教材的编辑、学校的组织领导，以及提高教职员待遇和学生待遇等问题。（460105）

12日 《新华日报》（华中版）报道，盐阜区自1945年执行民办公助的成人教育方针后，学校数量激增。10个月来，全区学校由1143所发展到2208所，其中民办1485所，设有成人班的小学570所。此外还办初级干校108所，学员7105人。学校增多，推动了农村文化的发展。（460106）

同日 山东省政府教育厅发出《关于结合土改贯彻小学民办给各地的一封公开信》。信中指出，土地改革运动是目前一切工作的根本，在土地改革运动中实行民办，发动群众来办学，这是目前小学民办问题的两个基本环节。要做到这两点，光靠教育部门孤立进行是不够的，还要靠领导上的保证和各部门的配合，工作才能顺利完成。（460107）

14日 陕甘宁边区政府教育厅在延安召开中等教育会议。会议历时1个月，参加会议的有各中学校长、教导主任，地干班负责人和地干班教师代表，共30余人。会议认为，边区中等教育的方针是把教育与边区实际结合起来，学以致用，培养大量为边区各项建设事业服务的未来的知识分子干部，提高现有文盲干部及小学教师的水平。中学教育必须以文化教育为主，而文化教育又必须以国文为主。因此要求把国文教学的比重提高到占全部课程的1/3，地干班则提高到占2/3。会议批评和纠正过去思想教育工作中存在着的“急性病”和简单化方式，提出用启发、诱导的方法进行思想教育工作的原则。（460108）

同日 中共中央华中分局宣传部发出紧急通知，要求各地举行集会热烈庆祝国内和平的实现，并统一拟定16条标语口号，其中有：巩固国内和平，争取民主改革，普及教育，提高文化，建立独立自由富强的新中国。（460109）

15日 东北行政委员会主席林枫发表谈话，阐明中国共产党对东北时局的具体主张。其中教育方面的主张是：废除法西斯的奴化教育，发展新民主主义的文化教育，实行免费的普及教育，反对学校当局对学生的专制，实行学生自治，提高教职员的素质和待遇，优待科学家、教育家和文化工作者。（460110）

同日 中共华中一地委决定在党内成立文化工作委员会（简称“文委”），由王野翔、李俊民、吴天石、干仲儒等13人组成，李俊民为书记，以加强对文化教育事业的领导。（460111）

16日 在国共两党和各民主党派举行的政治协商会议上，中共代表团提出《和平建国纲领草案》。该草案第九项“文化教育改革”部分提出：甲、废除党化教育，保障教学自由；乙、大学采取教授治校制度，不受校外的不合理干涉；丙、普及城乡小学教育，扶助民办学校，推广社会教育，有计划地消灭文盲，提倡讲卫生，改造中等教育，加强职业训练，扩充师范教育，并根据民主与科学精神，改革各级教学内容；丁、在中央和地方预算中，充分增加文化教育经费，并由国家补助民办学校及一切文化教育团体，奖励科学研究、艺术活动及出版事业；戊、保障教职员及科学工作者的生活，救济穷苦学生及失学青年；己、改组国家宣传机关及一切国营的报纸、通讯社、广播及戏剧、电影事业，为全国人民服务，不为少数人所垄断统治。26日，政协会议通过《和平建国纲领》，其中第七项规定：（一）保障学术自由，不以宗教信仰政治思想干涉学校行政。（二）积极奖励科学研究，鼓励艺术创作，以提高国家文化水准。（三）普及国民教育与社会教育，积极扫除文盲，扩充职业教育，以增进人民的职业能力，充实师范教育，以培养国民教育的师资，并根据民主与科学精神，改革各级教学内容。（四）在国家预算中，增加教育及文化事业经费的比例，合理提高各级学校教师的待遇及养老年金，资助贫苦青年就学与升学，设立科学研究、文艺创作的奖金。（五）奖励私立学校及民间文化事业，并补助其经费。（六）奖励儿童保育事业，普及公共卫生设备，积极提倡国民体育，以增进国民健康。（七）废止战时实施的新闻出版、电影、戏剧、邮电检查办法，扶助出版、报纸、通讯社、戏剧、电影事业的发展。一切国营新闻机关与文化事业，均确定为全国人民服务。（460112）

同日 《冀中导报》报道，冀中行署发出通知，对本区内小学教师待遇标准做出以下规定：（一）初小教师：乡村每月小米120～180斤，城市每月150～200斤。（二）高小教师：乡村每月小米150～220斤，城市每月200～250斤。（三）烧柴由发薪金的机关或村庄发给，标准与民政干部相同。（四）城市小学教师其他待遇，一般同于乡村教师。（五）女教师生育期间待遇，按冀中行署关于优待妇女干部及其幼儿的规定办理。通知还规定，小学教师因积劳成疾需长期休养者，酌情发给一定的抚养费。小学教员为新民主主义教育服务10年以上者，因年老或疾病需退休时，发给一定的退休金。该标准自1946年2月1日起执行。（460113）

17日 苏皖边区政府民政厅公布苏皖边区政府教育厅暨各行政分区教育处长名单：教育厅厅长刘季平，副厅长白桃（戴伯韬）；第一行政区教育处长干仲儒，副处长栾长明；第二行政区教育处长孙蔚民，副处长周邨；第三行政区教育处长刘健飞；第四行政区教育处长黄正；第五行政区教育处长唐小石，副处长成克坚；第六行政区教育处长孙存楼，副处长张天麟；第七行政区教育处长朱之闻，副处长王洪瀛；第八行政区教育处长王卓然，

副处长徐子佩。（460114）

18日 《大众日报》报道，胶东区国民教育恢复工作取得很大成绩。已恢复中等学校11处：胶东中学、胶东师范、东海中学、西海中学、北海中学、南海中学、滨北中学、烟台中学（省立）、烟台市立一中、昌潍中学、威海中学，学生5000余人（内含师范生1000余人）。全区恢复小学6200所，学生615930人。全区设立夜校7604处，95000余人参加学习；设立妇女识字班3350余处，11000余人参加学习。（460115）

20日 陕甘宁边区妇女职业学校正式开学，校长为路志亮。该校旨在培养边区妇女干部，最初有学生50余人，后增至60多人。学习期限定为10个月，最后3个月准备派到乡村去实习。该校主要课目是助产，占全部课程时间的70%，此外政治文化课占10%，一般疾病治疗占10%，生产课占10%。（460116）

23日 华中《人民报》刊登苏皖边区政府教育厅发出的1946年春节文娱工作指示。要求各地将冬学运动与春节娱乐活动联系起来，借各种文化娱乐方法继续进行时事教育。文娱材料除边区教育厅成立群众读物编选组，专门突击写作春节文娱材料发到各分区使用外，各分区教育处也应特别注意发动本地区艺术工作者及民间艺人普遍开展写作剧本、唱词的活动，创造形式不拘，内容应配合当前政治任务，以解决春节文娱材料不足的问题。（460117）

本月 晋冀鲁豫边区政府在邢台创办北方大学（原称“新华大学”），范文澜任校长。该校设有行政学院、工学院、农学院、医学院、文学院、财经学院、教育学院、理学院等院，学制不一，有的2年，有的3年，还有的是训练班性质。各学院的学生除学习业务知识外，还参加土地改革运动和支前工作。1948年与华北联合大学合并，组成华北大学。（460118）

同月 太行区邢台师范成立。其前身是国民党开办的邢台师范，由于该校师生受国民党反共宣传的毒害很深，故解放以后民主政府和学校的共产党组织开展了广泛深入的思想教育运动，从而转变师生的思想，稳定学校的局面。（460119）

同月 晋察冀边区白求恩卫生学校改名为“白求恩医科学校”。除继续培养部队选送的卫生人员外，还开始大规模地招收地方知识青年。（460120）

同月 山东大学附属中学在临沂成立，校长张立吾。分设中学部、师范部。（460121）

同月 冀鲁豫边区第一中学一分校改称“冀鲁豫区东平中学”，宋辛夷、王贯一先后担任校长。该校设4个中学班、1个师资训练班、1个政民干部训练班，附设在职小学教师轮训班。（460122）

同月 苏皖五专署为执行小学民办公助的方针，决定：（一）教育干部要重视贯彻为群众服务的方针，进一步提高教育质量；（二）在条件未成熟的地方先办完小和民办小学，后转入初干学校和村学，反对注重形式和“急性病”；（三）群众捐资办学必须自愿，严格纠正摊派现象；（四）创造典型经验，推选模范教师、模范小学，以推动全面工作。苏皖五专署在建阳县上冈镇创立第二高级中学，校长为唐君鄂。该校由射阳中学和海南中学合并而成。（460123）

2月 4602

1日 张家口市立中学发布招生简章。标明：本校为高、初两级普通中学。初中学制3年，考生13～15岁，一年级招生100名，二年级招生30名。高中学制暂定3年，一年级招生50名，年龄不超过20岁。3月，学校成立，郝人初任校长。内战爆发后，该校和张家口市立女中、回民中学撤出张家口，在河北建屏县成立晋察冀边区联合中学。1948年7月，该校与晋冀鲁豫边区行知学校初中部合并，成立华北育才中学，周扬任校长。1949年5月，华北育才中学迁进北京，改称“北京师大附中二部”，后又改称“北京市101中学”。（460201）

3日 中共中央华中分局宣传部、华中军区政治部、苏皖边区政府教育厅、华中文化协会筹备会等单位发出《召开华中宣传教育会议的通知》。指出华中宣传教育会议的内容，主要为讨论时事，研究文化教育艺术政策，检讨过去的工作，决定今后的任务，解决具体问题。鉴于会议即将召开，原边区政府教育厅拟召开的教育会议，不另召集。（460202）

12日 苏皖边区政府教育厅发出《关于苏皖边区暂行教育工作方案（草案）的通知》。规定边区教育的总方针是：普及新民主主义思想，培养新公民及各种专门人才，以建设新民主主义的苏皖边区及新中国。边区教育的基本精神，一是坚持人民的民族立场，二是贯彻科学的实事求是的学用一致精神。边区教育的基本内容，是以民主教育为中心，培养群众观念、民主精神、民族意识和科学观点；培养参加或领导实际斗争与建设工作所必需的科学知识、文化知识；培养刻苦耐劳、勇敢力行的健强体魄，培养劳动身手与实践精神。方案还对苏皖边区的教育政策、新学制及其实施要点等问题做出了规定。（460203）

14日 山东省政府发布《关于整理与发展小学的指示》。要求各地在继续贯彻成人教育重于儿童教育的方针下，有计划地整理和发展建设比较正规的小学。指出在过去1年的教育改革中，老区的小学大部分取消，今后应在冬学儿童班的基础上，根据群众的需要与自愿，逐步发展建立起半日以至全日班的比较正规的新型小学。对老解放区原有的小学和新解放区已建立起来的小学，应通过群众路线，逐渐加以改造，成为能为群众服务并为群众所欢迎的新型小学。新解放区原来未建立小学的村庄，亦应在群众运动的基础上把小学普遍建立起来。在发展与整理小学的工作中，应防止以下几种偏向：（一）不进行号召酝酿，不经过群众的商讨，就实行强迫命令，一下子把小学普遍地恢复起来；或者过分强调自愿，也不号召而放任自流。（二）机械地理解成人教育重于儿童教育；或强调在发动群众的基础上建立小学，在群众尚未发动的地方，就束手束脚不敢发展；或者要发展小学就不顾群众条件，离开实际，只办旧型小学，不考虑发展群众教育，忘掉了成人教育重于儿童教育的方针。（三）保守拘泥于早学、午学等识字班的形式，看不见群众的需要而不愿建立较正规的小学。山东省政府还发出了执行该指示的几点具体意见，指出所谓新型小学的基本标志在于：（一）为群众办小学，不是为上级任务办小学；（二）教育的目的，不是为了升学，而是为了实用，为了使学生成为善于生产劳动的好公民；（三）根据群众的需要与意愿，不能实行强迫与命令；（四）采取民办公助；（五）学的东西得是群众需要的东西，要学以致用；（六）实行民主的管理方法；（七）加强社会活动；（八）加强劳动生产。（460204）

20日 晋绥边区举行文化界座谈会，350余人参会，就当前形势下文化界的任务等问题交换意见。张稼夫在发言中鼓励大家继续贯彻为人民服务的方针，好好使用文艺武器，为巩固和平民主而奋斗。（460205）

21日 山东省政府发出《关于发展中等教育的指示》。提出在已经普遍建立中学且学生很多的地区，目前主要是加强时事教育与学生工作，启发引导学生团结在新民主主义的旗帜下，参加各种课外活动和社会活动，以提高其认识水平和思想觉悟。可用开办短期训练班的形式有计划地使一部分学生参加工作，以适应当前需要。在学校已开办而学生数量不多的地区，主要是放手大量地招收学生。至于连学校也没有办起来的地区，应从思想上重视起来，立即着手筹备。强调办理中学、师范，必须防止与克服两种偏向，一是生硬搬运过去干训班的一套，一是投降旧型正规化。（460206）

23日 《冀鲁豫日报》报道，冀鲁豫行署为了培养各种建国人才，决定成立冀鲁豫建国学院，任命杨汉章为院长，分设行政干训部（设财务行政、司法及银行会计3个班）、师范部（设师范、中学2个班）和专门职业部（设电话、汽车2个班）。4月10日，冀鲁豫建国学院正式开学。1948年底，该院师生一部分南下，一部分分配工作，以另一部分师生为基础成立冀鲁豫师范。至此，冀鲁豫建国学院完成了历史使命。（460207）

24日 《解放日报》报道，太行行署确定中等学校的教育方针。全区中等学校分为干部中学、普通中学和师范3种，干部中学亦为正规中学，以干部教育第一、国民教育第二为方针，使全区久经锻炼的区村干部提高文化和能力，成为和平建国的骨干。教育内容以文化教育为主，思想教育并重。普通中学任务在于培养知识青年成为各种专门建设人才。师

范在于培养小学师资与改造提高现有师资。除正规的后期师范培养高小师资外，各县可在高小内设简师班。（460208）

25日 苏皖边区政府给各地中学发出通令，提出用勤工俭学的办法解决青年学生的学习、生活费用，使他们免遭失学的痛苦。（460209）

29日 太岳行署发出《关于教育经费的决定》。主要内容包括：（一）提倡民办精神，村教育经费基本上不由县统筹；（二）高小简师联合校长、高小贫寒生、教育奖金、教育训练及高小开办等经费，仍由县统筹统支；（三）各县须切实执行行署规定的教员待遇，改善教员生活，争取知识分子；（四）县、村、社、族等公产、学田及教员薪金未清理者，应立即进行清理；（五）教育经费在既定概算内，由县财政科管理，文教科掌握支配。（460210）

本月 晋绥行署发出通知，要求各专县应把政权建设工作的重心放到生产和文教事业上。为此，指示各专县将民教科一律恢复为民政和教育两科，并提出要选拔优秀称职的干部充实教育行政机关，大量吸收地方知名人士参加教育工作，区以下管教育的行政干部要以更多精力加强教育领导。同时，决定各中学校长兼任专署督学，配合行政领导加强对小学的督导，以利国民教育事业的开展。（460211）

同月 苏皖边区中等教育研究会筹委会成立，发表《中等教育研究会会章》（草案）。明确中等教育研究会的任务，是团结中等学校教职员及热心研究中等教育的人士，共同为实现新民主主义教育而奋斗。会章（草案）还对会员条件、组织形式和工作任务等事项做了具体的规定。（460212）

同月 东北大学在本溪成立。张学思为校长，白希清、舒群为副校长，后调张如心为第一副校长。该校初设文学、社会科学、医学、自然科学4个学院，后增设教育学院和经济学院，旨在培养“为人民服务、献身于新中国新东北建设的政治、经济、文化、艺术、教育、实业、医学等方面的专门人才”。从开办到新中国成立前，校址屡变，后迁至长春，共培养干部3300余名。1950年，改称“东北师范大学”。（460213）

同月 东北军政大学在通化成立。其前身是抗大总校，改称东北军政大学后，林彪任校长，彭真任政委，副校长为何长工、朱瑞。不久，该校迁驻北安，7月1日在北安举行开学典礼。后迁驻齐齐哈尔，并在东满、西满、南满、北满设立4个分校，其中2个分校专门培养蒙古族和朝鲜族干部，在一、二、六纵队各设一个教导团。学员的修业时限为4个月至1年。从开办到东北解放，共培养25000余名军政干部。1949年7月，该校随军南下，改称“华中军政大学”（后称“中南军政大学”），继续培训干部。（460214）

同月 中原民主建国大学在罗山县宣化店成立。校长为郑位三，副校长为刘子久，教

务长为李昌。该校是中原解放区成立的第一所人民革命大学。（460215）

同月 晋绥五中在左云城内建立。校长为郝笑天，有学生80余人。9月1日，该校被编入贺龙中学三部。（460216）

同月 鲁南区滕县中学成立。校长为张天刍，副校长为王化南。设中学部和师范班，修业期限，中学定为3年，师范定为2年。（460217）

3月 4603

1日 东北民主联军航空学校（又称“东北老航校”）正式成立。常乾坤任校长，吴溉之任政委。原日本关东军第二航空军团林弥一郎大队长等日籍航空技术人员参加航校创建工作。1947~1948年，中国人民解放军先后成立7所航空学校和1所海军学校，并组建医务、通讯和装备学校，培养数十万名干部，为解放战争胜利做出贡献。（460301）

4日 晋察冀边区行政委员会、边区青联会发出关于纪念“四四”儿童节的指示。提出和平建设时期开始了，本年儿童节的纪念活动，应成为检阅儿童学习成绩、开展儿童学习运动的全面活动。主要的方式是选拔模范儿童、检查儿童工作、开展学习竞赛。以区或中心学区为单位进行表扬模范大会，组织成绩展览会并指导儿童参观学习。（460302）

5日 陕甘宁边区子长中学召开教育座谈会。与会教员在发言中强调，提高学生文化，要注意学用一致，要培养朝气蓬勃、联系群众，处处为群众利益奋斗的青年学生。（460303）

6日 晋绥《抗战日报》报道，太原成成中学将在文水复校，增设大学部，改名“成成学院”。该校由晋绥行署副主任武新宇、民教处处长杜心源担任正副院长，学制3年，旨在有计划地培训和平建国的干部人才和有志深造掌握科学技术的知识青年。1948年9月，晋中战役取得基本胜利后，师生全部分配工作。（460304）

8日 山东曲阜师范在曲阜城内正式开学。校长由鲁南行署教育处副处长彭畏三兼任，副校长为燕遇明（后为华山）。该校设后师、简师、初中、附小4部，学生1300余人。7月下旬，因国民党军队进攻曲阜，该校迁至泗水县西盐店。1947年3月，继续北撤。12月底，学校结束，学生全部分配工作，教师到党校和建大学习。（460305）

同日 胶东行署发出《关于整理与发展小学的补充指示》。指示对胶东教育改革进行了检讨，认为成绩是基本的，但偏向也是严重的。提出整理与发展小学的具体要求：初级小学一般要达到省府要求的标准，平原每一自然村有一处小学，山区较大村庄有一处小学。其他如学制、课程、学期划分、入学年龄等，都做了具体规定。（460306）

同日 延安各界妇女2000余人集会纪念三八妇女节。陕甘宁边区政府主席林伯渠讲话，号召发展边区保育事业，要办幼稚园、保育院，每一个大的机关都要尽可能地设立日间托儿所，保证妇女不致因为孩子而耽误工作。他要求优惠保育员、保教工作者，使其政治的经济的待遇不仅与大家一样，还要提高。（460307）

9日 滨海区行政公署发出《关于民教馆工作的指示》。指出民教馆是在县政府文教科领导下，主动配合机关团体学校计划，推动城镇的社会宣传教育，普及大众文化娱乐，为人民大众服务的社会实施机关，不是行政的领导机构。民教馆的工作范围，地区上目前应以城关为主，工作对象主要是城市的劳苦群众，其次是城市小资产阶级。集市宣传应是民教馆的主要任务之一。团结争取知识分子、青年学生，动员他们就学和就业，是目前最紧要的任务。（460308）

同日 苏皖边区政府教育厅厅长刘季平在《新华日报》（华中版）发表《苏皖边区的教育》。文章说，目前苏皖边区有近100所中等以上学校，10000所小学，约50000个各种形式的群众学习组织。过去，这些学校和学习组织都处在敌伪据点林立的环境中，为了在敌后坚持办学，许多地方采取各式各样分散游击教学或野外化装办学的办法。我们的课程是以中国社会的情况以及革命的需要为标准，教材务使适合当地情况及需要，教学方法上反对注入式，反对死读书，提倡理论与实践一致。4月3日《解放日报》转载了这篇文章。（460309）

11日 《新华日报》（华中版）发表《苏皖边区国民教育实施法（草案）》，以广泛征求意见。草案分总则、学制、办学方式、教育内容、办理路线、教师、领导、附则共8章。规定边区国民教育的实施应结合两种需要：（一）群众的需要；（二）建设新民主主义苏皖边区的需要。国民教育的实施方式应统筹兼顾下列两项原则：（一）科学的教育原理；（二）本边区的社会特点与人民的生活条件。边区国民教育的实施对象，应贯彻下列两大要求：（一）男女教育机会均等；（二）失学成人教育与儿童教育兼筹并顾。边区国民教育分幼儿教育、初级国民教育、高级国民教育3级实施，先以普及初级国民教育为主，暂仍坚持成人教育重于少年教育、少年教育重于儿童教育的方针。还规定，办理国民教育应贯彻民办公助的群众路线。（460310）

12日 太行行署指示所属专县，开春以后要迅速将各地冬学转变为民校。介绍了左权县原庄民校的办法，即不但从组织上照顾不同对象的不同要求，而且在学习内容上适合于不同对象的不同需要。建议各地民校采用原庄民校的办法。提出今年的民校应以时事教育为主，教育群众只有通过斗争才能获得和平，只有不断地增强人民的力量，才能巩固和平、保卫和平。此外，民校应结合生产运动，进行生产教育。（460311）

同日 陕甘宁边区教育厅厅长柳湜接受《解放日报》记者采访，阐述边区中等教育的方针和计划。认为在全国进入和平民主新阶段的时候，教育要逐渐注意正规化，发挥我们一贯的思想自由、自由争论、服从真理的学风，加强科学教育。并指出，有计划地培养边区知识分子与提高边区现任区乡干部的文化，是边区中等教育的总任务。（460312）

13日 《新华日报》（华中版）刊登苏皖边区政府教育厅副厅长白桃（戴伯韬）的文章《解放区的青年教育》。文章介绍了苏皖解放区中等教育的情况，指出苏皖边区中等教育（即对青年的教育）的目标是培养进行民主革命和发展生产的初、中级干部，教育内容着重发扬民族意识，培养民主精神和生产职能。因此要特别注意思想教育和劳动教育，同时在学制、课程、教材、教法方面贯彻实事求是的科学精神。文章最后说："民族的、民主的、科学的新青年教育已经在这里实现，并逐渐向完备的境地前进。"（460313）

15日 《晋察冀日报》刊登张家口新华广播电台3月13日广播稿：《介绍边区农科职业学校》。1945年8月张家口解放后，边区政府把宣化几个职业中学改造后迁至张家口，改为农科职业学校，11月1日正式开学。该校以培养农林、牧畜普通技术人才，为新民主主义新中国农村经济建设服务为目的。其教育方针是：（一）进行政治思想教育，以改造学生思想，加强群众观点，培养为人民服务的革命的人生观。（二）提高文化水平，使学生获得一般的科学知识，养成自学及应用的能力。（三）农业技术与农业知识并重，加强实习，贯彻理论与实践密切联系、学用一致的原则，提倡研究创造的精神。（四）培养正确的劳动观念，锻炼健康体格，养成艰苦耐劳的习惯与民主作风。修业年限为3年。第一学年，注重文化课；第二学年，技术与文化并重；第三学年，偏重技术方面的课程。本学期200人，分5个班。学校有农场2处，共70余亩地。（460314）

16日 晋察冀边区《教育阵地》刊登刘皑风的文章《国民教育怎样和生产结合起来》。文章指出，国民教育和生产结合的结果，推动了大生产运动，也使教育得到了发展。这表现在：（一）教育适应群众的需要。（二）教学的组织和时间与生产相适应，因地制宜，因人制宜，因时制宜，随农事忙闲灵活地采用整日制、半日制、早午制、班级教学、小组教学或个人教学的形式。（三）教学内容与生产结合，增加生产常识，密切联系生产实际进行教育。（四）领导儿童参加生产，自己动手克服困难。（460315）

同日 鲁南行署在麓水城召开文教会议。会议历时8天，总结过去一年的工作，确定百天计划：（一）通过各种形式大量培养师资，上半年要培养2500名教师（已培养341名）。（二）恢复、整理、发展各种学校。（三）老区各地小学、村学须于谷雨前开办。同时，在以成人教育为主的方针下，将原有冬学逐步转为村学。典型村学的经验要逐步推广，正确掌握学习与生产结合的方针。（四）新解放区须在清明前后通过各种力量将小学重新建立起

来。在办学方针上，继续贯彻由民办公助达到完全民办的基本精神。（460316）

18日 华中宣教会议在清江市召开，《新华日报》（华中版）发表社论《预祝宣教会议成功》。社论期望大会做好3件事：第一，总结与交流经验；第二，打通思想与认清方向；第三，确定任务与解决问题。大会应该用民主的方式进行。民主的精神不仅在于大会领导人能让与会代表充分发表意见，也在于与会代表能真正认识这次大会的意义，实事求是地发表意见，解决问题。（460317）

19日 《新华日报》（华中版）发表成克坚的文章《我对勤工俭学的意见》。文章认为，在勤工俭学中要解决4个问题：生产与学习矛盾的问题，农村劳动力过剩和生产技术落后的问题，生产资本缺乏以及农业生产季节性强的问题。解决这些问题的办法，是办小规模的职业学校，不教一般中学的各种课程，以学会即用为标准，训练学生掌握独立的技能，从生产劳动中求得自给。（460318）

20日 《边区教育通讯》刊登《任逢华在庙岔上》。文中介绍陕甘宁边区模范教师任逢华在吴堡庙岔村担任教师的事迹。任逢华在办学过程中广泛听取群众的意见，根据群众的要求和希望教育学生，采用激励的方法启发学生的自觉。同时，他积极开展社会教育，做出了显著的成绩。（460319）

同日 延安南区教育合作社将所属沟门民办小学与工厂合并，创办合作职业学校。这所学校的特点是：由教育合作社筹集教育股金和组织生产，解决学生吃穿用及学校开支，学生边学习边生产，广泛推行"小先生"制度，并进行各式各样的社会教育。本年9月，中共中央宣传部部长陆定一致函徐特立，认为应该号召全边区学习这个学校的经验。（460320）

同日 《解放日报》报道：东北各地区民主政府积极创办专门教育，培养建设人才。如东北中学分设农林、矿冶、电工、机械、采矿、师范等科以及女子普通科和师范补习班，共招生900余名；以培养干部为主旨的综合性中学安东联中开办农业、经济、新闻、师范等短训班；安东省创建白山艺术学校以培养艺术人才，安东和通化建立专门培养干部的东满人民干部学校和辽东人民干部学校。（460321）

23日 冀中行署发出《关于各专区成立师资训练班的指示》。指出教师缺乏及教师质量低，成为文化教育建设方面应首先解决的问题，决定各专区成立师资训练班，吸收复员干部学习训练后补充师资队伍。要求学员具有初小毕业以上文化水平，政治认识清楚，对教育工作有兴趣。学习时间不超过3个月，毕业后由专署分配到各县担任小学教师，程度高的可担任高小教师，特别优秀的亦可担任县教育视导员或科员。（460322）

同日 华中青联总会、华中"四四"儿童节筹备会、新安旅行团总团发出《准备纪念儿童节 给小朋友的信》。信中说，本年4月4日是抗战胜利后第一个儿童节，同时国共两党签订了停战协定，实现和平，又召开政治协商会议，规定中国要实行民主，废止国民党一党专政，这都是顶高兴的事。因此，儿童节要举行一个高高兴兴的庆祝大会，做一场痛痛快快的大活动。信后附《儿童节活动办法》，要求各地：（一）以区为单位，举行“四四”儿童节庆祝大会，并举办各种活动，检阅学习、文娱、生产等成绩。（二）调查、统计抗日战争时期少年儿童工作的成绩，所受灾难和损失。（三）成立儿童团。（460323）

26日 《大众日报》报道，鲁中区教育事业蓬勃发展。在抗日战争期间，小学、庄户学、夜校、识字班等已普及全区各村。日本投降后，鲁中行署即大力发展中等教育，已有中学9处，各校校长都是多年在教育界服务的。目前全区正准备在各地普遍设立完全小学，仅博山一县就准备设立6处。（460324）

27日 渤海区将阳信师范与无棣中学合并为第四中学，校长为李伯衡，副校长为邢涛。有学生500余人，教职员30人，设8个中学班。（460325）

28日 太行行署发出命令，决定全区中学名称统一改换，过去统一按顺序为名，改为以各所在地命名。如将太岳一中改为“太岳中学”，太岳五中改为“晋南中学”。（460326）

本月 冀东区第五中学成立。校址设在蓟县城内，校长为郝希武。1947年6月，五中与六中合并，改校名为“五六联中”。（460327）

同月 太岳区条东中学在翼城县吴寨村成立，负责人为畅纯一。1947年4月，该校迁驻曲沃，改称“河东中学”。（460328）

同月 绥蒙政府颁布《绥蒙区小学教职员待遇暂行条例》。规定小学教职员待遇一律以小米为标准，全年以12个月发给。完小由统筹（学田、校产在内）发给，初小由村拨款发给。其待遇是：城市高小教职员150～200斤，初小教职员120～180斤；乡村高小教职员100～150斤，初小教职员80～100斤。（460329）

4月 4604

1日 《新华日报》（华中版）发表干仲儒的文章《教师的思想改造问题》。文章介绍苏皖边区一分区举办“文教研究会”取得的重大收获，指出“文教研究会”已成为一分区在职教师轮训学习的机关，已轮训3期教师，每期5个月，受训教师1200名，占全分区教师1/3弱。“文教研究会”的学习，促进了教师的思想进步，提高了教师的工作热情和信心，对于贯彻新教育方针、提高教育质量起了很好的作用。（460401）

2日 《晋察冀日报》发表社论《开展业余教育》。社论指出，张家口市教育界根据群众的要求，决定创办业余公学，推行业余补习教育。业余公学是一种文化补习学校，业余补习教育目前在张家口市仅仅是开始，要把这工作展开并坚持下去，有待各方面共同努力。张家口创立业余公学，首先是政府倡导和组织，并给以经济上的帮助；其次是各学校和文化教育机关积极承担这项工作；第三是依靠群众团体和社会人士积极支持和推广；最后是学生自己参加办学，积极支持业余公学。（460402）

同日 苏皖边区政府公布《教会学校管理规程》。规定教会学校的学制、课程、教材、训导等，应遵循苏皖边区政府所公布的教育方针、实施办法及其他有关法令办理，不得将宗教课列入正课或选修课，不得强迫学生参加礼拜。同时，规定教会学校应接受当地教育行政主管机关的指导与管理。（460403）

4日 陕甘宁边区政府主席林伯渠在第三届边区参议会第一次大会上做题为《边区建设的新阶段》的政府工作报告。指出边区文化建设开始了大规模的群众运动，在干部教育第一方针的指导下，"抗战期间，为其他解放区训练了4万个以上的政治、军事干部，及成千的文化和技术干部"。今后3年的建设任务，由于边区本身缺乏知识分子，再加上日本投降后许多外来干部与本地干部离去，干部教育仍应属于第一等的地位。"继续发展文化，是一切建设的重要条件。"（460404）

同日 《晋察冀日报》发表《纪念"四四"儿童节》社论。指出在和平建设时期，首先要建设更多的学校，进一步贯彻"民办公助"的方针，把教育与生产结合起来，使边区儿童得到更多的学习机会。其次，应当更好地注意儿童保健工作，对儿童进行卫生教育，使他们懂得讲究卫生的道理和方法。号召边区文化工作者担负起为孩子们创造更多文化粮食的任务，并在儿童中继续开展模范运动，培养更多的学习模范、卫生模范和劳动小英雄，使儿童工作进一步活跃起来。（460405）

同日 冀中保育院成立，田秀娟、田雪林担任正副院长。保育院的宗旨是保育婴儿，救济婴儿，减轻干部负担，吸收并推广保育经验，以培养健康的革命后一代。（460406）

同日 中共张家口市委公布《目前施政方针》。其中第七条规定："普及国民教育与社会教育，发展中等职业教育及在职干部、职业青年之业余教育，提倡民办公助、教学与实际相结合的方针，大量培养师资，改善文教工作者的生活。"（460407）

6日 晋冀鲁豫边区政府在河北邢台召开文化教育座谈会。参加座谈会的有太行、太岳、冀南、冀鲁豫的文化教育工作者110余人。会议总结抗战八年来边区文化教育工作的经验，号召文化教育工作与群众运动紧密结合，努力发展文化教育事业。（460408）

8日 陕甘宁边区政府教育厅副厅长贺连城在陕甘宁边区第三届参议会第一次会议上做《三年文教建设方案》报告。他在报告中提出，在3年文教建设中，教育方面的中心任务是培养大批本地知识干部，并轮流调训县、区、乡在职干部，以适应新阶段边区各种建设工

作的需要。(460409)

11日 晋冀鲁豫边区政府教育厅发出《关于教育工作的各种制度的指示》。其中规定各种会议制度：学区教员会议，每月或半月举行一次，由联合校长召集；小学校长会议，每学期召开两次，由区教育助理员召集；高小校长和区教育助理员会议，每半年召开一次，必要时与联合校长会议合并举行，由县教育科召集；县教育科长会议，每半年召开一次，由专署教育科召集；专署教育科长及中学校长会议，每半年召开一次，由行署教育处召集。此外，指示还规定了教育工作的检查制度和汇报制度。(460410)

12日 绥蒙政府发出《关于整顿学校教育的决定》。指出文化教育工作是绥蒙解放区的重要建设任务之一，各级学校的教育方针应当根据新民主主义文化教育总的方针来制定。在整顿学校教育、恢复和增设各级学校方面，目前的方针是各地方应集中力量办好几个学校，起示范和倡导作用，以求逐步推广。对于各地初级小学，应当积极提倡民办公助，以求普遍发展。对于私人或社会公产、团体捐资办学校，应多加提倡奖励。原各教堂社会团体等设立的学校，仍应提倡开办，但必须执行政府所颁布的一切教育法令、政府规定的教育方针，以及采用政府编印的课本。在一时无力普及教育的条件下，私塾仍准其成立，但应加以积极指导。(460411)

14日 苏皖边区政府决定苏皖教育学院并入华中建设大学，改为华中建设大学师范学院。白桃(戴伯韬)兼任院长，陆维特任教务长，校址在清江市。先设教育行政及中等教育两系，另附设师范学校，汪达之任校长。苏北工业专门学校并入华中建设大学，更名为"华中建设大学附属中学"。(460412)

16日 胶东行署教育处和文协、青联联合召开第二届文教界模范大会。大会历时20天，文教界各地代表共325人出席。会上，模范小先生张庆云、模范教师刘光、模范群众教师刘天津等汇报了各自事迹。大会经过充分酝酿，选出张庆云等136名文教模范。在5月7日的闭幕会上，胶东行署负责人强调，新老解放区的教育工作要与中心工作结合起来，围绕中心工作，发展教育事业。(460413)

21日 《解放日报》报道，辽北各地学校相继开学，学生人数激增。海龙县已有35所小学开学，有学生12000余人。辽北省第一专员公署在辉南县创办了辽北省立中学，设高中、初中两部，已于4月5日开学。吉林省政府管理下的6所省立中学和22所小学完全复学，大量招生。(460414)

22日 晋冀鲁豫边区政府颁布《关于整理与增筹教育经费的暂行办法》。要求各地：(一)将未经处理的学田、庙地、社地、寺地和义地重新登记，加速整理出来，充作教育经费。原有公益基金、教育基金、罚款、捐募款及变卖公物的一部分或全部款项，亦拨作教育基金。至于无人继承或无人代营的绝户地及没收的汉奸财产，也应拨出一部分作为教育经费。（二）根据地方需要与教育发展的情况，在统筹整理应征地方粮款之内，要适当增加教育粮款的成数，对于城市地区，在原有收入之中也要适当增加教育经费。（三）学校应主动结合生产，建立学校家务。（四）在群众自愿的原则下，有愿捐资兴学者，应予以表扬和奖励。（460415）

23日　陕甘宁边区第三届参议会第一次会议通过《陕甘宁边区宪法原则》。其中第5条是：（一）普及并提高一般人民的文化水准，从速消灭文盲，减少疾病与死亡现象。（二）保障学术自由，致力科学发展。（460416）

同日　陕甘宁边区三届参议会第一次会议通过陕甘宁边区1946～1948年《建设计划方案》。在方案的文化建设部分，对大学和中学提出了培养本地较高级知识分子和中级知识分子的任务，要求延安大学除设一高中部及各种专门性质（如农业、司法）的班次外，拟另成立文艺研究室，培养边区各文艺团体的干部与中学艺术教员。计划3年内各班毕业300名学生，高中部毕业200名学生。关于中等教育，要求有计划地培养边区中级知识分子和提高现任区乡干部的文化，计划3年内各校普通班共毕业学生1500人，地干班毕业学生1000人。小学教育则要求以巩固为主，提高质量，计划3年内培养完小高级毕业生2600人。方案还指出，社会教育的中心内容是识字运动和卫生运动。（460417）

同日　冀中行署指示所属各地要加强领导，使群众把学习与生产结合起来，坚持常年学习。群众学习应采取分散方式，学习内容要完全根据群众的需要与自愿，不应规定统一的课程与进度。村干部应把工作、学习、生产结合起来，做到互不影响。（460418）

25日　苏皖二分区学生代表大会在高邮城开幕。到会的有宝应、高邮、江都、兴化四县的中学及雪枫大学、界首乡师等七校学生代表近40人。《人民报》发表社论《竖起学生界的旗帜》，庆贺分区学生代表大会召开。（460419）

26日　滨海行署烈士子弟小学正式开学，行署文教处处长刘震兼任校长。该校为优待抗战死难烈士家属而设立，有4个年级，学生150余人。学生待遇超过一般工作人员。（460420）

同日　苏皖二分区及高邮县党政军民举行“四八”烈士王若飞、秦邦宪、叶挺、邓发等追悼大会。40多个单位包括苏中一分区建设专门学校、高邮县中学及各小学高年级学生共两万多人，在西校场举行公祭大会，江渭清主祭。会后，举行盛大游行。（460421）

27日　华中宣教大会闭幕。中共中央华中分局宣传部部长、边区政府主席李一氓致闭幕词。大会历时40天，参加会议的代表及列席代表共881人。教育系统代表分为初级国民教育、高级国民教育、中等教育、教育行政四大组及教育经费问题研究委员会。苏皖边区教育厅厅长刘季平做《论目前华中解放区教育工作》总结报告。报告指出，抗战期间华中敌后根据地开展教育工作的主要经验是：（一）与实际结合，从实际出发，为人民服务。（二）走群众路线，动员广大群众的人力、物力，一同办好教育。（三）正确执行文化教育上的民主统一战线。（四）改进教育行政领导，调整各方关系。今后边区教育的总方针是：普及新民主主义教育，教导人民识字、明理、翻身、兴家、立业，培养各种干部与专门人才，为建设新民主主义苏皖边区及新中国，提高人民的政治、经济、文化生活而奋斗。今后边区文化教育的总任务，是适当照顾动荡不定的和平民主局势，大规模开展文化教育运动。为了完成这个总任务，今后一年的具体任务是：（一）改进各级教育行政领导，加紧文教干部训练。（二）团结党政民学各方面力量，贯彻群众路线，配合群众翻身运动，开展群众教育工作。（三）推行民办公助的方针，巩固改造小学。（四）走公办民助路线，巩固和改造高小。（五）有计划地推行在职乡干村干教育，创造经验与典型，打下高级民校的基础。（六）打通思想，有计划地改造私塾。（七）巩固改造中等学校。（八）整顿村学款产、庙产，领导群众创造民办学校的家务，走群众路线解决各地学校的各种困难，改善教师生活。（460422）

29日　中共中央晋绥分局宣传部发出《为加强边区教育工作给各级党委的指示信》。信中指出，边区教育方针应该是继续培养地方基层干部，大批地培养地方知识分子，为将来开展边区中等教育和高等教育打下基础。继续开展文化教育工作，帮助群众从思想上文化上翻身，并将培养干部与发展群众文教工作结合起来。从边区现实的基础出发，首先要大力办好完小。学校要以学习为中心，要有一定程度的正规化。要以冬学为中心继续开展群众性的社会教育。可专设蒙古族人民小学或在一般小学中设蒙古族人民班，并须注意到蒙古族人民的社会教育工作。（460423）

30日　《东北日报》报道，东北工人大学正积极准备开学，选定伪满“宫内府”为校址。校长为王云良。有学员300余人，均系电力、铁路、技工等各种产业工人，编成4个队，目标是培养能够担任各种工作及经营工厂的工人干部。该校还筹备办《工人日报》，计划于五一劳动节出版。（460424）

同日　《新教育》第一卷第三期刊登晁哲甫《解决师资问题的一种办法》。文章提出，在师范教育需要大量兴办，同时要考虑解放区目前现实条件的情况下，一县组织一个以全县全体在职教员为学生的“教学做合一”的师范，是适合于目前条件的办法，能够提高旧的、培养新的乡村教师，可以考虑尝试。（460425）

本月　中共中央晋绥分局创办以晋绥行政公署主任续范亭名字命名的私立范亭中学，校长为温宗祺。该校设初中部、高中部和师范班，高中和初中修业年限均为3年，师范班为

2年。规定凡革命先烈遗族、抗日军人子弟、抗日工作干部子弟及贫苦青年，经审查确认家庭无力供给者，得由学校决定享受公费或半公费待遇。师范班全为半公费，合乎前述条件者，并得完全公费待遇。1946年秋，学校一度停办。1948年7月在崞县复校，校名取消“私立”二字。1949年11月，该校改归山西省政府领导，由培训革命干部性质变为全日制中学。（460426）

本月 胶东区石岛中学成立。校长由石岛市长张维兹兼任，副校长为于瑞亭，有3个班。（460427）

本月 华中建设大学400多名师生在校长彭康率领下到达山东临沂，并入山东大学。5月4日，山东大学举行欢迎华中建设大学和本科建系的开学典礼。华中建设大学并入山东大学后，山东大学建立了政治、经济、教育、文艺4个系，另有预科部、专科部和附属中学。此时，山东大学在校学生有1410人。（460428）

本月 华中宣教大会通过《苏皖边区国民教育办理规则（草案）》和《苏皖边区中等学校办理规则（草案）》。前者分11章，规定国民教育包括幼儿教育、初级国民教育、高级国民教育3级，提出各级国民学校的课程和时间分配比重。要求各级国民学校在教学时应注意的通则是：（一）先从简单的地方着手，逐渐进入繁复；（二）先从常见的事物研究着手，逐渐扩展到远处看不见、听不到的；（三）先从日常生活中具体事实分析着手，逐渐进入抽象概念；（四）从学生原有经验着手，提高到理论的了解；（五）从普通常识着手，进行专门的知识教育；（六）注意观念的复现，练习机会要多。还规定，凡足5岁幼儿，入托儿所；足5岁至6岁的，入幼儿园（班）；足6岁以上至10岁的儿童，入初级小学；足10岁至12岁或初级小学毕业的儿童，入高级小学。后者分10章，规定中等学校包括中学、初级职业学校、在职干部学校和高中、各种专门学校。要求在中等学校考查学生成绩时，应同时着重考查下列问题：（一）思想表现；（二）学业进度；（三）互助精神；（四）实际活动；（五）劳动观念；（六）体格。（460429）

同月 陕甘宁边区政府任命贺连城为教育厅厅长。不久，任命江隆基为副厅长。（460430）

5月 4605

1日 晋绥边区行政公署发布命令。指出为了提高中学质量，加强学习效率，减轻人民负担及充实完小，决定立即调整各中等学校学生。要求各中学班、师范班学生最低的文化程度必须能够看懂《大众报》，不适合此标准者，应分别调整处理。调整处理时，要进行深入的动员，使应调整处理的学生在思想上了解调整处理的意义，了解到适合本人程度的学校学习对自己是有好处的，因而愿意接受调整办法。（460501）

同日 冀中行署发出《关于纪念“六六”教师节的通知》。提出本年纪念“六六”教师节总的精神，着重在鼓励教师对领导者提出意见，改进与加强今后的领导，提高教师的政治地位与业务水平，使全冀中的教师安心于教育事业。纪念办法包括：当天各级学校放假1天，召开纪念会；举行教师座谈会；各村在教师节晚上召开座谈联欢会，密切村干部和教师的关系。（460502）

3日 《新华日报》（太行版）报道，潞城县新解放区群众在经济上翻身以后，迫切要求提高文化，于是由联合校长、小学教员积极筹划，吸收4000名农村知识分子和小学生，集股117500元（冀钞），成立了文化合作社。该社廉价出售各种文具，设立小型印刷厂，翻印小学课本，解决了农村学校课本缺乏的困难。文化合作社还派人把书籍、文具送到各村，积极为群众服务，受到热烈欢迎。（460503）

同日 《大众日报》报道，鲁中区在博山县城首次召开学习模范、模范教育工作者及模范教师大会。出席大会的有学习模范63人，模范教育工作者14人，模范教师25人，模范“小先生”、通讯员，共200余人。鲁中区青年联合会主任宋诚德号召广泛开展高洪安运动，以乡村的实际学习成绩来推动城市。当时，鲁中区7078个村庄有民校9200处，学员23万人左右。妇女识字班有5000多个，学员约12万人。读报组2060个，有15200人参加活动。有剧团1015个，俱乐部226处，文化棚66个，黑板报9000余块。有工农通讯员3000余人。有小学3600多所，入学儿童达139000余人。（460504）

4日 《解放日报》报道，晋冀鲁豫边区教育厅召开教育工作会议，决定：（一）采取多种措施增加教育经费。（二）以政权干部为基准，确定中小学教员待遇标准。（三）团结新区的旧教职员，吸收大量知识分子参加教育工作。（四）本年10月召开扩大教育会议，总结交流教育工作经验。（460505）

同日 淮阴、淮安青年集会纪念五四运动，一致反对国民党反动派进行内战。淮城各镇青联会、学校、机关青年代表1000多人参加大会。（460506）

同日 中共华中七地委召开扩大会议，提出在和平民主建设新阶段发展国民教育要克服两种倾向：一是保守的倾向，一是在教育大改革中取消教育的倾向。（460507）

7日 《东北日报》报道，辽宁省第三建国学院及男附中、女附中已在新宾县开学。有学生百余人，其中工人占60%以上，女生占22%。分高级班和普通班，课程有国文、历史、地理、中国革命问题、政治常识、时事研究、群众运动、政策法令、青年修养。学费由学校支给，并组织学生进行业余生产，种菜、种粮，开办合作社。（460508）

10日 晋察冀边区行政委员会发出《关于目前教育工作的指示》。指出目前教育的总方针，仍然是坚定不移的新民主主义的方针，也就是坚持人民的民族的立场，根据群众的需要与自愿，从实际出发，实事求是，学以致用，适应和平民主建设需要为人民服务的方针。必须严格防止并肃清旧型正规化的思想，从边区实际需要出发，建设有较长期计划的教育制度，培养、提高各种干部与建设人才。指示对干部教育、社会教育、小学教育及经费与教材等问题，提出了原则性的要求。（460509）

11日 晋绥边区行政公署修正公布《小学教师服务暂行条例》。规定小学教师任职资格，提出审查鉴定小学教师的标准是：（一）愿为新民主主义教育服务或从事新文化教育工作有经验者；（二）18岁以上，为人正派，无不良嗜好者；（三）初小教师至少须具有相当于高小毕业的文化程度，高小教师至少须具有相当初中毕业的文化程度。（460510）

12日 渤海行署召开教育界模范大会。参加大会的有各县模范教育工作者、模范教员、"小先生"、学习模范代表及县教育科长以上干部180余人。大会经过分组汇报、典型报告，最后选举区教育模范405名。这些教育模范都是埋头苦干、真正为人民服务、走群众路线的带头人，在他们的带动下，掀起了群众性的学习热潮，新教育方针得到了贯彻执行。（4605011）

13日 晋绥边区行政公署发出《关于教育行政领导中若干问题的指示》。要求各县单独设立教育科，建立学区和中心小学制度，并提高教师米薪，由地方统筹开支学校经费。还要求各县酝酿成立教师联合会，经常组织教师进行学习和研究教学问题。（460512）

14日 晋绥边区行政公署发出《关于目前小学教育的指示》。指出各级领导要纠正轻视小学教育的偏向，加强对小学的领导。学校教育的重心是加强完小，尤其是完小中高级班次的工作，以便大量培养地方知识分子，参加地方生产建设和教育工作。同时，学校要建立入学、休假、测验、升级、留级、奖惩以及教学计划等制度，改变战争时期的零乱习气。（460513）

16日 陕甘宁边区儿童保育委员会成立，公推蔡畅为主任，康克清为副主任。儿童保育委员会决定，当前的工作是筹备设立保育训练班，研究国内外保育理论，统一保育机关的领导。（460514）

同日 晋绥边区行政公署发出《关于目前中等学校工作的指示》。指出和平建设时期，中等学校的任务主要是培养各种和平建国的一般干部，其次是培养有志深造掌握科学技术的青年。中等学校教学内容除继续重视政治思想教育外，为适应新时期需要应加强文化科学教育。中学招生必须严格实施入学试验，学生应迅速走向自费。为提高教学效率，各校必须保证充分的教学时间，切实完成教学计划。（460515）

17日 《晋察冀日报》发表社论《把业余文化补习教育坚持下去推广开来》。指出张家口自开设业余公学后，入学者已有1700余名，有干部（占大多数），也有职工、店员及其他小市民。选修的科目是国文、数学、英文、俄文、代数、化学、机械绘图、会计和政治常识。公学为提高干部和群众的文化水平开辟了一条新路。它是一种干部教育，又是一种社会教育。社论提出，要使业余文化学习运动坚持下去，就要实行“大家办学”的方针，要求各机关、学校、群众团体都来协助办业余公学，设法帮助解决人力不够、物资设备差的困难，把教学和实际需要结合起来。（460516）

20日 毛泽东复信新安旅行团，勉励他们努力工作，继续前进，争取民主中国的胜利。这封信由邓子恢从延安带回淮安，交给新安旅行团。（460517）

25日 胶东行署决定从5月份起提高中等学校教职员生活待遇。取消对中等学校教师供应粮食和烧柴费用的制度，将粮食和烧柴费用一并计算在薪粮以内支付。同时决定提高烟台、威海两市中学教职员的薪粮标准，标准为：（一）初中教员每月薪粮270～300斤（内含细粮60斤）。（二）高中教员每月薪粮310～350斤（内含细粮60斤）。（三）职员与杂务人员每月薪粮180～240斤（内含细粮15斤）。（四）烟台、威海各中等学校教职员除按上述标准发给外，烟台市每人每月外增苞米20斤，威海市每人每月外增苞米10斤。（460518）

27日 《解放日报》载文介绍太岳区文化教育情况。文章说，随着生产运动的迅速开展，据太岳区34个县统计，冬学已达6797所，学员46万余人，比1944年增加1倍多。小学已达5699所（其中有民办小学441所），比1944年增加了1倍。全区中学6所，比1944年增加2所，学生增加600人。（460519）

30日 胶东《大众报》报道，威海市解放一年来的教育事业有了显著发展。在敌伪时期，全市有中学3所，学生789人；小学10所，学生2700余人。解放后，原有中学合并为2所，学生增加至1064人；小学11所，学生增加为3986人。全市成立民校28所，学员6203人。（460520）

本月 晋冀鲁豫边区参议会通过《关于杨秀峰主席一年来政府工作报告的决议》。指出要贯彻新民主主义的文教政策，开展大众的文化运动，大力解决贫苦群众入学问题，提高文教工作者的待遇和地位，奖励文教工作模范，改造与培养师资，充实与建立各级正规学校，加强社会教育，如夜校、冬学等，以提高群众认识，培养大批建设人才。尊重科学人才、技术人才，热烈欢迎他们参加边区建设，并予以特别优待。边区要筹建大批科学与技术专门学校，同时要注意把农民、工人的生产经验与科学结合起来。（460521）

同月 嫩江省教育厅召开中等教育座谈会。决定：（一）照顾贫苦青年，中学一律免收学费；（二）失学青年经教育厅介绍可到各校旁听；（三）学校绝对废除体罚，实行民主管理；（四）对学校加强领导，启发自由思想，注意纠正放任、散漫风气；（五）提高学生政治觉悟，培养为人民服务的精神；充实国文、史地教学内容，增加学时；提高教育程度，专科、中学改为6年制；（七）组织中等教育研究会。（460522）

同月 太岳行署教育处主办的《教育通讯》创刊。其宗旨是“大家办，大家看”，任务是报道教育情况，交流经验，介绍典型，提供教学材料，研究业务，改进工作。（460523）

同月 冀中行署成立行政干部学校。行署教育科长丁廷馨任校长，副校长为刘子余。该校设司法、教育、会计、电话、农业等班，招收新生350名，大部分为有工作经验的区级干部，加上原抗大转校学生350余名，共有学生700余名，各班由行署各有关部门直接领导学习。（460524）

6月 4606

1日 西北医药专门学校在延安举行开学典礼。毛泽东赠以“努力奋斗，光明在前”贺词，中共中央西北局赠以“为人民服务加紧培训科学的医药人才”贺词。该校由陕甘宁边区政府卫生署和陕甘宁晋绥联防军卫生部共同组建，曾育生任校长，马荔任副校长。有专职教职员10人，招收学员270人，分为军医期、边医期、军药期、边药期和预科期。1947年3月，该校停办。（460601）

同日 鉴于有的地方天主教堂设立学校，招收教民子弟入学读经，有的村庄组织少林会和旧剧社，拉拢儿童学拳学戏，出现影响儿童学习和生产的情况，冀中行署发出指示：（一）根据人民信仰自由的原则，允许合法的机关团体（包括教会）或个人办学，但学校是进行国民教育的场所，必须依照新民主主义教育方针接受民主政府的领导，完成政府规定的教育计划。这类学校聘请的教师应经政府审查，教材一律采用政府审阅的统一课本，其经费开支应自行筹措，绝不能在学校内进行读经、做礼拜或宣传教义等活动，宗教活动应限在教堂以内进行。（二）少林会和武术团体不应拉拢儿童学拳，以免影响儿童的学习和生产。在农忙期间，各地学武术者原则上一律停止，农闲时不禁止。（三）对拉拢儿童学唱旧戏者，根据以前行署指示办理。（460602）

同日 黑龙江省教育界召开民主建国联合会首次代表大会。大会一致认为，在学校中要废除体罚，实施感化诱导教育，并通过9条有关教育的决议：（一）彻底消灭胡匪，保障大众教育的进行；（二）教员深入农村，配合农村工作队积极发动群众；（三）团结起来，面向群众，面向农村，普及社会教育，开展新文化启蒙运动；（四）编撰新教材；（五）介绍参考教材和新小说；（六）介绍儿童读物；（七）取缔私塾；（八）成立各种宣传队，普及各种大众文化教育；（九）发行刊物。确定其后的任务是：（一）肃清奴化（日）、法西斯（蒋）教育毒素；（二）建立新民主主义的国民教育。（460603）

3日 滨海专署发出《关于各县青年学校的决定》。指出青年学校为文化学校的性质，其目的在于培养农村中新型知识分子，打下学习一般文化科学的基础知识。青年学校实行半工半读，勤工俭学，以求达到教育与劳动结合及以生产养活学校。学生学习年限视年龄及社会需要灵活决定，但最低限度使学生结业后能阅读《滨海农村》，写作简单书信与工作报告，具备农村一般计算的能力。规定了青年学校的课程和入学条件等。（460604）

4日 嫩江省政府教育厅召开中等教育座谈会。会议研究新民主主义教育方针，通过8条决定：（一）照顾贫苦子弟，中学一律免收学费；（二）救济失学青年，准予由教育厅介绍到各校旁听；（三）改善学校管理制度，绝对废除体罚，实行民主管理；（四）加强对学生的指导，启发自由思想，同时注意放任与散漫行为；（五）提高学生的政治觉悟，培养为人民服务精神，充实国文、史地内容，增加教学时间；（六）提高教育程度，专科中学改为6年制；（七）提高教育质量，组织中等教育研究会，欢迎热心的教育家入会；（八）4月份为光复军克扣的薪金，由教育厅救济。（460605）

5日 冀南行署召开教育会议。会议历时半月，总结全区教育工作的经验，指出冀南区教育工作成功的主要经验是：教师要有服务群众的观念和决心；要根据群众的需要解决问题，贯彻群众路线，发扬民主，不断启发和提高群众的认识水平。根据不完全统计，冀南区已有建国学院、艺术学校各1处；公立中学5处，师范1处，私立中学1处，教职员104人，学生1177人；完小146处，教职员733人，学生11451人；初小9099处，教师11585人，学生623625人。（460606）

6日 《晋察冀日报》报道，晋察冀边区及张家口市全体教师举行教师节纪念大会。到会的有华北联大等38个学校教员500多人。中共张家口市委书记刘秀峰、边区教育处处长刘皑风到会讲话。大会发出致各界人士通电，要求停止内战，实现和平。并致电全国教师，欢迎到晋察冀解放区来，共同为教育事业而努力。（460607）

7日 《晋察冀日报》报道，晋察冀边区行政干部学校举行开学典礼。边区首长勉励大家努力工作，树立为人民服务的人生观。（460608）

8日 《解放日报》报道，晋察冀边区小学教育空前发展。现已有高初级小学23300余处，入学儿童达1464700余名。小学教育迅速发展的主要原因是："民办公助"教育方针在新解放区普遍贯彻，民主政府努力培养了大批为人民服务的新师资；根据群众生活情况，采取整日、半日、午夜校、轮回教学、分组教学等多样学制，使大多数工农子弟有了入学的机会；教育内容密切结合群众的需要。（460609）

10日 新安旅行团主办的《华中少年》杂志创刊。在创刊号上，苏皖边区政府主席李一氓题词："经过战争和民主的锻炼，在抗战的炮火中生长起来，在无比的自由气氛下工作和学习，新生的一代有对解放区的热爱，也有对自己光明的努力。"（460610）

11日 晋察冀边区行政委员会颁布《晋察冀边区小学暂行规程草案》。规定小学为边区广大学童享受公民教育的场所，应依据新民主主义教育方针，根据群众需要与自愿、学以致用、教育与劳动结合的原则，实施教育，培养能读会写会算，能生产劳动，会过光景，并具有民族觉悟、民主作风的新公民。修业年限为初级小学4年，高级小学2年。小学除公立外，应厉行民办公助政策，奖励群众办学，私人或团体也得兴办小学。小学教学应力求适应儿童身心发展及儿童生活的需要，启发其自动性、创造性、自由思考，培养实事求是学风。小学教学须贯彻教导合一、教学做合一的精神，积极指导儿童开展课外及校外各种活动，并力求课内与课外、校内与校外、学校与家庭密切联系。（460611）

同日 《东北日报》报道，绥化召开教员大会，提出5个问题：（一）确立为群众服务的观点，打破教育清高的思想；（二）教育要普及化、大众化，和新民主主义的政治联系起来；（三）努力研究学习新的东西，克服困难，改进教育；（四）做有利于人民的宣传，打破封建的奴化教育思想，贯彻民主思想；（五）以实际行动反对内战，争取和平，为实现新民主主义教育而奋斗。具体措施为：免费入学，人人有受教育的权利，废除体罚，成立自治会，学习内容与实际相结合。（460612）

12日 晋察冀边区行政委员会颁布《晋察冀边区师范学校实施办法草案》。规定短期师范学校培养初小师资，师范学校培养高小师资及初级教育行政干部。学制为短期师范学校1年，师范学校3年。短期师范设政治常识、国语、史地、算术、自然常识、新教育、实际问题、体育文娱、参观实习，共计990学时；师范学校设政治常识、国文、史地、数学、自然与生产、新教育、体育、音乐、美术、参观实习，共计2844学时。（460613）

15日 太岳行署发出《关于初小转村办的决定》，把全区公立初小一律改为村办。指出采取这一措施，主要是为了贯彻群众路线，克服筹集粮款的困难，并要求小学转为村办后不得放松领导，相反应进一步加强领导。（460614）

18日 《大众日报》报道，威海市群爱、群益、鲸西、鲸园、竹岛等7所中心小学，在学生家长支持下，共筹集生产资金77000元，土地13亩。他们组织了4个合作社，1个贩卖部，5个农业生产组。通过经营合作社和开荒生产，共获利66379元，解决学生书籍、文具等费用44%强。（460615）

20日 绥蒙政府发出《关于小学教师暑期讲习会的通知》。指出目前绥蒙区的教育工作初具规模，举办小学教师暑期讲习会，加强教师政治业务教育，是改进工作的主要环节。

要求全区小学教师在暑假期间一律集训1个月。各县除从完小校长、教导主任、教员中抽5～10人到集宁与集宁县教师合并训练外，其余教师参加以县为单位举办的训练班，还可动员一部分私塾教师和失业失学青年知识分子参加集训。（460616）

25日 《大众日报》发表孙陶林的文章《论小学由官办转为民办》。文章指出，小学民办包括两个内容：第一是小学的组织形式、学习内容、教学方法都根据群众的意志，合乎群众的需要（政府的规定也要通过宣传解释之后由群众自觉自愿接受才行）。学校的管理权、教育权掌握在群众手里。第二是教员由群众聘请，政府只能帮助辅导训练。政府训练的教师，也只能向群众推荐，由群众聘请，而不能硬派。教师薪金及学校一切费用，都由村里负担，不足时方由政府补助。文章还提出公办小学转为村办后解决经费的几个办法。（460617）

26日 国民党军队大举进攻中原解放区，全面内战爆发。中原民主建国大学全体师生随中原解放军主力分散突围，学校暂时停顿。（460618）

27日 冀鲁豫行署任命王儒林为行署教育处处长，巩固为副处长。（460619）

本月 晋察冀边区白求恩医科学校与原张家口医学院、延安中国医科大学赴东北途中留在张家口的第18期和20期的部分师生合并为白求恩医科大学。晋察冀军区卫生部部长殷希彭兼任校长，卫生部政委姜齐贤兼任政委，耿毓桂任副政委。在校学生共9个期，包括原张家口医学院5个期（4年制），原白求恩医科学校4个期（2年制）。（460620）

同月 冀晋行署召开文教大会。行署主任杨耕田做《冀晋区当前文教工作的方针和任务》报告。报告指出，1年来，冀晋区文教工作取得了很大成绩。这表现在：创立了冀晋中学、专区师范和县师，培养和轮训了大批干部，小学入学儿童已占学龄儿童的72%，冬学数量和宣传教育形式都有了很大发展，从而提高了群众的思想觉悟。当前冀晋区文教工作的方针与任务是：坚定不移地贯彻执行新民主主义教育方针，从边区实际需要出发，建立有较长期计划的教育制度，提高与培养各种干部和建设人才。举办干部轮训班，加强在职干部学习；筹建农业、商业、工业专科学校；加强师资培训工作；小学教育着重普及并在普及的基础上适当加以提高，并要不断加强党对文教工作的领导。（460621）

同月 太岳行署做出《关于培养和提高小学教师的决定》和《关于小学民办方针的决定》。前者指出，革命的小学教师的基本条件是要具备革命观念、群众观念和劳动观念。今后还要注意民办精神。在训练与进修方面，专、县文教科应有计划地加强教员的经常进修，供给读物，定期检查总结，交流业务经验，把集训和平时进修结合起来，克服放任自流现象。行署师资班除抽调训练现有高小校长、教员和联合校长外，还要吸收可以培养为高小师资、联合校长的知识分子与初小教员。专署文教科应尽可能会同中学在假期分批轮训联合校长。有条件的县，应尽量在一个基础最好的高小内附设简师班，培养初小教师。后者指出，民办公助是改造小学教育的总方向。民办不能离开公助，民办不是不要领导，而是要加强领导。在小学民办过程中，应防止两种倾向：公办学校的本位思想，对民办采取嫉妒仇视的态度；小学民办后，群众和教员不愿和反对学校配合中心工作。同时，领导上也要克服对民办教师帮助少、开会多、耽误时间过多的现象。（460622）

同月　太岳行署主任牛佩琮发表《把教育工作做得更好一些》。文章指出，新的教育工作者与旧教员的区别，就在于站在什么阶级立场和为谁负责。新民主主义教育工作者，要确定终身为人民服务的人生观，坚定终身为教育事业服务的精神，积极参加群众运动，不怕吃苦，参加组织生产，不断提高，精通业务，并成为政府与人民的桥梁。（460623）

同月　鲁南行署教育处召开各县文教干部会议。会议总结全区文教工作经验，提出文教工作的任务：（一）各县开办师资讲习班；（二）实验区小学实行民办公助；（三）动员教师、学生、知识青年坚决反对内战，保卫和平，保卫解放区；（四）在教师、学生和知识青年中进行土地改革政策的教育，帮助群众翻身。（460624）

同月　山东德州中学被接管后，经过整顿正式开学。校长为王英昌。设4个中学班，1个师范班，有学生169人。（460625）

7月 4607

1日　陕甘宁晋绥五省联防军驻晋随营学校（1945年9月创办）在离石正式改名为“贺龙中学”。贺龙任校长，李长路任副校长。该校旨在培养具有学习技术基础的中等教育程度的人才，以便参加军队及地方建设或转入其他学校继续深造。建校初期主要学习政治、军事，后开设国文、数学、政治、历史、地理、英文、自然、体育、音乐、美术10门课程。除在校学习外，还参加各种政治运动和生产劳动，把课堂教学和实际行动紧密结合起来，以促进学生在政治上的成长和思想上的提高。1948年夏，临汾解放后，贺龙中学迁驻临汾，扩建为西北军政大学。不久，西北军政大学迁到西安，再迁重庆，改为“西南军政大学”。（460701）

3日　山东省政府在临沂召开全省第二次教育会议。会议主要内容是总结教育改革经验，讨论教育建设的方案和计划。省政府主席黎玉做了《目前山东教育工作的基本问题》报告。报告指出，教育改革以后，教育工作为人民服务的思想已经成为主要的潮流。在教育方法上，采取群众路线，抛弃了旧型正规化；在教育形式上，发展多样性、创造性和灵活性。教育改革由于缺乏经验，出现了有些地区削弱儿童教育、“急性病”、把庄户学看成唯一办学形式的偏差。今后山东教育的主要任务，是提高群众的政治文化水平，坚持新文化教育运动的方针，很好地团结知识分子，使其与工农结合，为人民服务，使教育与生产密切结合，使教育适应战争，为战争服务。省教育厅厅长杨希文、副厅长孙陶林分别做了《全省教育改革运动的总结》和《关于中等教育工作》的报告。会议制定《山东省当前教育工作纲要》。提出前师、后师、初中、高中的学制和课程标准的初步意见。确定普通中学担负着培养初、下级干部，并照顾到一部分学生继续深造的双重任务。中学以设置初中为主，学制暂定2年，大体上每一专区设一所中学，有条件的地区和城市可设置高中。师范分前师和后师两级，两级均为2年。前师以提高与培养新的初级小学、初级民校教师为主要目标，每一专署设置一所。条件不成熟的，在中学内附设师范班。后师以培养高级小学和高级民校教师为主要目标，每一行政区设置一处，有条件的行政区如胶东可设置两处。闭幕式上，华东局宣传部部长彭康传达黎玉主席的3点意见：大力实现民办公助的办学方针；中等教育的发展要从半工半读的方向去解决学生无力自费入学的困难，坚持教育与生产劳动相结合；根据战争环境、财政和人力条件，贯彻执行办学计划。会议历时54天，于8月25日结束。（460702）

5日　冀东行署在遵化召开中学教育座谈会。参加座谈会的有各专署督学，老解放区中学校长、主任、教员，共120人。座谈会由行署教育厅厅长纪之主持。通过讨论，明确中学的性质是带有干部学校性质的普通中学，其任务是培养脱产干部、小学教员和回家参加生产劳动的知识青年。决定中学实行半工半读，以生产养学校，学制3年。（460703）

同日　《渤海日报》报道，在战争形势下，渤海区教育事业仍有很大发展。小学全部实行民办公助，中学做到半工半读，初步走上教育与战争、生产相结合的道路。全区原有小学12772所，全部转为民办，又增加小学628所。全区有中学6所，除德州中学外，全部实行半工半读。渤海区第一中学、第四中学和渤海公学做到了全体人员薪金自给，渤海公学还做到了教员薪粮自给。（460704）

7日　《鲁南时报》报道，鲁南文化教育事业大量发展：（一）中等学校整理恢复了曲阜师范、麓水中学（滕县中学）、峄县中学3所，有学生913人，教师28人。（二）在老解放区，据平邑、滕县、费县、赵镈、曲阜、麓水、邹县、临城、邳县、峰县10县统计，上一年有村学985处，识字班1780班。本年村学发展到1336处，超过上一年36%；识字班2540个，超过上一年43%。在新解放区，据曲阜、泗水、峰县、黄县、邹县、滋阳、临城、滕县、邳县9县统计，有高小51处，初小710处，学生1266班、37976人。新老解放区合计，鲁南现有小学2820处，学生130021人，小学教师4061人。（460705）

11日　太行行署召开第二次中学校长会议。会议历时10天，指出各校上课均应采取少而精的原则，着重实际知识，特别是生产知识的教育。会议制定了普通中学、干部中学和农职中学3个新的教育方案。中共太行区党委宣传部部长冷楚在会上讲话，指出中学的教育方针是“学校与社会结合，学习与实践结合，毕业就要就业”，要求学校培养各种科学技术的指导人才。行署教育处处长赵林在总结发言中号召大家彻底转变认识，贯彻新的方针，摸索具体办法，及时交流办学经验。（460706）

12日 《大众报》刊登山东省胶东交通学校招生广告。电讯科、摩托科共招收学生250人，学习期限3个月。（460707）

13日 毛泽东、朱德致电李公朴夫人张曼筠。电文称：“惊悉李公朴先生为反动派狙击逝世，无任悲愤！先生尽瘁救国事业与进步文化事业，威武不屈，富贵不淫，今为和平民主而遭反动派毒手，是为全国人民之损失，抑亦为先生不朽之光荣。全国人民必将以先生之死为警钟，奋起救国，即以自救。”本月11日，著名爱国民主人士李公朴教授在昆明被特务暗杀。（460708）

同日 苏皖二分区暑期教育研究会在高邮县举行。会议历时40天。出席会议的有中小学校长、教师代表及县、区教育行政干部，共244人。8月7日，专员惠浴宇到会做形势报告，说明自卫战争的性质，分析敌我力量对比和我们的有利条件，号召与会人员认清形势，确立革命观点，为保卫人民利益、夺取战争的最后胜利而斗争。（460709）

17日 毛泽东、朱德致电闻一多家属。电文称：“惊悉一多先生遇害，至深哀悼。先生为民主而奋斗，不屈不挠，可敬可佩。今遭奸人毒手，全国志士必将继先生遗志，再接再厉，务使民主事业克底于成。”本月15日，闻一多教授在昆明遇害。（460710）

20日 徐特立回复边区教育通讯社关于教育能否实施惩罚的来信。指出我们的教育是革命的教育，其目的是教国民不是教顺民，应反对无理的服从及自己没有了解的盲从。对于破坏纪律的学生，不是惩戒而是说服。说服的方法不是由教师片面注入，而是双方讨论和研究。不是压下学生的意志，而是增加对问题的进一步理解，以正确的知识来克服无知的盲动。惩戒方法以不用为是。如果有加以惩戒的必要，必然是因为屡戒不悛，重犯相同的错误。在这种情形下，可以和当事人共同商讨惩戒的办法，以示爱护和转变的诚意，切不宜抱敌对的态度。这封信后以“非要惩罚不可吗”为题刊于《边区教育通讯》第2卷第3期。（460711）

22日 苏皖边区政府发出《为开展学校生产运动给各专署、各县政府、各中学的指示信》。明确规定今后边区中等教育必须向半工半读的勤工俭学方向发展。指出勤工俭学既能解决求学经费问题，也可养成劳动观念和生产技能，使学生在思想上更接近工农群众，加强为工农服务的观点，克服士大夫教育的余毒。要求各中等学校在暑假根据具体情况，筹划各种生产事业。勤工俭学活动应有组织有计划地向企业化方向发展，以近代科学管理办法来经营，并在行政上给予切实的帮助。(460712)

23日 延安各界人士举行“欢迎脱险抵延的李敷仁”大会。李敷仁是陕西著名教育家。他于本年五一被国民党特务绑架，后由当地群众营救，于本月17日抵达延安。不久，陕甘宁边区政府第十四次政务会决定任命李敷仁为延安大学校长。(460713)

25日 毛泽东、朱德致电陶行知家属，对陶行知于当日去世表示哀悼：“先生为人民教育家，为民族解放与社会改革事业奋斗不息。忽闻逝世，实为中国人民之巨大损失。”(460714)

28日 中共晋察冀中央局做出《关于开展学习运动的决定》。提出为贯彻七大精神和毛主席思想于全党，决定开展大规模的学习运动，重点放在党内干部，特别是高级干部身上。(460715)

31日 《解放日报》报道，晋察冀边区现有中等及专科以上学校134所，学生26101人。抗战中边区曾创办华北联大、抗战学院、白求恩卫生学校及20余处中学、简师，为军事、行政、经济、文化、教育等战线培养46000余名干部。抗战胜利后，适应民主建设需要，各级民主政府大力兴办中等、专科以上学校。其中高等学校有华北联大，白求恩医大，军区军政干部学校，铁路学院，边区工专、农专、商专，热河内蒙古自治学院等。(460716)

本月 晋绥边区行署决定增加小学教员米薪。其中，初小教员每月90～110斤，高小教员每月110～130斤，每年以12个月发给。(460717)

8月 4608

1日 陕甘宁边区政府教育厅发出《关于国民教育的指示信》，对边区国民教育实施做出如下规定：(一)坚持民办公助政策，逐渐发展民办教育与办好完小，提高其质量以及改进中普小，为小学教育的总方针。(二)社会教育的中心内容是消灭文盲，并适当进行群众卫生教育。(三)村学是边区初级小学的基本形式。此外，指示信对小学高年级和初年级课程的设置、教育干部的管理、师资的培养和提高、教育经费和教员生活待遇的解决及各县第三科的工作任务等，都做了规定。(460801)

5日 哈尔滨市成立教育协会。其宗旨是：团结为新民主主义教育服务的教育人士，互相研究，求取进步，互相帮助，克服困难，在教育岗位上促进民主建设事业。嫩江省主席于毅夫、议长车向忱等出席会议。(460802)

7日 《大众日报》报道，烟台市解放后教育事业蓬勃发展。目前，全市已有中学5所，小学77所，中学生2413人，小学生10057人，均已恢复至战前统计数字。中小学教员517人。中小学教员生活显著改善。高小教师每月可拿180～240斤粮，初中教师拿290～330斤粮，而敌伪时期中学教员每月只拿90～100斤粮。（460803）

8日 胶东区在烟台开办水产学校，分渔捞科和制造科。免收学费，贫苦者每月补助30～50斤粮，衣服、书籍、医药费自备。（460804）

10日 《人民日报》刊登晋冀鲁豫边区政府主席杨秀峰谈边区一年来和平建设的文章。文章指出，当前太行区有高小134处，学生13400人；初小6201处，学生仅部分统计为122579人。冀南区有高小164处，学生32800人；初小9099处，学生610000人。冀鲁豫区有高小160处，学生39000人；初小23000处，学生1250000人。太岳区有高小138处，学生13277人；初小5120处，学生230000人。边区很多县儿童入学率占学龄儿童的80%以上。在社会教育方面，全边区平均每个行政村都有一个到一个半民众学校（有的行政村有两三个），在民众学校里进行时事、生产、识字3种教育。（460805）

同日 冀中行署发出《关于各县成立短师的指示》。指出不同地区的学制应有不同的规定，中心地区的县以成立短期师范附设师资训练班为宜，短师学习期限为6个月至1年，师训班学习期限为3～6个月；边沿区的县可联合设立短期师范，以办理短期师资训练班为主，培养新教师与训练现职教师并重，学习期限3～6个月。要求至9月底，第八专区至少成立短师5处，第九专区成立短师7处，第十专区成立联合短师3处，另由专署筹设1处，第十一专区成立短师8处。（460806）

11日 延安各界代表2000余人举行公祭陶行知大会。林伯渠、谢觉哉、陆定一、徐特立主祭，李卓然、柳湜等11人陪祭。同日，《解放日报》刊登毛泽东题词："痛悼伟大的人民教育家。"朱德题词："学习陶行知先生全心全意为人民服务，不屈不挠的为独立和平民主而斗争的精神。"公祭大会决定组织陶行知先生纪念委员会，由林伯渠、习仲勋、徐特立、谢觉哉、李卓然、贺连城、江隆基、霍仲年、马济川、张宗麟10人组成。（460807）

同日 东北各省联席会议通过《东北各省市（特别市）民主政府共同施政纲领》。《施政纲领》共8条，其中第6条规定：废除法西斯的奴化教育，以民主为教育中心内容。普及国民教育，推广社会教育，加强职业教育、师范教育与专门教育。保障教职员与贫苦学生生活，优待科学家、艺术家、各种专家与文化工作者，并奖励特殊的发明与创造。（460808）

15日 嫩江省立联合中学开学，校长为车向忱。该校由嫩江省立一中、华北中学、省立第一工业职业学校、省立第一商业学院、第一师范初中部合并而成，有教职员80人，学

生1600余人。（460809）

19日 延安中学改名为"行知中学"。9月4日举行易名典礼。马济川任校长，卢勤良任副校长。（460810）

20日 胶东区东海专署创办文登工读师范，校长为孙愚。12月改名为"东海工读学校"，李国屏任校长，孙愚任副校长。该校为解决贫苦子弟入学问题而设，办学方针是以生产支持学习，用劳力换取智力，提倡勤工俭学，大胆创造、探索工读经验，供各地参考。办学的目的是培养新的师资，要求学生毕业后能担任初小教师。学制定为2年。（460811）

同日 《新华日报》（华中版）刊登陶行知7月16日写的最后一封信。信中说：下关事件发生后，接到许多人的慰问信。"从这些信里，得到了无上的鼓励，使我知道我努力的方向没有错，也不是孤军奋斗。"信中又说："为民主死了一个，就要加紧感召一万个来顶补……只有这样，才是真正的追悼。"他要求青年学生为博爱而学习，为独立而学习，为民主而学习，为和平而学习，为科学创造而学习。（460812）

29日 东北医科大学在合江省兴山市开学。校长为王斌。该校设内科、外科、五官科，学制4年，有教授20余人，学生300余人。其前身是延安中国医科大学。（460813）

30日 冀晋行政公署教育厅发出《关于动员一切宣教干部宣教组织进行自卫战争的紧急指示》。要求冀晋区的宣教干部和教师紧急动员起来，与全体军民一道投入自卫战争。为了争取前线的胜利，目前应进行的具体工作是：（一）从思想上武装好自己，克服因抗战胜利而产生的太平观念和享乐思想，认清当前斗争是决定中国历史命运的关键。（二）社教方面，新老解放区一切民校、剧团、黑板报、屋顶广播、民教馆，都要紧急动员起来，展开宣传大突击，于最短时间营造群众支援前线争取胜利的热潮。（三）各级学校在不妨碍整个教学计划的原则下，大力组织学生社会活动，切实推行"小先生"制，使每个学生都成为小宣传员，并要采用多种多样的形式，对群众进行宣传。另外，根据当地具体情形及需要，学校可组织工作队。边沿地区小学教员还要配合政治攻势，贴标语、散传单、喊话，瓦解与争取顽伪军。（460814）

本月 山东省教育厅公布《中等学校课程纲要（草案）》。规定前期师范学制2年，设国语、公民、算术、历史、地理、卫生与自然、教育、艺术8门课程。初级中学学制3年，设国语、算术、公民、历史、地理、自然科学、卫生、艺术8门课程。后期师范学制2年，设国语、公民、历史、地理、实用自然、生理卫生、算术、教育、艺术9门课程。同时，公布各科教材和参考书目。（460815）

同月 苏皖边区第五行政区在阜宁成立区立师范。校长为唐采庭，副校长为吴德申。

1947年春，因战争紧张，一部分师生转移到建阳创办师范班，由区立中学领导。1947年秋，该师范班并入苏皖边区第五行政区高级专科学校，成为师范部。1948年5月，学校重建，顾崇实任校长，江重言、王彤舜任副校长。1949年改名为“盐城行政区区立师范”。（460816）

9月 4609

1日 晋察冀边区行政委员会制定《今明两年教育工作方案》。指出今明两年教育工作的任务，是迅速地大量地培养当前最急需的各种干部，普遍提高人民的政治觉悟与文化水平。在教育方针、课程内容、教学方法上，一切学校、训练班均应从当前的斗争形势、社会和群众的需要出发，掌握理论与实践一致、教学做合一的原则。课程内容应适当集中，力求实用。教学方法上，注意讨论、实习与参加劳动。方案还对初等教育、中等教育、教员、教材、设备及经费问题做了具体规定。（460901）

7日 山东省政府发出《关于实行小学民办的指示》。提出民办公助是群众需要与自愿原则的具体体现，是领导与群众结合的良好方式。在山东已处于严重战争的情况下，为保障小学的巩固和发展，尤有迅速而普遍地实行民办的必要。对推行小学民办的办法和步骤，要求：（一）各地区今后在农村建立的小学一律实行民办。高级小学和城市的小学，亦应争取实行民办。（二）现有公办小学，除高级小学、完全小学仍维持公办，城市初级小学争取改为民办外，所有农村初级小学应一律改为民办。（三）对群众自筹小学经费，应深入动员，民主讨论，并结合土改，由群众自己决定酌留一定数目的村校学田。（四）小学实行民办，政府更应加强领导，帮助民办小学改造、提高和解决困难，不得放任自流。小学经费群众基本上能自筹自给以后，政府也应保持一定的补助费，以资调剂。（五）各级政府应认识推行民办是一项艰苦细致的工作，又为当前的迫切任务。必须首长亲自动手，负责掌握，既要保证在本年11月底以前如期实行小学民办，又要继续使小学教育巩固和发展。（460902）

同日 东北政联行政委员会在第三次委员会议上，决定及聘任了各委员会的政务人员。其中教育委员会的组成是：主任委员为车向忱，委员为车向忱、韩幽桐、关俊彦、张如心、董纯才。（460903）

10日 山东省政府发布《关于今年冬学运动的指示》。提出本年冬学的任务是：（一）揭露美帝国主义和国民党反动派发动内战的罪恶阴谋，号召群众支援前线，保卫山东解放区；（二）宣传土改政策，进一步启发群众觉悟，在新解放区，应结合农民翻身运动，进行翻身教育，巩固既得利益；（三）总结生产经验，进行生产教育；（四）开展文化识字教育，整理发展各种学习组织，贯彻民办公助的方针，将公办小学改归民办。要求：（一）党政群统一力量，密切配合，发动群众入冬学；（二）认真训练培养冬学师资；（三）各地师范一般应全部参加冬学工作，中学亦须有计划地参加冬学工作；（四）冬学教材应发动群众购买庄户杂字和群众读物；（五）贯彻教育模范运动，加强各村的创模工作。还提出本年冬学运动应为明年大规模的群众性文教运动打下有力的基础。（460904）

12日　苏皖五专署发出《关于初等教育的指示》。要求初等教育贯彻民办官助的方针，大量吸收各阶级子弟（包括地主、富农的子弟）入学，把学生培养成新民主主义的新公民。小学教育应加强文化科学知识的学习。思想教育应贯彻到各课程和儿童生活中去。课外活动不宜过多，主要在于锻炼身心，不要让儿童做力不胜任的劳动及不能理解的社会活动。（460905）

13日　私立哈尔滨大学由政府接办，车向忱任校长，何礼任副校长。该校设文艺、社会科学、自然科学三院，分预科和本科，学制预科2年，本科4年，培养建设东北民主事业的各种干部人才。第一期招生近500名。1948年6月，哈尔滨大学奉命撤销。（460906）

16日　中共中央西北局成立干部业余学校，李卓然任校长，习仲勋、马文瑞、张德生、曹力如等任教员。课程内容主要是党章及有关业务政治常识。（460907）

17日　山东省政府发出《关于目前教育工作的指示》。根据战局紧张的形势，对教育工作提出下列要求：（一）加强时事教育，提高战争观念，服从战争需要。在干部、教师、学生以及广大群众中进行普遍深入的思想动员，使教育与战争结合起来。（二）实行紧缩精简，提高质量，发扬艰苦精神，减少财政开支，扫除浪费现象，以裕战争的经济力量，同时提高巩固教育的基础。（三）掌握战局发展，适应具体情况，主动及时地处理临时问题，克服凌乱拖拉现象。（四）健全教育行政机构，加强干部配备，明确工作任务及范围，发扬艰苦细腻具体深入的领导作风。（460908）

21日　冀晋行政公署和群众团体共同发出《开展冬学运动的联合指示》。指出本年的冬学运动，不论新区老区，均仍实行“政治为主，文化为辅”方针，激发与动员广大人民群众，积极参军参战，支援前线。争取自卫战争的胜利，是当前群众教育的首要任务。（460909）

22日　山东省政府公布《关于山东大学的决定》。指出山东大学是山东解放区培养提高各项建设人才的最高教育机关，其任务一方面是提高在职干部水平，一方面是吸收知识青年加以改造。教学方针是学用一致，理论与实际相结合，采取群众路线，教学相长，以与解放区建设实际相结合的方法进行教学。本科着重于政策教育、业务教育和知识教育，设政治系（下设行政、司法各科）、经济系（下设农林、合作、会计各科）、文教系（下设教育行政、文史、数理、艺术各科）。另有预科，着重对学生进行政治思想教育。（460910）

23日 冀中行署发出命令，称现在各专区业已重划，为了使中学序列不受区划变更的影响，决定原第七中学改为“冀中区第一中学”，仍由第九专署领导；原第六中学改为“冀中区第二中学”，仍由第十专署领导；原第八中学改为“冀中区第三中学”，暂由泊镇市政府就近领导；原第九中学改为“冀中第四中学”，仍由第八专署领导；原第十中学，改为“第十专区短期师范学校”，培养训练小学教师及区村干部，由第十专署领导。（460911）

24日 东北政联行政委员会第五次会议通过《关于改造学校教育与开展冬学运动的指示》。内容包括：（一）教育工作的总方针，应是进一步肃清敌伪奴化教育和蒋介石封建法西斯主义教育的遗毒和影响，建立民族的、大众的、科学的新民主主义教育，使教育服务于新民主主义的政治斗争，服务于东北人民的和平民主建设事业。（二）在东北目前状况下，中等教育应重于小学教育，而在中等教育中的比重，应该是师范教育占第一位，职业教育占第二位，普通中学教育占末位。（三）中等学校学制宜采用多轨制和双轨制，要有弹性，应按照需要因地制宜，组织形式不必强求划一，修业年限可伸可缩。（四）中等学校课程应按“学以致用”的原则来制定。（五）初等教育着重在改造与普及上，改造现有小学，其中心一环为改造教师，肃清敌伪奴化教育的遗毒，再就是打破旧型正规化的束缚。土改后，可试行“民办公助”的办法，推广小学教育。（六）教学方法应废除填鸭式的、注入式的、强迫的、空洞的方式，而代之以启发的、讨论的、研究的实验方式，以启发学生学习的积极性与创造性。（七）组织教师学习，提高教员的政治与业务水平。（八）秋收后，情况较好的地区可办冬学。冬学主要进行时事与政策学习，同时进行识字教育。（460912）

25日 旅大行政联合办事处委员会颁布《施政纲领》。其中第九条规定：拒绝对青年的封建与帝国主义法西斯的教育，以独立、民主和科学精神为教育的基础。使广大群众都有受教育的机会，保护各种训练班、民众识字班工作的进行和开展。加强培养师资，提高教师水平，改善教师生活，编纂新教科书，解决劳动者子女就学及就业问题。尊重知识分子，奖励科学发明、艺术创造及出版事业。（460913）

本月 苏皖边区江海公学第一期在紫石县角斜镇开学。校长为吴天石，副校长为陈枕白。设师范科、商科、土木科和文艺班，学员近200人。本期学员于年底结业，土木科和文艺班学员绝大部分参军。1947年底，江海公学与苏北公学合并，成立华中公学。（460914）

同月 淮南区党政军机关因国民党军队大举进攻被迫北撤，淮南干部子弟学校、淮南中学、华中建大附师实小、华中建大附中和新安儿童保育院等5校合并为华中干部子弟学校，随军北撤。淮南区各乡办的小学则相继停办，少数地方以私塾代替小学。（460915）

同月 鲁中联合中学由益都师范、益都中学、淄博联合中学合并成立，校长为王寅轩。设初中、简师、后师等班，学制为初中3年，简师1年，后师2年。有学生300余人。（460916）

10月 4610

1日 《东北日报》发表《中等教育的改造问题》社论。指出东北解放区学校教育的方针，是中等教育重于小学教育。中等教育工作主要是办师范、职业学校和地方干部训练班，普通中学只占次要地位。要改革中等教育，就必须和旧型正规化思想做斗争。首先，要在教育干部中肃清旧型正规化思想。旧型正规化教育制度的精髓是升学、留学，整个教育制度带着留学的预备性质，这是旧教育的致命伤。其次，要纠正学生中的旧型正规化思想，使学生认识到，青年知识分子只有为人民服务，和工农群众结合起来才有出路。（461001）

4日 中共中央西北局发出通知，要求各地委、县委根据实际需要举办干部业余学校，以推动干部学习，加强领导干部和一般干部的联系，提高工作效能。（461002）

5日 山东省政府教育厅发出《关于结合土地改革贯彻小学民办给各地的一封公开信》。信中说，在土地改革运动中实行民办，发动群众办学，这是目前民办问题的两个基本环节。要做好这两点，光靠教育部门孤立进行是不够的。民办是整个工作的一部分，所以要靠领导上的保证与各部门的配合，才能顺利完成这一工作。（461003）

7日 延安保育委员会召开保育工作干部会议。会议以“重视保育事业，抚育革命后代”为题进行讨论，一致认为保育工作者应该重视儿童卫生健康和儿童教育，发扬母爱精神，做长期打算，安心工作。（461004）

13日 陕甘宁边区政府发出《关于今年冬学的指示信》。指出当此内战烽火燃遍全国、边区处在战争威胁之下的时期，动员全体人民奋战，成为一切工作的中心。本年冬学要与自卫军冬训结合进行，识字与时事教育并重，再配合一些自卫军防奸的训练。各地应立即行动起来，使冬学能够按时开学。（461005）

同日 渤海行署召开全区教育工作会议，18日结束。其间对本区中等教育、群众教育、学制、课程及民办公助等问题，均做了详尽研究。（461006）

15日 太行行署发出关于集训义务教员的指示，要求集训的义务教员必须是群众运动中的积极分子和宣传鼓动积极分子。（461007）

19日 晋冀鲁豫边区政府教育厅厅长晁哲甫致函太岳行署教育处处长崔斗辰，对新教育方针做了解释。信中说，“教育与实际结合”是我们的基本信念。在学校教育课程上，一般结合生产还是比脱离生产好。按照新教育发展的规律，学校开始不妨是经济中心，搞开以后，逐渐就会转为文化中心。因而学校教育与生产结合，在某种意义上是帮助文化的发展。中等学校培养的干部，要成为各行各业的事业家。这种事业家要具备3个条件：为人民服务的坚定立场，一技之长的专业技术，专业技术必备的文化知识。这样的干部去指导群众生产或其他工作，成功的可能性是大的。（461008）

22日 冀中行署和各团体、武委会发出《关于开展冬学运动的联合指示》。强调本年的冬学运动是在全面长期自卫战争中的群众政治工作，必须在现有基础上继续发展和普及，进一步提高群众的政治觉悟。中心内容是时事政治教育，使群众深入了解蒋军必败、美国帝国主义侵华政策的阴谋与实质、美蒋关系3个问题，为实现与保卫耕者有其田，保卫解放区人民的幸福生活，保卫民族独立民主自由而斗争。其次是组织群众今冬明春的生产教育，有计划有步骤地普及文化教育。（461009）

25日 晋绥行署发出《普遍开展冬学运动的指示》。指出本年冬学的主要任务是教育和发动群众解决土地问题，扩大生产，加强翻身教育，以提高干部群众的觉悟。同时，通过冬学动员群众参军参战支前和进行民兵教育。（461010）

同日 华东军政大学成立。张云逸兼任校长，第一副校长为余立金，第二副校长为曾生。该校采用兵教兵、兵教官的方法教学，教学内容与前线的战争密切结合，旨在培养大批熟悉和领会毛泽东战略战术思想的干部。（461011）

30日 延安大学召开备战动员大会。李敷仁校长号召全体师生抓紧时间学习，加强战备力量。11月7日，延安大学颁布《战时干部教育实施方案》（初稿）。指出该校的任务是“以理论与实际结合的方针，培养有明确阶级立场和有为人民服务热忱与有能力的革命干部”。学校暂设政治、会计、教育、新闻4班，课程暂定有政治、业务和文化3种科目，各种课程的教学必须与战争、土改、生产等中心工作紧密结合起来。（461012）

本月 盐阜区各县教师纷纷组成战地服务团或战地文工队，为自卫战争服务。其中，叶挺（盐城）、射阳等县数十名教师组织群众成立担架队、运输队，配合部队做好后勤工作，投入“涟水保卫战”。阜东县战地服务团和阜宁县青年宣传队中的教师，深入民工中间搜集材料，编成小调、快板、标语、墙头诗，画成漫画进行宣传。阜东县战地服务团近两个月内向19000名民工进行了宣传教育，收到了很好的效果。（461013）

同月 东北行政学院在哈尔滨成立。该校由东北行政委员会领导，东北行政委员会主席林枫兼任院长。旨在培养行政干部，设行政、司法、教育三系。（461014）

同月 东北新教育学会编辑出版《毛泽东同志论新民主主义文化教育》和《解放区群

众教育建设的道路》。前者是一本在解放区较早专题介绍毛泽东教育思想的书。后者是解放区教育改革经验的汇集，董纯才为该书写了序言。这两本书各发行7000册。1948年11月，根据需要各增印5000册。(461015)

同月 《新教育月刊》刊载崔斗辰《教育工作中的形式主义问题》。文章列举形式主义各种表现：儿童单纯放哨而不与学习结合；参加群众运动，只是唱歌喊口号，对群众不宣传，对自己无教育，耽误正常学习；校舍与设备追求形式主义，不考虑经济实用；学生制服强求整齐划一；个别地方“大众黑板”不起作用；办冬学只求数量，不求实效。(461016)

11月 4611

4日 冀中行署发出《在全面自卫战争形势下教育工作要贯彻紧急备战的指示》。指出教育工作必须为自卫战争服务。第一要普遍开展时事教育，贯彻战时动员工作，第二要加强战时教育活动，第三要加强组织领导。(461101)

7日 《大众日报》报道，鲁南农民纷纷要求自己办学，费县百余小学转为民办。政府根据群众的需要和自愿，把小学放手交给群众办理。费县八区18所小学全部转为民办，并发展了两所民办小学；四区24所小学，已有20所民办；五区28所小学，有21所民办；六区42所小学，已有18所民办。另外，一区转为民办的小学有21所，二区转为民办的小学有19所，七区转为民办的小学有9所。以上7个区共有民办小学128所，大部分小学已经开学，并正在筹办冬学、民校，开展社会教育。(461102)

同日 胶东北海专署根据战争形势，发出紧急指示。提出各种教育皆以时事前途教育为重点，北海中学、蓬莱中学、福山中学、龙口中学等学校进行战备工作，城乡内以及邻近各小学的教职员应立即进行时事前途教育，让其明了战争前途与个人出路，在地方坚持工作。(461103)

8日 《解放日报》报道，延安行知中学与工业局合办的职业班已开学两个月。这个职业班旨在培养边区技术干部，课程有经济建设、工厂管理法、物理、化学等。学校设有制革、制胶工厂，学生实行半工半读。(461104)

9日 《晋绥日报》刊登导论《冬学工作中的两个关键问题》。指出要把冬学工作做好，第一是领导足够重视冬学工作，充分酝酿，不断检查，不断总结经验教训，第二是冬学教育必须与其他冬季中心工作结合，也就是教学做合一。(461105)

同日 东北行政委员会第五次会议决定成立教材编审委员会，以董纯才为主任委员，何礼、智建中、朱丹、王修、吴伯箫、张如心、张如松、阎培礼、吕骥、邵凯等人为委员。不久，教材编审委员会决定，中学教材由东北大学编写，小学教材由董纯才组织人力编写。在1年多时间里，共编写小学教材14种14册，发行532万余册；编写中学教材9种9册，社会教育课本2种2册。这些教材是东北解放区编写的第一批反映新民主主义革命内容的教科书。在此以前，东北各省、市教育行政部门曾组织人力，自行编写课本，以应急需。（461106）

11日 《解放日报》登载《夏陶然道路》。文章由《解放日报》编者根据夏陶然的工作报告删改而成，生动形象地记录了夏陶然从群众的需要出发办学，依靠群众办学的经过。他在办学时采用说服教育的方法管理学生，组织学生自治，实行民立管理。他带领学生劳动建校和参加生产，用生产所得解决学习费用和补助家用，从而使学生克服困难，坚持学习。他认真备课教课，组织大学生教小学生，互相帮助学习，还办起“牧场教育”，使不能进学校学习的孩子也能认字学文化。同时，他在村里办起民校、夜校、识字班，把社会教育搞得很好。此后，夏陶然的事迹在根据地广泛传播。（461107）

12日 太行行署发出《关于今年冬学的指示》。提出本年冬学的任务是保证爱国自卫战争的胜利，应着重时事教育、群众翻身教育及生产教育，而以时事教育为主，以群众翻身教育为基础教育的内容。三种教育结合进行，不同地区应有不同的重点。时事教育，首先要教育群众打破和平幻想，说明蒋介石必败，人民必胜的道理，从而提高人民的胜利信心，争取自卫战争的更大胜利。（461108）

同日 山东公立医科专门学校在惠民县成立。校长由李人凤兼任。（461109）

14日 陕甘宁边区政府发出通知，指出为了备战，决定疏散延安各干部子弟小学大部分学生回各县上学。同时，把“抗小”与“保小”合并为陕甘宁边区第一保育小学，延属分区干小与延市第一完小的干部子弟班合并为陕甘宁边区第二保育小学，准备随时迁移。（461110）

15日 陕甘宁边区政府教育厅召开第五届三科长联席会议。会议主要讨论战时教育问题。24日会议结束时，边区教育厅副厅长江隆基做了总结发言。他说，战时教育的任务在于发挥教育工作的有生力量，配合军事、政治、经济、群众等工作，以争取人民自卫战争的胜利。战时教育在实施上应该：（一）社会教育与学校教育并重；（二）时事教育与文化教育并重；（三）宣传工作与战时实际生活相结合；（四）前方、后方、新区、老区等不同地区要有不同的措施。（461111）

17日 《晋绥日报》报道，兴县5区19个冬学教员经过讨论学习，一致认为本年冬学和冬季工作结合，主要是从思想教育入手，村里做什么工作，冬学就进行什么教育。他们还提出，上课时不能只拿书本给大家念或从书本上提问题让大家解答，只有把书本上的道理和实际结合起来进行教育，才能收到好的效果。（461112）

21日 《冀中导报》发表《关于文教工作者参加土地改革运动的四点建议》。文章提出：（一）冀中五一学院、冀中各中学及部分高小抽出若干教职员、学生组成翻身队，参加、支持群众斗争。（二）小学教师应积极协助群众运动，不应袖手旁观。（三）冬学必须打破老一套做法，认真与土地改革运动配合，并从属于群众翻身斗争。（四）所有文艺工作者都要歌唱人民的时代，创造翻身的史诗。（461113）

24日 冀东行政公署发出《关于冀东各中级学校的整理与经费开支的决定》。鉴于冀东已处于战争环境，决定对各中等学校进行整理：第十二专署的迁安中学与芦龙中学合并，改为“冀东第一中学”；乐亭中学改为“冀东第二中学”；滦县中学改为“冀东第三中学”；香河中学暂停办，与平谷师范合并，改为“冀东第四中学”；蓟县中学改为“冀东第五中学”；宝坻中学与玉田中学合并，改为“冀东第六中学”；丰润中学与遵化中学合并，改为“冀东第七中学”；第十五专署的宁河中学、第十三专署的昌黎中学仍为县立中学；丰南中学与路南其他中学合并，由第十三专署根据实际情况自行决定；滦中向农职方向发展，并努力成为生产自给的典型。还对各学校的领导关系、学校编制和经费开支标准做了具体规定，号召所有学校大力发展生产，实行教育与生产结合，公私兼顾。（461114）

25日 冀中行署发出《加强战时教育的指示》。要求各地加强战时教育运动，在目前的紧张形势下，教育工作必须为自卫战争服务，加强时事教育，进行战争动员，使战时教育和群众翻身运动及冬季生产结合起来。（461115）

本月 国民党军队准备进攻延安，在延安的洛杉矶托儿所、第一保育院、第二保育院要提前撤离。毛泽东到洛杉矶托儿所看望孩子们，并为托儿所题词：“已有进步，更求进步。”（461116）

同月 晋绥军政干部学校在岚县成立。贺龙兼任校长，周士第、王尚荣任副校长。（461117）

同月 因局势紧张，苏中区南通中学迁至谢家仓。后分为通中分部、通西分部、三余分部和兵房总部4所学校，实行分散教学。（461118）

同月 冀鲁豫边区第七中学在济宁市成立，赵紫生任校长。1948年，该校并入阳谷中学。（461119）

12月 4612

2日 冀晋行政公署发布命令，要求今后税收工作与教育经费开支密切结合，强调首长负责，加强税收管理工作，保障教育经费按月足额开支。（461201）

5日 延安各界青年召开“一二·九”和“一二·一”纪念大会。大会痛斥蒋介石独裁卖国，要求严惩签订《中美友好通商航海条约》这个卖国条约的罪魁。（461202）

10日 陕甘宁边区政府发布《战时教育方案》。指出在国民党反动派准备大规模进攻延安的形势下，各级学校及一切社教组织应立即动员起来，发挥教育上的有生力量，直接或间接地为自卫战争服务。一切教育工作者都应成为保卫边区的宣传员和组织者。目前教育工作的中心任务是配合军事、政治、经济、群运等工作，争取人民自卫战争的胜利。战时教育的实施原则是：社会教育与学校教育相联系，时事教育与文化教育相配合，教育内容与战争生活相结合，根据不同地区采取不同的工作方式。还提出战时教育不能与平时教育割裂，战时教育工作仍应照顾群众的自愿与需要。（461203）

11日 冀鲁豫行署发出《关于教育方针问题的指示信》。信中指出，必须明确认识教育方针的实质是教育要为人民服务，教育要与实际结合，要解决好教育与中心工作以及部门工作的结合问题。（461204）

14日 冀中行署发出《关于纠正冬运工作的孤立偏向，结合土地改革及参军工作贯彻冬运方针的指示》。指出本年冬学运动第一阶段存在教育和中心工作脱节或对立的现象，以及各级学校帮助当地开展群众教育做得不够的问题。强调要把教育工作贯穿土改和参军工作之中，普遍深入地开展时事教育与政策教育。各中学、师范要在不影响教学计划的情况下，抽出一定时间和力量配合县区干部参加土改和参军工作。高小要和本村干部群众密切联系，进行土改和参军工作。（461205）

17日 《晋绥日报》发表《赶快加强冬学工作》社论。社论要求，各地必须立即纠正取消冬学和将冬学和冬季其他工作分家的观点，立即补救今年冬学运动中的缺陷，赶快动手，加强冬学运动。（461206）

20日 山东省政府教育厅发出《关于三个月民办工作的通报》。指出省政府发出关于小学民办的指示已有3个月了，据3个地区不完全统计，公办小学交归民办的，滨海有992处，鲁中有750处，鲁南有400余处。实行民办较好的县，如滨海的临沂、莒南，鲁中的沂南、沂中、沂北，鲁南的费县、平邑等，已先后将小学交归民办。这一事实说明，在党政民的一致努力下，各地已经进入全面推动民办的阶段。关于民办小学的经费，用途通常有两项——教师的薪给和学校办公费。在这次小学民办中，教师待遇提高了，每月薪粮通常为140～160斤，多的有180斤或200斤。至于办公杂支，据以往经验，每校每年约需500斤粮。为了解决这项经费，各地采用合作生产和临时筹集两种方法。其中合作生产是解决经费的基本办法，临时筹集是一种过渡办法。在这次小学民办中，各地加强和整理了村的文教领导机构。各村的文教委员会（或校董会）能够经常向学校反映群众意见，改进学校工作，管理学校事务，组织生产，建设学校内务。（461207）

22日 《东北日报》发表《齐齐哈尔小学教育的经验》。文章介绍3点经验：（一）改造小学教员的思想，方法是讲习会、教育研究会、个别谈话、读报纸文件、做反省笔记、举办训练班。（二）小学教育开始和社会、群众、政府、家庭结合。（三）开始实行民办官助和官民合办的方针。（461208）

24日 冀晋行署发出通知，提出本年寒假举办小学教师训练班，以开展为人民立功运动为主要内容，号召大家节衣缩食，自动减薪，支援前线。还提出边沿地区应着重进行气节教育，奖励与表扬教育战线在抗日战争与自卫战争中涌现出来的英雄模范，业务学习可由模范教员做典型报告。（461209）

29日 《解放日报》报道陕甘宁边区中小学实施战时教育的消息：在关中各县的小学，课程增加了战时工作的内容，学生组织看护队，并积极学习制造地雷，课外活动时练习投掷木制手榴弹。在安塞县第一保小，教职员组成自卫军，自11月开始训练。他们除进行操练外，还练习爬山、滑冰、瞄准和掷手榴弹等活动。在子长中学，修业期满的第一班学生36人中，有20余人自愿参加了部队工作。（461210）

本月 冀东军区创办鲁迅艺术专科学校，校长李劫夫。校址为迁西县小李庄。学生110多人，分设3个区队进行教学活动。（461211）

同月 哈尔滨外国语专门学校成立。该校任务是培养俄文翻译人才与俄文师资，教员全部为苏联人。全校有两个年级，学生共1100余人。（461212）

同月 冀鲁豫行署在平阴县创办太西公学院，张耀南兼任院长。1948年3月，该院并入冀鲁豫第四中学。（461213）

同月 胶东行署召开中等学校教育会议。行署教育处副处长王卓青在会议总结中指出，中等学校在生产劳动方面取得了显著成绩，表现在：（一）大多数学校有了大大小小的家底，部分学校做到了办公费自给，有的学校解决了学生的体育费、医药费、灯油费。通过生产，团结了教职员和学生。（二）在工读上有了初步的萌芽。（三）通过工读和生产劳动，在教育和劳动的实际结合上推进了一步，学生学习实际知识，大大提高了学习兴趣。总结还指出，在生产劳动上存在一些偏差，主要是：（一）单纯营利，没有注意经营有教育意义的生产劳动。（二）当“甩手掌柜”，如有的学校把生产交给事务员，不掌握，不领导。（三）不从积极方面筹划生产，强调客观困难。（四）在工读中提出经费全部自给的过高要求。（461214）

同月 鲁南建国学校从鲁南撤到渤海区乐陵县，重新办学。校长为王鹤平。有学员500余人。1948年8月，该校改称“鲁中南建国学校”，华山任校长。（461215）

本年 4600

春季 内蒙古自治学院在赤峰成立。该院在两年多时间里培养了近千名民族干部，对解决内蒙古地区党政干部不足的问题做出了贡献。（460001）

春季 绥蒙政府在丰镇创办绥蒙中学，武达平任校长。该校7月正式开学，9月迁驻山西朔县，改称“绥蒙干部训练队”。1948年9月，绥蒙中学复校，冀丕扬任校长。不久，改称“绥蒙一中”。1946年6月1日，改称“绥远省立第一中学”。（460002）

春季 山东省政府在临沂成立省抗日干部子弟小学和托儿所。小学校长为高岩，托儿所所长为刘子陵。1947年冬，小学和托儿所根据备战的需要渡海迁至辽东临江县。1948年7月，重返山东，改称“保育小学”。（460003）

春季 华中新闻专科学校在淮阴成立。范长江任校长，恽逸群任副校长。1947年，战事紧张，学校一度停办。1948年春复校，俞铭璜任校长，徐进任副校长。1949年5月，该校迁至无锡，改称“苏南新闻专科学校”。（460004）

春季 国民党军队在苏皖边区一分区反复“扫荡”“清剿”，局势动荡，境内中学除东台中学外，全部停办。东台中学许多师生在反特斗争中被遣送回家，学校处在停顿状态。（460005）

春季 晋冀鲁豫边区《新教育》（月刊）创刊。（460006）

春季 冀鲁豫区冠县简易师范成立，张训斋任校长。该校以培养初级小学教师为宗旨，招生对象是高小毕业生和文化水平偏低的在职初小教师及干部，学习期限为2年。（460007）

夏季 晋冀鲁豫边区政府教育厅召开中等学校校长会议。会议提出“中学职业化”和“小学是生产教育性质”的新教育方针，其主要内容是“毕业即就业”“中心工作即中心课程”“业务课与政治课并重”。在这个方针的贯彻过程中，有些学校大大削弱了文化教育内容，形成以种地为主的局面，严重影响教育事业发展。（460008）

冬季 关东电气工程专门学校在大连成立。学校设报务系、机务系和工程系，主要为部队培养无线电通信技术人才。1948年后，该校与关东工专、医学院、化学研究所、生物制品研究所等合并组成大连大学，李一氓（后吕振羽）担任校长。(460009)

冬季 根据东北行政委员会指示，东北大学抽调数十名干部组成工作组，深入合江省立佳木斯联中、牡丹江省立牡丹江联中、黑龙江省立绥化联中和松江省立巴彦联中等8所联合中学，开展旧中学改造的试点工作。(460010)

本年 太岳行署发出《关于文教工作领导问题的决定》。要求各专县负责人必须认识新时期培养干部和教育群众的重要性，并教育区长、村长把教育工作放在“一揽子领导”范围内。同时，各地要加强联合学区制的作用，学习典型领导的方法，发现典型，研究典型，宣传典型，用典型来推动工作。要贯彻政府“集中统一”精神，对上级指示命令，要认真研究、坚决执行，并特别注意汇报情况，发挥组织作用。(460011)

同年 晋冀鲁豫边区政府教育厅着手编写小学新教材。在很短时间内编出初小新课本国语常识合编一套，高小算术、历史、地理、自然课本各一套。参加教材编审工作的有黄啸曾、张德甫、皇甫束玉、张逸园、彭文、玉同民、王力民等人。(460012)

同年 绥蒙政府在丰镇开办行政干部学校。杨植霖兼任校长，王修主持日常工作。1949年，行政干部学校撤销。(460013)

同年 冀南建国学院成立。院长艾大炎。学员都是县、区级在职干部。(460014)

1947年

1月 4701

5日 华中解放区教育工作者白桃（戴伯韬）等6人在山东参观和调查研究后，写成《从一个村庄看解放区文化建设》一书。该书以莒南县金沟官庄为典型，分析该村文化状况，总结其历史发展，指出前进的道路。10日，山东省教育厅厅长杨希文为该书写成前言，指出金沟官庄的情况可以代表山东老解放区的一般村庄，尤其在滨海、鲁中、鲁南3个地区。除少数极小山庄和较大市镇外，各村文教工作的开展现状和问题，基本是一致的。因此，这个调查研究既可帮助我们找寻推进农村教育工作的道路，又可给予一个范例，学习如何进行典型的调查研究。（470101）

6日 为加强对蒋管区学生运动的组织与领导，中共中央致电董必武等同志："此次平、津、京、沪学生的反美示威，成绩甚好。影响甚大。""我党在蒋管区的工作，应尽量利用这次学运的成果，扩大民族爱国主义的宣传与活动。""经过学生活动与报章揭露，要将这些宣传深入到工人、店员、妇女、城市贫民、工商业家、自由职业者乃至华侨中去，引起他们的响应，以扩大这一运动。"（470102）

7日 陕甘宁边区青年救国会和妇女联合会召开延安地区学生代表座谈会，抗议美军强奸北平女大学生暴行，声援国民党统治区的爱国学生运动。（470103）

9日 《新察哈尔报》刊登石军《如何坚持冬学运动》。文章根据宛平县的经验，提出可采取以下办法：统一与健全宣教组织；及时表扬模范，批评落后；教学内容与实际工作相结合，冬学工作与村里各种组织相结合；克服"照远不照近"作风，县区政府和高小要帮助所驻村搞好冬学；村干部组织研究组，在学习上起模范作用；各校教员应积极帮助冬学。（470104）

10日 延安各界召开声援全国学生运动和政协成立周年纪念大会。邓颖超发表讲话，指出北平美军强奸女大学生事件“实际上是美帝国主义强奸了中国的国格。这是中国的耻辱，是关系中华民族尊严的事”。周恩来、陆定一、冯文彬也在大会上发表讲话。大会通电全国学生，表示延安各界誓为学生运动的后盾。此后，各解放区学生和群众纷纷集会抗议美军暴行。（470105）

同日 中共中央办公厅在杨家岭为徐特立七十寿辰举行庆祝大会。中共中央代表在会上宣读的贺信中说：“你对自己是学而不厌，你对别人是诲人不倦，这个品质使你成为中国杰出的革命教育家。”毛泽东题词：“坚强的老战士。”朱德题词：“当今一圣人。”周恩来题词：“人民之光，我党之荣。”刘少奇题词：“中国共产党的光荣。”彭德怀题词：“徐老是人民的教育家。”各解放区党政军民各界发来贺电。14日，中共中央西北局、陕甘宁边区政府、边区参议会和联防司令部等单位举行茶话会，祝贺徐特立七十寿辰。（470106）

12日 渤海行署决定成立军工属子弟学校。学校招生110名，凡县立小学经行署批准公费入学学生中的烈士子女、革命干部子女及依附革命军人生活的16岁以下的弟妹，均可自愿到子弟学校读书，享受公费待遇。经审查不符合条件的公费生，应动员回籍入村学读书。公费待遇分甲乙两等。（470107）

13日 《晋察冀日报》发表《冀晋师训班的经验》。文章认为，教育工作者的主观努力，是办好教育工作与否的决定因素。搞好教师训练班，要注意教员学习自觉性的启发，发挥教员的力量，把领导的意图与教员的需要结合起来，把假期的训练与日常学习结合起来。春季训练应成为教育会议的性质，应特别强调教育行政干部参加，中心放在检查与总结全年工作，研究讨论新年度的教育方针、任务与计划。“六六”教师节期间，应组织教师自觉召开的座谈会，中心放在纪念“六六”，展开教员的思想检查，开展英模活动。秋假因时间较长，可组织训练班，一般以文化、业务为中心，组织起广泛的集体学习运动。此外，还要继续开展教师“立功运动”。（470108）

17日 冀中行政公署发出《关于动员在乡知识分子到联大学习的通知》。指出冀中在乡知识分子有很大数目，经过耐心的说服教育，转变其观点，使其为人民服务是非常可能的，也是非常必要的。华北联合大学来冀中后，很愿帮助做这一工作。要求各县大胆选送一批旧知识分子到联大学习，在动员方式上要多方请求，完全做到自由自愿。选送条件是：旧制中学毕业以上文化程度，45岁以下，身体健康者。学习时间为4～6个月。（470109）

19日 蒋南翔接任哈尔滨特别市教育局局长。（470110）

同日 太岳行署发出《高小编制及小学教员待遇之决定》。规定高小每班学生50人为标准，设教员2人，炊事员1人。小学校长每月小米1石1斗，教员1石；初小甲等教员每月小米9斗5升，乙等教员每月小米9斗，丙等教员每月小米8斗。学校办公费由各县自定。（470111）

20日 冀晋行政公署做出《关于改订中小学教职员待遇办法的决定》。根据目前处于自卫战争时期，财政异常困难的实际情况，决定停止高小以上教职员薪金制，恢复供给制。规定高小、县师教职员每人每月85斤小米，专师、中学教员每人每月90斤小米，专师职员和中学职员每人每月85斤小米。初小教师原则上仍实行薪金制，薪额每月一般不超过100斤小米（民办小学不在此限）。女教员因家境特贫或子女过多无力抚养幼儿者，补助数量每一幼儿每月最多不超过40斤小米。高小以上教职员其他待遇同民政干部。（470112）

23日 《晋绥日报》发表《加强与改进学校教育》。文章指出，学校教育中的思想教育应为教学的中心环节。所谓思想教育，其意义就是为人民服务的阶级教育与反对美蒋反动派的爱国主义教育。这个教育的目的，绝不是单纯依靠课堂教育所能达到的，因此教学必须与当前的政治实际情况及解放区的各种实际运动相结合，首先应与土地改革和支援前线工作相结合。只有与实际相结合的思想教育，才是具体的有效的巩固的思想教育。（470113）

27日 冀晋行署布置本年教学工作时，提出在中等学校开展立功运动。中学教员要根据教学计划做出个人计划，不断总结经验，提高教学效率。（470114）

28日 《大众日报》刊登山东省教育厅厅长杨希文向记者发表的关于目前群众教育工作的谈话。他说，至上一年11月底，基本地区已大部分做到了小学民办。今后的任务是巩固民办，防止垮台。巩固民办的基本方法是继续不断地启发提高群众对文化翻身的觉悟，巩固办学热情。关于群众教育问题，目前仍以普及为主，尤以时事教育、战争教育为主，但必须充实内容，提高效率。今后，群众教育应增加社会常识和自然常识，并提高语文汉字的教学，以打开文化科学的大门。（470115）

31日 渤海行署发出《关于对各级学校教育的指示》。指出为集中一切力量，以应战争急需，各级学校除在教学内容上应特别着重支援前线、拥军、参军等时事政策教育外，在形式上应力求紧缩精干，并要减少财粮开支，以裕战争经济力量。为此决定：（一）各县所有公办初小（中心小学在内）于本年2月起，完全改归民办。（二）所有公办高小，有条件者可完全转归民办，现时确实难转者，也应积极准备，求得于最短期内（最晚从4月开始）大部分转为民办。（三）各县举办的县学、县立中学、县立师范及民教馆，一律停办。（四）对于分散各地的渤海教育模范（包括模范教师、“小先生”、教育工作者及学习模范）不能轻易调动，如必须调动，要经行署批准。强调小学民办是为了使教育工作在战争

中发长和壮大，各地应该结合中心工作，迅速彻底地完成民办任务。（470116）

本月 新四军军医学校改称“华东白求恩医学院”，新四军卫生部部长宫乃泉兼任院长。该校于1948年9月迁驻济南，1949年5月改称“山东省医学院”，院长由山东省卫生厅厅长白备五兼任。（470117）

同月 苏皖六分区5所中学和1所师范北撤到山东海阳县。途中，这几所学校合并为淮海区联合中学，后改为“华中建设大学附属中学”，六专署文教处处长孙存楼兼任校长。（470118）

同月 晋冀鲁豫边区政府创办邯郸行知学校，由边区教育厅直接领导，校长为彭文。这是一所干部子弟寄宿制学校，设小学部和初中部。1948年7月1日，该校小学部与延安保小（1947年从延安转移到晋冀鲁豫边区）、晋察冀边区光明小学（1947年4月成立）合并，成立华北育才小学。另外，行知学校初中部与晋察冀边区联中合并成立华北育才中学。（470119）

同月 晋察冀边区《教育阵地》第7卷第4期发表张腾霄《屹立在残酷斗争中的定县第二十高级小学》一文。该校是1938年春天成立的，原来只有1个班，后来扩充为4个班。1942年“五一”扫荡之后，学校处在极端残酷紧张的斗争中。面对这种形势，学校不但没有停顿、垮台，而且创造了各种分散教学的办法，在当地群众的拥护和支持下，坚持为抗战政治服务的方针，把教学和帮助群众学习、参加生产劳动结合起来，完成了教学任务。文章指出，定县第二十高级小学是一座坚强的对敌斗争堡垒，高度发挥了教育战线的作用，有不可磨灭的贡献。（470120）

同月 太岳行署发布《一九四七年文教卫生工作计划》。要求各级政府加强群众教育，整顿学校教育，加强对文教卫生工作的领导。在群众教育方面，要求老区着重进行参军参战及粉碎蒋阎军进攻的教育、翻身教育、群众性生产教育，在新区着重进行不给蒋阎军当兵支差、不买美货、参加民兵及参战教育。新老解放区都要结合生产进行文化教育。在学校教育方面，应深入进行爱国自卫战争教育，主动参加当地土地改革，也要进行生产教育。中学应以贯彻新方针为主，没有简师的县要建立简师，有条件的县可建立中学。高小须以文化教育为主，一个行政区应有一所，条件好的较大村庄可设高小班，逐步推行小学村办方针。在领导方面，要求加强教育工作与中心工作的结合。中共太岳区党委宣传部同月发出《一九四七年前半年在职干部学习与支部教育指示》，要求全党把加强学习当作一项革命任务去完成，将学习作为提高干部水平、提高工作效率的有力武器。（470121）

2月 4702

8日 冀晋行政公署和区青联会联合发出《关于“四四”儿童节工作的指示》。要求：（一）加强组织全体儿童的学习；（二）儿童要参加到大生产运动中来，并与学习很好结合；（三）儿童要全力支援前线，争取自卫战争的彻底胜利；（四）开展文娱活动，讲究卫生，保障儿童的身心愉快与健康；（五）健全儿童团，使用其组织力量，发挥其自治作用，培养儿童为人民服务的精神。（470201）

12日 冀晋行政公署发出《关于新收复区教育工作的指示》。提出新收复区教育工作总的方针，是对旧有的教育基础逐步加以改造，积极摧毁伪顽法西斯奴化教育，树立新民主主义教育，对旧有教职员采取团结改造方针。同时，在政策上和认识上应注意：（一）保护旧有文化设施；（二）开展新收复区的教育工作，必须与发动群众和新解放区的各种斗争相联系；（三）批判地吸收旧教育中有用的部分，改造、团结和大胆使用旧教员；（四）坚决贯彻新民主主义方针和“民办公助”的办学方针，但不机械地搬用老解放区的做法；（五）对新收复区的学生和知识分子采取教育、改造的方针。（470202）

17日 陕甘宁边区政府教育厅发布《关于教育工作配合土地改革运动的指示》。指出土地改革是本年一切工作的中心，教育工作应与这一运动密切配合起来。为此，各学校应配合这一运动，向学生进行深入的思想教育。教育工作配合这一运动的目的，在于使学生在土地改革中了解中国革命的基本问题。各学校及社教组织，应配合这一运动，进行广泛深入的社会宣传，使教育工作在土地改革中发挥应有的作用。（470203）

25日 《冀中导报》刊载深泽县小学教师何仁的经验。主要有以下几方面：（一）抓住“孩子王”，使孩子之间的矛盾变成竞争。（二）培养小干部，开启儿童的进取心，提高儿童的责任心。（三）建立功过册，记进步快的和有错误不改的学生，多奖励，少批评。（四）重点突破，做出成绩再推广。（五）实行操行评定等级制，分上、中、下、特4级记操行。（六）家庭访问，听家长意见。（470204）

27日 《东北日报》刊登《解放区教育大发展》。文章说，东北解放区已有大学4所，学生1000余人；中学93所，学生86000人；小学12000所，学生1532000余人。（470205）

本月 滨海区成立滨海公学。该校由建国学院扩建而成，校长为朱明远。这是一所培养干部的学校，有学员200余人，分设前师、后师、中学、行政、工矿各队。前师队培养初小教师，后师队培养中心小学校长及高小、青年学校教师，中学队以提高青年政治文化水平为主，行政队和工矿队培养行政干部和工矿技术人员。（470206）

同月 苏皖边区第五行政区区立中学在建阳县成立。唐采庭任校长，杨幼樵任副校长。该校分高中、师范、初中三部。1947年秋，高中部、师范部与原华中建设大学附中合并，成立五分区高级专科学校，江重言任校长。1948年初，学校撤销，初中部并入建阳中学。（470207）

同月 山东省政府教育厅召开烟台、威海两市中学负责人会议。会议总结1年多来烟威中学教育工作的基本情况，认为团结改造城市青年学生的任务，基本上没有完成。主要原因是以农村观点来办城市教育，以训练班的办法来办普通教育，机械地把群众运动的一套搬运到学生运动中来，用指导社会斗争的方法来指导思想斗争。提出今后城市中等教育的总方针和总任务是：团结师生，加强学习，发挥自由思想，树立民主作风，贯彻长期耐心的思想教育工作，培养为新民主主义建设服务的有用人才。（470208）

同月 华东军政大学胶东分校（前身为抗大一分校胶东分校）开学。第一期分4个大队，学习期限为3个月。本年8月，第二期开学，因国民党军队进攻胶东，学校分散活动，坚持教学。1948年夏，第三期开学，以训练军队干部为主，成立工兵营，继续进行生产救灾和查整运动。该期11月结业，大批干部及学员赴华东局准备渡江南下支援新区工作。1949年1月，第四期开学，继续进行"三查三整"运动，并开展连队政治工作、业务学习。青岛解放后，该校奉命迁驻青岛，接收国民党散兵游勇5000余人进行训练。（470209）

同月 中共中央华中分局和苏皖边区政府决定，在胶东地区创办华中行政干校，集中从华中撤退至山东的干部进行学习。校长为季方，副校长为戴伯韬。（470210）

3月 4703

1日 苏皖边区第一专署发出《为开展敬爱（敬师爱生爱民）运动，进一步扩大蒋后阵地，迎接反攻到来，给县区乡政府、教联会、国民学校的指示》。强调敬爱运动的中心环节是教师爱生、爱民和群众、学生的敬师拥校。一方面提倡教师不要脱离群众，担负起历史给予教育工作者的伟大任务，另一方面发动群众管理监督学校。（470301）

5日 冀中行政公署制定《在大力支援前线和普遍开展大生产节约运动中教育工作的新措施》。对在职干部教育、社会教育、学校教育如何适应战争情况，为战争服务，做出具体规定。（470302）

同日 冀晋行政公署发出通知，规定高小以上教员家属与政民干部家属待遇相同，春耕时由区村负责，以代耕互助的办法解决其家庭实际困难。（470303）

7日 晋绥边区行政公署发出《关于改进小学教育的指示》。提出为适应农村土改的新情况，发挥学校教育的作用，边区小学教育急需具体贯彻为广大群众子女服务的精神，解决贫苦子女入学的困难。根据群众的要求和生活条件，创造多种多样的与生产相结合的组织形式（如夜校、半日班、工读班），广泛地吸收失学的贫苦儿童和青年进行学习。完小可设工读班，组织贫苦学生半工半读。应严格取缔地主、富农、敌伪人员子弟的公费，切实保证公费名额为贫苦抗烈属子女及贫苦农民子女所享受。县所在地的完小，可吸收农村20岁上下的贫苦青年积极分子进高级班（或半日班、工读班）进行短期教育后，参加农村各项工作。偏僻小村可办巡回学校。小学教育内容以贯彻阶级教育为主，用算账、对比、回忆等方式，启发学生的阶级觉悟。教学方法贯彻教学做用会的原则。在新解放区，因贫苦群众尚未翻身，完小、初小不大量恢复。（470304）

8日　延安行知中学改编为第四后方医院，不久改称“第四野战医院”。大部分师生成为医院行政人员和护理人员，随军转战，承担接收、治疗伤病员的任务。同时，西北医药卫生学校改编为第三后方医院，直接为解放战争服务。陕甘宁边区其他中学师生也参加了战地服务工作和战地医疗工作。（470305）

14日　晋察冀边区平西专署确定冬学改为民校后的方针任务。指出在新解放区和边沿区，民校应以政治教育为主，旨在提高群众的政治觉悟。同时，边沿区要把摧毁敌伪奴化教育作为民校的任务之一。（470306）

同日　鉴于国民党即将兵临延安，延安大学奉命撤离。25日青化砭战役后，延安大学部分师生参加军队工作和地方政权工作。（470307）

15日　《山东教育》第2卷第3期出版勤工俭学专号。这期专号发表的文章有：李迪生《中等教育的生产与工读问题》，王昌宇《滨海区半工半读的青年学校》，冶我《平邑完小的工读班》，向群《滨南中学如何实现半工半读》等。（470308）

17日　山东省政府教育厅在给中共中央宣传部的工作报告中说，截至本年1月，在中等教育方面，共有中等学校39所，分为干部学校、小城市及乡村的中等学校、较大城市的中等学校和青年学校。在群众教育方面，目前处于战争环境，故仍以战争动员的政治教育为主，形式有：（一）儿童的学习组织统一称为“小学”。（二）男青年单独成立青年夜校或青年自学小组。（三）女青年普遍组成识字班。（四）组织通讯组举办黑板报。（五）组织秧歌队与剧团。（六）成年与老年一般依团体划分小组，进行隔3天或隔5天的政治学习。（470309）

18日　太行区公立工业职业学校开学。该校是太行行署为适应工业建设需要，培养建设与发展解放区工矿事业的经营管理与技术指导干部而设立的。校址在山西省长治市。第一期招收250人。（470310）

20日　冀南行署教育处发出《对于学校结合战争、生产的几点意见》。文件指出，教育工作者要为爱国自卫战争贡献所有的力量。这就需要：（一）组织学生和群众进行时事教育，造成群众性参战热潮。（二）开展节约、生产、献金活动。（三）做好慰问、慰劳军队和爱护军属、伤员的工作。如给前方将士写慰问信、送慰问袋，给军属干农活、家务活，组织看护组，到医院服务。（四）动员知识青年参军参战。文件要求教育界开展立功运动，功劳大的、多的，县以上政府或教育部门予以奖励。（470311）

本月　中央党校东渡黄河，进入华北解放区。西北党校继续辗转于陕北子长、安塞、绥德地区，在战争实践中坚持学习，并为战争服务。延安第一保育院从瓦窑堡分两路撤离。一路边区籍小孩由杨芝芳院长带领，过黄河后，进入晋绥解放区；另一路其他解放区籍小孩过黄河后，进入晋冀鲁豫解放区。（470312）

同月　山东省政府教育厅成立中学教材编审委员会。戴伯韬、孙陶林、罗竹风、杭苇、蔡迪为该委员会领导组成员。下设国文、数学、生物、地理、历史、政治6个编写组。任务是按普通中学的要求编写一套教材，既供普通中学教学之用，也可作为各类中等学校教材的基本参考。（470313）

同月　黑龙江省德都萌芽师范学校成立，校长为高衡。该校半工半读，学生在校不交任何费用，学校经费全靠师生劳动收入解决。农闲季节集中上课，农忙季节利用劳动休息时间就地上课，培养了一大批新型小学师资。（470314）

4月 4704

2日　《晋察冀日报》刊登《怎样使民校工作贯彻全年》。指出民校往年多是“冬成春散”，认为民校若想做到贯彻全年，首先要适应斗争形势，与中心工作紧密结合。其次，民校要虚心接受群众意见，应根据群众的自愿与需要而办，纠正强迫办校现象。第三，要生产与教育结合。此外，还需各级干部对民校经常督促检查，总结交流经验，帮助解决实际困难。（470401）

3日　苏皖边区第十一专署召开教育工作会议，通过《一九四七年春季教育工作会议的决议》。指出当前教育工作总的任务是：在民办官助的原则下整顿小学，加强文化教育，提高教师质量，开展群众教育，把小学办成名副其实的农村文化堡垒。为此，要求各地抓紧整顿小学的工作，健全教联会制度，开展群众教育，恢复干部教育。12日，专署发出训令，要求各县立即召开区教育助理员和完小校长会议，传达贯彻《一九四七年春季教育工作会议的决议》精神，并在春忙假期间召开全体小学教师会议，传达、研究贯彻决议的具

体办法。（470402）

4日 华东《黄海日报》为纪念“四四”儿童节发表短论《培养新一代》。短论对如何办好儿童教育提出3点意见：（一）适应农村分散环境和生产的需要，为方便儿童入学，要灵活地采取多种多样的办学形式。（二）儿童教育工作者应该充分认识培养新一代的神圣任务，全心全意致力于儿童教育事业。（三）在接敌区和蒋管区，家长和教师要妥善照顾儿童，使他们免遭敌人蹂躏。（470403）

8日 《晋察冀日报》报道，冀晋行署和群众团体联合发出指示，要求各地在目前自卫战争的紧急任务下，进一步使教育为生产服务，以保证军需民食，支援长期自卫战争。强调教育必须和战斗、生产、土地改革密切结合，教学方式和教学时间必须适应当地战斗、生产情况。（470404）

同日 太岳行署致信各专县及中等学校，提出中等学校与高级小学校具备适当条件（学校教员中有专门农业人才或学校附近有农业劳动英雄），即可将普通班转为农业班，一面在农业生产实践中锻炼，一面学习农业科学常识。本年暑假后，每个专区的中等学校应至少有一个农业班，每县高级小学应有一个农业班或农业组。（470405）

10日 山东省教育厅发布教字第二号通报。指出在目前战争十分紧张的情况下，群众教育工作可按照4种不同地区的情况进行：（一）在接敌区或敌后游击区，主要是掌握教师，结合游击战争进行爱国自卫战争的宣传教育。（二）在解放军经常活动的地区，应打破平时教育的形态，为支前服务。（三）在距敌较远，军事活动较少的地区，可以保持平时教育的形态，但也应加强时事政治教育，保证支前任务的完成，并结合土改、复查和生产进行教育。（四）在新解放地区，应从当地群众所受国民党的毒害出发，结合军事上的胜利广泛进行时事宣传和党对解放区各项政策的宣传，安定人心，逐步把小学及其他教育形式一一开办起来。（470406）

同日 《大众日报》报道，华东军政大学成立预科大队，学员全部是新解放过来的青年军官。在预科大队，着重进行政治教育。（470407）

14日 冀鲁豫行署发出《关于今年的教育工作》的指示信。提出本年加强文化教育工作的主要内容是：开展群众教育，提高在职在业的学习；整顿改造学校教育，一般不做量的发展；提高教员素质。信中提出，群众教育大量开展应放在下半年，并以中学特别是师范班的学生作为工作的主力。在腹心区和老区，教育应该结合扩军和生产逐步开展起来；在边沿区或游击区，应与民兵密切配合，利用各种形式进行游击教学，发扬抗战时期的艰苦作风；在敌占区，主要是保存教员，设法和他们联系，并能使他们学习或动员组织部分教员成立武装宣传队，打进敌后进行宣传教育，打下将来开展群众教育的基础。（470408）

22日 《晋察冀日报》登载刘皑风的文章《教育与生产结合以生产养学校》。文章指出，要实现以生产养学校的目标，需要解决下列几种思想问题：（一）办教育的人要克服眼睛向上，一味依赖财政机关的想法，树立走群众路线，走生产路线的思想。（二）克服旧型正规化、把生产劳动和教育对立起来的错误观点，提倡靠生产自给来学习，以劳力换智力。（三）克服教师调动频繁、学生流动性大形成的“过路客”思想，做兴家立业的长期打算。（四）不要认为自己是办教育的不会搞生产，怕搞不好就不搞，要认真学习。（470409）

同日 冀东行署召开视察员联席会议。会议确定，一切学校、训练班都应从当前战争形势、冀东现实情况和群众需要出发，掌握理论与实践一致、教学做合一的原则，课程内容力求实用，注意启发讨论、实习和生产劳动。（470410）

25日 冀鲁豫行署发布《关于开办民校识字班及人民文化馆的指示》。提出为了进行大生产运动，继续支援解放战争，迎接全国胜利，应把组织工农群众文化学习、开办民校、识字班、工农业余补习学校、人民文化馆当作目前的主要措施。（470411）

26日 陕甘宁边区政府发出《关于战时各中等学校工作的指示》。要求各中等学校不论环境如何困难，必须在教育与战争结合、学习与工作结合的原则下，在支援前线、服从战争的总任务下坚持工作。至于教育内容和方式，则需加以适当修改和精简。同时，各中等学校学生要加紧学习，帮助区乡进行群众工作，并利用一切可能条件从事农业生产。学校的组织机构、工作制度与人员配备，力求灵活而精干。要使各校都成为有力的战斗堡垒，以便更好地支援前线，服务战争，争取胜利。（470412）

30日 《新教育》杂志刊登晋冀鲁豫边区政府第三次全体委员会通过的《关于文化教育工作的决定》。指出本年是解放区争取爱国自卫战争胜利的关键，教育工作的任务必须更加注意服务于战争，服务于生产，服务于“耕者有其田”的彻底实现。为此，首先要加强群众思想教育，提高大众文化。其次，要充实与改进学校教育。再其次，要组织教学，培养师资，从政治上、文化上提高现任教员。强调加强文化教育工作的环节，使教育工作者从思想到行动面向群众，增进与社会各方面的联系，服从与服务于社会实际。（470413）

本月 晋绥边区行政公署公布修正《小学经费开支（实物）标准》。规定小学经费分公什费（包括灯油、火柴、笔墨、办公纸、糊窗纸、笤帚、煤等日用品）、书报费、游戏费、奖励费、课本费等项，并对每项开支做了原则规定。指出，凡公办小学经费均由地方经费项下统筹开支，县府负责按季发给实物或按当地物价折合发钱。至于新设学校开办费、修建费及临时必要开支，由各县根据节约俭朴的原则酌情规定。（470414）

同月 内蒙古人民代表会议通过《内蒙古自治政府施政纲领》。第12条规定：普及国民教育，增设学校，开办内蒙古军政大学及各种技术学校，培养人才，推广蒙古文报纸及书籍，研究蒙古族历史，蒙古族学校普及蒙古文教科书，发展蒙古族文化。第13条规定：奖励喇嘛自动入学。第14条规定：爱护与教育青年，培养青年干部，帮助贫苦青年入学，发展青年组织。（470415）

5月 4705

2日 冀晋行署发出《关于进一步贯彻教育与生产结合实行“以工养学”方针的决定》。指出实行“以工养学”的方针，是教育与生产劳动结合更进一步的具体化，一方面通过生产劳动改造学习观点，锻炼劳动意识，一方面用生产劳动的成果保证学习，以劳力换智力。在这一方针下提出了精简编制、紧缩开支的具体要求，并提出要彻底打通思想，彻底打破旧型正规化的观点，彻底打破生产劳动与教学对立起来的错误观点及无课堂不能进行教育的旧思想，适当改革教学制度，大力组织生产，在生产中改造学生思想。（470501）

4日 苏皖边区九专署发出《关于中小学教育工作的指示》。要求各地文教部门和文教工作者抓紧恢复、扩大和巩固文教阵地的工作，为此就要做到：（一）调查整理文教干部及教师名册，动员其恢复工作，争取流亡师生回校，选择有条件的地区有重点地大力恢复学校；（二）配合武装斗争与人民自卫运动，做好宣传鼓动和对敌政治攻势工作；（三）开展立功运动，更好地坚持工作；（四）普遍解决子女读书问题和保证爱国自卫战争的供给，紧缩教育经费，更好地贯彻民办方针；（五）大力动员青年到各学习机关学习，搜罗并储备反攻人才；（六）教育内容要不拘泥于原有教本，教学组织要灵活机动；（七）立即恢复建立教育行政领导机构，加强领导，创造经验，培养典型，抓住关键，开展工作。（470502）

5日 《人民日报》报道，拥有3000多盟员的东北民主青年联盟，正逐渐壮大成为团结东北解放区广大优秀青年的一个群众性组织。他们曾参加遣送日侨、慰问民主联军、抗议美军暴行、下乡参与土地改革等实际工作，在中学建立了基层组织，在对学生进行政治思想教育、组织学生参加土地改革和社会活动方面，起了很大作用。（470503）

7日 《新华日报》（太岳版）报道，太岳行署日前发出指示，号召全区文教工作者开展为民立功运动：（一）结合爱国自卫战争，进行时事宣传教育，动员参军参战和劳军优抗。（二）进行深入的生产教育，消除群众怕富思想。学校和剧团要建立家务，减轻人民负担。（三）结合土改，新区动员启发人民翻身，老区进行人民翻身教育。（四）各级学校除加强思想教育外，要注意文化教育，订出个人立功计划，定期检查总结。（470504）

13日 冀晋行政公署和冀晋工农青妇联合会联合发出《关于纪念“六六”教师节的指示》。指出本年“六六”教师节正处在全国反帝反封建高潮即将到来的时候，具有特殊意义。号召教师们从思想上动员起来，积极参加土改运动，检查自己的群众观点，解决为群众服务的问题。具体办法包括举行教师座谈会，发动尊师爱生运动，选举英模等。（470505）

15日　中共中央华中分局发出《关于加强学校支部工作和反特斗争的指示》。规定学校支部的任务是：（一）从思想上和政治上把群众团结到党的周围。（二）保证上级任务及学习计划的完成。（三）领导、组织和团结师生，和他们民主合作，完成各种任务。（四）发展党员。（五）进行党内保卫工作。指出今后对付国民党特务的基本方针是走群众路线，在执行中应贯彻以下原则：（一）争取多数，团结中间分子，争取落后分子，孤立和打击特工分子。不能把落后分子和特工一样看待。（二）先从思想进而从组织上瓦解特工分子。（三）严格区别思想上顽固的知识分子和政治上顽固的特务分子。（四）争取改造被欺骗失足的青年。（470506）

同日　晋绥边区行政公署发出通知，要求各地停办民教馆。民教馆经费从6月起停支。人员经审查后，可另行分配工作。书报用具等，暂由县政府保存。新华书店应设立阅报处，或另设报纸张贴栏，不须专设阅报机构。（470507）

19日　冀鲁豫行署发出《关于招收地富子弟入学问题的通知》。指出被斗争的地主富农子弟，有一部分为中小知识分子，可给他们求学的机会，争取让他们为人民服务。办法如：各专署、县教育科和中等学校，应立即发动中小学毕业或具有同等学力，18~25岁的知识分子，无特务嫌疑者，由村农会保送到县或专署转送行署介绍就学；各专署应根据具体条件增设新班，或补充缺额。无师范班的中学，最好设师范班；建国学院可添设班，具体数目由该院和行署商讨决定。（470508）

23日　新华社为“五二〇”南京学生反蒋示威波及各大城市事件发表时评《蒋介石的末路》。指出，由于粮价狂涨引起的五月初以来的各地粮食危机和“米骚动”刚刚开始，京、沪、平、汉、津、青、浙、赣等地以反内战、反饥饿、挽救教育危机为中心口号的学生运动，又达到新的高潮。（470509）

25日　冀中行署发出《关于纪念“六六”教师节的指示》。提出教育工作者要为战争服务，要为和平民主奋斗到底，要为人民立功。立功表现在以下几方面：（一）加强战争观念，随时向群众宣传战争形势及胜利战绩；（二）帮助任职村开展生产工作，做好宣传；（三）厉行节约，自动减低薪金，减轻人民负担，支援战争；（四）加紧学习、改造与提高自己，决心长期为教育事业服务。（470510）

26日　冀晋行署发出《决定教育经费及教职员编制》的通知。指出为实行“以工养学”的新教育方针，减少财政开支和学生家庭负担，除冀晋中学和各专区师范由本年度开始已生产自给外，各县师和高小的工杂讲义费于6月起一律由各校生产自给，烤火费财政上不供给，民教馆的开支于6月起一律停发，公费生供给一律取消。（470511）

29日 冀东行署致函各专员、县长并转中学、师范、完小校长及全体教职员，号召各地深入开展参军教育，动员大批青年学生参军及参加其他各种革命工作。指出在动员过程中，应使广大学生清楚认识，现在正处在大反攻的前夜，为争取自卫战争的彻底胜利，需要大批知识青年到各部门工作，特别是到部队直接参战。要认识到学生是为人民服务的，人民需要学生在学校学习的时候，学生即安心学习；人民需要学生参加各种实际工作的时候，学生应毫不犹豫地参加到各种实际工作中去。要求在暑假每个中学动员50名以上青年学生参加军政学校、卫生学校、建国学院及其他各种革命工作。每个完小也须动员一定数量的年满18岁青年学生到部队或参加其他工作。（470512）

30日 新华社发表评论《蒋介石政府已处在全民的包围中》。评论指出，中国境内出现了第二条战线，就是伟大的正义的学生运动和蒋介石政府之间的尖锐斗争。学生运动的口号是要饭吃，要和平，要自由，亦即反饥饿、反内战，反迫害。学生运动是整个人民运动的一部分。学生运动的高涨，不可避免地促进整个人民运动的高涨。（470513）

6月 4706

3日 晋绥边区行政公署发出通知，指出为了节约开支，渡过灾荒，决定从6月15日起小学公费生一律停止开支。对于原有公费学生，应加以适当处理，一般以动员参加适当工作为原则，不能工作者，均回家生产。（470601）

5日 陕甘宁边区政府教育厅给各专员、县长发出指示信，要求恢复与改进中等教育。信中指出，各中等学校应立即纠正在辗转迁徙中发生的某些混乱现象，恢复经常性工作。要求各中等学校迅速召还疏散的旧生，并酌量招收新生，根据教育与战争结合、学习与工作结合的原则，适当改进教学内容与教学方法。并规定，中等学校的教学方针、学制、课程及干部、学员调动，仍由边区教育厅处理，其他日常工作（行知中学除外）在战争期间由各专署直接领导。（470602）

6日 华北联合大学全体学生致电蒋管区的教师和学生，声援他们反内战、反饥饿的正义斗争，呼吁全国学生紧密地携起手来，为迎接和平民主的新中国而坚决奋斗。（470603）

同日 《冀中导报》发表社论《教师节献言》。希望教育工作者要进一步贯彻教育为战争服务、为政治服务的方针，实行以生产办学校的方针，广泛开展立功运动。（470604）

同日 滨海区战时教育社编辑的《战时教育》创刊。发刊词中指出，《战时教育》要反对教育脱离战争和取消教育的两种错误倾向，发扬与创造学校教育与社会教育结合、经常性教育与中心工作结合的经验，使教育能在长期爱国自卫战争中，为战争服务并得到发展。《战时教育》到本年11月15日出版第4期后停刊。（470605）

10日 朱德在冀中军区干部会上发表讲话。指出："我们要大量培养干部。机关要精简，但学校要加强。要有计划地保留与训练出一批干部，准备将来打出去使用，这是很重要的任务。"（470606）

11日 华东《黄海日报》发表成克坚的文章《贯彻教师思想改造，办好群众教育》。文章指出，由于小学的普遍发展，解决师资问题刻不容缓。目前盐阜地区绝大部分教师是土改后翻了身的农村贫苦知识分子，政治上、文化上都很差。因此，提高教师素质，成为一个迫切的问题。提高教师的关键，应放在教师的自我改造和业余学习上。教师应把自己从思想上到行动上彻头彻尾改造一番，为办好群众教育而努力。（470607）

17日 苏皖边区如东县蔡庄小学教师缪成之被捕。国民党军队用铁丝穿过他的手腕，押往岔河街头枪杀。就义前，他面无惧色，高呼："杀死一个缪成之，还有千万个缪成之。我的血绝不会白流。"如东县政府将缪成之所在的蔡庄小学更名为"成之小学"，以资纪念。（470608）

23日 《人民日报》报道，哈尔滨市东北书店已印中小学课本56种，1315000册。其中，农村政治课本销路甚广，东北解放区青年几乎人手一册。（470609）

30日 冀晋行署发出《关于后半年教育工作重点的指示》。指出目前教育工作要继续为支前、土改、生产三大中心任务服务，应改进社会教育和学校教育，正确掌握走群众路线的工作方法。社会教育要教育群众彻底翻心翻身，动员群众以全力支援战争，保家卫国。学校教育要深入贯彻"以工养学"的方针，整顿小学，扶助和发展小型印刷事业，解决课本问题。（470610）

本月 冀晋行署召开专署教育科长、中学中师校长联席会议。会议讨论"以工养学"方针贯彻执行情况，在对"以工养学"取得一致认识的基础上，提出实现这个方针的办法：（一）彻底搞通教职员和学生的思想，是实现这一方针的关键；（二）教导工作必须把生产劳动当作重要内容之一，教导计划必须和生产劳动相适应；（三）课程内容及教材内容必须进一步精简；（四）改进教学方法，彻底打破非课堂不能进行教学的观点，适应和利用各种生产劳动场合进行教学；（五）安排好学习与生产时间的比重以及修业期限、假期等问题。（470611）

同月 滨海区滨南中学与滨中中学合并为滨海中学。校长吴一廛，副校长张力。同时，滨海区成立了卫生干部学校，学生半工半读，用在"山东大药房"参加制药劳动的收

入补贴生活费用。（470612）

同月 山东省政府教育厅决定复刊《教师之友》杂志，每月出版一期。该刊为省教育厅机关刊物，基本阅读对象是小学教员和区级教育行政干部。（470613）

同月 冀鲁豫第一中学艺术部成立。该部自成立至8月15日，开办了画工、戏剧、音乐3个训练班，改造民间艺人（画、刻、裱、印工）、旧艺人及培养儿童歌手共173人，并结合中心工作开展群众艺术运动，在土改复查、支援战争等群众运动中进行宣传，成绩显著。（470614）

7月 4707

1日 山东《中等教育》第2辑发表孙陶林撰写的《烟威会议总结提纲》。总结烟台、威海卫中等教育工作中的成绩和缺点，指出今后城市中等教育的方针和任务是：（一）掌握城市学生的特点，建立正确的师生关系，进行细致耐心的思想教育。（二）发展自由思想，培养新的学风。（三）加强教育工作，继续不断地开展学习运动。（四）从实际出发，根据城市特点，具体贯彻中等教育的方针。（五）统一思想，加强领导，向新型正规化迈进。（470701）

2日 为集中一切人力物力财力支援自卫战争，太岳行署发出命令，减低高初级教员待遇，取消各县现有的联合校长，重新建立中心学区，中心校长由坚强的教员兼任。（470702）

5日 陕甘宁边区政府教育厅向各专员、县长发出指示信。指出此次蒋胡军进犯陕甘宁边区，致使国民教育大部遭受摧残。目前边区战局日趋好转，为配合对敌斗争及提高群众政治文化水平，亟待恢复国民教育工作。恢复国民教育的办法是：（一）不同区域采取不同的恢复办法。在巩固区域尚未疏散的学校，应坚持上课；已解散的学校，应避开城镇及交通要道，先恢复完小，再逐渐恢复普小、民小。在游击区域，应抽调较强的教育干部组成战时社教辅导组，巡回各乡开展社教工作。高年级学生可送入分区中等学校，年龄大的学生可动员其参军参战，直接为战争服务。（二）教育内容可根据战时需要加以伸缩。（三）教育干部应设法保留，不能任其自由离散。（四）各级领导要克服取消教育工作的观点，把教育工作和战争动员工作适当地配合起来，以收全面抗敌之效。（470703）

8日 华中建设大学在海阳县盘石店村举行开学典礼。校长为李亚农，副校长为夏征农。该校由华中淮阴迁来，在胶东招收新生1700多人。该期的教育方针是以时事政治教育和思想教育为主，以文化教育为辅。后因国民党军队发动进攻，该期学员提前毕业。（470704）

9日 苏皖边区十一专署发出《关于开展夏学运动的指示》。提出为满足贫雇农群众和乡村干部学习文化和政治的要求，决定今年开展夏学运动。在夏学中，以时事教育和民主教育为主，同时进行卫生教育、生产教育和识字明理的文化教育。办理夏学的方法是：（一）以乡为单位召开学习积极分子会议，使其成为夏学的骨干。（二）区里召开夏学教师会议，讨论夏学办法、教材内容和学习组织形式等。（三）在干部和群众中成立学习小组、成人识字班、妇女识字班等，并可定期上课。（四）利用夏晚乘凉，座谈学习内容。（五）小学和农村剧团组织宣传队，在赶集和群众集中的场合进行化装宣传。（470705）

12日 苏皖二分区举行第二次教育会议。会议由孙蔚民主持。他在总结报告中提出6项任务：（一）推广民办学校，适应土改复查后广大人民对文化的要求；（二）大力提高现有塾师水平，以补充小学师资的缺乏；（三）以“一揽子”学校作为公办及民办学校的努力旗帜；（四）发挥农民剧团及各种文娱组织的作用，使教育与群众工作更好结合；（五）“清剿”区与边缘区适当地进行宣传教育工作；（六）开展文教工作者立功运动，提高教育工作效能。（470706）

27日 苏皖六专署召开各县文教科长、中学校长、文教股长联席会议。会议否定边区不能坚持教育工作的错误思想，要求儿童教育动员70%～80%的贫农子弟入学，群众教育着重组织青年妇女和校外儿童参加学习，内容则是一切为着爱国自卫战争的胜利。（470707）

本月 山东《中等教育》发表社论《中等教育要为战争服务》。指出目前自卫战争已经进入最紧张的阶段，中等教育必须树立“一切为了前线的胜利，一切服务于自卫战争”的明确观念。这就需要：（一）担负起为战争培养干部与供给干部的任务；（二）加强战争的思想教育，使学生对爱国自卫战争有明确的认识，树立高度战争观念，从而决定自己对战争的积极态度；（三）彻底转变中学的作风，提倡自由研究，改变老一套的教学方法，走群众路线，提高学习效率，在较短的时间学到更多必需的东西。（470708）

同月 辽南建国学院在瓦房店成立，院长为邹鲁风。第1期学员600人，半年后分配工作。1948年2月招收第2期学员，设政干班、师范班和初中班。不久，把政干班、师范班扩大为农林系、水产系、教育系和行政系，有学员1000余人。1948年11月，该院分别并入安东中专、安东师范和省立安东农业学校。（470709）

8月 /4708

9日 东北行政委员会在哈尔滨召开第一次教育会议。会议的中心议题是确定中等教育的方针和任务。会议交流经验，分析中学工作的情况和东北知识青年的特点，提出东北解放区教育工作的重点，是争取和培养大批革命知识分子为战争和建设服务，工作的重心应放在知识分子集中的中学。东北局宣传部部长凯丰讲话指出，目前中学教育工作的性质，是对小资产阶级知识分子的群众工作，是争取知识分子的工作，它的内容是思想改造。中学工作的基本方向，是争取小资产阶级知识分子的多数。东北行政委员会教育委员会副主任董纯才做了大会总结，提出要办好中学，争取大批知识青年参加革命工作，当务之急是肃清知识青年头脑中的盲目正统观念，要大张旗鼓地开展以解放战争和土地改革教育为中心内容的肃清盲目正统观念的思想改造运动。在开展国民教育方面，要发动群众、依靠群众，采取多种形式，实行“民办公助”和“以民教民”的方针。会议于27日闭幕。（470801）

15日　冀晋行署发出《关于小学精简整顿的指示》。提出鉴于土改复查后教育工作出现形式主义脱离群众的偏向，致使小学处于垮台、半垮台的状态，加以本年旱情严重，需要对小学进行精简整顿。精简整顿中应特别照顾山区贫困小村和受灾严重地区，适度减缩小学，适当减少教员。强调精简与整顿应统一认识，精简是为达到整顿的目的，精简后学校及教员数目减少，质量必须提高，达到“有一个顶一个”的水准。（470802）

18日　晋察冀军区决定，各地卫生学校合并于白求恩医科大学。冀中卫校及附属医院原建制不动，改为白求恩医科大学分校，直接由晋察冀军区和白求恩医科大学领导，受冀中军区后勤部指挥。冀晋、冀察两校，可待现有班次毕业后再结束。并号召在卫生部门深入开展学习白求恩运动，发挥积极性，为人民立功。（470803）

同日　《人民日报》登载东北解放区教育发展情况。全区有大、中、小学10385所，其中大、中学校102所，师范3所，共有学生40065人；小学10280所，学生884519人。有干部学校近20所，学生数千人。绝大多数学校已实行民主教育的新学制。（470804）

22日　《晋察冀日报》登载《根据群众意见办起来的杨家寨小学》。文章介绍，杨家寨是大同桑干河南面的一个小村庄，从来没有办过学校。现在学校的教员是庄稼人的先生，学校与生产结合，学校搞得很好。其原因是：（一）教员和群众干部能说到一起。（二）教育能抓住群众的心坎与需要。（三）群众、干部、教员、学生打成一片。（四）区干部对学校关心。（470805）

本月　东北行政委员会任命林涛为辽北省教育厅厅长。（470806）

9月 4709

4日　《东北日报》发表社论《尽量办好中学》。社论指出，当前东北青年知识分子以中学生为主体，因此加强中等学校教育工作是很有必要的。目前中学的任务是改造学生思想，肃清盲目正统观念，帮助学生树立与工农兵结合、为工农兵服务的思想。为此，要把改造思想搞成群众运动，大胆放手地发动学生开口讲话。只有学生把思想充分暴露出来，才好“对症下药”，“治病救人”。这就需要采取多种形式，开展多种活动，如到农村去，到前线去，诉苦、回忆、坦白、反特等等，来完成改造学生思想的历史使命。并指出办好中等学校，培养大批青年知识分子，可以解决各部门工作干部问题，也可以解决小学师资问题，还可为干部学校造就后备军。因此，省或县的领导机关要对其所领导的中学改造思想的教育计划给以指导和帮助，以收到更大的效果。（470901）

7日 陕甘宁边区政府教育厅发出《关于中等教育的几个意见》。过去边区中等教育是有成绩的，根据过去的经验及边区恢复工作、发展大西北的需要，边区要坚持中等教育工作，改进中等教育工作，中学要适当缩减。具体意见是：三边公学、陇东中学、关中师范仍为分区性质学校，直属该分区领导；继行知中学、子长中学合并后，绥德师范、米脂中学合并为绥米师范，两校直属边区政府领导，经常保持的学生不超过1000人。绥米师范主要任务是培养一批新的政治素质与文化素质较高的文教干部，以备将来的需要。（470902）

9日 华中六地委和苏皖六专署联合发出指示，要求文教工作应与土改复查相结合，整顿发展村学。涟水等县翻身农民纷纷办学，并组织以“贫联”为主的校董会。（470903）

13日 东北行政委员会发出《关于教育工作的指示》。提出如下意见：（一）土地改革初步完成后，对教育工作应适当加强，使教育与自卫战争及土改运动适当配合。（二）贯彻“干部教育第一、国民教育第二”的方针，把教育工作的重心放在争取和培养大批革命知识分子上。（三）改造学生思想，肃清盲目正统观念，确立以无产阶级思想为领导的反帝反封建的民主革命思想。必须以土地改革教育为思想教育的中心内容。（四）中等学校招生，首先注意吸收劳动子弟，对于招收地主子弟入学应加以分析和区别，恰当处理。（五）中等学校应由当地党和政府领导，经费由省统一解决。（六）发展国民教育，实行“民办公助”“以民教民”方针。（七）本年冬季可以广泛开展冬学运动。冬学的内容是时事政治教育第一，文化教育第二。下一年，须在本次冬学运动的基础上开展社会教育。（470904）

20日 《冀南教育》报道，冀鲁豫边区政府教育厅第一次文教作品评奖揭晓，冀南冠县大花园头群众学校自编教材获得甲等奖，奖金12000元。（470905）

25日 太岳行署做出决定，凡因被群众斗争而逃亡的工作人员家属，应坚决让其返回原籍，并一律不得救济，其已公费入学的子弟，应立即停止一切供给。（470906）

本月 中共中央在西柏坡召开解放区青年工作会议，讨论建立新民主主义青年团的问题。刘少奇发表讲话，指出青年工作的任务，最大的是教育和学习。一般地说，青年总是不大成熟的，是准备搞事业的。十六七岁很重要。他们的主要任务是学习，但也不限于学

习，要在各种运动中起作用。他要求各地重建青年团，在全国范围内有系统地开展青年工作。（470907）

同月 山东省政府发布《群众教育工作纲要》。指出群众教育的目的在于教育人民识字明理，讲求卫生，劳动发家，勤俭立业，破除迷信，改革陋习，解除封建思想束缚，普及新民主主义思想，帮助群众在文化上翻身，提高人民大众的文化水平。其实施方针是：为政治服务，学用一致，与实际结合，与当前的中心工作结合，为群众服务，使群众教育成为群众自己的事业。做到教育权利为群众所有，教育内容为群众所需要，教育形式为群众所欢迎。纲要还对群众教育工作的原则做了调整，指出群众教育既要继续开展群众性的自学互学运动，又要善于选择发现有利于巩固提高的形式，使群众教育向新型正规化的方向发展。教育内容既要深入进行时事政治思想教育，又要结合实际，加强识字、国文、算术、卫生和常识等文化教育。（470908）

同月 冀中行署教育厅召开教育工作座谈会。座谈会由厅长柳湜主持，参加会议的有专署、县教育科长，短师负责人。会议着重汇报研究短师班、轮训班、中学补习班如何在经费困难的情况下坚持办学和教育如何为战争服务等问题。（470909）

同月 冀东行署发出《关于知识青年到蒋管区上学处理办法的指示》。提出对知识青年到蒋管区上学者，总的精神应掌握“争取挽留，说服教育”。对已去者应争取回来，对未去而欲去者，则说服教育和加以阻止。（470910）

同月 胶东公学总校和烟台市立一中、二中从烟台撤出，合并成立烟台联合中学，校长为王骏超。本年底，烟台联合中学停办。（470911）

同月 东北行政委员会任命宫洗尘为黑龙江省教育厅厅长，关梦觉为嫩江省教育厅厅长，苏庄为辽宁省教育厅厅长。（470912）

10月 4710

7日 滨海专署召开县文教科长、中学校长会议，讨论教育工作。会议决定：（一）团结改造现有教师，着重提高教师的文化水平。滨海公学要加强师范班，各县要开办教师短训班，加强平时业务辅导。（二）各县青年学校要把半工半读改为三分之二的时间学习，三分之一的时间生产。（三）培养新的人民教师。（四）普遍成立区学委员会，各乡建立乡学委员会，开办区学、乡学。（五）转变作风。各级学校机构要力求精干，适应战争需要，有战斗情况分散活动。坚持教学与群众结合，学与用结合。（471001）

8日 毛泽东给儿子毛岸英写信说：“一个人无论学什么或作什么，只要有热情，有

恒心，不要那种无着落的与人民利益不相符合的个人主义的虚荣心，总是会有进步的。”（471002）

15日　东北行政委员会颁布《私立学校管理暂行办法》，共5章25条，规定各地私立学校均由各级政府负责管理。私立学校必须成立董事会，负学校的经济责任。董事会的改组和解散，均须呈请政府批准。私立学校办理成绩卓著确合大众需要者，政府酌予补助费，以示奖励。（471003）

18日　中共华中二地委发出《关于冬季工作的指示》，强调冬季开展大规模的干部与群众的教育运动。干部训练以阶级教育与业务教育为主要内容，采取短期轮训制度，做到冬季区乡村干部全部受训一次。群众教育以民兵为主要对象，有组织的群众为一般对象，教育内容主要为时事教育、翻身与巩固翻身的教育、军事教育。（471004）

21日　东北行政委员会发出《关于冬学运动的指示》。提出本年冬季各地可以根据当地情况，有重点地开展冬学运动。冬学对象原则上以村屯干部、农会会员、民兵自卫队队员与妇女会会员为主，其次是失学儿童。冬学必须和群众工作联系起来，把冬学作为提高群众觉悟，动员群众积极支援战争、深入土地改革、开展生产运动的动员会和训练班。冬学运动要走群众路线，实行“民办公助”，费用由群众商量解决，教员和教材由政府帮助解决。冬学的时事政治教学，须打破旧日注入式、演讲式的那套方法，要从群众思想实际出发，最好是就地取材，因人施教。识字教学要做到会认、会讲、会写、会用，尤其要根据群众的需要，教授实际的内容。（471005）

24日　中共中央华中局九地委组织部发出《关于举办干部学校的通知》。形势发展需要大量提拔与培养干部，因此决定开办干部学校，准备招收近千名学员，分为区干、县干、知青3个队进行训练。知青队主要培养师资及财会干部，学习时间2～3个月。（471006）

本月　鄂豫皖军政大学在大别山区的岳西县城成立。曾绍山兼任校长，方维舟任副校长。1948年1月，改称“中原军政大学”，刘伯承兼任校长，曾绍山任副校长，方维舟任教务主任。学员编为政治、军事、司号3个大队和1个文工团。1949年4月，该校并入第二野战军军政大学。（471007）

同月　东北行政委员会任命薛缓寰为合江省教育厅厅长，吕良为吉林省教育厅厅长。（471008）

同月　东北行政委员会和松江省政府决定将松江省立第一师范改称“行知师范学校”，以纪念人民教育家陶行知先生。韩幽桐兼任校长。（471009）

同月　冀鲁豫行署在阳谷县创办卫生学校。李奕兼任校长，陆树棠任副校长。（471010）

11月 4711

1日 中共中央华中局二地委宣传部和苏皖边区二专署文教处在兴化县联合召开第一次宣教大会。大会检查几年来宣教部门执行为人民服务、为工农兵服务方针的情况，明确宣教部门要互相配合，步调一致，搞好工作，并对今冬明春的工作进行了部署。（471101）

5日 豫西军政干部学校在河南栾川县成立。（471102）

10日 胶东西海专署召开中学校长会议，讨论中等教育工作。会议检讨中学教育方针的错误，根据目前大批区级干部亟待提高及师资奇缺的情况，决定：（一）原西海中学改为"西海干部学校"，培养不脱离生产的干部，膳、宿、讲义费由学校供给。（二）原西海中学分校改为"昌潍中学"，训练教师与不脱离生产的干部，按照学员家庭情况，供给食粮30～60斤。（三）原掖县中学改为"掖平中学"，专门培养师资。（471103）

25日 为贯彻精简原则，减轻人民负担，长期支援战争，渤海行署决定全区中等学校一律精简合并，集中人力物力，筹设一所青年学校，以改造本区中等教育。（471104）

26日 中共中央西北局发出《关于改变边区各中学、师范为各分区干部学校的决定》。指出在我军转入进攻，西北革命形势将要加速发展的局面下，培养开展新区和加强老区工作的干部成为十分迫切的工作。决定将陕甘宁边区中学、师范暂改为各分区干部学校，归各地委直接领导，招收区、乡、村级党、政、军、民干部进行培养和提高。分区干部学校的教育，以搞通思想作风（着重阶级立场、群众观点、群众路线）及党的基本政策知识（如土地法、党章）为主，时间以不超过半年为好。可采用集中研究总结、集体下乡、实习的学习方法，以求领会贯通，加强理论与实际的结合。（471105）

12月 4712

3日 北岳行政公署发出《关于具体贯彻边委会对目前教育工作指示的意见》。提出在贯彻执行晋察冀边区行政委员会对目前教育工作指示的过程中，要做到：（一）组织与领导各级学校投入农民翻身的伟大革命运动中去，深入学校本身的"四查"运动（查阶级、查思想、查工作、查作风）；（二）加强干部教育和中等教育；（三）继续贯彻"以工养学"精神，进行生产教育；（四）走群众路线，加强小学教育；（五）明确阶级路线，使教育工作为工人、贫雇农服务。（471201）

6日 渤海行署决定，为了贯彻减轻人民负担、支持长期战争的精神，将渤海一中、渤海二中、耀南中学、渤海四中、惠民中学、德州中学、沧南中学合并为渤海青年学校，校址在原渤海四中，由朱宁远、王苇塘、张石生等人组成青年学校筹备委员会，筹备开学事宜。第一期学生有250人。（471202）

16日 冀中行政公署发出《对各级学校在平分土地过程中如何进行教育的指示》。对于中小学的干部、教师、学生在平分土地过程中，应如何提高自己的阶级觉悟和如何为贫雇农及农民服务的问题提出了具体意见。指出现行高、初、小学课本许多地方已不适用，各地应根据农民意见及农村实际情况，从报纸上选择材料作为讲授内容。（471203）

23日 苏皖边区九专署发出《关于小学彻底民办的指示》。称小学彻底民办是由贫雇农做主办好小学，真正做到小学教育为农民服务的一个教育方针。为了贯彻这一方针，群众必须建立自己的办学组织，建立教育委员会，以贫雇农为核心，掌握其领导权。受全体家长的委托，办理学校。规定自1948年1月1日起，本区境内所有公立学校一律撤销。所有公立学校的经费，原则上一律停止发给。所有小学教师，一律停止职务，经乡村农代会审查后，由群众聘请合格教师。（471204）

本月 华中公学在江海公学和苏北公学合并的基础上成立。校长为俞铭璜，副校长为吴天石、唐君照。校址在射阳县。第一期学员有3600余人。1948年5月，该校随军北移山东莒县。同年冬，返回盐城。12月改称“华中大学”，管文蔚兼任校长。学员多为沪、宁地区的知识青年，也有部分区乡干部和华中公学学员。1949年4月，该校随大军渡江，迁至无锡，改称“苏南公学”，并在苏北成立了建设学院。（471205）

同月 晋察冀边区行政委员会发出《关于目前教育方面几个问题的指示》。指出教育工作的主要任务，是大量培养新知识分子，以及帮助在经济上、政治上翻身的贫苦农民在文化上翻身。对各级学校参加土地改革、加强干部教育与中等教育、对贫雇农子女给予入学方便、减少生产任务和时间、增加教育经费等问题做了具体规定。（471206）

本年 4700

夏季 晋绥行署在连续两年严重灾荒和“左”倾路线的干扰下，将中小学一律停办。一部分教师分配工作，其余还乡劳动。小学生回村劳动，中学生大部分以队为单位组织起来，到农村参加土改工作，部分学生分配到部队、工厂或基层政权工作。（470001）

秋季 豫皖苏边区行政公署成立。行署主任为吴芝圃，教育处长为姚尔觉。1949年夏，豫皖苏边区撤销。（470002）

冬季 各解放区在土地改革运动的高潮中，较普遍地发生了“左”的偏向。在教育方面的表现是：（一）按成分和其他问题大量清洗教员和学生。如太岳区闻喜中学有学生90人，清洗38人；佳木斯市有小学教员90多人，被送去劳动教养的有35名。（二）在学校中查阶级、查成分，进行反特斗争，搞逼供信，斗争打人。一些地区在学校组织“贫雇农委员会”，把地主子弟当作“小恶霸”“小地主”来斗争。（三）强调所有中小学教师都要接受贫雇农“审查”。有的地方专门举办“翻身学校”“翻身中学”或短期训练班，培养贫雇农成分的教师。（四）普遍忽视文化课。许多学校停课搞运动，甚至为搞土地改革停办学校。“左”的倾向直接摧残了教育事业，对革命和建设造成了消极的影响。（470003）

本年 华东军区荣军干部学校在山东成立。该校分财务系、医务系、文化系，学员都是在战争中负伤的荣誉军人，学习期限为1年左右，结业后，分配回连队担任会计、文书、卫生员或文娱干部。该校的办学经验是：从实际出发，走群众路线，掌握荣誉军人的心理特点，有目的地进行教学工作，培养专业人才。中国人民解放军总部曾转发该校的经验，并指示各大军区学习华东荣军干部学校，把相关工作搞好。（470004）

1948年

1月 4801

12日 任弼时在西北野战军前委扩大会上发表讲话《土地改革中的几个问题》。明确指出，对于学生、教员、教授和一般知识分子，必须避免采取任何冒险政策。教授、教员、科学家、工程师、艺术家等，他们大多是地主、富农、资本家家庭出身，可是他们干的事业，是一种脑力劳动。对于这些脑力劳动者，民主政权应采取保护政策，尽量争取他们为人民共和国服务。必须放手争取和使用中国原有知识分子专家来替人民办事。我们一面使用这批知识分子，一面教育和改造他们，纠正他们中许多人轻视人民、脱离群众的习气。要防止因为消灭封建制度而排斥一切与封建制度有联系的知识分子。同时，更要注意培养工农出身的知识分子。（480101）

15日 中共中央东北局发布《关于知识分子的决定》。指出东北党内对待旧的知识分子曾发生两种不正确的偏向：一种是盲目相信旧职员，承袭旧制度，不敢放手发动工人、农民，并吸收他们到新政权新机构工作；一种是在某些部队机关中，提出整党、整思想、土地改革教育后，简单地根据知识分子的出身成分无区别地加以清洗。因此决定，在干部学校和中学内应继续采取思想改造的方针。只要条件许可，已有共产党领导的中学均应大批招收学生。普通中学不收地主富农子弟是不对的。对于农村小学教员，一般应采取争取教育的方针，使之继续为农民服务。对于中学教员，只要他们不参与反革命活动，不破坏学校工作，同情土地改革运动，忠实于自己的职务，就要争取他们，不要清洗他们。对技术专家（工程师、技师、医生等）应争取其继续工作，并根据其技术能力给予适当的优待。争取旧的知识分子，也必须注意培养工农子弟成为新的知识分子。（480102）

16日 晋察冀边区行政委员会发出《修正“关于目前教育方面几个问题的指示”的

通知》，修改了指示中要求各中学组织贫雇农小组和对学生进行“三查”的做法。指出学生间的关系，都是平等的同学关系，根本不同于农村中地主、富农与贫雇农的阶级关系。中学生一般经过小学的教育，所以不论其家庭是地主、富农或资本家，学生本人的思想与其父母的思想是有区别的。学生的思想是能够改造的，而且一般是容易改造的。改造学生的思想，正是教育工作者的责任。因此，第一，在中学生中查阶级、查思想，应以结合土改、加强阶级教育为中心环节，一般不要采取群众大会的方式进行斗争。第二，学校不应像农村一样组织贫雇农小组，而可以组织新民主主义青年团，吸收工人、贫雇农子弟参加，并把他们培养成为青年学生团体的骨干，从学习生活方面帮助贫苦学生，提高他们在同学中的地位。（480103）

18日 毛泽东为中共中央起草《关于目前党的政策中的几个重要问题》的决定草案。文件指出：“对于学生、教员、教授、科学工作者、艺术工作者和一般知识分子，必须避免采取任何冒险政策。中国学生运动和革命斗争的经验证明，学生、教员、教授、科学工作者、艺术工作者和一般知识分子的绝大多数，是可以参加革命或者保持中立的，坚决的反革命分子只占极少数。因此，我党对于学生、教员、教授、科学工作者、艺术工作者和一般知识分子，必须采取慎重态度。必须分别情况，加以团结、教育和任用，只对其中极少数坚决的反革命分子，才经过群众路线予以适当的处置。”（480104）

本月 胶东行署停办全区18所中学，暂时停办初小、中小，教员解聘。由于国民党军队的重点进攻、严重灾荒以及土改中产生的“左”的偏差的影响，山东全省各地教育工作于1947年底先后停办。本月整编机关时，政府教育行政部门被取消，各地教育行政干部和中学教职员集中到华东建设大学学习，学生大部分回家或参加工作。至此，山东全省的教育工作（除各地区干部学校外）处于停顿状态。（480105）

同月 苏皖五专署召开中等教育会议，决定中等教育贯彻为贫雇农服务的方针，大量吸收贫雇农青年入学，从贫雇农阶层大力培养干部，并适应当前革命需要，全力开展各种职业教育。对中农青年及其他阶层中政治品质优良的学生，亦不放弃改造。会议决定将现有中等学校改组为1所师范和3所职业干部学校。师范学校以专区师范为基础，分设初师班、高师班和教育行政班。职业干部学校分设贫雇农职干班和普通职干班。（480106）

同月 东北行政委员会召开第二次教育会议。在车向忱和董纯才主持下，会议总结了第一次教育会议以来的工作，讨论争取与改造旧知识分子，培养工农新知识分子和在中学内进一步进行教育的问题。东北局宣传部部长凯丰做了总结发言，指出学校中是应该有阶级观点、阶级路线的，但主要的应该是思想领导。有了新民主主义的思想领导，就有了阶级路线。学校中的群众路线，也只能是以争取思想上进步的学生为主，而不应单纯地根据学生家庭成分的好坏为主。中学教育工作仍应继续争取改造旧知识分子，注意培养新的工农知识分子。今天争取、改造旧有知识分子，使他们为工农服务，正是为了明天大量招收工农子弟准备条件。（480107）

同月 中共豫皖苏边区党委和豫皖苏行署在河南鄢陵创办豫皖苏建国学院，院长为任崇高。该院分设财经、文史、数理、教育、农业、水利、测绘、俄语等系科，附设公教人员训练班，有学员1000余名。同年11月，该院迁驻开封。1949年4月，该院停办。（480108）

2月 4802

2日 《晋察冀日报》发表短评《不应把农村斗争的一套搬到学校中去》。指出在机关学校查阶级查思想当中，有不少小学和个别中学，把农村阶级斗争的组织形式和斗争方式机械地搬到学校里来，在学生中组织贫农团，评成分，分胜利果实。有的学校还用“整编队伍”“搬石头”名义开除地富成分学生，驱逐地富出身的教员，使学校陷于混乱，教育工作受到损失。这种“左”倾幼稚盲动行为，必须纠正。（480201）

6日 陕甘宁边区政府发出《关于春季小学教育的指示》。强调：（一）对小学教员和边区知识分子的处理，必须坚持“保存与培养”的方针。只要本人要求进步或可能争取改造，即应介绍参加延安大学教育班学习或派任小学教员。（二）各县应根据当地粮食情况，具体决定本年春季开办小学的数目。能开办多少，就开办多少，不可勉强。（480202）

9日 冀中行政公署制订《恢复与整顿国民教育实施办法（草案）》。提出1948年至1949年6月，为本区小学教育恢复与整顿时期。小学教育为新民主主义国家对儿童的基本教育，必须从儿童的现实生活出发，解除旧社会思想和习惯的束缚，培养他们具有健康的身体、初步的文化知识和共产主义理想，成为新民主主义社会健全的公民和积极的建设者。此外，还提出城市和农村开展社会教育的方针以及应注意的问题。（480203）

13日 东北行政委员会发出《关于中等教育的指示》。提出中等教育的方针是继续争取、教育、改造旧有的知识青年，同时尽量招收翻身人民的子弟，培养新型知识分子。两者并行，相辅而成。当前学校教育贯彻阶级路线，就是以新民主主义思想来教育改造知识分子，使他们为人民服务，为新民主主义国家服务。已有工作基础的学校，须根据新旧学生的思想情况进行教育。对于初步改变盲目正统观念的旧生，除继续提高其政治认识外，还要提高他们的文化水平。这些学生主要应学习政治常识、国文、数学、历史、地理、自然6门课程。学校教育必须克服脱离实际的老毛病，应与实际相结合，学习必须有用。政治

课要解决思想问题，提高政治认识；文化课要切合实际，有实用价值；自然科学应注意联系生产。（480204）

15日 中共中央发出《新解放区土地改革要点》的党内指示。提出："应当利用地主富农家庭出身但是赞成土地改革的本地的革命的知识分子和半知识分子，参加建立根据地的工作。但要加紧对于他们的教育，防止他们把持权力，妨碍土地改革。一般不宜要他们在本区本乡办事。着重任用农民家庭出身的知识分子和半知识分子。"（480205）

19日 苏皖二专署《行政工作通讯》第5期出版。本期为"教育专刊"，卷首有孙蔚民《四种类型教育工作介绍》一文，4篇文章的题目是《兴化平旺区明理乡教育与武装结合的坚持经验》《钓鱼庙小学是怎样搞起来的》《肖家庄的儿童教育》《射阳镇民教馆工作介绍》。（480206）

20日 热河省人民政府发出《关于冬学工作的指示》。提出冬学要围绕农村的群众运动有重点地开展，以便提高农民的阶级觉悟与文化水平。冬学一定要与中心工作密切联系，并要有重点有计划地办蒙古族人民冬学。（480207）

本月 淮安县政府文教科召开会议，讨论确定1948年教育工作的三大任务：有重点有条件地开展初干教育；审查教师，整顿队伍；办好完小、初小，大量吸收贫雇农子女入学。（480208）

同月 泗沭县全体师生发起"一斤粮运动"，提出"多献一斤粮，多救一条命"口号，全县师生捐献救济粮食近万斤。涟水县政府教育科提出灾区教育要按照灾情轻重，采取不同的办学方式。（480209）

同月 华东新闻干部学校成立。校长为恽逸群，副校长为包之静。（480210）

同月 辽宁公学在山城镇成立，校长为蔡天心。8月，迁至瓦房店，改名"辽宁学院"，有学生千余人。1949年夏季，该校撤销。（480211）

3月 4803

1日 中共中央发出《关于民族资产阶级和开明绅士问题》的党内指示。其中指出："所谓劳动人民，是指一切体力劳动者（如工人、农民、手工业者等）以及和体力劳动者相近的、不剥削人而又受人剥削的脑力劳动者。中国现阶段革命的目的，是在推翻帝国主义、封建主义、官僚资本主义的统治，建立一个以劳动者为主体的、人民大众的新民主主义共和国，不是一般地消灭资本主义。"（480301）

5日 延安《群众日报》发表评论文章《提高自己，战胜困难》。文章称赞行知中学师

生全力为战争服务，虚心向战争学习，对西北战场的贡献及其成就极为珍贵。（480302）

12日 中共华中五地委、苏皖五专署就整顿小学教师队伍向县委书记、县长、区委书记、区长发出联合指示信。信中分析五分区小学教师队伍的特点，指出小学教师很大部分属于地富成分，但绝大部分是靠近民主政权的，大部分教师愿意做好自己的工作，因此对他们应采取争取与改造的方针。指出在小学教师“三查”（查阶级、查思想、查作风）中，“除有现行政治问题的以外，主要的是用谆谆教诲、与人为善的态度，通过打通思想，推动教师深刻反省，不可专藉压力来解决问题”。（480303）

18日 《人民日报》登载晋冀鲁豫边区政府颁发的《关于整顿各级学校的指示》。指出在彻底平分土地、打倒蒋介石的胜利形势下，边区教育的主要任务是贯彻坚定明确的阶级路线，适应广大群众翻身后的要求，提高人民文化水平，改造与培养为人民服务的知识分子。整顿各级学校的中心内容是加强教员、学生的思想教育，提高其阶级认识。在这个基础上建立正常的教学制度，实际有效地提高学生的文化水平。各级学校首先要注意培养劳动人民中的知识分子，特别是贫雇农子弟，应该以最大力量解决他们的上学困难。同时，批评不加区别地一律清洗地富成分教员的错误做法，指出对现在学校中的地富成分的教员、学生，应主要采取教育改造方针，争取他们为人民服务。学校是教育机关，教育的阶级路线应表现为新民主主义的坚强的思想领导。（480304）

28日 苏皖五专署就文教人员实行供给制问题发出通知。规定从2月起取消原定文教人员粮贴部分，初干、完小、中学的公费校长、教师均改为供给制，按行政人员标准发给粮草、菜金、津贴、优待、供给等。通知还对各县初干、完小教师供给制名称做了规定。（480305）

30日 华中行政办事处文教处处长李俊民致函五分区（即盐阜区）中等教育会议。信中指出，中等教育的方针，是培养工农新知识分子，同时争取、教育、改造旧知识分子。中等教育在性质上是干部的准备学校或辅助学校，并不等于干部学校。我们办中学，应该有革命观点与阶级路线，但应主要表现在思想领导和教育内容上，看是不是彻底的新民主主义。如果是，就贯彻了我们的阶级路线。信中还指出，中学生的来源除贫雇农和中农子弟外，地富子弟只要自愿脱离旧阶级及其影响，坚决站在人民方面来，我们就欢迎。信中对中学的学制、课程编制、课外活动等提出了具体意见。（480306）

同日 中共太岳区党委就学校教育问题给一地委发出指示。指出各级学校教育对象应以劳动人民（贫、雇、中农，手工业者，各种独立劳动者）的子弟为主体，对地富子弟一般不应清洗和拒绝招收。过去在学校内组织贫农团，用农村阶级斗争的办法向地富子弟进行斗争，一律清洗交农村管制等，皆是错误的，应予纠正。对知识分子（小学教员等），

应贯彻团结争取改造的方针。（480307）

本月 宿迁县灾情严重。县委号召全县师生大搞生产自救，很多学校坚持一面学习，一面生产，努力战胜灾荒。（480308）

同月 江汉公学第一期举行开学典礼。该校为中共江汉区党委请示中共中央中原局同意成立，校址在湖北省洪山县双河镇。江汉行署主任郑绍文兼任校长。学校宗旨是“培养中原江汉解放区各项军政建设之人才”，教育方针是“学习理论，联系实际，提高认识，改造思想”。学员最初以江汉解放区的知识青年为主，从第二期起，多数学员来自国民党统治区。该校在一年多时间里办了4期，培养2000余人。1949年7月，与豫鄂公学合并，成立湖北人民革命大学。（480309）

4月 4804

1日 苏皖五专署发出通知，对2月中旬教育会议的决定做了修正。指出中等学校工作重点，仍应放在培养与训练知识青年身上。师范班除原有的3种外，另设工农教师训练班。（480401）

同日 晋察冀边区政府和边区妇联创办的妇婴卫生学校正式上课。学员1年毕业，学习产、妇、儿各科技术，毕业后参加各地医务行政。（480402）

5日 吉林大学正式开学。该校由长白师范学院和永吉大学先修班合并而成，分社会科学、自然科学、艺术三院。该校对贫苦学生及家在蒋管区的学生均予公费待遇，对来自地富家庭子弟目前困难者，也予以帮助。（480403）

15日 冀东行署教育厅召开中学校长、教导主任座谈会。会议认为，冀东各中学由于贯彻教育与生产劳动相结合的方针，“以生产养学校”“以工养读”，取得了一定成绩，也存在一些亟待解决的问题。主要是:（一）学生人数少，文化水平低，流动频繁。（二）教职员缺乏领导核心，职员多，教员少，教员又多数文化水平低，教学质量低。（三）有些教师没有明确的教育目的，学非所用，与实际脱节。（四）有的学校生产时间过长，每天超过8小时，影响学习。（五）整编队伍过程中，根据家庭出身大量清洗成分不好的学生和教员，并且机械地搬用农村土改中的贫雇农路线和斗争方式，造成学校的混乱。（480404）

19日 冀鲁豫行署奉边区政府电令，对本署及各专署主要干部进行调整。任命王笑一为民教处处长，王儒林为副处长。（480405）

20日 苏皖二分区由工农兵学校改办的干部学校开学，校长由孙蔚民兼任。该校设普通队、简师队、卫生队、文化队、军事队，有学生250余人。学习期限，从4个月到二三年

不等。(480406)

26日 冀中行署教育处公布《关于业余文化补习学校管委会的初步意见》。决定成立集中各机关文化补习学校管理委员会，由教育处直接领导，该管委会负责管理各业余文化补习学校。对管委会的组织规程、工作任务、会议汇报制度以及经费、具体制度等做出了规定。(480407)

30日 中共中央发布庆祝五一节口号，提出"各民主党派、各人民团体、各社会贤达迅速召开政治协商会议，讨论并实现召集人民代表大会，成立民主联合政府"。(480408)

本月 华东第二高级工业学校在山东潍坊市成立。校长为张协和。设土木、机械两科。1949年6月，该校移驻济南，与其他6个工科学校合并成立山东省工业专科学校。总校在济南，青岛、潍坊各设一所分校。(480409)

5月 4805

1日 冀鲁豫行署发出《关于整顿学校的通知》。为了加强中学工作，区内中学一律改为省立性质，由行署统一领导，并将第九中学并入建国学院，第三中学并入第一中学，第七中学并入第二中学。(480501)

同日 苏皖一专署教育处公布《恢复中等学校方案(草案)》。提出恢复中等学校的方针与路线是：培养知识青年，特别是培养工农成分的新知识分子；争取、改造旧知识分子为工农服务；确立新民主主义的思想领导；学校中的群众路线应以争取思想进步的学生为主，不能单纯地根据家庭成分衡量是否走群众路线。方案指出，恢复中学应从点着手，逐步向面发展，决定先在如皋、泰兴、泰县、靖江、东台5县各恢复中学1所。(480502)

2日 冀晋行政公署发出《关于进一步贯彻教育与生产结合，实行"以工养学"方针的决定》。指出当前出现学习要求与生产需要的矛盾，以及发展教育与节省财政开支的矛盾。解决这两个矛盾最有效、最正确的办法，就是进一步使教育和生产结合起来，实行"以工养学"方针。(480503)

4日 中共中央晋绥分局发出《关于建立毛泽东青年团的指示》。指出青年在土改、整党中起了先锋作用。青年团建立后，目前的任务是：土改整党，参军参战，为青年的切身利益服务。指示明确规定青年团的性质和建立青年团的步骤。在此前后，晋绥边区青联通过了《晋绥边区少年先锋队组织简章(草案)》，决定在全边区范围内建立少年先锋队。(480504)

同日 豫陕鄂军政大学在鲁山正式开学。校长为陈赓，副校长为韩钧。(480505)

13日 太岳行署发出《关于团结改造知识分子的指示》。要求各专县对土改过程中清洗的地富教员，在“六六”教师节前后加以集训检查，按情况决定，分配适当工作。小学在土改中清洗的地富学生，应一律动员继续上学。在学校中对待学生应平等，不得因成分不同而分别对待。（480506）

14日 中共中央晋绥分局发出《关于区村干部学校的决定》，要求各地委开办区村干部学校。这种学校应以启发教育为主，学习各种文件时，应与当地实际联系起来，要在“三查”学习中善于引导学生进行批评与自我批评，切实解决思想问题。要求各地委区村干部学校在秋收前至少要开办一期，招收学生2500～3000人。学生的菜金、粮食，按地方军标准供给。秋收前一期，应抽调原任完小及各自然村小学教员加以训练，以便冬季恢复各县的完小及各主要自然村的小学。对学校原有的校舍及各种设备，应着手整理，切实保护，不得任其遭受损坏。（480507）

17日 渤海行署发出《关于恢复与整顿国民教育集训教育干部的指示》。要求对旧教育干部不称职者加以调整，新补充干部须参加集训。选派小学教师集训时，不要唯成分论，只需平时表现好，政治上无问题，能培养为骨干者即可。集训完毕，即回各地有计划有重点地恢复学校。并提出中小学恢复后，招收各阶层子弟受新民主主义教育，不受成分限制。各地贫苦工农子弟，应设法帮助其入学。（480508）

18日 《人民日报》发表短论《坚决纠正学校教育的左倾错误》。指出上一年秋季，有些地方把农村阶级划分、阶级斗争的做法搬到学校，称之为“挤封建”。对于这种“左”倾错误，各地政府和学校要坚决纠正。（480509）

20日 《晋察冀日报》报道，晋察冀边区政府召开保育院联席会议。各保育院和托儿所负责人汇报工作，并讨论工作任务、工作方针和编制、供给、保育幼儿的方法等问题，对开展保育工作提出具体意见。（480510）

21日 毛泽东致信周恩来、胡乔木，对即将重新公布的1933年关于划阶级成分的文件提出意见，认为其中关于知识分子部分说得不完全，是不妥的。“原件说地主出身者是地主，富农出身者是富农，中农出身者是中农，这是说社会出身，这是对的。但必须补充说，根据知识分子所从事的职业，例如参加军队者是军人，参加政府工作者是政府职员，参加生产企业者是工人、职员、技师或工程师，参加文化工作者是教员、记者、文艺家等，并将着重点不放在社会出身方面，而放在社会职业方面，方可避免唯成分论的偏向。”（480511）

27日 冀中行署发出《对麦假教师座谈会及关于教育工作方面几个亟待解决的问题的指示》。要求各县利用麦假召开教师座谈会，会上要充分发扬民主，启发教师们大胆发言，让他们把学校的困难、自己的困难及想说不敢说的话通通说出来，纠正领导对教师放任自流和把农村土改中的做法搬进学校后发生的“左”的倾向。并要强调教师在职学习的重要性，讨论组织教师联合会的问题。认为当前教育工作中几个亟待解决的问题是：加强教育领导机构，小学要添设必要的设备，要经常有工作报告。（480512）

29日 冀东行政公署发出公函，要求各中学、完小的负责干部勇敢担负起动员大批青年参军或参加其他革命工作的责任。暑假前，每个中学要动员50名以上学生投考军政学校、卫生学校、建国学院及参加其他各种革命工作。（480513）

31日 《人民日报》报道，东北解放区土改基本完成的地区教育工作发生了重大变化。据各省市不完全统计，已有小学8385处，学生916166名，许多地区的学生数超过伪满时1倍半；已有中等以上学校119处，学生50489人。另有东北大学、中国医科大学、军政大学及各地区、各部门设立的专门干部学校、铁路学校、艺术学校等10余处，学生在万名以上。（480514）

本月 华北军政大学成立。该校由晋察冀军区军政干部学校和晋冀鲁豫军区军政大学等合并组建，叶剑英任校长兼政委，校部设在获鹿县南新城村。7月1日，学校师生在石家庄举行盛大集会，纪念“七一”暨华北军政大学成立。朱德等参加大会并检阅了师生队伍。（480515）

同月 冀鲁豫行署发出通令，整顿中等学校。提出中学要在新民主主义的教育思想基础上逐渐正规化，为解放区各种建设培养大批为人民服务，并具有必要的科学知识、文化水平的干部和人才。普通中学分设中学和训练班两部，中学学制暂定为两年。区内中学一律改为省立性质，统一由行署领导，并将现有中学合并。（480516）

6月 4806

1日 中共太岳区党委与太岳行署联合召开第三次中等教育会议。会议历时23天，主要内容是纠正“左”倾偏向，端正教育方针。行署主任牛佩琮在会上讲话，指出中等教育工作的总方针是：尽量教育和争取青年学生为新民主主义事业服务，反对排斥与封建制度有联系的一切旧知识分子，提高学生的政治觉悟和文化水平。这次会议提出了学校纠偏工作善后处理办法，指出中学教育要逐步走向正规化，通过了《太岳区中等教育试行草案》，对中学教育的具体方针、任务、学制和课程做了明确的规定。（480601）

同日 渤海行署将渤海公学、会计专科学校、工商学校、青年学校、烈军工属子弟学校合并，成立“渤海区干部学校”，培养训练行政部门干部。校长为刘群，副校长为周抗、李迪生。该校设行政、财政、工商、青年、实业、直属等6个大队，附设烈军工属子弟学校，不久又成立政治大队。1950年，该校宣告停办。（480602）

6日 中共中央中原局发出《关于执行中共中央土改和整党工作指示的指示》。指出强化宣传教育，无论在军队、在地方都是刻不容缓的工作。要求各地注意从斗争中选拔大批正派劳动的积极分子和贫苦（包括中农出身的）知识分子，经过训练，提升为区、村干部。对于地富出身的青年知识分子，亦应大部吸收，或送华北学习，或送本地军政学校予以改造，或经过教育后分到外县工作。（480603）

同日 《冀中导报》发表社论《加强领导办好小学教育》。社论指出，党委和政府要关心小学教育，下决心培养与抽调干部把县区教育领导部门健全起来，改正对学校光使用不领导或领导不够的缺点。对知识分子要正确贯彻团结改造的方针。要关心小学教师的政治生活和学习状况，把教师的政治、业务水平提高一步。（480604）

7日 胶东行署发出集训教育干部及中小学教职员的指示。要求原区、县、专署教育科长、科员、助理员、干事等教育干部一律参加集训。教育干部的缺额，应尽量补充齐全，一并送训。分配其他工作的教育干部，一并调回参加集训。中学校长、主任和教师均需参加集训。已精简回家者，除坚决反对土改有据、不可改造者外，应一律动员参加集训。同时需选派优秀小学教师参加集训。集训时间，6月30日至8月31日。集训毕，回原地区工作。（480605）

同日 苏中《江海报》发表《为群众文化翻身而立功——为纪念六六教师节而作》。文章指出，本分区在实行土改的基础上，提出发动群众“查学”“办学”的新的教育方针以来，国民教育出现了新气象。一向局限于狭小圈内，为少数人服务的官办文化教育事业改为由群众自己动手，广泛建立2600所民办小学，涌现出基本上为群众所爱戴的3000多个教师，100000个儿童和青少年得到入学的机会，事业规模超过历史上任何时期。文章认为，教师阵营大致可分为4种类型：一、农民教师（一向种田的，文化水平不高）；二、青年学生知识分子（大都读过初中或高级小学）；三、公立学校教师转化的知识分子（文化水平较高，业务上也有些办法）；四、优秀塾师转化的。前两种各占30%，后两种各占20%。（480606）

8日 苏皖一专署为发展高级小学特发出通知。决定高级小学在民办的原则下，每级由政府补贴一个教师的生活费用（每月折合杂粮135市斤），并规定各县津贴的级数。要求各地根据实际情况和需要，拟具计划，按照计划发给。（480607）

11日 延安大学分校在洛川成立。校主任马济川和教育长刘端棻主持工作。主要吸收国民党统治区及新解放区的知识青年进行培养训练。学习课程有《新民主主义论》《目前形势和我们的任务》《中国革命和中国共产党》《论联合政府》等毛泽东著作和党的方针政策、时事等。学习方法以讲授与自习相结合为主，辅以班组讨论、个人写学习心得或专题文章。在1年多时间里，这所学校为解放大西北输送了1500多名干部。（480608）

同日 泰兴县城东区碾垛乡民小教师陈东亚创造了教武结合的范例，在全分区文教评功大会上被评为特等功臣。（480609）

12日 《察哈尔日报》转载柳湜《论小学教师在职学习》一文。文章指出，在职学习是目前小学教师提高自己唯一可能的形式，领导上应当重视，使在职学习成为教师自觉的、有组织的、有计划的学习运动。组织教师在职学习，必须建立在教师自觉和需要的基础上，遵循自觉学习和互教互学的方针。在职学习第一是学习文化，第二是学习业务，第三是学习政治。（480610）

19日 苏皖一专署召开教育会议。会议历时半月，检查土改复查以来执行文教政策和知识分子政策的情况，指出某些地区把农村土改的一套搬进学校，对地主富农家庭出身的教师、学生与封建势力不加区别，采取对立、怀疑、打击的错误政策。有些学校搞"唯成分论"，简单地把地富出身的学生清洗出去，拒绝他们上学。这都是"左"的错误，应予纠正。（480611）

20日 中共中央宣传部发出《关于对中原新解放区知识分子方针的指示》。要求对新解放区的学校教育采取严格的保护政策。人民解放军所到之处，不许侵犯学校的财产、图书、仪器及各种设备。在课程方面，一开始，新解放区学校可取消"公民课"，其余课程照旧，并供给新的政治、国语、历史课本。在教职员方面，新解放区学校除个别极反动的分子和破坏分子以外，其余全部争取继续教书，因误会而逃走的也应争取回来。由民主政府组织视学工作，及以教育会议和假期师范讲习所等形式教育教职员。（480612）

21日 渤海行署做出《关于大量培养教育干部的决定》。指出为提高当下工作及适应新形势下大量教育干部的需要，要求各县：（一）抽调在职教育行政干部4人赴山东大学教育系学习，培养成能任教育科长、视导员的教育干部；（二）深入动员和抽调农村的较高级的知识分子或中学教员去山东大学教育系学习，以适应中等教育发展的需要；（三）可抽调动员去学习的学员于7月10日前去山东大学报到。（480613）

22日 苏皖五专署发出通知，鉴于本学期教师实行供给制以来，一般教师困难多样，家庭负担重，故取消供给制，恢复薪米制。28日发出补充通知，在中学教师恢复薪米制后，职员工友过去领薪米制的同样恢复。7月1日再发通知，对小学教师待遇改为薪米制后的标准做出规定。（480614）

24日 太行行署在涉县召开中等学校校长和专县教育科长联席会议。会议讨论了学校的教育方针、纠偏、正规化及学校工作的领导问题。行署副主任吕鸿安在总结报告中指出，各中等学校均以文化教育为主，贯彻新民主主义的思想教育，为就业或深造打下必要文化基础和为人民服务的革命人生观与事业精神。各校性质不同，应在提高文化的基础上进行业务知识教育与技术教育。同时，会议批评教育工作中的游击习气和不切实际的盲目空喊等缺点，讨论制定《太行区小学暂行方案》和《太行区中学暂行方案》，对普通中学、干部中学、师范、简师、财经学校等各类学校规定具体的教学方针。（480615）

同日 冀中行署召开的中学教育会议结束。会议讨论中学教育的方针、学制、课程标准等问题，指出根据华北形势的发展，学校应改变战时措施，逐渐走向正规化。（480616）

25日 豫皖苏行署在界首市召开中小学教育研究会。参加研究会的，除各专县教育行政领导干部和中学教职员外，还有教育界的知名人士和高中以上程度的青年学生。会上讨论了教育的方针原则和有关中小学的学制、课程、教材、青年的学习、青年的出路以及教育界的团结等问题，还围绕思想教育问题进行讨论，帮助参会人员确立为人民服务、为新民主主义革命服务的思想。（480617）

28日 苏皖边区第三专署召开各县民教科长会议。会议要求，有师资的地区应尽快把完小开办起来，并决定拨粮给各县，充实教育基金，支持民办公助。决定从泗南、泗宿、泗阳、淮泗等县抽20多名小学教师参加暑期教学研究班。（480618）

30日 冀晋行署发出《关于后半年教育工作重点的指示》。要求教育工作继续为支前、土改、生产三大中心任务服务。社会教育要开展宣教活动，有重点地组织群众进行文化学习。学校教育要深入贯彻“以工养学”方针，改进教学，整顿小学，扶助和发展小型印刷事业。（480619）

本月 陕甘宁《边区教育通讯特辑》发表徐特立给小学教师的一封信《论小学教师和土地改革》。他在信中结合自己的经历和思想转变情况，指出土地改革是救国救民直到独立和平民主的中心任务，鼓励小学教师积极参加学校所在地的土地改革，在土地改革中教育自己，再用自己的经验教育学生和农民。（480620）

同月 中共中央中原局决定筹办中原大学，以陈毅为筹委会主任，刘子久和原河南大学文学院院长嵇文甫、原河南大学教授王毅斋为副主任。8月2日，中原大学在宝丰县正式成立。校长范文澜（未到任），副校长潘梓年。12月，中原大学进驻开封。1949年8月，迁武汉。（480621）

同月 冀东行署教育厅厅长纪之在冀东教育实验区教师节大会上做《冀东教育实验区三个月的经验》报告。报告指出：（一）实验证明，只要有一个全心全意为人民服务的教员，不仅小学可以办好，社教得以开展，对村工作也大有帮助与补益。（二）在办好小学、开展社教、帮助村工作三大任务中，应以办好学校为中心，同时有机地结合着开展社教工作和协助村工作。（三）改造和办好一个学校，必须：（1）根据群众的需要办学；（2）以文化学习为中心，与民主教育、生产劳动、文化娱乐相结合；（3）实行学生自治；（4）学制与学习组织要与生产相结合；（5）实行“小先生”制；（6）社教做好的标准是把村工作搞好，以当前群众斗争和工作为内容，打通群众思想，提高觉悟，全力支前，努力生产。（480622）

同月 山东省政府教育厅在青州（益都）成立山东省教育研究会。研究会由教育厅厅长白桃（戴伯韬）主持，全省各地3600多名中小学教职员和各级教育行政干部集中培训。集训历时2个多月，澄清停办教育以来产生的混乱思想，研究新民主主义教育方针、路线、政策和恢复教育工作的初步计划。（480623）

同月 华东财经办事处为培养农村干部和工商干部，决定分别成立农村专科学校和工商干部学校。农村专科学校分高级、初级、预科3班，学习时间半年至1年。工商干部学校第一期招生300名，实习3个月，再分配工作。（480624）

7月 4807

1日 中共中央西北局发出《关于在职干部学习的指示》。规定具有一般文化程度和工作经验的干部，应以学习政策为主；具有相当文化程度与工作经验较丰富的县级以上高级干部，除学习业务政策外，必须学习理论。（480701）

3日 中共中央发出《关于争取和改造知识分子及对新区学校教育的指示》。指出争取和改造知识分子是共产党的重大任务。为此，应办抗大式训练班，逐批地对已有的知识分子施以短期的政治教育。要大规模地办，目的在于争取大多数知识分子都受一次这样的训练。训练后，因材施用，派往各种工作岗位。对于原有学校要维持其存在，加以必要的、可能的改良。每到一处，要保护学校及各种文化设备，不要损坏，要迅速对学校宣布方针，并与他们开会，具体商定维持的办法。开始时只做可做到的事，如取消反动政治课程、“公民读本”及国民党的训导制度，其余则一概照旧。教员中只去掉极少数的反动分子，其余一概争取继续工作，逃了的，也要争取回来。（480702）

同日 中共中央关于临汾地区工作方针给晋绥分局等发出指示。其中提出，对学生、教员、知识分子，除号召其中的特务人员坦白登记，禁止反革命的组织活动与阴谋破坏，禁止教授“党义”之类法西斯内容的课程外，可令他们继续开展教学活动。指示强调，集训甄审中小学教员的办法是不妥当的，应停止实行。对于仅仅是思想上反动的人，应依靠

学校中较进步的人员，从思想上去说服、教育、改造。（480703）

7日 辽北学院开学。院长为阎宝航。该校的目标是为新民主主义革命培养各种干部。第1期学员有500余名，大多数是来自蒋管区的青年，经过6个月的思想改造，分配到各地工作。1949年2月10日，第2期开学，学员有650人。有预科5个班，本科分农业、财经、教育3系，还有1个文艺班。（480704）

8日 陕甘宁边区政府发出《关于恢复老区国民教育工作的指示》。指出自从国民党军队大举进攻边区以后，各级学校的设备遭到严重破坏，加以普遍灾荒，群众无力送子弟入学，因此边区国民教育陷入停顿状态。目前战争已转入国民党统治区进行，恢复老区国民教育的条件已逐渐具备。为了加紧教育革命下一代，培养地方初级干部和预备干部，本年暑假后各县必须根据需要与可能条件，有计划地恢复学校和必要的社会教育。恢复国民教育的重心应放在完小，老区各县应集中力量办好一个或几个完小。初级小学应依据民办公助方针逐渐恢复或创办。社会教育以学校和民教馆为据点去开展。学校教育、社会教育都应与战争、生产及群众运动相结合。各级教育行政机构应根据工作需要，分别予以恢复。（480705）

9日 冀中行署做出《关于改进中学教育及几个具体问题的决定》。提出在新的形势下，过去中学那种战时设施应加以改进，逐渐走向正规。规定中学教育的方针，是培养具有一定文化和科学知识的青年。中学教育的性质是普通教育，其任务主要在于提高文化水平，中学应以文化教育为主。中学学制暂定为3年。未修业期满，不允许调动。暂时仍允许各中学办短期班，学习时间不得少于1年。学生入学必须具有高小毕业或同等学力。毕业考试不及格者，不允许毕业。在校学生应重新测验，按程度编级。凡不达高小毕业程度者，允许各校编设补习班。科目、时数、课程标准以及校历，准备作为临时草案公布实施。中学教职员的待遇，暂继续实行供给制性质的薪金制。各中学由行署直接管理，临时调动学生，统一由行署负责。（480706）

10日 中共中央西北局发出《关于黄龙新区学校教育的指示》。强调办好新区教育，争取、教育和改造广大青年学生，有计划地培养大量新知识分子参加新民主主义建设事业，是新区建设的一项重要任务。学校教育必须依据新民主主义教育方针进行，必须和广大人民群众的生活相联系，和人民革命斗争的脉搏相适应。对保护学校的政策、新区教职员的团结改造、教育内容和教学方式等问题提出了要求。（480707）

同日 太行行署公布《小学暂行方案》和《中等学校教育暂行方案》。《小学暂行方案》指出，根据新民主主义教育总方针，小学教育确定为国民教育，目的在于培养新民主主义社会的良好公民。教育内容以提高文化水平为主，根据儿童年龄，有计划地通过各门课程及校内外各种实际活动，适当贯彻新民主主义思想教育。学制定为初级4年，高级2年。《中等学校教育暂行方案》指出，各中等学校均以文化教育为主，贯彻新民主主义思想教育，为就业或深造打下必要的文化基础和为人民服务的革命人生观与事业精神。根据各校性质的不同，在提高文化水平的基础上，进行业务知能与技能的教育。各种中等学校学习年限，普通中学暂定三二制，初中3年，高中2年；干部中学暂定1年；师范暂定3年；联中师范班暂定2年；财经学校工业部暂定3年，会计部暂定1年；简师为1年至1年半。工人在职干部班，按具体情况另行规定。（480708）

11日　《群众日报》报道，冀热察行署为纪念在收复隆化战斗中英勇牺牲的人民英雄董存瑞，决定将隆化中学改称“存瑞中学”。（480709）

12日　中共江淮区党委创办江淮公学，培训各种建设人才。（480710）

13日　中共中央宣传部就处理新收复区大中学校的方针给东北局宣传部发出指示。提出对原有大学、中学的方针，就是维持原校，加以改良。维持原校的好处是，学校可以很快办起来，不致过久中断。高级知识分子可以安心，便于争取。这些高级知识分子是国家重要财富之一。我们自己办教育的力量还不够，与其采取急躁而冒险的政策，不如采取稳扎稳打的政策。先维持，再慢慢改良。改良的办法很多，但必须是必要的和可能的。（480711）

同日　陕甘宁边区政府发出《关于老区中等教育工作的指示》。指出西北革命形势日益发展，迫切需要青年知识分子干部，为此决定：恢复行知中学和米脂中学，关中师范与新接办的旬邑中学合办，三边、陇东在分区党校内附设中学班或师范班；中学学习期限缩短为1～2年，并缩短寒暑假时间；改进教育内容与方法，使其与学生实际情况、边区实际需要及当前主要斗争任务结合；老区中学应将帮助当地国民教育工作当作自己的任务之一。（480712）

14日　冀东行署教育厅发出《关于重整教育行政组织加强知识分子工作开展群众教育的意见》。指出自上一年“三查”以来，发生了以下情况：（一）教育行政组织全部垮台，领导陷于瘫痪状态；（二）运动中对待知识分子产生了“左”的偏差；（三）干部和农民不信任地富出身的教职员，教员薪金低于普通工人，迫使某些教员改行，教育工作一时处于停滞状态。认为现在已具备了改善现状的主客观条件，重整教育行政组织，做好知识分子工作，开展群众教育，乃是刻不容缓的事。因此规定：（一）认真贯彻党对知识分子的政策，坚持争取、改造、教育旧知识分子，培养新知识分子的方针。（二）扩大编制，充实干部。（三）召开县以上教育行政干部会议，培养一批能够掌握知识分子政策与文教政策的干部。（四）组织、发动知识分子、教师为解放战争与新民主主义建设事业服务。（480713）

15日 苏皖边区第一专署颁布《小学教育实施方案（草案）》。规定小学教育的方针是普及儿童教育（包括失学的青少年），贯彻新民主主义教育思想，教导他们识字、明理、生产、兴家、立业，培养新民主主义社会的新公民，为建设中华人民共和国而奋斗。方案指出，迅速有效地提高现有民办小学是今后半年的任务。在这基础上，有步骤有计划地发展小学，真正做到所有学龄儿童及失学青少年都得到入学的机会。（480714）

16日 中共中央宣传部发出《关于在普通学校中停止三查三整和健全制度提高教学质量问题的指示》。指出在过去1年中，许多地方在各级普通学校实行“三查”，并殴辱或驱逐教员和学生，没收他们的“浮财”，造成解放区教育工作的严重混乱。这样带普遍性的原则问题，事前既未请示，事后亦未报告，是很不妥当的。此外，各地普通学校的经常制度极不健全，很多地方的学校把太多的时间放在开会、下乡、生产、演剧上，政治课过多，文化业务课过少。很多普通学校没有始业、毕业应有的标准和期限，学生任意送进调出，加以教员水平低、地位低，教学设备差等原因，解放区教育质量极端低下。这种现象必须克服，以适应建设的需要。规定：（一）解放区普通学校的学生，原则上不进行“三查”、审干、整风等运动，学生的思想教育问题，应和整个教育过程配合，并在学生团体活动中逐渐解决；（二）学校领导应以校长及教员为主，学校中一切工作人员，以服务于教员讲课和学生学习为原则；（三）学生学习期间，尽量减少下乡生产、开会、演戏等各种活动。（480715）

17日 华中行政办事处发出《关于冬季社会教育工作的指示》。提出必须充分认识华中地区当前的中心工作，是支援前线与生产备荒，冬季教育必须紧紧结合这个中心任务，进行必要的思想教育、文化教育、宣传鼓动等。冬季教育的内容，应以支前生产为中心，并结合乡村干部与有文化要求的群众的识字教育。（480716）

27日 中共绥蒙区党委发出《关于恢复国民教育与训练小学教员的通知》。通知要求：（一）各县在秋后初步恢复国民教育，完小实行公办，初小以民办公助为主。（二）党校附设小学教师训练班，训练完小教师，学员由各县选送。（480717）

同日 华中供销学校成立。宋季文兼任校长。第一期招收学生160～200名，学习时间为3个月至半年。毕业后，学校负责介绍工作。（480718）

28日 冀鲁豫行署发出《关于整顿小学教育的指示》。要求各地克服文化教育政策上的“左”倾冒险主义，整顿现有小学，克服无政府无纪律状态。坚持入学自愿的原则，禁止用行政命令强迫入学的恶劣作风。小学应以文化教育为主，学生参加社会活动，应以服从学生的学习为原则，纠正用各种形式强迫学生义务劳动的现象。高、初小教师一律由县政府任免。要建立必要的工作纪律和教育制度，注意小学建设问题，个别小学因无教师或其他条件不具备，可暂缓开办或合并。可采用以中心小学为核心建立联席会议制度的方式，交流解决教学中的疑难问题。要提高小学教师的素质，尽快解决培养师资的问题。（480719）

本月 白求恩医科大学与北方大学医学院合并，改名为“华北医科大学”。校长由华北军区卫生部副部长殷希彭兼任，政委为耿毓桂。在校学生增加到19个期，其中军医15个期，药剂2个期，另有2个文化期，共有1700多人。（480720）

同月 太岳师范成立。太岳行署教育处长崔斗辰兼任校长。教导主任高首善（后任校长）主持工作，校址设在阳城县王曲村。该校分设师范班、中学班、师训班。师范班学制3年，培养高小教师。中学班学制3年，进行普通中学教育。师训班每期3个月至半年，学员是从各县抽调的高小校长、教导主任和骨干教师。各班均设政治、国文、数学、历史、地理等课，部分师范班设有教育学。1950年2月，太岳师范与临汾师范合并为“临汾师范学校”。（480721）

同月 冀东区根据形势发展，将7所中学合并为3所，即原第一中学（1946年在迁安县成立，校长为高文秀）和原第七中学（1946年在遵化县成立），合并为“冀东一中”，设在遵化县，桑润田任校长；原第四中学（1946年在宝坻县成立，校长为张士奇）、原第五中学（1946年在蓟县成立，校长为郝希武）、原第六中学（1946年在玉田县成立，校长为田林）合并为“冀东二中”，设在蓟县，王云任校长；原第二中学（1944年在乐亭成立），原第八中学（1946年在滦县成立，校长为项来慧）合并为“冀东三中”，设在乐亭县，张云楷（后李晓光）任校长。（480722）

同月 东北科学院在哈尔滨成立。院长为林枫，副院长为王一夫、车向忱。该院设农林、理工、医学、教育等系及自然科学研究所，实际上是一所综合性大学，是东北解放区的最高学府。各系招收中等以上学校学生学习，研究所吸收国内外大专毕业生或具有同等学力、服务多年、具有丰富经验及创造发明著作的专家进行研究。学生学习时间和专家研究时间不固定，根据工作需要，可随时把学生和专家派往其他工作岗位。（480723）

8月 4808

1日 中共中央晋绥分局发出《关于恢复受灾区域学校教育的指示》。要求各地有步骤有重点地将停办的学校恢复起来。普小可在大村庄、中心村庄及市镇首先恢复，完小可按县的大小先恢复1～3所，中学以1个分区须有1所为原则。各阶层子弟（包括地主富农子弟）均有入学机会。师资方面，不论何种出身有过何种经历的知识分子，除真正的反革命分子外，均可任用。为了满足学生的文化要求与适应边区迫切培养大批知识分子的需要，中小学应以文化教育和业务教育为主。（480801）

7日　晋绥边区行政公署发出《关于恢复学校教育问题的通令》。指出由于连续两年的严重灾荒本年可望减轻，故决定停办学校地区于本年秋后有步骤、有重点地恢复学校教育。除中学、完小由各专署、各县府有计划地恢复外，初小则应本着“民办公助”的方针逐渐恢复。通令还规定了恢复学校教育工作过程中应进行的准备和注意事项。9月1日，晋绥行署又发出《关于恢复学校教育问题通令的补充规定》。（480802）

9日　晋冀鲁豫边区政府主席杨秀峰和晋察冀边区行政委员会主任宋劭文分别向华北临时人民代表大会报告本边区的政府工作。杨秀峰在报告中阐述了晋冀鲁豫边区的文教工作方针及教育事业发展情况。宋劭文在报告中具体介绍了晋察冀边区的文化教育工作。他说：自1946年至本年春季，华北联合大学、白求恩医科大学、工业交通学院以及各中学，共培养1万名以上干部。目前文教方面尚待解决的问题是：健全教育机构，统一规定学校的方针以及学制、课程，培养师资和适当提高教师待遇。（480803）

12日　东北行政委员会召开第三次教育会议。会议讨论了教育工作如何适应战争形势和生产建设的需要，进一步发展，走向新型正规化，做长期打算的问题。东北行政委员会主席林枫指出，生产建设的中心任务要求大量培养各种各样有专门知识的干部，培养大批有进步思想的青年知识分子。教育工作应有一个长期打算。因目前急需各种工作干部，短期训练班还不能完全取消。但仅有短训班是不够的，还要提出正规教育问题。在正规学校里，要有一定的程度和年限才能毕业，要有一定的程度才能入学，要有正常的学习生活和浓厚的学习氛围，在毛泽东思想指导下，学习文化、科学、政治理论和各种知识。教育部副部长董纯才提出，目前本区教育工作的中心任务，是培养大批各种各样有文化知识、有专门知识、有进步思想的知识分子和干部，以适应生产建设和支援战争的需要。为此，要办新型正规化教育。中小学学制仍采用初小4年，高小2年，初高中各3年。要学习与生产建设及革命斗争密切结合的文化知识，中学文化课占90%，政治课占10%；小学100%上文化课，文化课要渗透马列主义、毛泽东思想。教育方法上，要因材施教，贯彻启发式。会议至30日结束。（480804）

15日　毛泽东复电吴玉章，不同意所谓“毛泽东主义”的提法。（480805）

同日　中原局宣传部发出《关于宣传工作的指示》。其中提出，要开办各种训练班、讲习所，尤其要举行中小学教员座谈会和训练班等，吸收知识分子参加，向他们宣传我们的主张政策，通过他们传播到广大群众中去。（480806）

19日　华北临时人民代表大会宣布，选举董必武担任华北人民政府主席。华北人民政

府设教育部，晁哲甫任部长，刘皑风任副部长（后增孙文淑为副部长）。（480807）

20日 华北人民政府教育部召开华北中等教育会议。会议讨论通过了《华北区普通中学暂行实施办法（草案）》《华北区师范学校暂行实施办法（草案）》和《华北区中小学教职员待遇标准（草案）》。会议确定，华北区中学教育是普通教育性质，其任务是为人民民主共和国培养具有中等文化水平及基本科学知识的人才，学生毕业后，经过一定的专门训练，即能参加工作或继续升学深造。师范学校的任务是培养与提高小学师资及初等教育行政干部。教育工作者必须纠正轻视文化教育的错误观点，认识到今天不是文化太多，而是文化太少。培养大量的具有中等文化水平的知识分子，在今天是有头等重要性的政治任务。为了切实加强文化教育，必须减少学生的社会活动、生产劳动和过多的政治教育。生产劳动、学生自治、社会服务等活动，每周不得超过6小时或8小时，生产为公任务一律取消，每年实际上课时间不得少于36周。在提高文化上有效的办法都应采用，不得因这种办法曾为旧日学校采用过就不分好坏一律排斥。适当规定政治课的分量与内容，用经常的教育性方法去改造学生的思想。在教学方面，必须重视课堂教学及教师的指导作用。教育内容必须切合实际，教育方法必须联系实际。教师应善于以身作则，诱导启发，使教育计划变成学生自觉自发的行动。学生应着重个人学习，辅以集体互助。集体讨论应限于有关思想教育的课程，每周只能有1次。会议于9月5日闭幕。（480808）

21日 西北财经学校成立。贾拓夫任校长。该校宗旨是培养新民主主义的财经干部。学生除由各级党政机关调送外，增收新生200人，修业期限定为半年。教学科目有新民主主义财经政策、财经业务常识、政治常识以及国文、数学、会计等。1949年5月，与延安大学等合并为“西北人民革命大学”。（480809）

同日 薄一波代表中共中央华北局在华北临时人民代表大会上做《关于华北人民政府施政方针》报告。他在报告中提出，华北解放区是个比较安定巩固的大解放区，它担负着支援大规模解放战争和发展新式工矿交通事业的重担。因此，就不能不努力发展和提高文化教育工作。应按照必要与可能，建立各种正规教育制度。华北解放区中、小学的学制，大体上暂时沿用国民党时代旧制，在课程上加以必要的改革，同时辅助以速成的班次，以便适应不同的需要。在学校中应当加强文化学习，减少政治活动，应当训练和培养中小学教师，改善他们的生活待遇和政治待遇。除了中、小学校外，应当办好各种专业干部学校和华北大学，培养技术人才和高级知识分子。同时，继续加强社会教育，以提高人民大众的文化水平和政治觉悟。（480810）

24日 华北联合大学与北方大学合并而成的华北大学举行成立典礼。校长为吴玉章，副校长为成仿吾、范文澜，教育长为钱俊瑞。华北大学的办学方针是吸收大量知识青年，给以基本的政治教育，培养新中国各方面的建设干部。该校设4个部：第一部为短期政治训练班性质，钱俊瑞兼任主任；第二部训练和提高中等学校师资，为教育学院性质；第三部训练和提高人民艺术干部，为艺术学院性质；第四部为研究部，包括各项专门学问的高级研究组，范文澜兼任主任。（480811）

本月 中共中央晋绥分局发出指示，要求老区、半老区立即着手恢复停办的学校，并重申学校教育"以文化教育、业务教育为主"的方针。中小学课程比例为：中学文化课占80%，政治课占20%；小学文化课为100%。此外，还对学生的社会活动做了严格限制。到12月底，据不完全统计，全区已恢复中学5所，完全小学32所，普通小学1882所（包括49所民办小学）。（480812）

同月 华东大学在山东潍坊市成立。校长为韦悫，副校长为张勃川。该校归中共中央华东局直接领导。第一期招收学员500人，设政治经济、文学艺术、教育3个临时研究班和2个预科部。11月，学校迁至济南，设社会科学、文学、教育3个学院和预科，学生达2000余人。1949年5月，韦悫调任上海市副市长，校长由中共中央山东分局宣传部部长彭康兼任。在此期间，大批学生参军参干，南下新区充实各军、政部门。新中国成立后，华东大学并入青岛山东大学。（480813）

同月 华东交通专科学校、华东工商干部学校、华东工矿部博山工业学校相继成立。华东交通专科学校由山东交通学校改建，校址在益都，校长为于眉，副校长为王剑鸣。华东工商干部学校原为山东工商干部学校，校址在潍坊市，校长为李继祥，副校长为张宣文。华东工矿部博山工业学校校址在博山，校长为程望。（480814）

同月 豫西行政干部学校在宝丰县成立。校长由豫西行署主任李一清兼任，副校长为曲乃生（后戴汤文）。（480815）

同月 豫皖苏边区第四专区泉滨中学成立，校长为柳野青。该校开学后，有学生200多名，学习文化课和政治课。随着形势发展，大部分学生没有毕业即参加军队工作和地方工作。（480816）

9月 4809

1日 北岳行署召开教育会议。行署教育厅厅长胡尚理对本区中等教育做总结性检查，传达华北中等教育会议精神。会议历时8天，研究华北普通中学草案及师范学校草案，制定《北岳区中学暂行方案》，讨论中等学校设置，小学整顿、恢复，冬学举办以及师资训练等问题。行署主任张苏在总结发言中，就领导上重视不重视教育、教育内容、教育的阶级

性、劳动教育、学校正规化、学生管理等问题进行了阐述。（480901）

3日 山东省政府在青州召开全省第三次教育会议。会议历时18天。参加会议的有教育行政领导干部和中小学教职员代表共370余人，主要讨论和解决以下几个问题：（一）明确教育工作的方针和政策。指出我们的教育方针，是新民主主义的，即是无产阶级领导的、人民大众的民族的科学的新教育。学校教育应以新民主主义的思想和观点教育各阶层子弟（包括地富子弟在内）为人民服务。同时，应正确执行知识分子政策。对于愿意为人民服务的知识分子可以一律予以任用，并在工作中关心教育他们，使他们能够全心全意为人民的教育事业服务。（二）讨论中学、小学和师范的学制和课程设置。学制定为初中2～3年，高中2年，师范分1年制和2年制，小学沿用四二制。农村除办整日班外，兼办半日班和早学、午学。在课程方面，中学政治课占10%～12%，文化课约占90%。师范政治课占10%，文化课占75%，业务课占15%。小学设政治课和文化课。不管中、小学还是师范，都应重视系统的文化科学知识的学习，建立各种必要的正规制度。（三）制定恢复教育工作的计划和方案。提出在恢复工作中，各行署、专署直接掌握中学，县直接掌握完小和初小。提出目前应恢复地区中学12处，城市中学8处，各行政区均应设高级师范学校1处，各地区中学应设初级师范部，城市中学设师范班，以大量培养小学教师。高小每县至少应恢复一二处。初小可根据各地土改、灾荒等不同情况，有重点地恢复。潍坊、济宁、济南等城市，一律按新收复城市办法办理。（480902）

同日 《雪枫报》刊登豫皖苏行署教育处给各专署教育科长、各中学校长的一封信。信中提出，中等教育的方针，以培育新民主主义的建国人才为主。各专区中学，可分设普通、师范、行干三部，学生自愿投考，分部录取。修学期限普通部初、高中均暂定为2年，师范部暂定为1年，行干部暂定为半年。教学方式应注重启发学生们的思想，造成紧张的学习运动。学生应重学习，少花费时间于开会、生产与游戏方面。本着“学为了用”精神，一般课程应着重目前解放区各种建设事业所必需的知识。信中还对学校设备、教职员及学生待遇问题提出了具体意见。（480903）

4日 中共中央发出《关于中级党校学习内容的指示》。规定中级党校学习内容为：（一）马克思主义基本理论；（二）中国革命的基本问题和中国共产党；（三）时局与任务；（四）国际形势；（五）土地改革与整党工作；（六）职工运动与城市政策；（七）新区工作政策；（八）对外国及外侨的政策。同时，每项学习内容中都规定了若干必读的经典著作和中央文件。（480904）

5日 胶东建国学校与胶东区党委党校合并，成立胶东建设学校。胶东区党委宣传部部长薛尚实兼任校长，王卓青任副校长。该校旨在训练和培养干部，有教职员47人，学员892

人。（480905）

6日 陕甘宁边区黄陵联中正式开课。王志匀任校长，有学生158名（内含旧生52名）。（480906）

9日 苏皖边区第一专署发出训令。为鼓励劳动人民子女入学，鼓励成绩优秀的学生，决定在各中等学校设10%的免费名额，每人每月补助杂粮120市斤。各校可在规定名额应得的粮食数量范围内，根据不同学生情况分几个等级评定。师范班及其他职业班等亦享受同等待遇。（480907）

12日 苏皖边区第五专署发出《关于初等教育的指示》。指出初等教育的办理方针为贯彻新民主主义教育，对旧教育彻底加以改造。小学教育应以儿童教育为主，贯彻民办官助方针，大量吸收各阶层子弟（包括地主富农子弟）入学。小学教育应加强文化、科学知识的学习，思想教育应贯彻到各种课程和儿童生活中去。（480908）

同日 中共北岳区党委发出《关于干部学习方法的指示》。决定改变组织干部学习的方法，在职干部的理论、政治、政策学习，采取专人报告、分组讨论的方法。区以上机关组织文化班，应补习文化者均参加。（480909）

13日 《人民日报》报道，东北解放区新近开办的专科学校及干部学校开始招生。东北军区军工部设在哈尔滨的工业专门学校设机械、化学、工商管理3科，修业1年，第1期招生1000名。辽南建国学院设农林、水产、教育、行政4系，共招收1000人。农林、水产系修业期为2年，教育、行政系修业期为1年。松江省农业学校以培养中等农业、畜牧、水利人才为宗旨，招生450～550人，设农业、林业、畜牧、水利4科，每科均分速成（修业年限1年）和专修（修业4年）两班。安东省科学院本科班分电机、化工、土木、采冶、农林、医学6系，另设预科和专修科，共招收800余人。（480910）

19日 西北军政大学和陕甘宁晋绥边区行政学校在临汾成立。贺龙任军政大学校长，武新宇任行政学校校长。（480911）

20日 山东省政府发出《关于恢复教育工作的指示》。指出山东全境已大部解放，秋收以后，有重点有计划地迅速恢复教育工作，以适应建设需要与人民要求，成为当前重大任务之一。要求各地根据全省教育工作会议制定的恢复教育工作计划和一系列办法，把教育工作恢复起来。（480912）

同日 山东省政府公布《关于小学公办与民办问题的决定草案》。文件总结了推行小学民办的经验教训，指出为了避免教育经费问题引起村财政混乱，大部分小学应以公办为宜。小学公办后，为防止小学脱离群众，在办理上和教学上仍需根据群众的自愿和需要。小学公办后，由于经费限制，不能每村设学。未办学校的村庄，群众要求自己办学，可允

许民办，但必须经过区以上政府考察批准。(480913)

26日 济南解放后，成立济南特别市军事管制委员会（简称军管会）。军管会文教部按照“一切大中小学迅速复课”的方针进行学校的接管工作。军管会文教部向全市各区共派出由311人组成的11个工作队。工作队进校后，着手进行公私立学校人员的登记，动员师生到校报到，并在各校成立复课委员会，负责整理校舍，清点物资，动员师生到校报到，进行开学复课的准备工作。(480914)

29日 中共中央中原局发出《关于争取团结改造培养知识分子的指示》。提出大量争取、团结知识分子是当前党的重要任务之一。要求各级领导机关从政治上认识这一工作的重要性，通过各种机会各种方式宣传党对知识分子的方针政策；开办各种短期学校和训练班，吸收知识分子参加学习和工作；召开各种各样的知识分子座谈会，发动他们讨论时事政策，帮助他们走上革命道路；维持、恢复或创设新的正规学校，以便较长期地培养大量新知识分子，但目前工作重点应放在争取团结与改造现有知识分子身上。同时注意，举办各种训练班与干部学校时，在学习中要提倡民主自由的作风，禁止采取“三查”、整风、审干等办法。(480915)

同日 济南特别市政府设立文教局，李澄之任局长，刘健飞任副局长。(480916)

30日 《晋绥日报》刊载《晋绥边区在职干部学习计划》。要求领导干部以身作则，认真学习，真正从思想上提高一步。此外，对学习组划分和学习要求、学习方法、学习制度、学习领导、学习文件等，都做了具体规定。(480917)

本月 华北军区卫生部发出《关于（华北）医科大学教育与干部轮训规划草案》。提出学校教育以军医训练为主，另外培养一部分普通医生，补充机关学校。为了适应战争急需，原4年制与6月制维持现状，不再招收新生，2年制缩减半年。新生改为1年半制。为了照顾文化水平比较低的干部，医大应设预备班或预科，学习时间为1年，并特别强调对在职卫生干部进行培养的重要性。(480918)

同月 东北行政委员会任命刘丹岩为安东省教育厅厅长。(480919)

同月 中国新民主主义青年团团校（后改称“中央团校”）在河北省平山县两河镇成立。冯文彬兼任校长。(480920)

10月 4810

1日 冀热察行署发出《关于开展冬学运动的指示》。指出本区大部分地区是日寇投降后解放的，干部缺乏举办冬学的经验，群众缺乏上冬学的习惯，大规模地开展冬学运动前所未有。因此，本年的冬学运动应抓紧骨干分子，推动组织学习。机关学校有责任帮助驻村办理冬学，小学教员为冬学的教员。（481001）

3日　《东北日报》发表社论《进一步加强在职干部学习》。指出革命形势的发展和党对人民责任的加重，需要全党干部最热情最认真地加强理论与政策的学习。不仅要加强学习，而且要学习得好。强调学习是一个经常的重要任务，这是每一个革命者对党对人民不可推诿的职责。我们必须以最认真负责的态度，进一步地加强在职干部学习。（481002）

6日　太岳区召开教育工作会议。会议历时半月，讨论学校教育正规化的问题。在统一思想认识的基础上，根据华北中等教育会议的精神，讨论制定了本区《普通中学和师范暂行实施补充办法（草案）》《小学实施办法》《教育行政领导问题实施办法（草案）》。会议结束时，布置了本年冬学运动和今后3个月的工作任务。（481003）

9日　冀中行署教育厅指示大城县政府，明确小学教育应坚持整顿方针，以学习文化为主，要重视课堂教学，乱抓教师做其他工作的现象一定要克服。并指出，应深入贯彻知识分子政策，在乡知识分子以及平分土地时被撤职的教师，凡群众不反对，也没危害群众事实的，仍应复职。对文化水平低，经验少，情绪低落，没做好工作的教师，要加强领导，提高其文化水平，及时解决其困难。对作风不好的教师，要加强个别教育，耐心帮助他们进步。要多鼓励，少批评，以启发教师工作的自觉性和积极性。（481004）

10日　毛泽东在为中共中央起草的《关于九月会议的通知》中指出，夺取全国政权的任务，要求我党迅速地有计划地训练大批能够管理军事、政治、经济、党务、文化教育等工作的干部。干部的准备，虽然大部分应当依靠老的解放区，但必须同时注意从国民党统治的大城市中去吸收。国民党区大城市中有许多工人和知识分子能够参加我们的工作，他们的文化水准较老解放区的工农分子的文化水准一般要高些。国民党经济、财政、文化、教育机构中的工作人员，除去反动分子外，我们应当大批任用。解放区的学校教育工作，必须恢复和发展。（481005）

同日　毛泽东为即将复刊的《中国青年》杂志题词："军队向前进，生产长一寸。加强纪律性，革命无不胜。"（481006）

同日　东北行政委员会发出《关于教育工作的指示》。指出目前教育工作的首要任务，是培养大批有文化知识、科学技术和革命思想的各种知识分子，以适应建设事业的需要。因此，各地应拿出一定力量来办大学、中学和师范以及工业、农业、铁路、邮电、卫生、行政等专门学校，培养各种知识分子和干部。其次是加强国民教育的领导，注意恢复和发展国民教育，以新民主主义来教育新后代，培植新国民。再其次是有重点地进行社会教育，提高人民大众的觉悟和文化，动员人民大众积极参加生产建设和支援战争。对实现

新型正规化后的课程、学制、制度、教育方法、领导体制、师资培养及新区教育方针等问题，做了规定。（481007）

11日　《晋绥日报》发表社论《有重点地开展今年的冬学运动》。社论提出，在目前整党建政运动中，通过冬学形式，应使广大群众特别是党员干部在政治上、文化上提高一步。冬学的教学内容应是政策、时事、文化教育三者并重。政策教育可根据当时当地的工作需要，学习有关政策法令。时事教育可以《人民解放战争两周年总结和第三年的任务》为主要依据，结合报刊发表的文章进行学习。文化教育可根据群众要求，规定一些识字写句练习、应用文和珠算的内容。冬学校长可兼任政治教员，其人选由各村代表或群众在村干部和胜任的小学教员中推定。冬学教员是义务职。冬学所用的灯油、纸张、文具等，应由各村群众自行筹措。（481008）

14日　中共渤海区党委发出《关于县学问题的指示信》。指出县学是培养乡村级干部的短期训练班，目的在于培养乡级和村级各种组织的主要干部，也是提拔新干部的来源之一。每期县学以100～150人为宜，时间以10天至半个月为宜。县学教育内容，包括时事教育、生产教育和党的基础知识。（481009）

同日　冀鲁豫行署发出《关于开展冬学运动的几个问题》。其中关于师资问题，提出政治课教员以驻村干部或驻村机关为主，文化课以小学教员或由群众慎重选择的在乡知识分子为冬学教员（义务职）。小学教员任教文化课时，不要影响小学教育。（481010）

15日　延安大学校长李敷仁撰写《批判旧的建设新的》。文章号召，新区教育工作者要批判奴化教育，努力改造学习和工作，以适应革命的需要和人民的要求。该文刊载于《边区教育通讯》第3卷第1期。（481011）

16日　新华社发表社论《恢复和发展中等教育是当前的重大政治任务》。社论指出，恢复和发展中等教育，培养大批政治上进步的具有中等文化程度和基本科学知识的人才，补充军事、政治、经济、文化各方面的干部，是一个具有重大意义的政治任务。要办好中学教育，必须解决好教育方针和教学方法、教科书、师资、经费4个问题。社论强调，中学必须正规化，及必须有入学和毕业制度，有一定的修业期限、上课时间、放假日期等各种正规学校的制度。教学方法必须重视课堂教学及教师指导的作用，同时反对教条主义和填鸭式方法。教育方针确定之后，教科书就成为最重要的任务，必须努力解决。师资方面，应尽量任用原有教员，对现有一部分教员进行必要的补充训练，还应设法训练新的师资。各解放区政府应在预算中划出一部分确定的经费，作为教育之用。（481012）

17日　胶东行署教育处召开学校、社会教育联席会。会议明确提出，在恢复和发展各种教育事业中，必须坚决正确执行党中央关于团结教育改造知识分子的政策，要以学校教育的恢复来推动开展社会教育，必须重视文化教育。明确所谓教育与实际结合，是指教育方针、课程内容、学习方法与实施办法、制度必须与当前的形势及人民需要相结合。因此在正常情况下，必须按照省政府教育厅规定的学期、制度、课程等有系统有计划地教学。（481013）

18日 《人民日报》报道，日本投降后，华北解放区民主政府适应新的形势，全力扩大和建设学校。据不完全统计，现有中等学校144处，其中行署、市、县立中学43处，行署、市立师范5处，县立简师90处，其他职业学校6处，学生达24962名。抗战时期，斗争极为残酷，但华北解放区仍有中等学校34处：原晋冀鲁豫边区26处，晋察冀边区8处，学生经常有6000余人。日本投降后，自1945年后半年到1946年上半年，原晋冀鲁豫边区中等学校由26处增至50处。原晋察冀边区中等学校由8处增至43处，学生由1655人增到6000余人。至张家口撤退前，发展到56处，学生增至10350人。（481014）

20日 《豫西日报》发表新华社中原总分社社论《恢复与发展中原国民教育》。社论指出：恢复与发展中原国民教育，单靠民主政府的力量是不够的，一定要中原解放区广大群众，尤其是热心教育的社会人士、知识分子和原有教职学员共同负起这个责任。（481015）

21日 陕甘宁边区政府教育厅发函给各专员、县（市）长，下达关于冬学问题的指示。要求各地今冬配合土地登记、整党、选举、生产等中心工作，有计划地举办冬学。本年冬学应以学校、民教馆、图书馆为据点，并争取机关及民众团体协助进行。动员群众入学应采取自愿原则，不可强迫命令。冬学的教学内容一般以识字读报为主。经费以自筹为原则，必要的补助可与初小经费一同筹划。（481016）

同日 延安大学校长李敷仁在全体教职工会议上宣布中共中央西北局和边区政府《关于扩大和加强延大领导的决定》。指出延安大学本校要建立正规学制，除附设速成班外，暂设4个系：政法系、经建系、教育系、文艺系。公布了各系主任、副主任和校部秘书长、干部处长、教育处长和总务处长名单。（481017）

23日 中共中央东北局、东北行政委员会发出《关于冬季群众教育的指示》。要求各地在秋收之后，要以组织冬季生产与准备下一年大生产支援前线为中心，结合建党、建政、征粮、发照等工作，展开群众教育运动。指出本年冬季群众教育运动以村屯干部和有组织的群众为主要对象，主要是解决群众当前的思想问题，提高群众觉悟，也要组织群众学文化，满足群众的文化要求。教育形式要多样化，贯彻“以民教民”原则。各级党政领导要加强对群众教育的领导，有组织、有计划地把群众教育办起来。（481018）

同日 东北行政委员会工业部工业干部学校开学。校长为袁溥之。有学员300余人。

（481019）

29日 陕甘宁边区政府发布《关于黄龙分区中等学校工作的指示》。指出黄龙新区中等教育工作应进一步贯彻西北局指示精神，有计划、有步骤地办好业已恢复的学校，加紧团结和帮助教职员，加强学校领导，改进教学内容和方法，提高学生的觉悟程度，并继续恢复条件具备的学校，动员原有学生大部以至全部复学。学校的主要任务是培养大批具有为人民服务思想的青年知识分子，以充实军事、政治、经济、文化等各方面的干部需要。凡含有反动内容的科目，应坚决取消或改编，另设政治课。改变教务处与训育处分立现象，统一设立教育与事务两处。（481020）

30日 胶东《大众报》报道，胶东区有9处中学，师范正在筹备中，小学将恢复9000余所。小学课本付印132万册，中小学计划在11月底前后开学。（481021）

同日 豫皖苏行署发出《关于教育工作当前应注意的几个问题的通知》。要求各地根据形势的发展和新区知识分子的特点，加强教育工作，进一步提高教职员工的薪粮待遇。（481022）

本月 山东省政府发布《恢复和整顿小学实施办法草案》。规定小学设立原则是：（一）为统一村财政开支，初小定为公办。公办不能满足需要者，应允许民办。个别村庄民办经费不足时，可酌予公助。（二）公办小学不能每村普遍设立，设校地点应选择较大村庄或较密集的村庄，以便于儿童就近上学。（三）中心小学为辅导性质的学校，其任务为辅导本学区内各小学的业务，提高教学效能，并负责组织教师业务学习。在不具备成立中心小学的地区，可由教员成立辅导组，配备条件较好的教师任组长，加强业务研究。（四）公办初、高小的设立，均需经县批准。私立与民办小学，也需呈报县府备案。（五）小学名称以所在村命名。（六）小学须有固定校舍，宽敞、清洁、明亮的教室及一定的设备，以利教学。（七）具体恢复步骤及高小设置原则，另有规定。（481023）

同月 华中行政办事处文教处在射阳县合德镇举办中学教师讲习班，培养可以充当中学教师的人才。学员受训时间为6个月。学员条件是：（一）可培养为中学教师及教育行政人员的个别职员；（二）水平较高、有培养前途的个别教育区员；（三）可培养为中学教师的个别完小校长。讲习班11月底迁至盐城，并入华中大学。（481024）

同月 华中行政办事处召开中等教育会议。会议历时半月。明确华中中等教育的方针，是在服务于新民主主义革命的总目标下，大量培养与改造知识青年，使他们成为新民主主义建设事业和中国人民解放战争所需要的各种干部和人才。为提高教育效率，中等教育必须具有一定的要求、计划和制度，走向新民主主义正规教育的道路。在具体实施上，会议提出要兼顾学生就业和深造，明确分工，有重点地办好普通中学。（481025）

11月 4811

1日 山东省政府公布《普通中学工作纲要草案》和《初级师范工作要点草案》。规定普通中学的性质是培养毕业后可以就业或继续深造的新知识分子。大城市暂定为“三三制”，中小城市为2年制。课程有国语、算术、代数、政治常识、历史、地理、生理卫生、自然、理化、艺术等。规定初级师范的目标是培养具有初中文化水平、经过专业训练、有为人民服务观点的人民教师。学制2年。课程有国语、算术、政治常识、历史、地理、卫生、自然、教育、新文字、唱歌、美术。（481101）

2日 陕甘宁边区政府发出《关于开展黄龙分区国民教育的指示》。指出黄龙分区解放不久，国民教育即已渐次恢复。由于国民党长期反动统治，思想毒素播植已深。开展国民教育，除在可能条件下尽量恢复原有学校数量外，尤应大力改进原有学校的质量。为此，做好下列工作：（一）组织小学教职员进行政治学习和业务学习，提高教职员素质。（二）重新确定学制、课程、教材、组织，加强对学校的领导，提倡女子教育。（三）学校和民教馆是进行社会教育的重要据点。（四）学校经费除完小和民教馆外，初小一律由群众自筹解决。（481102）

3日 《东北日报》报道，辽北省召开教育会议，讨论实行正规教育的问题。会议决定：（一）初三增加业务课程。（二）师范分短期师范和师范学校两种。（三）工农班课程，文化与业务并重。（四）增设干部预备班。（五）建立考试制度。（481103）

5日 《群众日报》报道，中共北岳区党委及行署联合发出举办冬学的指示。规定本年11月至下一年2月，各巩固地区应在新农会领导下开办冬学。对壮年、老年以政治教育为主，青年男女除学习政治课外，应特别注意文化学习，可在自愿原则下成立识字班，自聘教员及自定学习内容。小学教员应为冬学教员，同时提倡区干部下乡讲课。要求各地党和政府的宣教部门及农会、青联、妇联共同组织冬学委员会，加强对冬学工作的领导。机关、学校应帮助驻村举办冬学，派出专人到冬学讲课。（481104）

同日 《大众日报》报道，济南市军管会文教部保护一切大中小学迅速复课，一个多月来先后复课的公私立大中小学已达91处。（481105）

7日 中共中央华北局发出《关于在职干部教育的决定》。规定：（一）必须学习理论，一切有阅读能力的党员和干部必须学习理论知识，必须以马列主义的基本知识、中国革命基本问题的知识、新民主主义国家建设理论的知识来武装自己。（二）文化水平低的干部必须学习文化。各区党委及有能力的地委应办相当于初小及高小程度的脱离生产的干部文化补习学校。各地现有中学、师范应继续举办附设的文化补习班。所有党政军民较大的机关，均应设立相当于短期中学的、高小的、初小的比较正规的业余文化补习学校。（三）必须学习时事与政策。有阅读能力者除保证经常读报外，必须对中央经常发表的关于时局与政策的重要指示进行学习。（四）必须建立学习制度。建立定期的严格的考试制度，应把学习成绩好坏作为鉴定与提拔干部的重要标准之一。学习时间保证平均每周12小时。（五）在各重要机关、部队和工厂、学校，应建立有能力的、负责任的学习委员会。这个委员会必须由机关首长亲自负责。干部学习的好坏，也是各地工作好坏的重要标准之一。（481106）

同日 中共江淮区党委发出《关于加强在职干部理论与政策学习的决定》。要求各地高中级干部必须着重学习理论，研究政策。各地委、县委要举办短期训练班，轮训区村干部，提高其理论政策水平。各机关在职干部要有组织、有计划、有步骤地进行理论与政策的学习。学习以中央规定的文件为基本教材（由区党委印发）。为了保证学习任务的完成，各级党政军民机关要加强学习的组织领导，建立必要的学习制度，适当解决学习与工作的矛盾，总结和吸取各地的学习经验，创造新的学习方法，树立学习模范，以便推动学习运动，掀起学习热潮。（481107）

8日 马列学院第一班在河北平山县李家沟口开学。刘少奇兼任院长。该校是中共中央高级党校，旨在适应时局发展的迫切需要，迎接全国解放，培养具有理论知识的党的领导干部和宣传干部。（481108）

10日 中共中央中原局宣传部发出《关于大量吸收训练与使用知识分子的指示》。指出要大量吸收知识分子参加革命工作，吸收进来后要进行训练，训练时间至多两个月。训练内容着重于时事与政策，并联系实际生活进行思想改造。使他们明白共产党与人民必胜，国民党与地主、官僚资本家及美帝国主义必败；国民党的主张、政策、办法是错误的、反动的；共产党的主张、政策、办法是正确的、正义的。使他们明白今后跟着谁走才有出路，知道当前应该做些什么，怎样做才对。使他们了解劳动人民的可爱可贵，知识分子用其所学知识为劳动人民服务是应该的和光荣的。初步改造后，就可以谨慎而又放手使用他们，使他们在各种实际工作中经受考验与锻炼。（481109）

11日 中共中央西北局宣传部转发中共中央宣传部《关于中等学校政治课目、参考书及加强改进中学政治课教学的指示》。规定中等学校各年级的政治课目：初中一年级，上《中国现状》及《中国革命》；二年级，上《世界现状》及《社会常识》；三年级，上《人生观》及《社会调查》。高中一年级，上《经济学》及《中国经济》；二年级，上《政治学》；三年级，上《新民主主义论》及《政治常识》。新解放区各中等学校开始第一年，无论高中、初中、师范，无论年级，都教《中国现状》及《中国革命》。强调为了教好政治

课，校长、教导主任应尽量教一两班政治课，时事政策则在课外进行。（481110）

15日 济南特别市文教局召开大中小学教职员座谈会。座谈会历时3天。到会的有公立中等以上学校22所、公立小学43所、私立小学55所的教职员代表，共208人。副市长徐冰指出，民主政府对知识分子的聘用，是按其学识、能力、经验和为人民服务的精神来确定的。文教局长李澄之指出，民主政府是爱护学校、爱护学生、爱护教师的，对公私立学校一视同仁，凡进行和推广新民主主义教育者，政府无不扶持奖励。文教局副局长刘健飞宣布民主政府改造学校的一些规定：中学仍按三三制，小学仍为四二制；课程教材方面，《公民》改为《政治常识》，取消童子军、军训等，旧教材有违背新教育方针者应删去不用；取消训导制度，采用教导合一的办法；教学方法提倡调查研究、启发诱导、学用一致。他在讲话中还要求各校树立民主团结、实事求是、艰苦奋斗的新校风。（481111）

17日 华中行政办事处发出《关于冬季社会教育工作的指示》。要求本年华中地区的冬季教育，必须紧紧地结合支援前线和生产备荒这个中心任务，进行必要的思想教育、文化教育和宣传鼓动工作。要求各地各级学校的教师，在不影响学校教育的原则下，每周抽出一定时间，推动和发展社会教育。其他部门也应配合进行社教工作。各级教育行政机关要对社教工作足够重视，制定制度，把社教工作列为领导业务之一。（481112）

同日 豫西行署在鲁山县召开教育工作会议。参加会议的有各专署、市、县教育行政负责干部和中小学校长。会议指出，全区已恢复中小学2030所，安排3984名知识青年参加教育工作。会议还就团结、争取、改造和培养知识分子以及恢复建设正规化学校教育进行了深入讨论。（481113）

同日 中共中央华北局宣传部关于中等学校政治教育问题给冀中区党委宣传部发出指示。指出政治教育的目的，不只应该是“能对新民主主义国家忠实”，还应该有更积极的目的，即培养学生的革命人生观。政治教育与思想教育不能分开。（481114）

18日 西北艺术学校正式成立。分一、二两部，一部在山西兴县，二部在山西临汾。一部校长为亚马，二部主任为朱丹。（481115）

19日 中共中央发出《关于争取团结知识分子和关于国民党员三青团员登记问题给西北局的指示》。提出关于旧教职员中国民党、三青团员的登记问题，一定要注意政策策略，不要使一般被迫加入、并未做过坏事的学校中的国民党员、三青团员感觉到麻烦和痛苦。还指出在新解放区对于学校教职员中的国民党员、三青团员过早地进行登记是不妥当的。对于少数有重大历史问题的旧教职员，只要坦白登记，不再进行反革命活动即可。（481116）

24日 毛泽东致信历史学家吴晗，指出：“在方法问题上，先生似尚未完全接受历史唯

物主义作为观察历史的方法论。倘若先生于这方面加力用一番功夫，将来成就不可限量。”（481117）

同日 华北人民政府颁布《普通中学暂行实施办法（草案）》。实施办法分为7个部分，包括任务与性质，实施原则，学制，课程，组织、编制、会议，设置与领导，其他。共28条。明确中学教育是普通教育性质，其任务是为新民主主义国家培养具有中等文化水平及基本科学知识的人才，打下各种发展可能的基础。为适应人民解放战争与国家建设的需要，要建立一定的正规制度与教育计划，切实加强文化教育。要改进思想教育与政治教育，通过多种途径培养与锻炼学生的革命观点、群众观点、劳动观点与一定的工作能力。要重视课堂教学及教师的指导作用，教育内容必须切合实际，教育方法必须联系实际，提倡教育工作人员的专业精神。并规定，初级中学修业期限为3年，必要时设高级中学。为照顾目前急需，可设1年制短期中学班。（481118）

同日 华北人民政府颁布《师范学校暂行实施办法（草案）》。实施办法分为7个部分，包括学校任务，实施原则，学制，课程，设置与领导，组织、编制、会议，其他。并注明，本办法草案适用于老区、半老区师范学校，新解放地区亦可参考。（481119）

25日 胶东行署发布《关于恢复与整顿中小学教育工作的指示》。提出：（一）采取积极的方针，稳重的步骤，要求质量并重，注重实际效果。（二）建设新型正规化学校，反对游击主义与经验主义。（三）切实执行中央对知识分子团结教育改造的政策，克服唯成分论的偏向。（四）配备干部，健全机构。（五）经费问题，省政府已决定小学一般改为公办，并从公粮附加的20%中抽出40%作为教育经费，由县教育科统一掌握。公办不能满足群众要求时，可以允许民办，但须经县政府批准。（481120）

27日 冀鲁豫行署发出《关于本年秋后小学教育工作的指示》。指出应下大力整顿现有小学，各专员、县长要有计划地掌握小学教育工作。选择与提高师资，应作为当前教育工作的紧迫任务。（481121）

本月 冀中行署颁布《短期师范学校暂行实施办法（草案）》。规定短期师范学校的任务是解决初小师资，迅速达到教师满员和素质提高。（481122）

同月 华中邮政学校成立。校长由荣建生兼任，副校长为汪洋。该校经考试录取学生200名，学习半年，毕业后根据成绩分配工作。（481123）

同月 江淮干训总队（1948年5月创办）改名“雪枫中学”，校长为吴季纳。该校分设高师、普师、初师等班，有学生1000多人。创办该校的目的，是培养革命干部。但因新解放区群众对共产党还不够了解，对在共产党办的学校读书还有顾虑，为便于招生，采用了中学名称，以师范设班，以此增加学生对学校的向心力。该校的教育和教学重点是政治思想教育，以政治教育为主，辅以必要的文化业务知识教育，并经常开展社会调查。1949年6月，雪枫中学完成使命，宣布停办。（481124）

12月 4812

1日 辽宁省教育厅召开中等教育会议。会议历时6天，总结和检查了贯彻新教育方针的情况，提出“教员教好，学生学好”是办好新型正规学校的基本环节，要加强文化课，改进教学工作，建立正规制度。（481201）

同日 冀鲁豫行署在南峰县创办革命干部学校。潘复生兼任校长，武冠英任副校长。该校旨在培养新民主主义建设人才，设干训队（第二期改称“轮训队”）、政训队、财经队。学习期限为3个月至半年。学员毕业后，由行署统一分配工作。学校在不到1年的时间里，培训干部2000余人。（481202）

5日 山东省立青州中学开学，校长为罗竹风。该校设中学部和师范部，另设短期师范班，有学生350人。修业年限定为中学3年，师范2年。（481203）

6日 华北人民政府发出《关于规定中等学校政治课程标准等问题的指示》。指出中等学校政治课的课目、进度及主要参考书已经确定，课本正在编辑，在课本未颁发前，各中等学校一律根据所规定的课目、进度，参照指定的参考书目，编印临时讲义进行教学；政治课必须选教员中比较进步的有威信的人任教，校长、教导主任尽可能教政治课，本年寒假以行署为单位组织政治教员进行业务学习，并进行考试，此后定为常规；政治教育、思想教育的实施，除政治课外，时事学习与组织适当的课外活动也是重要方法。（481204）

7日 冀鲁豫行署发出《关于大量开办知识分子训练班的指示》。指出大量动员在乡知识分子，争取团结改造他们为人民服务，已成为当前相当重要的工作。为此，要求各专署在下一年上半年大量开办知识分子训练班，学习课程包括《目前形势和我们的任务》《中国革命和中国共产党》《新民主主义论》以及党的基本政策。学习方法包括阅读文件、讨论、党政负责人报告等。训练班结业后，征求本人意见，由行署分配工作。（481205）

10日 陕甘宁边区政府教育厅提出《对新区完小课程的意见》。认为新区完小课程门类不应太繁杂，有些可以合并。国民党的主要课程如《童训》《户政》应予取消，《公民》应改换新民主主义内容，并对完小各年级课程的门类和教学时间的比重做出规定。（481206）

14日 刘少奇对马列学院第一班学员讲话。指出学习主要靠自己。听报告、听教员讲，只能得到一定的帮助，不能完全依赖听报告和教员。马列学院要用正规办法，要考试。初级、中级的党校，也要一步一步地正规地办下去，将来党内的马列主义理论修养才

能达到一定的水平。（481207）

16日 中共中央军委发出《关于准备攻占北平力求避免破坏故宫等文化古迹的指示》。要求此次攻城，必须做出精密计划，力求避免破坏故宫、大学及其他著名而有重大价值的文化古迹。对于城区各部分要有精密的调查，要使每一部队的首长完全明了，哪些地方可以攻击，哪些地方不能攻击，绘图进行说明，人手一份，当作一项纪律去执行。（481208）

19日 太岳行署发布《关于迅速培养大批干部的指示》。为迎接全国胜利，要求行署、专署、县委分级承担培训任务，半年左右在知识分子中选拔新干部800人，轮训县级副科（区）长、县级科员及助理员等在职干部500人。（481209）

21日 中共中央致电各中央局和分局，指出必须从一切解放区的产业工人和职员中，立即训练、培养和提拔大批的干部，以便能够派遣他们和老干部一起去接管新解放的大城市及大的工商业，并参加党政军各方面的工作。在一切可能的地方，大批地培养、训练和提拔产业工人和职员干部，已成为目前全党迫切的中心任务之一。为了迅速完成这个任务，各中央局、分局必须督促各城市党委及工会党组大大加强和改善各产业中的工会工作与党的工作，从产业工人和职员中细心挑选大批思想进步、工作积极、忠实可靠、懂得技术，并有组织才能和办事才能的优秀成员，开办职工学校或速成训练班，给他们以短期的普通的政治训练，及组织纪律训练和城市政策教育等，然后依照情况并在自愿条件下，征调他们到新解放区去工作。（481210）

同日 苏北军区两淮市军事管制委员会发出布告。宣布部队和机关一律不得进驻公私立学校、民教馆、图书馆、育婴堂、孤儿院、红十字会和教堂等地。入内参观，须征得各主管人同意，并应遵守参观规则、尊重宗教习俗，不得稍事破坏。如违反上述规定，各主管人有权规劝制止。如有不听从规劝借故生事者，可扭送军管会按情节轻重依法惩办。（481211）

22日 中国人民解放军平津前线司令部发出布告，共8条。其中第4条规定："保护学校、医院、文化教育机关、体育场所及其他一切公共建筑，任何人不得破坏。学校教职员、文化教育卫生机关及其他社会公益机关供职的人员，均望照常供职，本军一律保护，不受侵犯。"（481212）

同日 北岳区行政公署发出通知，要求对土改前和土改中所欠被清算教员或未被清算教员的薪米，一律补发。土改中被清算教员的书籍，已经散失的，由区村干部切实负责搜集归还。（481213）

24日 冀中行署教育厅发出《关于高小学生毕业及升学的指示》。规定高小学生学完全部课程后，应举行严格的毕业考试。及格的，发给毕业证书；不及格的，应留级，不得毕

业，不发毕业证书。在中学师范招生时，各县应动员高小生和短师附设中学补习班的学生前去投考，不得借故阻拦。（481214）

同日 晋绥行政公署发布《关于中等学校附设干部班的决定》。规定干部班入学条件为30岁以下，具有相当初小程度或粗通文字的男女村干部与各机关团体的下级干部。学习内容以文化课为主，辅以政治、政策教育。修业年限为1年至1年半。（481215）

同日 苏北军区政治部颁布庆祝元旦、庆祝两淮解放宣传口号。其中有："保护一切中小学，各校迅速复课！""各中小学校校长、教员、职员们，安心供职，安心授课！""各校全体师生们，安心上课，安心读书！""欢迎一切专家学者及智力劳动者为人民服务！""保护文化教育机关！""利用冬闲，参加冬学，识字明理！"（481216）

25日 中共中央华北局做出《关于进入平津招收学生与训练干部的决定》。决定华北局党校（以后改称"华北革命干部学校"）、华北军政大学、华北大学、华北职工干部学校四校，在平津解放后，应分别进入平津，大量吸收平津及其附近的大中学生、一般知识分子及一部分公教人员与职工，给以短期政治训练后，分配新解放区的各种工作。对原有大学维持现状，不立刻派员接办或合并。对几个历史久的著名大学如北大、北师大、清华、燕京等校，还应帮助其继续开学，俟将来各种条件许可时，再有步骤地、谨慎地加以改造，以便完全变成我们自己的正规大学。（481217）

30日 《冀中教育》发表新年献辞《三十八年（1949年）教育工作者的任务》。指出在新的一年里，不仅要为全国解放迫近最后胜利而欢呼，也要为有了新的教育环境而兴奋，还要为新的形势所给予的新任务做好准备。在这一年里，中等教育要进一步走向正规化，行署区立中学、师范以及县立短师将按需要和财力有一定的扩大，小学教育要从恢复整顿逐渐走向正规化，走向发展。（481218）

31日 《辽宁日报》发表《辽宁省小学教职员评薪具体标准》。规定小学教职员（包括校长、主任在内）评薪具体标准以100点为满点，"教学有方"占40点，"思想作风"占35点，"儿童管理"占10点，"社教工作"占15点。（481219）

同日 华北大学全体师生为革命老人吴玉章校长庆祝七十大寿。祝寿会自下午举行，晚间举办庆祝晚会。到会的有各地来宾、校内全体干部、学生代表，共数百人。会上宣读中共中央贺电，成仿吾介绍了吴老的革命生活，号召大家学习吴老高度的革命热情，对革命之无限忠诚、诲人不倦及虚心好学的精神。范文澜在讲话中指出，吴老始终随着人民，随着历史，随着每次革命不断前进。号召师生学习吴老前进的精神，警醒自己不要落伍掉队。（481220）

本月 太岳行署颁行《普通中学暂行实施补充办法（草案）》《师范学校暂行实施补

充办法（草案）》《中学师范考试办法细则（草案）》。《普通中学暂行实施补充办法（草案）》提出，为了提高教育效率，克服学生程度参差不齐现象，应进行测验考试，真正不够中学程度者应编入补习班。要坚决纠正大单元学习的偏向，实行钟点制。学校一切组织设施，必须适应于教学。《师范学校暂行实施补充办法（草案）》提出师范学校应附设师资训练班，除轮训文化水平较低的现任小学教员外，可有计划地吸收在乡知识分子，提高其文化水平、业务知识以及为人民教育事业服务的专业精神。文化水平较高的旧教员、旧知识分子，应着重思想政治教育，以改造思想，加强业务能力。应有组织、有计划、有领导地进行参观实习，掌握业务知识和技能。《中学师范考试办法细则（草案）》规定平日学习及期终与毕业时，各科均应举行考试。入学、插班、升学等，亦应经过考试。（481221）

同月 华中行政干部学校成立，贺希明兼任校长。该校设财经、文教两科，各招生250名。财政经济科学习半年，文化教育科学习1年。学习期满，按成绩分配工作。（481222）

同月 江淮区新民主主义教育研究班在安徽宿县开学。主任为黄辛白，副主任为王积岳，学员150余人。初级班学员为原国民党统治区的中小学教师，高级班为外来学生队。学员以学习政治理论和时事为主，学习方法主要是上大课、小组讨论、大组交流。1949年3月停办，初级班学员全部分配工作，高级班学员少数分配到各公私立中小学，大部分随黄辛白到凤阳并入华东大学皖北分校。（481223）

同月 陕甘宁边区政府教育厅副厅长江隆基写成《边区教育的回顾与前瞻》。文章分如下几个部分：（一）边区教育的社会基础与历史任务；（二）边区教育的历史发展；（三）中等学校的方针、学制、课程问题；（四）国民教育中的“民办公助”问题；（五）向新型正规化前进。该文发表在《边区教育通讯》第3卷2期上。（481224）

同月 叶挺县政府鉴于革命形势好转，要求各校开展教学正规化运动。做到各教室内有领袖像、标语、日课表；学生书籍簿本齐全；任课教师有备课笔记，按时批改学生作业；有正常的文娱体育活动。（481225）

本年 4800

春季 华北职工干部学校成立。该校从铁路系统、纺织系统、邮电系统、兵工系统和在营企业中招生，学员在校学习革命理论、时事政策、生产企业化、管理民主化、劳资关系和工会知识等。学员初步掌握共产党对工业企业的政策，成为业务技术干部。结业后，分配至华北各地工业部门工作。（480001）

冬季 中共中央发出《关于外国侨民教会学校问题的指示》。称外国人在中国设立学校教育中国学生，原则上是不允许的。但早已设立的学校亦不应立即取消，应允许继续办下去。新的学校则不应允许开办。（480002）

冬季　华中行政办事处成立，内设教育处，主管解放区教育工作。李俊民任教育处处长。（480003）

本年　冀南建设学院成立。院长为艾大炎，副院长为赵为一、马紫生、刘润秋。设政治班、财经班、文教班，学员一部分是在职的县、区级干部，另一部分是从冀南各县招收的在乡中等程度以上的知识分子。（480004）

1949年

1月 4901

1日 中共中央公布《关于建立中国新民主主义青年团的决议》和《中国新民主主义青年团团章草案》。决议规定，中国新民主主义青年团是在中国共产党的政治领导之下坚决为新民主主义斗争的先进青年们的群众性组织，是党团结与领导广大青年群众的核心，是党以马克思列宁主义教育青年的学校。青年团团员要学习文化、科学、生产与军事知识，学习业务与技能，在思想上、政治上、文化上与工作上不断地提高自己。一切青年团员应该把宣传马列主义思想和新民主主义的各种政策作为光荣责任。青年团应帮助政府教育机关，去改进学校教育与社会教育。团章草案规定，青年团员要努力学习和宣传马列主义理论，努力精通业务，掌握科学技能，提高文化水平。团支部要组织和领导团内外青年的政治文化学习、娱乐、体育等活动。（490101）

同日 中国人民解放军北平市军事管制委员会成立。军事管制委员会下设市政府、物资接管委员会、文化接管委员会。北平市人民政府同日成立，叶剑英任市长，下设民政局、教育局、卫生局等。（490102）

3日 合江省召开教育工作会议。会议传达贯彻东北行政委员会第三次教育会议精神，讨论实行新型正规化的问题。辽北省于本月21日召开教育会议，传达贯彻东北行政委员会第三次教育会议精神。（490103）

同日 苏皖五分区举行学生代表大会，成立五分区新民主主义青年团组织。（490104）

5日 陕甘宁边区政府决定把行知中学改名为“延安中学”，把延大附中改名为“行知中学”，由边区政府教育厅领导。（490105）

同日 晋绥边区青年工作会议在兴县召开。会议总结1946年10月以来试建团的工作，根据中共中央指示，青年团由试建转入普及阶段。会议于14日结束，选举产生了晋绥边区新民主主义青年团筹备委员会，主任委员为赵林，副主任委员为胡克实、袁力刚。（490106）

6日　中共中央军委致电林彪："攻天津时除应注意工厂区外，还应注意学校。如果敌人占据学校顽抗非用战斗手段不能解决时，自应使用战斗手段，即使有所破坏亦在所不惜。但如果使用劝降方法亦能解决时，则使用劝降方法，以便减少对于学校的破坏程度。"（490107）

7日　陕甘宁边区第一届学生代表大会在延安召开。出席大会的，包括边区中等以上学校、西北国民党统治区学校和西北少数民族学校等16个单位的学生代表，共93人。会议历时11天，总结陕甘宁边区的学生运动，决定成立陕甘宁边区学生联合会，并选举产生了学生联合会负责人。（490108）

8日　中共中央政治局会议通过决议《目前形势和党在一九四九年的任务》。决议指出，1949年的干部教育计划，即在干部训练学校及和职干部中进行学习马克思、恩格斯、列宁、斯大林的理论及中国革命各项具体政策的计划，必须适合目前革命形势和革命任务的需要；国民教育计划（大学教育，各种专科教育，中学教育，小学教育和成人补习教育）必须适合当前革命形势和革命任务的需要。（490109）

10日　北平市军事管制委员会正式接管清华大学。军管会文化接管委员会主任钱俊瑞在对全校师生宣布接管方针时说，今天清华大学从反动派手里解放出来，变成人民的大学，是清华历史上的新纪元。今后清华大学应实行新民主主义的文化教育，取消教育中反对人民的东西。教育的通盘改革是一个复杂的工作，必须逐步前进。现有机构与制度，除立即取消国民党反动的训导制度和立即停止国民党员、三青团员的反革命活动外，其他一律暂时照旧。学校经费由军管会负责供给，教职员一般采取原职原薪的办法，以后当实行量才录用与考绩升降。（490110）

同日　陕甘宁边区《边区教育通讯》第三卷第二期刊载边区政府教育厅编审室审编的《初中国文课标准草案》。规定了初中国文教学的目标、时间、教材大纲和教材实施要点。该刊还刊登了《初中国文课程标准草案中的几个问题》等文章。（490111）

12日　中共中央中原局通报豫皖苏分局培养提拔干部的部署，要求各地抓紧时间做好干部培训工作。18日，中原局致函桐柏区党委组织部，对开办党校及各种训练班、吸收培养干部和加强在职干部学习的3条措施表示同意，并对培养乡村干部、吸收和培养知识分子、在各级各部大量设副职、有计划地吸收培养技术干部和技术人员等问题做出指示。4月25日，鄂豫区党委根据中原局指示精神，发出大量训练基层干部的指示，要求每个地委在秋收前训练区级干部150～250人，每个县训练一般干部200～300人。豫西区党委在原有7000名干部的基础上，做出1949年上半年增加15000名干部的计划，并把具体任务分配到各地市委，要求抓紧培训。（490112）

13日 晋绥青年干部学校成立。中共中央晋绥分局组织部部长龚逢春兼任校长。（490113）

同日 华北大学全体教职学员致电北平清华、燕京两大学全体教职员、学生，庆贺两校获得解放，并致慰问。此前，延安大学学生会及东北大学教职员联合会、学生会和新民主主义青年团东北大学分团等，亦致电解放后的清华、燕京两大学师生，表示祝贺。（490114）

同日 中原解放区学生联合会第一届代表大会在开封举行。会议历时10天，选举产生了中原学生联合会执行委员会。《中原区学生联合会工作纲领》及《中原学生联合会章程》随后颁布。（490115）

15日 天津解放，天津市军事管制委员会接管南开大学。次日，南开大学、河北省立工学院、法商学院等校留校的教职员、学生、工友4000余人，联合举行盛大游行，庆祝本市解放，欢迎人民解放军。（490116）

18日 《大众日报》报道，胶东区国民教育恢复工作取得很大成绩。已恢复中等学校11所，包括胶东中学、胶东师范、东海中学、北海中学、西海中学、南海中学、滨北中学、烟台中学（省立）、烟台市立一中、威海中学、昌潍中学，有学生5000余人（其中师范生1000余人）。恢复小学6200所，有学生615938人；夜校7604处，参加学习者有93000余人；妇女识字班3350余处，参加学习者有11000余人。（490117）

19日 中共中央发出《关于外交工作的指示》。对于外国人办的学校，规定已办的私立学校，暂许其维持现状，但其校长必须为中国人；学校经费必须报告来源；课程必须照其他学校的规章同一办理。新请成立者，不予批准。专为在华外国儿童主办的小学校，许其存在，亦须报告备案。（490118）

同日 中共中央发出通知，决定于4月中旬在华北召开新民主主义青年团第一次全国代表大会，制定青年工作纲领和通过青年团章程，选举青年团中央委员会。并决定于5月4日在华北召开全国民主青年代表大会，商讨全国青年的任务，制定全国青年统一组织的章程，成立全国青年联合会。（490119）

同日 华北解放区第一届学生代表大会在石家庄举行。出席代表84人，包括各行政区（缺冀鲁豫、冀东），石家庄、阳泉两市，华北大学、财经学院、交通学院、医科大学、育才中学5所直属学校，以及大会开幕才赶到的北平区燕京大学、清华大学、北京大学农学院3所院校代表，共16个单位代表。中共中央华北局宣传部部长周扬和华北人民政府教育部长晁哲甫到会讲话。华北青联负责人陆平做了关于华北学生运动的方针和任务的报告，指出华北青年学生当前最重要的任务，就是要为实现与建设新民主主义新中国而加强自己的学习，百倍地提高自己，成为国家强大的后备力量。每个革命学生都必须以马克思列宁主义、毛泽东思想武装自己，树立革命人生观。新老区同学应团结一致，努力学习文化，学习政治，以完成中国人民给予我们的任务，培养自己成为新民主主义共和国的有用人才。大会选举陈林等11人为华北学联第一届执行委员，正式成立了华北学联，同时选出了出席全国学生代表大会的代表。大会于24日闭幕。（490120）

21日 人民解放军天津市军事管制委员会文教部举行天津市各国立、省立大学、专科学校和中学教职员座谈会。黄松龄部长在会上指出，中共和人民政府对于文化教育工作是极其重视的，对于一切愿为人民服务的教授、教员、专家、作家和知识分子，是一贯抱着尊重和团结的态度的，他们都是国家的财富，是建设一个新民主主义的中国所不可缺少的。希望天津市各校教授、教员、专家和一切知识分子，能以其所学为人民服务，为支援人民解放战争、彻底打垮国民党反动统治、培养新中国的后一代而贡献出自己的全部力量。目前对于天津市各学校所采取的方针，主要原则是暂维原状，迅速复课。但少数国民党设立的特务学校，坚决予以解散，不能容许其继续存在。过去各校的反动课程，如“公民”“党义”等一概不准教授。各校的训导制度，应予取消。至于教职员工，则暂时保持原职原薪，希望大家安心工作，认真筹划各校复课事宜。24日，军管会文教部邀请天津市私立专科以上学校教职员举行座谈会，希望各校迅速复课。（490121）

同日 天津市人民政府教育局召集市立中小学校长、教务主任、事务主任联席会议，指示各校迅速完成登记，尽早复课。各校教职员除训育主任外，暂行照常供职。各校校长要向教育局确保恢复校内秩序，组织复课。次日，召集天津市私立中小学教职员联席会议，要求私立中小学应向人民政府登记备案，政府希望各校迅速复课。招生可根据各校具体情况进行，收费亦各由校当局规定，呈请教育局批准执行。各校应做到：不误学生学业；帮助学生的进步活动；废除体罚与体罚性质的一切处分；师生团结一致，把学校办好。（490122）

22日 苏皖六专署文教处响应地委关于生产节约的号召，发出紧急指示，要求各地中学、区学、村学开展“一斤粮”运动。教师要以身作则，以生产节约作为一教学单元，中学教师节省3天口粮，区学教师节省2天口粮，村学教师节省1天口粮救济灾区。这样全分区教职员1526人，就可募集粮食30多万斤。（490123）

24日 清华、燕京两所大学教授发表对时局宣言。宣言认为，毛泽东先生1月14日对时局声明中的八项主张是实现真正和平的最低条件，必须坚定不移，贯彻到底。表示愿意和

全国文教界人士共同为人民的教育而努力，为中国的全面解放而奋斗。（490124）

25日　太岳行署教育处颁布《督学团视导工作细则》。规定视导工作是以调查研究的性质与方式来推动与改进教育，要特别注意掌握与贯彻新教育方针。视导员不仅是教育行政机关工作者，更重要的是各级教育的辅导者，同时是指导教育工作的通讯员。其职权共14项，包括有权召集有关教育工作者的会议，传达上级指示或计划，向教育处反映问题和视察各级教育行政、学校教育、社会教育等。（490125）

同日　两淮市政府颁布《两淮市私塾管理及塾师登记暂行办法》，旨在统一管理该市市区私塾，促进其改善对儿童的管理及教学方法。（490126）

27日　东北学生第一次代表大会在沈阳召开。参加大会的有沈阳、哈尔滨、长春3市及辽北、辽宁、松江、黑龙江、嫩江、合江、安东、热河、吉林等地15个代表团，共230人。会议总结了3年来的东北学生运动，规定东北学运方针，产生了东北学生最高领导机关——东北学生联合会，选举出参加全国学生代表会的东北代表。东北局、东北行政委员会代表林枫，东北军区代表周桓，东北局青委韩天石，东北教育部部长车向忱，及沈阳市各机关代表出席会议。大会号召东北学生除了应服务于战争和生产这两大革命中心任务外，还应以学习作为主要任务，其次要利用课余或假期参加各种社会活动，并锻炼健全体魄。（490127）

本月　鲁中南济宁建国学校（原鲁南建国学校）正式开学。该校旨在团结、教育和改造新区的知识青年，吸收其参加革命工作。有学员862人，分粮食、财政、实业、文教、新闻、卫生6科。学习时间为6个月。学习内容除各科业务课外，共同课有中国革命运动史、中国革命与中国共产党、土地政策。（490128）

同月　山东省教育行政干部学校在济南成立。该校由山东省人民政府教育厅直接领导，校长由教育厅副厅长孙陶林兼任。学习时间半年，实行供给制，培养目标主要是县教育科科员。学校附设教育研究会，吸收宁沪在山东流亡的中学教职员，有四五百人，学习3个月。本年冬，该校并入山东行政学院。（490129）

同月　晋中行署教育处召开国民教育座谈会。会议研究了团结、教育、改造、任用在职教员和争取吸收在乡知识分子参加新民主主义教育事业的问题，提出对新区教员着重给予时事政治教育，对老区教员则以提高文化程度为主的方针。通过贯彻会议精神，晋中区各县因遭受战争破坏而停办的学校短期内纷纷恢复，教育事业显著发展。（490130）

同月　皖北行政学院成立。院长为李时庄，副院长为柳野青。该院以政治学习为主，上大课为主，有学员600余人。学习半年，毕业后分配到阜阳地区各级党政机关、企事业机关工作，部分学员担任小学教师。（490131）

同月 涟水县政府文教科根据苏皖六专署宣传教育会议精神，决定从1949年下半年开始，严格执行中小学招生、考试、毕业等制度，加强文化学习，提高教学质量，逐步实现新型正规化。（490132）

同月 陕甘宁边区召开妇女代表大会。代表提案有：（一）成立全国保育委员会，各解放区成立保育分会，统一领导保育工作。（二）出版保育刊物，交流保育经验。（三）筹募保育经费，有计划地帮助各地保育机关。（四）筹措医药设备以及儿童必需的营养品，以补助体弱儿童。（五）解决儿童的玩具、图书等设备。（六）培养保教专门人才，以提高保教工作质量。欢迎有保育经验和有知识的专家和人员到陕甘宁边区工作。（490133）

2月 4902

1日 山东省立济宁中学成立。校长为郑又樵。该校设中学部和师范部，学习期限为初中3年，高中3年，师范4年。免收学杂费、住宿费、医药费，师范生供应膳食。中学生如属家庭贫苦的工农子弟，可酌予补助。（490201）

2日 山东省政府教育厅在济南召开城市教育工作会议。会议历时12天，总结接管和恢复城市学校、加强城市学校政治思想工作的经验。会议重申，中等学校的教育宗旨是培养政治上进步和具有中等以上文化科学水平的从事各方面建设工作的后备干部，指出新区中等学校必须加强政治思想教育，政治思想教育的目的是以新民主主义思想教育学生，使学生逐步树立为人民服务的人生观。此外，会议还对接管学校（包括私立学校）的接收、管理政策和如何办理立案做了规定，对职工教育提出实施意见。（490202）

同日 华北学联发表《告北平父老兄弟姊妹书》和《告师长书》。《告师长书》说："我们深信在人民政府正确的教育政策的指导下，各位师长必能获得学术研究的自由，相信各位师长从此可以安心地为完成建设新中国的教育任务而努力。"（490203）

同日 《江海导报》发表社论，庆祝南通城解放，提出要团结一切专家学者及其他智力劳动者为人民服务，以发展新民主主义的教育和文化事业。（490204）

同日 两淮市教育局召开清江市小学教育研究会，学习、讨论如何开展新民主主义教育工作。会议历时8天，到会教师127人，市委副书记林修德做形势报告，副市长夏仲方做新民主主义教育性质及文教政策报告。（490205）

3日 人民解放军举行盛大的进驻北平入城式。北京大学师生在前门大街代表北平市大中学校向解放军献旗。在庆祝北平市解放的群众大会上，北京大学党组织负责人萧松代表北平市大中学校学生讲话。（490206）

4日 中共北平市委在北大四院礼堂召开全市地下党员会师大会，北京大学、清华大学、燕京大学、辅仁大学等高校地下党员参加。据统计，原中共中央华北局城市工作部领导的北平地下党各委员会共有党员3376人。（490207）

8日 晋绥行署制定《一九四九年教育工作计划提纲（草案）》。提出本年小学教育以巩固提高现有小学为主，并积极训练师资，有计划地增设学校。中等教育以师范教育与干部补习文化教育为主。社会教育平时以办好黑板报、健全读报组为主，冬季则应有计划有组织地开展冬学运动。提出加强对教育工作的领导，切实改善教员政治待遇。（490208）

同日 陕甘宁边区参议会常驻议员、陕甘宁边区政府委员和晋绥行署代表举行联席会议。会议历时10天，决定将晋绥边区并入陕甘宁边区，并决定晋绥边区并入后陕甘宁边区政府各部门负责人，教育厅厅长由贺连城担任，江隆基任第一副厅长，赵仲池任第二副厅长。会上，陕甘宁边区政府代主席刘景范做了《关于一年来的政府工作报告》，指出陕甘宁边区老区的教育已部分恢复，小学恢复6930余处，有学生310000余人；中学、师范恢复27处，学生8000余人，另有延安大学，军政大学，工业、财经、艺术、行政等专科学校，学生约3000人。报告还指出，今后陕甘宁边区要努力恢复与发展文教事业，大量争取与培养知识分子为人民的解放事业服务。（490209）

同日 中共中央军委复电第二野战军和第三野战军，提出军队不但是一个战斗队，而且主要是一个工作队。军队干部应当全体学会接收城市和管理城市。“军队就是一个学校，二百一十万野战军，等于几千个大学和中学，一切工作干部，主要地依靠军队本身来解决。”（490210）

9日 冀中行署发出指示，要求各地把教育工作提高到重要地位；健全教育机构；根据各地不同情况，实行教育事业正规化或逐步正规化；改善学校设备；迅速召开教师座谈会，研究提高教学质量的问题。（490211）

10日 中共中央晋绥分局发出《关于一九四九年培养训练干部党员计划的指示》。要求从边区一级到县级，均开办党员训练班，计划本年内训练各级干部2万人以上。（490212）

同日 泰州市教育局召开公私立中小学教职员工大会。军管会副主任莫珊做时政报告，市长顾维汉做政策报告。会后，各中小学积极准备复课。（490213）

同日 中原临时妇女代表大会开幕。会议历时6天，中原局宣传部部长刘子久做《目前形势和新区妇女运动的方针任务》的报告。会议总结中提出，女学生以参加学生会为主，并以学生团体资格加入妇联。女教员可参加教联会与妇联会两个团体，看具体情况个别参加妇联，做个人会员，或参加教联会，做妇联团体会员。妇女知识分子只有老老实实放下知识分子的架子，虚心向劳动妇女学习，和劳动妇女打成一片，才有出路。（490214）

14日 《人民日报》报道，天津全市394所公私立大、中、小学，在军事管制委员会领导和协助下，截至本月7日止，已有350所先后复课。据不完全统计，到校学生已达13万名。（490215）

15日 中共中央发出《关于改革平津两市学校教育的指示》。指出平津学校教育是需要改革的，目前应积极在学生及教职员群众中进行改革的准备工作，并将准备情况和程度报告中央，以便中央有根据来下决心进行改革和合并。如果这种准备不够，缺乏改革的充分的群众基础，则宁愿将改革与合并时间推迟。各大学中学的校长教职员，均须从平津各学校原有人员中选择调整，由适当机关加以任命，无法由外面派人去接办。对私立中学，可只要求实行新民主主义教育方针，取消一些应该取消的课程，其余不要加以干涉，应让继续办下去。（490216）

同日 中共中央西北局发出《关于今年在职干部学习的指示》。指出为了克服干部思想方法上的经验主义，提高政治水平、政策水平和文化水平，要求具有一般阅读能力与工作经验的干部学习《中国土地法大纲》《土地改革中的几个问题》《中共中央关于一九四八年土地改革与整党工作的指示》《新民主主义论》《中国革命和中国共产党》等文件；要求具有较高文化水平和较多工作经验的干部学习《社会发展简史》《政治经济学》《新民主主义论》《中国革命和中国共产党》《在延安文艺座谈会上的讲话》《关于修改党章的报告》《联共（布）党史》第四章第二节和“七大”党章等文件。不久，陕甘宁边区成立学习委员会，刘景范任主任。（490217）

同日 晋绥边区行政公署发出指示，要求教育行政干部和教员明确具体地了解与掌握新民主主义教育的总方针，以为开展工作的准绳。同时明确要求，在贯彻总方针过程中，要在各科教材中体现民族的、科学的、大众的教育内容；在教育对象上，各阶层子弟（地主富农子女在内）均有入学机会，但对贫苦军、烈、工属子弟以及一般贫寒子弟更应注意扶植；要正确贯彻以文化为主联系实际的教学方针，提倡与贯彻启发的、群众路线的教学方法，贯彻民主管理，克服放任自流，坚决废除体罚。（490218）

同日 北平市军管会文化接管委员会正式接管流亡北平的10所东北院校。文化接管委员会主任钱俊瑞在接管会上发表讲话，要求各校师生今后要贯彻为人民服务的新民主主义教育方针，学生们要努力学习革命知识和科学技术，以适应目前形势的需要。（490219）

同日 北平市教育局召开公立中小学校长座谈会和私立中小学校长、董事座谈会。军管会代表柳湜讲话，提出各校要实行新民主主义教育，取消国民党反动的训导制度及一切麻醉人民思想的反动机构，立即停止国民党、三青团一切活动，取消童子军制度，取消“公民”及国民党党义课程，改编国语、历史、地理、音乐教材，审查学生课外读物。公立学校教职员（包括校长）暂时维持原职，听候审查、调整并负责筹备在短期内开学等事宜。私立学校只要按照新民主主义教育方针，真正为人民服务的，教育局必加维护，办得好的还要奖励。（490220）

同日 华北大学、华北人民革命大学、华北军政大学开始在北平招生。从17日起，三校联合招生委员会天津办事处在天津招生。（490221）

16日 《鲁中南报》报道，鲁中南区已恢复和发展中小学近3000所。从上一年10月全省教育会议到本年1月，先后恢复与建立中等学校13处，招收中学生2477人，师范生1681人，同时恢复完小170处，初小2830处。（490222）

17日 两淮市教育局召开塾师座谈会，到会塾师50人。会议要求把私塾逐步过渡到民办公助小学，改进教学内容和教学方法，注意学用一致，并成立了塾师改进会。（490223）

19日 东北教职员联合会总会（简称“东北教联”）成立。该会主要任务是办好教职员的福利事业，组织教师学习政治和业务。（490224）

同日 冀鲁豫行署发出通令，要求河北各专署举办联立短期师范，校内根据需要可设师训班，以解决小学教师数量和质量两缺的困难。（490225）

同日 华中行政办事处发出《关于民办小学几个主要问题的指示》，要求一般小学（不论新区、老区、城镇、乡村）大力贯彻“民办公助”方针。对民办公助的经费，小学的学制、课程、教导管理、行政管理和组织领导等问题，均提出了具体意见。（490226）

同日 太行行署指示各地，为适应形势发展，加强社会教育工作，应试办俱乐部。指出冬季办冬学、春季转民校的形式已不能适应目前形势的要求。俱乐部是农村大众文化教育的集中领导机构，其任务是在农村党组织一元化领导下，为农村中心工作开辟道路，成为农村大众文化活动的核心。（490227）

20日 中共中央东北局和东北行政委员会联合发出《关于加强工人群众政治文化教育工作的指示》。指出加强在工人群众中的政治文化教育工作，培养工人干部，是目前迫切的重大任务。要求各地职工会开展职工业余教育工作，开办工人补习夜校、业余技术补习班和识字班。城市教育局所属学校也要利用其教员、教室大量举办工人夜校，进行扫除文盲运动。各企业行政应按月拨出等于职工工资总额1.5%的款项，交给职工会作为教育经费。要求各地开办工人学校和工人子弟学校，东北行政委员会协同东北职工总会开办工人政治大学，在沈阳、哈尔滨、长春等城市举办相当于中等程度的工人政治学校。各市、县政府亦应在工业区和大工厂企业附近增设小学，尽可能招收工人子弟入学。此外，要编印工人读物。（490228）

同日 绥蒙政府发出《关于开办小学校的通知》。通知指出：（一）公立完全小学学生在200人以上者，初级小学学生在30人以上者，经整顿后可以备案开学。私立小学必须向政府呈报登记。如能完全依照政府规定办理学校者，准其续办；如有进行破坏活动者，坚决取缔。（二）公立小学经费全由地方款下开支，私立小学经费由私人开支。学校教职员薪金应按规定发给。（三）小学教师必须加以短期训练后择优聘用。对于反动教员必须除名或给予处分。（四）教材应采用政府规定的课本。（五）县区领导随时到学校听课。（490229）

21日　北平市第一届学生代表大会在北大四院礼堂举行。叶剑英市长等到会讲话。会议通过了北平学联的组织章程，选举产生了北平学联执行委员会和出席全国学生代表大会的代表，正式成立了北平市学生联合会。大会于23日闭幕。（490230）

22日　中共冀东区党委为执行华北局《关于在职干部教育的决定》发出指示。强调领导干部必须以身作则，并亲自领导学习。各地均应建立学习委员会，学习委员会下设学习小组，定期组织干部进行学习和讨论。在学习方式上，必须取消游击习气，走向正规化。在学习制度方面，必须实行定期的严格的考试制度。（490231）

同日　南开、北洋两所大学的教授、讲师、教员、助教135人发表对时局宣言，拥护中共中央毛泽东主席1月14日的对时局声明，并痛斥国民党方面的假和平阴谋。（490232）

23日　华中行政办事处发出关于普通中学学制问题的训令。其主要内容是：（一）凡新解放区中学，原来采用“三三制”的不要变更，仍用原学制；（二）老解放区中学，采用“二二制”的，在校学生仍用“二二制”，招收新生应改为“三三制”；（三）普通中学、师范学校的学习编制，过去用队制的，改为学期制；（四）“二二制”在华中实施多年，具有一定的成绩和经验，要进行总结。（490233）

同日　香港达德学院被当局强迫停办。该校是在中共领导下由民主党派和爱国民主人士出面创办的一所高等学校，1946年10月10日开学，院长为陈其瑗，代院长为杨东莼（后任院长）。学院的教育方针是：广义的爱国主义教育，和平的民主教育，进步的科学教育，人生的自由教育，集体的互助教育。学院设三系两班，商业经济系主任为沈志远，法律政治系主任为邓初民，文学哲学系主任为黄药眠，名师荟萃，还经常聘请内地民主人士、学者和文化名人做报告，学生思想活跃，追求进步。该校存在时间虽短，却为中国革命和新中国建设培养出近千名干部人才。（490234）

24日　华北人民政府第二次政府委员会通过《一九四九年华北区文化教育建设计划》。计划的要点是：（一）整顿现有大学、专门学校，并适当扩充。（二）大量培养各级学校师资。（三）建设普通中学，大量培养具有革命人生观和中等文化水平及基本科学知识的青年，以适应各方面需要。新解放区及新解放城市的中等学校，一般维持原状，逐渐加以必要的整顿改革。（四）恢复整顿与发展小学教育。对老区小学逐步进行整顿，着重学生

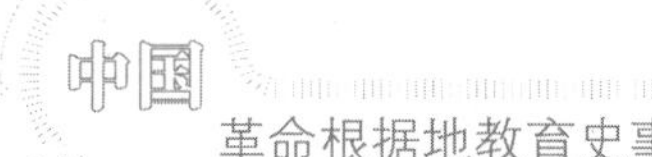

读、写、算能力的提高。新区小学则需改进教导方法，密切与劳动人民的关系，注意解决穷苦工农子女入学问题。在工业区，应特别注意工人子女教育问题。（五）继续加强社会教育，切实有效地组织工农群众学习文化，提高人民大众的政治觉悟和团结生产的热情。（490235）

27日　刘少奇为中共中央起草复北平市委书记彭真等电，指出北平市公立与私立中学和小学，仍应大体照过去一样收费。私立学校收费重者，亦不要去限制。公立学校对于贫苦的劳动人民家庭的子弟，出不起学费者，可以免费。应普遍对教职员及学生说明目前军事时期政府财政经济上的困难情形，及军队与政府工作人员艰苦奋斗的情形，号召他们为政府节省经费。市政府教育局应特别注意在工人区域兴办中小学校，以便普遍教育工人子弟。（490236）

同日　《东北日报》发表社论《全党办好工人文教工作》。社论指出，东北全境已告解放，经济建设——首先是工业的恢复和建设，已成为全党压倒一切的中心任务，提高工人阶级的阶级觉悟与政治文化技术水平，是目前刻不容缓的具有头等重大意义的工作。在工人教育中，政治、文化、技术教育必须同时兼顾。这3种教育在不同地区与不同时期，可根据不同条件有主要次要之别。社论最后说，只有全党从各方面去帮助办好工人文教工作，才能使工人群众的政治文化技术教育工作迅速地开展起来。（490237）

28日　中共中央致电祝贺中华全国学生代表大会开幕。贺电指出，中国学生在中国近代革命历史上有过光辉的贡献，希望大会号召全国学生再接再厉，积极地参加和援助中国人民解放斗争，使这个斗争迅速地获得最后的胜利；同时努力学习，不断地提高觉悟，不断地加强与劳动人民的联系，不断地掌握科学知识，以便在建设人民民主的新中国的伟业中完成新的历史任务。（490238）

本月　山东省人民政府发出《关于中等学校政治思想教育的指示》。指出实施政治思想教育，是新民主主义学校的灵魂与基础；发动学生改造其思想，是改造旧学校的起点与中心环节。政治思想教育的目的，在于用新民主主义的思想教育青年学生与工农群众结合，为工农群众服务。强调进行政治思想教育时，必须与实际结合，必须引导学生发挥自由思想，开展自由争论，有目的、有计划、有步骤地开展各种课外活动与社会活动，将政治思想教育与组织工作结合起来，把政治思想教育贯穿在各科教学之中，加强对政治思想教育的指导，解决政治教员缺乏的困难。（490239）

同月　中共中央东北局成立大学委员会，实行对高等学校的统一领导。大学委员会做了3项工作：（一）收容和安置从关内回来的流亡学生10000余名；（二）在高等学校取缔反动党团组织，对师生进行政治教育和思想改造工作；（三）进行建校活动，恢复一批高等学

校。这些工作，给高等教育的整顿和发展准备了条件。（490240）

同月 华北人民革命大学在北平成立。校长为刘澜涛，副校长为胡锡奎，并在天津设立分校，黄火青兼任校长。该校采取“大量招收与严肃改造知识分子”的方针，第一期招生12000人，其中有工人、学生、公教人员、商人以及部分宗教职业者和少数民族成员。学校开设3类课程，即马克思主义的基本学说、关于中国革命和中国共产党的问题、当前共产党的各种革命政策，采取“少而精”的原则，有步骤、有计划、有重点地进行理论教育，并组织学员参加体力劳动，旨在培养革命观点、劳动观点和群众观点。教学采用上大课、分班辅导的办法进行，学员中组织代表会和代表小组领导学习。每周举行一次生活检讨会，开展批评和自我批评。到一定阶段，进行一次理论测验和思想总结。第一期学员经过3个月的学习，有4000人参加青年团，200余人参加共产党。他们毕业后分配各个部门学习和锻炼，大多数学员为革命事业做出了贡献。（490241）

同月 华东大学江淮分校（后改称“华东大学皖北分校”）在安徽凤阳成立。校长为干仲儒。该校招收大中学生、社会知识青年和旧公教人员，旨在短期内把他们培养成革命干部。学员随要随走，流动性很大，前后培养了5000余名干部。本年8月，华东大学皖北分校停办。（490242）

同月 太行区第一专署从文化、政治、业务3个方面对小学教师进行测验。参加测验的小学教师共1352人，及格者838人，占61.8%，其中，业务测验成绩最差。如邢台、内丘、临城、高邑四县参加考试865人，业务测验及格仅201人，占24.2%。（490243）

3月 4903

1日 中华全国学生第十四届代表大会在北平举行，出席会议的有各地代表200余人。大会历时6天，通过了《中国学生运动的当前任务》和《中华全国学生联合会章程》，选举刘希圣等36人组成全国学生联合会执行委员会，正式成立中华全国学生联合会。大会指出，坚决拥护中国共产党毛泽东主席提出的真正民主和平的8项条件，和中国人民在一起，加紧努力，粉碎美国帝国主义和国民党反动政府的虚伪和平，把革命进行到底，在全国范围内建立新民主主义的中华人民民主共和国，是当前中国学生运动的首要任务。同时，积极参加新民主主义国家各种建设工作，是中国学生运动日益加重的新任务。因此，必须在新民主主义教育下，加强学习，培养自己成为建设新民主主义国家的有用人才。闭幕日当晚，北平市两万多名大中学生在北京大学民主广场举行营火大会，庆祝全国学联成立。（490301）

同日 东北工人大学正式开学。该校有学生250余名，由铁路、邮电、军工、电业、纺织、矿山等国有企业及沈阳、哈尔滨等城市企业保送入学。（490302）

同日 江汉区在随县创办洪山第一中学。校长为肖杏村，副校长为杨伯恩。该校设中学部和师范部，有学生100余人。学生除学习各门功课外，还参加政治活动和建校劳动。（490303）

2日 中共中央发出指示，对华北大学1300多名学员的分配去向做了以下规定：主要地应分配到各种学校及训练班，担负教育大批知识分子及职员与工人的工作，以及随军南下到南京、上海、武汉等大城市，去组织华大式学校，招收大批学生及旧职员，照华大一样加以训练。就是说，凡宜充当教员及班长、队长、支部工作者，一律派遣做教育工作。（490304）

5日 中共七届二中全会在西柏坡召开。毛泽东在报告中指出：从现在起，开始了由城市到乡村并由城市领导乡村的时期。党的工作重心由乡村移到了城市。"党和军队的工作重心必须放在城市，必须用极大的努力去学会管理城市和建设城市。""我们能够学会我们原来不懂的东西。我们不但善于破坏一个旧世界，我们还将善于建设一个新世界。"13日，会议闭幕。（490305）

7日 中原临时人民政府在开封正式成立，主席邓子恢，副主席吴芝圃、李一清。豫皖苏、豫西、桐柏3个行政区撤销，开封、郑州为直辖市。15日，刘子久被任命为教育部部长，张柏园任副部长兼开封市文教局长。（490306）

8日 绥蒙第二中学在集宁举行开学典礼。郭以青任校长。（490307）

同日 冀中区党委宣传部发出《关于组织教员联合会的意见》。提出为团结广大教师，积极提高教师的政治、文化、业务水平，应加强教师的业务组织，准备着手建立冀中教师自己的组织，并指定保定、河间等11个县市试行，以便取得经验，逐步推广。（490308）

9日 中共中央指示华北局并北平、天津市委，对于投考华北大学、人民革命大学、华北军政大学的学生，只要有初中以上文化程度，一律收录，不得拒绝，并且不要怕特务分子，有多少人即收多少人。并应令财政部发给上述各大学充足的经费，不得吝啬。房屋问题，各大学到乡村及各县设立分校，即可解决，不要一律挤在北平。（490309）

同日 中共北平市委向中央并华北局报送《关于私立大学处理办法的请示》。请示说：北平私立大学数目不大，又系最高学府，尽可能由政府主办为好，但目前应分情况处理。（490310）

11日 《东北日报》报道，合江省教育厅为了实行新型正规化，重点抓办好中学、整顿中学、培养师资、提高教员等几项工作。取得的教学经验是：（一）加强政治教育及政治活动、社会活动和体育活动。（二）改进教学方法。（三）建立自然科学实验设备。（四）教育厅派人在省立联合中学蹲点，研究教学经验。（490311）

12日 《东北日报》报道，辽北省教育厅推行民主启发教学法。经6个中学30多位教师根据国文、算术、政治等课程的教学情况进行研究，认为采用这种教学法必须做到：（一）有目的、有计划、有领导地使教员深入学生，了解其程度及接受能力，要批判地吸收旧教法的优点。（二）个人自学、集体互助、教员辅导三者结合，要进行示范教学。（490312）

同日 人民解放军第二野战军成立女子大学，刘伯承兼任校长，郑思群任副校长。（490313）

14日 北平市军管会文管会召开大学教育座谈会。会议讨论北平各国立大学的课程改革和院系调整以及私立大学存废与改进问题。与会人员提出，大学院系应当调整，课程也要改革，学生应当学习马列主义和毛泽东思想。（490314）

同日 《人民日报》报道，东北行政委员会决定本年教育经费分别由各级政府负担。凡公立大学、专门学校，省、县立中学、师范学校，各种干部学校，特别市及省厅、市立小学，市立社会教育机关的经费，由东北行政委员会负担。县、区、城镇小学经费由县、区政府负担。本年度由东北行政委员会负担的中小学及社会教育经费预筹额为2251970吨高粱。（490315）

15日 《浙东简讯》报道，浙东行署和浙东人民解放军司令部联合创办浙东人民革命干部学校。该校设军政、财经、文教新闻宣传等科。凡高小程度以上男女青年，具有革命热情，经当地人民政府、各地解放军及其他民主团体介绍，即可入学。在校期间一切费用，均由学校供应。学习期限为3个月，由校方介绍工作。张瑞昌为校长。第一期于4月25日举行开学典礼。（490316）

同日 冀中行署设立的冀中建国学院开学。第一期共收学员886人，分为工商、财政、税务、贸易、银行、合作、司法等7个班，修业期限为5个月。（490317）

17日 中共中央复电北平市委，指示关于北平各大学的几个方针问题。其中指出，私立大学处理办法，大体妥当。大学调整合并原则上是对的。实行调整合并时，必须顾到群众条件是否成熟，逐步分别处理，凡条件已成熟者，予以合并；条件未成熟者，不要急于合并；不能合并者，不要强求合并。各校、各院、各系分别予以考虑决定。（490318）

20日 绥蒙政府对1949年上半年教育工作提出几点原则意见：（一）中学工作应着重对学生进行思想改造，争取当干部，同时对旧知识分子中学教员抓紧思想改造；（二）成人教育应着重提高觉悟，必须将民教馆工作开展起来，并试验推行“小先生”制；（三）小学教育重点应对高年级学生和小学教员的立场、观点、思想作风加以指导改造。（490319）

21日 中共北平市委书记彭真在北平市教职员训练班上做报告。他指出：教职员是学生师表，任务是教育后一代，他们是社会和国家的领导者之一，是带路的，是向导。每个教育工作者要确定自己的方向，要学习唯物辩证法，树立正确的宇宙观、人生观。在学习中要用批评与自我批评的方法，清除反动和落后的思想。要克服胜利中、进步中、发展中和过渡时期的困难，发展北平的文化教育事业，把北平建设成为新民主主义文化发展的首都。（490320）

22日 冀中行署为整顿师范教育发出指示。要求各县在可能的条件下，尽快建立与恢复师范学校。已设立而需要整顿者，必须加以整顿，使之走向正规。除按照华北人民政府《师范学校暂行实施办法草案》执行外，对本区各县师范学校修业期限、课程内容、教职员学生待遇及经费开支标准等问题做出了具体规定。（490321）

28日 华北人民政府发出《关于整顿小学的指示》。规定整顿小学的原则是：（一）高小按一般水平编班测验。程度过低的学生，动员回初小学习。（二）学生很少或没有学生的初小，经群众同意分别采取加强领导和合并学校的措施。（三）学校经过整顿后，入学儿童数必须增加。（四）新区小学教育应该恢复。没有小学的，酌情增加。有的小学可适当合并。（490322）

29日 中共华中二地委宣传部发出《关于扬州城中学生及中小学教师政治教育的计划》。提出中学生每周举行一次演讲，由学生会筹备委员会、新民主主义青年团筹备委员会发动学生组织课外研究会、研究组；中学教师举行座谈会、研究会，介绍书本，平日自学，定期开展专题研究；小学教师每周用半天来报告、讨论。（490323）

31日 陇东专署发出通知，要求各县县长对在职教员进行审查、鉴定和登记，上报专署。加强配备完小教员及干部，改造提高各乡村能胜任初小教员的知识分子。为培养一批教员人才，党校设立中学班。（490324）

同日 冀东行署教育处发出通知，为使学校教育步入正轨，并考虑城镇与乡村需要的不同，制定了放假制度及纪念节日。规定城市学校放寒、暑假，一般暑假45天，寒假35天。乡村学校放春假或麦假15天，秋假35天，寒假30天。全年实际上课不得少于36周，假期不超过80天。全年有新年、春节纪念节日等16个，其中儿童节（4月4日）儿童开会纪念放假1天，中国教师节（6月6日）教员开会纪念放假1天。（490325）

本月 盐阜区各县着手整顿学校，开展以业务为主的学习竞赛。淮安、盐东等县重点整顿私塾，对塾师进行甄别，将一部分私塾转变为民小，对那些陈腐不堪、无法改造的予以取缔，不再允许有私塾存在。其中，淮安县近400所私塾，除70余所转变为民小外，其余全部取缔。（490326）

同月　济南市教育局制定《关于各机关、团体、学校开展职工业余教育工作实施办法》。对开展职工业余教育的目的、形式、吸收对象、学习时间、课程、教材、力量组织及领导、经费等，均作出了规定。（490327）

4月 4904

1日　《太行教育》登载华北人民政府教育部《对目前中等教育工作中的几点意见》。总结华北中等教育会议以后老区中等学校取得的成绩和存在的问题，对今后工作提出以下意见：（一）克服要求过急、形式主义的教学方法，有步骤、有计划地提高学生的文化水平。（二）把政治思想教育与文化学习统一起来，培养学生的革命观点、群众观点、劳动观点以及一定的工作能力。（三）注意启发学生的思想自觉，发挥学生的特长。（四）做到文化水平、政治思想水平、身体健康全面发展。（五）建立经常的工作制度。（490401）

2日　中原临时人民政府确定半年教育工作方针与要求。要点是：发展改进短期训练工作，更有效地培养干部，是当前教育工作的重点；加强职工教育，从职工中培养大量工作干部和骨干，唤醒阶级觉悟，提高政治文化水平；在城市中开展社会教育；整顿与改造学校教育，首先克服中学干部教育化的思想，“三三制”中学一定要坚持，培养具有科学知识、文化水平的人才，以免造成知识分子中断的危险，同时将恢复的中学加以整理和改造，抓紧中学教员改造工作。（490402）

3日　晋西北行署公布《关于小学的几项暂行规定》。规定小学要建立正规学制。初小学制定为4年，吸收7～15岁儿童入学；高小学制定为2年，吸收11～18岁初小毕业生或具有同等学力者入学。新生入学须经严格的考试，学期考试成绩及格始得升级。学习期满，考试及格，始得毕业并给毕业证书。学习考试成绩不及格者留级。初小每周上课18～28小时，高小以30小时为原则。生产劳动与社会活动，可利用星期日、休假日进行。生产劳动、社会服务活动和学生自治活动时间，每周不超过8小时。（490403）

同日　晋西北行署公布《关于中学的几项暂行规定》。规定中学分师范教育（师范班、短期教员训练班、在职教员训练班）、干部文化补习班、中学班、一年制中学班等，经考试合格始得入学。未经行署批准，不得中途抽调学生。学生毕业时，发给证书。同时，要建立科学的、合理的、严格的考试制度，每学期月考3次、期考1次。实行升留级和转学退学制度。学期成绩不及格或每学期误课1/3以上者，留级1年。此外，要建立与健全生活指导制度，制定学习生活公约，每周召开生活检讨会，建立品行考核登记制。确定每班学生40～50人，教员每班平均不得少于2人。（490404）

同日 刘少奇在北平市委和北平市人民政府召集的党员干部会上讲话。指出公立学校原有的尽可能办下去，不能办的就合并。能办与不能办，决定于有无经费。凡私人出钱办学校者，只要不违反教育方针，一概欢迎。学制问题、课程问题，目前完全实行改革不可能，大体上可照过去办法办。(490405)

同日 驻扬州的华中大学（第二）工学团、华东医学院和扬州的干部学校、各中学及扬州青筹会、职工队等单位联合举行会议，抗议国民党政府4月1日在南京屠杀要求和平学生的罪行，声援南京同学的斗争。8日，扬州市学生临时代表大会成立声援南京惨案行动委员会。11日，扬州市举行3000多青年学生参加的抗议南京“四一”血案游行大会。(490406)

9日 中共华中二地委宣传部、二专署文教处联合发出《关于统一开展城镇社会教育工作指示》。要求各县必须有重点地建立与加强民教馆工作，逐步恢复建立图书馆、体育场、公园等活动场所，统一于民教馆下，有步骤有计划地开展活动。(490407)

10日 北平市军管会宣布停办中国大学。该校文法学院学生转入华北大学和华北人民革命大学，理学院并入北平师范大学。(490408)

11日 中国新民主主义青年团第一届全国代表大会在北平召开。中共中央致电祝贺，指出“过去和现在的经验都证明，青年团是党的有价值的助手和后备军”。毛泽东为大会题词：“同各界青年一起，领导他们，加强学习，发展生产。”大会发表的文件指出：青年团的基本任务是在马克思列宁主义与革命实践结合中学习。当前青年团的任务是要把学习和中国人民的总任务、恢复与发展生产等密切联系起来。把城市的文化教育工作恢复、改革和建立起来。使大批学校能为新民主主义社会培养大批有用人才。(490409)

同日 中共中央西北局宣传部发出《关于在职干部学习城市政策文件的通知》。要求全体干部在最短时间内用极大的努力学习领会中共中央的城市政策文件，克服经验主义，肃清无政府、无纪律状态，纠正可能滋生的享乐腐化思想，继承发扬艰苦奋斗的作风。通知规定，在6月底以前，要以七届二中全会文件为中心，联系接管城市和发展工业问题，学习党的劳动政策和税收政策。(490410)

13日 沈阳市第一届中等教育会议结束。会议总结了沈阳解放后的中等教育接收工作和恢复工作，决定加强思想政治教育，政治课比重增加20%，课外社会活动每周增加10小时左右。(490411)

同日 中共北平市委做出关于普遍开展学习运动的决定。要求根据目前需要和可能，各系统有计划、有步骤地组织广大工人、学生群众的政治学习运动。党应把领导工人群众的政治学习，看作整个学习运动中头等重要的任务。其次应在学校、机关中加强学生和公

教人员政治学习。干部与党员目前的学习应以七届二中全会决议为主要内容。（490412）

14日 胶东行政公署发布关于满足群众设学要求、适当扩大设学面的指示。要求各地根据实际情况，采用聘请义务教师、实行公办民助和二部制教学等办法扩大设学面，本年秋季使小学恢复到1947年国民党军队发动重点进攻前的数目。（490413）

15日 《东北教育》在沈阳创刊。创刊号发表董纯才《关于办正规学校的问题》。文章回顾“正规化”口号提出的经过，指出“正规化”的实质是：（一）加重文化课的比重；（二）建立统一的正规教育制度。文章还指出，目前提倡的正规化是新型正规化，是在新民主主义教育思想指导下的正规化，它的形式、内容和实质都与旧型正规化截然不同。在实现正规化过程中，单纯技术观点和轻视文化学习都是错误的。要吸取历史的教训，为建设崭新的教育制度而奋斗。（490414）

同日 《晋绥日报》发表社论《晋西北目前教育工作的方针与任务》。社论指出，晋西北教育工作应以长期打算，奠定小学基础为全部工作的重心。为此学校教育必须向新型正规化发展，即建立在科学的民主的基础上，密切联系实际，与新民主主义的政治经济情况相适应的正规教育制度。教育方针的正确贯彻与任务的完成，关键在于加强领导。（490415）

16日 《人民日报》报道，配合人民解放军南下的南下工作团成立，在北平的第一分团正式开学，在天津的第二分团亦有部分开课。共有学员及工作人员6100人，以大中学生为主。天津分团筹设职工大队。进一步计划成立4个分团，约收1万名学员。并设研究室，以大学教授和专门技术人才为主，现已有40余人。另外有一个戏剧班，有100人。南下工作团的教育计划分3段来实现：第一段一个半月，主要是学习文件，使团员对中国现阶段新民主主义革命若干基本问题进行初步了解；第二阶段一个半月，主要是南下沿途对解放区城市、乡村的调查研究，接受工农群众的教育和吸收实际斗争经验，锻炼艰苦奋斗的作风；第三阶段是在到达目的地之后，尽可能再集中学习一个半月，把第二阶段得到的实际知识，经过总结加以提高，对江南新解放区具体情况再进行些学习。（490416）

22日 中原临时人民政府教育部在开封召开中原解放区教育会议。会议历时10天，总结中原解放区的教育工作经验，决定加强职工教育，开展以城市为重点的教育工作，统一全区的教育制度，统一课本、教材。（490417）

同日 苏皖五专署教育处指示各中学贯彻新型正规化方针，学校由分散走向集中，减少学生流失，并制订计划，建立制度，重视提高教育效率，克服游击作风，澄清“三查”中“左”的思想，正确贯彻知识分子政策。（490418）

23日 中共冀鲁豫区党委组织部发布《关于加强培训师资与教师不准转业的规定》。要求各级党委加强对教育工作的领导。为了培养教员积累经验和解决广大儿童因缺少教员而荒废学业的问题，所有高初小教师一般不准调动转入其他部门工作。（490419）

25日 中国人民解放军总部颁布布告，约法八章。其中第四条规定："保护一切公私学校、医院、文化教育机关、体育场所和其他一切公益事业。凡在这些机关供职的人员，均望照常供职，人民解放军一律保护，不受侵犯。"（490420）

同日 冀鲁豫行署发出《关于开办民校识字班和人民文化馆的指示》。提出：（一）开展群众文化教育均以不妨碍生产为原则；（二）转变群众不重视文化学习的观点，要由点到面做出成绩；（三）吸收学员，以耐心说服、自觉自愿为原则；（四）解决教员及教材问题。还提出群众教育具体到城市，首先应建立城市工农业余补习学校与人民文化馆，使之成为全城市民文化生活的领导核心。（490421）

26日 中共中央晋绥分局发出《关于加强国民教育工作的指示》。要求各地认真按编制规定，健全各级教育行政机构，以健全教育工作的领导；认真解决师资问题，做好大量培养师资和提高改造现有师资的工作。特别提出，为使教师安心教育事业并力求进步，除教育会议已规定一定的物质待遇和奖惩办法外，在政治待遇方面，凡是劳动者出身的教员，担任工作后即可取得革命职员的成分，非劳动者出身的教员至多担任工作满2年，即可取得革命职员的成分。对个别不能取得革命职员成分的教师，也不要在政治上、工作上、生活上加以歧视、冷淡或者"三不理"。（490422）

27日 陕甘宁边区《群众日报》报道，中共中央西北局决定，原在山西兴县开办的西北艺术学校一部和在山西临汾开办的西北艺术学校二部合并，成立统一的西北人民艺术学校。校长为亚马，副校长为朱丹，校址暂设山西临汾。（490423）

同日 中原临时人民政府发出《关于处理失业失学知识分子的指示》。提出各部门所举办的训练班及各种专门学校，可吸收大量贫苦失学青年，给以训练，培养成干部；农村小学未恢复的地区，可有重点地适当恢复，吸收失业知识青年及教职员担任小学教师；城市可依托民教馆、青联会举办各种文化政治的学习组织与活动；对失业教职员可进行登记，组织与帮助他们学习。总之，在政治上要表现负责态度，尽可能解决他们的实际问题。（490424）

30日 毛泽东复信北京大学纪念五四筹备委员会，称因为工作的缘故，不能到会。信中表示："庆祝北大的进步！"（490425）

本月 陕甘宁边区政府决定，从4月起，中学、师范、完小教职员、杂务人员试行薪金制。薪金计算单位为"分"，并对每"分"的分值、各级有关人员的计分定额与办法做出了规定。（490426）

同月 延边大学开学，校址在延吉。该校设社会科学部、理工学部、医学部及农学

部，专门培养朝鲜族干部。（490427）

同月 华北人民政府教育部成立教科书编审委员会。聘请叶圣陶为主任，周建人、胡绳为副主任，金灿然为秘书主任，傅彬然、宋云彬、孙起孟、王子野、孟超、叶蠖生为委员。（490428）

5月 4905

2日 陕甘宁边区政府发出《关于各中等学校附设师范班的指示》。要求延安中学、绥德师范、米脂中学、关中联中、黄陵联中均设立师范班或师训班。师范班2年毕业，师训班半年毕业。（490501）

3日 刘少奇在天津市教育界代表座谈会上讲话，指出大学的理科可仍照过去办下去，文法方面如法律系、政治系基本上要改。中学经费可适当增加。不论中国人、外国人、资本家，办私立学校一律欢迎。在谈到思想自由问题时认为，思想是无法限制的，所以讨论可以自由。思想问题与政治问题不要混淆，要分开。（490502）

4日 中华全国青年第一次代表大会在北平召开。毛泽东为大会题词："团结各界青年参加新民主主义的建设工作。"大会号召青年在生产技能上、文化知识上、政治认识上、理论培养上力求进步，最广泛地团结全国一切民主青年和爱国青年努力参加建设新民主主义的庄严事业。大会讨论通过了《中华全国民主青年联合会简章》，决定成立中华全国民主青年联合会（后改称"中华全国青年联合会"），选举产生了联合会执行委员会。5月11日，大会闭幕。（490503）

同日 东北实验学校成立，车向忱兼任校长。该校由东北行政委员会教育部直接领导，旨在实验办新教育的经验，为全东北提供样板。（490504）

5日 北平市军管会文化接管委员会在北京饭店举行学术界座谈会，梁希、范文澜、马叙伦等200余人到会。周恩来讲话，详细地讲述了中国新民主主义革命的历史过程和经验教训，分析新民主与旧民主的区别，从经济、政治、军事、文化各方面说明新民主主义革命必须由无产阶级领导，鼓励学术界、科学界积极参加新民主主义的国家建设工作，使科学真正为人民服务。会议提出筹备召开全国科学工作者代表大会。（490505）

6日 北京大学、清华大学、北平师范大学成立校务委员会，汤用彤、叶企孙、黎锦熙分别任主席。各校新的校务委员会成立以后，即依新的行政机构进行工作，文管会原派驻各校军管代表及联络员同时撤销。（490506）

同日 太原市军事管制委员会宣传委员会召开太原市文化界座谈会。到会的有教职员、学生，以及旧剧团、旧艺人、文化馆等61个单位的622人。军管会副主任赖若愚说明了我党团结改造知识分子的政策，希望到会者努力学习改造自己，成为人民文化工作者。太原市市长裴丽生谈到，希望太原市文化工作者与人民政府共同努力建立太原的新文化。（490507）

9日　北京大学教授联谊会举行第一次座谈会。周恩来在座谈会上发表关于新民主主义教育的讲话。他指出，新民主主义教育包括两个方面，一方面是反对旧的，另一方面是发展新的，这就是反对帝国主义、封建主义和官僚资本主义的文化，发展民族的、科学的、人民大众的文化。新民主主义的教育，要为广大人民服务，要从广大人民中培养出大量的人才。教育要大众化，首先要办好中小学教育。我们不排外，但必须提倡民族化，以民族的教育激发民族的无限活力和创造力。我们的教育是科学的。科学是没有国界的，凡是对我们国家有用的，我们都欢迎。现在正进行解放战争，教育的发展还不能求快，要稳步前进。（490508）

10日　河南省人民政府在开封成立。本月25日，任命张柏园为教育厅厅长，曲乃生为副厅长。教育厅设秘书室、编辑室、督学室、中等教育科、小学教育科、社会教育科，编制39人。（490509）

11日　东北行政委员会教育部召开各省市教育厅局长会议。会议认为，东北全境解放后，中心任务转为生产建设，文化教育工作必须与生产建设结合，特别是应为工业建设服务。为此，教育工作必须培养大量的具有革命思想、现代文化知识与科学技术的革命知识分子和干部。因此，首先应集中力量改革与发展中等以上学校，有计划地培养建设人才，以便适应各生产部门逐年增加的需要。其次，逐渐普及小学教育与成人补习教育，特别是工人的政治和文化教育。（490510）

15日　中共南京市委、南京市军管会、南京市人民政府联合召开学生代表座谈会。军管会主任刘伯承到会讲话，勉励同学们加强学习，改造自己，与人民结合，为人民服务。次日，南京市文化教育科学界人士座谈会召开，刘伯承勉励大家共同努力，开展南京市的文化科学工作。（490511）

17日　山东省人民政府决定在徐州设置山东省回鲁教职学员处理委员会，李迪生为主任委员，刘露泉为副主任委员，并在济南设办事处。处理工作到6月21日基本结束，总计处理22个学校单位的9896人的问题。其中对学生的处理原则是：根据本人自愿，动员回原籍就学或入华东大学学习。（490512）

20日　中共中央西北局公布《关于加强训练大批新区知识分子的决定》。明确：（一）原延安大学、西北人民艺术学校、西北财经学校合并为西北人民革命大学。马明方任校长，李敷仁为副校长；（二）中共西北党校进入西安后改为西北人民革命干部学校，马文瑞任校长，高仰云任副校长；（三）原西北军区所属学校，进入西安后可酌情并入西北军政大学，仍称“西北军政大学”，贺龙任校长，钟师统、李长路任副校长。还对西北人民革命大学、西北人民革命干部学校、西北军政大学的教育方针，以及其他有关问题做出了规定。（490513）

同日 华北人民政府在北平召开华北小学教育会议。会议历时半月。华北人民政府主席董必武发表讲话，华北人民政府教育部部长晁哲甫做了总结报告。会议着重研究小学教育改革和小学正规化问题，解决小学教育的方针、学制、课程、教材以及经费、师资等问题，讨论制定了《华北区小学教育暂行实施办法》和《华北区小学教师服务暂行规程》。（490514）

同日 北平市军管会接管私立朝阳学院，交华北人民政府司法部接办，改为“北平政法学院”。8月4日，华北人民政府将该校更名为“中国政法大学”，任命谢觉哉兼任校长。（490515）

同日 南京市学联为纪念“五二〇”惨案两周年，举办南京学生运动史料展览会和学运画刊展览会。23日下午，南京学生在中央大学操场举行“五二〇”两周年纪念晚会，市军管会文委会主任徐平羽到会讲话，指出学生运动是革命的号角，鼓励学生和工农结合，为工农服务，致力生产建设和文化建设，加强学习，改造自己，树立新的人生观。（490516）

同日 沈阳市举行运动大会，3天比赛，3天表演。集体表演有星星小学的《中共万岁》，东北实验小学的工农兵体操，勋望小学的《打广州》坦克表演，十纬路小学的《庆祝上海解放》等。（490517）

22日 北平院校教授研究员第一次代表大会召开。大会决定成立北平院校教授研究员联合会（简称“北平教研联”），其宗旨是“联络感情、共谋福利，研究学术，促进新民主主义文化”。推选清华大学教授张子高为临时主席，北京大学教授费青为书记。（490518）

25日 上海学生联合会发出《迎接上海解放告同学书》。号召各校同学认清上海解放的意义和今后的任务，迅速复课、复校，欢迎解放军，并加强学习，有计划地改革不合理的教育制度。（490519）

同日 中共南通地委在渡江支前工作初步总结中，提出在对民工进行纪律、制度教育的同时，要进行文化教育，并编印了民工手册和民工识字课本，号召利用空隙和休息时间，组织民工学文化。（490520）

27日 绥蒙政府发出《关于管理民办小学及私塾的指示》。要求：（一）不论民办私立小学或私塾，非经县政府备案，不得擅自设立，并须服从政府统一领导；（二）教员必须经过受训或县政府审查，执行新民主主义教育方针，违反者严加取缔或依法惩办；（三）课本均须采用新课本；（四）县教育科对民办私立小学或私塾应与公立学校一样，统一领导，随时监督指导。（490521）

28日 华北人民政府教育部发出《关于建立中等教育总结报告制度的指示》。提出为了全面了解华北区中等教育的情况，及时解决问题，迅速地推进和改善中等教育工作，特制定总结报告制度。要求省内中学、师范于开学后两周和学期终了后两周向行署（省或市）教育处报告一次。行署（省或市）教育处于开学1月内或学期结束后1月内向华北人民政府教育部报告一次。报告要求有材料、有分析、有办法，数字准确，简要清楚。重要会议总结、典型经验总结以及随时发生或处理的中等教育行政的大问题，及时专题报告。每份报告以1500字为限。如需详述，可送附件。（490522）

30日 《人民日报》发表《三年来的东北教育》。文章说，东北解放区已有高等学校28所，学生35099人；中学274所，学生161650人；小学36061所，学生3692747人。（490523）

本月 北平、天津各大学在文化接管委员会领导下，为了加强集体领导，更有效地推行与改进校务，决定成立各校校务委员会，增设政治课、取消训导处。此后，全国各解放区高等院校效仿北平、天津的做法，成立校务委员会。（490524）

同月 流亡北平的山西大学迁返太原。7月，经华北高等教育委员会批准，山西大学成立校务委员会，着手复学开课准备工作。9月，邓初民担任山西大学校长。10月，山西大学正式开课。（490525）

同月 中共河南省委决定重建河南大学，吴芝圃兼任校长，张柏园、嵇文甫任副校长。6月，河南大学在开封正式成立。7月，南迁苏州的原河南大学师生1200人返回开封。（490526）

6月 4906

1日 《东北日报》发表社论《如何使教育为生产服务》。指出3年来东北解放区的教育工作，主要是服务于革命战争和土地改革，今后则应努力使教育与新的任务——生产建设相结合。这就必须：（一）培养、训练大批生产建设人才；（二）注意提高劳动人民的政治觉悟和文化水平，并培养工人干部。社论还指出，党政领导机关必须负责适当地解决办教育的四大问题：第一，制定适合于新形势新任务的教育方针政策；第二，制定适合于新形势新任务的教育制度，解决课程和教材问题；第三，培养和训练大批师资，解决师资恐慌

问题；第四，适当解决教育经费的困难。（490601）

同日 华北人民政府设立华北高等教育委员会，以统一实施高等教育的方针和计划。其职责是：高等教育方针、计划的拟定；大学、专门学校及学术、图书、文物机关的设置指导；国立及华北设立的大学、专门学校及学术、图书、文物机关的组织编制、经费审核、人事管理等。董必武兼主任委员，张奚若、周扬为副主任委员。下设秘书室、高等教育管理处、图书文物管理处、研究室。同时颁布了《华北高等教育委员会组织规程》。（490602）

同日 中共苏北区委和苏北行署发出《对流亡学校与学生处理办法的指示》。要求对回归的流亡学校与学生仍本着争取教育改造青年的精神，当其返回原地后，均须由该地军管会或地方政府通知登记，根据不同情况分别处理。对被敌强迫流亡的学校与学生应表示同情并欢迎回来，对受敌欺骗者表示谅解，鼓励安心回原地继续办学、读书或参加工作。强调对流亡学校与学生不能与一般逃亡回归分子同样处理。（490603）

2日 中共河南省委发出《关于抽调党校学员的通知》。指出为了适应形势发展和工作任务的要求，需要迅速提高领导骨干的政策理论水平和领导方法，为此省委决定开办党校，任命杨一辰为党校校长，要求各地为党校抽调学员。7月1日，省委党校正式开学。（490604）

同日 青岛市人民政府设立文教局。局长为彭畏三，副局长为王卓青。（490605）

5日 华北大学为纪念“六六”教师节召开全校教员座谈会。吴玉章校长指出，现在我们要以最短的时间突击，培养大批的干部，将来大规模建设时期，我们要更有计划地有步骤地以较长的时间大量培养各方面的人才。教学要做到理论和实际联系，不但要给同学们以马列主义的基本理论，并且要给他们以实际工作的方法，培养革命的工作作风。他勉励大家热情地教学，加强计划性，工作条理化，注重与同学的联系。（490606）

同日 北平市院校教授研究员联合会在协和礼堂召开全体会员大会，邀请周恩来讲话，并欢迎出席拥护世界和平代表大会归来的张奚若、许德珩。周恩来号召教授界在反帝、反封建、反官僚资本主义的大目标下广泛地团结起来，大学教职员建立统一组织，共同担负起新民主主义大学教育建设的伟大任务。（490607）

6日 华北高等教育委员会召开首次会议。会议就大学学制、课程改革、私立大学管理、秋季招生、本期毕业生训练与分配等问题交换了意见。8日，召开华北高等教育委员会首次常委会，决定：（一）成立华北国立大学招生委员会；（二）成立平津各大学毕业生暑期学习团；（三）设立私立大学研究委员会；（四）组织历史、哲学、文学、法律、政治、经济、教育7个组研究有关学校的学制及课程改革事宜；（五）筹组文物保管

委员会。(490608)

同日 徐特立在《人民日报》发表《在教师节谈新民主主义教育》。文章指出，教育的任务是“有计划地从广大人民中培养多种知识分子干部”，“从百分之八十的人口中扫除文盲”。对于旧知识分子，主张“采取适当的办法教育他们，使他们获得新观点，新办法，为中国人民服务”。关于教育的宗旨，主张“中国应当尽量吸收外国的进步文化，以为中国文化运动的借镜”。对于中国古代文化，主张“批判地接收它，以利推进中国新民主主义文化”。(490609)

同日 泰州市中小学教师500余人集会，纪念教师节。苏北行署文教处处长李俊民做报告。会后，教师们参观了城中小学和泰州中学举办的展览，晚上举行了师生联欢会。(490610)

同日 上海市军管会文化教育管理委员会高等教育处邀请国立大学和专科学校校长、教授、学生举行联合座谈会。韦悫副市长到会讲话，说明中国共产党和人民政府对于高等教育和科学研究工作的重视，指出新民主主义的研究方向，希望大家以科学研究为人民服务。(490611)

同日 鲁中南行署在临沂召开首次全区教育会议。会议检查半年来的农村教育工作，指出鲁中南区农村教育工作的重点是:(一)整理和巩固小学，提高小学教学质量，加强小学教师的学习。(二)在巩固现有小学的基础上，秋后适当发展，有条件的地区发展民办小学。对民办小学要加强领导，对私塾要积极有步骤地进行改造。(三)群众教育应掌握以组织青年男女学习为重点，同时准备训练民校教师，迎接冬季群众文化运动。(490612)

11日 北平各院校教研联、教职联筹委会及新民主主义文化建设筹委会举行联席会。彭真出席会议并讲话，指出：作为脑力劳动者的教职员是工人阶级的一部分。他们的联合组织，将来应该参加总工会。(490613)

12日 中国人民解放军华东军区决定成立南下服务团和西南服务团，招收上海青年学生参加服务团工作。同日，上海学联执委会召开会议，指出上海学生应该随军服务，完成迅速解放全中国的任务。上海学生到新区工作，也是知识分子与工农结合，为工农服务的好机会。会议还指出:(一)18岁以下的同学最好继续留校学习;(二)理、工、农、医在校学生也以留校继续学习为好。28日，上海《青年报》报道，南下服务团和西南服务团共录取4000余人。7月18日，南下服务团全体团员乘车南下，开辟新区工作。不久，西南服务团出发奔赴西南地区。(490614)

13日 北平市中小学教职员联合会正式成立。薛成业等45人当选执行委员。(490615)

15日 新政治协商会议筹委会议在北平召开。毛泽东在开幕典礼上讲话，指出中国民主联合政府一经成立，其工作重点之一将是“尽一切可能用极大力量从事人民经济事业的恢复和发展，同时恢复和发展人民的文化教育事业”。“中国人民将会看见，中国的命运一经操在人民自己的手里，中国就将如太阳升起在东方那样，以自己的辉煌的光焰普照大地，迅速地荡涤反动政府留下来的污泥浊水，治好战争的创伤，建设起一个崭新的强盛的名副其实的人民民主共和国。”（490616）

同日 华北人民政府公布《华北区小学教育暂行实施办法》。规定小学教育是新民主主义国家公民的基础教育，它应培养儿童读写算的基本能力及普通的科学常识，以增进其对生活、社会与自然的认识；应注意健康教育，培养儿童健康的身体；应培养儿童爱护人民国家的思想及爱好劳动、民主、守纪律的良好习惯。小学学制仍暂定为“四二制”，即初级小学4年，可单独设立，高级小学2年。在目前条件下，暂以4年初级小学为逐步推行普及教育的年限。初级小学接收7～9周岁儿童入学，高级小学接收10～13岁初级小学毕业生或同等学力者入学。全学年可分为2学期或3学期，以春季始业为原则。此外，暂行实施办法对小学的课程、组织、编制、会议、设置、教导原则与领导等问题做出了规定。（490617）

同日 《人民日报》发表社论《贯彻华北小学教育会议精神，把小学教育从现有基础上提高一步》。社论指出，华北全区已有初高级小学51900余处，学生325万余人。失学儿童在老区还有40%左右，在新区和新收复城市则有50%以上。目前必须把办好小学教育、普遍提高国民文化看作重要任务之一。为了实现这一任务，首先必须明确小学教育的实施方针，应以学习文化为主，培养其生活智能，并打下升学深造的基础。同时注意卫生健康教育，培养健康身体，还要培养儿童爱护人民国家的思想和爱好劳动、民主、守纪律的良好习惯。其次，为了保证很好地完成教育计划，必须制定一定的制度，充实必要的教学设备，切实解决经费及课本问题，使小学教育走向正规化。（490618）

同日 华北人民政府发出《关于小学教育几个重要问题的指示》。要求各级政府：（一）采取措施加强在职小学教师的学习以提高师资素质，并大量吸收知识分子，补充师资的不足。（二）进一步适当解决教育经费问题，教育粮应占地方粮的60%左右。经费开支须有计划、有制度，精确预算，厉行节约。（三）课本采取集中编审、分散印行的原则解决，保证使学生及时获得课本。（四）健全各级教育行政机构，改进和加强对小学教育的领导。（490619）

18日 山东军区军政干部学校成立。校长由山东军区司令员许世友兼任，副校长为杨介人。该校以原华东军政大学胶东分校部分干部为基础成立。本年秋开始接受学员，12月16日第一期正式开学。（490620）

同日 冀鲁豫行署颁布《冀鲁豫区党政军民干部子女公费入学暂行办法》。规定凡县团级以上及相当于县团级，或县团以下、工作历史在5年以上的干部和烈士的直系亲属子女，及一向依靠其生活的弟妹，均可请求公费。公费生的年龄，初级小学为7～15岁，高级小学为12～18岁。升入中学或参加工作的学生，一律停止公费供给。（490621）

同日 北平市军管会接管中法大学，决定将中法大学工学院与华北大学工学院暂行合并。中法大学后并入华北大学工学院，取消中法大学校名。（490622）

23日 山东省人民政府教育厅召开师范教育会议。会议历时10天，总结上半年的师范教育工作，讨论并确定扩充师范学校的原则：（一）现有师范学校，要整理改造与提高；（二）中学附设的师范班要增加班次，扩大规模，先成立师范部，逐步和中学分开成独立的师范学校；（三）小学教育不发达且尚没有师范学校的地区，应积极准备条件，增设新的师范学校；（四）初小教员以专署为单位，自行培养，行署统一调剂。高小教师由行署自行培养，省统一调剂。根据这些原则，会议通过了扩充师范计划。（490623）

24日 中共中央复电华南分局并告华中局、香港工委，指示："你们应在东江、韩江及闽西三区放手招收大量青年学生，开办数千人的学校训练干部。同时按照可能性，抽调一千至二三千老的和较老的工作干部加以训练，为准备接管广州及其他大城市之用。""同时应令香港训练干部，亦可招收一批广州学生来东江训练。总之，接管全省的工作干部主要地应由你们负责准备。"（490624）

同日 上海学联召开第八次临时代表大会。大会提出上海学联的任务是：（一）继续开展南下服务团的动员、报名、组织工作；（二）发动全市学生讨论新政协文件；（三）动员学生开展肃清匪特的宣传工作和调查检举运动；（四）筹备纪念庆祝"七一""七七"及上海解放；（五）展开全上海慰劳人民解放军的运动；（六）搞好以为人民服务和向人民学习为中心的暑期活动。（490625）

30日 毛泽东为纪念中国共产党成立28周年撰写《论人民民主专政》。文章指出：我们必须克服困难，我们必须学会自己不懂的东西。我们必须向一切内行的人们（不管什么人）学经济工作。拜他们做老师，恭恭敬敬地学，老老实实地学。不懂就是不懂，不要装懂。不要摆官僚架子。钻进去，几个月，一年两年，三年五年，总可以学会的。（490626）

同日 山东省人民政府发出《关于举办城市中小学教师暑假集训的指示》。规定济南、徐州、烟台、潍坊、新海、济宁、淄博7城市中小学教师暑期一律集训，目的是提高在职教师的政治认识，改造思想，树立为人民服务的观点。集训时间不得少于6个星期。在思想改造的基础上，最后一星期普遍进行一次鉴定。（490627）

同日 华北人民政府公布《华北区小学教师服务暂行规程》。规定小学教师的基本任务，是根据《华北区小学教育暂行实施办法》的规定，按期完成教育计划，办理儿童入学、毕业、转学、休学、退学事项及关于学龄儿童调查统计工作，同时努力学习，提高自己和改进学校工作。小学教师必备的条件是具有相当的文化水平、工作能力，身体健康，并愿为新民主主义教育事业服务。规程对小学教师的资格、任免、调动、待遇、学习、考绩与奖惩等均做出相应规定，旨在明确小学教师的职责，鼓励学习情绪与专业精神，提高为人民服务的责任心与积极性。（490628）

同日 苏南行署发出《关于目前学校教育工作的指示》。指出苏南学校教育很有基础，必须一面维持现有基础，一面坚持新民主主义教育方针，使学校为建设新中国服务。目前学校工作的中心任务是动员组织教育人员学习，改造教育人员的思想，争取团结大多数师生，共同为改造旧教育、建设新民主主义教育而努力。（490629）

本月 中共湖北省委决定创办湖北人民革命大学，为革命和建设培训干部。省委书记、省人民政府主席李先念兼任校长，省委农民部部长程坦任校党委书记、副校长。8月1日正式开学，1953年5月结束，先后办了4期，共培训干部15416人。（490630）

同月 《东北教育》报道，内蒙古自治区教育工作成绩显著。据各盟统计，各地已有小学1904所，中学4所，学生共106900人。此外，建立了内蒙古军政大学和高级干部学校1处，共有学生千余人。（490631）

7月 4907

1日 新华社发表中共中央致中华全国文学艺术工作者代表大会的贺电。贺电称："我们中国是处在经济落后和文化落后的情况中。在革命胜利以后，我们的任务主要地就是发展生产和发展文化教育。人民革命的胜利和人民政权的建立，给人民的文化教育和人民的文学艺术开辟了发展的道路。我们相信，经过你们这次大会，全中国一切爱国的文艺工作者，必能进一步团结起来，进一步联系人民群众，广泛地发展为人民服务的文艺工作，使人民的文艺运动大大发展起来，借以配合人民的其他文化工作和人民的教育工作，借以配合人民的经济建设工作。"（490701）

同日 东北行政委员会命令公布《东北各级学校教职工暂行工薪等级表》，决定提高教职员工薪。（490702）

3日 山西公学第一期开学。山西公学在太原解放后招收的本期新生包括工人、学生和公教人员，共5260名。校长由中共太原市委书记赖若愚兼任，王大任为副校长。（490703）

4日 中国新民主主义青年团中央团校在北平中南海怀仁堂举行第一期学员毕业典礼。毛泽东出席典礼并讲话，说："你们学了唯物史观后，就要懂得一步一步前进，有了条件，

准备好力量，稳步地走向社会主义——共产主义。”（490704）

同日 中共湖北省委和省人民政府开办湖北省政府公务人员讲习所，刘国平任所长。讲习所对原国民党政府各厅局、处及其直属机构1000余名留用人员集中进行政治教育和思想改造，然后按照不同情况分配工作。不久，讲习所改称“行政干部学校”，林大森任校长，继续对留用人员和新参加工作干部进行改造和训练。（490705）

5日 上海大专学校教职员团体联合会举行庆祝解放及成立大会，到会教授、讲师及来宾共1000多人。陈毅市长讲话，指出人民政府对上海高等教育的接管，完全是采取民主协商方式。对高等教育将采取逐步改造的办法，符合人民利益的予以保留和发挥，违反人民利益的则必须废除。他号召大家学习毛泽东思想，努力建设新中国，巩固抗日战争和解放战争的胜利。（490706）

同日 《察哈尔教育》刊登教育厅厅长李舜琴在察哈尔省小学教育会议上所做专题报告《新学校教育的几个主要特点》。报告指出，新学校教育的特点是：学用一致，教学一致，师生一致，教导一致。如果办到这4个一致，就是新学校，否则便是旧学校。（490707）

8日 上海学联发出《关于暑假工作的通知》。要求上海各校学生把学习和各种有益活动（肃清敌人残余力量及建设新上海）结合起来，充分利用暑期努力学习政治，协助工会、妇联举办工人夜校、妇女识字班，帮助工会开展文娱活动，同时搞好本身的学业复习，改进和充实学联及学生会工作。（490708）

11日 冀鲁豫行署召开小学教育工作会议。会议检查小学教育工作，明确小学走上正规化的重要性。中共冀鲁豫区党委宣传部部长张承先在总结报告中全面地阐述了新民主主义的教育方针，指出新区和恢复区小学应积极地有步骤地进行改革，老区小学要进一步走上正规化，加强对新教育方针的掌握与业务学习，纠正形式主义，反对游击习气。他要求各级部门领导应对办好小学有正确的认识。（490709）

12日 苏南行署举办暑期教育研究会。参会者400人，包括苏南地区公私立大专学校、省立职业学校、师范学校（包括附小）、普通中学、实验小学教师及教育行政干部。方针是“培养骨干，准备逐步改造苏南教育工作”，在教育内容上掌握“给旧知识分子革命的政治教育”的精神，教学采取自学为主，结合小组讨论，必要时用上大课的办法做适当的启发报告、专题报告和总结报告。研究会于8月27日结束。（490710）

13日 山东省人民政府在行政委员会下成立专科学校管理委员会，以加强对专科学校的管理领导。该委员会由郭子化、杨希文、孙陶林等17人组成，指定以省教育厅为办事机关，执行该会决议，检查督促，以求贯彻。（490711）

同日 北平市暑期青年学园举行开学典礼。彭真出席大会并讲话，指出学习要选定自己的学习方向，研究自己为谁学习，只有为人民学习，才能学习得更好；其次要研究学习的方法，就是学习唯物辩证法。（490712）

14日 苏北行署盐城专署发出《关于夏学运动的指示》。要求各地从7月25日起至8月底止，每村办好一个乘凉讲座。教师要做夏学运动的宣传组织者和发起人，团结当地的知识分子、民间艺人和青年团员，组织夏学委员会。对夏学的教材、教法及应防止的偏向提出了具体意见。（490713）

17日 察哈尔人民政府发出《关于筹措教育经费应注意的几个问题》。指出地方粮实行统筹后，有的地区存在着严重的问题和偏向，影响人民教育事业的建设。为了迅速解决和纠正这些问题和偏向，提出3点意见：（一）地方教育粮的筹措为政府重要工作，领导必须重视；（二）教育粮由教育部门掌握使用，审核批准预决算，其他部门不得越组代庖；（三）不经上级批准，一概不准挪用教育粮。（490714）

18日 北平市各界人士在先农坛体育场举行盛大集会，欢送南下工作团。彭真讲话，勉励大家做好吃苦准备，下决心克服各种困难，坚持全心全意为人民服务的立场，紧密联系群众，学习马列主义、毛泽东思想作为行动指南。（490715）

19日 冀中行署发出指示，要求各级政府对办好小学教育引起足够的重视，尽快拟出实施计划，在秋假前传达到村，认真贯彻执行。同时，各县要根据华北人民政府规定的教育粮占地方粮的比数（60%左右）和本县实际情况，确定教育粮具体数字，由教育部门支配使用。专署要掌握一定数量的各县教育粮，作为调剂之用。此外，尽快组织人力，及时解决课本问题。（490716）

20日 江西八一革命大学举行第一期开学典礼。校长陈正人和江西省人民政府主席邵式平讲话，教育长艾寒松致开幕词。（490717）

21日 陕甘宁边区政府发布《关于新区目前国民教育改革的指示》。要求各级政府根据新民主主义教育方针对新区的国民教育进行改革。关于小学教育：（一）实行“四二”制。（二）改革课程设置，取缔含有反动内容的“公民”“童训”和“户政”课。（三）彻底废除旧的训导制度，重视思想教育。（四）废除训、教分立制度，实行教导合一。（五）培养少年儿童的民主自治能力，启发与教育儿童自觉遵守公约和规则。（六）对私立小学采取保护、赞助和逐步改革的方针。（七）市立、县立完小由市政府、县政府直接领导，农村小学由乡政府领导。（八）加强教职员思想教育。关于社会教育：（一）以反封建、反迷信、反旧礼教和旧传统，开展新民主主义启蒙运动为目的。（二）重点放在城市、大乡镇和工人区域。（三）社会教育机关要配合党与政府当前任务。（四）社会教育工作必须与工会、农会

以及青年、妇女等群众团体密切配合。(490718)

23日 中华全国教育工作者第一次代表大会筹备会议在北平举行。朱德、董必武出席开幕式。筹备会议通过《中华全国教育工作者第一次代表大会筹备委员会章程》。决定成立筹委会，并选举产生筹委会委员和常委。28日，筹委会召开第一次常委会议，推选董必武为常委会主任委员，黄炎培、马叙伦、陈鹤琴、钱俊瑞为副主任委员。钱俊瑞任秘书长，孙起孟、张宗麟任副秘书长。下设3个工作委员会，分别负责代表大会筹备工作。并邀请周恩来与会，讲述军事、政治形势和教育工作者的任务。(490719)

25日 毛泽东复电在苏联访问的中共代表团，同意在莫斯科建立一个中国大学。指出我们正需要学习苏联在各项工作中和资产阶级不同的一套学说和制度，设立这样一个大学是很必要的，但经费由中国负担为宜。(490720)

同日 北平举行陶行知逝世三周年纪念大会。徐特立、吴玉章、李德全到会讲话，号召教育工作者向陶行知学习。本月下旬，上海、南京等地分别举行陶行知逝世三周年纪念活动。(490721)

26日 刘澜涛、胡锡奎向中共中央报告华北人民革命大学第一期教育情况及其主要的经验。指出华北人民革命大学为了使学生更有效地进行思想改造，除以理论教育与思想实际相结合来启发学生内在的思想斗争，从根本上摧垮地主资产阶级的人生观外，还着重进行劳动锻炼和劳动教育。即干部带头，全体学生一律参加劳动。利用“五一”节进行尊重劳动人民的教育，掀起普遍的劳动热潮，改变了知识分子轻视劳动与对劳动人民自高自大的错误观点。经验证明，实际的劳动教育在一切改造知识分子的学校、训练班中都有设立的必要。这一点在教育方针上必须加以明确的规定。毛泽东阅后批示：“我认为这个总结里所说的方针和方法是正确的。文件本身也是写得好的。”(490722)

29日 盐城专署决定从本学期起，各学校毕业证书须呈上级政府审核盖印后，再由校长发出。凡中等以上学校，毕业证书由苏北行署审核盖印，高小及初小毕业证书由县政府审核盖印。呈送毕业证书时，须附学生名册、成绩单、鉴定等，以备查核。(490723)

31日 华北大学第一部在北平的学生5000余人举行毕业典礼。朱德总司令讲话，勉励同学们解放军打到哪里就到哪里工作，不仅要把城市工作做好，还要到革命最需要的农村去工作。勉励大家“活到老，学到老”，在工作中继续学习，继续进步，不断提高自己，改造自己，永远做毛主席的好学生。(490724)

本月 山东省人民政府发布《关于山东省专科以上学校学生人民助学金暂行办法》。规定申请人民助学金的条件是：家庭生活确实困难，无力自给，或不能完全自给者；努力学习，成绩优异者；思想进步，自愿为人民服务者。人民助学金供给标准是：甲种人民助学金供给全部伙食费，每月小米70斤，补助被服及学习用费小米30斤；乙种人民助学金供给全部伙食费小米70斤；丙种人民助学金补助小米40斤。同月，东北行政委员会颁布《东北区高等学校人民助学金暂行条例》。其他解放区的高等学校也在此后实行了人民助学金制度。（490725）

同月 山东省人民政府发出《关于整理专科学校的几项具体规定》。决定整理合并全省各专科学校，成立山东省立工业专科学校、山东省立医学院、山东省立农学院、山东省立会计专科学校，创办行政学院，改华东大学教育系为山东省立师范学院。要求各校必须建立正规的教育制度，改变短期训练班状态，实行编制学校化，教导合一。学生待遇逐步取消一律供给或公费，实行助学金制度。成立专科学校管理委员会，以统一与加强对各专科学校的领导。（490726）

同月 东北行政委员会召开会议，研究高等教育工作。决定重点对仍未摆脱训练班形式、学生亦有许多不够大学程度、部分教育质量差、学校设备简陋的进行整顿。通过统一规定标准，鉴别学生，增添教授，加添经费，充实设备，添置图书仪器，建立新型正规的教育制度，训练班性质的学校全部转变为正规的能担负起培养现代化专门技术人才任务的学校。（490727）

同月 华北人民政府教育部教科书编审委员会编辑出版《教育学参考资料》《小学教育理论与实际参考资料》《小学各科教材及教学法参考资料》和《小学教育典型经验介绍》，分别作为师范学校教育概论、小学行政、教材教法和教育实习等科的基本教材。其后，全国许多地区将这4本书作为教材。（490728）

8月 4908

1日 中共中央东北局、东北行政委员会发布《关于整顿高等教育的决定》。指出东北的中心任务，已由战争和土地改革转为以全力进行经济建设和文化建设，要求办好高等教育，培养大批专门人才，特别是经济建设人才。决定东北设立8类高等学校共14所，另有科学研究所1处，其余专门学校改为中等职业学校或短期训练班。高等学校的整顿工作包括建立正规教育制度，甄别学生，改变学生待遇，整顿与充实教员阵营，实行精减整编，改进教育管理方法，适当地加强政治教育，确定俄文为第一外国语等等。并规定，在东北行政委员会之下设立高等教育委员会，并设常委会，办理高等教育日常重要问题。（490801）

同日 太行行政公署公布《太行区小学教员在职学习办法》《太行区小学教员检定与鉴定办法（草案）》和《太行区地方经费开支标准与报销支付办法（草案）》。在职学习办法规定，小学教员学习采取自愿结合的方式。领导上组织学习应做到有布置、有检查、有要求、有帮助。目前应着重对基础较差、教不了学的教师进行文化补习；文化程度较高的教员，应进一步研究业务技能，给以后的工作开辟道路。此外，假期应抽调轮训教师，以便有计划地提高师资质量。检定与鉴定办法（草案）规定，小学教员检定测验每年举行一次。凡检定合格者分等榜示，并发给检定书。经费开支标准与报销支付办法（草案）规定，各县教育经费粮的总额，应占各县地方粮的60%，如工作确有必要和群众负担能力许可，经行政公署批准，亦可酌量增加。关于学校教育经费各项开支标准（包括教职员薪金、公杂费、修建费、补助费、人民助学金等项），文件做了明确规定。（490802）

同日　上海市军管会公布上海各国立院校校务委员会委员、各院院长及教务长、秘书长等负责人名单，并责成原有负责人迅速办理移交。交通大学校务委员会正副主任为吴有训、陈石英，复旦大学为张志让、陈望道；同济大学校务委员会主任为夏坚白，上海商学院校务委员会主任为褚葆一，吴淞商船专科学校校务委员会主任为曹仲渊，幼稚师范专科学校校务委员会主任为陈鹤琴，高级职业机械学校校务委员会主任为杨铭功。（490803）

2日　鲁中南师范学校在临沂正式开学，校长为李葵元。为了使教学工作和生产劳动结合起来，规定周末帮助驻地群众生产劳动。同时规定，一切生产、节约、改善伙食、帮助群众查灾救灾等事项，均由全校生产委员会讨论决定。1950年2月，该校与曲阜师范学校合并。（490804）

同日　扬州专署在扬州中学举办教师暑期研究会，到会的有各县（市）中小学教师628人。研究会历时一个半月，9月16日结束。（490805）

4日　中共中央东北局发布《关于在职干部学习的规定》。要求：（一）凡属党内文件传达讨论，均应列为党内政治生活与支部工作的主要内容；（二）认真学习中央规定的12本理论书，是每个共产党员的义务，是提高党员思想水平和克服经验主义的关键；（三）一切文化水平尚低于初中程度的在职干部，均应以补习文化为在职学习主要内容；（四）关心与组织一切非党干部在职学习，是各级党委的重要职责之一；（五）为了做好工作，每个党员除积极参加上述学习外，还需努力钻研本身的业务。（490806）

7日　毛泽东复电刘少奇、王稼祥，同意“中国大学不设在阿尔马达而设在北平，由苏联派教授”。该校即后来在华北大学基础上创办的中国人民大学。（490807）

8日　华北各大学毕业生暑期学习团2000余人在清华大学礼堂举行毕业典礼。钱俊瑞代表华北高等教育委员会号召毕业同学站到无产阶级和人民大众的立场上，全心全意为人民服务，努力节约，大批深入农村去工作，以恢复和发展农村生产。（490808）

9日　为纪念马克思主义教育家杨贤江逝世18周年，《人民日报》发表潘梓年、叶圣陶撰写的纪念文章。在此前后，《光明日报》登载茅盾、郑振铎、宋云彬、周建人、吴研因、朱文叔、傅彬然等撰写的纪念文章。（490809）

10日 《东北日报》发表社论《把高等教育提高一步》。社论指出，东北现有的高等学校一般还不够正规，还未完全脱离办训练班的形式，这就要求对高等教育进行整顿。高等教育必须按照精干与正规的方针办理。必须把办正规大学与训练班加以区别。必须将高等教育与一般职业学校分开。不要只求数量，不顾质量。（490810）

同日 华北高等教育委员会举行第三次常委会。决定各大学院校全校必修课为辩证唯物论与历史唯物论（包括社会发展简史）、新民主主义论（包括中国近代革命运动简史）两种。各课每周皆为3小时，一学期教完。文法学院另加政治经济学为必修课，每周3小时，一学年教完。（490811）

11日 毛泽东复电湖南省立第一师范学校校长周世钊："目前革命尚未成功，前途困难尚多，希望先生团结全校师生加紧学习，参加人民革命事业。"同日，他还复电湖南省立第一师范校友会，希望他们"努力进修，为人民的文教工作服务"。（490812）

13日 南京市军管会宣布国立南京大学校务委员与各院负责人名单，梁希任校务委员会主席，潘菽任教务长。此前，原国立中央大学奉令改为"国立南京大学"。（490813）

14日 新华社发表社论《丢掉幻想，准备斗争》。社论号召先进的人们，共产党人、各民主党派、觉悟了的工人、青年学生、进步的知识分子，有责任去团结人民内部的中间阶层、中间派、各阶层中的落后分子、一切还在动摇犹豫的人们，用善意去帮助他们，批评他们的动摇，教育他们，争取让他们站到人民大众方面来，不让帝国主义把他们拉过去，让他们丢掉幻想，准备斗争。（490814）

15日 渤海行署教育处召开专署教育科长会议。会议历时7天，指出自上一年恢复小学以来，全区已恢复建立完全小学174所，有学生21768人，教员857人。恢复和建立初级小学231所，有学生367552名。确定小学教育的工作方针是：（一）以学习文化为主；（二）以巩固提高为主；（三）有计划地训练提高现任教师和培养新教师。（490815）

同日 北平市河北省立女子职业学校由全国民主妇联接办，改名为"新中国妇女职业学校"。该校行政由华北高等教育委员会领导，业务由全国妇联领导，刘清扬任校长。（490816）

18日 新华社发表社论《别了，司徒雷登》。社论指出，我们中国人是有骨气的。许多曾经是自由主义者或民主个人主义者的人们，在美国帝国主义者及其走狗面前站起来了。闻一多拍案而起，横眉怒对国民党的手枪，宁可倒下去，不愿屈服。朱自清一身重病，宁可饿死，不领美国的"救济粮"。我们应当多写闻一多颂，写朱自清颂，他们表现了我们民族的英雄气概。中国还有一部分知识分子和其他人等存有糊涂思想，对美国存有幻想，因此应当对他们进行说服、争取、教育和团结的工作，使他们站到人民方面来，不上帝国主义的当。（490817）

19日 上海市军管会命令将暨南大学恢复为教育华侨子弟和培养华侨工作干部的高级学校。原有学生凡合于上述条件而愿继续留校者，准许留校学习；其余属于文、法、商三院各系者，合并到复旦大学相同院系；属于理学院各系者，合并到交通大学同系。（490818）

21日 北平市中小学教职员暑期学习会举行结业典礼。彭真出席大会并讲话，指出：教育工作者是社会的改造者，目前的任务是扫除帝国主义奴化中国人民的思想，扫除封建主义、官僚资本主义的反动教育思想，发展新民主主义教育，宣传毛泽东思想。教育工作者应该是思想战线上的领导者。（490819）

22日 中共中央华东局召开宣传教育工作会议。华东局宣传部副部长冯定做了关于教育工作的综合报告，介绍上海市接管工作遵循“逐渐改革，稳步前进”方针所取得的经验，并对学校的统一领导、迁校、并校、整编与学员处理、改造师资、学校经费、教师待遇、学习负担、课程改革、处理失学青年、私立学校管理、学术团体领导与群众教育等，提出初步意见。会议于30日结束。（490820）

24日 湖北省人民政府发出《关于恢复整顿学校教育的指示》，要求各地尽快接管和接办原国民党的学校。此后，省教育厅和各地教育科先后接管和接办公立中学89所，小学2068所。又收回教育主权，接管接收外国教会津贴的教会大中小学50所，并把原有教工54000人全部留下来，让其照常供职，从而保证各级各类学校暑假后按时开学。（490821）

同日 《人民日报》刊登张健的文章《东北教育界如何向苏联学习》。介绍东北教育界向苏联学习的情况：一是介绍苏联在教育方面建设的经验，翻译理论著述；二是实际观摩，典型试验；三是大量培养俄文翻译人才。并指出，我们要认识到学习苏联社会主义教育事业的经验，是建设中国新民主主义教育事业必要的条件之一。同时在向苏联学习时，要善于注意根据中国今天的环境和条件，吸取适用于我们的经验，以便改进工作。不管具体条件而全盘搬用，就会犯教条主义毛病。（490822）

25日 中共中央宣传部发出《关于短期政治训练班的指示》。要求各地举办政治训练班，一律以社会发展史作为基本功课，其中又以劳动创造人类、创造世界、阶级斗争和国家问题为主题，以便改造思想，建立革命的人生观。主要教材为中宣部印行的《社会发展史》和毛泽东的《论人民民主专政》。（490823）

同日 陕甘宁边区政府发出《关于中等学校改革的指示》。提出：（一）有步骤、有计划地改造旧教育制度。（二）改造旧的课程设置和旧的教材。（三）取消以毒化和奴化学生为目的的训导方针。（四）废除国民党时期不民主的领导方式。（五）改造私立学校。（六）加强教职员政治学习和思想改造。（七）中等学校暂仍维持原有学制。（490824）

28日 东北人民政府首次会议任命车向忱为教育部部长，董纯才、邹鲁风为副部长。（490825）

30日 新华社发表社论《五评白皮书》。社论指出，美帝国主义比较其他帝国主义国家，在很长的时间内，更加注重精神侵略方面的活动，由宗教事业推广到“慈善”事业和文化事业。我国许多有名的学校，如燕京、协和、汇文、圣约翰、金陵、东吴、之江、湘雅、华西、岭南等，都是美国人设立的。美帝国主义侵略中国的历史，“应当写一本简明扼要的教科书，教育中国的青年人”。（490826）

本月 《东北教育》刊出《苏联教育介绍特辑》。相关文章有《苏联的中小学教育》《苏联的教科书出版工作》《苏联的初等和中等职业学校》《苏联初级学校的教学大纲与教学计划》《苏联的高等教育》《苏联的师资训练》《苏联建国初期的教育方针和师资问题》《苏联的学校与家庭的合作》《苏联的体育和运动》《苏联的五级记分法》《我怎样做校长》《我的班里怎样学习》。编者在前言中指出：和其他工作一样，我们的教育工作也应该学习苏联30年来的经验。（490827）

同月 苏北解放区射阳、涟东、阜东等5县分别举办小学教师暑期研究会，参加的教师有2400人。通过学习，教师的政治、业务水平均有所提高。射阳、阜宁、阜东选出65名模范教育工作者。射阳、阜东两县在研究会期间进行了建团工作，参加青年团的青年教师有99人。（490828）

同月 山东省人民政府发出《关于加强小学教育工作中几个主要问题的指示》。要求：（一）老区小学必须认真贯彻文化科学基础的教育，努力于儿童读写算能力及普通科学常识的提高，新区小学要加强新民主主义思想的领导，贯彻新民主主义的教育内容。（二）保证教师工作的安定性，不要轻易调动，使他们对所在学校的建设能有长期打算。对下乡的城市知识分子做教师的，必须很好团结，不得歧视。（三）小学教育经费，由县教育科遵照制度掌握开支。（四）充实各级教育行政部门，加强对小学教育工作的领导。（490829）

同月 中共湖南省委开办湖南人民革命大学。第一期录取学员约6900人。不久，湖南军区军政干部学校、湖南建设学院相继成立。这些学校培养了大批知识分子干部和专业人才，解决了解放初期干部不足问题。（490830）

9月 4909

2日 山东省人民政府发出通令：根据目前灾荒情况，本年下半年各地中学、师范，一律维持现状，暂不发展，加强教学领导，努力提高，吸取经验，培养干部，准备将来发展。（490901）

7日 北平市人民政府教育局公布《北平市中等学校人民助学金暂行办法》。规定凡家境贫寒无力自给的学生，或经全班三分之二以上同学证明确无经济来源又无亲友帮助的学生，可申请人民助学金。申请人民助学金的学生须努力学习，成绩优良，并愿为人民服务。助学金分甲乙丙3种，甲种每人每月小米70斤，乙种50斤，丙种35斤。（490902）

同日 盐城专署转发苏北行署训令。指出鉴于老解放区在战争年代多次抽调中小学教师担任其他工作，后虽经补充，但一般教师水平不高，而南通、扬州、泰州等较大城市，尚有不少未参加工作及从外地回归的教师，都有相当的文化基础，所以决定对苏北教师做适当调整：抽调政治水平较高的教师充实新区学校；分配文化水平较高、政治比较纯洁的教师充实老区学校，并将业务水平较低的教师介绍至教育处主办的师训班轮训，逐步提高其文化水平。个别剩余的教师，由各县设法帮助其转业。（490903）

同日 《新华日报》报道，一年来苏北教育事业有较大发展。新增专科大学2所，学生2000余人。原有中学、师范、职业学校21所，现有84所，增加3倍；学生原有3879人，现有26533人，增加5.84倍。小学原有学生278013人，现有737111人，增加1.65倍。（490904）

10日 毛泽东为《中国儿童》杂志题词“好好学习”。该刊由中国新民主主义青年团中央主办，本月25日在北平创刊。（490905）

13日 河南省人民政府通令全省中等学校分省立、县立两种。省立中等学校除驻开封市的由省政府直接领导外，其余暂委托学校所在地市政府（只限郑州市）及专员公署领导；县立中学由县政府领导。（490906）

14日 《人民日报》报道，东北人民政府（原行政委员会）工业部两年来开办工科高等学校10所，包括沈阳电机高级职业学校、安东工科高级职业学校、本溪工科高级职业学校、阜新工科高级职业学校、财务高级职业学校等，有学生5000余名。各学校一律采用讲授和实习并重的方针，并根据实际需要决定教育计划的重点。修业年限1～3年。各高级职业学校业务课占全课程的54%～67.3%，其余是政治、国文等课，并规定每周学习俄文4小时。各学校招收的学生都是高中毕业程度，毕业后做技师或工程师助手。（490907）

16日 山东省人民政府公布《关于加强私立学校管理的指示》。把私立学校分为3类，采取分别对待的方针：对封建地主、军阀官僚买办、党棍等反动势力所办学校一律取消，由政府接管公办，已恢复者立即改组、更名或并入公立学校；对中小资产阶级、名流学者、政治色彩不重的教育界小集团办的普通中小学校和职业文人办的以营利为目的的职业性学校，应加强领导，积极改造；对教会学校已存在者加强领导，积极改造，已停办者一律不准恢复，对新建者绝对不能批准。提出私立学校改造的具体步骤：首先，废除一切违反新民主主义教育方针的课程和反动制度，采用教育厅规定的教材，实行民主管理，接受政府领导，并执行一切教育法令。其次，建立学校民主管理制度，经济公开，派干部管理教会学校，不承认外国人在中国办学校，更不准外国人担任校长，坚持学校与宗教分开的方针。（490908）

21日 中国人民政治协商会议第一届全体会议在北京中南海怀仁堂开幕。参加会议的有中国共产党、各民主党派、各人民团体、各地区、人民解放军、各少数民族、国外华侨及其他爱国分子的代表，共662人。中华全国教育工作者代表会议筹委会成员成仿吾、叶圣陶、钱俊瑞、林砺儒、张如心、晁哲甫、陈鹤琴、俞庆棠、竺可桢、江恒源、汤用彤、叶企孙、杨石先、戴伯韬、柳湜、江隆基、葛志成参加会议。毛泽东在开幕词中指出："我们的工作将写在人类的历史上，它将表明：占人类总数四分之一的中国人从此站立起来了。""随着经济建设的高潮的到来，不可避免地将要出现一个文化建设的高潮。中国人被人认为不文明的时代已经过去了，我们将以一个具有高度文化的民族出现于世界。"（490909）

23日 成仿吾在中国人民政治协商会议上代表17位教育工作者发言。他表示拥护《共同纲领》等3个重要文件，指出在中国共产党领导的地区，很早就实现了新民主主义教育，积累了一些经验，成为发展新民主主义教育的基础。他说，新中国的教育方针必须是新民主主义的，只有这样才符合中国广大民众的需要。强调教育工作必须贯彻为人民服务的思想，教育方法必须使理论与实际一致。（490910）

26日 东北人民政府教育部召开东北第四次教育会议。林枫副主席在会上讲话，指出当务之急是培养干部，因此当前教育工作的重点就是加强中等与高等教育。学习苏联办教育的经验，应该在我们的方针上明确肯定。教育部副部长董纯才做《论东北教育的改革》总结报告，全面总结东北解放区教育事业发展的历程，指出今后一个时期东北教育的主要任务是"巩固与提高"。巩固与提高的办法有8项：（一）加强文化学习；（二）注意思想教育；（三）改编教科书；（四）培养与提高师资；（五）改进教学方法；（六）统一学校制度；（七）改进学校领导工作；（八）解决教育经费困难。会议于10月2日闭幕。（490911）

30日 中国人民政治协商会议第一届全体会议隆重闭幕。会议一致通过的《中国人民政治协商会议共同纲领》规定："中华人民共和国的文化教育为新民主主义的，即民族的、科学的、大众的文化教育。人民政府的文化教育工作，应以提高人民文化水平，培养国家建设人才，肃清封建的、买办的、法西斯主义的思想，发展为人民服务的思想为主要任务。""提倡爱祖国、爱人民、爱劳动、爱科学、爱护公共财物为中华人民共和国全体国民的公德。""中华人民共和国的教育方法为理论与实际一致。人民政府应有计划有步骤地改革旧的教育制度、教育内容和教学法。""有计划有步骤地实行普及教育，加强中等教育和高等教育，注重技术教育，加强劳动者的业余教育和在职干部教育，给青年知识分子和旧知识分子以革命的政治教育，以应革命工作和国家建设工作的广泛需要。""人民政府应帮助少数民族的人民大众发展其政治、经济、文化、教育的建设事业。"毛泽东在为会议起草的《中国人民政治协商会议宣言》指出，中华人民共和国中央人民政府"将领导全国人民克服一切困难，进行大规模的经济建设和文化建设，扫除旧中国所留下来的贫困和愚昧，逐步地改善人民的物质生活和提高人民的文化生活"。(490912)

本年 4900

春季 中共九连地委和解放军粤赣湘边纵队东江第二支队创办东江公学，钟雄亚（后谭天度）任校长。学校旨在培养部队干部和地方干部，特别是为新解放区输送干部人才。至1950年2月停办时，培养各类干部5000余人。与此同时，中共琼崖特委在乐平县番旧村重办琼崖公学，中共粤桂南地委开办干部训练班，培养大批干部。(490001)

秋季 中共皖南区党委先后在屯溪、敏县、宣城、泾县等处设立皖南革命干部学校。校本部设在屯溪，其他地方为分部。这些学校为革命培养了1700多名干部。(490002)

秋季 华东工商干校和山东省教育干校合并成立山东行政学院。山东省政府副主席郭子化兼任院长，省政府副秘书长杨希文兼任副院长。该院设财经系和教育系，后增设行政干部训练班。(490003)

主要征引文献与参考书目

文集、年谱、传记

《毛泽东选集》1—4卷，人民出版社1991年版。

中共中央文献研究室编:《毛泽东文集》（1—5卷），人民出版社1996年版。

中共中央文献研究室编:《毛泽东年谱》（1893—1949）修订本，中央文献出版社2013年版。

《毛泽东同志论教育工作》，人民教育出版社1958年版。

《毛泽东书信选集》，人民出版社1983年版。

《周恩来选集》（上卷），人民出版社1980年版。

中央教育科学研究所编:《周恩来教育文选》，教育科学出版社1984年版。

《朱德选集》，人民出版社1983年版。

《刘少奇选集》（上卷），人民出版社1985年版。

《任弼时选集》，人民出版社1987年版。

《李维汉选集》编辑组编:《李维汉选集》，人民出版社1987年版。

《邓小平文选》（第一卷），人民出版社1993年版。

《陈云文选》（第一卷），人民出版社1995年版。

中共中央文献研究室刘少奇组、中央教育科学研究所编:《刘少奇论教育》，教育科学出版社1998年版。

李烈编:《贺龙年谱》，人民出版社1996年版。

王焰编：《彭德怀年谱》，人民出版社1998年版。

中共中央文献研究室编：《刘少奇年谱》，中央文献出版社1998年版。

《彭真传》编写组编：《彭真年谱》（上卷），中央文献出版社2002年版。

中共中央文献研究室编：《朱德年谱》，中央文献出版社2006年版。

中共中央党史研究室张闻天选集传记组编，张培森主编：《张闻天年谱》，中共党史出版社2010年版。

中共中央文献研究室编：《任弼时年谱》，中央文献出版社2014年版。

黄瑶、张明哲：《罗瑞卿传》，当代中国出版社1996年版。

彭德怀传记组：《彭德怀全传》，中国大百科全书出版社2009年版。

《刘瑞龙文集》（第一卷），人民出版社2010年版。

中央教育科学研究所编：《徐特立教育文集》，教育科学出版社1979年版。

湖南长沙师范学校编：《徐特立文集》，湖南人民出版社1980年版。

中央教育科学研究所编：《成仿吾教育文选》，教育科学出版社1984年版。

戴伯韬教育文选编选组编：《戴伯韬教育文选》，人民教育出版社1985年版。

《杨秀峰教育文集》，北京师范大学出版社1987年版。

《吴玉章教育文集》，四川教育出版社1989年版。

李玉非、宋荐戈、龚守静编：《柳湜教育文集》，教育科学出版社1991年版。

张傲卉、宋彬玉、周毓方编撰：《成仿吾年谱》，东北师范大学出版社1994年版。

《杨秀峰文存》，人民法院出版社1997年版。

高平叔撰著：《蔡元培年谱长编》，中华书局1998年版。

中央教育科学研究所编：《董纯才教育文选》，教育科学出版社2005年版。

《徐特立年谱》编纂委员会编：《徐特立年谱》，人民出版社2017年版。

档案、资料、回忆

中共中央政策研究室编：《政策汇编》，中共中央华北局1949年印。

东北教育社编：《东北四年来教育文件汇编》，东北新华书店1949年版。

东北教育社编：《论东北的教育改革》，东北新华书店1950年版。

中国科学院历史研究所第三所编：《陕甘宁边区参议会文献汇辑》，科学出版社1958年版。

河南人民出版社编：《老解放区学校教育资料选编》（第一、二辑），河南人民出版社

1958年版。

中央教育科学研究所筹备处编:《老解放区教育资料选编》,人民教育出版社1959年版。

陕西省社会科学院教育研究所、陕西师范大学教育系选印:《〈边区教育通讯〉第一卷选辑》,1961年内部资料。

陕西省延安地区教育局教研室编:《陕甘宁边区教育革命资料选编》,1978年内部印刷。

四川大学马列主义教研室、川陕革命根据地科研组编:《川陕革命根据地资料选编》,1978年内部印刷。

《吴玉章回忆录》,中国青年出版社1978年版。

中国人民解放军政治学院党史教研室编:《中共党史参考资料》(1—11),1979年内部印刷。

人民教育社编:《老解放区教育工作经验片断》,上海教育出版社1979年版。

本社编:《老解放区教育工作回忆录》,上海教育出版社1979年版。

戴续威编:《川陕革命根据地文化教育资料选编》,西南师范学院教育系教育史教研室1980年油印本。

江西赣南师专教育教研室编:《中华苏维埃共和国中央苏区教育资料选编》(初稿),1980年内部印刷。

《中华苏维埃共和国中央政府文件选编》,《江西社会科学》1981年增刊。

江西省教育学会:《苏区教育资料选编》,江西人民出版社1981年版。

中央教育科学研究所编:《老解放区教育资料》(一),教育科学出版社1981年版。

陕西师大教科所编:《陕甘宁边区教育资料》,教育科学出版社1981年版。

戴伯韬编:《解放战争初期苏皖边区教育》,人民教育出版社1982年版。

辽宁省教育科学研究所编:《东北解放区教育资料选编》,教育科学出版社1983年版。

盐城市教育学会编:《盐阜区教育资料选编》(政策法令部分),1984年内部印刷。

陕西省社会科学院近现代史研究所编:《延安时期党的知识分子问题资料选辑》,1984年内部印刷。

中共吕梁地委党史资料征集办公室编:《晋绥根据地资料选编》(第五集),1984年内部印刷。

温济泽、李言、金紫光、翟定一编:《延安中央研究院回忆录》,湖南人民出版社1984年版。

鄂豫边区革命史编辑部编:《鄂豫边区抗日根据地历史资料》(第四辑　文化教育工作专辑),1984年内部印刷。

《延安自然科学院史料》编辑委员会编：《延安自然科学院史料》，中共党史资料出版社、北京工业学院出版社1985年版。

湖北省监利县教育局教育志办公室编：《监利县苏区教育志》，1985年内部印刷。

邹时炎主编：《鄂豫皖苏区教育资料选编》，1985年内部印刷。

豫皖苏鲁边区党史办公室、安徽省档案馆编：《淮北抗日根据地史料选辑》（第七辑　文化教育部分），1985年内部印刷。

赣南师范学院、江西省教科所编：《江西苏区教育资料汇编》，1985年内部印刷。

盐城市教育学会、盐阜区教育史编写组编：《盐阜区教育大事记》（1940—1949），1985年内部印刷。

山西省教育科学研究所教育史编纂研究室编：《山西教育史志资料》1985年第3期《太岳革命根据地教育资料汇编》。

山西省教育科学研究所教育史编纂研究室编：《山西教育史志资料》1985年第4期《太行革命根据地教育资料专辑》。

山西省教育科学研究所教育史编纂研究室编：《山西教育史志资料》1986年第4期《太岳革命根据地教育资料专辑》。

中国少先队工作委员会编：《中国少年儿童运动史资料选辑》，1986年内部印刷。

福建省教育科学研究所、中共龙岩地委党史资料征集研究委员会编：《闽西苏区教育资料选编》，1986年内部印刷。

山东老解放区教育史编写组编：《山东老解放区教育资料汇编》（1—5辑），1985年内部印刷。

山东老解放区教育史编写组编：《山东老解放区教育资料汇编》（第6辑），1986年内部印刷。

李维汉：《回忆与研究》，中共党史资料出版社1986年版。

太岳革命根据地教育史编写组编：《太岳革命根据地教育文献选编》，1986年内部印刷。

中央教育科学研究所编：《老解放区教育资料》（二），教育科学出版社1986年版。

江苏省教育科学研究所老解放区教育史编写组编：《华中苏皖边区教育资料选编》（一），1986年内部印刷。

张俊南、张宪臣、牛玉民编：《陕甘宁边区大事记》，三秦出版社1986年版。

湖北省教育志编纂委员会办公室编：《革命干部的摇篮》（1948—1953），1986年内部印刷。

中共冀鲁豫边区党史编委会编：《中共冀鲁豫边区党史大事记》，山东大学出版社1987年版。

浙江省教科所编:《浙江革命根据地教育资料汇编》,浙江教育出版社1987年版。

山西教育史晋绥边区编写组、内蒙古自治区教育史志办公室编:《晋绥革命根据地教育史资料选编》(一、二),1987年内部印刷。

太岳革命根据地教育史编写组:《太岳革命根据地教育大事记述》(初稿),1987年内部印刷。

贾瑞梅、李耀萍整理:《陕甘宁边区文教大会资料汇编》,陕西省社会科学院1988年内部印刷。

忻州地区教育史志编辑室编:《忻州地区老解放区教育资料选编》(1937—1949),1988年内部印刷。

团中央青运史研究室、中央档案馆编:《中共中央青年运动文件选编》,中国青年出版社1988年版。

江苏省教育科学研究所老解放区教育史编写组编印:《华中苏皖边区教育资料选编》(二),1988年内部印刷。

中央教育科学研究所编:《中国现代教育大事记》,教育科学出版社1988年版。

江苏省教育科学研究所老解放区教育史编写组编:《华中苏皖革命根据地教育大事记》,1988年内部印刷。

中共山西省委党史研究室:《太岳革命根据地纪事》,山西人民出版社1989年版。

江汉公学校史编委会编:《战火纷飞中的江汉公学》,教育科学出版社1989年版。

中共山西省委党史研究室:《晋绥革命根据地大事记》,山西人民出版社1989年版。

韩延龙、常兆儒编:《中国新民主主义时期根据地法制文献选编》(第一、二卷),中国社会科学出版社1989年版。

张腾霄主编:《中国共产党干部教育研究资料丛书》(第四辑),中国人民大学出版社1989年版。

川陕革命根据地博物馆编:《川陕根据地革命文化史料选编》,1990年内部印刷。

湖北省老解放区教育研究会、《湖北省志·教育志》编辑室合编:《湖北省老解放区教育回忆与调查》,教育科学出版社1990年版。

王谦主编:《晋察冀边区教育资料选编》,河北教育出版社1990年版。

中央教育科学研究所编:《老解放区教育资料》(三),教育科学出版社1991年版。

吴介民主编:《延安马列学院回忆录》,中国社会科学出版社1991年版。

河北省晋察冀边区教育史编委会编,王用斌、刘茗、赵俊杰编选:《晋察冀边区教育资料选编(续集)》,北京师范大学出版社1991年版。

李长路、李素编:《贺龙育才史话》,人民教育出版社1991年版。

李运亨主审、管春林主编:《冀鲁豫边区宣教工作资料选编》,河北教育出版社1991年版。

中央档案馆编:《中共中央文件选集》,中共中央党校出版社1992年版。

中国人民大学高等教育研究室、校史研究组编:《中国人民大学大事记》(1937年7月—1992年2月),中国人民大学出版社1992年版。

香港达德学院北京校友会编:《达德学院的教育实践》,群言出版社1992年版。

滕纯主编:《毛泽东教育活动纪事》,湖南教育出版社1993年版。

李中权、陈宜贵、李振军主编:《冀中熔炉》,河北人民出版社1993年版。

《陶端予纪念集》编辑组编:《陶端予纪念集》,人民教育出版社1994年版。

张志平主编:《中共中央在西柏坡文献选编》,河北教育出版社1996年版。

湖北省老区教育研究会编:《湖北省老区教育历史资料选辑》,1997年内部印刷。

刘荫灏主编:《晁哲甫纪念文集》,山东大学出版社1998年版。

中央档案馆编:《共和国雏形——华北人民政府》,西苑出版社2000年版。

团中央少先队工作委员会中国少先队工作学会编:《中国少先队工作50年大事记》,2003年内部印刷。

朱耀龙、柳宏为主编:《苏皖边区政府档案史料选编》,中央文献出版社2005年版。

浙江省新四军历史研究会浙东分会编:《浙东抗日根据地文化教育专辑》,2008年内部印刷。

北京教育志丛书编委会编:《北京教育60年》,北京工艺美术出版社2009年版。

西华师范大学历史文化学院、川陕革命根据地博物馆:《川陕革命根据地历史文献资料集成》,四川大学出版社2012年版。

张挚、张玉龙主编:《中央苏区教育史料汇编》,南京大学出版社2016年版。

著作及其他

陈元晖主编:《老解放区教育简史》,教育科学出版社1981年版。

辛安亭:《教材编写琐忆》,陕西人民出版社1981年版。

成仿吾:《战火中的大学——从陕北公学到人民大学的回顾》,人民教育出版社1982年版。

王铁:《中国教育方针的研究——新民主主义教育方针的理论与实践》,教育科学出版社1982年版。

（日）香川孝志、前田光繁著，赵安傅、吴从勇译：《八路军内日本兵》，解放军出版社1985年版。

广西教育科学研究所：《左右江革命根据地教育史》（送审稿），1985年打印本。

李志民：《革命熔炉》，中共党史资料出版社1985年版。

曲士培：《抗日战争时期解放区高等教育》，北京大学出版社1985年版。

冀鲁豫教育史编写组编：《冀鲁豫老区教育史》，1986年内部印刷。

李国强：《中央苏区教育史》，江西教育出版社1986年版。

盛仁学、张军孝编写：《中国工农红军各革命根据地简介》，解放军出版社1987年版。

湖北老解放区教育史编委会编：《湖北老解放区教育史稿》，武汉大学出版社1988年版。

霍文达、王如、刘卫东：《鄂豫皖苏区教育史》，河南大学出版社1988年版。

甘肃教育资料编辑委员会编：《陇东老区教育史》，甘肃教育出版社1988年版。

张腾霄主编：《中国共产党的干部教育·抗日战争时期》，中国人民大学出版社1988年版。

团中央少先队工作委员会中国少先队工作学会编：《中国少年儿童运动史话》，中国少年儿童出版社1989年版。

郭青：《延安保育小学》，人民教育出版社1989年版。

赖志奎：《苏区教育史》，福建教育出版社1989年版。

申志诚主编：《中原解放区教育》，河南大学出版社1989年版。

刘梅、李建国编著：《太行革命根据地教育简史》，1989年内部印刷。

江苏省教育科学研究所老解放区教育史编写组编：《华中苏皖革命根据地教育史》，1989年内部印刷。

山东老解放区教育史编写组编：《山东解放区教育史》，明天出版社1989年版。

王耀光主编：《五台老解放区教育简史》，山西人民出版社1989年版。

苏甫主编：《东北解放区教育史》，吉林教育出版社1989年版。

皇甫束玉、宋荐戈、龚守静编著：《中国革命根据地教育纪事》，教育科学出版社1989年版。

吕良主编：《中央革命根据地教育史》，教育科学出版社1989年版。

赵紫生主编：《冀鲁豫老区教育史》，山东教育出版社1990年版。

胡绳主编：《中国共产党的七十年》，中共党史出版社1991年版。

“八一革大”校史编写组：《江西八一革命大学校史》，江西高校出版社1991年版。

王昙：《革命干部的熔炉——延安时期的干部学校》，陕西人民教育出版社1991年版。

董纯才主编：《中国革命根据地教育史》（第一、二卷），教育科学出版社1991年版。

王仲清主编：《党校教育历史概述（1921—1947年）》，中共中央党校出版社1992年版。

董纯才主编：《中国革命根据地教育史》（第三卷），教育科学出版社1993年版。

刘宪曾、刘端棻主编：《陕甘宁边区教育史》，陕西人民出版社1994年版。

栗洪武：《陕甘宁边区新文字教育运动编年纪事》，陕西人民出版社1994年版。

曹剑英、刘茗、石璞、谢淑芳：《晋察冀边区教育史》，河北教育出版社1995年版。

范永新、汤洛主编：《延安烛光》，陕西人民教育出版社1996年版。

滕纯主编：《中国教育魂——从毛泽东教育思想到邓小平教育理论》，江西教育出版社1998年版。

黄正夏主编：《湖北老区教育史》，武汉大学出版社2000年版。

中共中央党史研究室：《中国共产党历史》（第一卷），中共党史出版社2002年版。

李田定主编：《太岳革命根据地教育简史》，山西经济出版社2002年版。

山西新军历史资料丛书编审委员会编：《山西新军概况》，中共党史出版社2007年版。

中国延安干部学院编：《延安时期大事记述》，中央文献出版社2009年版。

栗洪武：《延安干部教育模式研究》，中国社会科学出版社2009年版。

陈桂生：《中国革命根据地教育史》（上、中、下卷），华东师范大学出版社2015年版。

宋荐戈、张腾霄：《简明中国革命根据地教育史》，中国文史出版社2016年版。

人名索引

D

J

N

O

P

Q

T

分类索引

上 编

一、宪法、纲领、条例、公告、标语中的教育条款

二、中共中央、全国苏维埃代表大会、中央政府决议、决定、训令、命令中的教育内容

三、党政军领导人的教育言论和教育实践

311205 320708 330501 330608 330613
330808 330814 330902 330905 331005
331110 340111 340113 340213 340701
350102 350202 350203 350301 350501
350804 350901 350902 351003 351104
351202 351207 360101 360201 360302
360502 360503 360601 360801 360802
360803 360901 360902 360903 360904
360905 361001 361003 361004 361104
361205 370104 370105 370301 370302
370408 370501 370506 370604

四、地方党组织、地方苏维埃代表大会、地方政府和军队决议、决定、指示、训令、命令中的教育内容

280701 281001 281002 290102 290302
290701 290801 290901 290902 291001
291002 291008 291101 291103 291202
291203 300203 300206 300207 300302
300303 300304 300501 300508 300509
300511 300601 300603 300604 300605
300701 300704 300801 300802 300901
300902 300904 300906 300907 300909
300910 301001 301003 301004 301005
301006 301007 301008 301101 301103
301104 301108 301202 310202 310204
310301 310304 310306 310405 310407
310408 310409 310502 310504 310506
310507 310601 310604 310606 310701
310703 310704 310706 310707 310801
310804 310805 310811 310903 310904
310906 311005 311007 311008 311106
311110 311210 320102 320105 320114
320206 320401 320404 320501 320503
320504 320507 320508 320509 320512
320601 320602 320604 320609 320610
320701 320702 320707 320711 320903
320904 320907 320908 321103 321105
321201 321202 320002 330105 330201
330206 330309 330604 330609 330610
330615 330803 330809 330813 330904
330906 331020 331102 331106 331202
331205 331206 331208 331210 331211
340107 340117 340302 340403 340705
340801 340805 340902 340906 341102
341104

五、共青团、少先队、儿童团和教育工作

271105 280703 290103 291004 291205
291207 300102 300607 300703 300905
301105 301106 310102 310203 310305
310401 310403 310406 310503 310505
310605 310702 310803 310806 310808
310902 310907 311001 311010 311012
311104 311105 311202 311206 311207
311208 310008 320103 320106 320110
320112 320113 320202 320203 320306
320402 320403 320502 320608 320709
320801 320803 320901 320906 321002
321004 321101 321104 321203 330302
330308 330310 330401 330504 330507

六、教育行政机构的设置和领导干部的任免

七、主要教育领导干部的教育言论和教育实践

八、教育会议和教育领导机关颁发的指示、决定等文件

九、教育法规

十、教育为革命战争和阶级斗争服务

十一、党内教育、军队教育和在职干部教育

330007 340101 340103 340115 340202
340213 340304 340306 340406 3404223
340504 340801 340804 341001 341002
341103 341107 341202 341203 350104
350106 350401 350402 350603 350701
350903 351105 351204 350001 360101
360102 360201 360203 360401 360503
360601 360602 360702 361103 361105
361206 360001 370101 370507 370508

十二、革命干部学校、干部训练班和中学

270808 270906 270907 271006 271007
280101 280202 281005 290201 290605
290703 290905 290906 291003 291007
291009 291204 291206 300103 300403
300406 300507 300705 300805 300903
300912 301009 301107 301201 301204
300001 300003 300004 300007 300011
310104 310201 310205 310207 310208
310501 310508 310509 310602 310802
310809 310812 310813 310901 310908
311108 311111 311209 310002 310003
310004 310005 310007 320201 320205
320210 320407 320613 320616 320905
320909 320003 320004 330204 330303
330307 330402 330606 330703 330705
330810 330811 330812 330816 330817
331017 331108 331203 330003 330004
340401 340413 340702 340805 340903
340002 340003 340004 340005 340006
350702 351106 360204 361102 361106
370201

十三、工农教育

280104 290601 290606 300210 300507
300804 300904 300006 310502 310504
311001 311003 320101 320108 320406
320507 320601 320612 320703 330403
330404 330409 330502 330503 330505
330914 331109 330002 340209 340303
340309 340405 340416 340417 340418
340419 340420 340421 340701 340703
361203

十四、儿童教育

281202 290403 290502 290503 290604
291007 290004 300204 300408 300707
310306 320208 320305 320512 320702
321202 330102 330201 330612 340102
340209 340210 340414 340415 340904
341106 340001 350105 351001 350002
360303 360002 370401 370406

十五、师范教育、师资培训和教师

300606 300702 300706 310603 311002
310001 320307 320701 320706 320709
321003 330104 330913 340409 340410
340411 340412 340424 340802 340901
360103 370305

十六、教育经费

300704 301202 310703 320114 320602
320907 320908 330709 330911 340305
340308

十七、课本和教材

280004 291207 290006 300503 300806
300911 301102 300009 310206 310302
311013 310006 320107 320405 320614
330103 330508 330711 330913 330006
340402 340603 350001 360001

十八、教育概况和教育统计

270808 271201 290802 290903 291006
290004 300205 300504 300509 300510
301002 310208 310608 310704 310901
311203 320511 320513 320705 321106
330607 331111 340105 340114 340210
340305 340905 361201 370407 370505
370509 370602 370603

十九、教育刊物

270903 281003 310702 310705 311204
310008 330710 331002 330001 340505
370103

二十、其他

270901 271104 280102 280203 300305
310905 320611 320704 320902 330506
330802 340106 340108 350103 350201
350601 350803 351002 351205 360701
361202 370102 370304 370402 370503
370601

中　编

一、政治纲领、施政纲领、布告、标语中的教育条款

371103 380505 381101 390402 400413
400511 400808 400904 410213 410501
410714 410905 410912 410008 420314
421008 430113 430311 430801 430901
440108 450103

二、中共中央、八路军总部指示、决议、决定、命令中的教育内容

370702 370706 370708 370801 370802
370807 371006 380305 380503 390107
390205 390307 390412 390505 390506
390604 390606 390607 390710 390813
390815 391201 400102 400115 400201
400205 400206 400310 400311 400313
400412 400603 400806 400817 400901
400906 401002 401008 401009 401011
401014 401105 401203 401205 410206
410309 410411 410603 410701 410801
410903 410906 410910 411004 411109
411201 411208 411214 420215 420216
420302 420404 420605 420901 430102
430313 430402 431001 431003 440514

440005 450403 450405 450406

三、党政军领导人的教育言论和教育实践

370705 370707 370809 370812 370816
370902 370904 371005 371007 371008
371009 371101 371102 371203 371205
380102 380105 380106 380107 380110
380114 380203 380204 380302 380304
380306 380401 380402 380404 380405
380409 380411 380506 380601 380604
380702 380801 380805 380913 381006
390102 390104 390105 390201 390206
390407 390408 390411 390501 390502
390504 390508 390509 390601 390603
390701 390702 390705 390711 390814
391001 391002 391004 391102 391106
391205 391206 391208 390003 400103
400105 400107 400114 400204 400207
400304 400306 400404 400406 400407
400602 400612 400705 400804 400822
401007 401104 401109 401202 401205
401209 400012 410114 410302 410307
410308 410403 410407 410408 410409
410506 410512 410601 410604 410612
410704 410711 410715 410803 410806
410808 410903 410909 411001 411003
411006 411007 411105 411215 410005
420114 420117 420201 420204 420208
420210 420212 420214 420306 420308
420316 420401 420402 420403 420406
420504 420513 420606 420706 420708
420710 421003 421005 421007 421111
421202 421207 420008 430101 430110
430114 430117 430308 430309 430312
430601 430701 430705 430806 431104
431112 440105 440110 440111 440415
440513 440605 440903 441012 441110
441112 441123 441125 441204 441205
441207 441209 450105 450205 450301
450302 450404 450407 450408 450506
450802

四、地方党政领导机关决议、决定、指示、通知、命令中的教育内容

370709 370808 380104 380202 380403
380412 380707 380802 380808 380905
380906 380910 380911 390403 390413
390706 390712 390715 390901 390902
390903 390907 391008 391104 391105
391203 391204 390004 400111 400308
400317 400321 400410 400507 400601
400610 400813 400908 401101 401112
401204 401206 401207 401210 400015
410108 410110 410112 410116 410117
410203 410204 410208 410215 410301
410304 410314 410401 410404 410408
410414 410417 410502 410503 410504
410509 410516 410608 410705 410708
410710 410716 410804 410907 411009
411010 411011 411018 411101 411102
411103 411104 411106 411107 411108

五、工人、妇女、青年、学生等群众团体和教育工作

六、教育行政机构的设置和领导干部的任免

七、主要教育领导干部和教育界人士的教育言论和教育实践

380205 380301 380904 390101 390204
390510 390803 400202 400816 400822
400910 400917 401102 401103 410809
420414 420607 420704 420905 420910
430103 430201 430401 430403 430404
430504 430508 430513 430602 430604
430706 430709 430910 431101 431111
431205 440102 440104 440107 440210
440308 440401 440507 440610 440701
440902 441003 441013 441014 441202
441208 441213 450204 450208 450501
450607 450702 450803 450805

八、地方教育行政部门颁发的指示、决定、通令等文件

370903 371004 370002 370003 380303
380605 380606 380703 380804 380902
380907 380908 381007 381103 381104
381105 381207 390103 390109 390301
390302 390304 390414 390804 390806
390807 390808 390809 390810 390811
390812 391003 391103 391202 400322
400502 400810 400911 401005 401006
410201 410205 410210 410313 410514
410607 411013 411217 420118 420805
420806 420809 420907 421001 430106
430206 430208 430210 430213 430216
430217 430301 430304 430307 430408
430510 430905 440209 440212 440609
441101 441104 441109 441113

九、教育会议

380413 390112 390416 390513 390705
390816 391010 391011 400324 400403
400405 400706 400709 400711 400807
400821 400905 400915 400917 400918
401003 401010 401107 400009 410105
410405 410412 410414 410513 410518
410621 410713 410812 410911 410913
411015 420120 420310 420423 420801
421104 430111 430118 430204 430207
430512 430711 430914 431107 430002
430005 440210 440213 440401 440402
440409 440413 440603 440615 440705
440706 440707 440716 440804 440806
440807 440808 440809 440810 440811
440904 440909 441007 441011 441114
441115 441116 441117 441118 441119
450104 450110 450206 450413 450505
450603

十、报纸杂志上关于教育的社论和文章

370902 371201 380201 380407 381003
381202 381206 390202 390305 390409
390410 390417 390510 390602 390803
391004 391009 391207 391209 400106
400108 400110 400112 400113 400202
400301 400303 400314 400402 400408

十一、教育法规

十二、教育为抗日战争服务、教育与生产结合

十三、党内教育、军队教育和在职干部教育

370801 370802 370803 370909 371206
380106 380605 390201 390307 390408
390410 390506 390603 390607 390813
390815 391004 391106 390005 390007
390008 400101 400102 400111 400205
400310 400313 400320 400322 400407
400408 400409 400510 400602 400609
400701 400707 400806 400908 401008
401009 401011 401014 410415 410512
410801 411202 420422 420424 420602
420603 420608 420609 421110 430110
430208 430306 430309 430406 430508
430704 430803 440103 440109 440201
440405 440506 441105 441117 450302
450404 450510 450606 450801

十四、革命干部学校和训练班

370706 370803 370811 370814 370908
370910 371003 371010 371011 371012
371101 371102 371105 371106 371204
371206 371208 370001 380101 380103
380111 380112 380113 380206 380207
380302 380307 380308 380309 380402
380406 380415 380502 380509 380611
380612 380701 380704 380705 380806
380807 380810 380901 380912 381201
381203 381204 381205 380004 380005
380007 380008 380009 390107 390108
390110 390111 390113 390204 390207
390308 390309 390406 390415 390511
390512 390605 390606 390703 390704
390708 390713 390714 390801 390802
390904 390906 391006 391012 391101
391211 390001 390009 400116 400203
400208 400211 400307 400312 400320
400323 400401 400503 400508 400509
400510 400514 400604 400701 400702
400703 400708 400809 400902 400912
401017 401106 401110 401111 400006
400010 400013 410101 410111 410113
410115 410206 410214 410215 410311
410415 410505 410507 410519 410619
410715 410807 410810 410908 411005
411014 411017 411018 420104 420202
420207 420220 420222 420311 420319
420322 420421 420501 420502 420504
420514 420701 420703 420804 420812
420814 420815 420913 421007 421011
421013 421101 421103 421206 430111
430116 430215 430802 430902 431201
430001 430007 440214 440503 440601
440604 440713 440811 440813 440814
441128 441129 441210 441211 440003
440004 440005 450106 450107 450203
450207 450210 450303 450310 450412
450508 450510 450601 450701 450703
450809 450811

十五、中学和中等职业学校

十六、师范教育、师资培训和教师

十七、工农业余教育

440508 440515 440602 440711 440805
441002 441004 441005 441006 441008
441102 441104 441106 441107 441122
441125 441126 441127 441203 450202
450411

十八、儿童教育

370813 380108 380202 380303 380403
380412 380504 380609 380711 380803
380804 380906 380908 380909 380911
381002 381003 381004 381103 390404
390507 390706 390806 390807 390808
390908 391104 391105 391203 400206
400302 400314 400402 400601 400805
401105 401113 401206 401210 400004
400018 410105 410116 410201 410205
410403 410407 410413 410416 410813
411211 411216 410007 420106 420116
420407 420410 420411 420711 420903
420909 421105 420001 430120 430204
430303 430405 430505 430511 430910
431108 440106 440112 440203 440307
440408 440411 440412 440521 440606
440616 440717 441001 441013 441103
441121 440008 440012 450304 450312
450402 450410 450509 450512 450602
450706

十九、教育经费

381007 390810 401204 411212 411213
420102 420108 420120 420317 420909
430307 430708 430002 440309 441201
450102 450608

二十、课本和教材

370007 380510 380010 391109 400916
420124 420003 440816 450108 450803

二十一、新文字运动

370903 370004 401001 401103 401108
401207 400007 410115 410202 410514
410604 410615 410620 411006 411007
411008 411101 411105 411205 420312
421113 440509

二十二、少数民族教育

370905 370006 380408 380511 380708
380709 380802 380003 380006 400318
400412 400710 400803 410908 411017
441212 441213 450313

二十三、教育概况和教育统计

380812 380002 390106 390907 391010
400301 401015 400002 410104 410117
410212 410303 410305 410410 410505
410617 410620 410702 411210 410007
420511 430114 430115 430202 430213
430703 430711 430808 430903 431007
431106 440111 440206 440412 440802
440815 440817 441007 441119 440010
440013 450106 450107 450301 450707

二十四、教育社团和学术活动

二十五、教育刊物

二十六、其他

下　编

一、共同纲领、施政纲领、通告、标语中的教育条款

二、中共中央和党政军领导人关于教育的指示言论

三、地方党政领导机关决议、决定、指示、通知、命令计划中的教育内容

451015 451102 451104 451106 451107
451108 451111 451203 451205 451206
451212 451214 451215 451216 460107
460113 460123 460202 460203 460204
460206 460208 460209 460211 460302
460306 460308 460311 460322 460326
460329 460407 460410 460411 460416
460417 460423 460501 460509 4605010
460512 460513 460515 460521 460602
460604 460611 460614 460616 460622
460712 460715 460814 460901 460902
460905 460908 460909 460910 460911
460912 461003 461005 461101 461204
461205 460010 460011 470107 470109
470116 470121 470202 470301 470303
470304 470412 470413 470408 470502
470610 470703 470802 470903 470904
470906 470908 470910 471201 471203
471204 471206 480103 480202 480203
480204 480304 480307 480407 480502
480503 480504 480506 480507 480508
480512 480513 480603 480619 480703
480705 480706 480713 480714 480717
480719 480802 480806 480907 480908
480912 480913 480914 480915 481007
481020 481022 481023 481101 481102
481120 481121 481205 481206 481211
481212 481213 481225 490125 490126
490130 490132 490208 490211 490212
490218 490226 490227 490229 490233
490235 490239 490306 490308 490315
490319 490321 490322 490323 490326
490402 490403 490404 490407 490412
490413 490421 490424 490520 490522
490603 490604 490621 490627 490629
490630 490718 490723 490821 490829
490906 490908

四、工人、妇女、青年、学生等群众团体和教育工作

450910 451001 451002 451004 451011
451012 451014 451017 451104 451107
451113 451201 451203 460117 460604
460609 460904 460909 461005 461009
461010 461105 461108 461206 470104
470306 470401 470411 470503 470904
470908 471004 471005 470003 480207
480504 480716 480920 481001 481010
481018 481104 481112 490104 490106
490108 490115 490120 490127 490133
490203 490214 490228 490237 490407
490421 490816

五、教育行政机构的设置和领导干部的任免

450902 451022 451101 451110 451119
451120 450004 460101 460111 460114
460430 460512 460619 460903 461014
470110 470806 470912 471008 470002
480405 480807 480916 480919 480003
490102 490306 490506 490509 490605
490711 490803 490813 490825

六、主要教育领导干部的教育言论和教育实践

460312 460315 460409 460617 460711
461016 470101 470115 470409 470413
480306 480610 480620 480622 480803
481011 481220 481224 490125 490132
490414 490606 490609 490707 490722
490808 490910

七、教育会议和教育领导机关颁发的指示、决定等文件

460105 460108 460117 460205 460212
460303 460316 460317 460408 460413
460419 460422 460429 460504 460505
460511 460522 460603 460605 460606
460612 460618 460621 460624 460702
460703 460706 460709 460801 460815
460903 461006 461107 461111 461207
460008 470208 470308 470402 470406
470410 470602 470701 470703 470705
470706 470707 470801 470909 471001
471101 471103 480107 480208 480404
480601 480611 480615 480616 480617
480618 480713 480804 480808 480901
480902 480903 481003 481016 481004
481013 481025 481103 481111 481113
481201 481214 490103 490121 490122
490130 490202 490205 490209 490213
490219 490223 490314 490325 490327
490411 490417 490418 490505 490507
490510 490511 490514 490522 490611
490612 490623 490709 490710 490719
490727 490815 490820 490911

八、报纸杂志上关于教育的重要社论和文章

460309 460313 460314 460315 460317
460318 460319 460405 460425 460623
460812 461001 461016 461208 470120
470204 470403 470409 470901 480201
480509 480604 481008 481012 481015
481218 481219 490204 490237 490311
490312 490401 490415 490601 490618
490810 490814 490817 490822 490826
490827

九、教育法规

460310 460403 460416 460429 460611
460613 460815 471003 480708 481101
481118 481119 490235 490617 490628

十、教育为战争、土改服务，教育和生产结合

450914 451117 460107 460209 460318
460320 460418 460604 460615 460712
460811 460814 461003 461008 461012
461101 461111 461113 461115 461210
461203 461205 470102 470113 470203
470302 470308 470311 470404 470405
470410 470409 470412 470413 470501
470504 470512 470611 470702 470703

470708 470903 471001 471104 471201
470001 470003 480302 480503 480620
480707 480723 490123 490601 490824

十一、党内教育、军队教育和在职干部教育

451022 460418 461002 461117 460013
460014 470209 470310 470312 470506
471007 480407 480602 480608 480701
480917 480920 481002 481106 481107
481222 480004 490113 490212 490217
490231 490410 490806 490823

十二、革命干部学校、干部训练班和高等学校

450904 450913 451005 451009 451013
451016 451020 451023 451114 451115
451116 451118 451208 450001 450002
450005 450006 450007 460103 460116
460118 460120 460121 460207 460213
460214 460215 460301 460305 460321
460412 460424 460428 460524 460601
460608 460620 460707 460813 460906
460907 460910 461011 461012 461014
461109 461211 461212 461215 460001
460004 460009 470117 470210 470407
470704 470709 470803 470804 471006
471102 471105 471205 470004 480108
480210 480211 480309 480403 480406
480409 480505 480507 480508 480515
480613 480621 480623 480624 480704
480710 480720 480723 480809 480811
480813 480814 480815 480905 480909
480911 480918 481009 481017 481019
481101 481108 481115 481123 481202
481222 481209 481217 481220 480001
490110 490110 490114 490116 490124
490128 490129 490131 490221 490232
490234 490240 490241 490242 490302
490310 490313 490316 490317 490406
490408 490423 490427 490506 490515
490524 490525 490526 490602 490608
490620 490622 490630 490703 490705
490717 490722 490726 490727 490801
490803 490810 490811 490813 490818
490907 490002 490003

十三、中学和中等专业学校

450903 450907 450908 450908 451006
451015 451109 451111 451112 451117
451121 451210 450003 450009 460102
460122 460201 460206 460208 460216
460217 460304 460314 460325 460326
460327 460328 460426 460427 460515
460605 460625 460701 460703 460706
460804 460809 460810 460911 460914
460916 461001 460010 461103 461104
461114 461118 461213 461214 460002
460008 470114 470118 470119 470206
470207 470305 470611 470612 470614
470708 470901 470902 470911 471010
471103 471202 480106 480204 480211

十四、工农业余教育

十五、儿童教育

十六、师范教育、师资培训和教师

十七、教育经费

十八、课本和教材

451004 451007 451215 461106 461112
460012 470313 470609 490111 490428
490728

十九、教育概况和教育统计

450008 460101 460106 460115 460324
460414 460503 460508 460519 460520
460606 460621 460704 460705 460716
460803 460805 460915 461102 461210
470205 470309 470804 480105 480514
480803 480812 480910 481014 481021
481105 490117 490209 490215 490222
490416 490523 490631 490815 490904
490907

二十、教育刊物

451101 451202 451209 450010 460523
460610 461015 460006 470101 470308
470605 470613 480206 481006 481218
490204 490414 490426 490905

二十一、教育社团

460212 460323 460802 470503 480623
490104 490120 490224 490301 490409

二十二、其他

460421 460506 460812 460713 461202
460005 470103 470105 470307 470509
470513 470603 470905 480209 480308
480406 480709 480914 481216 490206
490207 490406 490512 490516 490517
490721 490809

后 记

2016年初，接受院里委托的任务，我们开始了本书的修纂工作。期间，这项工作得到了中国教育科学研究院中央级科研院所基本科研业务费专项资助（项目名称：共和国教育史专题研究——革命根据地教育史料的整理与编研，项目编号：GYH2016004）。三易寒暑，终告完成。其间甘苦，一言难尽。

全书分为上、中、下三编。编写小组的分工是：徐卫红、宋荐戈承担上编条目的拟写，修订工作由徐卫红完成；郭红霞、姚宏杰承担中编条目的拟写，修订工作由姚宏杰完成；下编条目的拟写和修订工作由姚宏杰承担。宋荐戈撰写了关于苏区、各抗日根据地和解放区的创建及发展情况的概述，书末索引由小组集体编制，姚宏杰对全书进行了统稿。

本书得以面世，首先要感谢中国教科院领导对革命根据地教育研究的一贯重视，感谢前辈学者对本项研究的关注与支持，感谢老领导滕纯先生欣然赐序。初心不忘，薪火相传，此之谓也。还要感谢出版人聂昌慧先生的精心策划，感谢山东教育出版社刘东杰社长、孟旭虹总编辑的鼎力协助，感谢孙红主任及其团队为本书编辑所付出的许多努力和辛劳。此外，北京科技大学、北京师范大学两位研究生胡锦琳、赵建同学，参与了本书的资料搜集和文字工作，在此一并致谢。

令人痛惜的是，在本书编写的最后阶段，郭红霞同志突发脑出血，永远离开了我们。红霞学识、做事俱佳，周到而干练，翩然而去，同仁伤感无已。她的爱人韩文强副教授强忍巨大悲恸，接续未竟，完成了撰写工作。我们以为，本书的出版，在记录那段让人荡气回肠的历史，致敬那些为新中国教育奠基无私奉献的无数先辈的同时，也寄托着大家对朋友的深深怀念。

中国革命根据地教育的历程波澜壮阔，涉及方面众多，相关文献则较为分散，资料仍有待继续挖掘，研究还有待进一步深入。我们深知，书中对相关史事的编订，遗漏错讹恐所在多有，文字措辞亦未尽妥帖。诚恳希望读者朋友们不吝批评指出，以便修订，加以完善。

编　者

2019年2月

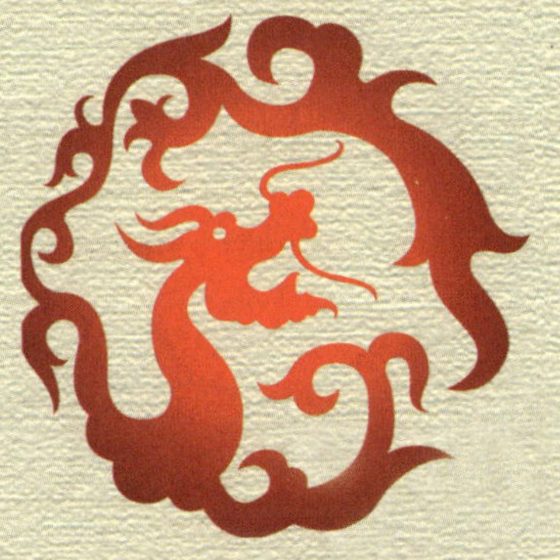

中华文化丛书

Collection Cultures Chinoises

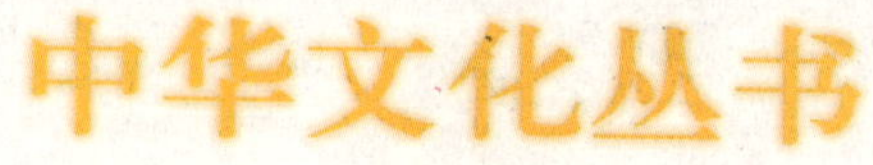

Chinesische Kultur für die Welt

中華文化シリーズ Collection Cultures Chinoises

Chinesische Kultur für die Welt

Chinese Culture Series

Serie sobre la Cultura China 中華文化シリーズ

Chinesische Kultur für die Welt

Chinesische Kultur für die Welt

中华文化丛书

Chinese Culture Series

Chinese

Culture Series

Chinesische Kultur für die Welt

神奇的中医外治

◎张瑞贤 编著

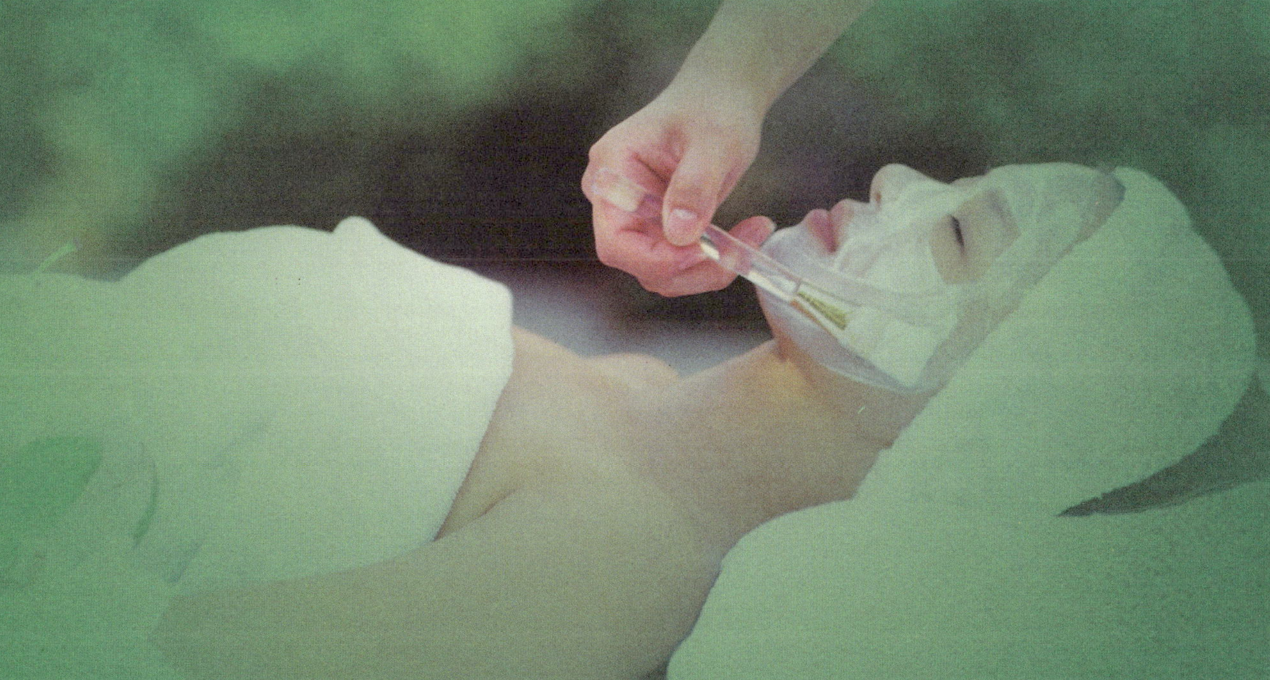

山东出版集团
山东教育出版社

图书在版编目(CIP)数据

神奇的中医外治／张瑞贤编著.—济南：山东教育出版社，2009
(中华文化丛书)
ISBN 978-7-5328-6225-2

Ⅰ.神…　Ⅱ.张…　Ⅲ.外治法　Ⅳ.R244

中国版本图书馆CIP数据核字(2009)第062259号

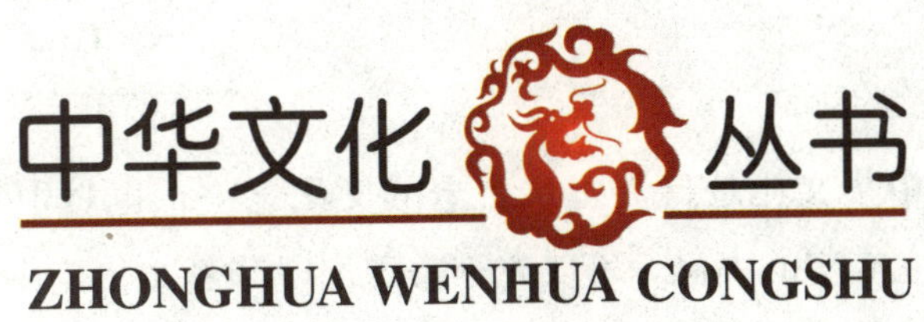
中华文化丛书
ZHONGHUA WENHUA CONGSHU

致读者

中华文化是世界上最古老的文化之一，也是中华民族智慧的结晶。它丰富的内涵，不仅充分表现出以华夏文化为中心的统一性，而且有着非常明显的多民族特点。中华文化的统一性，在中国历史上的任何时刻，即使是在多次的政治纷乱、社会动荡中，都未曾被分裂和瓦解过；它的民族性则表现在中国广袤疆域上所形成的多元化的区域文化和民族文化。而在悠久历史长河中，随着中外文化交流的频繁，中华文化又吸收了许多外来的优秀文化。它的辉煌体现在哲学、宗教、文学、艺术里，它的魅力涵盖在中医、饮食、民俗、建筑中。数千年来，它不仅滋养着炎黄子孙，而且对世界其他地区的历史与文化产生了重要的影响。

在进入21世纪的今天，越来越多的人对中华文化产生了浓厚的兴趣。许多国家兴起了学汉语热，来中国的外国留学生也以每年近万人的速度递增。近年来，一些国家还相继举办了“中国文化节”，更多的外国朋友愿意了解、认识古老又现代的中国。

为了展示中华民族的优秀文化，促进中华文化与世界各国文化之间的交流，我们策划、编撰了这套“中华文化丛书”（外文版名称“龙文化：走近中国”）。整套丛书用中文、英文、法文、日文、德文、西班牙文，向中外读者展现了中华文化的丰富内涵。在来自不同领域的百余位专家、学者的笔下，这些绚丽的中华文化元素得到了更细腻、更生动、更详尽、更有趣的诠释。

整套丛书共分36册，从《华夏文明五千年》述说中国悠久的历史开始，通过《孔子》、《孙子的战争智慧》、《中国古代哲学》、《科举与书院》、《中国佛教与道教》，阐述中华民族精神文化的不同基因与思想、哲学发展的脉络；通过《中国神话与传说》、《汉字与书法艺术》、《古典小说》、《古代诗歌》、《京剧的魅力》，品味中国文学从远古走来一路闪烁的艺术与光芒；通过《中国绘画》、《中国陶瓷》、《玉石珍宝》、《多彩服饰》、《中国古钱币》，展示中国古代艺术的绚烂与多姿；通过《长城》、《古民居》、《古典园林》、《寺·塔·亭》、《中国古桥》，回眸中国古代建筑史上的璀璨与辉煌；通过《民俗风韵》、《中国姓氏文化》、《中国家族文化》、《玩具与民间工艺》、《中华节日》，追溯中国传统礼仪、民俗文化的起源与发展；通过《中医中药》、《神奇的中医外治》、《中华养生》、《中医针灸》，领略中国传统医学的博大与精深；通过《中国酒文化》、《中华茶道》、《中国功夫》、《饮食与文化》，解读中国人"治未病"的思想与延年益寿的养生方法；通过《发明与发现》、《中外文化交流》，介绍中国科技发展的渊源与国际交流合作之路。

这套丛书真实地展现了中华文化的方方面面，作者以通俗生动的语言，在不长的篇幅内，图文并茂地讲述了丰富的历史、故事、传说、趣闻，突出知识性、可读性和趣味性，兼顾多国读者的阅读习惯，很适合对中华文化有兴趣的中外大众读者阅读。

参加本套丛书外文版翻译工作的人士，大都是多年生活在海外的华人学者，校译者多为各国的相关学者。在本套丛书出版之际，谨向这些热心参与本项工作的中外人士致以崇高的敬意和感谢。

本套丛书由中国山东教育出版社、中国百花洲文艺出版社和中国湖南科学技术出版社联合出版。2009 年 9 月，中国将作为主宾国，参加在德国法兰克福举办的国际书展。我们真诚地希望，这份凝聚着中国出版人心血的厚重礼物能够得到全世界读者的喜爱。

卢祥之

2009 年 1 月 15 日

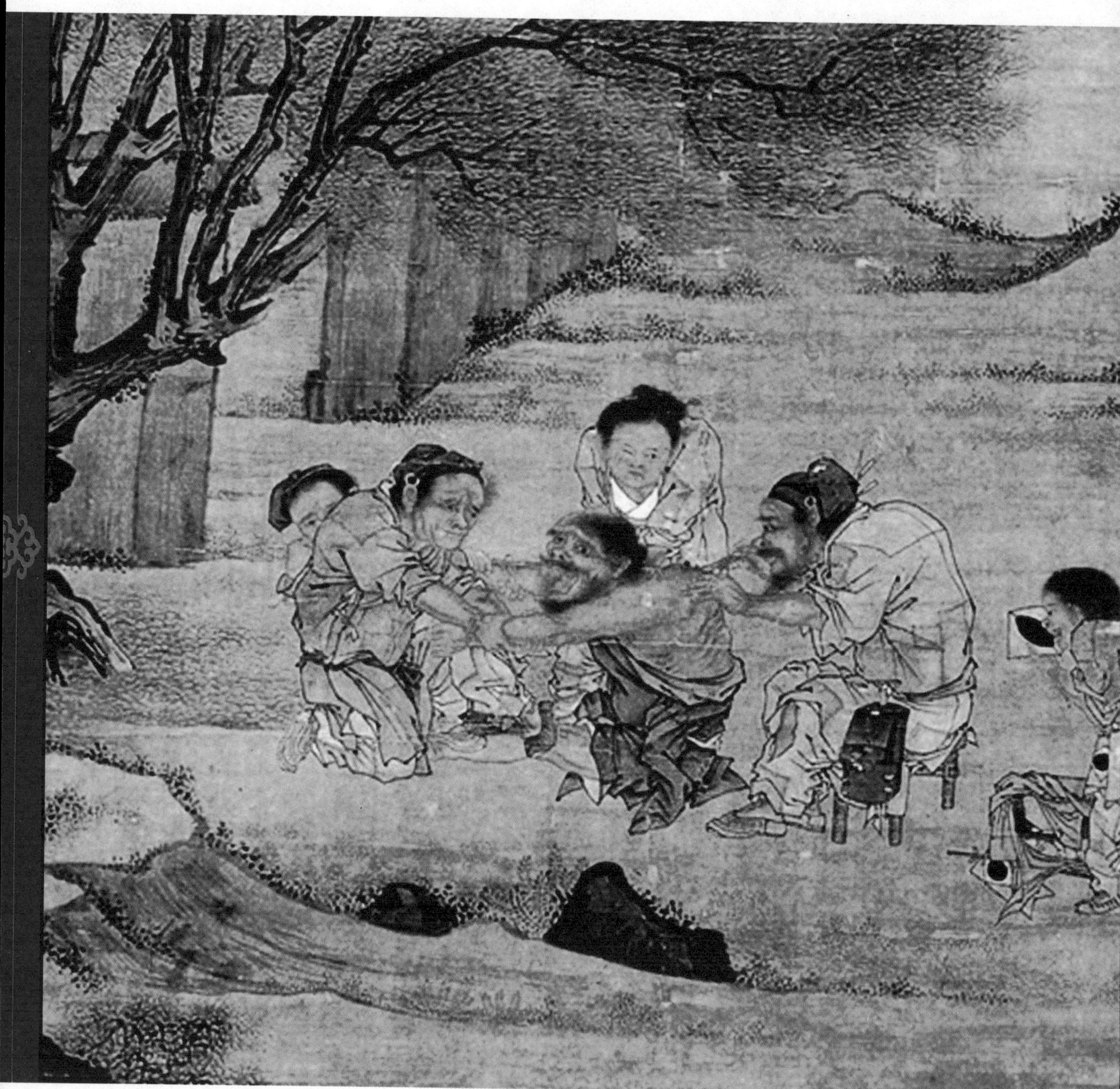

■ 艾灸图（宋）

目录

引　言

有一个非常经典的笑话，说是三国时期一名将领中了敌箭，找来医生治疗，医生让徒弟取来剪刀、锯、药膏、绳索等专业工具，在徒弟的协助下，二话不说，有条不紊地动起手来。他首先用锯子将箭杆沿皮肤边缘锯断，然后剪齐，用清水冲洗伤口，敷上膏药，再用麻布包裹，用绳索固定，最后拍拍手就走。将领急了，不解地问："治好了？"医生回答："好了。""完了？""完了！""那箭头还在肉里呢？""哦！

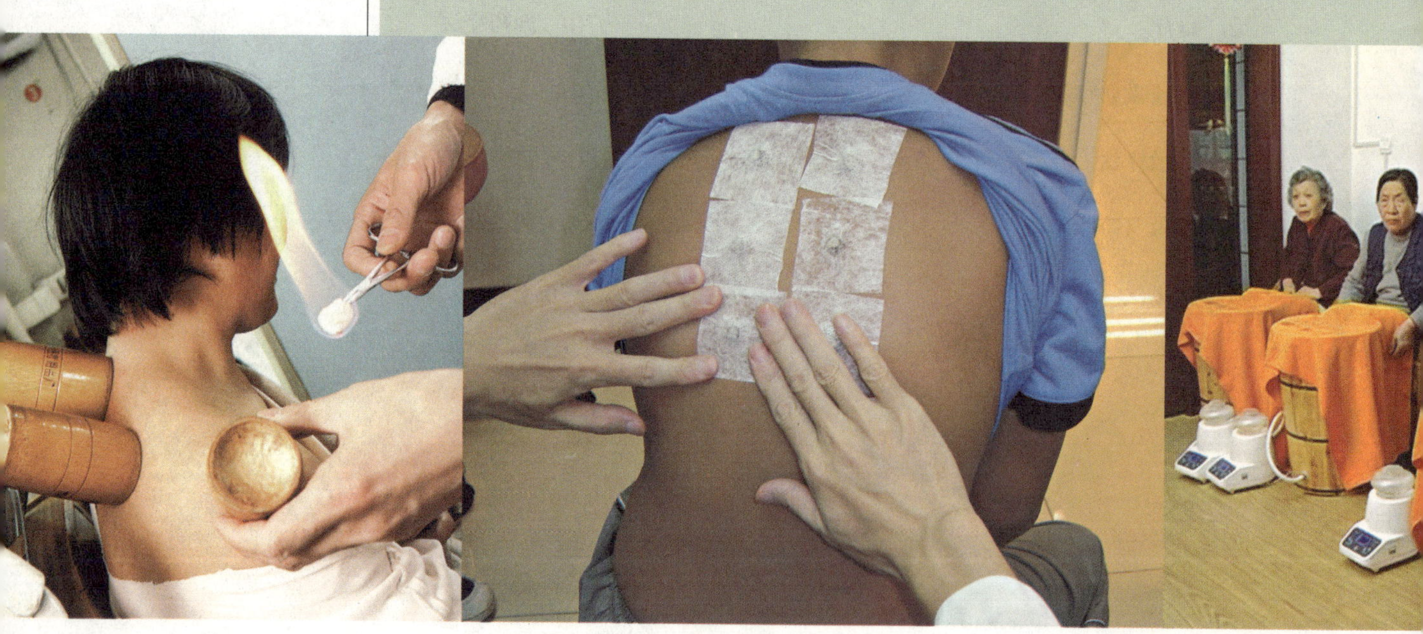

那不归我管，我是外科医生！”

大家知道，不论中医还是西医，内外科都不是这样区分的。不过中医的确有专门的外治法，这类方法不经口服药物，不通过消化道吸收，而是通过皮肤黏膜或者五官九窍给药，甚至根本不用药物进行防治疾病。比如，人痘接种法就属于中医外治法之一。此外，还有刮痧、蜂疗、敷贴等方法。欲知其详，请翻阅本书吧。

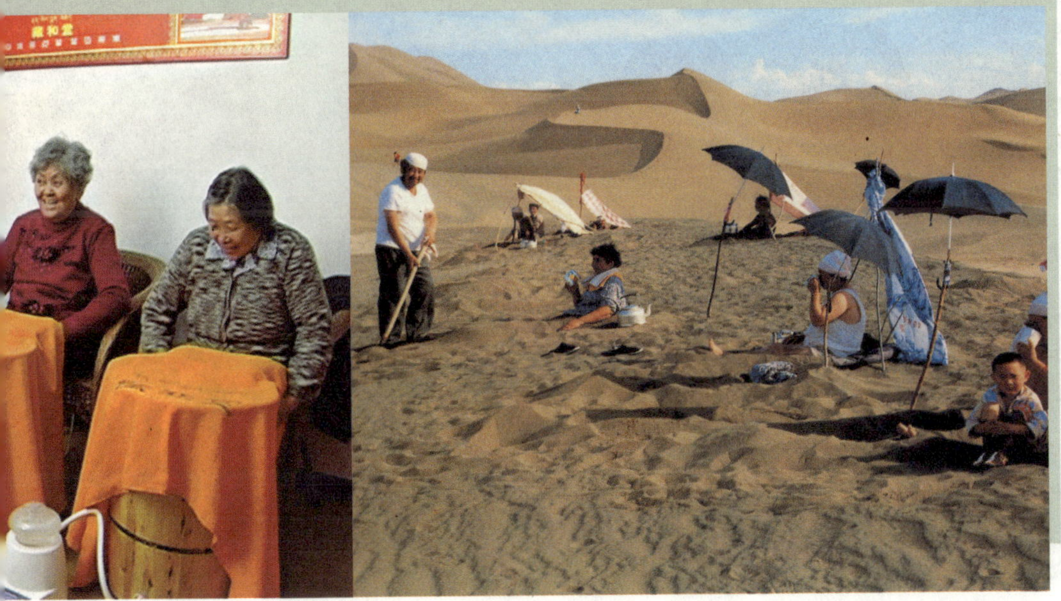

◀ 多种多样的中医外治法

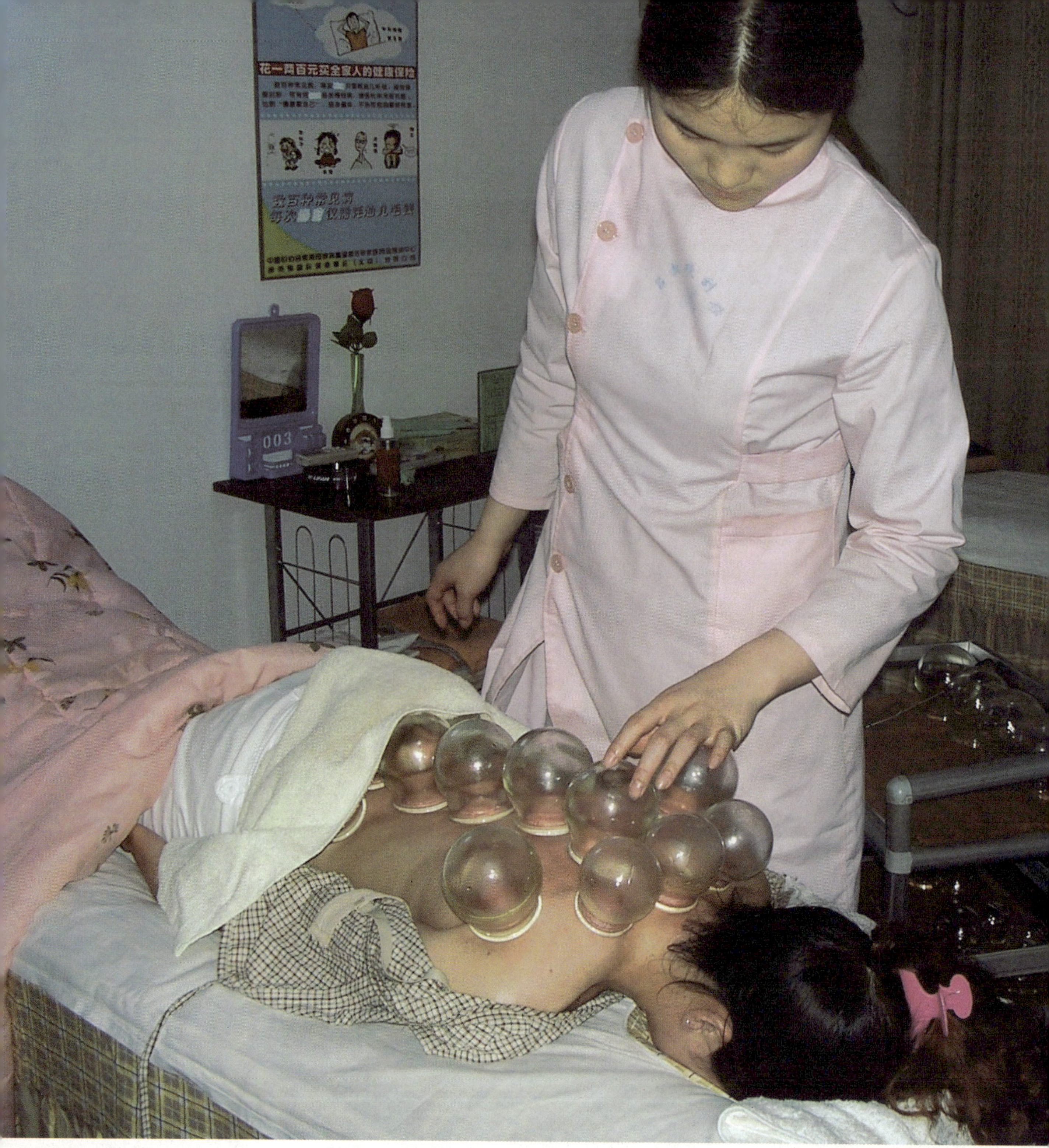

拔火罐

异彩纷呈的中医外治法

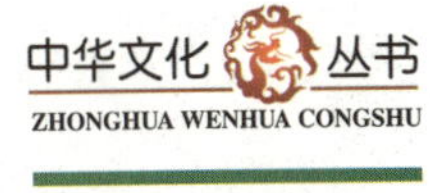

什么是中医外治法呢？至今没有公认的权威的标准定义，只有约定俗成的认识。简而言之，它是一种医疗技术名。它不是采取人们常见的口服药物的方法，而是通过两类方法防治疾病，一类是通过皮肤黏膜、五官或肛门、阴道给药的方式使药物直接渗透到血流之中，从而防病治病；一类是用物理方法刺激体表的肌肉、筋骨以影响体内器官，达到防治目的。

按这样的观点，西医同样有很多外治法，如常见的外科手术，皮肤、肌肉、静脉注射和输液，外用药物、理疗等等，以及透皮给药治疗系统（TTS）的应用。中医外治法有许多与此相似的疗法，并且借用了西医使用的现代技术，但还有更多别具特色甚至被现代科学所不能接受的疗法，如刮痧、足浴、药枕、拔罐、脐疗等，可谓五花八门。尽管其中一些疗法并不是源自我国，但它们已经与中医完全融合在一起，成为中

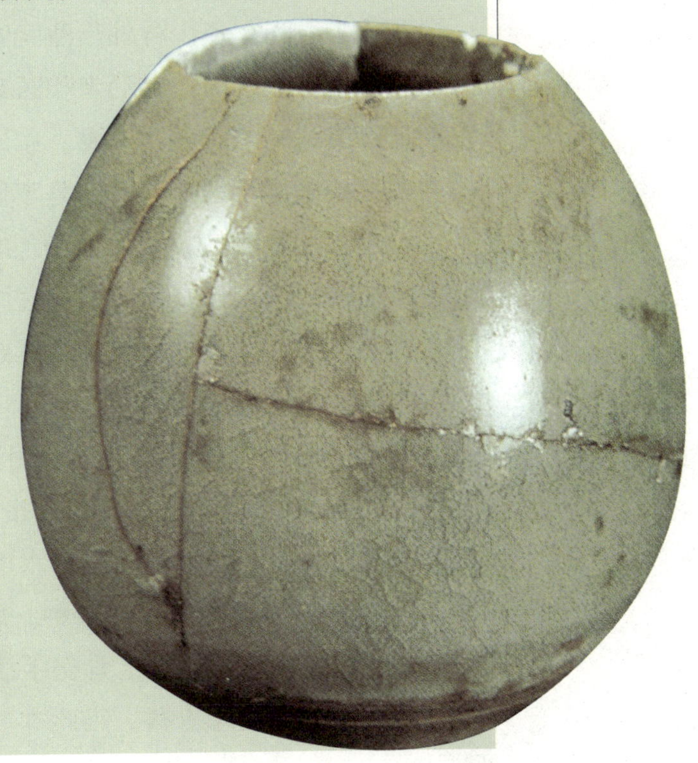
▼ 耀瓷拔火罐（唐）

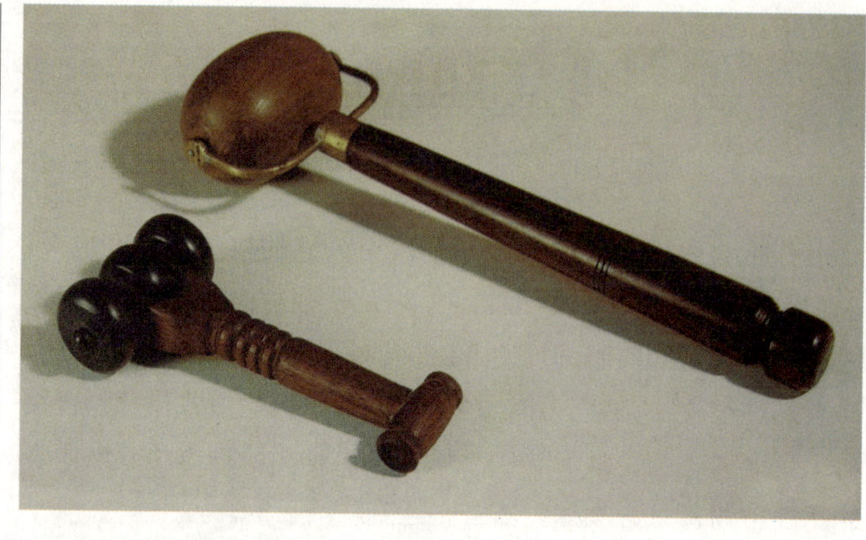

太医院按摩器（清）▶

医外治法的一部分。

那么，中医有多少种外治法呢？这是一个很难回答准确的问题。第一，经过历代劳动者和医家在临床实践中不断创新与发展，外治法的内容异常丰富；第二是如何分类的问题，外治法大多直接来源于医疗实践，是不同地区、不同时期、不同民族不约而同地发明的，方法互相包容，又各有不同；第三，多数外治法在民间流传，远不像中医内治法和针灸、按摩等疗法那么成熟，因此很不规范，难以界定。所以，我们的介绍只能尽可能全面，但难免挂一漏万。

中医外治法中有一类是不采用药物的物理疗法，如针灸、推拿、按摩、挑割、刮痧、捏脊、指压、拔罐、竹筒、牵引、结扎、埋藏、放血、咂吸、冰敷、水疗等；还有一类是药物外治法，据不完全统计大约有90余种。如今根据习惯，人们已将针灸、按摩推拿（包括拔罐）、骨伤手法及手术等比较成熟的方法分离出来，独立成为专科，因此本书也不在这里讨论了。

中医外治法的种类和范围

刮痧：又叫揪痧、扯痧等，是指应用光滑的硬物器具或用手指、金属针具等在人体表面特定部位反复进行刮、挤、揪、捏、刺等的治疗方法。

咂吸：以口、水蛭或医疗器械等吸咂和吸引患处治疗有关疾病的一种方法。

冰敷：用冰块局部降温的方法。

水疗：有冷水、热水疗法的不同，局部冲洗与全身洗浴的区别。

沙疗：又称埋沙疗法，有全身沙疗和局部沙疗两种。

泥疗：用湿泥敷在人体一定的部位或将整个身体卧在泥中来治疗疾病的方法。

蜂疗：用家养蜜蜂的螫针刺到病人体表有关“作用点”来治疗疾病的方法。

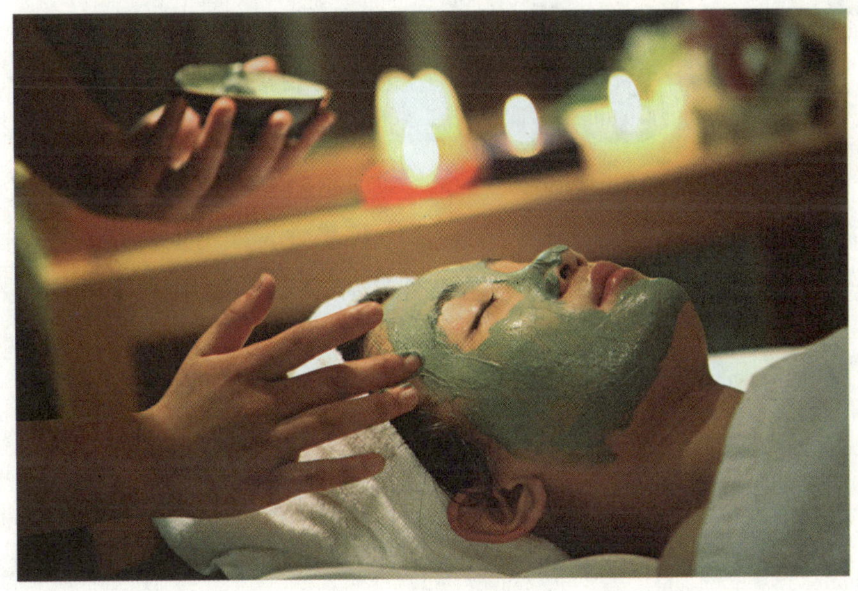

◀ 泥敷

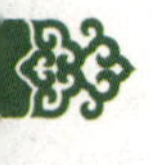

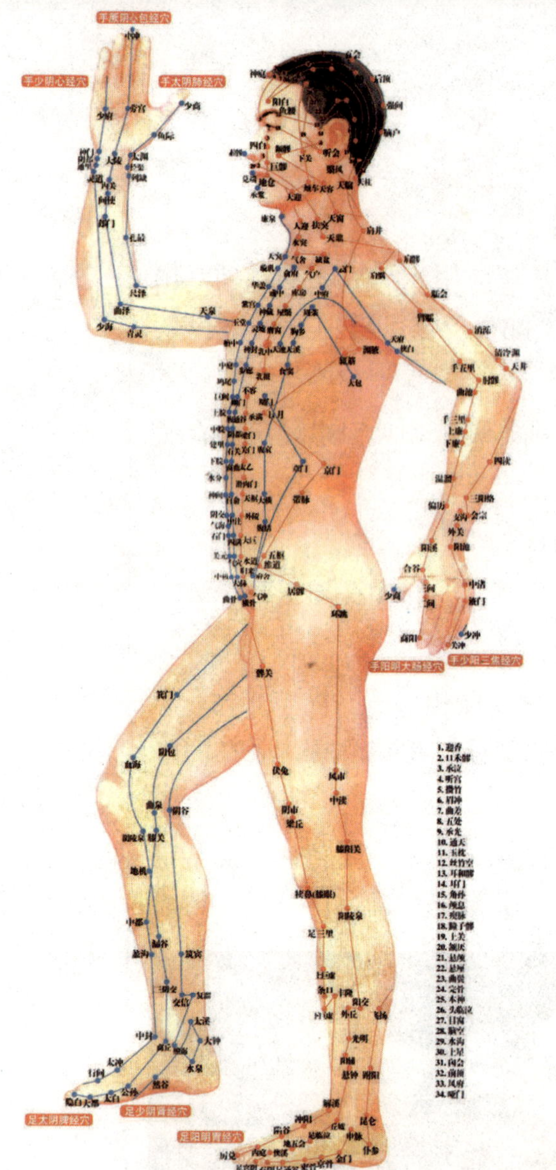

人体穴位图 ▲

贴法：以胶粘的剂型（如膏药）或药末调成的薄膏贴于患处或腧穴。

涂法：以较稀药物或药汁薄薄地涂于患处。

敷法：以药末和酒或醋等调敷患处或腧穴。

围法：又称箍法，与敷法相同，但要求将药物敷在患处四周，中间留孔。

发泡法：用对皮肤具有刺激性的药物敷贴于皮肤有关穴位，使之发生水泡而达到治疗疾病的目的，其作用类似灸法，故又称“冷灸”。

擦法：用药物直接擦患处，如用生姜擦斑秃。

揉法：用指腹蘸药末在患处轻轻摩动，如用薄荷末揉合谷、迎香穴治感冒。

熨法：如将葱、盐炒热，布包熨脐治小便不通，或将热水袋置于药饼上热熨。

罨法：以新毛巾或纱布蘸药水覆盖于患处作冷、热罨。

熏法：有煎汤熏或烧烟熏两种，是借助药物的热气治疗局部或全身疾病的方法。

蒸法：将药物蒸腾以后，放入容器内，或散发于病室中，由鼻孔或肌肤吸入而治病的方法。

浴法：药煎水洗浴，如用西河柳煎水洗浴治疗麻疹。

洗法：用药煎水洗涤患处。

浸法：将患肢较长时间浸在药液内，如用明矾煎水浸足治高血压病。

掺法：将药末撒于患处或疮疡表面，如治孔窍出血，用穿山甲末掺患处。

扑法：用纱布或稀绢包裹药末轻轻顿扑患处，如用煅龙牡粉扑身止汗。

吹法：借助管状物将药末送入口腔、咽喉、耳、鼻等孔窍。

嗅法：用鼻孔将药末吸入。

药烟法：如吸洋金花香烟平喘。

点法：用药末点眼角，或用有腐蚀性的药物直接点患处，如点痣。

滴法：使药水一滴一滴地落于局部病灶上，如用药水滴眼、滴鼻等。

塞法：将药物制成锭剂，或将药末绢包，塞于鼻、阴道、肛门等处。

刷法：如用药末刷牙固齿。

导法：如将蜜或胆汁注入肛门，治大便不通。(包括灌肠法)

嚏法：用纸捻或药末刺激鼻黏膜而使之喷嚏以预防和治疗疾病的方法。

枕法：将药物研成粗末，装入布袋中，当枕头用。

坐法：将药末炒热，布包（可做成椅垫），令患者坐于其上，以治疗前后二阴疾病。（用药丸或锭剂塞入阴道，称坐药法。）

兜肚法：将药末装入布缝制成的兜肚形状的用品内，置于脐腹部。

挟、握法：将药物挟于腋窝、胯间或握于手掌心以治疗局部或全身疾病的方法。

佩（挂）法：药末装入囊中挂于胸前，用于预防和治疗疾病，如佩挂香囊预防小儿感冒、治疗厌食等。

含漱法：将药末绵裹含口内或用药液漱口，治疗口疮、齿衄等病。

喷法：采用喉枪或其他喷雾器将药末或药液喷入咽喉或其他患处的治疗方法。

药枕 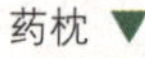

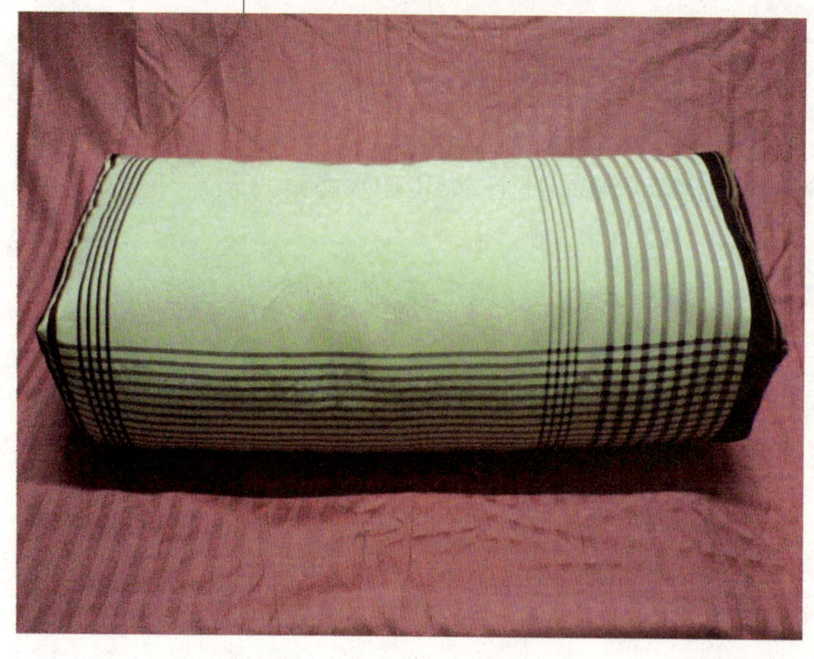

淋法：用药水或药液自上而下浇淋的方法。

潩法：以冷水或稀释药水喷洒面部的一种治法。

裹法：使用药物包束患处及肌肤穴位的方法。

封法：使用药膏、药糊、药脂等较厚地封涂疮口、患处、脐、小腹等的一种方法。与涂法、敷法的区别在于用药厚，密勿露泄。

填法：将药物填入脐部、疮口、皲裂口等的方法。

需要说明的是，以上种种只是中医外治法的部分，而不是全部。同时这些范围和种类的划分标准也不统一，因此常有部分外延交叉的现象。另外，目前中医外治法已与现代科技相结合，采用了电离子导入、超声雾化吸入、红外线照射以及磁疗等，丰富了外治内容，提高了临床疗效。

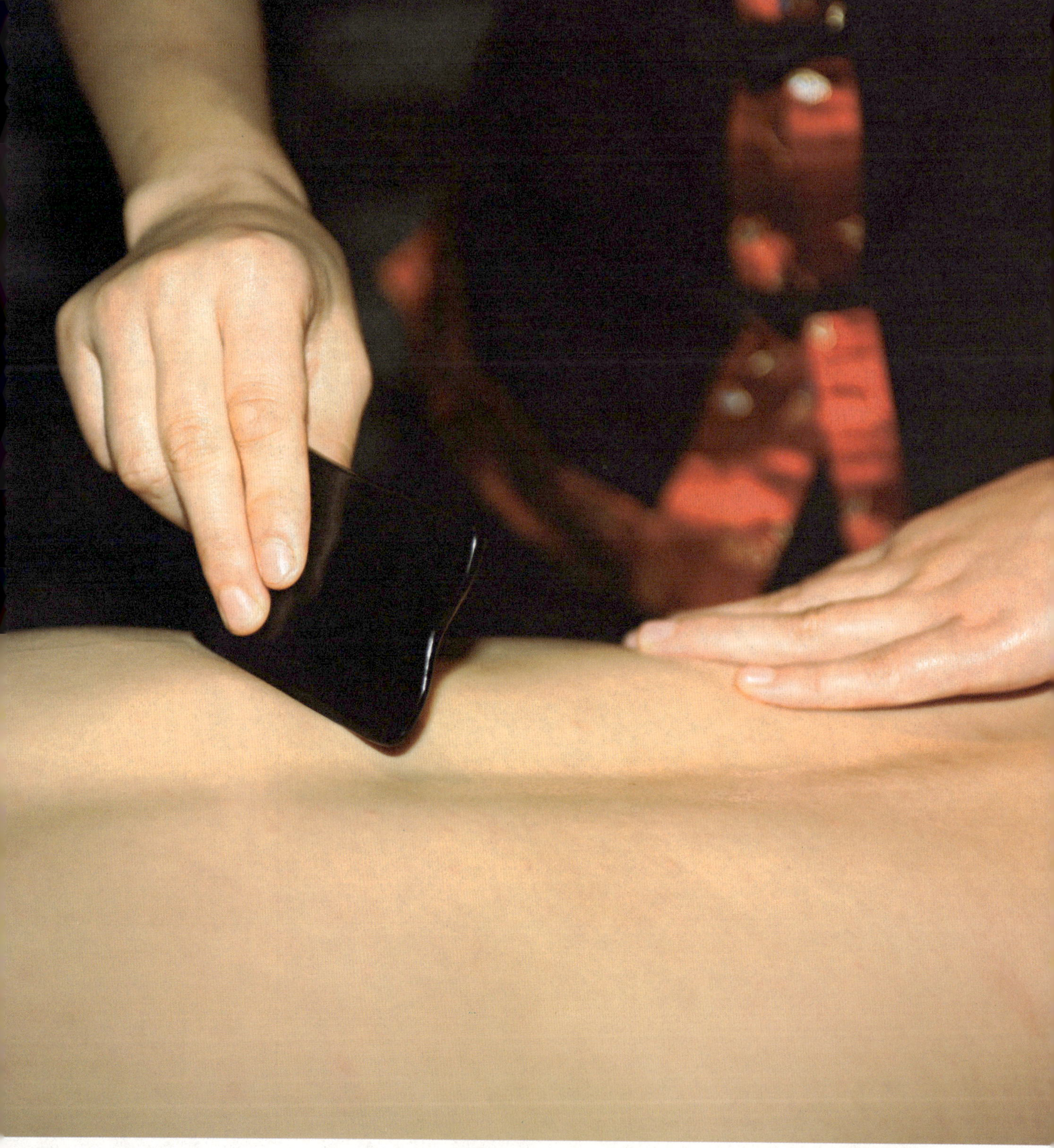

刮痧

中医外治法来自民间

中医来自民间，直到今天仍然从民间土壤中汲取丰富的营养。中医外治法更是如此。

中医外治，历史悠久，它的出现可能是与内治法同时，甚至更早。当先民在狩猎、战争过程中发生创伤、流血时，他们会本能地使用植物叶子、泥土之类涂敷创面、伤口，以止住流血和减轻疼痛。这种连某些动物都会采用的方法极为原始和本能，因而其使用很可能早于内治法，这类方法也就成了中医外治的起源。

鲁迅先生小时候非常喜爱一部春秋战国时传下来的古书，名叫《山海经》。近些年人们对它的兴趣越来越大，发现把它归入地理类、神话类等都不合适，它本质上是古代巫师代代相传的著作，他们把所见所闻口耳相传，到了战国才结集成书。当时还是医巫不分的时期，上古的一些医学知识也被该书保留了下来，其中就有不少外治法的记载。如《西山经》中

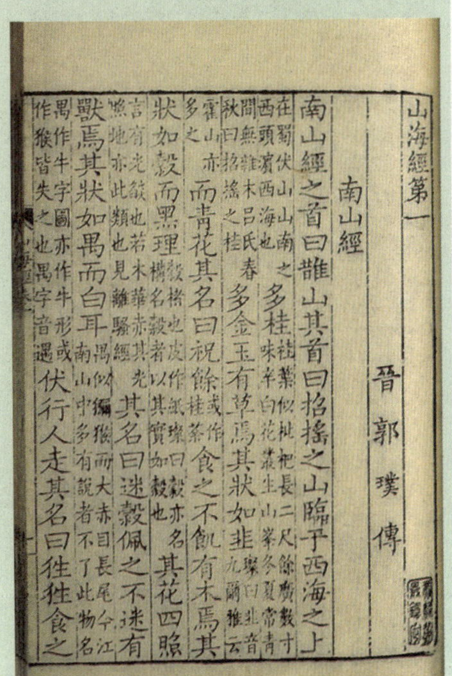
山海經第一

南山經

晉郭璞傳

南山經之首曰䧿山其首曰招搖之山臨于西海之上（在蜀伏山山南之西頭濱西海也）多桂（桂葉似枇杷長二尺餘廣數寸味辛白花叢生山峯冬夏常青間無雜木呂氏春秋曰招搖之桂）多金玉有草焉其狀如韭（璨曰韭音九爾雅云霍山亦多之）而青花其名曰祝餘（或作桂荼）食之不飢有木焉其狀如穀而黑理（穀楮也皮作紙璨曰穀亦名構名穀者以其實如穀也）其花四照（言有光焰也若木華赤其光照地亦此類也見離騷經）其名曰迷穀佩之不迷有獸焉其狀如禺而白耳（禺似獼猴而大赤目長尾今江南山中多有說者不了此物名禺作牛字圖亦作牛形或作猴皆失之也禺字音遇）伏行人走其名曰狌狌食之

◀《山海经》

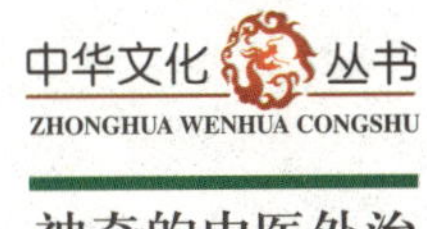

就说："有草焉，名曰熏草，麻叶而方茎，赤华而黑实，臭如靡芜，佩之可以已疠。"意思是说西山有一种草，名叫熏草，叶子像麻叶却长着方方的茎干，开红色的花，结黑色的果，气味像当归的幼苗，把它插在身上就可以治疗瘟疫。抛开疗效不讲，上古已经开始使用外治方法防治疾病是可以肯定的。熏草香气很浓，古人认为佩上它可以预防瘟疫。《西山经》中还说："有草焉，其名曰黄雚，其状如樗，其叶如麻，白华而赤实，其状如赭，浴之已疥，又可以已胕。"意思是说，西山有一种草，名叫黄雚，形状像樗树，叶子像麻叶，开白花，结红果，外表形状像赭石，用它洗浴就可治愈皮肤病，还可以治疗脚面浮肿病。现在我们并不能确切地说出熏草和黄雚究竟是什么，但这是它们最早用来外治的记载。类似的记载在《山海经》中还有不少，这是原始巫医使用外治法的明证。

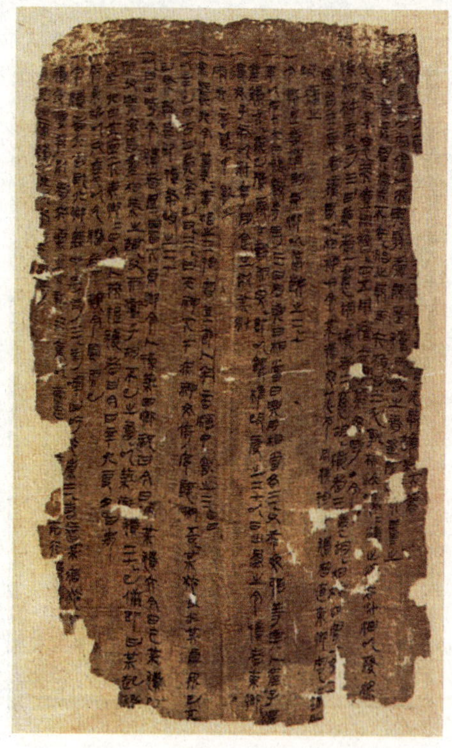

《五十二病方》帛书

1972～1974年湖南长沙的重大考古发现也证实了外治法早在汉代以前就已经普遍使用。马王堆一号汉墓出土了一批中药，至今尚可辨认的药物有辛夷、佩兰、茅香、花椒、桂皮、杜衡等10余种，绝大部分是芳香类药物。这些药物出土时分别置于药袋、香囊、枕头和熏炉之中。三号汉墓中还出土了汉代医学帛书和简书，其中的《五十二病方》中就有许多外治法的处方。在该书记载的283首方剂中，外治方占据一半，有熏、浴、洒、沃、敷、涂、膏、封等多种用法。其中，敷药方就有70余首。从中可以看出，早期医疗中外治法所占的比例也大于内治法。

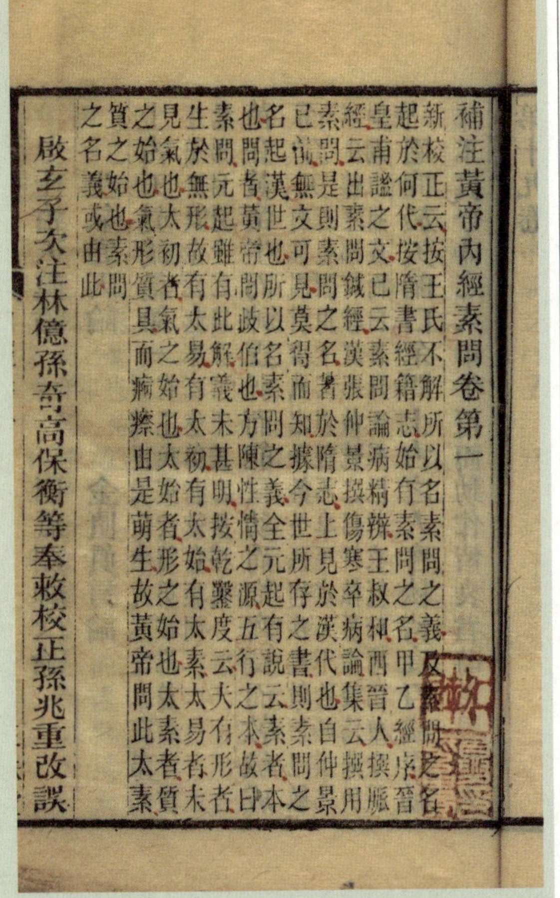

補注黃帝內經素問卷第一

新校正云按王氏不解所以名素問之義及素問之名起於何代按隋書經籍志始有素問之名甲乙經序晉皇甫謐之文已云素問論病精辨王叔和西晉人撰脈經云出素問鍼經漢張仲景撰傷寒卒病論集云撰用素問是則素問之名著於隋志上見於漢代也自仲景已前無文可見莫得而知據今世所存之書則素問之名起漢世也所以名素問之義全元起有說云素者本也問者黃帝問岐伯也方陳性情之源五行之本故曰素問元起雖有此解義未甚明按乾鑿度云夫有形者生於無形故有太易有太初有太始有太素太易者未見氣也太初者氣之始也太始者形之始也太素者質之始也氣形質具而痾瘵由是萌生故黃帝問此太素質之始也素問之名義或由此

啟玄子次注林億孫奇高保衡等奉敕校正孫兆重改誤

《黄帝内经》

从汉代以前的文字和实物中我们可以看出，当时的外治法并不少于内治法，而且外治法有更浓的原始痕迹，更接近于生活和生产实践。中医外治法不同于内治法，它是完全来自民间，而后才被医家总结吸收利用的。虽然《黄帝内经》和《伤寒杂病论》等经典著作中也可看到外治法的记载，但医家著作中的外治法是远远少于民间的。

外治法在中医发展过程中有一个曲折反复的历程，这也是医家对民间经验认识的过程。

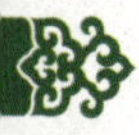

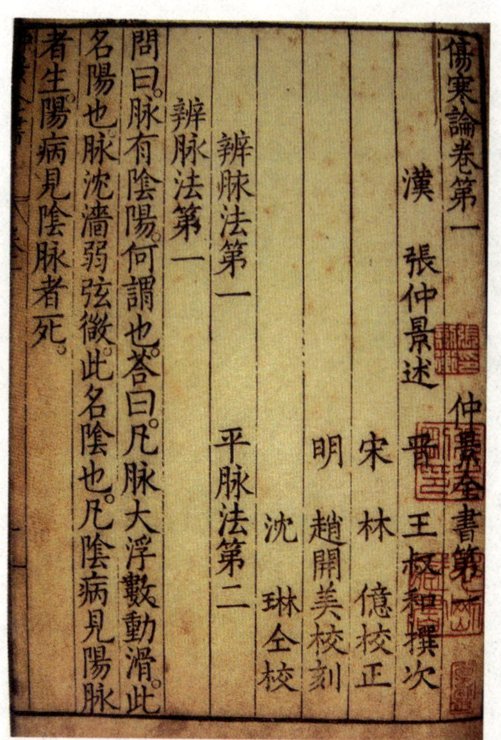

傷寒論卷第一　　仲景全書第一

漢　張仲景述

晉　王叔和撰次

宋　林億校正

明　趙開美校刻

沈　琳仝校

辨脈法第一　平脈法第二

辨脈法第一

問曰。脉有陰陽。何謂也。荅曰。凡脉大浮數動滑。此名陽也。脉沈濇弱弦微。此名陰也。凡陰病見陽脉者生。陽病見陰脉者死。

《伤寒论》▶

在汉代至魏晋南北朝时期，中医学的特点是以积累经验为主，这时的各种医学书籍中保留了诸多外治法经验，如《伤寒杂病论》中就有用雄黄熏治狐惑病，用百合方洗身治百合病，以蜜煎导法或猪胆汁灌肠治疗便秘等。葛洪的《肘后备急方》也有用生地黄或瓜蒌根捣烂外敷治伤，黄连浸浓汁渍拭治泪出不止等。而我国第一部外科专著《刘涓子鬼遗方》收载外治法更多，全书151首方中，外治膏方达69首。这一时期医家广泛重视民间医疗经验。

隋唐两宋元明时期，中医学的特点是理论升华为主，出现了主流医学与民间走方医的分野。虽然在大型方书、本草以及部分外科书籍中仍然保留了相当数量的外治法，但外治法已经明显式微，占主流地位的是以治疗大方脉为主的丸散膏丹内服疗法。

进入清代晚期，一批有识之士开始重新关注民间疗法，不耻下问，出现了一些生命力很强、影响极广泛的著作。如赵学敏的《本草纲目拾遗》和《串雅内外编》，收载了大量外治法的内容，如用鼻烟“通关窍，治惊风，明目，定头痛，辟疫”；用

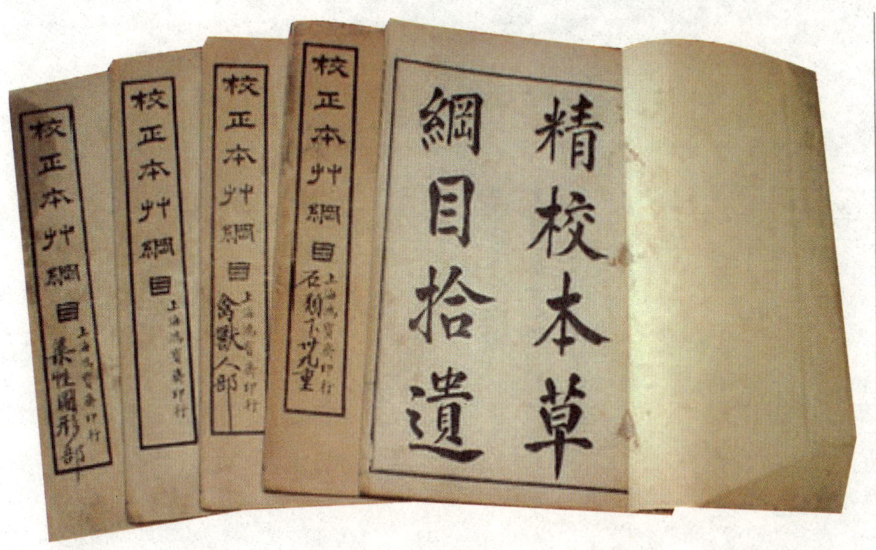

◀《本草纲目拾遗》

普洱茶膏“受暑擦破皮血者，研熬立愈”。还有专言外治法的专著《急救广生集》和《理瀹骈文》问世，中药外治思想体系初成，逐渐走向成熟阶段。吴尚先（《理瀹骈文》作者）被誉为外治法大师，他指出：“外治之理即内治之理，外治之药亦即内治之药，所异者法耳。医理药性无二，而法则神奇变幻。”清代晚期的外治法进入了理论与实践结合的时期，是医家反观民间、重新回归民间、高于民间的时期。

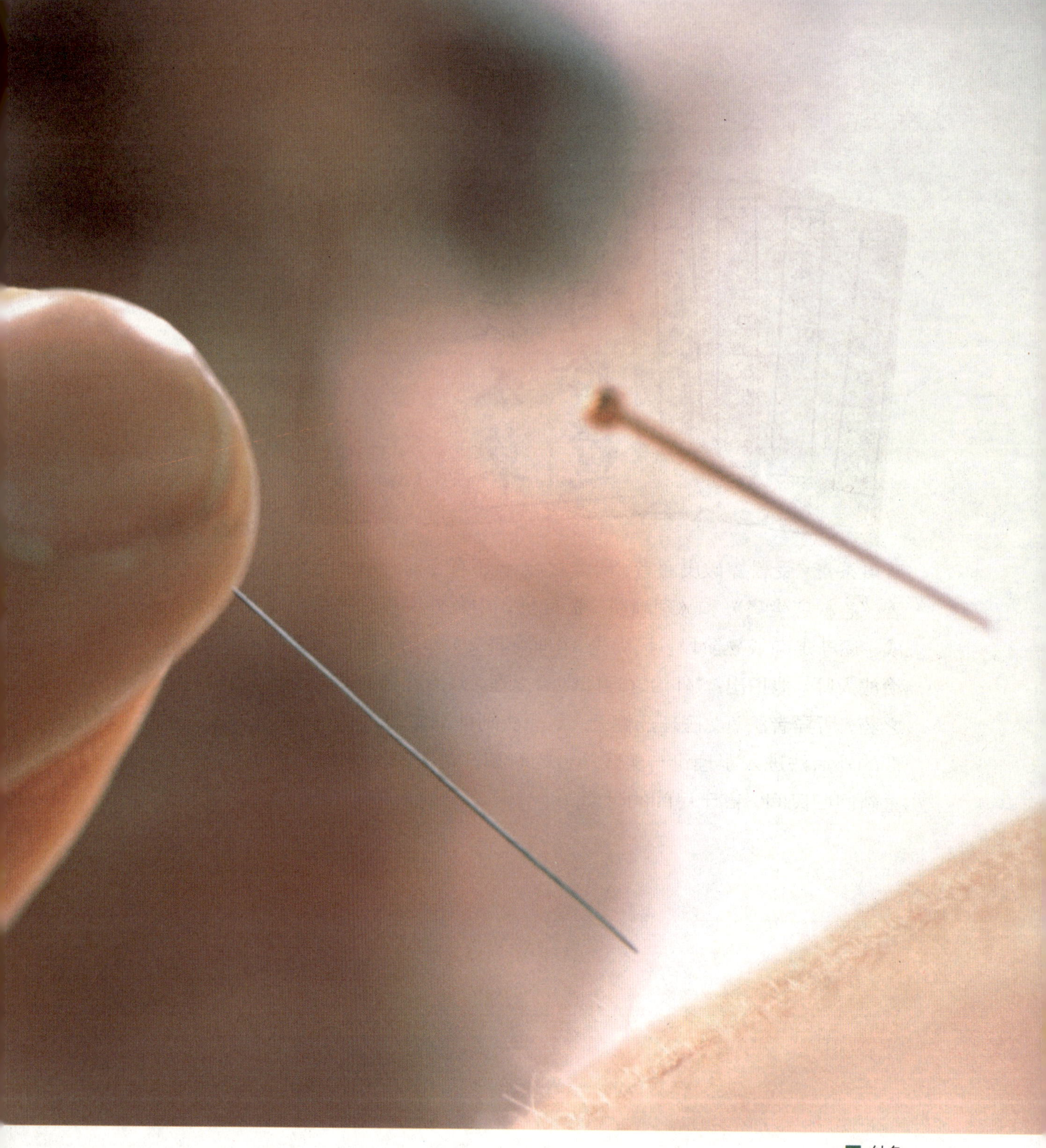

■ 针灸

外治法发展趋势

中医外治法不仅在国内很普遍，在国外传统医学中也可见到类似的影子。随着时代的发展，各种自然疗法、物理疗法越来越受到人们的青睐，这些方法在中医外治法中也似曾相识。据报道，在国外透皮给药治疗系统（TTS）被称为第二代制剂，目前已成为世界上发展最快的药物开发领域之一。甚至有学者预计，今后10～15年中，将有三分之一的现用药物可能采作TTS，40%以上的美国制药企业将生产TTS。

▼ 水疗

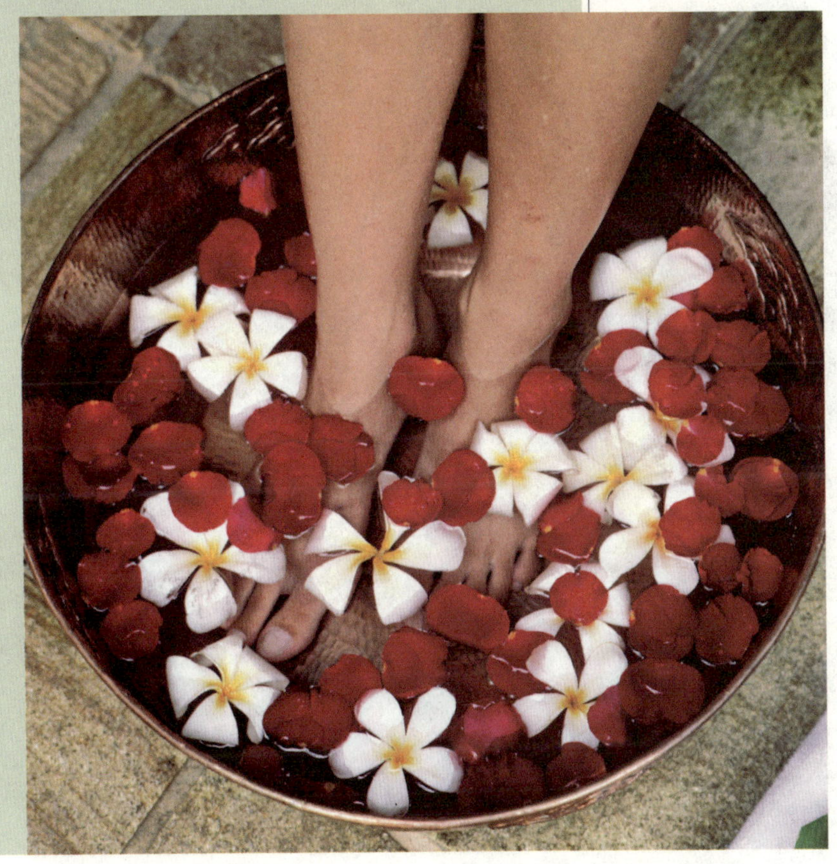

中医外治法中虽然有些已经走进现代医院，但大部分还停留在民间，有的还是和古人完全相同的原始方法，缺少现代研究。这一领域大有可为，需要更多有识之士参与其中。

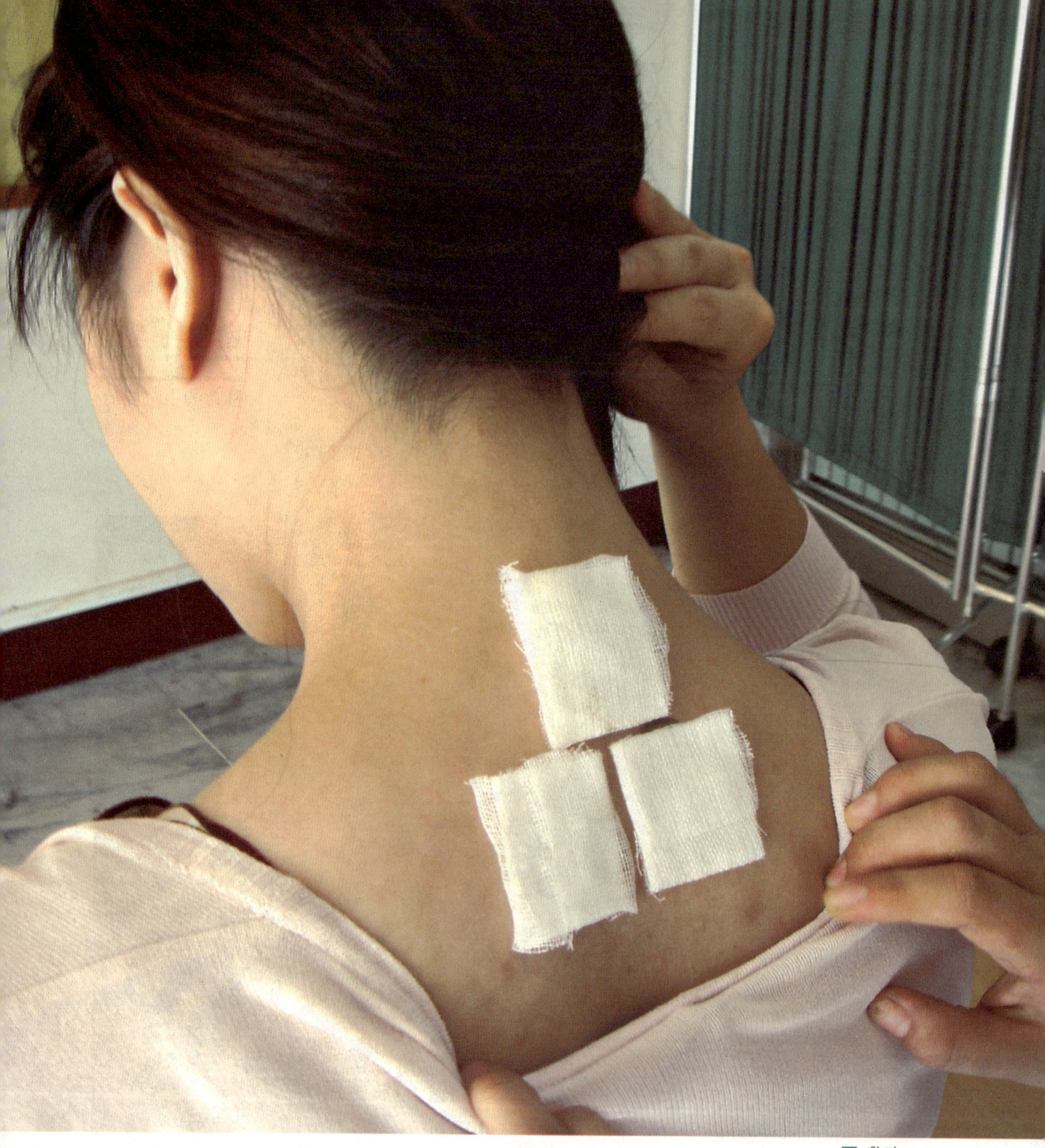

敷贴

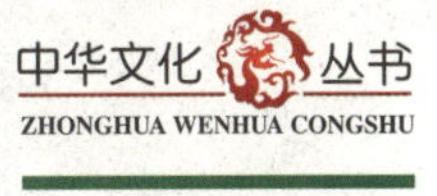

常用的外治法及适应症

刮　痧

2001年，中国有一部电影讲述了中美两国在文化上的差异，片名叫做《刮痧》。故事发生在美国中部密西西比河畔的城市圣路易斯。中国留学生许大同来美八年，事业有成、家庭幸福。他天真地认为他的美国梦终于实现了，但是接下来发生的一件在中国人看似普通的小事，却成了降临在他身上的大灾难：5岁的儿子丹尼斯腹泻发烧，在家的爷爷因为看不懂药品说明书上的英文，便采用了中国民间常用的刮痧疗法给小孙子治病，但这件事情却引起了美国邻居的愤怒，认为这是虐待儿童，并将其告上法庭。在法庭上许大同百口难辩，美国民众和法庭无法理解这种“野蛮”的外治法，法官当庭宣布剥夺许大同的监护权，不准他与儿子见面；父亲也被迫回国。在中国天经地义的事情在美国却变成了大逆不

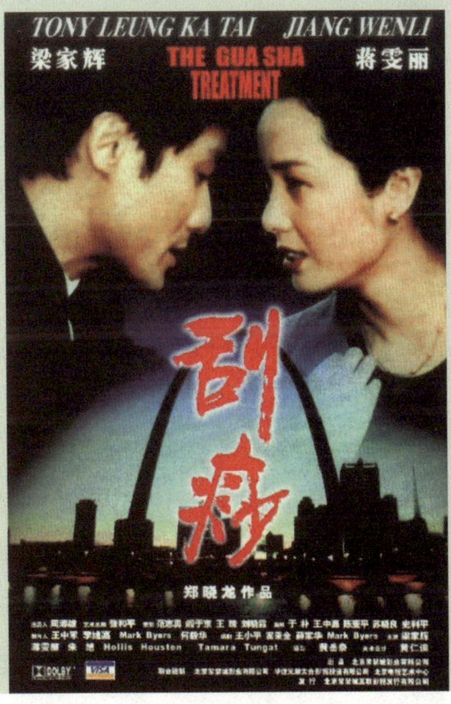

◀《刮痧》电影海报

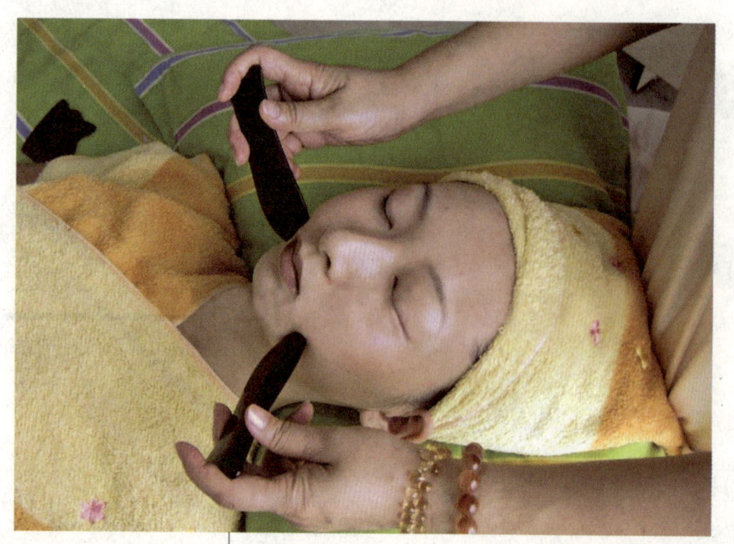

美容刮痧▲

道，结果是父子分离，夫妻分居，朋友决裂，工作丢失。许大同经过多年努力含辛茹苦实现的美国梦彻底破灭了，而事件的导火索就是中国民间采用的中医外治法——刮痧。

刮痧疗法是指应用光滑的硬物器具或用手指、金属针具等在人体相应穴位反复进行刮、挤、揪、捏、刺等物理刺激，造成“痧”，通过刺激体表络脉，改善人体经络气血流通状态，从而达到扶正祛邪、排泄瘀毒、退热解惊、开窍益神之功效。

“痧”是指皮肤出现红点如粟，以指循皮肤，少有阻碍的疹点。“痧”，用显微镜去观察，是毛细血管的瘀血，属人为创伤。

刮痧疗法源自民间。元代医家危亦林在公元1337年撰成的《世医得效方》中就有了“沙证”的记载，不过当时使用的是“沙”字而不是现在习用的“痧”字。危亦林在书中说，沙证是一种古代没有记载的急性病，疾病初起颇像感冒，头痛，恶心，欲吐不得吐，欲泻不得泻，烦闷难耐，发高烧，手脚轻微发凉，有的还有腹痛、出冷汗等症状，不及时抢救有生命危险。从描述上可以看出类似现代医学所说的急性细菌性食物中毒、沙门氏菌属感染乃至烈性传染病霍乱、副霍乱等疾病。对于沙证的治疗，危亦林介绍了三种外治法，这三种方法后来被称为“淬痧法”、“放痧法”和“刮痧法”。“淬痧法”是用纸捻或大个的灯草蘸上少量香油点燃，然后用火头直接淬到痧点上，火头爆出一声响即熄灭，再点燃去淬烧其他痧点；“放痧法”是在十个指尖或委中穴处放血；“刮痧法”是用苎麻纤维团，蘸水在颈项、肘臂、膝腕等部位进行刮掠，直到刮出皮下出血凝结成像米粒样的红点为止，然后通过盖衣被保暖，喝粥、汤、茶等发汗，使汗孔开张、痧毒外泄。

这三种方法在后世都被继承下来并加以改进，“沙”字在明代以后的医书里作“痧”字，“沙证”的范围也扩大了。清代康熙年间郭右陶所撰的《痧胀玉衡》，是一部专门论述痧证的专著，对痧证的病因、病机、症候分类、症状表现及治法用方，对刮痧、放痧、淬痧等的具体方法和适应症，皆有详细记载。不仅是《痧胀玉衡》，明清直至近代的许多医书中都收载了刮痧法，治疗范围不仅是危亦林提到的“沙证”，还包括感冒、发热、中暑、急性胃肠炎、某些消化道或呼吸道传染性疾病和感染性疾病的初起，以及肩、背、臂肘、腿膝疼痛等。刮痧所用工具及润滑剂也有发展，刮具用到了瓷器类如瓷勺、

▼ 刮痧板

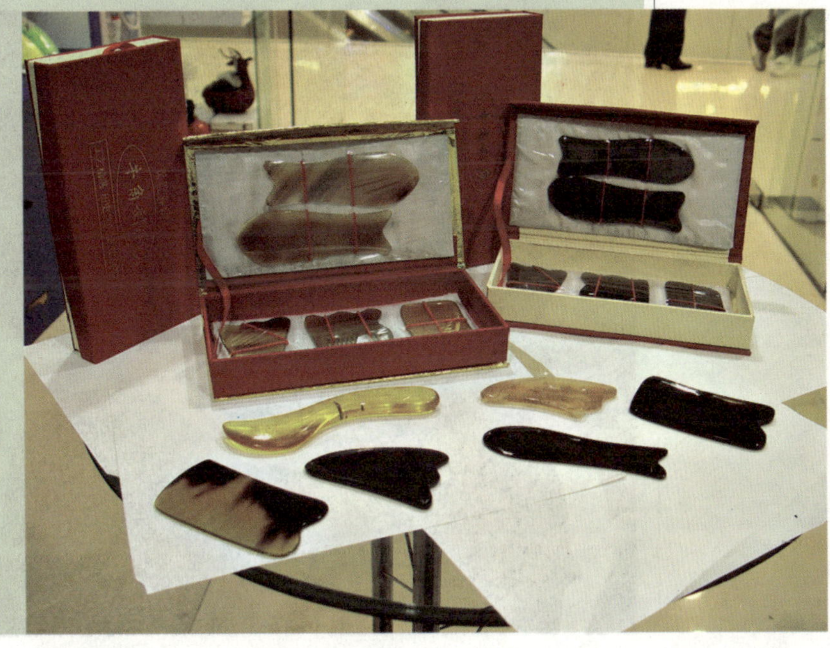

瓷碗边、瓷盘边、瓷酒杯；金属类如铜板、铜币、银元、铜勺、铝合金硬币；动植物类如光滑的嫩竹板、小蚌壳、毛发团、棉纱团、麻线团，鹿、牛、羊的角等。润滑剂则用到了香油和其他植物油以及水、白酒等。从中我们可以看出刮痧的民间性。在手法上除前面提到的淬痧、放痧外，还有撮痧、挤痧等。

刮痧作为一种简便易行的外治法，以其立竿见影的疗效深受广大民众欢迎，既在民间流传不衰，也被医家广泛重视。刮痧时，医者借助手和某些器具作用于患者体表的特定穴位，通过经络的传导作用，激发人体内部器官之间的相互协调，使阴阳达到相对平衡的状态，增强人体的抗病能力，最后达到扶正祛邪、治愈疾病的目的。现代医学认为，刮痧会使血液和淋巴液的循环增强，使肌肉和末梢神经得到充分营养，从而可促进全身的新陈代谢；对循环、呼吸中枢具有镇静作

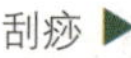

刮痧

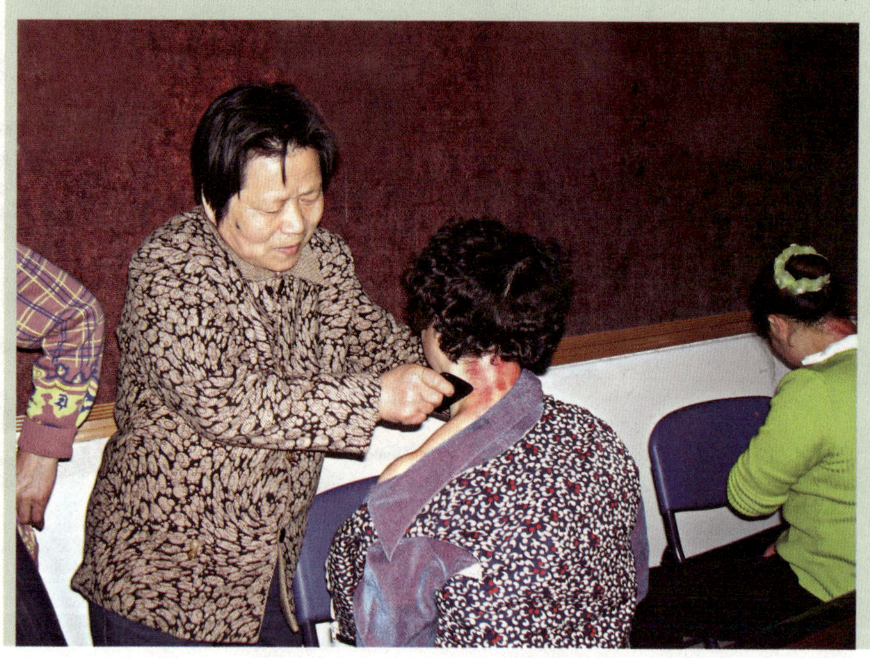

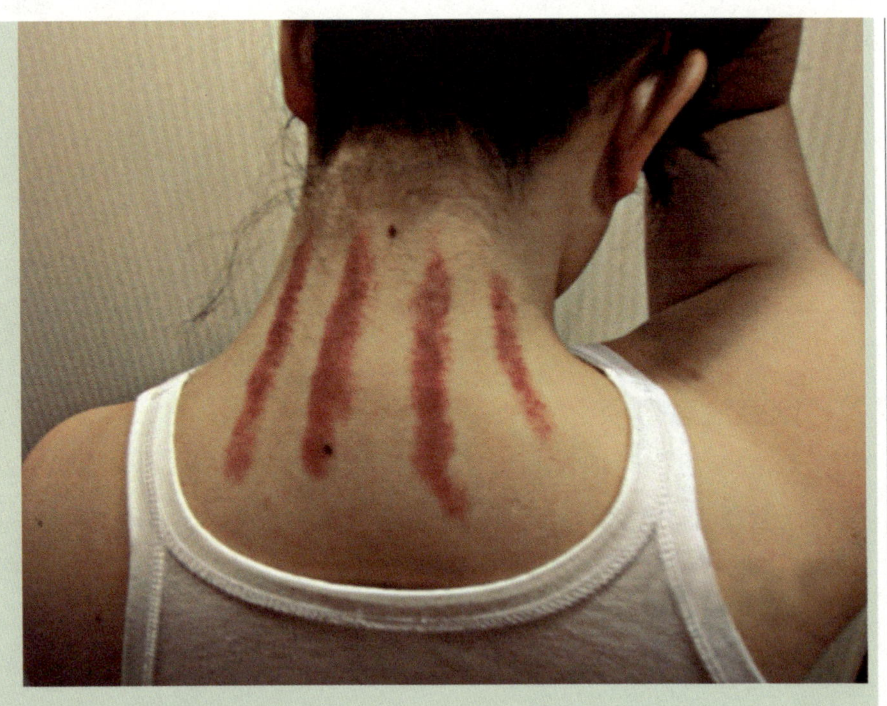

◀ 刮痧图

用；直接刺激末梢神经，能调节神经、内分泌系统，增强细胞免疫力，从而增进人体的防御机能。刮痧局部所出的瘀血导致自家溶血现象。自家溶血也是一个延缓的良性弱刺激过程，不但可以刺激免疫机能，使之得到调整，还可以通过向心性神经作用于大脑皮质，调节大脑的兴奋与抑制过程及内分泌系统的平衡。整个反应过程在对正常生理无异常影响的情况下，使机体的防御应激能力增强，使病理过程好转，甚至完全抑制病理过程。

刮痧适应症

感冒、发烧、中暑、头痛、肠胃病、落枕、肩周炎、腰肌劳损、肌肉痉挛、风湿性关节炎等。

刮痧禁忌症

1.孕妇的腹部、腰骶部，妇女的乳头禁刮。

2.白血病患者，血小板少者慎刮。

3.心脏病出现心力衰竭者，肾功能衰竭者，肝硬化腹水，全身重度浮肿者禁刮。

4.下肢静脉曲张，刮拭方向应从下向上，用轻手法。

刮痧注意事项

1.刮痧治疗时应注意室内保暖，尤其是在冬季应避寒冷与风口。夏季刮痧时，应回避风扇直接吹刮拭部位。

2.刮痧出痧后30分钟内忌洗凉水澡。

3.前一次刮痧部位的痧斑未退之前，不宜在原处再次刮拭出痧。再次刮痧需间隔3～6天，以皮肤上痧退为标准。

4.刮痧出痧后饮一杯温开水（最好为淡盐水），休息15～20分钟。

蜂　疗

有这样一则趣闻：家住湖北荆门的菜农李某患耳聋多年。1990年盛夏的一天，他到菜地里摘苦瓜，因苦瓜果叶密集，没有看到一群蜜蜂悬挂在苦瓜藤叶间，当他的手无意间伸向蜂群时，惊惹了蜜蜂，愤怒的蜜蜂成群扑向他，他狼狈地弃瓜逃跑。到家中用镜子一照，发现脸上布满了蜂针，不一会儿面部红肿变形，惊吓过后的他疲惫不堪，便蒙头睡去。第二天天亮时，他被户外的狗叫声惊醒——多年的耳聋竟不治而愈了。

这样的趣闻还有很多。中医蜂疗外治法可能就是因这样一次次的意外激发了人们的灵感，从而不断实践并发明的。

蜂疗医生陈伟在《蜂刺疗法》中曾这样写道："有一年夏天，我在苏州行医时，曾经治过一例被蜜蜂刺伤头、面部多处的妇女。治愈后，竟发现她原来患有的面神经炎不医而愈。这一偶然发现，引起了我对蜜蜂直接运用于临床治疗的兴趣，从而开始了用蜜蜂治病的研究工作。"从1959年至1987年，陈伟用蜂刺疗法治疗病人共8486例、113740人次，包括面神经炎、血管神经性头痛、三叉神经痛、神经官能症、精神分裂症、面肌痉挛、肩周炎、风湿病、类风湿性关节炎、中风偏瘫、震颤麻痹、腰椎骨质增生、颈椎病、高血压、脑动脉硬化、小儿舞蹈症、体表肿瘤等疾病。

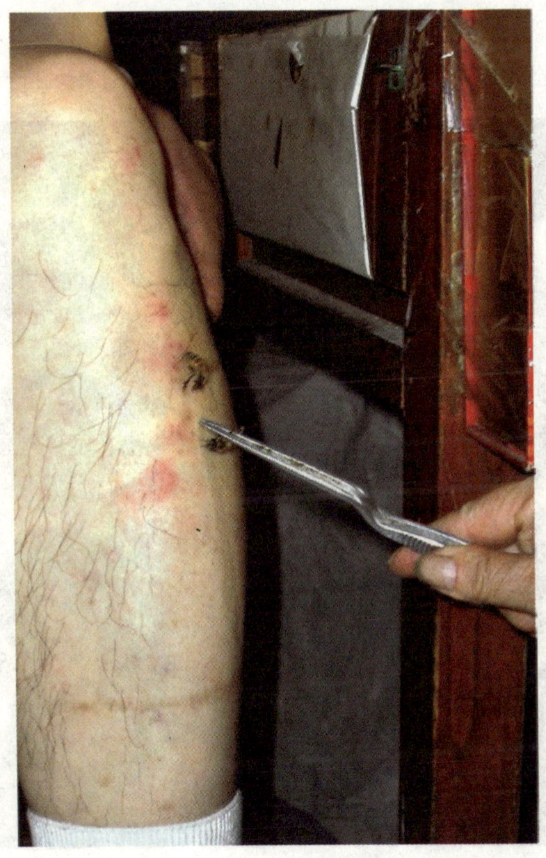

◀ 蜂疗

如今所谓蜂疗范围比较广，泛指一系列利用蜜蜂及其产品

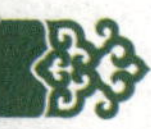

（包括蜂蜜、蜂王浆、花粉、蜂胶、蜂蜡、蜂毒、蜂房、蜂幼虫、蜂蛹等）、蜂针刺激和蜂活动等自然因素供人体医疗保健的方法，具有独到的医疗奇效。而中医外治法中所说的蜂疗仅限于其中的蜂针疗法。

蜂针疗法是利用活体蜜蜂尾部螫针螫刺人体相应穴位治疗疾病的方法。有活蜂直刺法和提取蜂毒注射法。后者又有蜂毒全成分和分离成分的不同，目前使用较少，但蜂毒成分分离、提纯及合成是蜂疗发展的必然趋势。随着科学技术的发展，蜂疗会更特异地治疗某种疾病，从而为人类的健康作出贡献。

活蜂直刺法一般需要养殖培育专门用于蜂疗的蜜蜂，治疗时用镊子夹住活蜂胸部，或用拇指和食指捏住其双翅，置于穴位上令其螫刺，也可用镊子将蜂针取下点刺或散刺相关穴位。治疗时病人有明显的痛感，有的还会皮肤红肿。

蜜蜂 ▼

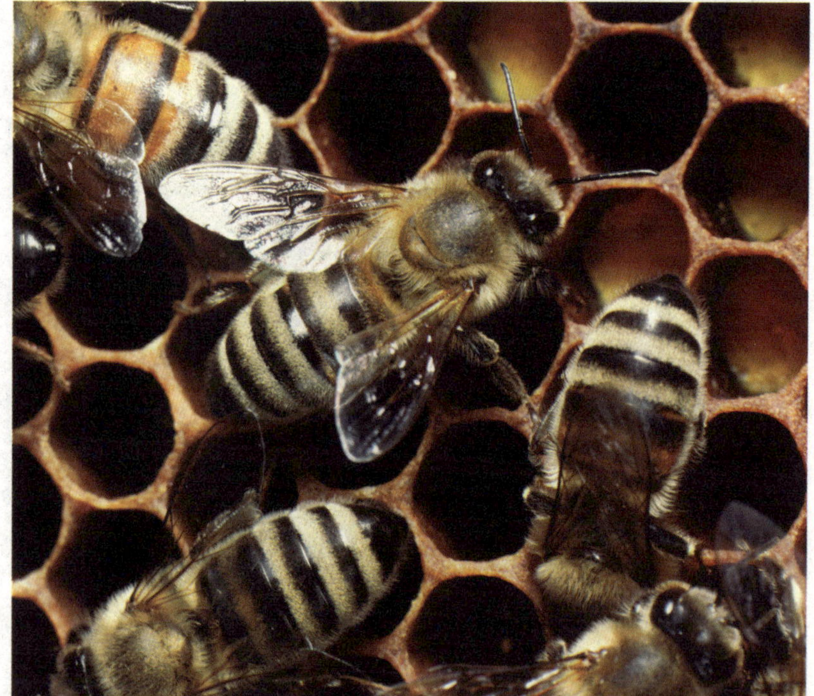

我国古代早有蜂会螫人的记载。《诗经·周颂·小毖》中记载："莫予荓蜂，自求辛螫"，劝告人们不要轻忽小草和细蜂，受毒被螫才知是自寻烦恼。成语

"蜂虿有毒"，来自先秦左丘明《左传·僖公二十二年》："君其无谓邾小，蜂虿有毒，而况国乎？"比喻有些人物地位虽低，但能害人，不可轻视。不过我们没有发现直接记载用蜂螫治疗疾病的文献。

不止中国，世界上其他国家也使用蜂螫治疗疾病。根据出土文物和文献记载，古埃及、印度、罗马曾采用蜂针治疗风湿病，西方文艺复兴时期的文献也记载了盖伦用蜂针治疗风湿病的案例，俄国历代沙皇也采用蜂针治疗。

与国外的主要不同是，我国的蜂针疗法将民间蜂螫疗法与针灸腧穴学理论结合到了一起，即采用蜜蜂尾螫作为针具，依据经络原理，在患者穴位实行蜂针刺而治疗疾病。自20世纪50年代以来，我国各地先后建立了中医蜂疗医院和诊室。1992年，经国家卫生部、民政部联合发文批准，成立了中国中医蜂疗学会，使长时期各自为战的中医蜂疗由民间升格为国家医学正式疗法。

蜂疗的研究在国际上起步早、发展快，如日本、韩国、澳大利亚、马来西亚、新加坡、美国、英国、法国等国家很早就成立了蜂疗学会、协会、研究会等组织，并不断取得新的研究成果。

1992年中国中医蜂疗学会成立之后，中医蜂疗得到了快速发展和长足进步。如广州中医药大学、青岛医学院、沈阳医学院、武汉中医学院等院校近年来都分别设立了中医蜂疗教研室或研究室，而福建省农林大学早在1996年即建立了专业的蜂疗研究所，并于2002年开设了国内首个"蜂疗康复学"专业。许多院校都把蜂疗作为学生的必修课程，各地区的中医蜂疗研究

所、研究室更是雨后春笋。中医蜂疗业的兴起硕果累累，不仅促进了国家医疗事业的发展，为群众治病健身发挥了积极作用，还极大地推动了养蜂业的发展和农业的丰收，带动了相关行业，中医蜂疗发展的巨大社会效益和经济效益已经显现出来。

蜂针疗法适应症

1.变态反应与免疫性疾病：如类风湿性关节炎、风湿病、过敏性鼻炎、强直性脊柱炎、皮肌炎、系统性红斑狼疮、硬皮病等。

2.骨关节病：如颈椎病、肩周炎、腰扭伤、各种关节炎、椎间盘突出症、关节滑膜炎、骨质增生等。

蜂针疗法禁忌症

1.心肺功能衰竭、肝肾功能障碍者。

2.严重过敏反应患者，体虚难以接受者。

3.严重动脉硬化、月经期、孕妇、手术后慎用。

4.淋巴结持续肿大、疼痛，蜂针处减量或停针也难以消肿者。

5.血压过高，有高血压危象者禁针。

蜂针疗法注意事项

1.患者饥饿时或饱餐后不宜马上施针。

2.应嘱咐患者，施针会有一定痛感。

3.施针过程和施针后应密切注意过敏反应。

水蛭吸血疗法

关于水蛭吸血疗法的归类有许多说法，有说它起源于放血疗法，也有说它是吸引（吸咂、吸吮）疗法的一种。由于它的特殊性，本书还是单独列出。

金庸小说《笑傲江湖》中有苗族女侠蓝凤凰为令狐冲注血治疗的情节：身受重伤的令狐冲因为失血过多奄奄一息，蓝凤凰看后召集来手下四个苗女，她们各自从竹盒之中取出一只接一只“比寻常水蛭大了一倍有余”的吸血水蛭，放在自己臂上、腿上，不多一会，五个人臂腿上爬满了水蛭，少说也有两百余条。五个苗女臂上腿上的水蛭身体渐渐肿胀，隐隐现出红色。却见蓝凤凰轻轻揭开盖在令狐冲身上的棉被，从自己手臂上拔下一只吸满了八九成鲜血的水蛭，放至令狐冲颈部的血管上。只见令狐冲颈上那水蛭咬住了他血管，又再吮吸。蓝凤凰从怀中取出一个瓷瓶，拔开瓶塞，用右手小指的尖尖指甲从瓶中挑了些白色粉末，撒了一些在水蛭身上。四名苗女解开令狐冲衣襟，卷起他衣袖裤管，将自己身上的水蛭一只只拔下，转放在他胸腹臂腿各处血管上。片刻之间，两百余只水蛭尽已附着在令狐冲身上。蓝凤凰不断挑取药粉，在每只水蛭身上分别撒上少些。这些水蛭此时却渐渐缩小，掉在船板上，便即僵死。不到一顿饭时分，水蛭尽死，令狐冲本来焦黄的脸孔上却微微有了些血色。那二百多条水蛭所吸而转注入令狐冲体内的鲜血，总数当逾一大碗，虽不能补足他所失之血，却已令他转危为安。

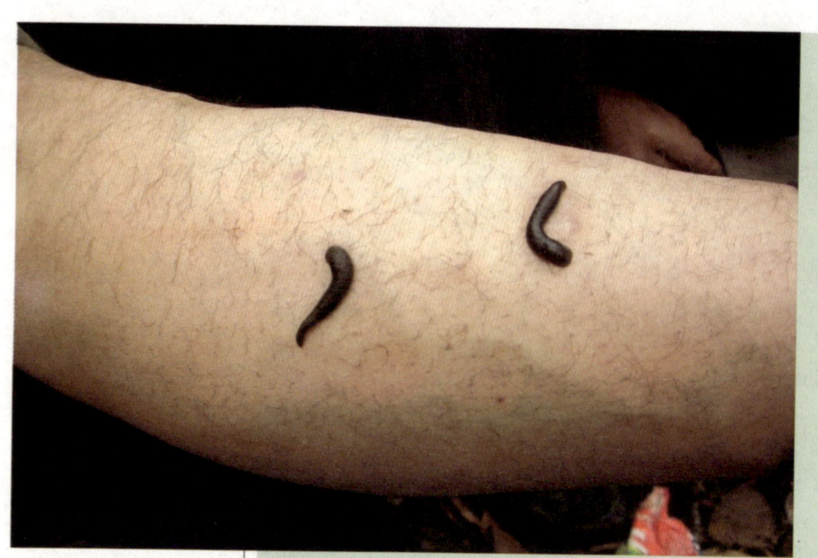

水蛭吸血 ▲

我们所说的水蛭吸血疗法与小说中的描写不同，只是吸血，并不转血（注血）。水蛭又叫马蟥、马蜞，水蛭吸血疗法是以水蛭吸咂患处治疗有关疾病的一种方法。水蛭的头部有腺体，吸吮时能分泌一种毒液，使人麻醉而不感觉疼痛，并使血液不凝聚。

水蛭吸血疗法流传已久。相传唐代名医孙思邈就曾经用过。一天，正在寓所的孙思邈忽然听到窗外人声嘈杂，原来是一群人拥着一个伤员来找孙医生看病。孙思邈近前一看，那个伤员是个壮汉，他的左眼被人打伤，又红又肿，此时必须立即将瘀血清除，可患处距眼珠太近，如果用手术方法放血，有戳伤眼球的危险。孙思邈思忖了一会儿，说："有办法了。"只见他迅速离开诊室，不一会儿，手捏着一个小布包回来了，两脚还沾满了泥，打开布包，大家一看，原来就是水田里的水蛭。孙思邈急急忙忙把水蛭洗净，放在伤员瘀血的眼部，水蛭立刻吸了上去。一会儿水蛭变得又粗又胖，而大汉眼部血肿却越来越小，最后血肿完全消失了。接着孙思邈用清水洗净患处，又敷上消肿草药，几日后那大汉的眼病果然痊愈了。

这个传说是有根据的，同孙思邈同时代的陈藏器在《本草拾遗》中记载：水蛭可以用于治疗痈疽毒肿等疾病，治疗时把水蛭十余条放在患处，令其吸血，据说疗效非常好。冬天没有水蛭的季节，可以在水田中挖取，然后放进温水中使其复苏。治疗时先洗净，放入竹筒中，押到病人患处，令其吸血，血吸足后水蛭自动脱落，再换新的。喜爱医学的官员崔知悌就曾经下令让两京药铺医所养殖水蛭，以备药用。

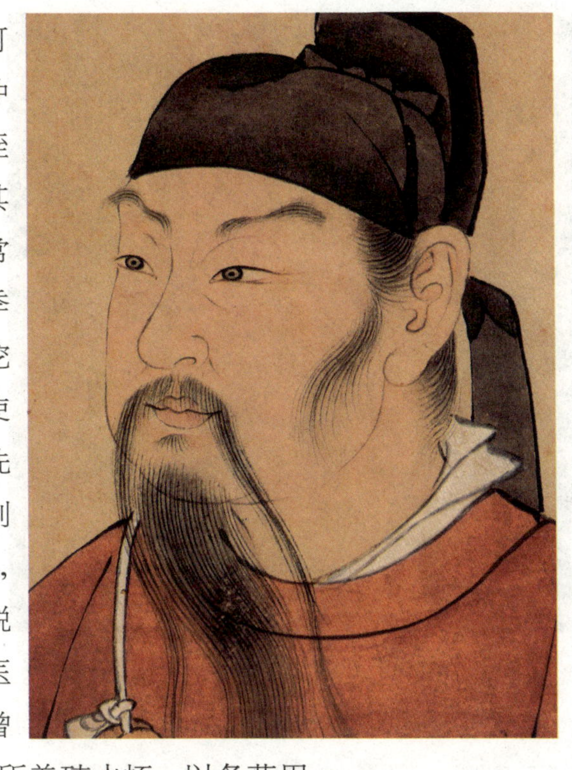

◀ 孙思邈像

宋代则将活水蛭吸吮脓血、肿毒的治病方法称为“蜞针法”。

元代医家危亦林在著作中详细记载了“蜞针法”的适应症、操作方法、注意事项等。他说蜞针法适用于男女老少各类痈证。先在肿处安放一张浸湿的纸，注意观察，发现最先干的地方就是痈的“正顶”。取一支大竹笔管，对准痈的正顶处，把水蛭放进去，水蛭会立刻吸血，要不停地加一些凉水进去。如果痈比较大，可以用多个水蛭。如果病人出血不止，可以用藕节或者白茅花止血。明清的医家多沿袭这种外治方法。直到现在我国江南一些农村仍有应用本法治疗的，但医院使用得已经不多。

其实西医也利用水蛭吸血进行治疗。1987年，中国科学院

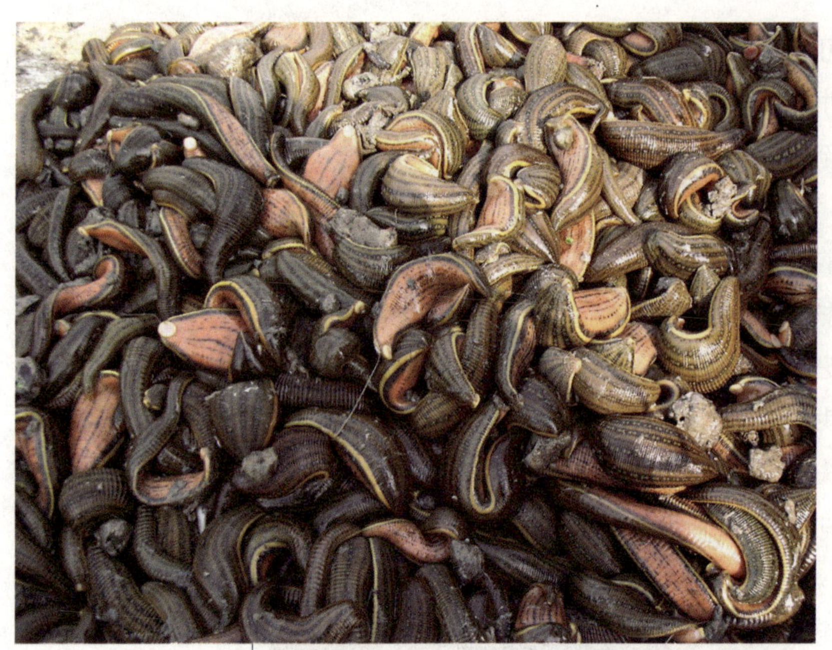

水蛭 ▲

水生动物研究所水蛭课题组与湖北医学院附属第三医院骨科协作，在我国首先应用水蛭治疗断指再植术后瘀血，取得了巨大成功，此后多家医院都开始引入水蛭疗法，水蛭多次出现在再植或移植手指、脚趾、耳朵、鼻子等手术中。在断肢再植的手术中，主动脉一旦缝合成功，血液就可流入人体组织，但马上面临的即是恢复静脉机能，以便使血液能够进入循环系统，否则手指就会因瘀血而肿胀，直至坏死。以往再植手术中若出现局部瘀血、肿胀问题，都会令医生大费周折，而有了“水蛭助手”后，这些困难就轻而易举地解决了。医生把活体水蛭放在手术的伤口处，不用任何命令，它们就会全力以赴，将伤口处的污血吸得一干二净。水蛭唾液中的天然水蛭素也会大展威力，扩张血管，阻止血栓的形成，促进静脉系统的恢复，使静脉血管瞬间通畅，大大提高手术成功率。同时，水蛭唾液中含有特殊防腐剂，不用担心会引发感染，它们在吸血时分泌的化学物质又能刺激增加血流量，防止新肢因缺乏新鲜血液而坏死。

水蛭吸血疗法还用在缓解关节疼痛上，被公认有确切的疗效。水蛭唾液中的止痛剂、麻醉剂和组胺样复合物通通发挥了作用。与用阿斯匹林和其他物理治疗的方法相比，水蛭疗法的效果更佳，既减轻了关节的疼痛，又使关节的运动机能得到恢复。

水蛭吸血疗法的操作方法

1.准备内径与水蛭粗细相称的竹管数根，将水蛭1条装入竹管内，然后将竹管口对准患处，让水蛭吸吮其脓血或瘀血。

2.吸吮后，将患处用消毒纱布揩净。也可再敷消炎纱布或清热解毒的新鲜中草药，如紫花地丁、连钱草等。

3.本疗法可连续应用，一般3～5次，或以脓血净、肿胀消退为度。

水蛭吸血疗法适应症

1.痈疖疮疡：取水蛭吸吮患处，根据患处的范围大小，可选用3～10条水蛭，逐一吸吮患处。

2.毒蛇咬伤：在采取积极抢救措施的同时，可用数条水蛭轮流吸吮伤处，以吸去毒血为度。最好在吸吮后取新鲜连钱草适量捣烂敷在伤口处。

3.瘀血（外伤后血肿数天不退）：取水蛭在肿处吸吮，每天2次，以血肿消退为度。

水蛭吸血疗法禁忌症

1.血液病患者忌用。

2.妇女经期忌用。

水蛭吸血疗法注意事项

凡对水蛭吸吮治疗心怀恐惧或过敏者，一般不宜采用本疗法。

治疗时，先将患处用生理盐水冲洗为佳。吸吮后一定要揩净。根据疾病的需要，可在水蛭疗法的同时，配合应用口服药物或其他疗法，以免延误病情。

贴敷疗法

曹雪芹不愧是伟大的文学家，对社会民情有着深入细微的观察。《红楼梦》里屡屡出现的贴敷疗法，即为中医最常用的外治法之一。如小说中有这样一段情节：

宝玉因为蒋玉菡的缘故被父亲贾政毒打，“腿上半段青紫，都有四指宽的僵痕高了起来”，丫鬟为他脱衣服，中衣“三四次才褪了下来”。这时宝钗来了，她不像黛玉一样只会哭泣，而是手里托着一丸药，向袭人说道：“晚上把这药用酒研开，替他敷上，把那瘀血的热毒散开，就可以好了。”略解医道的宝钗是用中药贴敷疗法来给宝玉疗伤的。

贴敷疗法是选用相应的药物敷贴于腧穴或病变部位上，通过药物不断刺激穴位，以疏通经络、调理气血，从而达到扶正袪邪、治愈疾病的目的。

宋代《夷坚志》中记载了一个有关贴敷疗法的故事：当时杭州有位名医，名叫熊彦诚，他55岁那年突然患肠梗阻，五天没解大小便，肚子胀得像鼓一样。医不自治，可请来的众多同行也没有能治这个病的，只能围坐在他的身旁，长吁短叹。熊彦诚自忖将不久于人世了，这时突然想起他和西湖慧月和尚是莫逆之交，想在临终前见上一面。慧月得知此信，慌忙赶去与熊彦诚诀别。走到钓桥时，遇见一个异人，向他问道：“你这样一个出世的高人，还会有什么事情这么着急呢？”

夷堅志卷二十二

黄惠州　　宋　洪邁撰

朝請大夫黄氏瞻。贛州信豐人也。登第之後。多從官嶺南。歷湖陽宰。循州通判。知高州。母憂去。復知惠州。紹興元年閏二月。正與妻在堂上。忽發怒。叱庭下曰去。妻驚問之。曰。一箇黄衣承局。徑敢入宅堂。手中持文字一紙。欲呈我。故喝使去。猶恨不曾教人捉下。汝如何不見。妻不敢言。然絶以為憂。是月二十九日也。抵暮得疾。三月旦稍愈。能起行索食。後數日。呼老兵云。納下官錢。好好排垛。我只今自出監收。聞者愕然。密相與語。知府在假。原無人將錢物來。又不敢辨。但云錢不多。庫官已自納了。由是疾復作。至九月忽又顧外大喝。起身怒立。若有所搏執之狀。問之。則曰前次承局又來。依舊把文書。且催我早去。直是叵耐。妻知其所見不祥。召集醫巫療拯。證候益變。歷兩月竟死。初黄自高州護母柩還鄉。過贛江。舟觸石折。梨柩没於水。黄只一子。奔投急流救之。亦遭溺。其尸與亡者柩。皆尋索不得。禍酷駭人。至是孤孫才六歲云。

《夷坚志》

慧月回答：“我的一个好朋友患肠梗阻已经四五天了，生命危在旦夕。”异人说：“这病很容易治，我送你一服药。”话没说完，脱掉靴子，跳进湖水，捞出一只大田螺，说：“好了，药有了！你到朋友家，将螺连壳捣碎，加入半勺盐，将其敷在患者脐下三寸三分处，然后用宽带子固定住，再给患者准备接大小便的器具。”慧月来到熊家时，熊彦诚已进入昏迷状态，连人都不认识了。妻子儿女围在床前抱头痛哭。他的同行好友们也如同热锅上的蚂蚁，转来转去，束手无策。慧月取出田螺，按照异人的嘱咐做了，没多久，病人果然大小便同时泄下，肠梗阻解除了，疾病奇迹般地痊愈了。

贴敷疗法历史非常悠久，使用方法简单，流传很广。一般

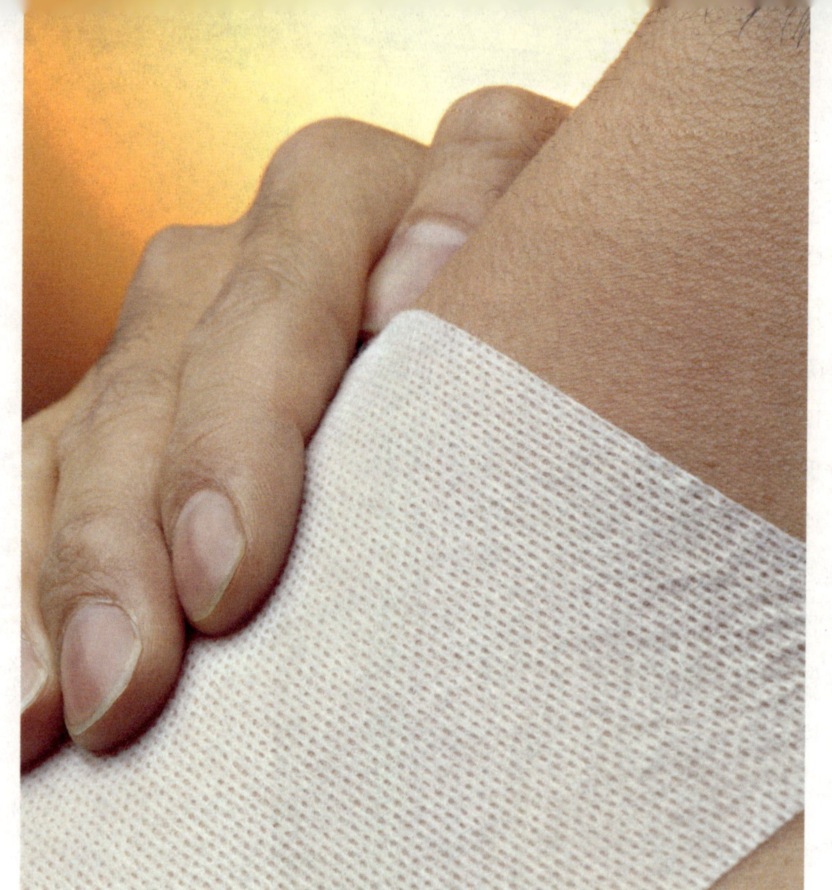

贴敷 ▲

的操作程序是：首先选定治疗药物。如果药物组成中有本身即含大量汁液的药物就更简单了，只要将药物捣成糊状就可以使用了；如果所用药物都是干品，就需要先将药物研为细末，然后加入适量的调和剂（常用的有蜜、醋、酒、鸡蛋清、水等，甚至稀饭也可以），将药末调成干湿适当的糊状敷用。使用时，先将所要敷药的穴位或者患处用水洗净，待干后将药敷上，再用纱布等固定，以防药物脱落。

现代研究表明，贴敷疗法时药物通过刺激皮肤，使局部神经末梢进入活动状态，藉以调节神经、体液和免疫机能，改善组织器官的功能活动；同时药物通过渗透和吸收，进入血液，可以达到病灶，发挥治病作用。

贴敷疗法适应症

由于贴敷疗法使用灵活方便，因此有广泛的适应症，可用于治疗咳嗽、哮喘、感冒、鼻炎、痹证、痿证、扭伤挫伤、腹泻、呕吐、高血压、浮肿、呕逆、失眠等。

贴敷疗法禁忌症

皮肤过敏，易起血疹、水泡的患者，慎用贴敷疗法。

贴敷疗法注意事项

1.注意体位，暴露施术部位，以药物不流失为适宜，选择适合体位。

2.严格消毒，防止感染。治疗前，一般宜用75%酒精作局部消毒，然后再外敷贴药，避免皮肤感染。

3.认真覆盖，束紧固定。药物敷贴后，选消毒纱布覆盖，胶布或绷带固定，以免药物流失、滑脱而影响疗效。

4.发生水疱者，可用消毒针挑破，外擦紫药水。

5.小儿皮肤薄嫩，不宜使用刺激性过强的药物，贴药时间不宜太长，一般在1～2小时内为宜，此外，小儿外敷还应加强护理，嘱小儿不能用手抓搔，拭擦，防止敷药脱落。

6.妇女孕期当禁用麝香类的有堕胎作用的药物，以免引起流产或影响胎儿。

7.有皮肤过敏、皮肤破损者不宜使用中药敷贴疗法，治疗中出现不良反应，应立即撤去药物，甚者可对症处理。

冰敷(冷水)疗法

篮球明星姚明作为中国人的骄傲，在效力于美国NBA火箭队期间曾多次受伤。2006年4月，姚明因伤住进了赫尔曼医院，

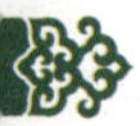

将进行手术，在脚部植入钢针。在确定进行手术后，医生和火箭队医琼斯并没有对姚明的伤进行特殊治疗，而是采取了防止伤势恶化的控制性疗法。具体方法是除每天服用少量必要的消炎药外，主要采取冰敷加电磁疗法。火箭队为姚明准备了大量的冰块，每天都进行长时间的冰袋冷敷，以降低伤处红肿，然后再进行电磁疗法，放松伤处四周的肌肉和骨骼。

其实，冰敷疗法不仅是西医的物理疗法之一，也是中医自古采用的一种外治法。早在唐代，孙思邈就曾经用此法治疗损伤后的瘢痕，“灭瘢痕：以冻凌频熨之，良”。同是唐代稍晚的陈藏器在《本草拾遗》中还记载：冰，味甘，大寒，无毒。主去热、烦热，熨人“乳石发热肿”，采用冰敷疗法治疗因服石导致的发热、烦躁、肿痛等症。明代李时珍进一步发展，提出：“伤寒阳毒，热盛昏迷者，以冰一块置于膻中（膻中穴位于胸部两乳之间），良。亦解烧酒毒。”

冰敷 

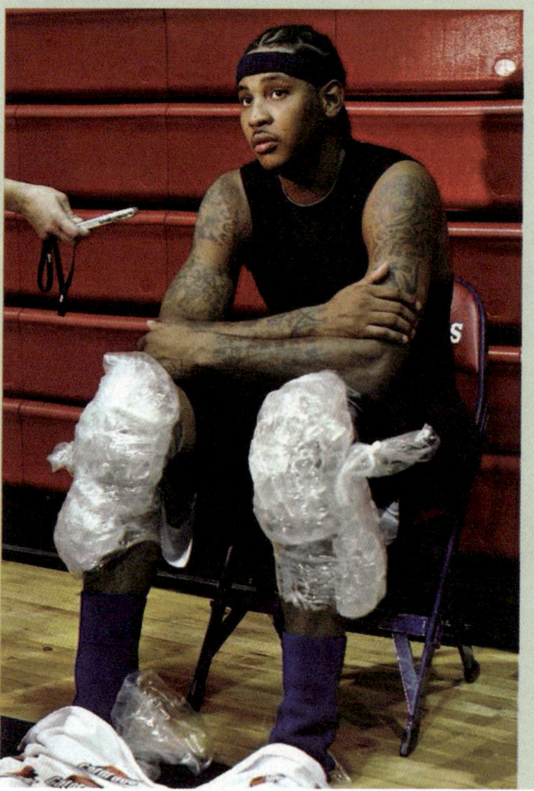

进入20世纪，伴随西方科学技术的大面积传入，人们开始重新审视中国已有的传统知识体系。章太

炎以后，张宗祥被认为是近世博学大儒中能知医事者第一人。张宗祥，字阆声，晚号冷僧，别署铁如意馆主。浙江海宁人。先后任清华学堂教授，京师图书馆主任，继马衡后任西泠印社社长。他学识渊博，著作等身，在书画、诗词、医药、戏曲等领域均有著述行世，不少成为该领域的经典之作。由于书写速度极

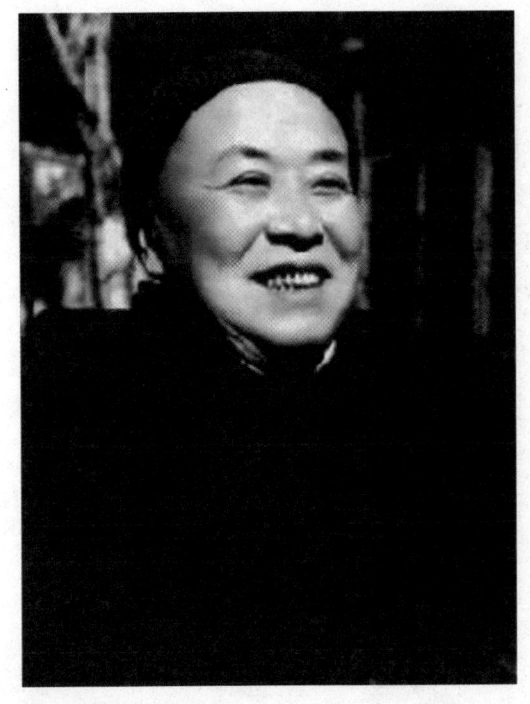

◀ 张宗祥像

快，被鲁迅先生戏称为“打字机”。张宗祥在治学之余，留心医事，尤重药物学。62岁时，成《本草简要方》八卷。他在《本草简要方》中对冰敷的原理进行了阐释，不仅沿用了传统中医的思维方式，也结合了当时所掌握的西医知识：“冰主治：退热，消炎。救急颇效。非神志昏迷、炎肿过甚者，不必用。”“按人身无论何处发炎发热，均属病菌侵入，与血战争之故。体健毒甚，战争力强，热度愈高。高热有摧残心脏、扰乱神经之虞。暂时用冰，势非得已。其实冰既不能助血，亦复不能杀菌，但可使双方战争略形和缓而已，非根本治疗之法也。”

除了冰敷疗法外，类似的低温物理疗法还有冷水疗法。据宋代陈承《重广补注神农本草并图经》记载，搜集瓦、木上面的霜雪，藏在瓷瓶中，在夏天用来治疗因为暑热导致的腋下赤

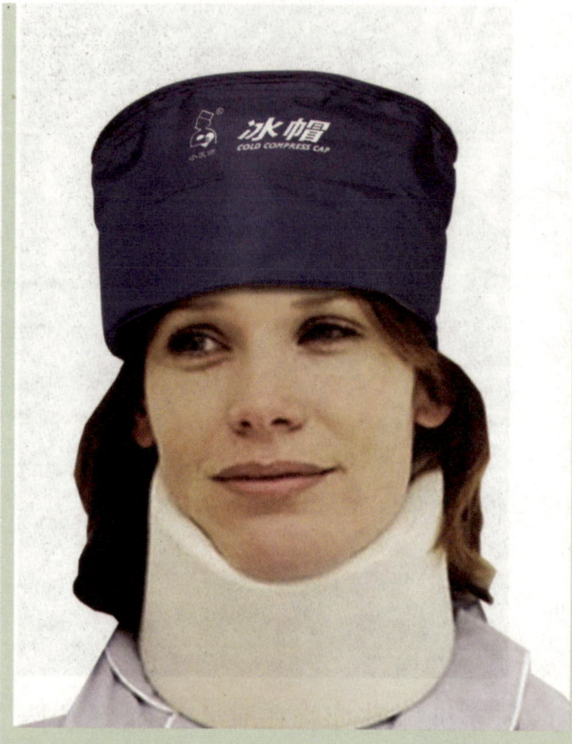

冰敷

肿及痱子等时令病，将霜和蚌粉一起，敷于患处，即可痊愈。金代张从正《儒门事亲》中有雪水洗眼可治目赤肿痛之说。李时珍也记载用搜集的腊月雪涂抹痱子，效果显著。冷水疗法比冰敷、雪敷容易做到，使用方法也更灵便。民间有许多独特的方法，如通过用冷水沐浴、冲洗、浸泡，或者再配合一些按摩手法等来治疗疾病。如遇到鼻出血患者，可用冷水浸泡足10～20分钟，或用冷的湿毛巾敷额头部，或手蘸冷水拍打患者后颈及前额，有良好的止血作用。对高热病人，用冷水浸纱布敷于额部、胸部、股部、腋下，具有和缓的物理降温作用。

冰敷或冷水疗法可使局部毛细血管收缩，较快地起到散热、降温、止血、止痛及消肿等作用，是一种常用的应急措施，适用于高热病人和中暑高热者。冰敷最初使血管收缩，不久扩张，可可以尽快使局部组织达到较低温度，又能避免因全身降温所带来的不利影响。冷敷有助于控制体表部位炎症发展，防止感染扩散，还具有一定的消炎、消肿、止痛作用。

冰敷（冷水）疗法适应症

1.高热患者及夏季中暑者，对脑外伤、脑缺氧患者又可减少脑细胞需氧量，有利于恢复。

2.受伤后伤口疼痛，牙痛等。

3.跌打损伤初期，局部软组织损伤。

4.体表局部充血、出血。

5.蚊叮虫咬或皮肤热疮、脚癣等皮肤病。

6.小面积烧、烫伤，冻疮。

7.皮肤伤口感染初期，用于减少局部血流，防止炎症和化脓扩散，起到抗感染的作用。

8.咽喉急性炎症、带状疱疹等。

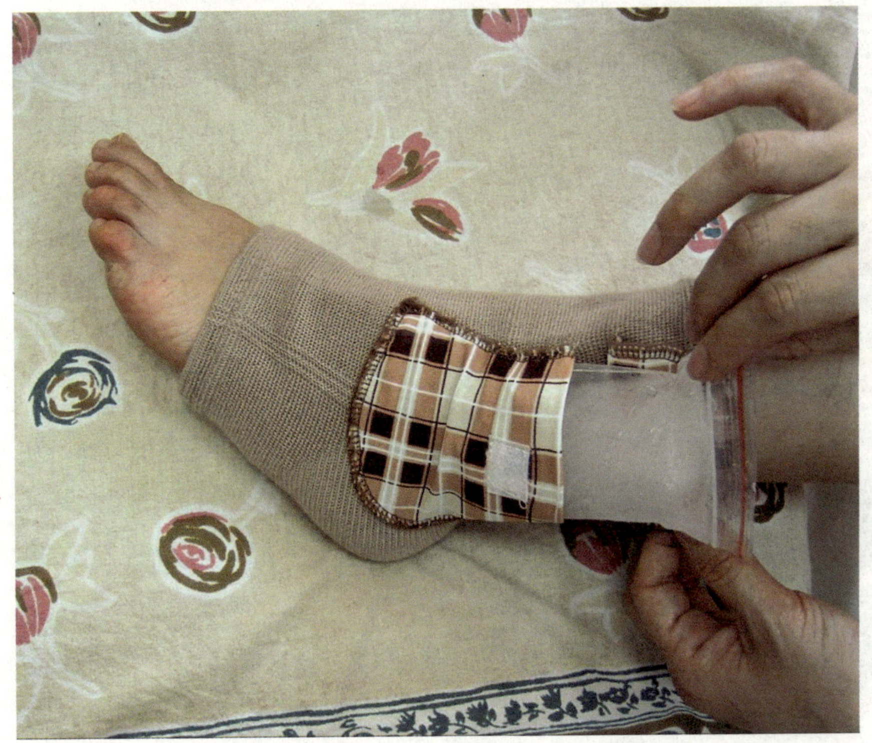

◀ 冰敷

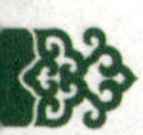

冰敷（冷水）疗法禁忌症

1.枕后、耳廓、阴囊等处忌冷敷，以防冻伤。

2.腹部不宜冷敷，以防引起肠痉挛或腹泻。

3.外伤处已出现红肿热痛时，不能冷敷。

4.患者在劳累后，感到疲乏时，不宜冷敷。

5.已有水肿者，不能冷敷。

6.眼病患者，角膜发炎时，冷敷会加重病情，故不宜用冷敷疗法。

7.慢性炎症或深部有化脓性病灶时，不宜冰敷或冷敷，以免妨碍病灶的消散与吸收。

冰敷（冷水）疗法注意事项

1.做冷敷时，要了解病人的感觉，观察患处皮肤的反应，如病人感到不适或疼痛，皮肤发灰，出现紫斑或水泡时，应立即停止冷敷。

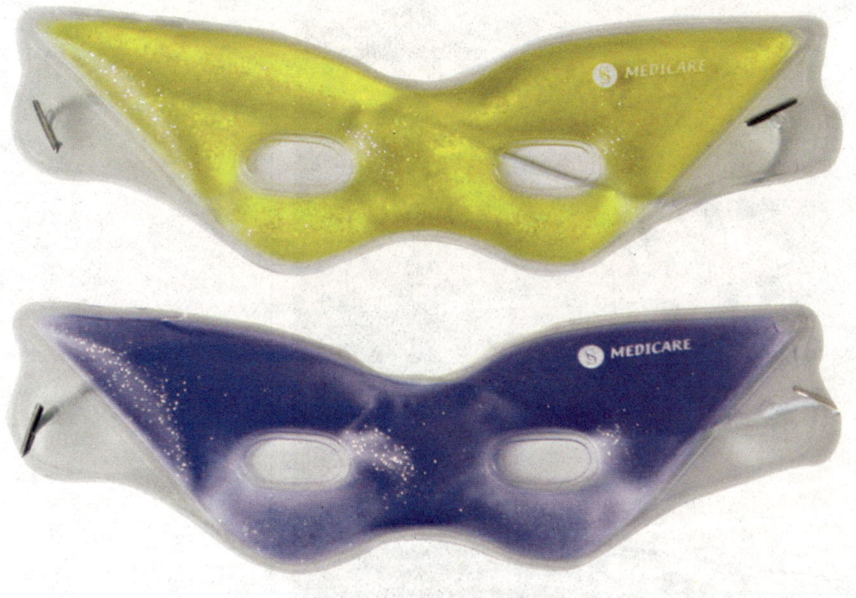

冷敷眼罩▼

2.不要使冰袋直接放于皮肤上的时间过长，一般20分钟左右就应该更换一下位置，降温时最好将冰袋用毛巾包裹一层，避免患者受到过分的冰凉刺激。如果需要长时间冷敷，应在每冷敷20分钟后停敷1小时左右再冷敷，使局部有恢复的时间。

3.有大片组织受损、感染性休克、皮肤青紫时，更不宜用冰敷，以防加重微循环障碍，引起组织坏死。

4.心前区冷敷谨防反射性心率减慢、心房纤颤及传导阻滞；足底冷敷要防——过性冠状动脉收缩引起心绞痛，因此冠心病及高热患者应避免足底用冷疗法。

5.对老人、幼儿、身体极虚弱者、失去知觉者或瘫痪病人要特别小心。

6.一般冷敷不在肢体的末端进行，以免引起循环障碍而发生组织缺血缺氧。

7.对有伤口的情况或手术后冷敷以及眼部冷敷，冷敷用具一定要严格消毒使用，以防止污染，引起交叉感染。

含 漱 法

《红楼梦》第三回“金陵城起复贾雨村，荣国府收养林黛玉”，其中描写林黛玉初进荣国府时有这样一个情节：黛玉的父亲林如海教育女儿平时吃过饭后，要过一个时辰才能饮茶，说是这样才会不伤脾胃。可在荣国府，刚刚吃完饭，丫鬟就把茶端了上来。黛玉看到这里许多事情与原先扬州家中的规矩不合，感觉很诧异，谨慎小心的她心想只能入乡随俗了，少不得要将

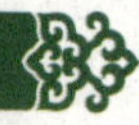

过去的规矩一一改过来，因而接过了茶。但是又见其他人用茶水漱过口，又吐到漱盂中。这才明白，原来这茶不是喝的，而是漱口水。黛玉也照样漱了口，接着洗手，这时候端上来的才是饮用的茶水。看起来荣国府是很讲究的，黛玉不得不小心翼翼地适应着变化。用茶水漱口虽然不能说是一种外治法，但它还是具有一定的保健作用的，其效果如今已经得到证实。茶水漱口有预防龋齿、消除口臭、防治牙周炎、防治牙龈出血、改善体质和增进食欲的功效，因此是良好的卫生习惯。只是在清代是有些奢侈了，只有像荣国府这样的贵族才可以享用。

含漱法是将药物煎成药汁后，让患者用药汁漱涤口腔，防治口腔、咽喉疾病的方法。药汁是根据病情配制的，要含在口中，漱口吐出，并不下咽，一般患者需要将药物含口中停留1～2分钟，每天数次。

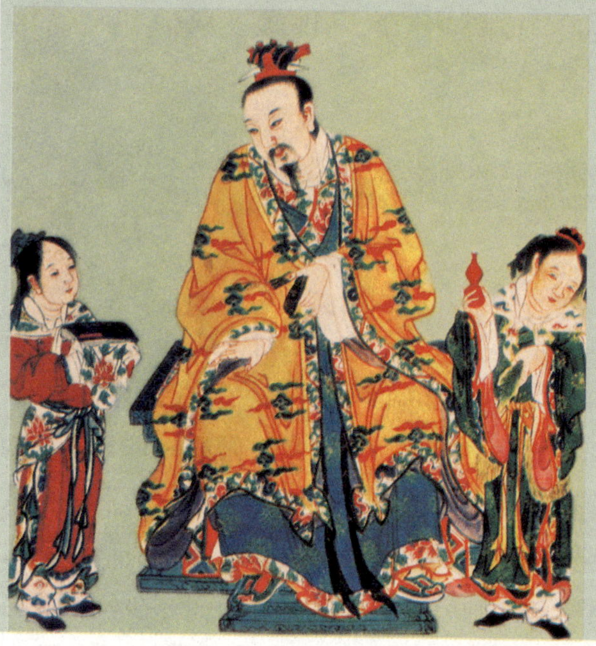

葛洪像

中医自古就有使用含漱法治疗疾病的记载，如晋代道医葛洪的《肘后方》中治疗牙齿疼痛方之一就是含漱法："胡麻五升，水一斗，煮取五升。含漱吐之，茎、叶皆可用之。"历代医家关于含漱法防

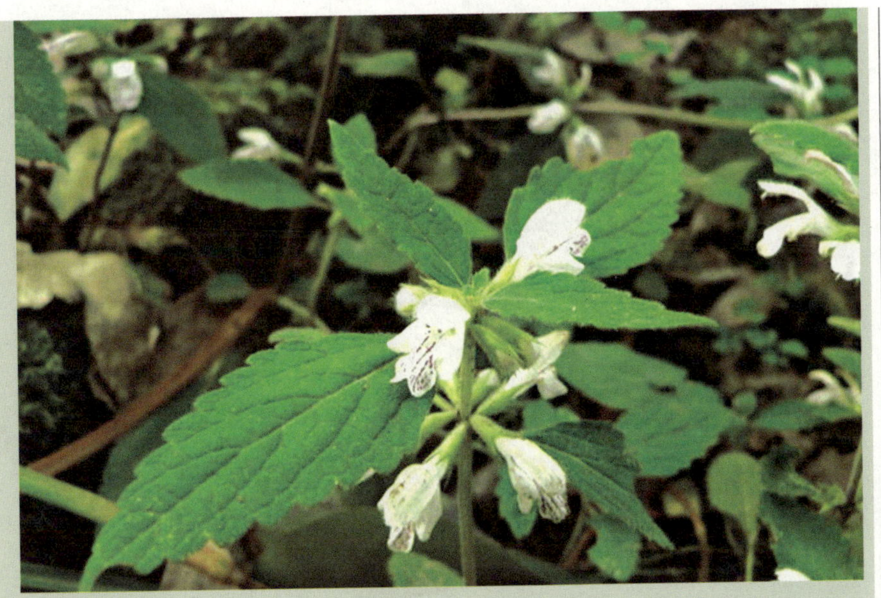

◀ 胡麻

治疾病的药方不绝如缕。含漱法多是将清热解毒、消肿止痛之类的药液含漱于口中，用以清洁患部，治疗口腔、咽喉部疾病。

关于漱口可以清洁口腔，防止疾病，中医的认识更早。如西汉文帝四年（公元前176年），仓公淳于意受人诬陷，被投入狱中。淳于意有五个女儿，对此悲愤至极。最小的女儿缇萦，有胆有识，冲破封建礼教的重重束缚，愤然上书汉文帝，慷慨陈词，为父申冤，除阐明事情原委真相外，还恳求皇帝：为使更多的患者解除疾苦，她愿以身赎父，替父一死。其笃诚之心，感动了文帝，遂下令无罪释放淳于意，并破格接见了他，详细询问了淳于意学医的经过，治疗过哪些病，疗效如何。淳于意一一作了回答。其中有一条病案就是用灸法和苦参汤含漱治疗龋齿，他还指出病因是“得之风，及卧开口，食而不漱”。可见当时对口腔不洁与致龋的关系已有所认识。

其实，现代医学也同样使用含漱剂。含漱剂是指含在嘴里

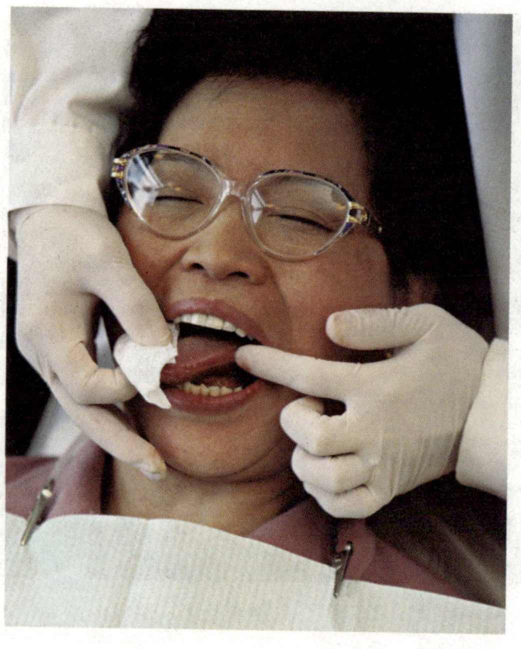

口腔溃疡 ▶

的或漱口的药水，如重碳酸钠水、硼酸水、食盐水之类，多用来治疗口腔和喉部疾病。这与中医含漱法可谓异曲同工。

含漱法适应症

适用于口腔、咽喉等部位的急慢性病症。

1.喉痹、乳蛾（慢性咽炎）

2.口臭

3.口糜、口疮（口腔溃疡）

4.牙齿出血

5.牙痛

含漱法禁忌症

此法只可作为口腔及咽喉部分疾病的辅助治疗，其他疾病不宜。

含漱法注意事项

1.含漱药物一般不可内服，故含漱后应吐出，不可下咽。

2.此法作用较慢，可作其他疗法辅助治疗，一般不单独使用。

泥　疗

海外华人作家王鼎钧在散文《土》中描绘了一个感人的故事：一位名叫华弟的青年，离开家乡时带出来一瓶黄土，用以防治水土不服。他时刻不离地带着它。后来他果真病了，可是那瓶土却弄丢了。他的精神就要崩溃了，住在医院里，怎么也医疗不了这种思乡的疼痛。

“怎么能不找？那是我家乡的土啊！”华弟诉说这家乡土的来历，“那是一块上等的旱田，上面有祖父和父亲的汗，有母亲的脚印。我母亲有胃病，长年吃中西大药房的胃药，她亲手把土装在空玻璃瓶子里。在我的家乡，玻璃瓶也是好东西。母亲把土摊在白纸上，戴好老花镜看过、拣过，弄得干干静静，才

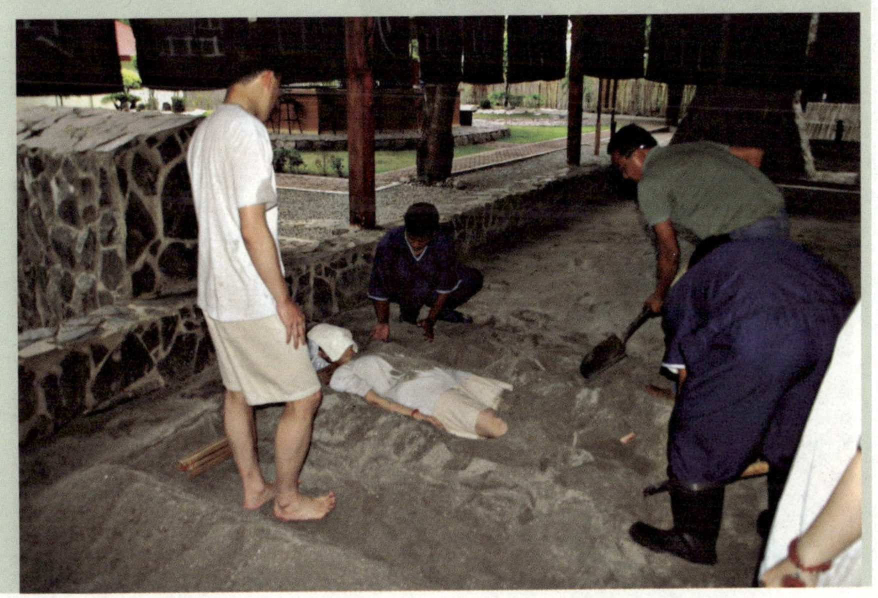

◀ 火山泥浴

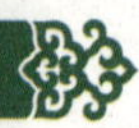

往瓶子里装。我带着这个瓶子走过七个省，最后越过台湾海峡。非找不可，我不要住院。”

抛开思乡之情不说，华弟和他的母亲，以及以往的中国人都相信家乡土是灵药，可以医治离开家乡易患的水土不服。李时珍在《本草纲目》“鞋底下土”条下记载：“他方不伏（服）水土，刮下，和水服，即止。”这种医疗办法自古沿用。后来人们改用家乡的土壤（家乡土）代替鞋底下土入药。游子即将离乡时，亲人总要让他把一包家乡的土揣在怀里，这种土习称为“家乡土”、“故乡土”或“乡井土”。到了外地水土不服或思乡心切时，就拿出来闻一下或者用水冲服。家乡土有两个含义，一可以治疗水土不服，二可使游子不忘故乡。随着时代的推移，后者的意义代替了前者，家乡土寄托了游子及亲人无限的思念。

火山泥浴

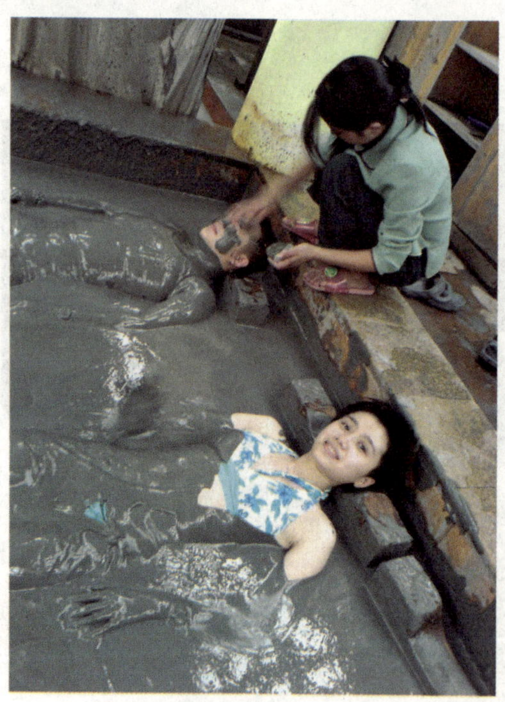

中医认为：“诸土皆能胜湿补脾。”泥疗就是借用中医这一理论，利用泥土和人体的“亲密接触”进行保健治疗的方法。除了和水澄清服用外，泥疗主要是外治法。传统上泥疗有很多种类，有泥浴（将泥土稀释以后，患者浸泡在泥浆中的治疗方法，分为热浴和冷浴两种）、泥敷（将泥水相混，敷于患处和不同穴位的方法，也有冷热不同）、埋泥（患者身穿棉衣裤或用棉被包，再用干燥松软且有泥香的黄土掩埋，露出头面，埋1～2昼夜为一疗程）、闻泥（给患者嗅闻新鲜黄土或田泥，每次约30分钟）、泥衣（将黄土夹入夹层衣内，固定后给患者穿，每日或数日更换泥土）、卧泥（使病人卧于黄土上，有凉泥坑和热泥坑的不同）等。目前常用的还是泥浴和泥敷法，在这两种方法中也常用加温的方法。

泥浴、泥敷法是将含有多种成分的泥类经过加温后敷于身体，或让人在泥浆里浸泡。作用机理在于泥中的矿物质、有机物、微量元素和某些放射性物质的成分可以补充、增强和均衡皮肤中的物质成分。这些营养丰富的矿物质包括钾、钠、镁、钙和碘，能渗透肌肤表层，有些甚至能抗氧化，与氧分子联合，对抗破坏蛋白质和损害皮肤基因的游离基。

根据结构条件及其成分的不同，泥的种类可以分为黏土泥、沃土泥、炭泥、人工泥等。

1.黏土泥：黏土泥出自海岸、江河入海口、矿泉、盐湖、沼泽地等处。这种泥经过多年瘀积，内含动植物的残骸、水藻类、水草、甲壳类等，又称为无机泥。

2.沃土泥：沃土泥是淡水湖畔沼泽地之黏土、胶质物、动植物残余等物质在无氧情况下由于各种微生物的作用而分解形成沃土，亦称有机泥。

3.碳泥：碳泥来源于沼泽地，由各种植物之有机物残余在无氧条件下经各种微生物长期作用而形成的物质与矿泉水相互作用而构成。碳泥是有机泥和无机泥之混合。

4.人工泥：没有天然泥的地方，可以在黏土中加入各种微

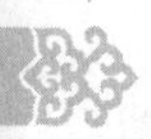

生物、有机物及矿物盐类之溶解物，制成与黏土泥同样的具有物理、化学及生物特点的医疗泥。

泥浴疗法：将医疗用泥放进澡盆内，加水至需要稀度，患者犹如洗澡躺在其中，泥温接近体温，时间15～20分钟。也可采用局部泥浴，将半身或四肢等局部浸泡至事先预备好的医疗用泥中。

泥敷法：将医疗用泥敷于四肢、背、腹部、关节、颜面、颈项、胸部等部位，再进行包扎固定。厚度为3～7cm。泥温可高于体温，大约46℃～52℃，时间15～20分钟，每日1次，15次为一周期。

随着社会的发展，越来越多的农村人走进了城市，有的还成了白领、老板。但在闲暇时，当他们回忆起被父母骂作“泥猴儿”的时候，总有说不清的情愫。曾几何时，泥疗成了一种时尚，现在已普遍应用于许多国家的疗养院和康复医院。罗马尼亚以充分利用水和泥治疗疾病而驰誉欧洲，不仅全国拥有160多个温泉疗养站，还在泰基尔基奥尔湖滨建立了一系列以泥疗为特点的医疗中心和泥疗院，每天接待数万名疗养者。泰基尔基奥尔湖边有一所医院，专门为关节炎患者进行泥疗，其治疗方法是：患者躺在湖边沙滩上，用湖泥涂满全身，沐浴阳光；有的将湖泥捞出装入木桶或缸内，加水搅拌成泥浆，令患者在里面“泥浴”，每次浸泡半小时至一小时。这与中医的泥疗有异曲同工之妙。相传最早使用泥浴的还是埃及艳后克娄巴特拉，她利用死海矿物温泉洗浴，让水中的矿物质充分营养滋润肌肤，同时还收集死海黑泥涂抹全身，坚持数十年，皮肤一直细腻柔润。这是女王保持美丽的秘诀，如今在地中海沿岸国家却尽人皆知。

泥疗适应症

慢性多发性关节炎（除结核病）、风湿性关节炎（急性期过后6个月以上才能进行泥疗）、慢性脊椎关节炎、脊髓及脊髓膜外伤后遗症、骨折迟迟不愈合、骨髓炎（除结核病）、慢性肌炎、腱鞘炎、神经炎、多发性脊髓神经根炎、神经痛、周围神经系病、周围神经外伤后遗症、营养性溃疡、静脉曲张、周围静脉炎、血栓闭塞性静脉炎（急性用冷泥，慢性用热泥）、外伤瘢痕、抽搐、粘连或萎缩、腹腔内脏腑慢性炎症、腹腔器官粘连、慢性前列腺炎、慢性副睾丸炎（除结核病）、妇女盆腔炎、卵巢功能减弱、慢性副鼻窦炎、慢性中耳炎等宜用泥疗施治。

泥疗禁忌症

肺结核及结核病、心血管系统病、代偿功能障碍、大血管瘤、脑动脉硬化、肾性高血压病、重症哮喘、全身无力衰弱、痞瘤、肿瘤、出血性疾病、甲状腺机能亢进、糖尿病、皮肤病、白血病、恶性贫血，在泥疗部位有急性炎症、湿疹等禁用泥疗。

泥疗注意事项

1.密切注意患者反应和病情变化以调整泥疗部位、泥量、温度、时间、次数。

2.泥疗过程中应准备盐水或热茶。

3.泥疗过程中如果出现头晕、心悸、恶心、呕吐、大汗或局部剧痛、浮肿时，应立即停止泥疗。

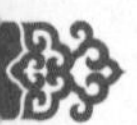

4.泥疗结束后应静卧休息30分钟，患者体弱、泥疗面积大则应延长休息时间，要避免着凉。

5.接受泥疗当天禁止进行大量或剧烈活动，亦不能进行日光浴疗等。

6.进行泥疗时患者应多进食富含蛋白质、糖、维生素的食品。

沙　疗

沙疗又称埋沙疗法，是指利用沙子覆埋的光、热、压力、磁力等综合因素引起局部以至全身变化进行康复治疗的方法。

清代康熙年间，医学家张璐感到中药学的元典《神农本草经》中收载药物太少，且收载的药物中有些已经很少使用，有些当时的人们已不知道是什么东西了，而当时一些经常使用的药物反而没有被《神农本草经》所记载，于是他大胆地对《神农本草经》进行删节与补充，著成《本经逢原》一书。他在传统的石部中增加了“河沙”，专门介绍了“风湿顽痹不仁，筋骨挛缩”的外治法，“六月取河沙曝热，伏坐其中，冷即易之，取微汗，忌风冷劳役，不过数次愈”。说的是在农历六月间，把河沙晒热，然后让身患关节疾病的病人坐或卧在沙土中，沙子变凉后再换热的，以患者微微汗出为度。要防止风吹、受凉、劳累，反复几次就可以痊愈。

在新疆吐鲁番等地区，每到盛夏，阳光暴晒，连烘带烤，沙土温度可达到60℃。每年六月初六左右是当地最热闹的节日之一——“晒沙节”，这一传统已经沿承百年了。晒沙节到来之时，这里熙熙攘攘，热闹非凡，当地会设立多种形式的娱乐活动，有唱歌、跳舞、摔跤、赛跑等。人们在沿山一带搭起凉棚，叫卖着多种食品、茶水、各种水果等，还在山腰上撑起布帐遮阳棚，进行沙疗。当地维吾尔族人在劳动间隙、饭后茶余，就把四肢埋在沙里，用于止痛、驱乏，沙疗已成为维吾尔族医学的一个特色鲜明的治疗方法。

在内蒙古的阿拉善等沙漠地区也有类似的沙疗。相传早在12世纪的蒙古帝国时期，蒙古西征部队就已经学会了沙疗保健。他们将沙子带到军营的帐篷里，配合蒙医蒙药治疗将士们在长期征战中所患的创伤和疾病，也用于消除鞍马劳顿带来的疲劳。因为蒙古族人对于沙漠有着深厚的感情，所以出征将士经常采用沙疗来治疗疾病。即使寒冷的冬天，将士们还将储存的沙子放入大锅里用柴火反复炒热，至一定温度后将沙子倒在毛毡子上进行沙疗，他们将此称为“炒沙法”。

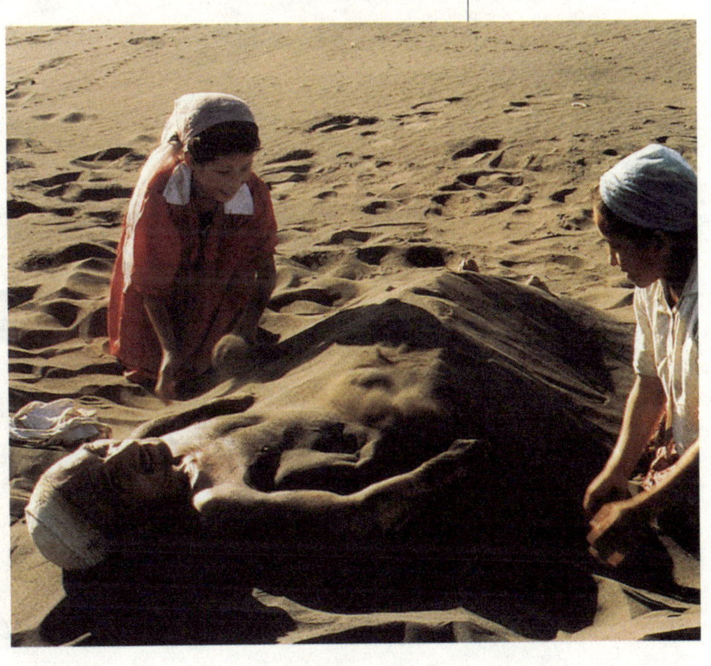
▼ 沙疗

如今，在新疆和内蒙的诸多地区，埋沙疗法已经成为旅游经济的一部分，越来越受到人们的欢迎。

沙疗为何具有治疗效果呢？研究表明，在阳光强烈照射的干热天气里，沙粒的温度升高，通过沙的机械压

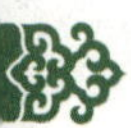

力使热向人体深部组织传导，从而起到扩张末梢血管、改善患处的血液循环、增强新陈代谢、活跃网状内皮系统功能、增强机体免疫力等功效。身体受到阳光中较强红外线的照射，神经系统功能会得到激活和恢复，并能引起机体复杂的全身反应。

另外，沙子中含有钙、镁、钾、钠、硒、锌、锶等微量元素及丰富的磁铁矿物质。磁铁矿物质经过烈日照射产生磁场，作用于人体，与微量元素协同作用，成为集磁疗、热疗、光疗和按摩于一体的综合疗法，因此能治疗疲劳、肢体酸困、慢性腰腿痛、坐骨神经痛、脉管炎、慢性消化道疾病、肩周炎、软组织损伤、高血压等。尤其是沙子中的微量元素对治疗风湿性疾病起到了关键的作用。

沙疗可以从沙的来源和使用方法进行分类。

从沙的来源可分为河沙疗法和沙漠疗法两种。河沙疗法是夏天在河岸、江岸或海岸的沙滩上，挖掘沙坑，待阳光晒透，让

沙疗 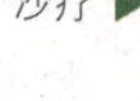

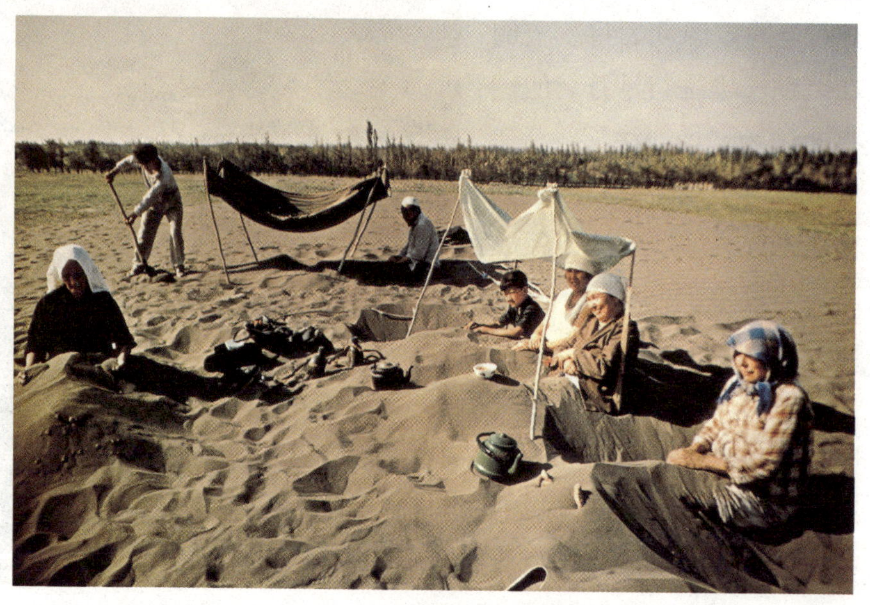

病人裸体躺进坑中，再施以薄沙覆盖全身或患处，沙子变凉即换新的，不限时间，一般以患者能耐受为度。沙漠疗法主要是在新疆吐鲁番和内蒙阿拉善的沙漠地区进行的，具体方法是选好沙疗地点，将患者裸露全身或下半身用薄层沙粒埋盖，或者采用沙坑治疗，患者或坐或卧，埋沙的厚度和沙子的温度按病情不同而选择。头部用伞遮盖，时而打开伞接受日晒。

沙疗从方法上分为全身沙疗和局部沙疗。全身沙疗是在沙地上挖一个与患者体型相当的坑，深度约30厘米，患者裸体卧于其中，医者或家属把表面热沙覆盖其上，将头面、颈部和上胸部露出，并同时在头部用冷水毛巾冷敷。盖沙的厚度，四肢为15～20厘米，胸部为6～8厘米。第一次治疗时间为20分钟，以后逐次增加，渐达60分钟。每天1次，20次为一疗程。局部沙疗一般为坐浴，患者端坐，头顶用太阳伞遮荫。由医者或家属将热沙覆盖于病人腰部以下，厚度为20厘米，时间为60～90分钟，每天1次，20次为一疗程。

其实不仅是中国，国外也有用沙疗来治疗疾病的。如澳大利亚、埃及等国都有很多类似的沙疗场所，治疗的疾病也基本相同。在澳大利亚的维多利亚大沙漠有数十座“沙疗洲”，当地人认为沙疗对风湿性关节炎、坐骨神经痛、腰腿痛、胃寒病等有疗效，并具有增强人体免疫力的功能，可达到防病、治病、健身的奇特疗效。埃及的锡瓦和达克鲁勒都有沙疗中心，接受世界各地的游客前来进行治疗。当地人认为沙疗具有治疗风湿、关节痛的功效，还可以增强性能力。

沙疗适应症

沙疗对慢性关节炎、风湿性关节炎、寒性慢性肠胃炎、冻疮、坐骨神经痛、神经衰弱、瘫痪、轻度浮肿等均有较好的疗效，此外，对肌肉萎缩、肌肉僵硬等症也有一定的疗效。

沙疗禁忌症

活动期肺结核、严重心血管疾病、贫血、肝肾功能严重损害者及孕妇、经期妇女等。

沙疗注意事项

1.有埋沙愿望的病人应该首先检查身体，征求医生对自己采用埋沙治疗的意见。

2.埋沙之后要多穿衣物，避免受风着凉。

3.埋沙过程中要准备足够的饮用水，以及时补充出汗流失的水分。

4.要防止中暑，随身携带藿香正气水、清凉油等。

围　法

围法，又称箍法、围箍法、箍围法，为敷法的一种。与敷法的不同之处在于，它不是把药物全部涂敷在皮肤表面，而是只将药物敷在患处皮肤四周，形成一个圆形，中间留孔，把患处避让出来，就像士兵包围城市一样。围法是借助围药的截毒、束毒、拔毒作用而起到清热消肿、散痈定痛、温经化痰等治疗作用。本法多用于中医外科的疾病。

这种奇特的外治法相传是医圣张仲景发明的。传说东汉末年张仲景在治疗痈疽疖毒时，发现有时用药物完全覆盖患处的效果不理想，而留出痈疽表面不敷药效果反而要好，于是创拟了“消毒散”，主治痈疽疖毒，开创了“围法”的先河。这种只敷患处周围，中间空着不敷的“围药”即是外敷疗法的一种，又与一般外敷法不同。

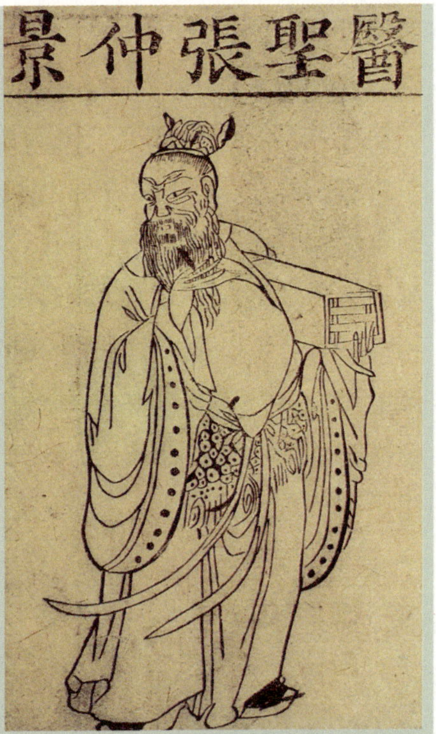

醫聖張仲景

◀ 张仲景像

张仲景发明围法的传说没有足够的事实依据，但在当时或者更早，围法就已经被临床采用了。马王堆汉墓中发现的医学帛书《五十二病方》中就有围药的使用。如在“颐痈者（脸腮的痈疽）”的治疗一节中就记有围药处方，清楚地说明“勿尽傅，围一寸，乾，复傅之”（不要将药物贴敷满患处，而要将药物均匀地贴敷于患处外围一圈，约一寸直径，当药物变干后再换新药）。可见汉代以前的医家已经发明了将药物围敷在患处周围的方法，类似于今天的围法。

这种围法受到历代医家的重视，如清代著名医学家徐大椿在《医学源流论》中就列有“围药论”专篇，指出：“外科之法，

最重外治；而外治之中，尤重围药。”

中医把使用围药治疗疾病的方法叫做围法，同理，又把围法使用的药物叫做围药。围药是根据病情选取的，需要根据临床辨证、理法方药的各个过程精心筛选药物，然后研为细末，分别选用醋、酒、葱花汁、油脂类等调和搅拌均匀，敷于患处四周。中医在痈疽初起使用它，在痈疽溃脓后余肿未消也可用围药消肿，但要根据病证的阴阳寒热，选取不同的药物。例如，金黄散药性偏凉，能清热消肿，适宜于肿疡阳证，可选用葱汁、酒、麻油、菊叶或丝瓜叶捣汁，调药外敷；回阳玉龙膏药性偏温，适用于阴证，热酒调敷。

围法适应症

围法主要用于痈疽、疮、疖、疔、肿毒、赘瘤等，也可用于虫兽咬伤、目赤肿痛、目翳等。用药前辨阴阳寒热，阳证用寒药，阴证用热药，半阴半阳寒温并投。同时还可用于痹证、脚气、脉管炎、肿瘤等。

1.疔疮痈毒

2.臁疮

3.冻疮

4.带状疱疹

5.某些体表肿瘤

6.虫兽伤（包括蛇伤、蜈蚣咬伤、疯狗咬伤等）

7.痣疣

8.痹证

9.丹毒

现代对围法作用机理、临床应用的研究极少，基本上还局限于古代论述的范畴，在药物基质选择方面也没有大的进展，应用还仅限于临床经验及个案报道，没有药理实验和大规模的临床观察，未开发出临床普遍适用及使用便捷、清洁、无污染、携带方便的成药。今后在箍围药的作用机理、药理、毒理试验的大规模临床观察，新的应用范围及基质选用方面需要努力研究，使其应用更加科学合理，使古老而又年轻的箍围药发挥其应有的临床价值，以造福于人民和社会。

围法禁忌症

1.凡外疡初起时，肿块局限者，不宜。

2.阳证不能用热性药敷贴。

3.阴证不能用寒凉围药。

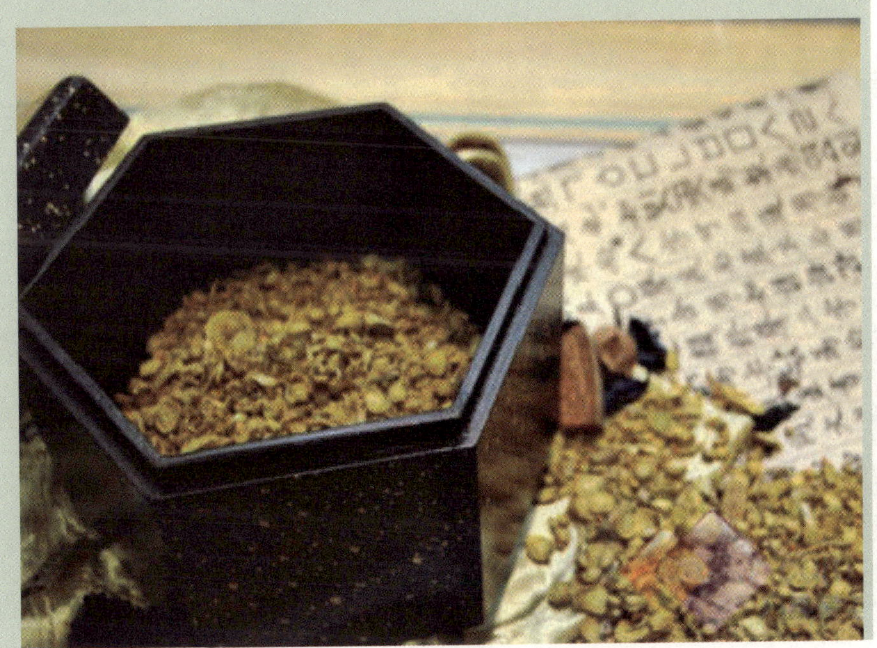

◀ 围药

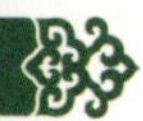

围法注意事项

1.有些部位在敷药后可能污染衣物或容易脱落，应用纱布及胶布包扎固定。

2.围药敷后干燥之时，宜时时用液体湿润，以免药物剥落及干板不舒。

3.早期急性炎症，为使炎症浸润消散吸收者，敷药宜厚，并敷满整个炎症病变部位，一直到炎症边缘的正常皮肤。

熏蒸疗法

熏蒸疗法是利用药物燃烧时产生的烟气或药物煮沸后产生的蒸气熏蒸肌体，来治疗以皮肤病为主的各种疾病。

蒸疗 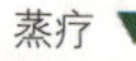

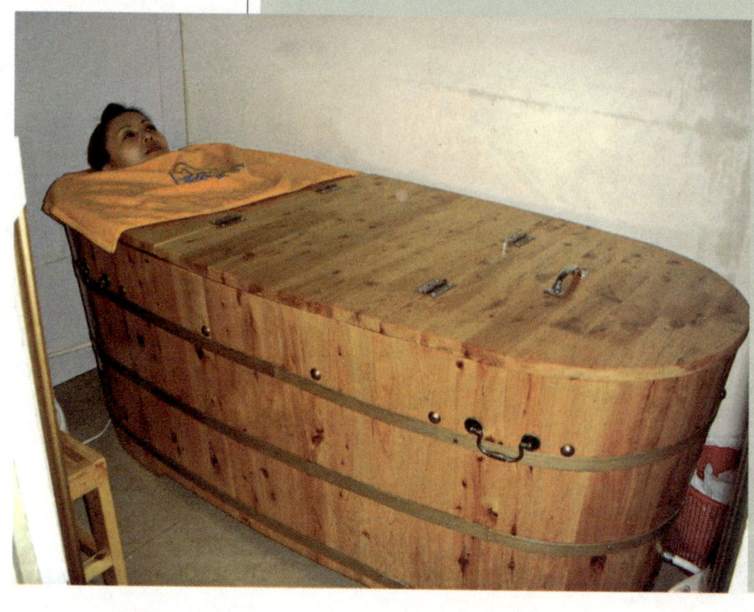

新旧《唐书》中都有关于许胤宗为太后治病的记载，不过在《旧唐书》中称为柳太后，在《新唐书》中称为王太后。说的是太后突然患了中风，牙关紧闭，不能言语，不能饮食，更不能服药了。太医们束手无策。这时许胤宗告诉大家，口不能服药，可以用药汤的蒸气熏蒸，于是使用了大剂量的黄芪、防风，放在床下煎煮，煮药的蒸气像雾一样充满房屋，当天晚上太后就可以说话了。这是现存文献中较早记载使用药物熏蒸疗法的典型病例。许胤宗，一作引宗，约生于南朝梁大同二年（公元536年），卒于唐武德九年（公元626年），享年90余岁。曾事南朝陈，陈亡后入仕隋，历尚药奉御，唐武德元年（公元618年）授散骑侍郎。从病例可见许胤宗用药灵活变通，不拘一法。因治好太后的病，被授义兴太守。

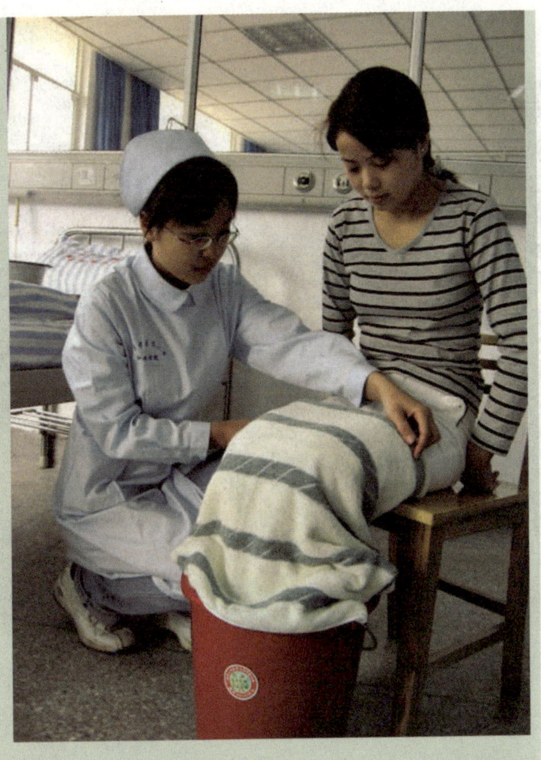
熏疗

比许胤宗更早的有关熏蒸疗法的文献记载还可见于长沙马王堆汉墓出土的《五十二病方》，其中收载了多个熏蒸方剂，治疗痔疮、烧伤、毒虫咬伤等多种病症。这说明两千年前我国医学中就出现了熏蒸疗法。更有学者考证认为《黄帝内经》中的“渍形以为汗”就是熏蒸疗法。总之，熏蒸疗法的起源远要早于唐代。

熏蒸疗法分蒸气疗法和烟熏疗法两类。

蒸气疗法过去主要是用榆枝、桃枝等煎汤，倾入木桶，上

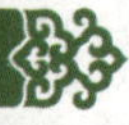

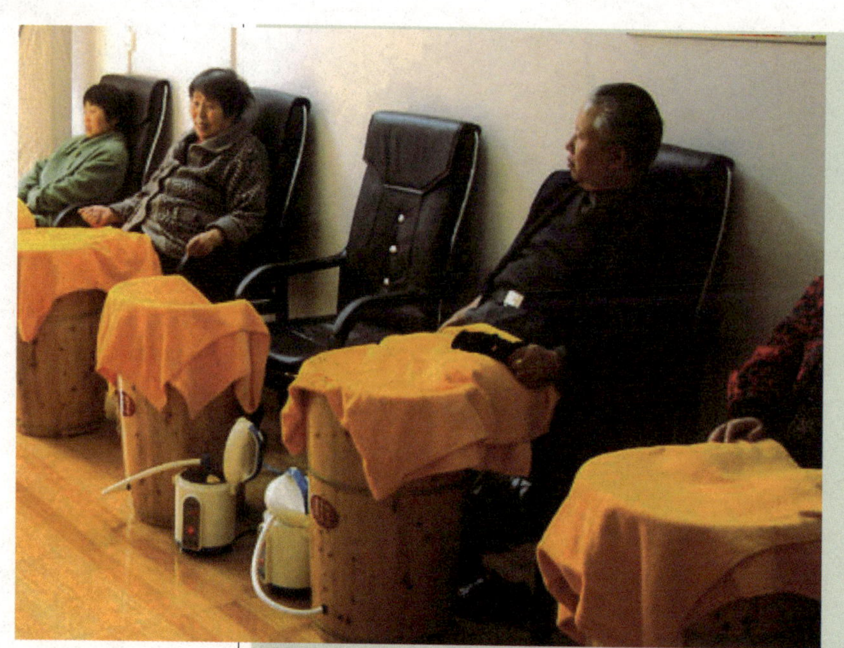

熏蒸足疗 ▲

搁木板，患者坐木板上，用布围住身体和木桶，熏蒸身体，借以治疗风湿性关节炎或类风湿性关节炎、肌肉炎、神经痛、痛风等疾患，现已逐步推广到外、妇、儿科领域中。随着临床实践的逐步深入，这种方法至今在民间流传应用。蒸气疗法分为全身蒸疗和局部蒸疗两种方法。全身蒸疗法需建立蒸疗室，蒸疗室要大小适中。过大，药气不易充满，且温度上升缓慢；过小，病人感到氧气不足而憋闷。室内放一浴盆或铁锅，内放中药，并加水煎煮，使产生药物蒸气。药物剂量要根据病情而定，加入水量以淹没药物而不致于熬干为度。浴盆或锅上要装有带小孔之盖，以防蒸气过猛造成烫伤。室内要有通风窗，以调节室温。局部蒸疗法一般用于口鼻或患部。即把配伍成方的中草药煮沸后先熏，后将药液洗擦局部，并可将药渣热敷局部。

烟熏疗法根据所治疗疾病和治疗工具、方式的不同又分为桶熏法、筒熏法、药捻子熏法、钵熏法、室熏法、药烟法和壶熏法等。有开窍救急、止咳化痰、杀虫止痒、活络除痛、透疹拔毒、保健防疫、醒脑提神等多种作用。

熏蒸疗法的外用机理和汤液内治有类同之理，所不同的只是给药途径的区别。中医认为熏蒸疗法是借助于药物燃烧的烟气或煮沸的蒸气作用于机体的局部，通过皮肤的吸收和经络的传送进入体内，从而达到开通腠理、温经活血、散结消肿、止痛解毒等功效。现代医学认为熏蒸疗法是通过适宜温度的刺激和药物的渗透致使患处血管扩张，促进了血液和淋巴循环，使新陈代谢旺盛，局部组织营养和整体机能得到改善，进而达到治愈疾病的目的。

熏蒸疗法的优点是操作方法简单易行，可根据条件选用适宜的工具和方式，既经济简便，又有相当的疗效，痛苦小，对机体组织无创伤性损害，还可以避免口服给药带来的胃肠道刺激和肝脏的损害。如治疗风湿性关节病的许多药物，常服不免造成脾胃损伤，而使用熏蒸疗法则可避免。

熏蒸疗法适应症

1.风湿性或类风湿性关节炎、痛风、神经痛、跌打损伤等疾病。

2.外科的痈疽疮疡、皮肤科的疮疥癣癞等。

3.痔疮、脱肛。

4.子宫脱垂。

熏蒸疗法禁忌症

1.热毒患者。

2.严重高血压患者、孕妇和体质较弱者慎用或禁用。

3.急性皮肤病一般禁用。

4.关节已呈畸形的陈旧性疾患，不宜选用此法。

5.对药烟过敏者。

熏蒸疗法注意事项

1.使用全身蒸疗时，蒸气温度应由低向高逐渐加热，使患者得以适应。蒸疗时可根据个人的耐受程度调节温度。要密切监护，防止发生虚脱、晕厥。

2.局部蒸疗时，要注意调好蒸气与患处的距离，避免烫伤皮肤。对于黏膜外露病变的蒸疗，其蒸气温度不宜过热，蒸疗时间不宜过长，注意防止黏膜水肿、出血。

3.蒸疗之后，病人要在温暖、宽敞、干燥的休息室内休息1小时，同时补充水分，以温度适中的果汁和淡盐水为宜。

4.一切非吸入治疗的药烟要避免吸入，患者及操作者可戴上口罩。

5.吸入药烟治疗咳嗽时，如果吸药烟后咳嗽加重，也不要中断治疗，而应适当作息，并忌食酸、辣等刺激的食物。

6.掌握好烟源和皮肤的距离，不要灼伤皮肤，温度以患者能耐受为适宜。

鼻　疗

中医鼻疗法是传统外治法之一。鼻疗有两种意义，一是泛指所有以鼻部作为用药或刺激部位的疗法，如微针疗法中的鼻针疗法，艾灸、按摩或药物贴敷鼻尖和鼻梁部等；二是指将药物制成一定的剂型（如散、丸、锭、糊、膏、吸入剂等），使用涂、塞、嗅、滴等方法，通过鼻腔黏膜给药以达病所，达到治疗疾病的目的。大多数情况下所说的中医鼻疗法是指后者。

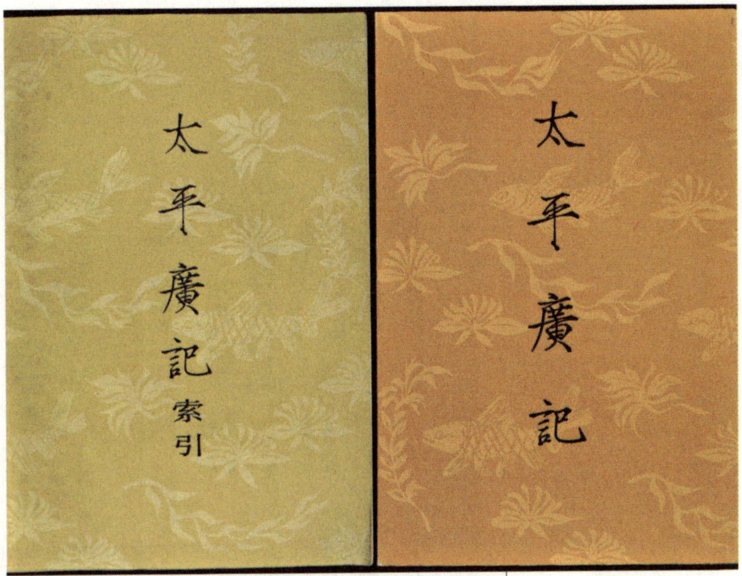

▲《太平广记》

《太平广记》记载了一个鼻疗的故事：唐代有个小官吏申光逊颇晓医道，有位叫孙仲敖的官员寄居桂林，当时还在桂林老家的申光逊喜好广交朋友，就前去拜访他。不巧的是孙仲敖正患头痛，懒于梳洗，十分痛苦。申光逊立即让准备一升酒，然后将胡椒、干姜辛辣物品研成粉末，用温酒浸泡调合成药酒。又从枕箱中取出一支黑色漆筒，安放在孙仲敖的鼻孔处，让他用鼻子把药酒吸完，然后躺下。孙仲敖出了汗，病立刻就好了。书中说这种用鼻子饮服的方法，在当时的西南少数民族中十分流行。

北宋时著名改革家王安石还在宰相任上时，一次在朝中议事，突然感到剧烈的偏头痛，请求立即回去治疗。宋神宗没有答应，而是让人把宰相送到中书休息。一会儿太监用一个小金杯端上一种秘制药液，告诉王安石，这是御用的滴鼻药，需要昂头滴进鼻腔，如果是左边偏头痛，就用药液滴右鼻孔；如果是右边偏头痛，就用药液滴左鼻孔；如果两侧头痛，就两边鼻

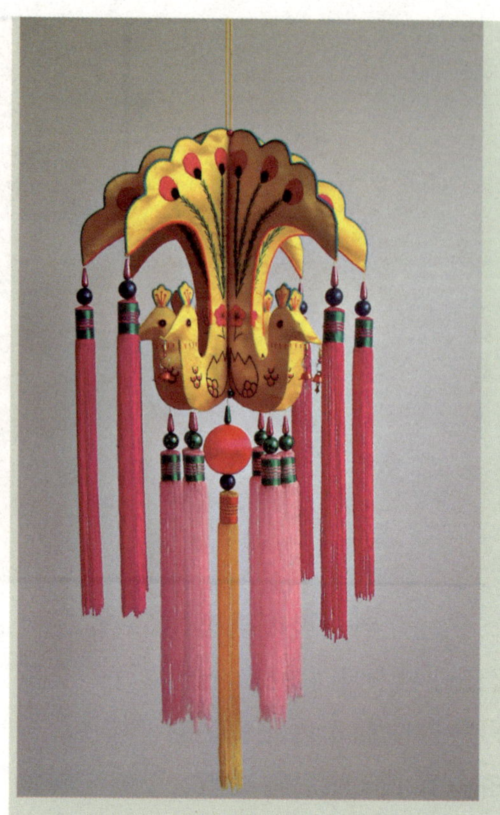

香佩

孔都滴。痛苦不堪的王安石二话不说，马上将药液滴入鼻腔，顷刻头痛症状涣然若失，完全缓解了。后来宋神宗把秘方告诉了王安石，再后来王安石又把秘方传给了专程到金陵来看望他的苏轼。其实秘方很简单，就是在新萝卜汁中兑入少许龙脑。之后这个宫廷秘方就传到民间，治愈了数不清的病人。可见，绝不能小瞧了鼻疗法。

1973年在湖南长沙马王堆三号汉墓出土的医书中，有一种被命名为《养生方》的汉代以前的方书，其中就有使用鼻疗的原始记载。如一个方子是使用蜗牛、桃核和好醋染布，用这种药布熏鼻。我们可以想象，原始社会的先民围着篝火驱寒取暖或烤炙野兽等食物时，肯定会由鼻腔不自觉地吸入烟雾和气味，有些病痛或创伤因此减轻了，这就应该是最早的鼻疗法了。随着实践经验的积累，先民把这种不自觉变成了自觉，意识到这种闻气味的方法可以防治疾病，鼻疗法就真正产生了。

鼻疗中许多方法有着自己的鲜明特点，下面简单介绍几种最常用的方法——嗅法、取嚏疗法和香佩疗法。

嗅法除了直接鼻嗅法外，还包括古代烟熏法和现代的雾化吸入法等。作用原理是药物从鼻腔吸收，通过鼻黏膜的反射作用刺激有关部位时产生生理反应和治疗效果。这种方法操作简单、疗效肯定、病人无痛苦，被中医临床广泛采用。

取嚏疗法是通过给病人鼻腔以刺激，使之连续不断地打喷嚏，从而祛除病邪、治疗疾病的方法。临床上有抹入取嚏法、吹鼻取嚏法、滴鼻取喷法、塞鼻取嚏法和探鼻取嚏法五种。

香佩疗法是将所选的芳香性药物研成细末，或制成散剂，或全草揉团，装入布袋或绢袋内，也可以装入有细孔的塑料球或塑料盒内，佩带在颈项、胸前等部位，以防治疾病。其原理是药物中的挥发成分通过口鼻等被吸收或其挥发成分在空气中直接杀灭、抑制细菌与病毒。这种方法虽不完全属于鼻疗，但与鼻疗有一定的关联性。

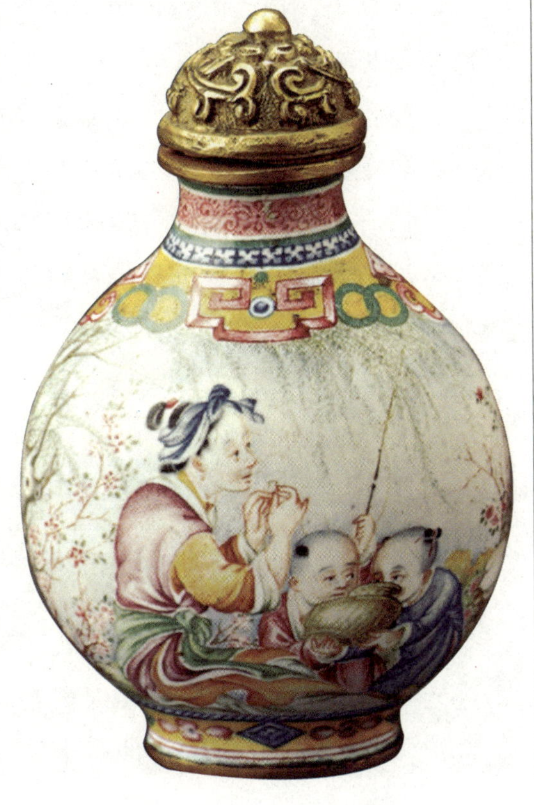

◀ 鼻烟壶（清）

鼻疗适应症

鼻疗对神经、循环、呼吸、免疫等系统均有作用，可广泛用于内、外、妇、儿、五官、传染等科一百多种疾病的治疗和预防。

鼻疗禁忌症

卒中、痰厥等急证属脱证者禁用，高血压、脑出血、脑外伤等所致昏厥者不宜用，体虚者及孕妇慎用。对药物气味过敏者不宜应用。

鼻疗注意事项

1.鼻腔给药前应先清洁鼻腔。

2.塞鼻剂不可过小，防止随吸气进入气管。

3. 鼻腔给药一般用法是左侧患病给右鼻，右侧患病给左鼻，双侧及全身患病时左、右鼻交替或同时给药。

4.滴鼻给药后应以口呼吸，并注意尽量将头部后仰以药液不致流入咽部为度；滴鼻后应平卧5分钟以上。

5.鼻腔给药后应轻轻按压鼻翼,可扩大药物被吸收的面积。

6.取嚏疗法为祛邪之法,中病即止,不可久用,以免耗伤正气。

7.用后如有不良反应，要改用其他疗法。

8.运用本法，要根据病情及时配合其他疗法，特别是急性疾患尤应注意。

药枕疗法

道教经典《云笈七签》中记载了一个传说：当年泰山脚下住着一位不知名姓的老人家。汉武帝东巡时，看到这个老人正在田间锄地，令人惊奇的是他背上发出数尺高的白色光芒。汉武帝奇怪地问老汉有什么养生之道，老汉回答说：我85岁的时候，已经头发变白，牙齿脱落，衰老得等死了。后来遇到一位道士，教我养生的方法，只吃枣、喝水而不吃粮食，并教给我制作神枕的方法，神枕中装有32种药物，其中24种良药，还有8种毒药，24良药对应24节气，8毒药对应八风。我按照他教给我的方法做了，结果逐渐返老还童，白发变黑，脱落的牙齿又长出来了，每天可以走300里路。一直到180岁，因为舍不得孙子，就下山回家，恢复吃五谷粮食了，不过现在又20年过去了，依靠神枕的功效，还不见老。汉武帝仔细端详老汉容颜，看上去只有50来岁，询问他的邻里，也印证了老汉的话。汉武帝当然不能绝食饮水，只接受了神枕法用来养生。（关于神枕的制作和药物组成这里就不详细介绍了，有兴趣的读者可以去查阅《云笈七签》卷四十八"秘要诀法部四"。）汉武帝问随同前来的东方朔这个神枕是什么来历，博学的东方朔告诉他，这是上古时的秘方，女廉传给了玉青，玉青又传给广成子，广成子传给了黄帝，不遇到有缘分的人是不能传的。这个神奇的药枕还给不少人带来了长寿和健康。

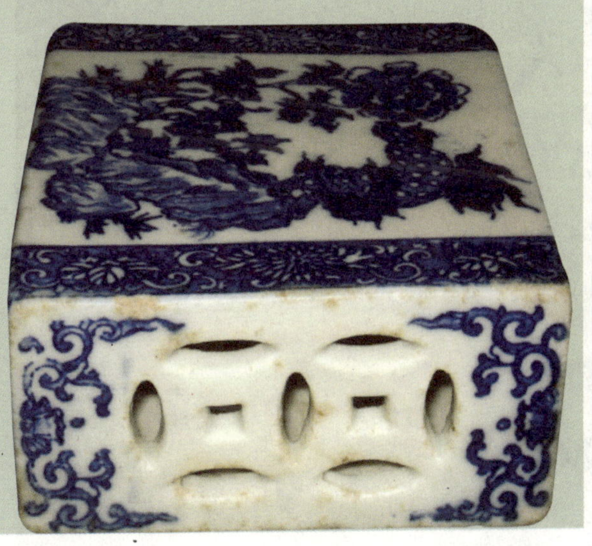

◀ 晚清民国药枕

人的一生有三分之一的时光要与枕头为伴，枕头直接影响着睡眠，对

于生活、工作和学习有着至关重要的影响。药枕是根据中医辨证施治的原则，选用相应的中药，碾碎后作为填充物加入枕芯。一般常用具有挥发性的中药，多采用植物的花蕾、嫩叶、种子、种壳等。药枕疗法在我国具有悠久的历史。起始于何时已不可考，早在晋代葛洪《肘后备急方》中就有用蒸大豆装枕治失眠的记载。历代中医书籍中都有关于药枕的记载，在清宫中也有艾叶枕、桑叶菊花枕、磁石枕、决明枕、合欢枕、玉米须枕、益母枕和辛夷枕等等用于不同疾病防治的药枕。

南宋爱国诗人陆游有枕药枕睡眠的习惯，他曾写诗“甘菊缝为枕，疏梅画作屏。改诗眠未稳，闻雪醉初醒”。他的药枕是以菊花作为枕芯的。晚年他抚摸着枕头感慨无限：“余年二十时尝作菊枕诗，颇传于人，今秋偶复采菊缝枕囊，凄然有感。”于是作诗云：“采得黄花作枕囊，曲屏深幌轶幽香；唤回四十三年梦，灯暗无人说断肠。”“少日曾题菊枕诗，蠹编残稿锁蛛丝。人间万事消磨尽，只有清香似旧时。”菊枕承接了诗人无尽的愁烦和泪水，他在《老态》诗中亦说：“破榼愁春

菊花 ▼

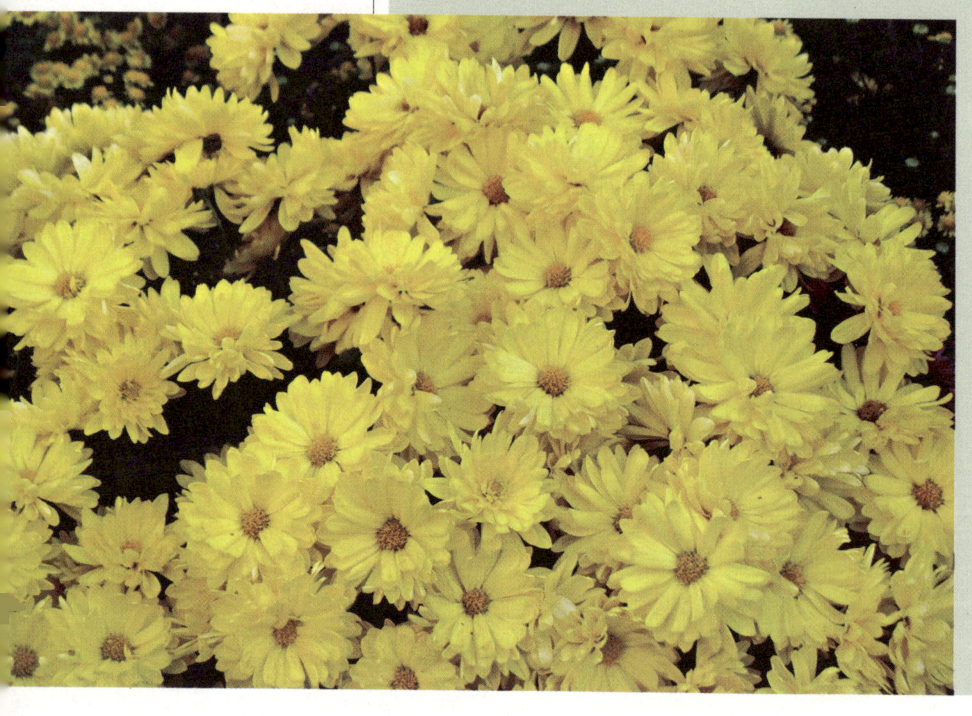

近，空囷畏日长。头风便菊枕，足痹倚藜床。冉冉残年逼，悠悠万事忘。有儿堪晤语，无客亦何妨。”陆游在晚年时患上了头风病，幸好他从小就会制作菊枕，于是他以菊花为枕芯做了药枕，睡了一段时间，头风病果然逐渐痊愈了。菊枕是药枕中的重要品种，中医学认为，菊花味甘苦，性凉。《本草经疏》云：“菊花专制风木，故为祛风之要药。”所以，陆游以菊花为实做枕治愈了头风病就不足为奇了。

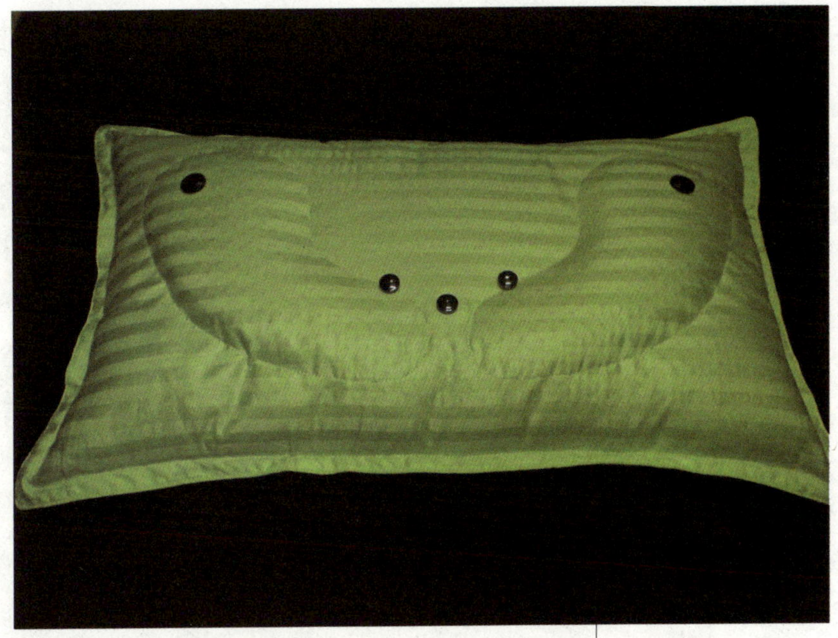

▲ 药枕

药枕疗法的治病原理，主要是使药物通过脑部的经络穴位进入经脉，从而起到疏通经络、活血化瘀、协调脏腑功能的作用，达到防病治病、摄生康复的目的。现代医学则认为药枕直接作用于颈部的皮肤感受器和神经节，可以使之处于活跃、兴奋或抑制状态，从而调节血管和神经，改善局部微循环，使血流加快，肌肉松弛，进而使机体内环境保持相对稳定。同时药枕中含挥发性物质的药物，可直接作用于局部皮肤黏膜，起到消炎杀菌、镇静止痛、扩张血管、健脑增智的作用。另一途径为通过鼻腔吸入，经过肺的气血交换进入体内。

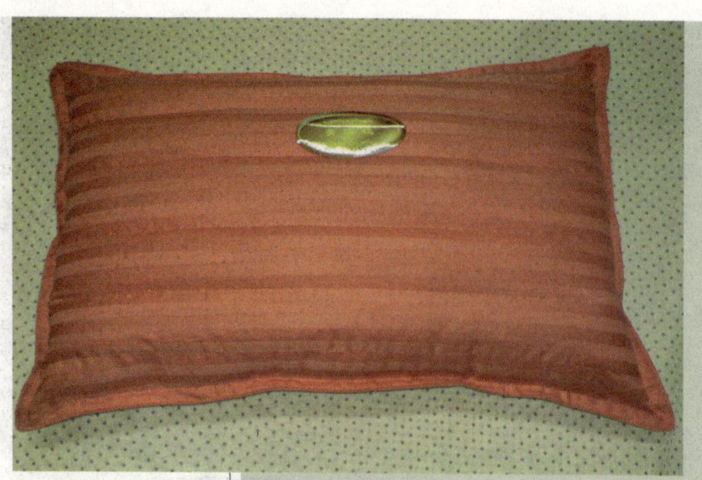

血脂调节药枕 ▲

药枕疗法适应症

药枕疗法主要用于与头目及面部有关的疾病，同时调养身体。用于头痛，失眠，颈、腰椎病，亚健康状态，黄褐斑，粉刺，眼疲劳，近、弱视，神经衰弱，鼻炎，心绞痛，抑郁症等。

药枕疗法禁忌症

只要根据中医辨证施治的原则选择好适宜的药枕，一般无不良反应。

药枕疗法注意事项

1.药枕疗法见效较慢，一般需长年使用，所以使用时应有耐心，坚持应用，才能获效。

2.药枕中的药物必须保持干燥，但不宜暴晒。要定期翻晒枕芯，定期更换药物，防止发霉。

涂药疗法

大家都知道宋代有一位十分了得的女词人李清照，她的丈夫是赫赫有名的金石家赵明诚，赵明诚的父亲赵挺之当过宰相，还作为宋朝使臣出使辽国。陆游在《老学庵笔记》中记载，赵挺之出使辽国时，正是隆冬严寒季节，在殿上，辽主发现他的耳朵生了冻疮，急忙让太监取出一个小玉盒子，里面装着正黄色的药膏，又让小太监在他两耳周围涂药。涂完药后，赵挺之感觉用药处滚烫发热，交涉完国事出门时，辽主对他说：你的耳朵如果再晚一些涂药，就会破裂、烂掉，甚至整个耳朵都会冻掉。赵挺之在感谢之余打听药膏的配方，辽主保密不肯说，只是告诉他，这种药在市场上可以买到，但价钱极贵，一方寸匕（古代量取药末的器具，状如刀匕，一方寸匕约为2.74毫升）值数千两。辽国的大臣在早朝时如果遇上极寒冷的天气，都会涂一点儿这种药。至于小官吏和兵卒他们另外有药，是用狐狸的尿调和后涂在耳朵周围，也很有效。这里就使用了中医外治法中最常用的方法之一——涂法。

中医外治法的涂法，是指使用羽毛、棉签、毛刷等将事先配制好的药水、药汁、药油、药酊、药绒、软膏等均匀涂于体表患处局部或穴位的一种治疗方法。根据所配制的药物剂型又分为膏涂、油涂、汁涂、酊涂等。涂法简便、快捷，在中医疗法中使用极为普遍。皮肤科、骨伤科、外科等疾病的治疗中常会使用有毒性的中药，也常使用涂法。

▼《镜花缘》插图

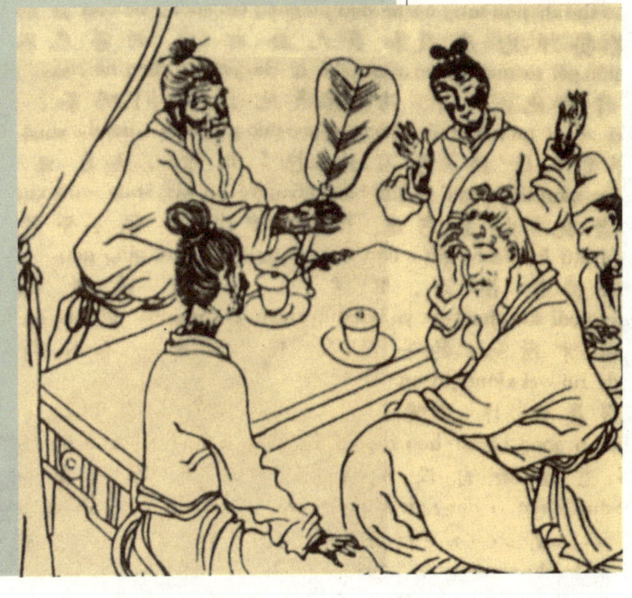

《镜花缘》的作者李汝珍精通医药，在该书中描述了许多与

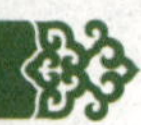

医学有关的内容。如第二十六回就介绍了两个涂法的方子：林之洋、唐敖、多九公一行三人在经过“厌火国”时，被火烧得稀里哗啦，林之洋的胡须被烧得一干二净。惊险过后，林之洋才想起被烧去胡须，嘴边还痛。多九公说自己有个治疗水火烫伤的秘方，一直没有时间配。唐敖问：“是何药品，何不告诉我们，也好传人济世。”多九公说：“此物到处皆有，名叫秋葵，其叶宛如鸡爪，又名鸡爪葵，此花盛开时用麻油半瓶，每日将鲜花用箸夹入，俟花装满封口收贮。遇有汤火烧伤，搽上立时败毒止痛，伤重者，连搽数次，无不神效。凡遇此患，如急切无药，或用麻油调大黄末搽上也好。此时既无葵油，只好以此调治了。”随即取出大黄末递给林之洋，与麻油调和后涂在脸上。过了两天，果然痊愈。

涂药的方法不仅中医使用，西药中也经常采用，并且有很多剂型。近代以来，许多中药的涂药也吸取了西药制剂的技术方法，制成了各种新剂型。

涂药 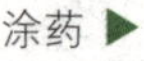

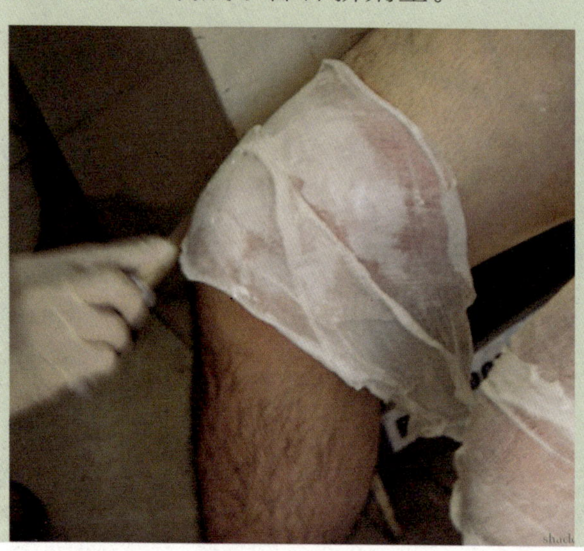

涂药疗法适应症

涂药疗法应用极为广泛，普遍应用于皮肤皲裂、跌打损伤、冻疮、湿疹、蚊虫叮咬、疝气等皮肤科、骨伤科和外科诸病，感冒、伤寒、偏正头痛、痹证、中风口㖞、失眠、破伤风、痢疾、霍乱、脱肛、肠痈、内伤发热、自汗等也可使用。

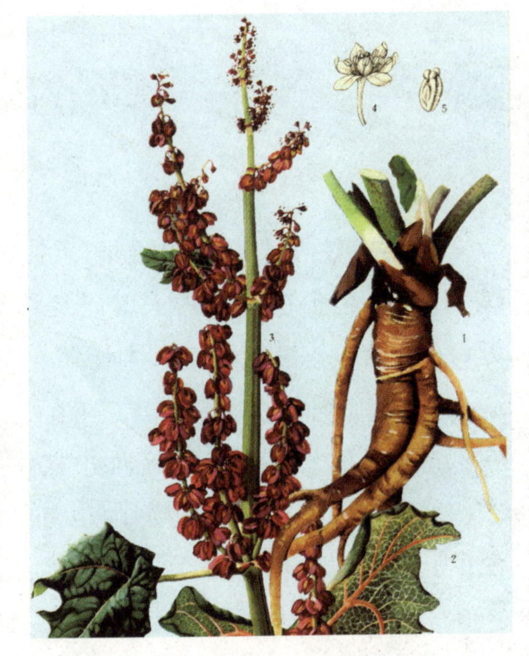

大黄

涂药疗法禁忌症

1. 凡是皮肤过敏患者禁用。

2. 一些外伤科涂药仅适用于皮肤无破损的闭合性创伤，若皮肤出现较大面积的开放性创伤则不宜应用。

3. 有些外涂药物，孕妇或伴有严重心律失常者忌用。

4. 幼儿特别是新生儿慎用涂药，尤其不可大面积外涂含酒精类的涂药。

涂药疗法注意事项

1. 使用外涂药物首先要仔细阅读说明书，了解该药的适应症和禁忌症及注意事项。

2. 多数外涂药物不适宜口服，请注意，防止中毒。

3. 使用棉签，每次从小包的后部没有棉花的地方拆开，用时取一根，防止细菌污染。棉签蘸过药汁后，特别是涂抹患处后应丢弃，绝对不要重新放入药瓶中。

4. 涂抹药物时要从中间向外做圆圈样涂抹。

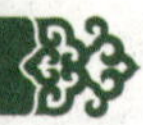

洗浴疗法

洗浴疗法在中国起源很早。《礼记》说“头有创则沐，身有疡则浴”。至少在周朝古人就已经懂得沐浴对保健和治病有好处，《素问·玉机真藏论》中记载：“脾风，发痒，腹中热，烦心，出黄。当此之时，可按、可药、可浴。”《神农本草经》中有柴胡、蒺藜、杜衡等许多药物的功能项下就记载“可作浴汤”。东汉张仲景《伤寒杂病论》中也有“洗”、“浴”、“熏”等药浴法的记载。药浴疗法成为中医外治法的一种。

“春寒赐浴华清池，温泉水滑洗凝脂。”白居易的《长恨歌》不但使人们记住了唐明皇和杨贵妃的爱情故事，也使杨贵妃的

华清池 ▶

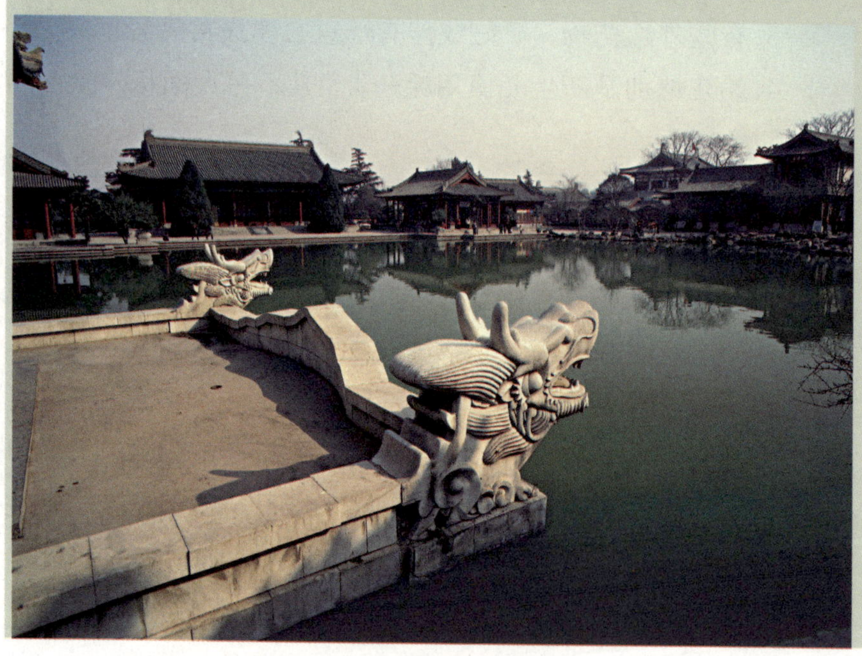

洗浴成为千古佳话。陕西临潼的温泉洗浴不仅有养颜美肤功能，还可以治病。秦始皇曾建“骊山汤”以治疗疮伤。汉代张衡著《温泉赋》说：“六气淫错，有疾疠兮；温泉汩焉，以流秽兮；蠲除苛慝，服中正兮；熙哉帝哉，保性命兮。”北魏元苌《温泉颂》说：温泉是“自然之经方，天地之元医”。北魏郦道元的《水经注》中收载了全国多处可“疗治百病”的温泉。这种洗浴疗法的传统一直没有间断，从清宫医案中也可以看出，当时的帝后嫔妃无论得了什么病，都喜欢以药浴疗法为主或配合药浴疗法治疗。

不仅中国，国外也自古就有洗浴治疗疾病的历史。古希腊就有崇尚洗浴的风俗，后来继之而起的古罗马也沿袭了这一习俗。在西方医学之父希波克拉底的《文集》中就已经记载了洗浴疗法，他把洗浴分为凉水浴、盐水浴和热水浴，并说明了这些方法对人体的不同作用。公元10世纪末，阿拉伯地区出现了一位与亚里士多德齐名的人，他就是医王阿维森纳。据说阿维森纳一生撰写了99部科学著作，仅大部头的著作就有21部传世，医学著作就有16种。其中最有影响的是《医典》，在《医典》中有“浴

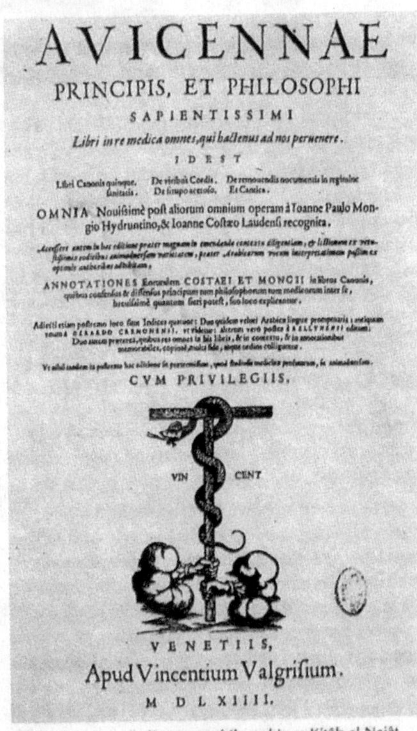

AVICENNAE
PRINCIPIS, ET PHILOSOPHI
SAPIENTISSIMI
Libri in re medica omnes, qui hactenus ad nos peruenere.
IDEST
OMNIA Nouißimè post aliorum omnium operam à Ioanne Paulo Mongio Hydruntino, & Ioanne Costæo Laudensi recognita.
CVM PRIVILEGIIS.
VIN CENT
VENETIIS,
Apud Vincentium Valgrisium.
M D LXIIII.

Première page de l'ouvrage philosophique Kitâb al Najât
Livre du Salut - Publié à Rome en 1594
en appendice du *Canon*.

◀《医典》

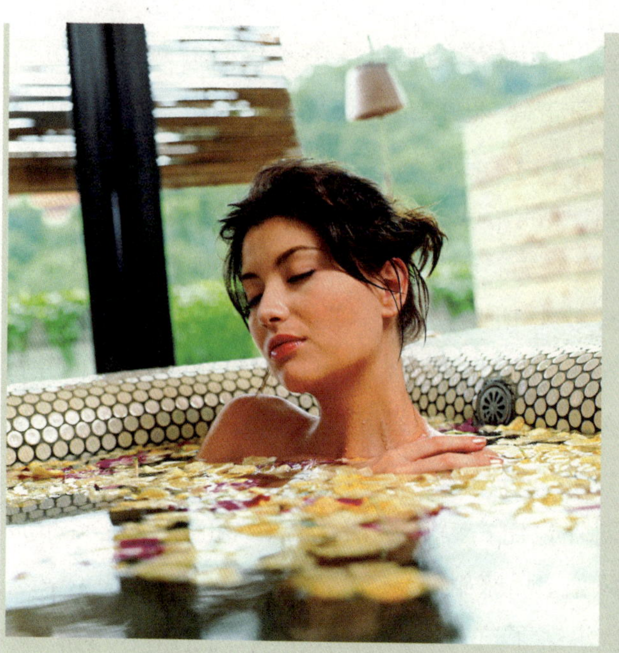

SPA ▶

疗法”专篇，全面介绍了洗浴疗法。如今更有一种被称为“SPA”的洗浴方式，成为流行的时尚。“SPA”一词源于拉丁文“Solus Par Aqua”，意为“健康之水”。相传比利时有个小镇叫SPA，古罗马时，居民发现此处涌出许多自然泉水，盐分低，无矿物质，饮用或沐浴对身体都有益处。居民以这种自然泉水治疗疾病，这便是SPA的发源。17、18世纪欧洲开始流行SPA，人们相信泉水不仅能够治病，还能美容，从而成为目前风靡全世界的SPA美容风。SPA包含了脸部护理、音乐按摩、芳香疗法、水疗、泥疗、海洋疗法、瑜伽，满足人的视觉、嗅觉、触觉、听觉、味觉（花草茶）等五官和心灵感受，在特定的环境中，营造一种令人心旷神怡的美妙感觉，使身心达到舒展、自然、纯净的状态。这种方式近年也传入了中国。

洗浴疗法实际上分为两类：一是冲洗疗法，一是沐浴疗法。冲洗疗法，是以特定温度的水，或辨证选定方药煎制成的药液，反复冲洗病变部位，用来治疗疾病。沐浴疗法又分为温泉浴、冷水浴、海水浴和药浴等。

冲洗疗法可选定温度不同的水，常见的是冷水，冷水的来源有自来水、井水、河水、湖水、海水、泉水、冰水、雪水等，治疗时可根据疾病需要及当地条件选用。冷水可冲洗、浸浴，常配合按摩、敷盖、拍打、擦拭等同时进行。药液冲洗疗法则常用温水，甚至稍微发烫的药水，方法也有反复冲洗、浸泡、敷盖等。

沐浴疗法中也有多种，选常用的简要介绍如下：

冷水浴：将身体的全部或局部沉浸在冷水中，经一定的时间，出冷水并擦干身体。冬泳实际上也是一种冷水浴。这种方法通过强冷刺激作用于身体，激发人体的应激反应，兴奋神经、降低体温、促进血液循环，强身壮体、提高免疫力，提高人体对外界的适应能力，对一些慢性病的康复也有好处。

温泉浴：应用天然温泉水浸浴或淋浴，以达到防治疾病目的。温泉浴可促进血液循环，增强新陈代谢，具有消炎镇痛、止痒等作用。温泉水中含有许多人类所需的微量元素，不同的温泉浴对人体的新陈代谢、防病治病有独特的效果。

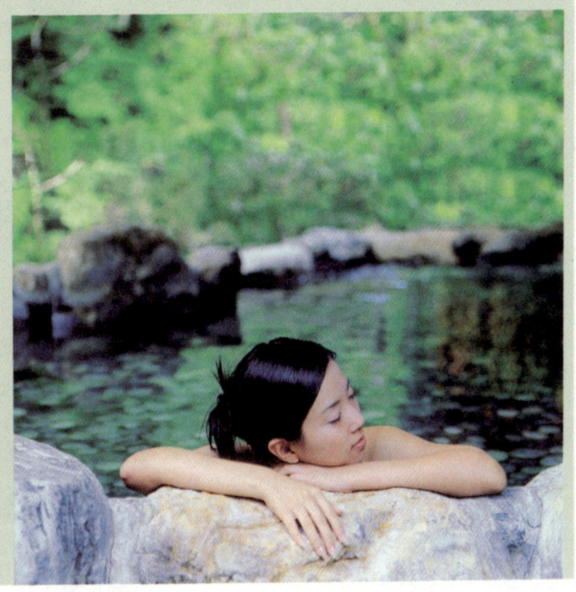

◀ 温泉浴

海水浴：人体在海水中浸泡、游泳，或用海水淋浴身体表面，是利用海水的物理、化学作用与海

滨空气、日光辐射的作用来防治疾病的一种综合性的自然疗法。因海水水质中富含氯化物及钙、镁等元素，浴后温暖感很强，并能刺激皮肤，使皮肤血管扩张，增进体表血液循环，且有一定的镇静降压作用，加之海浪对人体有良好的按摩作用，从而可起到调节血管张力和降压的作用。

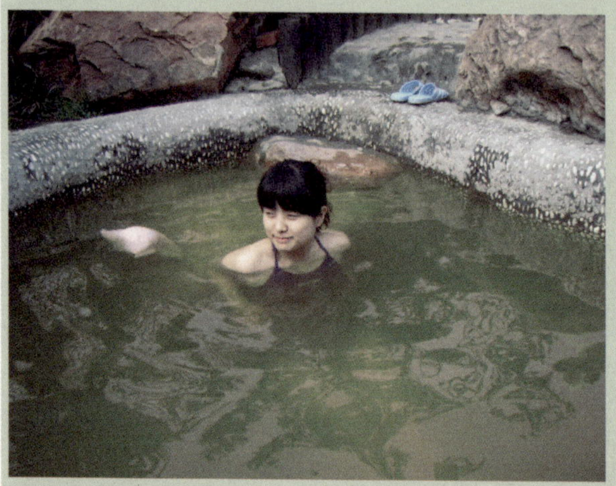

药浴 ▶

药浴：是将治疗相应疾病的复方中草药煎水滤渣取药后洗浴全身的一种方法。可促进血管扩张，改善血液循环、组织营养和全身功能状况，并能疏通经络、调和气血。在药浴过程中毛细血管扩张利于药物的透皮吸收。

洗浴疗法适应症

洗浴疗法的适应症十分广泛，因方法不同对适宜的病症又有所偏重，需要具体问题具体分析。一般适用于下列疾病：

1.中枢神经系统疾患：脑血管意外后遗症的偏瘫、截瘫、进行性肌萎缩等。

2周围神经疾患：神经损伤、多发性神经炎等。

3.外科疾患：风湿及类风湿性关节炎、骨折后功能障碍、截肢后遗症等。

4.其他疾患：皮肤病、肥胖症等。

洗浴疗法禁忌症

具体到每一种疗法所禁忌的病种各不相同，如冷疗法不适宜虚寒体质和体衰年老之人；上呼吸道急性感染禁用鼻腔冲洗。在采取洗浴疗法前应详细了解该具体项目的禁忌症。

洗浴疗法注意事项

1.采用热水浴时，应测量水温，逐步适应，防止烫伤；采用冷水浴时，不宜时间过长和水温过低。

2.治疗后，要马上用干毛巾擦干身体，并注意保暖，以免感冒。

3.全身洗浴后应适当休息，并饮用温水。

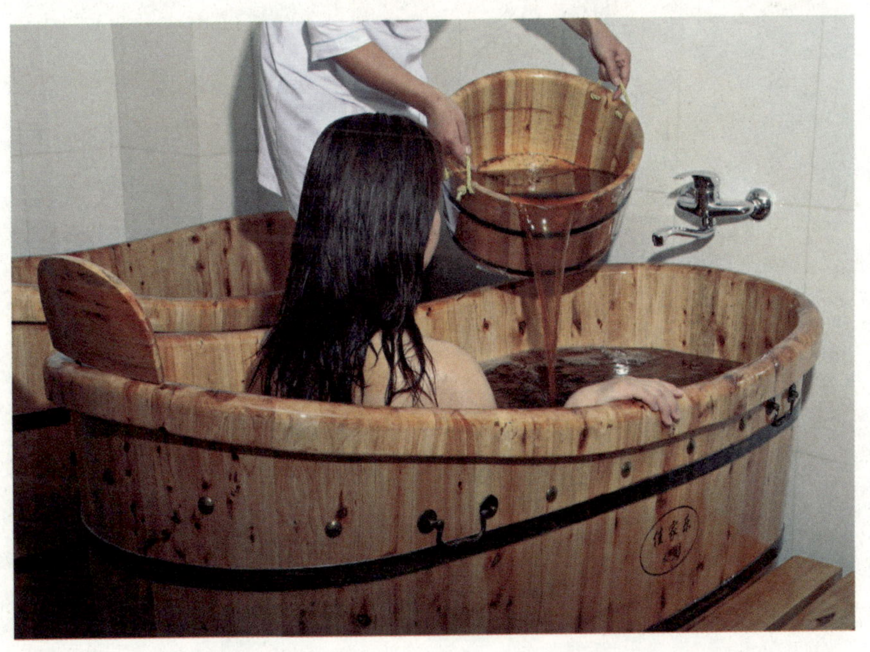

◀ 药浴

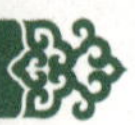

4.老人、体虚者、儿童等在沐浴时要有专人护理，以免发生意外。

热熨疗法

热熨疗法是最古老的疗法之一。当人类开始学会取火时，可能就已经会使用烧热的石头温暖身体。这就是熨法的起源。

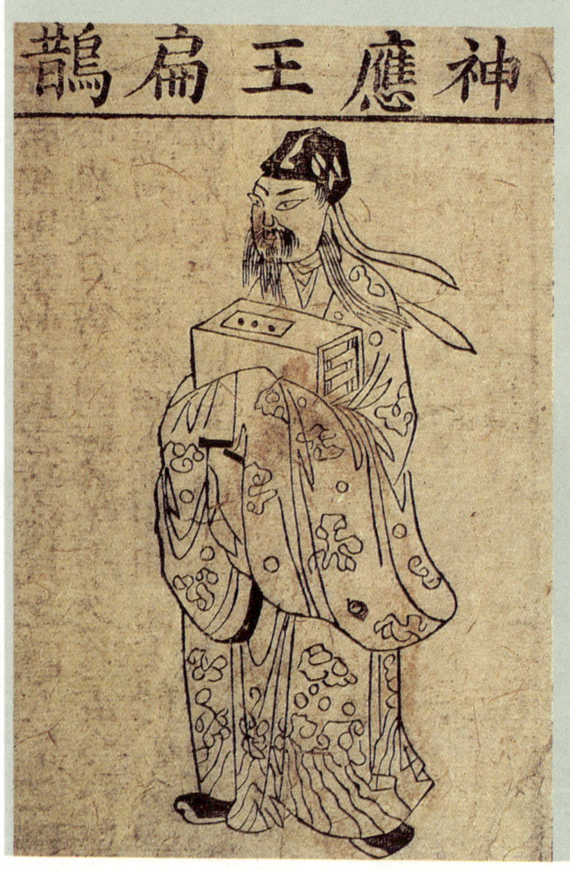

扁鹊像

《史记》记载，扁鹊行医经过虢国，正赶上虢国要为太子发丧。扁鹊打听清楚死因后断定太子没有死，只是昏厥过去了，立即要求抢救太子。得到同意后，扁鹊命弟子子阳准备针具，刺取头顶的百会穴。太子苏醒后又命弟子子豹为五分之熨、八减之剂轮换热熨太子的两胁下。太子恢复后，又诊察脉象阴阳，继续服用二十来天的汤药，太子痊愈如初。因此，“天下尽以扁鹊为能生死人”，而扁鹊谦虚地说：“我并不能起死回生，太子本来就没有死，我只不过是帮助他重新恢复而已。”在抢救虢太子的过程中，扁鹊使用了中医外治法中的热熨疗法，并且交替使用了不同温度的熨法。

热熨疗法简称熨法，系采用中药或其他传热的物体，加热后用包包好，放在身体适当的部位上，来回往返或旋转移动，借以舒筋活络、散塞止痛的一种方法。药物可以碾成细末或制成粗粒炒热，也可像扁鹊那样煎成汤剂，可以用布包盛药，也可用适当能够传热的容器。有时候还可以用姜、葱、豉、醋、酒、盐、艾叶、茴香、麦麸、蚕沙、黄腊、铁末等作为温热传导物，置于局部热熨。还可直接将鸡蛋加热后热

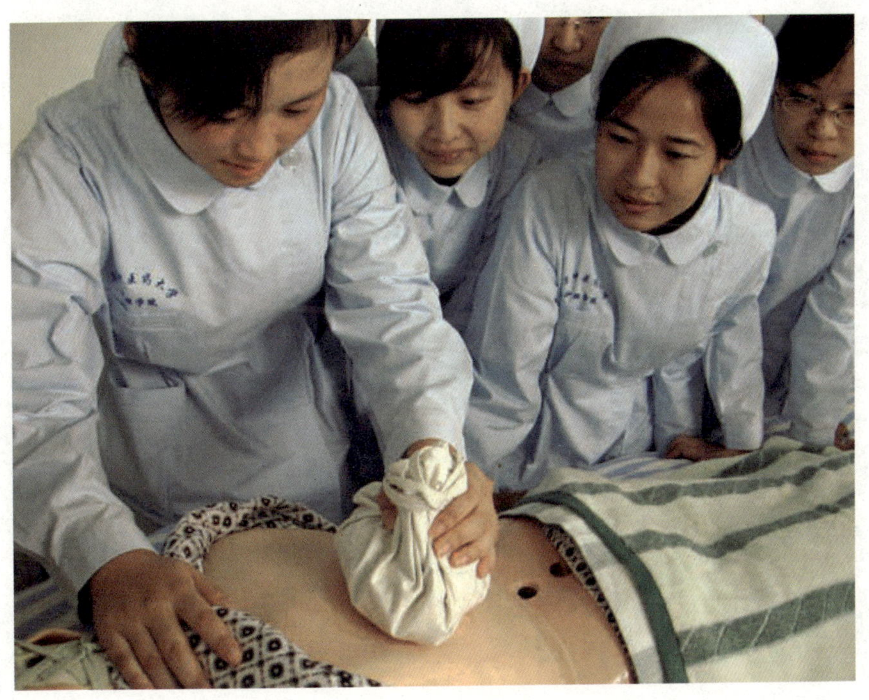

◀ 热熨法

熨身体。

热熨疗法作为外治法，起初是外科的重要治疗手段，后来逐渐发展到治疗内、儿、妇科疾病。在医学科学高度发达的今天，热熨疗法仍不失为较好的外治法之一。中医学认为热熨疗法的机理在于“气血得寒则凝滞，遇热则畅行”。热熨疗法通过热熨，温经活血，化瘀散结，消肿止痛。现代医学认为，热熨是较好的物理治疗手段。人体的肌肤表皮有着渗透和吸收药物的作用，通过热熨，可以促进局部的血管扩张，加速血液循环，改善局部组织器官的供血供氧及功能活动。通过热熨，药物由表皮吸收，进入血液循环，以促进机体的康复。

热熨疗法适应症

熨法的适应症主要有两类：一是虚寒证，如寒性腹痛，临床常见的胃气痛，妇科的痛经，儿科的腹泻、虫积腹痛等；二是发于四肢关节体表的、经外部纳药便捷的疾病，如增生、结块、肿胀、疼痛等。热熨疗法也是治疗风湿性骨关节病变、跌打损伤的常用外治方法。

热熨疗法禁忌症

1.熨法主要用于虚寒证，因此各种原因所致的高热、急性炎症等实热证均属禁忌。

2.癌肿、局部皮肤溃烂、急性出血性疾病以及孕妇的腹部和腰骶部均禁用本法；高血压者慎用。

3.出血性疾病，如血小板减少性紫癜、过敏性血小板减少性紫癜、月经过多、崩漏等，不宜用本法。

热熨疗法注意事项

1.热熨时要掌握好熨包温度,温度太高,容易烫伤皮肤,引起感染；温度太低，又达不到温经活血的效果。

2.热熨时，为了防止热力消散过快，可在热熨的纱包上覆盖一层塑料薄膜，维持药物有较长时间的热力。

3.热熨过程中如果出现头晕、头痛、恶心、心悸等不良感觉，应立即停止治疗。

4.注意室内温度,预防受冷感冒。热熨后可在室内散步,但暂时不得外出，要注意避风，防止着凉。

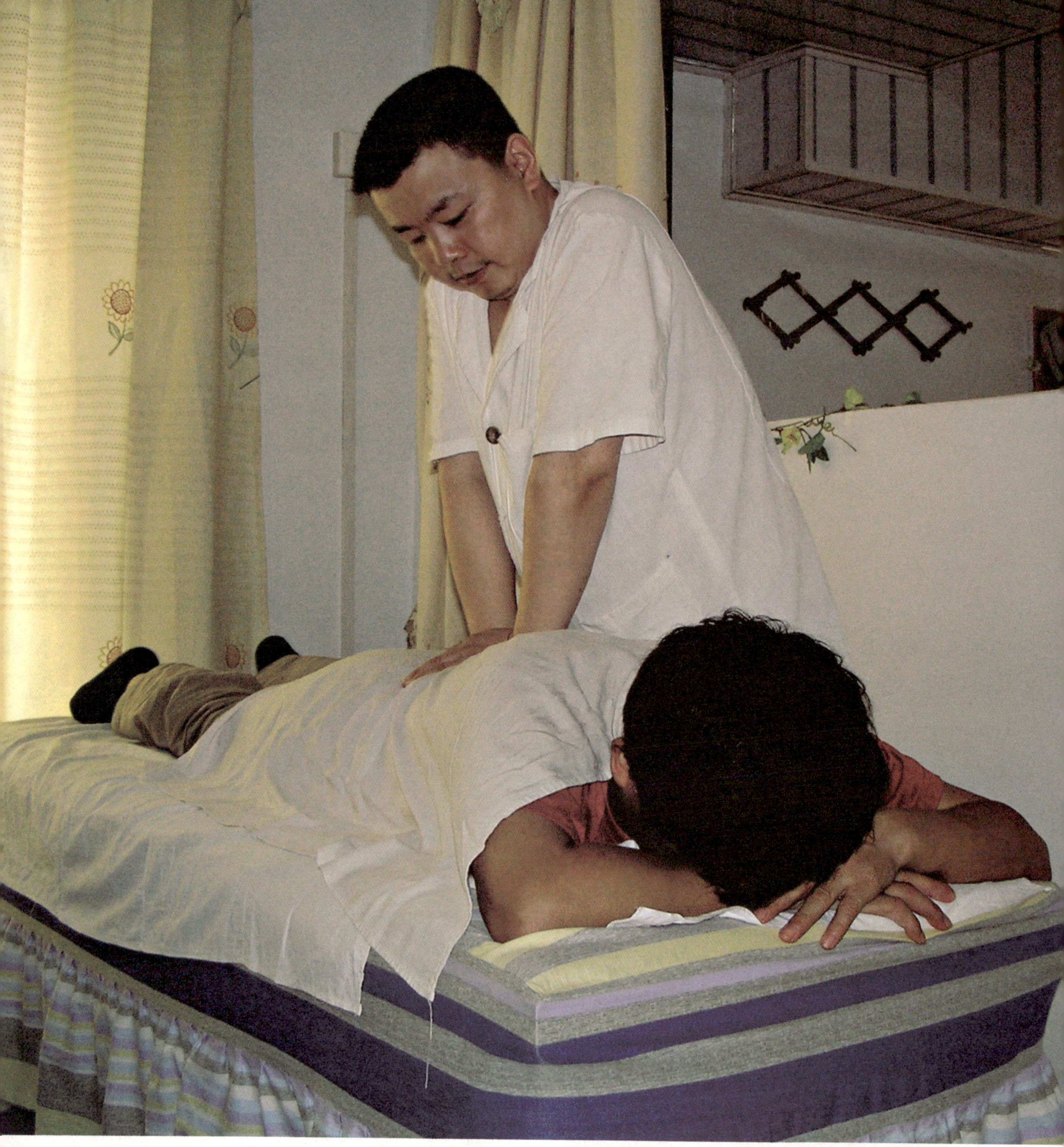

■ 推拿

外治法的优缺点

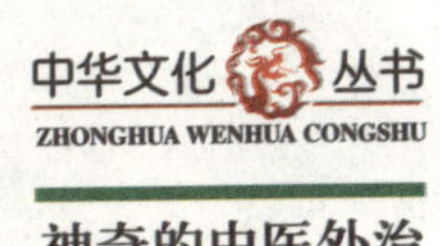

中医外治法是长期实践得来的，它直接来自民间，是与内服方法相辅相成的中医治法。它的形成和生活习俗、生产经验、地域环境有关，内容丰富，方法多样，在形成过程中得到医药学家的加工和提炼，手法、器械、药物并用，施治机体部位比较广泛，适用于内、外、妇、儿、五官等各科疾病。由于它自身的民间性质，所以具备验、便、廉等特色，奏效迅速，使用安全，副作用小，易于普及推广。

▼ 拔火罐

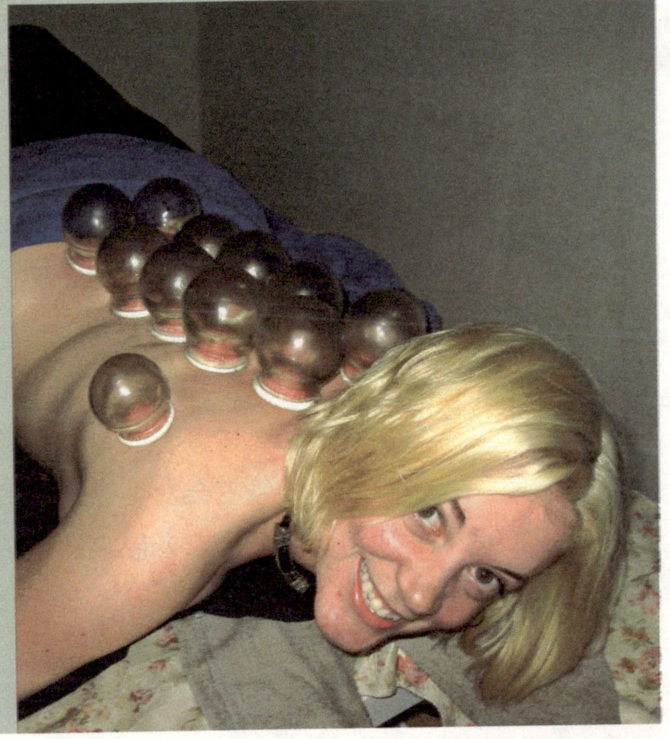

具体说来，外治法有以下优点：

一、一种病有多种外治方法。同样的疾病常可选用不同方式的外治法，既可外敷，又可热熨；既可洗浴，又可刮痧，等等。医者和患者可以灵活选用最恰当的治法。

二、局部伤痛可以选择最快捷的给药途径。如关节肿痛直接用药物煎汤熏洗，腹痛直接选用热熨疗法，伤肿直接选用贴敷疗法，都可以直接作用于患处，比内服更加快捷。

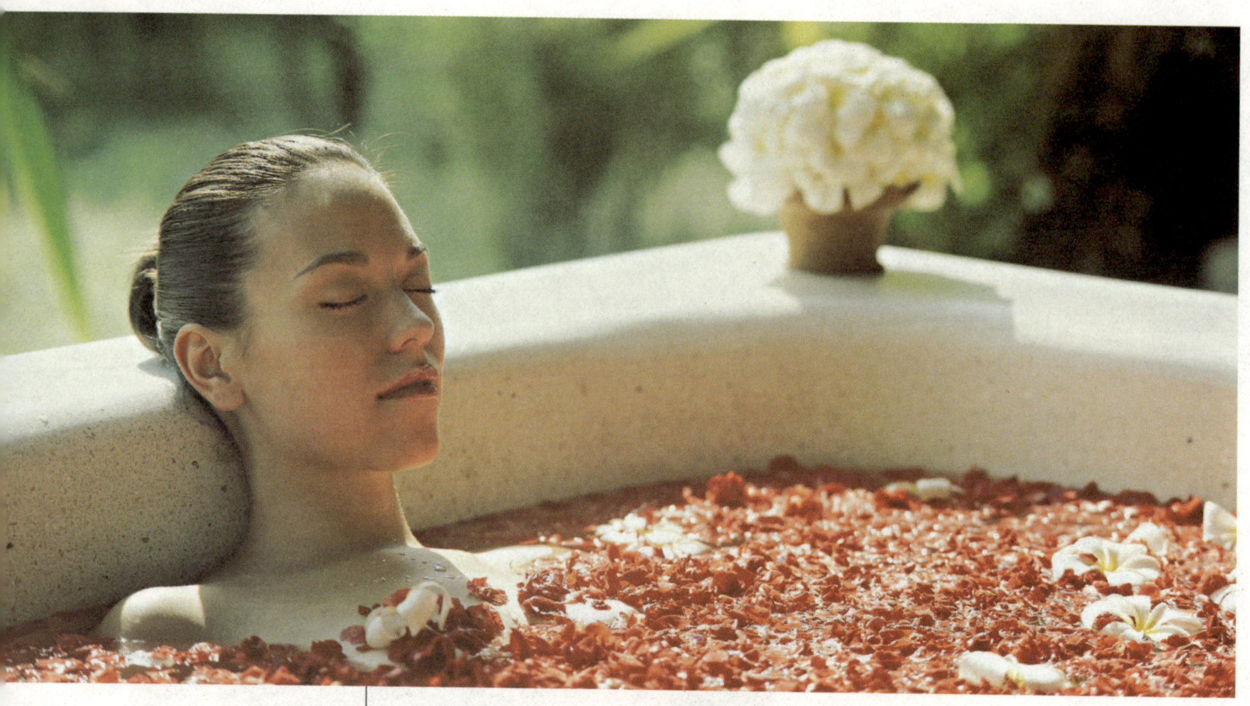

水疗 ▲

三、适宜于不肯服药的患儿。有些患儿不肯合作，服药和打针都难以接受，可以采用没有痛苦的外治法，如脐疗、贴敷疗法等。

四、某些不能服药的病种也可使用外治法。临床上有些吐泻病人或者腹水病人不能服药，可以灵活选用外治法。

五、安全可靠。某些药物口服具有毒性，可以通过外治法给药，随时观察患者适应和耐受情况，只要施治得当，剂量掌握得好，一般不会发生毒副作用。即使出现问题，也可随时停止使用，不会给患者带来伤害。

六、方法简便。大部分外治法都非常简便，易于掌握，适合家庭中应急使用。

七、宜于就地取材。外治法所用药物或为葱、姜、蒜、酒、醋、盐之类的食品，或是如柳枝、菊花、桑叶、马齿苋等随处可得的草药，即使需要购买的多数价钱也很便宜。

外治法也有它的缺陷。虽然外治法非常丰富，但是除少数方法在部分中医院采用外，多数外治法挖掘还不够，没有使用的标准，在正规医院无法使用。许多外治法的治疗机理还不清楚，缺乏深入研究。随着国家对于中医药事业的重视，这些问题是不难解决的。外治法只有扬长避短，才能更好地为人们的健康服务。

使用外治法需注意的问题

第一，应遵循辨证论治的原则。外治法仍是中医的组成部分，它与内治法所依据的基础理论是一致的。使用外治法前应辨别其寒、热、虚、实，分别施治。

第二，选择适宜的外治方法。外治方法很多，对于不同的患者应用不同的方法，要根据脏腑、三焦选择适宜的外治方法。同时还要结合患者体质禀赋等因素综合考虑。

第三，因法制宜。外治方法很多，每种方法都有其适应症、禁忌症和注意事项，使用前应充分了解，才能取得最佳疗效。

中华文化丛书

神奇的中医外治

张瑞贤　编著

主　管： 山东出版集团
出版者： 山东教育出版社
（济南市纬一路 321 号　邮编：250001）
电　话： (0531)82092663　**传真：** (0531)82092661
网　址： http://www.sjs.com.cn
发行者： 山东教育出版社
印　刷： 山东新华印刷厂临沂厂
版　次： 2009 年 6 月第 1 版第 1 次印刷
规　格： 860mm×980mm　16开本
印　张： 6.25 印张
字　数： 63 千字
书　号： ISBN 978-7-5328-6225-2
定　价： 56.00 元

（如印装质量有问题，请与印刷厂联系调换）
电话：(0539) 2925659